Spezielle pathologische Anatomie

Ein Lehr- und Nachschlagewerk

Begründet von Wilhelm Doerr und Erwin Uehlinger

Band 13/VI.B

Herausgegeben von
Professor Dr. Dres. h.c. Wilhelm Doerr, Heidelberg
Professor Dr. Gerhard Seifert, Hamburg

Pathologie des Nervensystems VI. B

Traumatologie von Hirn und Rückenmark

Traumatische Schäden des Gehirns
(forensische Pathologie)

Von

F. Unterharnscheidt

Mit 159 zum Teil farbigen Abbildungen
in 296 Einzeldarstellungen

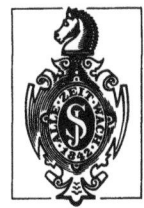

Springer-Verlag Berlin Heidelberg GmbH

Professor Dr. F. Unterharnscheidt
Neuroscience, Inc.
3512 Camp Street, New Orleans, LA 70115-2536, USA

Professor Dr. Dres. h.c. W. Doerr
Pathologisches Institut der Universität
69120 Heidelberg, Im Neuenheimer Feld 220/221
Bundesrepublik Deutschland

Professor Dr. G. Seifert
Institut für Pathologie der Universität
20251 Hamburg, Martinistraße 52 UKE
Bundesrepublik Deutschland

ISBN 978-3-540-56601-4

Die Deutsche Bibliothek – CIP-Einheitsaufnahme
Spezielle pathologische Anatomie : ein Lehr- und Nachschlagewerk / begr. von Wilhelm Doerr und Erwin Uehlinger. Hrsg. von Wilhelm Doerr ; Gerhard Seifert. – Berlin ; Heidelberg ; New York ; London ; Paris ; Tokyo ; Hong Kong ; Barcelona ; Budapest : Springer.
Teilw. mit der Angabe: Begr. von Erwin Uehlinger und Wilhelm Doerr.
NE: Uehlinger, Erwin [Begr.]; Doerr, Wilhelm [Hrsg.]
Bd. 13. Pathologie des Nervensystem. 6. Unterharnscheidt, Friedrich : Traumatologie von Hirn und Rückenmark. Traumatische Schäden des Gehirns (forensische Pathologie), B (1993)
Pathologie des Nervensystems. – Berlin ; Heidelberg ; New York ; London ; Paris ; Tokyo ; Hong Kong ; Barcelona ; Budapest : Springer. (Spezielle pathologische Anatomie ; Bd. 13)
6. Unterharnscheidt, Friedrich : Traumatologie von Hirn und Rückenmark. Traumatische Schäden des Gehirns (forensische Pathologie), B (1993)
Unterharnscheidt, Friedrich : Traumatologie von Hirn und Rückenmark / von F. Unterharnscheidt. – Berlin ; Heidelberg ; New York ; London ; Paris ; Tokyo ; Hong Kong ; Barcelona ; Budapest : Springer.
(Spezielle pathologische Anatomie ; Bd. 13)
Traumatische Schäden des Gehirns (forensische Pathologie). B. – (1993) (Pathologie des Nervensystem ; 6)
ISBN 978-3-540-56601-4   ISBN 978-3-642-58057-4 (eBook)
DOI 10.1007/978-3-642-58057-4

Dieses Werk ist urheberrechtlich geschützt. Die dadurch begründeten Rechte, insbesondere die der Übersetzung, des Nachdrucks, des Vortrags, der Entnahme von Abbildungen und Tabellen, der Funksendung, der Mikroverfilmung oder der Vervielfältigung auf anderen Wegen und der Speicherung in Datenverarbeitungsanlagen, bleiben, auch bei nur auszugsweiser Verwertung, vorbehalten. Eine Vervielfältigung dieses Werkes oder von Teilen dieses Werkes ist auch im Einzelfall nur in den Grenzen der gesetzlichen Bestimmungen des Urheberrechtsgesetzes der Bundesrepublik Deutschland vom 9. September 1965 in der jeweils geltenden Fassung zulässig. Sie ist grundsätzlich vergütungspflichtig. Zuwiderhandlungen unterliegen den Strafbestimmungen des Urheberrechtsgesetzes.

© Springer-Verlag Berlin Heidelberg 1993

Die Wiedergabe von Gebrauchsnamen, Handelsnamen, Warenbezeichnungen usw. in diesem Werk berechtigt auch ohne besondere Kennzeichnung nicht zu der Annahme, daß solche Namen im Sinne der Warenzeichen- und Markenschutz-Gesetzgebung als frei zu betrachten wären und daher von jedermann benutzt werden dürften.
Produkthaftung: Für Angaben über Dosierungsanweisungen und Applikationsformen kann vom Verlag keine Gewähr übernommen werden. Derartige Angaben müssen vom jeweiligen Anwender im Einzelfall anhand anderer Literaturstellen auf ihre Richtigkeit überprüft werden.

Reproduktion der Abbildungen: Gustav Dreher GmbH, 70180 Stuttgart
Satz: Fotosatz-Service Köhler, 97084 Würzburg
25/3130 – 5 4 3 2 1 0 – Gedruckt auf säurefreiem Papier

Geleitwort der Herausgeber

Auch dieser Band aus der Feder von Herrn Kollegen FRIEDRICH UNTERHARNSCHEIDT wird den Beobachter erstaunen: Es ist genau genommen unvorstellbar, mit welcher Akribie der Autor die Traumatologie von Kopf und Hals, des Gehirnes und seiner Hüllen, der Nackenregion und der Cephalad-Gefäße, natürlich und besonders des knöchernen Schädels, und zwar unter Berücksichtigung der anatomischen Prämissen, der biomechanischen Geschehensabläufe, der Vorgeschichten der Fälle, auch im klinischen Sinne und unter Berücksichtigung funktioneller Folgen, dargestellt hat. Was den Verfasser des Werkes auszeichnet, ist nicht nur das sozusagen unbegrenzte Fachwissen im engeren Sinne, sondern die vorzügliche Kenntnis der Problemgeschichte besonders gearteter Befundgruppen: Der Aneurysmen der intrakraniellen Gefäße, der Früh- und Spätapoplexie, der Duret-Berner-Blutungen, der Carotis-Sinus cavernosus Fisteln, der traumatischen Läsionen der Hirnnerven und mediobasalen Großhirnabschnitte, natürlich bis hin zu den Befunden „gerichteter Hirnschwellung" und des traumatischen Hirnödems. Der zu seiner Zeit weltberühmt gewesene Internist WILHELM LÖFFLER hatte auf der Pathologentagung 1955 in Zürich auseinandergesetzt, daß „wahres Wissen" nur ein „historisches Wissen" sein könne. Es ist, als ob FRIEDRICH UNTERHARNSCHEIDT bei LÖFFLER gelernt hätte. Unser Autor bringt auf Schritt und Tritt Licht in die historischen Zusammenhänge bei der Beurteilung traumatisch induzierter Befunde an Gehirn „und Zubehör". Der Pathologe vom Fache wird *auch* durch die immer wieder eingestreuten Bemerkungen zur Sektionstechnik angesprochen, der Gutachter aber durch die Bemerkungen zum „Hirntod" fasziniert. Es ist, als ob der Tod des Menschen heute ein „differenziertes Gesicht" bekommen hätte.

Der anspruchsvolle Leser wird erfreut sein durch die Tatsache, daß ein vielseitig gebildeter Fachmann – Neurologie, pathologische Anatomie, experimentelle Pathologie, forensische Medizin – in einer Sprache berichtet, der man die humanistische Grundausbildung anmerkt. Auch in diesem Buch ist es so, daß FRIEDRICH UNTERHARNSCHEIDT als Wanderer zwischen der Alten und Neuen Welt, getragen von den Bildungsmaximen beider Kulturkreise, zu seinen Lesern spricht und sein immenses Erfahrungsgut sorgfältig ausbreitet. Wir kennen kein vergleichbares Werk. Wir wünschen auch diesem Buch von FRIEDRICH UNTERHARNSCHEIDT weiteste Verbreitung und Beachtung, besonders durch alle Kollegen, die sich mit der Erstellung wissenschaftlich begründeter Gutachten befassen müssen.

Wir danken auch diesmal dem Springer-Verlag, besonders Herrn Dr. phil. Dres. med. h.c. HEINZ GÖTZE und dessen Sohn, Herrn Professor Dr. DIETRICH GÖTZE, und den Damen und Herren der Planungs- und Herstellungsabteilung für große Geduld, vielseitige Hilfe und die sehr gute Ausstattung des Werkes.

Heidelberg und Hamburg	WILHELM DOERR
August 1993	GERHARD SEIFERT

Inhaltsverzeichnis

A. Kompressions- (Quetschungs-)Verletzungen des Kopfes 1
    I. Einführung 1
    II. Bitemporale Kompressions-(Quetschungs)Verletzungen
        des Kopfes 1
    III. Neurologische Befunde 4
    IV. Häufigkeit 4

B. Disseminierte intravaskuläre Koagulation bei Bestehen einer Schädel-Hirn-Verletzung 5
    I. Einführung 5
    II. Mechanismen 5
    III. Auswahl aus veröffentlichten Kasuistiken 5

C. Zentrale pontine Myelinolyse 8
    I. Einführung 8
    II. Pathomorphologie 8
        1. Makroskopische Befunde 8
        2. Mikroskopische Befunde 8
    III. Computertomographie 9
    IV. Vorkommen bei Patienten mit Schädel-Hirn-Verletzungen
        bei Bestehen von chronischem Alkoholismus 10

D. Traumatische Gefäßverletzungen 11
    I. Mechanik der Gefäßschädigung 11
        1. Gefäßschäden durch Über- oder Unterdruck 11
        2. Gefäßschäden durch Zug oder Zerrung des Gefäßes
           in der Längsrichtung 11
        3. Gefäßschäden durch penetrierende Verletzungen 13
        4. Gefäßschäden durch stumpfe Gewalteinwirkung
           mit Thrombusbildung und Gefäßverschluß 13
        5. Gefäßschäden durch Einklemmung in Frakturspalten
           oder Frakturrändern 14
    II. Verletzungen der Hals-/Nackenregion 14
        1. Anatomische Vorbemerkungen 14
        2. Nichtpenetrierende und penetrierende Hals-/Nacken-
           verletzungen 15
        3. Direkte penetrierende (scharfe) Gewalteinwirkung
           gegen die Hals-/Nackenregion 17
           a) Einführung 17

b) Mortalität der penetrierenden Verletzungen
der Hals-/Nackenregion 17
c) Stichverletzungen der Hals-/Nackenregion 18
d) Schnittverletzungen der Hals-/Nackenregion 19
e) Schußverletzungen der Hals-/Nackenregion 19
f) Beteiligung der verschiedenen Arterien und Venen
im Hals-/Nackenbereich bei Schuß-
und Stichverletzungen 21
g) Isolierte Verletzungen der Halsregion durch
herabhängende Drähte und Leitungen 22
4. Direkte nichtpenetrierende (stumpfe) Gewalteinwirkung
gegen die Hals-/Nackenregion 23
5. Häufigkeit von Hals-/Nackenverletzungen
bei Verkehrsunfällen 23
III. Indirekte Gewalteinwirkung gegen ein Gefäß 24
1. Einführung 24
2. Häufigkeit 24
3. Klinische Befunde 24
4. Mortalität 26
5. Die Bedeutung von Varianten und Kaliber von
zum Gehirn ziehenden Arterien 26
6. Verschlußtypologie extrakranieller Angiostenosen ... 26
IV. Traumatische Rupturen von intrakraniellen Arterien ... 28
V. Die traumatischen Schäden der A. carotis 30
1. Historisches 30
2. Anatomische Vorbemerkungen zum Verlauf
der A. carotis communis und A. carotis interna 30
3. Mikroskopische Untersuchungen zur Anatomie
der Arterienwand 33
4. Die verschiedenen Formen der Gefäßschädigung
der A. carotis 33
VI. Thrombotische Verschlüsse der A. carotis 39
1. Historisches 39
2. Einführung 40
3. Einteilungsmöglichkeiten 41
4. Topographisch-anatomische Einteilung 41
5. Ort der Gewalteinwirkung und Lokalisation
der Verletzung 42
6. Verletzungsmechanismen 43
a) Stumpfe, nichtpenetrierende Gewalteinwirkungen
gegen den Hals 44
b) Schlagwirkung auf den Hals bei Boxern 47
c) Penetrierende Gewalteinwirkungen des Halses
einschließlich Messerstich- und Schußverletzungen 48
d) Gewalteinwirkungen gegen den Kopf
mit indirekter Übertragung der Kräfte
auf die Halsregion 48

- e) Traumatischer Verschluß der A. carotis nach geringgradigen Gewalteinwirkungen gegen den Kopf . 49
- f) Verletzungen des Gesichtsschädels 49
- g) Intraorale Verletzungen der Gaumen- und Tonsillenregion, sogenannte Pfählungsverletzungen 50
- h) Schädelbasisbrüche 52
- j) Frontobasale Schädel-Hirn-Verletzungen 52
- k) Indirekte Verletzungen des Kopfes mit Überstreckung und Dehnung des Halses bei direkter Beschleunigung des angeschnallten Torsos in verschiedenen Vektorrichtungen (Verletzungen vom Whiplashtyp) 52
- l) Strangulation und Würgen 52
- m) Erhängen 53
- n) Traumatische Karotisverschlüsse durch Sicherheitsgurte 53
- o) Verschluß durch Fingerdruck, Manipulation oder Kompressionstest 54
- p) Operative Eingriffe 55
- q) Iatrogene Verletzungen 55
- r) Sogenannte Hypophysenapoplexie mit nachfolgendem thrombotischem Verschluß 55
- s) Diphtherie 55
- t) Sogenannte, spontane, nichttraumatische thrombotische Verschlüsse 55
- u) Vielfältigkeit der Verletzungsmechanismen in einer Serie 56
7. Gefäßverschlüsse der A. carotis auf arteriosklerotischer Basis 56
   - a) Einführung 56
   - b) Auswahl aus in der Literatur mitgeteilten Serien . 57
   - c) Lokalisation 57
   - d) Arteriosklerose und thrombotische Verschlüsse der A. carotis 57
   - e) Historisches zum Begriff der Arteriosklerose und Atheromatose 58
   - f) Historisches über thrombotische Verschlüsse der A. carotis bei Arteriosklerose 58
   - g) Auswahl aus neueren Serien 58
   - h) Stärkere Beteiligung der linken A. carotis an Arteriosklerose und Thromboembolien 59
8. Gefäßspasmen nach stumpfer Gewalteinwirkung gegen den Hals, die klinisch von thrombotischen Verschlüssen der A. carotis nicht unterschieden werden konnten 59
9. Häufigkeit von thrombotischen Verschlüssen der A. carotis in klinischen Serien 59

10. Häufigkeit von thrombotischen Verschlüssen
    der A. carotis in Autopsieserien 60
11. Geschlechtsverteilung 60
12. Altersverteilung 61
13. Ausdehnung der Thrombosen 63
14. Von einer Thrombose ausgehende Embolien 63
15. Zur Frage der tödlich ausgehenden thrombotischen
    Verschlüsse der A. carotis 63
16. In der Literatur mitgeteilte Kasuistiken und Serien
    von thrombotischen Gefäßverschlüssen der A. carotis 63
17. Isolierter thrombotischer Verschluß
    der A. carotis communis 66
18. Langsam sich entwickelnder Verschluß der A. carotis
    bei sonst intaktem Gefäßsystem durch Druck eines
    wachsenden Tumors 66

VII. Verletzungen der A. carotis interna 67
1. Einführung 67
2. Verletzungen der A. carotis interna
   im 2.–4. Gefäßabschnitt 67
3. Verletzungen der A. carotis interna bei frontobasalen
   Schädel-Hirn-Verletzungen 67
4. Die traumatischen Schäden der A. carotis interna im
   intrakraniellen Abschnitt (A. carotis interna cerebralis) 68
5. Schadensmuster 68
6. Auswahl aus in der Literatur mitgeteilten Kasuistiken
   und Serien 69
7. Traumatische Thrombosen der A. carotis interna
   im Sinus cavernosus 75
8. Rezidivierendes Nasenbluten (Epistaxis) bei
   traumatischen Schäden der A. carotis interna 75
   a) Historisches 75
   b) Verschiedene Verletzungstypen 75
   c) Schwere Epistaxis als Spätsymptom 76
9. Gleichzeitiges Vorkommen von traumatischen Gefäßverschlüssen der A. carotis und subduralem Hämatom 76
10. Klinische Befunde 77
11. Verspätet auftretende traumatische thrombotische
    Verschlüsse der A. carotis interna 79
12. Paradoxe Befunde bei Patienten mit Gefäßverschluß
    der A. carotis und Hirnbefunden auf der Gegenseite . 80
13. Komplikationen nach Angiographie
    bei Karotisverschlüssen 81
14. Zusätzliche Verletzungen bei traumatischen Schäden
    der A. carotis 81
15. Doppelseitige Verschlüsse der A. carotis interna 82
16. Häufigkeit der doppelseitigen Verschlüsse der A. carotis 83
17. Geschlechtsverteilung 83

	18. Altersverteilung	84
	19. Klinische Erscheinungsformen doppelseitiger thrombotischer Verschlüsse der A. carotis	84
	20. Thrombotische Verschlüsse intrakranieller Arterien nach scheinbar geringfügigen Gewalteinwirkungen	84
	21. Pseudothrombose der A. carotis interna	86
	22. Zur Frage Massenblutung oder ischämischer Infarkt des Gehirns als Unfallursache oder traumatischer Gefäßverschluß als Folge eines Anpralls von Kopf und/oder Hals auf Fahrzeugteile	87
VIII.	Ligaturen der A. carotis	88
	1. Historisches	88
	2. Zerebrale Komplikationen nach Ligatur der A. carotis	89
	3. Psychopathologische Befunde	91
	4. Mortalität	92
IX.	Thrombotische Verschlüsse der A. carotis externa	94
X.	Thrombotische Verschlüsse der A. chorioidea	94
XI.	Thrombotische Verschlüsse der A. cerebri anterior	94
XII.	Thrombotische Verschlüsse der A. cerebri media	94
XIII.	Thrombotische Verschlüsse der A. cerebri posterior	95
XIV.	Klinische Befunde bei Verschlüssen der großen Hirnarterien	97
XV.	Die traumatischen Schäden der A. vertebralis	97
	1. Anatomische Vorbemerkungen	97
	2. Orthologie der A. vertebralis	97
	3. Verlaufsanomalien und Kaliberschwankungen der Aa. vertebrales	99
	4. Einfluß von Kopfbewegungen auf die Durchblutung der Aa. vertebrales	112
	5. Beeinträchtigung des Arterienverlaufes durch Altersveränderungen der Arterien und der HWS	113
	6. Einschränkung der Gefäßdurchblutung im vertebrobasilären System	115
	7. Verletzungen der A. vertebralis als Folge direkter oder indirekter Gewalteinwirkung	116
	8. Einteilung der traumatischen Schäden der A. vertebralis	117
	a) Art der Gefäßverletzung	117
	b) Lokalisation der Gefäßverletzung in einem bestimmten Gefäßabschnitt	119
	c) Verschiedene Verletzungsmechanismen	119
	d) Beidseitige Rupturen der Aa. vertebrales	125
	9. Prospektive Studien	125
	10. Thrombotische Verschlüsse der A. vertebralis	128
	a) Mitgeteilte Beobachtungen	128
	b) Prozesse und Verletzungsmechanismen, die zum thrombotischen Verschluß einer A. vertebralis führen können	128

11. Beidseitige thrombotische Verschlüsse
der Aa. vertebrales 130
12. Einengung einer A. vertebralis durch Osteophyten
und unkovertebrale Exostosen 131
13. Arteriosklerose der A. vertebralis 133
14. Vertebrobasiläre Insuffizienz und transitorische
ischämische Attacken (TIA) 135
a) Einführung 135
b) Klinische Befunde 135
c) Persistierende Ausfallserscheinungen 136
d) Umkehr der Richtung des Blutstromes
in der A. vertebralis 138
15. Ligaturen der A. vertebralis 139
a) Historisches 139
b) Auswahl aus in der Literatur mitgeteilten
Kasuistiken und Serien 139
XVI. Traumatische Schäden der A. basilaris 139
1. Anatomische Vorbemerkungen 139
2. Die verschiedenen Formen der Gefäßschädigung
der A. basilaris 140
a) Einrisse und vollständige Risse der A. basilaris ... 140
b) Thrombotische Verschlüsse der A. basilaris 145
c) Einklemmung der A. basilaris
in Frakturspalten 148
3. Ligaturen der A. basilaris 149
XVII. A. cerebri posterior 150
XVIII. Das Syndrom des Verschlusses der A. cerebellaris
inferior anterior 151
XIX. Das Syndrom des Verschlusses der A. cerebellaris inferior
posterior (Das laterale Oblongata-Syndrom) 151
1. Anatomische Vorbemerkungen 151
2. Historisches 154
3. Klinische Befunde 156
4. Mortalität 156
5. Isolierte traumatische subarachnoidale Blutung
aus verletzter A. cerebellaris inferior posterior 156
XX. A. cerebelli anterior und A. cerebelli inferior 156
XXI. Spasmen von intrakraniellen Arterien 156
1. Einführung 156
2. Vorkommen von intrakraniellen Gefäßspasmen
bei traumatischen Hirnschäden 158
3. Häufigkeit 159
4. Ursache für den posttraumatischen Gefäßspasmus ... 159
XXII. Gefäßstenosen in extrakraniellen Abschnitten
von Arterien des Gehirns 160
XXIII. Die idiopathischen arteriellen (Forbus) Aneurysmen
der Gehirngefäße 161

1. Historisches 161
2. Einführung 165
3. Häufigkeit 168
4. Größe kongenitaler Aneurysmen 169
5. Größe rupturierter kongenitaler Aneurysmen 170
6. Topographie der kongenitalen Aneurysmen 170
7. Geschlechtsverteilung und familiäre Häufung 172
8. Altersverteilung 172
9. Pathogenese 173
10. Medialücken der Arterien der Hirnbasis 173
11. „Verschwinden" eines intrakraniellen Aneurysma bei erneuter Angiographie 174
12. Ruptur von intrakraniellen Aneurysmen 174
13. Intrazerebraler Einbruch und subarachnoidale Blutung aus der Rupturblutung 176
14. Die Entstehung der intrazerebralen Rupturblutung .. 176
15. Blutungsquelle der intrazerebralen Blutungen 177
16. Lokalisation der intrazerebralen Blutungen aus Aneurysmarupturen 177
17. Ruptur eines Aneurysma mit Subarachnoidalblutung 178
18. Vorkommen von Rezidivblutungen 178
19. Neuropathologische Befunde nach Ruptur von kongenitalen Aneurysmen 179
20. Gewebliche Veränderungen an den Gefäßen in Autopsiefällen 181
21. Differentialdiagnose der kongenitalen Aneurysmen von anderen Aneurysmatypen 181
    a) Sogenannte Ektasien, spindelförmige oder fusiforme Aneurysmen 182
    b) Sogenannte intrakranielle infektiöse Aneurysmen . 183
    c) Sogenannte intrakranielle mykotische Aneurysmen 183
    d) Intrakranielle Aneurysmen bei metastatischen Tumoren des Gehirns 183
22. Nichtnachweisbarkeit einiger rupturierter intrakranieller Aneurysmen 184
23. Multiple kongenitale intrakranielle Aneurysmen 184
24. Zur Frage der Begutachtung Gewalteinwirkung und Ruptur eines intrakraniellen Aneurysma 185
25. Nichtrupturieren von kongenitalen Aneurysmen trotz schwerer Schädel-Hirn-Verletzungen 186
26. Gleichzeitiges Vorkommen von arteriovenösen Mißbildungen und zerebralen Aneurysmen 187
    a) Intrakranielle arteriovenöse Mißbildungen 187
    b) Histologische Einteilung der Hirngefäßmißbildungen 188
27. Sogenannte spontane Aneurysmen der A. carotis interna 190
28. Sackförmige intrakavernöse Aneurysmen der A. carotis interna 190

29. Sackförmige bilaterale Aneurysmen
    der A. carotis interna im Sinus cavernosus 191
30. Kongenitale sackförmige Aneurysmen der A. carotis
    interna, die oberhalb des Sinus cavernosus
    und unterhalb des Abganges der A. communicans
    posterior liegen („carotid ophthalmic aneurysms") . . 192
    a) Einführung 192
    b) Häufigkeit 192
    c) Lokalisation und Projektion 192
31. Kongenitale sackförmige supraklinoidale Aneurysmen
    der A. carotis interna 192
32. Kongenitale sackförmige Aneurysmen
    der A. cerebri media 193
    a) Einführung 193
    b) Häufigkeit 193
    c) Klinische Befunde 193
33. Kongenitale sackförmige Aneurysmen
    der A. communicans anterior 193
34. Kongenitale sackförmige Aneurysmen
    der A. communicans posterior 193
    a) Einführung 193
    b) Klinische Befunde 194
35. Kongenitale sackförmige Aneurysmen
    der A. cerebri posterior 194
36. Kongenitale sackförmige Aneurysmen
    des vertebrobasilären Systems 194
37. Kongenitale sackförmige Aneurysmen
    der A. meningea media 195
38. Sogenannte Mikroaneurysmen („miliary aneurysms")
    und Mikroangiome intrazerebraler Gefäße 195
    a) Einführung 195
    b) Altersverteilung 195
    c) Lokalisation, Größe und Aussehen 195
39. Riesenaneurysmen („giant aneurysms") 196
    a) Einführung 196
    b) Häufigkeit 197
    c) Pathomorphologie 197
    d) Riesenaneurysmen, die raumfordernde Prozesse
       an der Schädel- und Hirnbasis verursachen
       und Hirntumoren nachahmen 197
40. Vorkommen von Riesenaneurysmen an den
    verschiedenen intrakraniellen Arterien 198
    a) Riesenaneurysmen der A. basilaris 198
    b) Riesenaneurysmen der A. vertebralis 199
    c) Riesenaneurysmen der A. cerebellaris posterior
       inferior 199
    d) Riesenaneurysmen der A. carotis interna 199

e) Traumatisches Riesenaneurysma des intrakraniellen
   Abschnittes der A. carotis interna mit gleichzeitiger
   Carotis-cavernosus-Fistel 199
f) Riesenaneurysma der A. cerebri media 199
g) Riesenaneurysma der A. cerebri posterior 199
41. Zur Frage der Ruptur eines idiopathischen
    kongenitalen Aneurysma bei Gewalteinwirkung 200
42. Stärkergradige Alkoholisierung und Ruptur 201
43. Zivil- und strafrechtliche Gesichtspunkte
    bei rupturierten Aneurysmen der Hirnbasis 201
44. Auswertung einer kooperativen prospektiven Studie
    über Blutungen aus Aneurysmen der großen
    Hirnschlagadern 202
45. Technik zum Auffinden eines Aneurysma 206
46. Subarachnoidale Blutungen nach Ruptur eines
    intrakraniellen Aneurysma 206
47. Spasmen der Arterien des Gehirns bei Patienten
    mit subarachnoidalen Blutungen 207
    a) Einführung 207
    b) Häufigkeit subarachnoidaler Blutungen in den USA 207
    c) Häufigkeit von präoperativen Gefäßspasmen 207
    d) Entstehung von Vasospasmen bei Vorhandensein
       von Blut im subarachnoidalen Raum 209
    e) Klinischer Nachweis von Vasospasmen nach Ruptur
       eines intrakraniellen Aneurysma 209
48. Rupturen von zerebralen Aneurysmen mit Austritt
    von Kontrastmedium nach Angiographie 209
49. Auftreten von Gehirninfarkten nach Ruptur
    zerebraler Aneurysmen 211
XXIV. Die traumatischen Aneurysmen der zum Gehirn führenden
      und der intrakraniellen Arterien 212
  1. Historisches 212
  2. Einführung und Beschreibung 212
  3. Einteilung der traumatischen intrakraniellen Aneurysmen 213
     a) Traumatische Aneurysmen der A. carotis communis . 215
     b) Traumatische Aneurysmen der A. carotis interna .. 215
     c) Topographisch-anatomische Einteilung 215
     d) Doppelseitige traumatische Aneurysmen
        der A. carotis interna 222
     e) Epistaxis bei Blutungsquellen aus der
        A. carotis interna 222
XXV. Traumatische Aneurysmen der A. chorioidea anterior ... 226
XXVI. Traumatische Aneurysmen der A. cerebri anterior 227
  1. Anatomische Vorbemerkungen 227
  2. Auswahl aus in der Literatur mitgeteilten Kasuistiken . 227
XXVII. Traumatische Aneurysmen der A. pericallosa 227
  1. Einführung 227

		2. Entstehungsmechanismus	227
		3. Auswahl aus in der Literatur mitgeteilten Kasuistiken	228
XXVIII.		Traumatische Aneurysmen der A. calloso-marginalis	228
XXIX.		Traumatische Aneurysmen der A. gyri angularis	228
XXX.		Traumatische Aneurysmen der A. cerebri posterior	229
XXXI.		Auswahl aus Serien von traumatischen Aneurysmen verschiedener peripherer Hirnarterienäste und von Serien mit traumatischen Aneurysmen verschiedener Lokalisation	229
XXXII.		Traumatische Aneurysmen der intrakraniellen extrazerebralen Arterien der Gehirnbasis	238
		1. Einführung	238
		2. Auswahl aus in der Literatur mitgeteilten Kasuistiken	239
XXXIII.		Iatrogene traumatische intrakranielle Aneurysmen	239
XXXIV.		Traumatische Aneurysmen der A. meningea media	240
		1. Anatomische Vorbemerkungen	240
		2. Geschlechtsverteilung	240
		3. Altersverteilung	240
		4. Klinische Befunde	240
		5. Mechanogenese und formale Pathogenese	242
		6. Auswahl aus in der Literatur mitgeteilten Kasuistiken	242
XXXV.		Traumatische Aneurysmen der A. vertebralis	248
XXXVI.		Traumatische Aneurysmen der A. basilaris	249
XXXVII.		Traumatische Aneurysmen der A. cerebellaris superior	250
XXXVIII.		Traumatische Aneurysmen der A. cerebellaris posterior inferior	251
XXXIX.		Zur Frage der akuten und subakuten traumatischen intrazerebralen Aneurysmen	251
XL.		Häufigkeit der traumatischen Aneurysmen	254
		1. Geschlechtsverteilung	254
		2. Klinische Diagnose	254
XLI.		Rupturen von traumatischen Aneurysmen	255
XLII.		Differentialdiagnostische Abgrenzung eines traumatischen von einem kongenitalen sackförmigen Aneurysma	255
XLIII.		Dissezierende Aneurysmen intrakranieller Arterien	256
		1. Einführung	256
		2. Verletzungsmechanismen	256
		3. Häufigkeit	257
		4. Differentialdiagnostische Abgrenzung traumatischer von spontanen dissezierenden intrakraniellen Aneurysmen	257
		5. Dissezierende Aneurysmen mit einer Gewalteinwirkung in der Vorgeschichte	262
		a) Dissezierende Aneurysmen der A. carotis interna	262
		b) Dissezierende Aneurysmen der Aa. vertebrales	264
		6. Dissezierende Aneurysmen ohne Gewalteinwirkung in der Vorgeschichte	264
		a) Einführung	264
		b) Spontane dissezierende Aneurysmen der A. carotis	264

XLIV. Traumatische arteriovenöse Fisteln in der Hals-/Nacken-
region und innerhalb der Schädelkapsel im Gehirnbereich . . 267
    1. Einführung 267
    2. Einteilung 267
    3. Arteriovenöse Fisteln der A. carotis communis,
       A. carotis interna (besonders die sog. Carotis-cavernosus-
       Fisteln) und der A. carotis externa 267
    4. Traumatische arteriovenöse Fisteln einer A. vertebralis
       und seines venösen Sinus oder Plexus 272
       a) Anatomische Vorbemerkungen 272
       b) Verletzungsmechanismus 272
       c) Auswahl aus in der Literatur mitgeteilten Kasuistiken 272
    5. Spontane arteriovenöse Fisteln der A. vertebralis 276
    6. Spontane Verschlüsse von arteriovenösen Fisteln einer
       A. vertebralis mit dem venösen Sinus oder Plexus . . . 277
    7. Klinische Befunde 277
    8. Traumatische arteriovenöse Fisteln zwischen einer
       A. vertebralis und V. jugularis interna 278
XLV. Traumatische arteriovenöse Fisteln zwischen A. carotis
interna und Sinus cavernosus, die sogenannten
Carotis-cavernosus-Fisteln 279
    1. Einführung 279
    2. Anatomische Vorbemerkungen 279
    3. Unfallarten 281
    4. Entstehung traumatischer Carotis-cavernosus-Fisteln 282
    5. Iatrogene Fisteln im Bereich des Sinus cavernosus . . 284
    6. Ruptur von Carotis-cavernosus-Fisteln 284
    7. Spontanverschlüsse von Carotis-cavernosus-Fisteln . . 284
    8. Spontanverschluß einer traumatischen
       Carotis-cavernosus-Fistel 284
    9. Mechanogenese und formale Pathogenese 285
  10. Häufigkeit von Carotis-cavernosus-Fisteln bei
      frontobasalen Verletzungen 287
  11. Vorliegen von Schädelfrakturen 287
  12. Spätbefunde im Sellabereich 288
  13. Häufigkeit von Carotis-cavernosus-Fisteln 288
  14. Geschlechtsverteilung 288
  15. Altersverteilung 288
  16. Klinische Befunde 288
  17. Doppelseitiger Exophthalmus 290
  18. Angiographische Befunde 290
  19. Ergebnisse von Gefäßunterbindungen zur operativen
      Behandlung der Carotis-cavernosus-Fisteln 291
  20. Differentialdiagnose 291
  21. Beidseitige Carotis-cavernosus-Fisteln 292
  22. Sogenannte spontane Carotis-cavernosus-Fisteln . . . 293
  23. Obduktionstechnik 293

XLVI. Traumatische zerebrale Venen- und Sinusthrombosen ... 294
    1. Historisches 294
    2. Lokalisation und klinische Symptomatik 295
    3. Syndrom des Sinus sagittalis superior 296
       a) Historisches 296
       b) Symptomatologie bei thrombotischem Verschluß des Sinus sagittalis superior in Abhängigkeit von der Stelle des Verschlusses 296
    4. Syndrom des Sinus transversus 296
    5. Syndrom des Sinus cavernosus 297
    6. Syndrom des Sinus sigmoideus 297
    7. Syndrom des thrombotischen Verschlusses kortikaler Venen 297
    8. Syndrom des thrombotischen Verschlusses der V. cerebri posterior 297
    9. Syndrom des thrombotischen Verschlusses der inneren Hirnvenen 297
  10. Häufigkeit 298
  11. Thrombotische Verschlüsse nach offenen Schädel-Hirn-Verletzungen 298
  12. Thrombotische Verschlüsse nach gedeckten Schädel-Hirn-Verletzungen ohne Knochenverletzung . 301
  13. Pathomorphologie 302

E. Traumatische intrazerebrale und intrazerebelläre Blutungen und Hämatome 306

  I. Einführung 306
  II. Traumatische intrazerebrale Blutungen und Hämatome .. 306
  III. Häufigkeit von traumatischen intrazerebralen Blutungen in der Gesamtgruppe der Patienten mit Schädel-Hirn-Verletzungen 307
  IV. Geschlechtsverteilung 308
  V. Traumatische intrazerebrale Hämatome nach penetrierenden und geschlossenen Schädel-Hirn-Verletzungen 309
  VI. Einteilung der traumatischen intrazerebralen Blutungen und Hämatome aufgrund ihrer Lokalisation 310
    1. Traumatische Blutungen und Hämatome in der Großhirnrinde 310
    2. Traumatische Blutungen und Hämatome im Marklager des Großhirns 311
    3. Traumatische Blutungen und Hämatome in den Stammganglien 323
  VII. Differentialdiagnose der traumatischen Hirnblutungen von den spontanen Massenblutungen 323
  VIII. „Straßenförmige" Blutungen im Marklager des Großhirns 326
  IX. Zum Begriff der sogenannten „traumatischen Frühapoplexie" 328
  X. Pathomorphologie 329

	XI. Operierte traumatische intrazerebrale Hämatome	329
	XII. Doppelseitige traumatische intrazerebrale Hämatome	331
	XIII. Häufigkeit der traumatischen intrazerebralen Blutungen und Hämatome	331
	XIV. Altersverteilung	331
	XV. Geschlechtsverteilung	331
	XVI. Klinische Befunde	331
	XVII. Mortalität	332
	XVIII. Historisches zum Begriff der Apoplexie	332
	XIX. Differentialdiagnostische Abgrenzung traumatischer von nichttraumatischen intrazerebralen Blutungen und Hämatomen	333
	XX. Die nichttraumatischen intrazerebralen Blutungen und Hämatome	335
	XXI. Traumatische intrazerebelläre Blutungen und Hämatome	338

F. Kombnierte traumatische intrakranielle Blutungen und Hämatome ... 339

	I. Einführung	339
	II. Häufigkeit	339
	III. Auswahl aus in der Literatur mitgeteilten Kasuistiken und Serien	339

G. Zentrale traumatische Großhirnschäden einschließlich der Balkenläsionen 341

	I. Einführung	341
	II. Pathomorphologische Befunde aus Serien der Literatur	341
	III. Prädilektionsstellen von primärtraumatischen zentralen Gewebeschäden	344
	IV. Traumatische Gewebeschäden in der Hippocampusformation	344
	V. Traumatische Schäden des Corpus callosum	346
	1. Einführung	346
	2. Zur Biomechanik der ventrikelnahen Blutungen (subependymäre und Balkenblutungen)	347
	3. Balkenzerreißungen bei gedeckten Schädel-Hirn-Verletzungen	349
	a) Einführung	349
	b) Auswahl aus der bisher mitgeteilten Literatur	349
	c) Traumatische Läsionen im Corpus callosum in einer großen Serie	353
	d) Zusammenfassung der Befunde	358
	e) Häufigkeit von traumatischen Schäden der Balkenregion	362
	f) Blutungen in Tumoren der Balkenregion	364
	VI. Traumatische Schäden in den Stammganglien	364
	1. Einführung	364
	2. Makroskopische Befunde	365
	3. Mikroskopische Befunde	367

	4. Zusammenfassung der Befunde	373
	5. Frei in Ventrikelblutungen befindliche Ependymanteile und subependymäres Marklager	374
	6. Differentialdiagnose	375

H. Traumatische Hirnstammschäden 376

    I. Historisches und frühe Arbeiten 376
    II. Einteilung der Hirnstammverletzungen 377
    III. Häufigkeit von traumatischen Hirnstammschäden 378
    IV. Neuere Serien von traumatischen Hirnstammschäden . . . 378
    V. Pathomorphologische Befunde 378
        1. Makroskopische Befunde 378
        2. Mikroskopische Befunde 382
        3. Zusammenfassung der morphologischen Befunde 387
    VI. Autoptische Untersuchungen über Verletzungen des Hirnstammes und des Tentorium cerebelli mit Hilfe einer besonderen Sektionstechnik 392
    VII. Autoptische Serie von BRATZKE im Hinblick auf traumatische Hirnstammschäden 394
    VIII. Die verschiedenen Formen der Verletzungen des Hirnstammes 429
        1. Direkte Verletzungen des Hirnstammes 429
        2. Primärtraumatische Hirnstammschäden 431
        3. Überstreckungen und Zerrungen des Gewebes des Hirnstammes bei direkten Gewalteinwirkungen auf den Kopf 434
        4. Sekundärtraumatische Hirnstammschäden 435
        5. Der Begriff des akuten Mittelhirnsyndroms 435
        6. Traumatische Hirnstammschäden bei Patienten, die nach längerem Koma verstarben 438
        7. Ischämische Nekrosen im Hirnstamm 439
        8. Primär- und sekundärtraumatische Schäden in der Substantia nigra 441
        9. Das traumatische „Locked-in" Syndrom 442
            a) Einführung 442
            b) Pathomorphologie 442
        10. Die traumatischen Hirnstammschäden nach Hyperextensionsverletzungen der HWS 445
        11. Sogenannte Hirnstammkontusion 445
        12. Hirnstammein- und abrisse, soweit sie isoliert außerhalb von atlantookzipitalen Zerreißungen und Dislokationen auftreten 446
        13. Problematik des Begriffes der sogenannten Duret-Berner-Blutungen 449
        14. Traumatische Achsenzylinderschäden im Hirnstamm . 452
        15. Traumatische Hirnstammschäden nach Überlebenszeiten von mehr als 4 Wochen 453

Inhaltsverzeichnis XXI

   16. Zur Frage der Handlungsfähigkeit bei traumatischen
     Hirnstammschäden 454
 IX. Tiermodelle 455

J. Zur Problematik der sogenannten Bollinger-Spätapoplexie 456
 I. Einführung 456
 II. Die Originalarbeit von Bollinger und Kommentar 456
 III. Liste von Forderungen zur Anerkennung 458
 IV. Angegebene Maximalzeiten für die Entwicklung einer
   sogenannten Spätapoplexie 460
 V. Abwägende Stellungnahmen zur sogenannten Spätapoplexie 460
 VI. Mögliche Prozesse, die zur Fehldeutung einer sogenannten
   Spätapoplexie Anlaß gegeben haben 463
 VII. Verspätet auftretende traumatische intrazerebrale Hämatome
   bei Patienten, die sowohl klinisch als auch computer-
   tomographisch, z.T. mehrfach, untersucht worden waren . 464

**K. Traumatische Enzephalopathien mit prolongierten Bewußtseinsstörungen
(das sogenannte apallische Syndrom)** 466
 I. Einführung 466
 II. Nomenklatur 466
 III. Auswahl aus mitgeteilter Literatur 468
 IV. Klinisches Bild 472
 V. Zusammenfassung des morphologischen Befundes 473

**L. Folgen intrakranieller Drucksteigerung – dissoziierter Hirntod oder
intravitaler Hirntod (Hirntod, „coma dépassé", überschrittenes Koma,
„cerebral death", „respirator brain", „mort du cerveau")** 475
 I. Einführung 475
 II. Historisches 476
 III. Terminologie 476
 IV. Häufigkeit 478
 V. Anoxisch-ischämische Enzephalopathie 478
 VI. Neuropathologische Veränderungen beim Hirntod 479
   1. Makroskopische Befunde 479
   2. Feingewebliche Befunde 480
   3. Zusätzliche pathomorphologische Befunde 482
   4. Diskontinuierliche Verlagerung von Fragmenten
     nekrotischen Kleinhirngewebes in den Subarachnoidal-
     und Subduralraum des Rückenmarks 483
   5. Hämorrhagische Erweichung der oberen Zervikalsegmente 485
   6. Nekrose des Hypophysenvorderlappens 485
 VII. Zum Begriff des sogenannten „Respirator-Gehirns"
   („respirator brain") 487
 VIII. Pathomorphologische Veränderungen am Rückenmark
   bei Gehirntod 487
 IX. Der sogenannte Organtod des ZNS 491

X.	Pathogenese	493
XI.	Die Festlegung der Todeszeit (dynamische Aspekte des Todes)	494
XII.	Klinische Befunde bei Hirntod	494
XIII.	Hirnkreislauf und Hirntod	496
XIV.	Auswahl aus in der Literatur mitgeteilten Serien	497
XV.	„Collaborative Study" der „National Institutes of Health" (NIH) Bethesda, MD, USA	497
	1. Alter und Geschlecht	498
	2. Einsetzen von Bewußtlosigkeit und Atemstillstand	498
	3. Ergebnisse	499
XVI.	Differentialdiagnose von Prozessen die Hirntod simulieren können	499
XVII.	Festlegung des Todes aus ärztlicher Sicht	500
XVIII.	Definitionen des Todes	501
XIX.	Kriterien für die Festlegung des Hirntodes	502
XX.	Defintion des Todes bzw. Zeitpunkt des Todes	503
XXI.	Gerichtsentscheidungen über den Zeitpunkt des Todes	506

M. Traumatische Hirnnervenschäden 509

I.	Bulbus und Nervus olfactorius	509
	1. Einführung	509
	2. Häufigkeit	511
	3. Differentialdiagnose	512
	4. Traumatische Ageusie	512
II.	Nervus opticus und Chiasma opticum	513
	1. Einführung	513
	2. Einteilung und Klassifizierung der traumatischen Läsionen des N. opticus	514
	3. Verletzungsursachen	514
	4. Verletzungsmechanismen	514
	5. Typische Verletzungsmuster in verschiedenen Arealen	516
	a) Intrabulbärer Abschnitt	517
	b) Intraorbitaler Abschnitt	517
	c) Intrakanalikulärer Abschnitt	517
	d) Intrakranieller Abschnitt	518
	6. Ein- oder doppelseitige Amaurosen	519
	7. Posttraumatische Optikusatrophie	521
	8. Evulsio nervi optici	522
	a) Verletzungsmechanismen	522
	b) Partielle Evulsio nervi optici	522
	c) Kombination von Evulsio nervi optici mit Läsionen des Chiasma opticum	522
	d) Evulsio nervi optici als Selbstbeschädigung bei psychotischen Patienten und Folge von Verletzungen	523
	9. Beteiligung des Chiasma opticum	523
	a) Einführung	523

b) Auswahl aus in der Literatur mitgeteilten
Kasuistiken und Serien 523
c) Durchtrennung des Chiasma opticum
in der Längsrichtung 525
d) Lokalisation und Entstehungsmechanismen 525
10. Häufigkeit von traumatischen Schäden des
Nervus opticus und Chiasma opticum 528
11. Transitorische kortikale Blindheit 529
III. Nervus oculomotorius 530
IV. Nervus trochlearis 532
V. Nervus trigeminus 532
VI. Nervus abducens 534
1. Einführung 534
2. Verletzungsmechanismen 535
3. Klinische Befunde 537
4. Traumatische Schäden des Bewegungsapparates
der Augen 537
VII. Nervus facialis und statoacusticus 539
VIII. Nervus glossopharyngeus, vagus, accessorius und hypoglossus 542
1. Einführung 542
2. Traumatische Lähmungen der Hirnnerven IX-XII ... 543
3. Klinische Befunde 543

**N. Gewebeschäden der Hypophyse und des Hypothalamus
bei Schädel-Hirn-Verletzungen** 544
I. Historisches 544
II. Anatomische Vorbemerkungen 544
III. Einteilung der Schäden 547
IV. Akute Blutungen in Adenome der Hypophyse 549
V. Auswahl aus in der Literatur mitgeteilten Serien 550
VI. Hypothalamische Gewebeschäden als Folge von
Schädel-Hirn-Verletzungen 555

**O. Gewebs- und Gefäßschäden infolge chiropraktischer Eingriffe
oder sogenannter „Adjustierungen" an der HWS und deren
Auswirkungen auf Gehirn und Rückenmark** 560
I. Einführung 560
II. Einteilung der Komplikationen 560
1. Komplikationen auf vaskulärer Basis 560
2. Komplikationen auf nichtvaskulärer Basis 560
III. Auswahl aus in der Literatur mitgeteilten Kasuistiken
und Serien 566
IV. Wallenberg-Syndrom bei einem Rhesusaffen 569

P. Schädel-Hirn-Verletzung und Parkinsonismus 570
I. Historisches 570
II. Das morphologische Substrat des Parkinsonismus 571

      III. Traumatisches Parkinson-Syndrom 572
      IV. Auswahl aus in der Literatur mitgeteilten Kasuistiken
          von traumatischem Parkinsonismus 573

Q. Schädel-Hirn-Verletzungen und Hirngeschwülste 581
      I. Einführung 581
      II. Auswahl von Fällen aus der Literatur mit Meningeomen . 582
      III. Auswahl von Fällen aus der Literatur mit neurogenen
           Tumoren 586
      IV. Unterscheidung von reaktiver Astrozytenproliferation
          von autonomem Wachstum beim Astrozytom 587
      V. Über das Vorkommen von Residuen von Blutungen
         in Neoplasmen des Gehirns 588
      VI. Voraussetzungen für die Wahrscheinlichkeit
          eines Ursachenzusammenhanges
          zwischen Gewalteinwirkung und Neoplasma 588
      VII. Ausfallserscheinungen bei Kraftfahrern mit nicht
           diagnostizierten Hirntumoren 589

R. Komplikationen nach zerebraler Angiographie 591
      I. Einführung 591
      II. Perkutane Arteriographie der A. carotis 591
         1. Morphologie der Karotispunktion 596
         2. Makroskopische Befunde 596
         3. Mikroskopische Befunde 597
      III. Auswahl aus in der Literatur mitgeteilten Kasuistiken
           und Serien von zerebralen Arteriographien
           sowie dabei aufgetretene Zwischenfälle 598
      IV. Komplikationen bei Angiographie der A. carotis 600
      V. Komplikationen bei perkutaner Angiographie
         der A. vertebralis 601

S. Tottreten mit den beschuhten und unbeschuhten Füßen 603

T. Patienten die „sprechen und dann sterben" („who talk and die") 608
      I. Einführung 608
      II. Neuropathologische Befunde 608

Literatur 610

Sachverzeichnis 713

Inhaltsübersicht Teil A

A. Epidemiologie
B. Biomechanik
C. Verletzungen und Hämatome der Kopfschwarte
D. Materialeigenschaften des Schädels und dessen traumatische Schäden
E. Intrakranielle extrazerebrale traumatische Gewebeschäden (Compressio cerebri)
F. Gedeckte Schäden des Gehirns
G. Offene Verletzungen des Gehirns

Literatur

Sachverzeichnis

Inhaltsübersicht Teil C

A. Traumatische Schäden des Gehirns mit gleichzeitiger Beteiligung von Wirbelsäule und/oder Rückenmark

B. Traumatische Hirnschäden infolge von Sportverletzungen, insbesondere die traumatische Enzephalopathie des Boxers

C. Schädel-Hirn-Verletzungen bei Ausübung verschiedener Sportarten

D. Hirnzerreißung (Lazeration und Zermalmung)

E. Ungewöhnliche Formen von Schädel-Hirn-Verletzungen

F. Hirnödem und Hirnschwellung

G. Schädel-Hirn-Verletzungen in utero, im Neugeborenen-, Säuglings-, Kleinkindes- und Kindesalter

H. Schädel-Hirn-Verletzungen des alternden Menschen

J. Zerebrale Fettembolie

K. Traumatische Knochenmarksembolie

L. Embolien von Hirngewebe in die Lungen nach tödlichen Schädel-Hirn-Verletzungen

M. Paradoxe Embolien von Körpergewebe in das Gehirn

N. Zerebrale Luftembolie

O. Schädel-Hirn-Verletzungen bei Verkehrsunfällen

P. Sturz aus der Höhe mit Aufschlag auf den Boden

Q. Zur Frage der posttraumatischen Demenz

R. Autopsietechniken

S. Zur Problematik der klinischen Diagnostik der traumatischen Schäden des Gehirns

T. Vergleichende pathologisch-anatomische und klinische Untersuchungen

U. Die Computertomographie in der Diagnose und Differentialdiagnose traumatischer Gewebeschäden des ZNS

V. Zur Begutachtung der traumatischen Schäden des ZNS

W. Experimentelle Untersuchungen mit verschiedenen Vektorrichtungen der einwirkenden Gewalt; ihre Übertragbarkeit auf Menschen

Literatur

Sachverzeichnis

A. Kompressions-(Quetschungs-)Verletzungen des Kopfes

I. Einführung

Die *physikalischen Grundlagen der Kompressions-(Quetschungs-)Verletzungen des Kopfes* wurden im Kapitel, das sich mit der Biomechanik befaßt, im Bd. 13/VI.A auf S. 64 besprochen. Es tritt dabei keine Beschleunigung oder Verzögerung des Kopfes auf, sondern es kommt zu einer statischen Deformation des Schädelknochens, zu Verlagerungen des Schädelinhaltes, zu Quetschungen des Gehirns in der Richtung der einwirkenden Kräfte und zu Zerrungen und Zugbeanspruchungen in der dazu rechtwinkeligen Achse.

Arbeiten über Schädel-Hirn-Verletzungen durch statische Kompression des Kopfes stammen von BYWATERS (1942), RUSSELL u. SCHILLER (1949), EVANS et al. (1958), EHLER et al. (1976), HOYER u. ZECH (1980) sowie YASUE (1981). Auf die Veröffentlichung von PIOCH (1964), die im Kapitel über Embolien von Hirngewebe in die Lungen referiert wird, vgl. Bd. 13/VI.C., wird verwiesen.

II. Bitemporale Kompressions-(Quetschungs-)Verletzungen des Kopfes

Unter den *Quetschungsverletzungen des Kopfes* stellen die *bitemporalen Kompressionsverletzungen* einen besonderen Typ dar (SUMMERS u. WIRTSCHAFTER 1979; SCHADEL u. STOLL 1984; ECHIZENYA et al. 1985).

SUMMERS u. WIRTSCHAFTER (1979) beschrieben Verletzungen mit bilateralen Läsionen der Nn. trigemini und Nn. abducentes bei einer geschlossenen Schädel-Hirn-Verletzung, bei dem der Patient eine Quetschungsverletzung durch eine schwere Röhre von größerem Durchmesser erlitten hatte. Bei dem Unfall war es zu einer bilateralen Kompression des Schädels gekommen (Abb. 1).

Ein 8jähriger Junge hatte auf einer 450 kg schweren Röhre mit einem Durchmesser von 76 cm gelegen. Die Röhre begann zu rollen, so daß der Junge mit seinem Kopf und seiner rechten Hand unter die Röhre geriet.

Das Kind war semikomatös, die Kornealreflexe fehlten, es lagen eine bilaterale Lähmung des 6. Hirnnerven, Hörverlust, Störungen der Phonation und Blutungen aus Nase und beiden Ohren vor. Röntgenaufnahmen des Schädels zeigten einen traumatischen *Pneumozephalus* an der Hirnbasis und zwei Längsfrakturen des rechten Schläfenknochens. Bei der Entlassung 7 Wochen später lagen beidseitige sensorische Trigeminusstörungen und Abduzenslähmungen vor.

Der Patient überlebte eine schwere Quetschungsverletzung des Gehirns ohne schwere Hirnschäden, mit Ausnahme der genannten beidseitigen Läsionen der Hirnnerven. Die ungewöhnlichen Hirnnervenschäden können durch die Separierung der Synchondrosis occipitosphenoidalis mit Zugwirkung an den Nn. abducentes und durch die nach oben Verlagerung des Hirnstammes mit

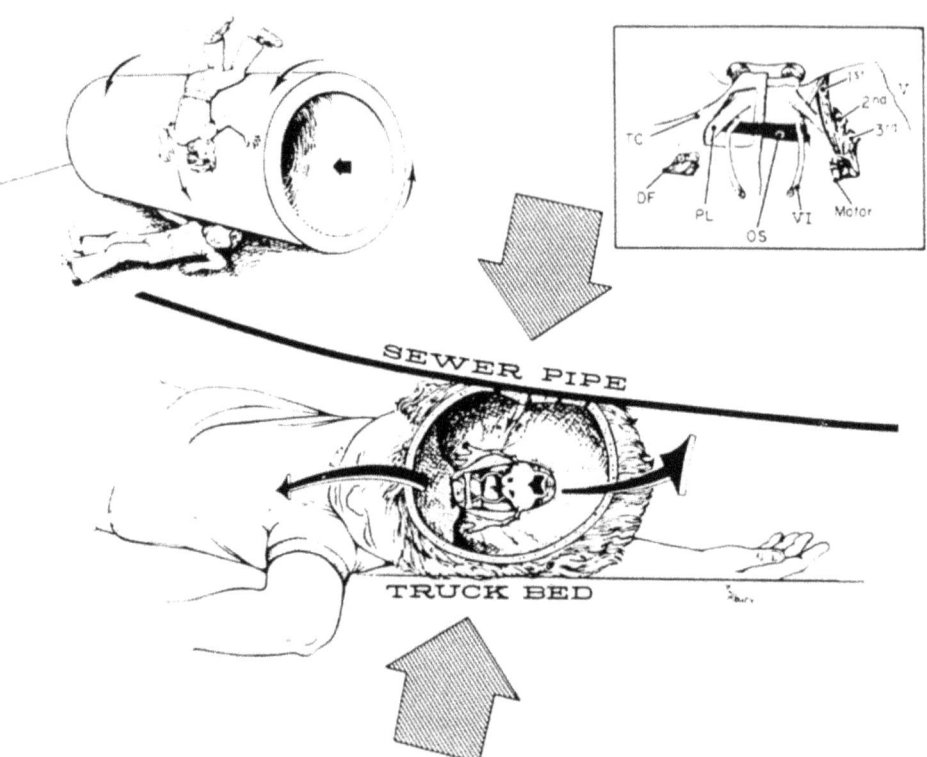

Abb. 1. Zeichnerische Darstellung des Mechanismus einer traumatischen Schädigung des N. trigeminus und N. abducens nach einer mit geringer Geschwindigkeit erfolgenden Quetschungsverletzung des Kopfes. *Oben links:* Die Abb. zeigt den Fall des Kindes von einem wegrollenden Abwasserrohr. Kopf und rechter Arm erleiden eine Quetschungsverletzung. *Untere Abbildung:* Das Rohr komprimiert die rechte Squama temporalis und verursacht eine Querfraktur, die das Felsenbein einnimmt und zu einer plötzlichen Berstung der Synchondrosis occipitosphenoidalis führt. Schädelkalotte und Gehirn wurden nicht eingezeichnet, um die mittlere Schädelgrube und das Tentorium cerebelli zu zeigen. Pons und 4. Ventrikel sind in der hinteren Schädelgrube sichtbar. *Oben rechts:* Knochenstrukturen. Die Dura mater wurde auf der rechten Seite der Abb. entfernt. Die Nn. trigemini (*V*) verlaufen durch den Trigeminusanteil der Cisterna basilaris in die Foramina der Dura mater (*DF*) unterhalb der Begrenzung der Pyramide des Schläfenknochens. Die supralaterale Begrenzung dieses Foramens geht in die Befestigung des Tentorium cerebelli (*TC*) an der Felsenbeinpyramide über. Die Abduzensnerven (*VI*) sind auf ihrem Verlauf von der Basis des Pons, durch die Cisterna basilaris über die klaffende Synchondrosis occipitosphenoidalis (*OS*) in ihre Foramina der Dura mater dargestellt; sie liegen dabei unter dem Lig. occipitosphenoidale (Gruber-Ligament). (Aus SUMMER u. WIRTSCHAFTER 1979)

Verletzungen der Trigeminusnerven bei ihrem Eintritt in die Dura mater erklärt werden.

SCHADEL u. STOLL (1984) berichteten über 4 Patienten, bei denen die Gewalteinwirkung von beidseits lateral ausging und bei denen die Schädelbasis von beidseits lateral gequetscht wurde.

Fall 1: Der Patient geriet beim Rangieren mit dem Kopf zwischen Lorenpuffer einer Untertagebahn. Der von ihm getragene Sturzhelm zerbrach.

Fall 2: Bei Reinigungsarbeiten an einer laufenden Maschine gelangte der Patient mit dem Kopf zwischen die zwei Stempel der Maschine, die ansonsten ein Werkstück fassen und transportieren. Der Abstand zwischen den Stempeln war auszumessen; er betrug 15 cm, der Kopfdurchmesser des Patienten etwa 18 cm.

Fall 3: Der Kopf des Patienten wurde zwischen einem Metallträger und einem abrutschenden Stempel unter Tage gequetscht und eingeklemmt.

Fall 4: Der Patient stürzte auf einer schiefen Ebene und geriet mit dem Kopf unter eine Motorwalze.

Aus den Fallbeschreibungen lassen sich nach SCHADEL u. STOLL (1984) 2 Unfallmechanismen unterscheiden:

1. Beim Unfallablauf in den ersten 3 Fällen befand sich der Ansatzpunkt der von beidseits lateral einwirkenden Kräfte in Höhe der Pyramidenoberfläche. Die Kräfte wirkten senkrecht auf den Knochen ein, pflanzten sich geradlinig fort und führten zu einer Längsfraktur der Pyramide.
2. Der vierte Patient geriet mit seinem Kopf unter eine Motorwalze. Die Kräfte wirkten von weiter dorsal ein, der Ansatzpunkt lag in Höhe der Pyramidenhinterfläche. Die resultierende der sich im Knochen fortpflanzenden Kräfte zeigte in Richtung Pyramidenspitze, Clivus, Sella turcica. Es kommt zu einer Berstungsfraktur längs durch die Felsenbeinpyramide (BOENNINGHAUS 1960; SCHRÖDER et al. 1977).

ECHIZENYA et al. (1985) berichteten über zwei Fälle von bitemporalem Quetschungstrauma des Kopfes durch eine statische Kompression:

Fall 1: Der 32jährige Bergmann wurde bei einem Einsturzunglück in einer Grube mit seinem Kopf zwischen einer Kohlengewinnungsmaschine und einem Stempel in bitemporaler Achse eingeklemmt, wobei der Kopf komprimiert wurde. Er verlor nach etwa einer Minute das Bewußtsein und hatte einige Minuten später eine linksseitige Hemiparese.

Bei der 3 h später erfolgenden stationären Aufnahme bestand beidseits eine Schwellung der Augenlider sowie eine Epistaxis. Es bestand eine rechtsseitige Liquorrhö. Der Patient war stuporös, hatte eine linksseitige Halbseitenlähmung und einen positiven Babinski.

Die *Röntgenaufnahmen des Schädels* zeigten Frakturen des rechten Os zygomaticum, der rechten Orbita, eine linksseitige frontoorbitale und eine hintere Fraktur des Processus clinoideus. Es lag bei angiographischer Darstellung ein thrombotischer Verschluß der rechten A. carotis int. vor.

Eine Woche später hellte sich die Bewußtseinslage auf. Es lagen Störungen der 2., 3., 4., 5. und 6. bis 12. Hirnnerven rechts und der 2., 5., 7., 9., 11. und 12. Hirnnerven links vor.

Bei der Entlassung 2 Monate nach dem Unfall hatte sich die linksseitige Hemiparese soweit gebessert, daß der Patient zu gehen vermochte. Residualstörungen einiger Hirnnerven rechts und links blieben bestehen.

Fall 2: Ein 27jähriger Sägemühlenarbeiter geriet mit seinem Kopf zwischen einen Baumstamm und eine Maschine. Er wurde bewußtlos beim Versuch sich zu befreien. Wenige Minuten später erlangte er das Bewußtsein wieder.

Bei der stationären Aufnahme 30 min später bestand eine bilaterale Fazialisparese und Parästhesie, eine rechtsseitige Abduzenslähmung, Verlust des Hörvermögens rechts,

Verlust der Pharynxreflexe beidseits, Heiserkeit und Abweichen der Zunge nach links. Rechts bestand ein Horner-Syndrom. Es lag eine leichte linksseitige Halbseitenlähmung vor.

Die *Röntgenaufnahmen des Schädels* zeigten eine Fraktur, die sich vom Foramen occipitale magnum bis in die Zellen der pars mastoidea erstreckte, eine Fraktur um den rechten Meatus auditivus ext. und eine Längsfraktur des Clivus. Ein *Computertomogramm* ergab eine fragliche Fraktur des Canalis der A. carotis int. Ein rechtsseitiges *Karotisangiogramm* ließ eine Verletzung der A. carotis int. an der Schädelbasis erkennen.

Nach einer Woche lagen Störungen des 1. und 5. bis 11. Hirnnerven an der rechten Seite und des 5., 7., 9., 11. und 12. Hirnnerven an der linken Seite vor. Nach 3 Jahren hatten sich die Ausfälle an den rechten 7., 10. und 11. Hirnnerven und an den linken 5. und 11. Hirnnerven gebessert, die anderen Störungen waren bestehen geblieben.

Beide Patienten erlitten bei Arbeitsunfällen statische Kompressionsverletzungen des Kopfes. Ihre Köpfe wurden seitlich gegen Widerlager (Stützpfeiler, Maschinenteile) gedrückt. Bei beiden Patienten lag jeweils kurze Bewußtlosigkeit vor, an klinischen Symptomen bestanden multiple Schädelbrüche, eine nach kurzer Zeit auftretende Halbseitenlähmung, Verschluß der A. carotis an der Schädelbasis, Störungen der Hirnnerven sowie Horner-Syndrom. Es bildete sich eine allmähliche klinische Besserung heraus, die Hirnnervenstörungen blieben jedoch bestehen.

III. Neurologische Befunde

Alle Patienten mit einem Schädelquetschungstrauma zeigen massive neurologische Ausfallserscheinungen. Es liegen multiple Paresen von Hirnnerven vor, vgl. SCHADEL u. STOLL (1984). Bei 2 Patienten lagen epidurale Blutungen vor.

IV. Häufigkeit

Die Zahl der Patienten mit Quetschungstraumen, über die in der Literatur berichtet wird, ist klein. Diese Verletzungstypen sind nicht so selten. Man kann wohl annehmen, daß sie meist tödlich ausgehen, daß erst aufgrund der modernen Intensivmedizin, wie SCHADEL u. STOLL (1984) ausführten, einige Patienten überlebten.

B. Disseminierte intravaskuläre Koagulation bei Bestehen einer Schädel-Hirn-Verletzung

I. Einführung

Posttraumatische disseminierte intravaskuläre Koagulation ist sicherlich häufiger als sich aus den wenigen Mitteilungen der Literatur ergibt (STRING et al. 1971; MCMILLAN et al. 1972; DRUSKIN u. DRIJANSKY 1972; KEIMOWITZ u. ANNIS 1973; GOODNIGHT et al. 1974; PRESTON et al. 1974; VECHT u. SIBINGA 1974; STRINCHINI et al. 1974; MCCAULEY et al. 1975; VECHT et al. 1975; DRAYER u. POSER 1975).

II. Mechanismen

Die Mechanismen der disseminierten intravaskulären Koagulation wurden eingehend beschrieben und diskutiert von HARDISTY u. INGRAM (1965), MCKAY (1965), RATNOFF (1968), OWEN (1969), SHERRY (1969). Diese Störungen sind am häufigsten bei Patienten im Schock, bei Reaktionen auf Bluttransfusionen, bei bösartigen Tumoren oder bei schweren Schädel-Hirn-Verletzungen vorhanden. Verletzungen des Gewebes oder Gewebsnekrosen setzen große Mengen Thromboplastin frei, die in die Blutzirkulation geraten. Die Folge sind Gerinnungsstörungen im Sinne von intravaskulären Koagulationen.

Die Freisetzung von Thromboplastin ist ein bekannter Mechanismus in der Ätiologie von disseminierter intravaskulärer Koagulation, die Probleme sind ausführlich diskutiert von DEYKIN (1970), COLMAN et al. (1972) sowie KWAAN (1972).

Es unterliegt keinem Zweifel, daß die thromboplastische Aktivität des Gehirns sehr ausgeprägt ist (ASTRUP 1965, 1966; TAKASHIMA et al. 1969; TOVI 1978). Die größte Konzentration des Plasminogenaktivators fand sich im Gefäßbindegewebe des Plexus chorioideus und in den Meningen, während die Konzentration im Gehirn selbst gering bis mäßiggradig war (TAKASHIMA et al. 1969).

III. Auswahl aus veröffentlichten Kasuistiken

EELES u. SEVITT (1967) veröffentlichten die Befunde einer Serie von 185 Patienten, die akut ihren Schädel-Hirn-Verletzungen erlegen waren. Schädel-Hirn-Verletzungen allein lagen bei 32% ihrer Patienten vor, mit zusätzlichen Verletzungen anderer Körperregionen bei weiteren 43%. Die Autoren fanden kapilläre Mikrothromben der Lungen bei 24% der Schädel-Hirn-Verletzungen, die innerhalb von 24 h untersucht worden waren und bei 24% von jenen, die bis zu 4 Tage überlebt hatten. Sie vertraten die Ansicht, daß es zu einem Zusammenbruch des homöostatischen Gleichgewichts zwischen Hyperkoagulation und Thrombolyse gekommen war, der durch Heparin korrigiert werden konnte.

KEIMOWITZ u. ANNIS (1973) berichteten über einen 51 Jahre alten Patienten, der etwa 45 min nach einer suizidalen Schußverletzung des Gehirns eingeliefert worden war. Der komatöse Patient hatte einen Einschuß in der mittleren Frontalregion. Nase und Oropharynx waren mit Blut gefüllt. *Röntgenaufnahmen des Schädels* zeigten ein Geschoßfragment im subgalealen Raum der rechten Parietalregion und ein zweites im rechten Okzipitallappen.

Bei der Kraniotomie ergab sich, daß das Gehirn von zahllosen intrazerebralen Blutungen durchsetzt und nekrotisch war. Der Sinus sagittalis war verletzt, ebenso größere intrazerebrale Gefäße. Eine partielle rechtsseitige frontale Lobektomie wurde ausgeführt und der Sinus sagittalis versorgt. Eine massive Blutung ergoß sich aus der Stelle, wo der Sinus sagittalis operativ versorgt worden war, als auch bei Venenpunktionen und aus den Harnwegen.

Die Blutbank hatte bereits festgestellt, daß das Blut für die Bestimmung der Blutgruppe und der Kreuzungsprobe nicht koagulierte. Der Patient verblieb komatös, hatte Krampfanfälle und starb 48 h nach der Aufnahme.

Die *Autopsie* zeigte außer den Schußverletzungen ein massives Hirnödem und einen Infarkt des Vorderlappens der Hypophyse; es bestanden gastrointestinale Blutungen.

Die abnormale Koagulation bei diesem Patienten lag bereits eine Stunde nach der Schußverletzung des Gehirns vor und bestand bevor eine Bluttransfusion durchgeführt werden konnte. Massive Blutungen traten etwa 3 h nach Beginn der operativen Eingriffe trotz der Bluttransfusionen auf. Es lagen keine anderen Faktoren, wie infektiöse Prozesse oder Leberstörungen vor, die diese Gerinnungsstörung erklären konnten.

Die Autoren vertreten die Ansicht, daß die Befunde durch eine Freisetzung von Thromboplastin verursacht wurden.

VECHT et al. (1975) führten Blutkoagulationsteste an einer Serie von 34 Patienten durch, die mit schweren bzw. mäßig schweren Schädel-Hirn-Verletzungen eingewiesen worden waren. Die Fibrinogen- und Thrombozytenwerte waren bei der Aufnahme normal, stiegen danach jedoch an. Die Thromboplastinzeit war verkürzt und nahm an den folgenden Tagen zu. Die fibrinolytische Aktivität war bei der Aufnahme erhöht. Im Gegensatz zu den Befunden anderer Autoren fanden sich keine disseminierten intravaskulären Koagulationen in dieser Serie.

McCAULEY et al. (1975) berichteten über einen 4jährigen Buben, der bei einem Kfz-Unfall verletzt worden war. Es bestand ein ausgeprägtes subgaleales Hämatom über der gesamten linken Kopfseite. Eine kleine Menge Blut floß aus dem rechten Ohr ab. Weitere Körperverletzungen lagen nicht vor.

Es bestanden vorübergehende Dezerebrationszeichen. Beiderseits war der Babinski positiv.

Eine endotracheale Tube wurde eingelegt und Dexamethasone verabfolgt. Die einzige wahrnehmbare Veränderung bestand in einer minimalen Zunahme der Spontanbewegungen der Extremitäten. *Röntgenaufnahmen des Schädels* zeigten eine ausgedehnte Impressionsfraktur der linken Schädelhälfte. Die zerebrale *Angiographie* mit Hilfe eines transfemoralen Katheters zeigte eine sehr langsame Blutzirkulation, eine geringgradige Verlagerung der Mittellinienstrukturen nach rechts. Nach Durchführung der Angiographie blutete es aus der rechten arteriellen Punktionsstelle noch nach. Untersuchungen der Blutgerinnung zeigten Befunde, die für das Vorliegen einer diffusen intravaskulären Koagulation sprachen. Bevor eine entsprechende Behandlung eingeleitet werden konnte, wurden beide Pupillen weit und reaktionslos und die Spontanatmung stoppte. Es bestand eine schlaffe Lähmung und es lag eine Areflexie vor. Zwei isoelektrische EEGs wurden innerhalb der nächsten 24 h abgeleitet und dann die künstliche Beatmung unterbrochen. Der Patient verstarb 2 Tage nach der Aufnahme.

Die *Autopsie* zeigte Blutungen im Hirnstamm und auf der Oberfläche des Kleinhirns. Es bestanden zahlreiche nekrotische Herde mit Blutungen in der Großhirnrinde beiderseits. Die Seitenventrikel waren blutgefüllt. Es lagen Lazerationen und Blutungen im Bereich der linken Parietalregion vor. Es fanden sich beidseitig Blutungen in den Thalami. Die Nervenzellen zeigten anoxische Veränderungen. Es lagen keine Mikrothromben im Gehirn, den Lungen und Nieren vor.

DRAYER u. POSER (1975) teilten zwei Beobachtungen von disseminierter intravaskulärer Koagulation bei 4 Patienten mit einer Schädel-Hirn-Verletzung mit.

Fall 1: Ein 14 Jähriger wurde auf seinem Fahrrad von einem PKW erfaßt und niedergestoßen. Er war sofort bewußtlos und wurde im Notaufnahmeraum aufgenommen. Die Pupillen waren erweitert und reagierten nicht. Der Junge war areflexisch und hatte eine schlaffe Lähmung. Über der Okzipitalregion bestand ein subgaleales Hämatom. *Röntgenaufnahmen des Schädels* zeigten eine Impressionsfraktur der rechten Parietookzipitalregion. Es bestand noch der Verdacht auf Frakturen der Wirbelkörper Th 1 und Th 2 sowie Frakturen der rechten Tibia und Fibula.

Es wurden Bohrlöcher gemacht, es bestand ein schweres generalisiertes Hirnödem und eine subarachnoidale Blutung. Ebenso konnte eine Lazeration des Gehirns in hinteren Anteilen der Parietalregion wahrgenommen werden. Der Patient blutete profus aus dem Operationsfeld und aus den Regionen der Venenpunktionen. Die Blutgerinnungsstudien zeigten abnormale Befunde. Die mögliche Diagnose einer disseminierten intravaskulären Koagulation sekundär zur massiven Freisetzung von Gehirn-Thromboplastin wurde gestellt. Der Patient verstarb 2 1/2 Tage nach der stationären Aufnahme.

Die *Autopsie* zeigte schwere kontusionelle Schäden am Gehirn mit Hirnödem und Hernienbildungen der Unci gyri hippocampi, Frakturen von Th 1 mit Durchtrennung des thorakalen Rückenmarkes. Es bestand kein Anhalt für eine Kontusion der Lungen oder eine Fettembolie.

Fall 2: Ein 15 Jähriger wurde auf seinem Fahrrad von einem PKW erfaßt und niedergestoßen. Er wurde in einem Notaufnahmeraum agitiert und mit profusen Blutungen aus einer Lazeration des Kopfes aufgenommen. Der Patient befand sich in einem Stupor. Alle physiologischen Eigenreflexe waren gesteigert und der Babinski war beidseitig positiv. Eine Trümmerfraktur des Schädels wurde an der linken Parietalregion gefunden.

Bei einem *operativen Eingriff* innerhalb von 3 h nach dem Unfall wurden Impressionsfrakturen und Durarisse in beiden Parietal- und Frontalregionen erfaßt. Die Durarisse wurden geschlossen und nekrotisches Hirngewebe vom linken Frontallappen entfernt. Es lagen ausgeprägte Blutungen aus dem Operationsgebiet und den Stellen der Venenpunktionen vor. Abnormale Gerinnungsdaten wurden gefunden, die sich am Tage nach dem operativen Eingriff nach Gabe von frischem Plasma normalisierten.

Die postoperative Phase war kompliziert durch weitere Eingriffe zur Entfernung eines epiduralen Hämatoms. Der Patient verstarb am 6. Tag.

Die *Autopsie* deckte eine Schädelfraktur, Lazerationen und Kontusionen des Gehirns mit Ödem und eine transtentorielle Hernie auf. Es lagen keine Kontusionen der Lungen oder Fettembolien vor.

C. Zentrale pontine Myelinolyse

I. Einführung

Die *zentrale pontine Myelinolyse* wurde 1959 von ADAMS et al. als eine „hitherto undescribed disease" erstmalig beschrieben. CHASON et al. (1964) verwiesen bereits darauf, daß dieser Prozeß nicht selten ist. Zusammenfassende Darstellungen erfolgten durch SCHNECK (1968), PAGUIRIGAN u. LEFKEN (1969) sowie OPPENHEIMER (1976).

Weitere Beobachtungen wurden mitgeteilt von: MATHIESON u. OLSZEWSKI (1960), BERRY u. OLSZEWSKI (1963), ALEU u. TERRY (1963), KLAVINS (1963), BEHAR et al. (1964), CHASON et al. (1964), COLE et al. (1964), SHIRAKI et al. (1964), COLMANT (1965), LANDERS et al. (1965), MATSUOKA et al. (1965), SHURTLIFF et al. (1966), SEITELBERGER u. GROSS (1969), KOSAKA et al. (1970), PETERS (1970), SEITELBERGER u. JONASCH (1970), MONTEIRO (1971), SEITELBERGER (1973), OKEDA (1974), MATHEWS u. MOOSSY (1975), BHAGAVAN et al. (1976), IANNACONE et al. (1976), SIMA u. BRADVIK (1976), MCCORMICK u. DANNEEL (1976), OPPENHEIMER (1976), POWERS u. MCKEEVER (1976), WIEDERHOLT et al. (1977), LEVITT u. SHENKER (1979), HARPER (1979), MESSERT et al. (1979), WRIGHT et al. (1979), IBRAHIM (1981), ENDO et al. (1981), NEUNDÖRFER u. NIEMÖLLER (1981), TORVIC et al. (1982), HAZARATI et al. (1983), NORENBERG (1983), WILSKE u. HENN (1983), AKAI u. HATTORI (1984), NAKADA u. KNIGHT (1984), ODA et al. (1984), KALNINS et al. (1984), PFEIFFER (1984), PFISTER et al. (1985), NICHTWEISS et al. (1986), AKAI et al. (1986), BERLIT (1986), KOLD et al. (1986), NEUMANN (1987).

II. Pathomorphologie

1. Makroskopische Befunde

Bei *makroskopischer Betrachtung* fallen die Läsionen als ein graues, etwas granuläres Areal von dreieckiger Form mit relativ scharfer Begrenzung in zentralen Anteilen der Basis des Pons auf. Der größte Umfang der Läsion liegt in rostralen Ponsanteilen, etwa in Höhe der Kerngebiete des N. trigeminus. Sie kann sich nach rostral ins Mittelhirn und nach distal in mittlere Ponsanteile ausdehnen. Die Läsionen zeigen keine Beziehungen zu bestimmten neuroanatomischen Strukturen. Die Konsistenz des Brückengewebes ist innerhalb der Läsionen herabgesetzt. Es muß darauf verwiesen werden, daß nicht immer die Läsionen makroskopisch sichtbar sind; kleinere Läsionen lassen sich erst mit Hilfe histologischer Untersuchungen feststellen.

2. Mikroskopische Befunde

Die *histologische Untersuchung* zeigt eine ausgeprägte Entmarkung innerhalb der Läsionen, die Ränder des Prozesses sind durchwegs scharf demarkiert. Die

Entmarkung kann bereits bei HE Färbung wahrgenommen werden. In einzelnen Fällen ist der gesamte Herd entmarkt, in anderen können noch einige erhaltende Markanteile wahrgenommen werden. Zusätzlich besteht noch ein Befallensein der kortikospinalen, kortikobulbären und pontinen Bahnsysteme. Trotz der im allgemeinen ausgeprägten Entmarkung finden sich erhaltene Neurone, Ausfälle von Nervenzellen sind eher selten.

Die Achsenzylinder im Bereich der Läsionen sind im allgemeinen gut erhalten, sie können aber in einigen Fällen Schwellungen und Fragmentierungen zeigen. Einzelne Autoren haben jedoch auch über einen massiven Untergang der Achsenzylinder berichtet (ADAMS 1962). Die astrogliöse Reaktion ist im Bereich der Herde im allgemeinen geringgradig, sie kann ganz fehlen. Es fällt die Reduktion oder gar der Untergang der Oligodendroglia auf. Auch die mikrogliöse Reaktion ist geringgradig oder sie fehlt ganz. In einigen Fällen werden große Mengen von Fettkörnchenzellen und Gitterzellen gesehen, die sudanophilen Débris gespeichert haben. Gefäßverschlüsse innerhalb der Läsionen wurden nicht beschrieben. Nur gelegentlich sieht man einige Lymphozyten oder Plasmazellen in der Umgebung von Gefäßen, Zeichen für einen entzündlichen Prozeß fehlen.

Gelegentlich werden auch Läsionen in anderen Teilen des ZNS gesehen, so im Marklager des Kleinhirns, im Pedunculus cerebri, im Corpus geniculatum laterale und in der Sehstrahlung. Degenerative Veränderungen an Nervenzellen der Großhirnrinde und der Stammganglien wurden beschrieben (MATHIESON u. OLSZEWSKI 1960).

ADAMS et al. (1959) hatten bereits auf das Vorkommen dieses Prozesses bei Alkoholikern und Patienten mit Unterernährung hingewiesen. Alkoholismus kann aber nicht als Ursache in allen Fällen angenommen werden, weil einige Patienten noch im Kleinkindes- und Kindesalter sind (KEPES et al. 1965; ROSMAN et al. 1966; CADMAN u. RORKE 1969; MINAUF et al. u. KREPLER 1969; MINAUF u. JELLINGER 1970; VALSAMIS et al. 1971; CHERCOVER u. NORMAN 1984). Der jüngste Patient war 6 Monate alt (CHERCOVER u. NORMAN 1984), ein anderer 7 Jahre alt (KEPES et al. 1965).

Ein *gleichzeitiges Auftreten von zentraler pontiner Myelinolyse mit einer Marchiafava-Bignami-Erkrankung* wurde von POSER (1973) sowie GHATAK et al. (1978) berichtet.

III. Computertomographie

Dieser Prozeß kann jetzt auch schon im Computertomogramm zu Lebzeiten diagnostiziert werden (GERBER et al. 1983; ROSENBLOOM et al. 1984; HAAN u. DEPPE 1986), ebenso auch im Magnetresonanzverfahren (DE WITT et al. 1984; HAAN u. DEPPE 1986).

Als ursächlicher Faktor wird neben Alkoholismus auch auf die intravenöse Behandlung einer bestehenden Hyponatriämie hingewiesen (JACOB u. SPALKE 1971; FINLAYSON et al. 1973; BURCAR et al. 1977; KLEINSCHMIDT-DE MASTERS u. NORENBERG 1981; AYUS et al. 1982, 1985; KOLD 1986).

Aus forensischer Sicht haben BRATZKE u. NEUMANN (1989) darauf verwiesen, daß man nicht daran vorbeikomme, sich mit diesem Krankheitsbild näher zu befassen, weil es einerseits zur Klärung unerwarteter plötzlicher Todesfälle geeignet sein kann (WILSKE u. HENN 1983), andererseits ein iatrogener Faktor – die forcierte Bilanzierung einer Hyponatriämie – als auslösende Ursache diskutiert wird. Weiter oben wurde darauf bereits verwiesen.

BRATZKE u. NEUMANN (1989) berichteten über 5 Einzelbeobachtungen sowie die Ergebnisse einer prospektiven Untersuchung von 100 Gehirnen chronischer Alkoholiker. Bei 10% der letztgenannten Beobachtungen lagen spongiösödematöse Auflockerungen im Raphebereich der Brücke mit geringer Zytoplasmaschwellung vor, aber nur ein Fall wies alle Kriterien einer zentralen pontinen Myelinolyse mit Markscheidenverlust auf, weitgehendem Erhalt der Achsenzylinder und Nervenzellen, Abräumreaktion mit zahlreichen Fettkörnchenzellen, geringer astrogliöser Reaktion, Verminderung der Oligodendrozyten, vereinzelt lymphozytären Infiltraten.

IV. Vorkommen bei Patienten mit Schädel-Hirn-Verletzungen bei Bestehen von chronischem Alkoholismus

Die zentrale pontine Myelinolyse kommt gar nicht so selten bei Patienten mit Schädel-Hirn-Verletzungen vor, bei denen gleichzeitig ein chronischer Alkoholismus besteht. Es handelt sich dabei wohl um eine zufällige Koinzidenz.

Mögliche Zusammenhänge zwischen einer Schädel-Hirn-Verletzung und der zentralen pontinen Myelinolyse sind von SEITELBERGER u. JONASCH (1970) detailliert diskutiert worden. Es wurde zunächst der Frage nachgegangen, ob die bei der Obduktion gefundene zentrale pontine Myelinolyse durch Bewußtseinsstörungen ursächlich für das Unfallereignis eine Rolle gespielt habe, oder ob sie erst nach dem Unfall aufgetreten sei. Weiter diskutierten diese Autoren die Möglichkeit einer „Induktion" durch die traumatische Hirnschädigung mit nachfolgendem Ödem und hypoxischen Zuständen. Eine solche Möglichkeit wird von den genannten Autoren für durchaus möglich angesehen.

D. Traumatische Gefäßverletzungen

I. Mechanik der Gefäßschädigung

Die *mechanische Beanspruchung* von *Blutgefäßen* erfolgt durch *Überdruck* oder *Zug* (Abb. 2a–d). Die *hauptsächlichen Unfallmechanismen* bestehen in: (1) *Überdruck-* oder *Unterdruckwirkung* auf die *Gefäßwand*, (2) *Zug* oder *Zerrung* in der *Längsrichtung* des *Gefäßes*, (3) *penetrierenden Verletzungen*, (4) *stumpfer Gewalt* mit *Thrombusbildung* und *Gefäßverschluß* und (5) *Einklemmung* von *Gefäßen* in *Frakturspalten* oder *-rändern*.

1. Gefäßschäden durch Über- oder Unterdruck

Der auf die Gefäßwand einwirkende Druck ist die Differenz zwischen Innen- und Außendruck. Herrscht an der Außenfläche des Gefäßes ein reduzierter Druck, so wirkt er wie ein zusätzlicher Innendruck. Der Überdruck wirkt auf das Gefäßrohr im Sinne eines tangentialen Zuges, weil der Innendruck dahin wirkt, den Umfang des Rohres zu vergrößern. Daher entstehen bei *Berstung immer Längsrisse, die senkrecht zur Zugspannung erfolgen*.

2. Gefäßschäden durch Zug oder Zerrung des Gefäßes in der Längsrichtung

Es entstehen immer *Querrisse*, weil die Zugbeanspruchung stets in der Längsachse des Gefäßes erfolgt. Wie an früherer Stelle ausgeführt wurde, ist eine typische, relative Drehbewegung zwischen Schädel und Gehirn immer dann möglich, wenn die Richtung der einwirkenden Gewalt nicht durch den Schwerpunkt des Kopfes geht. Es sind partielle und vollständige Risse von extrazerebralen, meist an der Hirnbasis gelegenen Gefäßen bei Unfallverletzten beschrieben worden, die extreme Winkelbeschleunigungen des Kopfes mit extremer Überstreckung der Halswirbelsäule erlitten. Die Folgen bestehen in Blutungen oder Bildung von Thrombusformationen (Abb. 3a–c).

Das Auftreten von Querrissen bei Überdehnung und Zugwirkung in der Längsachse von Arterien tritt nicht nur bei Hirngefäßen auf, sondern gilt in gleicher Weise auch für die Arterien der Extremitäten. So konnte BERGAN (1963) zeigen, daß bei einer plötzlichen Überdehnung einer normalen A. femoralis die Intima und Media quer einreißen, während die Adventitia unverletzt bleibt.

Ein ähnlicher und dennoch andersartiger Mechanismus liegt den sog. *Whiplashverletzungen (Peitschenhieb-* oder *Schleuderverletzungen)* und den Boxerverletzungen durch Aufwärtshaken auf den Unterkiefer oder Schwinger

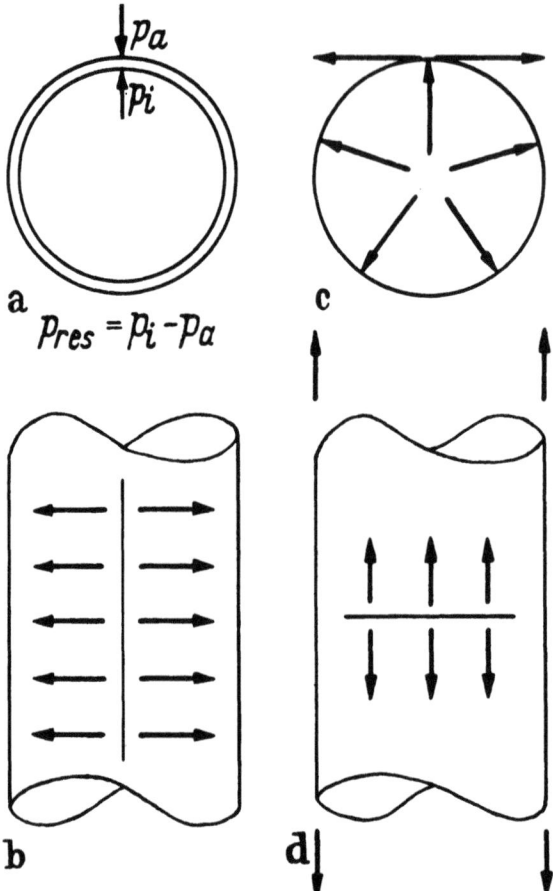

Abb. 2a–d. Gefäßbelastung durch verschiedene Beanspruchung. **a** Der das Gefäß beanspruchende Druck ist die Differenz zwischen innerem Druck p_i und äußerem Druck p_a. **b, c** Ein Überdruck im Gefäß ruft tangentiale Kräfte hervor. Diese versuchen, den Gefäßumfang zu vergrößern. Durch Berstung infolge Überdrucks entsteht ein Längsriß; **d** Wird dagegen das Gefäß als Ganzes gezerrt, enstehen Querrisse. (Aus SELLIER u. UNTERHARNSCHEIDT 1963)

oder Haken auf seitliche Gesichts- oder Hirnschädelanteile zugrunde. Bei den sog. Whiplashverletzungen handelt es sich um indirekte Verletzungen, bei denen die Gewalt vom fixierten Torso auf den freibeweglichen Kopf über die Halsstrukturen fortgeleitet wird. Bei Boxerverletzungen durch Haken oder Schwinger liegt eine direkte Gewalteinwirkung gegen den Kopf vor, der diesem ebenso wie bei den indirekten Verletzungen eine Winkelbeschleunigung erteilt. Bei beiden Gewalteinwirkungen, sowohl der indirekten als auch der direkten, erfährt der Kopf eine starke Winkelbeschleunigung, in der das Gehirn infolge seiner Trägheit anfänglich hinter der Bewegung des Schädels zurückbleibt. In diesem Vorgang ist die Anspannung, beispielsweise der Brückenvenen, so groß, daß sie reißen und subdurale Blutungen und Rindenblutungen aus ab- oder ausgerissenen oberfläch-

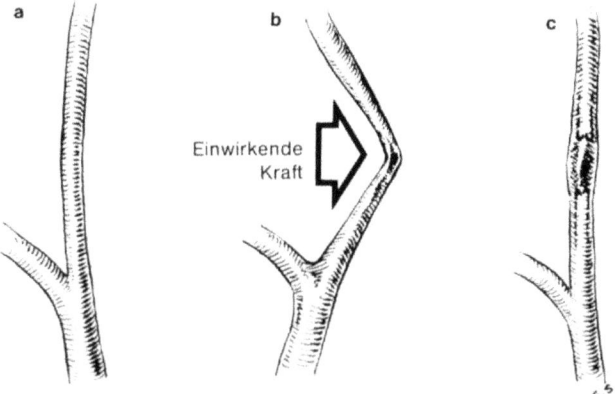

Abb. 3a–c zeigt den Mechanismus, durch den ein Geschoß oder eine stumpfe Gewalteinwirkung eine Gefäßschädigung durch Überstrecken erzeugt. Die traumatische Schädigung der Intima führt zu Gefäßthrombose. **a** A. carotis int. **b** Überstreckte A. carotis int. während der Gewalteinwirkung. **c** Thrombusformation infolge Schädigung der Intima. (Aus WARD 1986)

lichen Rindengefäßen entstehen können. Sie wurden im Tierexperiment von UNTERHARNSCHEIDT u. HIGGINS (1969), UNTERHARNSCHEIDT (1982, 1983, 1985, 1986) und bei Menschen von VOIGT u. SALDEEN (1968) beschrieben. Das klinische Bild der Hirnerschütterung mit Bewußtlosigkeit kann durchaus fehlen. Zur Mechanogenese der subduralen Blutungen infolge Abriß von Brückenvenen s. Bd. 13/VII, S. 247, zu subduralen Blutungen nach Boxhieben s. Bd. 13/VI.C.

3. Gefäßschäden durch penetrierende Verletzungen

Sie können das *Gefäßrohr unmittelbar verletzen* und eine *partielle* oder *vollständige Wandschädigung* erzeugen. Besonderes Interesse besitzen in diesem Zusammenhang die penetrierenden Verletzungen der A. carotis comm. und int. Die Gewebedurchtrennung kann sowohl im zervikalen als auch in intrakraniellen, extrazerebralen Bereich erfolgen. Verletzungen dieses Typs sind im allgemeinen das Ergebnis von Schuß- und Splitterverletzungen durch Kriegs- und Zivilwaffen. Bei zivilen Unfällen handelt es sich um Pfählungsverletzungen oder das Eindringen von scharfen und spitzen Gegenständen u.a.

4. Gefäßschäden durch stumpfe Gewalteinwirkung mit Thrombusbildung und Gefäßverschluß

Stumpfe Gewalteinwirkung gegen seitliche Halspartien, besonders wenn der Kopf nach laterodorsal gedreht wird, kann Thrombenbildung im zervikalen Abschnitt der A. carotis int., einige Zentimeter oberhalb der Karotisbifurkation hervorrufen. Weniger häufig ist der Gefäßabschnitt direkt unter dem Canalis caroticus betroffen. Serienschnitte zeigen in einem Teil der Fälle Risse von Intima und/oder Media. Die Entstehung eines Aneurysma dissecans auf der Grundlage einer partiellen Gefäßwandläsion mit intramuralen und lamellären Blutungen ist möglich (SCHMITT 1978). Die Thromben bilden sich nach einem Intervall, das normalerweise einige Stunden bis einen Tag ausmacht, aber auch bis zu etwa zwei Wochen dauern kann. Lange Intervalle sind mit Skepsis zu betrachten; die traumatische Entstehung ist dann schwieriger zu sichern. Es muß an die Möglichkeit von nichttraumatischen Karotisthrombosen gedacht werden, die auch im Jugend- und Kindesalter beschrieben wurden.

5. Gefäßschäden durch Einklemmung in Frakturspalten oder Frakturrändern

Traumatische Aneurysmen der oberflächlich gelegenen kortikalen Arterien sind ein seltenes Ereignis. Sie liegen gewöhnlich im Versorgungsgebiet der A. cerebri med., finden sich auch im Versorgungsbereich der A. cerebri ant. (SMITH u. BARDENHEIER (1969), der A. cerebri post. (BERTRAM 1968) und in anderen Regionen (BURTON et al. 1968). Ebenso können die A. basilaris oder A. vertebralis durch Einklemmen in Bruchspalten (LOOP et al. 1964; CHATRIAN et al. 1964; LINDENBERG 1966; SHAW u. ALFORD, 3 Fälle, 1972) verletzt werden. Ihr Mechanismus wird später im Detail besprochen werden, vgl. S. 148.

Zusammenfassend kann gesagt werden, daß, wie im vorhergehenden in Abschnitt (1) und (2) ausgeführt wurde, bei Dehnung des Gefäßes in der Längsrichtung Querrisse auftreten und bei intravasler Drucksteigerung Längsrisse der Gefäßwand. Weiterhin können alle Übergänge von reinen Verletzungen der Intima bis zu vollständigen Rupturen des Gefäßes vorliegen. Die Verletzungsspuren der Gefäßwand erstrecken sich, wie KRAULAND (1982) aufgrund seiner ausführlichen Untersuchungen feststellen konnte, über längere Gefäßabschnitte, können sich aber auch mehr oder weniger umschrieben auswirken.

II. Verletzungen der Hals-/Nackenregion

1. Anatomische Vorbemerkungen

Die *Hals-/Nackenregion*, die den *Kopf mit dem Körper verbindet*, enthält *viele vitale anatomische Strukturen:* Die HWS, die das Halsmark umgibt, zwei arterielle Gefäßsysteme mit ihren Venen, zu gastrointestinalen und respiratorischen Systemen gehörende anatomische Strukturen und Muskelgruppen.

Die *anatomischen Strukturen in der Hals-/Nackenregion* können in 4 Gruppen geteilt werden: (1) *Luftwege* – Pharynx, Larynx, Trachea, Lunge, (2) *neurologische Strukturen* – Rückenmark, Plexus brachialis, Hirnnerven, periphere Nerven, (3) *Gefäße* – Aortenbogen, A. inominata, A. carotis, V. jugularis, A. und V. subclavia und (4) *Gastrointestinalsystem* – Pharynx, Ösophagus (Abb. 4).

Die *anatomischen Strukturen* der *Hals-/Nackenregion* werden normalerweise in einen *vorderen* und *hinteren Abschnitt* unterteilt, die *Grenze zwischen beiden* stellt die *Fascia praevertebralis* dar. Man soll sich aber vergegenwärtigen, daß vor allem die penetrierenden Verletzungen diese anatomischen Strukturen nicht respektieren.

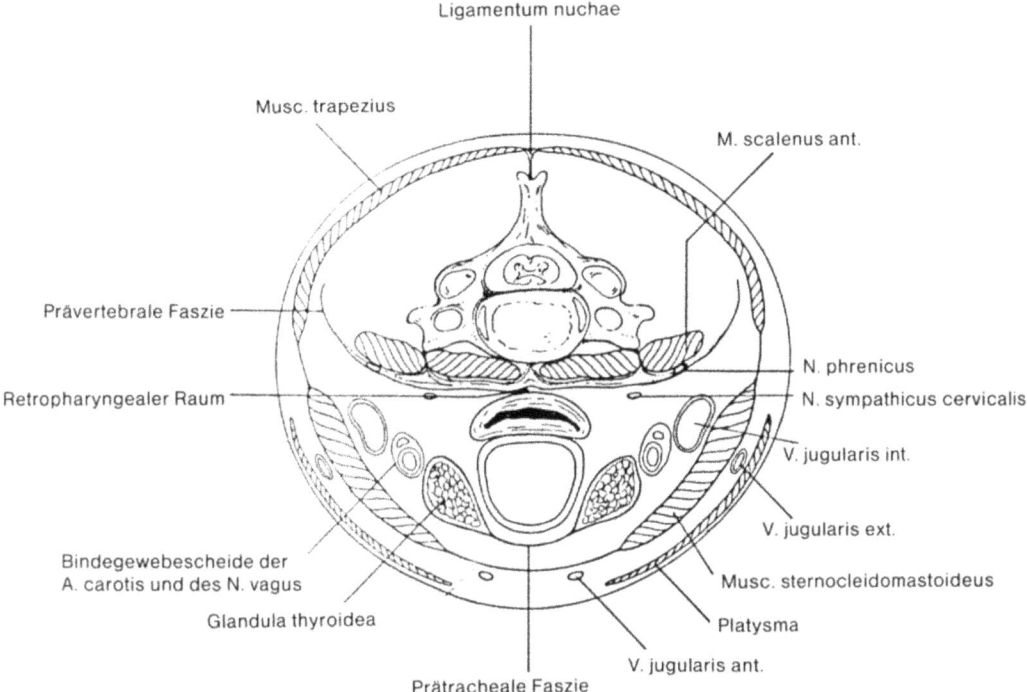

Abb. 4. Horizontalschnitt durch den 6. Halswirbel, der die wesentlichen anatomischen Strukturen in dieser Region zeigt. (Aus VANEZIS 1989)

In der *prävertebralen Region* liegen *Pharynx*, *Ösophagus*, *Larynx* und *Trachea*. *Lateral zum Pharynx* liegen die *bindegewebigen Scheiden der A. carotis*. Zusätzlich finden sich in ihr das *Zungenbein*, die *Schilddrüse* und *verschiedene Muskelgruppen*.

In der *postvertebralen Region* liegt die *HWS*, das *Halsmark* (Abb. 5), die *Muskelgruppe* der *Extensoren*, dorsal von ihr sind eine *kleinere Muskelgruppe* von *Flexoren* sowie die *Aa. vertebrales*.

In der englischen Sprache findet sich das Wort „*neck*". Es kann mit dem deutschen „*Nacken*" wiedergegeben werden. Diese Übersetzung ist aber insofern *inkorrekt*, weil „*neck*" nicht nur *Nacken*, sondern auch *Hals* bedeutet. Ich gebrauche deshalb, wenn ich Befunde aus englischen Texten bespreche, den Terminus „*Hals-/Nackenstrukturen*".

2. Nichtpenetrierende und penetrierende Hals-/Nackenverletzungen

Aus didaktischen Gründen versuche ich, die Folgen der Gewalteinwirkungen gegen die Hals-/Nackenregion von den traumatischen Schäden der A. carotis getrennt zu besprechen. Eine scharfe Trennung ist nicht immer möglich, eine Überlappung ist nicht vermeidbar, wie die folgenden Ausführungen zeigen werden.

Gewalteinwirkung gegen die *Hals-/Nackenregion* kann sowohl *nichtpenetrierend* als auch *penetrierend* sein. Die Einteilung *direkte stumpfe* und *direkte scharfe*

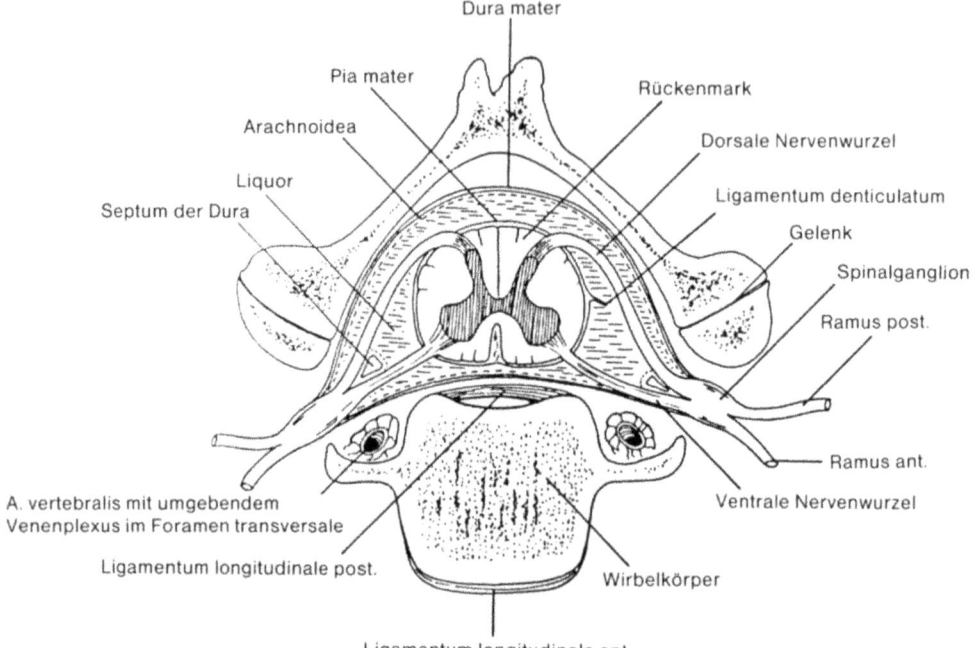

Abb. 5. Zeichnerische Darstellung eines Horizontalschnittes durch die mittlere Halsregion, die die anatomischen Beziehungen des Rückenmarkes und seiner Umhüllungen zu den umliegenden anatomischen Strukturen zeigt. (Aus VANEZIS 1989)

Gewalteinwirkung kann in diesem Bereich auch vorgenommen werden, die oben genannte in nichtpenetrierende und penetrierende ist jedoch aus praktischen Gründen vorzuziehen, da auch stumpfe Gewalt in dieser Region durchaus zu penetrierenden Verletzungen an Gefäßen führen kann.

Nichtpenetrierende Gewalteinwirkung gegen die *Hals-/Nackenregion* kann sowohl *Thrombosen* im Stromgebiet der *A. carotis* als auch der *A. vertebralis* zur Folge haben (CALDWELL u. HADDEN 1948; KUNKLE et al. 1952; R.C. SCHNEIDER u. LEMMEN 1952; MURRAY 1957; R.C. SCHNEIDER u. CROSBY 1959; CARPENTER 1961; R.C. SCHNEIDER u. SCHEMM 1961; GURDJIAN u. GURDJIAN 1963; SIMEONE u. GOLDBERG 1968; MARKS u. FREED 1973).

Nachdem im vorhergehenden die verschiedenen Mechanismen, die zu einem Gewebeschaden führen können, dargestellt wurden, werden im folgenden Abschnitt die Gefäßverletzungen im Halsbereich infolge direkter penetrierender (scharfer) und infolge direkter nichtpenetrierender (stumpfer) Gewalteinwirkung gegen dort verlaufende Arterien dargestellt. Zunächst erfolgt eine Darstellung allgemeiner biomechanisch-pathomorphologischer Befunde, danach wird die Pathomorphologie jedes einzelnen Gefäßes gesondert dargestellt.

Bei *Gefäßverletzungen* im *Halsbereich* unterscheiden wir eine *direkte penetrierende (scharfe) Gewalteinwirkung* und eine *direkte nichtpenetrierende (stumpfe) Gewalteinwirkung* gegen ein *Gefäß*.

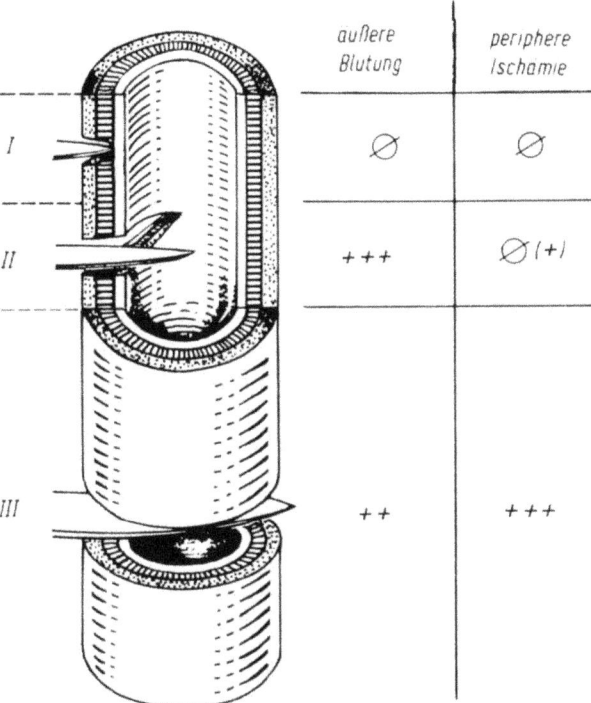

Abb. 6. Schweregrade und Symptomatologie der scharfen Arterienverletzungen. (Aus LINDER u. VOLLMAR 1965)

3. Direkte penetrierende (scharfe) Gewalteinwirkung gegen die Hals-/Nackenregion

a) Einführung

Bei *penetrierenden Verletzungen* der *Hals-/Nackenstrukturen* ist man häufig überrascht darüber, welche *tiefreichenden* und *ausgedehnten Verletzungen in der Tiefe* bei *relativ geringgradigen oberflächlichen vorliegen*.

b) Mortalität der penetrierenden Verletzungen der Hals-/Nackenregion

Die Mortalität der penetrierenden Hals-/Nackenverletzungen durch Stich- und Schußwunden sowie solchen nach Verkehrsunfällen in den USA beträgt zwischen 3 und mehr als 10% (FOGELMAN u. STEWART 1956; SHIRKEY et al. 1963; FARLEY et al. 1964; ROON u. CHRISTENSEN 1979; MASSAC et al. 1983).

Die Schädigungsrichtung verläuft durchwegs von außen nach innen, d. h. von der Adventitia zur Intima der Arterie fortschreitend. LINDER u. VOLLMAR (1965) unterscheiden 3 Schweregrade (Abb. 6):

Grad 1: Partielle Wanddurchtrennung ohne Lumeneröffnung. *Klinisch:* keine äußere Blutung, keine periphere Ischämie. Erkennungsmöglichkeit nur bei

Revision des Verletzungsbezirkes als Zufallsbefund. Als *sekundäre Folge* sind möglich: Gefäßruptur oder die Entwicklung eines traumatischen Spätaneurysma.

Grad 2: Spalt- oder lochförmige Eröffnung des Gefäßlumens; mit Abstand häufigster Verletzungsbefund. *Klinisch:* starke äußere und innere arterielle Blutung. Durch Selbsttamponade (Kompression der Gefäßöffnung durch das perivasale Hämatom und das umgebende Gewebe) kann die Blutung zum Stehen kommen.

Grad 3: Vollständige Transsektion des Gefäßes. Klinisch: meist äußere oder innere Blutung mit Ischämie des Versorgungsgebietes.

Hervorzuheben ist, daß nach den Angaben von VOLLMAR (1973) bei *Arterien vom muskulären Bautyp* eine *äußere Blutung ganz fehlen kann*, da durch Retraktion der Gefäßstümpfe und Einrollung der Gefäßinnenhaut die Blutung zum Stehen kommen kann. Bei *Arterien* vom *elastischen Bautyp* wird ein derartiger spontaner Blutstillungsmechanismus fast regelmäßig vermißt.

c) Stichverletzungen der Hals-/Nackenregion

Erstechen ist in Großbritannien die häufigste Methode von Tötung, davon betreffen etwas mehr als 1/3 die Hals-/Nackenregion.

Im allgemeinen ist bei *Stichverletzten* die *linke Körperseite bevorzugt betroffen*, sie war in etwa 60% beteiligt (SHIRKEY et al. 1963; STEIN u. SEAWARD 1967).

Bei Tötungen durch Erstechen liegen im allgemeinen multiple Stichwunden, auch außerhalb der Hals-/Nackenregion vor.

Die *Mehrzahl* der *Stichkanäle* in der *Hals-/Nackenregion* sind *nach unten* oder *horizontal gerichtet*, nur 10% sind *nach oben gerichtet* (VANEZIS 1989).

In wenigen Fällen liegt die *Stichwunde* am *kraniozervikalen Übergang*. Die Stichwaffe wird dann gewöhnlich von der Hinterhauptschuppe in den atlantookzipitalen oder atlantoaxialen Zwischenraum abgelenkt. Aus einem Zeitraum von 8 Jahren konnten DE VILLIERS u. GRANT (1985) eine Serie von 11 Verletzungen in diesem Bereich veröffentlichen, von denen 7 auf der linken und 4 auf der rechten Seite waren. Bei 5 Patienten entwickelte sich eine Meningitis infolge Durchtrennung der spinalen Dura mater und bei 4 Patienten lagen Verletzungen der A. vertebralis vor.

Stiche in die Halsregion sind als Suizidmethode nicht häufig (GONZALES et al. 1954; SMITH u. FIDDES 1955; SIMPSON 1965; GEE 1972; VANEZIS u. WEST 1983).

GEE (1972) teilte zwei Beobachtungen von suizidalen Stichverletzungen der Hals-/Nackenregion mit. Im 1. Fall waren beide V. jugularis und die rechte A. carotis comm. durchtrennt. Der 2. Patient, ein Alkoholiker, wurde in seiner Wohnung tot aufgefunden. Der Handgriff eines Küchenmessers war in der linken Halsregion sichtbar. Beide Aa. carotides und der Ösophagus waren durchtrennt. Auf der linken Halsseite fand sich eine oberflächliche Wunde, wahrscheinlich handelte es sich dabei um die erste Verletzung. Obwohl im 2. Fall die Haustür geschlossen, jedoch nicht verschlossen war, nahm der Gerichtsmediziner eine suizidale Verletzung an.

Stichwunden können auch durch Glasscheiben oder spitze Gegenstände entstehen. POLSON et al. (1985) veröffentlichten die Beobachtung eines 5jährigen Mädchens, das beim Laufen mit einem scharfen Bleistift in der Hand stürzte und sich dabei eine Stichwunde der V. jugularis zuzog.

d) Schnittverletzungen der Hals-/Nackenregion

Schnittverletzungen der Hals-/Nackenregion sind dem Gerichtsmediziner wohl bekannt, sei es, daß es sich um Suizide oder um Tötung durch fremde Hand handelt. Sie stellen eine der relativ seltenen Formen des Todes durch Gewalt dar.

In der Statistik aus den frühen 30er Jahren aus Preußen wurden Prozentzahlen für Suizide durch Halsschnitt zwischen 1,03 und 1,60%, und die für Tötungen und Morde zwischen 2,06 und 2,52% angegeben (GREGGERS 1932). WOLFF (1965) berichtete in einer Serie aus seinem Institut über eine Häufigkeit der Todesfälle durch Halsschnitt von 1,02%.

Das Schrifttum zu diesem Thema ist verhältnismäßig groß, es werden Fragen der Differentialdiagnose zwischen Suizid und Mord, Handlungsfähigkeit etc. diskutiert. Ich verweise auf die zusammenfassenden Darstellungen von MEIXNER (1931), STRASSMANN (1935), WERKGARTNER (1940), FÖRSTER (1940), PROKOP (1960), WEIMANN u. PROKOP (1963).

Schnittverletzungen des Halses als Unfallfolge sind sehr viel seltener.

BOSCH (1962) berichtete über einen Verkehrsunfall, bei dem der Fahrer bei einem Frontalaufprall seines PKW gegen einen Baum durch den Hupenring eine 9 cm lange, querverlaufende Schnittwunde am Halse neben anderen Körperschäden erlitt.

Weitere Darstellungen erfolgten durch HIRTH (1959), POLSON u. HORNBAK (1960) sowie REIMANN (1961).

e) Schußverletzungen der Hals-/Nackenregion

In einer Serie von 140 Fällen mit Verletzungen durch *Schußwaffen* fanden sich lediglich 6 Verletzungen (4%) der Hals-/Nackenregion (MEYER et al. 1985).

In einer Serie von 226 Fällen von *Suiziden* durch *Schußwaffen* lagen nur 10 (4%) in der Hals-/Nackenregion (EISLE et al. 1981). In einer weiteren Serie von 344 Fällen von Suiziden durch Schußwaffen über die HIRSCH u. ADELSON (1976) berichteten, waren 5 (1%) suzidale Hals-/Nackenwunden.

HEIDEN et al. (1975) werteten eine Serie von 38 Schußverletzungen der Hals-/Nackenregion aus. Von 25 Patienten mit einer vollständigen sensorimotorischen Lähmung der Beine trat keine signifikante Besserung der Befunde auf, ob eine Entlastungslaminektomie oder konservative Behandlung durchgeführt worden war.

STROMBERG (1979) berichtete über eine Serie von 68 Patienten mit zivilen Schußverletzungen der Hals-/Nackenregion, von denen 51 exploriert wurden. Siebzehn von ihnen hatten nicht erwartete Verletzungen und bei 12 war die präoperative Diagnose falsch.

SIX et al. (1979) werteten eine Serie von 59 Patienten mit Schußverletzungen des Rückenmarks aus, die in den letzten 28 Jahren die im North Carolina Baptist Hospital behandelt wurden. Siebzehn lagen zervikal, 30 thorakal, 11 lumbal und eine sakral; 29 Patienten hatten einen sofortigen Verlust von sensorimotorischen Funktionen. Bei 32 der 59 Patienten lagen weitere Verletzungen anderer Organsysteme vor, wie Hämothorax, Pneumothorax und intraabdominelle Verletzungen.

Tabelle 1. Größere Begleitverletzungen bei Schußverletzungen der Hals-/Nackenregion. (Aus ORDOG et al. 1985)

Verletzung	Anzahl der Patienten	(%)
HWS-Verletzung mit Quadriplegie	9	8,2
BWS-Verletzung mit neurologischen Befunden	6	5,5
Lazeration des Larynx	6	4,5
Pneumo- und/oder Hämothorax	30	27,2
Ausgedehnte Verletzungen von Arterien	7	6,4
Ausgedehnte Verletzungen von Venen	18	16,4
Arteriovenöse Fisteln	7	6,4
Lazeration des Ösophagus	7	6,4
Frakturen der Mandibula	18	16,4
Lazeration des Speicheldrüsenausganges	3	2,7
Schädelfrakturen, Hirnverletzungen	6	5,5
Verletzungen des Plexus brachialis	6	5,5
Verletzungen des N. facialis	2	1,8

Das Ergebnis der Behandlung in der Serie von SIX et al. (1979) ähnelte denen aus der Serie von SUWANWELA et al. (1962): (1) Falls bei einem Patienten mit einem vollständigen Verlust der sensorimotorischen Funktionen keine wesentliche Wiederherstellung der Funktionen innerhalb von 24 h auftritt, werden sich die Funktionen nicht mehr signifikant verbessern. (2) Bilden sich die sensorischen Funktionen in den ersten 24 h zurück, dann besteht die Möglichkeit einer Wiederherstellung. (3) Wenn sensorische Funktionen erhalten sind, können sich die motorischen Funktionen zurückbilden oder auch nicht; jedoch wird das Ausmaß der motorischen Wiederherstellung nicht beeinflußt durch das Ausmaß des Erhaltenseins der sensorischen Funktionen.

PATE u. CASINI (1980) werteten die Literatur über penetrierende Verletzungen der Hals-/Nackenstrukturen aus den Jahren 1944–1979 aus. Sie fanden Verletzungen der A. carotis comm. in 4% und solche der V. subclavia in 3% der Fälle. ORDOG et al. (1985) fanden vergleichsweise größere arterielle Läsionen in 6,4%.

ORDOG et al. (1985) werteten eine Serie von 110 Patienten mit Schußverletzungen der Hals-/Nackenregion aus. Bei 31 dieser Patienten wurden Wurzelexplorationen, bei 79 konservative Behandlung durchgeführt. Die Mortalität betrug 2,7%, sie liegt im Bereich der entsprechenden in der Literatur mitgeteilten von 2–6%. Das Durchschnittsalter der Patienten betrug 29 Jahre, 84,4% waren männlichen Geschlechts und 15,6% weiblichen, 77% der Patienten waren Schwarze, 16 Hispanisch und 7% Weiße. Es findet sich ein statistisch gesichertes Überwiegen der Einschußstelle an der linken Halsseite. 23% der Schußverletzungen waren Durchschüsse und 25% drangen in eine andere Körperregion ein.

Die wesentlichen Begleitverletzungen sind in Tabelle 1 dargestellt. Wunden, die andere Körperareale als die Hals-/Nackenregion betreffen, sind in Tabelle 2 zusammengefaßt. Die Mortalitätsstatistiken für penetrierende Hals-/Nackenverletzungen aus verschiedenen Serien ergeben sich aus Tabelle 3.

Tabelle 2. Wunden, die nicht die Hals-/Nackenregion betreffen (Aus ORDOG et al. 1985)

	Anzahl der Fälle
Frakturen von Röhrenknochen	12
Frakturen der Mandibulae die chirurgisch versorgt werden müssen	18
Abdominelle Wunden die chirurgisch versorgt werden müssen	7
Thoraxwunden, die Drainage erfordern	26
Wirbelsäulenverletzungen mit neurologischem Befund	6
Schädelfrakturen	6
Perforationen von Sinus	2

Tabelle 3. Mortalitätsstatistiken für penetrierende Hals-/Nackenverletzungen aus verschiedenen Serien (Aus ORDOG et al. 1985)

Autor	Anzahl der Patienten	Gesamtmortalität	Mortalität der Stichwunden	Mortalität der Schußwunden
ORDOG et al. (1985)	276	1,2%	0%	2,2%
ELDERLING (1953)	75	5,0%	0%	12,0%
KNIGHTLY (1973)	116	3,5%	1,2%	8,8%
SHEELY et al. (1975)	632	5,5%	4,7%	6,6%
ROON u. CHRISTENSEN (1979)	189	2,6%	2,1%	4,1%

f) Beteiligung der verschiedenen Arterien und Venen im Hals-/Nackenbereich bei Schuß- und Stichverletzungen

Die Beteiligung der verschiedenen Arterien und Venen im Hals-/Nackenbereich bei Schuß- und Stichverletzungen ergibt, daß die A. carotis comm. am häufigsten verletzt ist, gefolgt von der A. carotis int. und A. carotis ext. (VANEZIS 1989). SCLAFANI et al. (1985) fanden im Gegensatz dazu die A. carotis int. am häufigsten verletzt.

Oft sind *gleichzeitig* auch *Venen* in der *Hals-/Nackenregion mitverletzt, Verletzungen*, die zu einer *wesentlich erhöhten Mortalität* beitragen (FRY u. FRY 1980; PADBERG et al. 1984).

Zusätzlich können *Larynx, Pharynx* und *Ösophagus mitverletzt* sein.

g) Isolierte Verletzungen der Halsregion durch herabhängende Drähte und Leitungen

Eine weitere Unfallquelle für isolierte Verletzungen des Halses bilden Drähte und Leitungen, die auf Straßen herabhängen.

FUKUDA u. TSUDA (1938) teilten einen Unfallablauf mit, bei welchem eine quer über eine Straße verlaufende Leitung so tief herabhing, daß sich ein auf einem LKW stehender Mann eine schnittartige Verletzung des Halses zuzog, die auch die Atemwege betraf. Der Patient verstarb 8 Tage nach einem operativen Eingriff an einer eitrigen Bronchitis.

WOLFF (1965) teilte eine weitere interessante Falldarstellung mit. Es handelte sich um einen 19jährigen Mann, der nach telefonischen Angaben an den Folgen eines Verkehrsunfalles verstorben sein sollte. Auf den ersten Blick schien es sich bei der entkleideten, extrem blassen Leiche, mit lediglich einer Schnittverletzung an der linken Halsseite, um einen geradezu typischen Suizid zu handeln, zumal die 9 cm lange Wunde schnittgerecht für einen Rechtshänder von links oben schräg nach rechts unten verlief. Da sich aber im Wundgebiet keine Probierschnitte nachweisen ließen, am gestrickten Rollkragen der Trainingsjacke des Toten jedoch zu beiden Seiten eines zugezogenen Metallreißverschlusses je eine querverlaufend, an den Rändern deutlich fetzige Durchtrennung von links 11 und rechts 8 cm Länge fand, konnte die Annahme eines Suizids außer Betracht bleiben.

Bei der *Autopsie* fand sich an der linken Halsvorderseite, einschließlich des Kehlkopfbereiches, eine schräg verlaufende Hautdurchtrennung von 9 cm Länge und 3–4 cm klaffender Breite. Es lag ein glatter, leicht geschürfter Wundrand mit spitzen Wundwinkeln vor. Durchtrennung des Platysma, ferner des Musc. omohyoideus, sternohyoideus mit starker Kontraktion besonders der kaudal gelegenen Muskelstümpfe. Es fand sich ein tiefer, querverlaufender 2–3 cm klaffender Einschnitt in dem deutlich vorstehenden Kehlkopf knapp unterhalb der Stimmbänder mit Durchtrennung der linken Hinterwand unter Eröffnung des Hypopharynx. Die linke V. jugularis war völlig durchtrennt. Die A. carotis comm. ist bis auf die Adventitia freigelegt, jedoch nicht eröffnet.

Der *Unfallhergang* konnte rekonstruiert werden: Ein starker Wind hatte eine Fernsprechleitung (Stahldraht von 2 mm Durchmesser) vom Mast gerissen und war von rechts quer zur Fahrtrichtung des Verunfallten geweht worden. Der Mopedfahrer fuhr gegen diesen Draht, der Draht legte sich um den Vorderhals und verursachte, gleich einer bogenförmigen Klinge, die beschriebene Verletzung.

Ein LKW-Fahrer hatte den Unfall beobachtet und angehalten. An der Unfallstelle kam ihm der Mopedfahrer entgegen. Er war allein aufgestanden und hatte eine Aktentasche und eine Reiseschreibmaschine, die er an einem Riemen umgehängt an der Brust trug, ordnungsgemäß abgelegt. Der Verletzte kam zunächst zur linken Fahrerhaustür, ging dann auf Zuruf um den Vorderteil des LKW, öffnete die rechte Tür und warf sich auf den leeren Sitz. Er sprang dann sofort wieder auf und ging einige Schritte auf der Fahrbahnkante neben dem Fahrzeug hin und her. Während der ganzen Zeit blutete der Mopedfahrer auf das heftigste und von Zeit zu Zeit kam ein „Blutsturz", angeblich aus dem Munde. Der Verletzte ging dann 2–3mal in die Hocke, beim Aufstehen ruderte er mit den Armen und röchelte hohl. Gesprochen hat er nicht. Er fiel auf die Seite und wurde von Passanten auf den Rücken gelegt. Beim Anfassen war der Verletzte bereits ganz schlaff und still. Auf einer Decke liegend gab er keine Lebenszeichen mehr von sich. Bis zu diesem Zeitpunkt waren maximal 3 min vergangen.

Die Verblutung im vorliegenden Falle erfolgte fast ausschließlich aus der V. jugularis. Die aufrechte Körperhaltung und die heftigen körperlichen Bewegungen begünstigten den raschen Blutverlust. Die Bewußtlosigkeit setzte nach einem Zeitraum von nur 3 min ein, damit bestand eine Handlungsfähigkeit für diesen Zeitraum. Es lag keine Luftembolie vor.

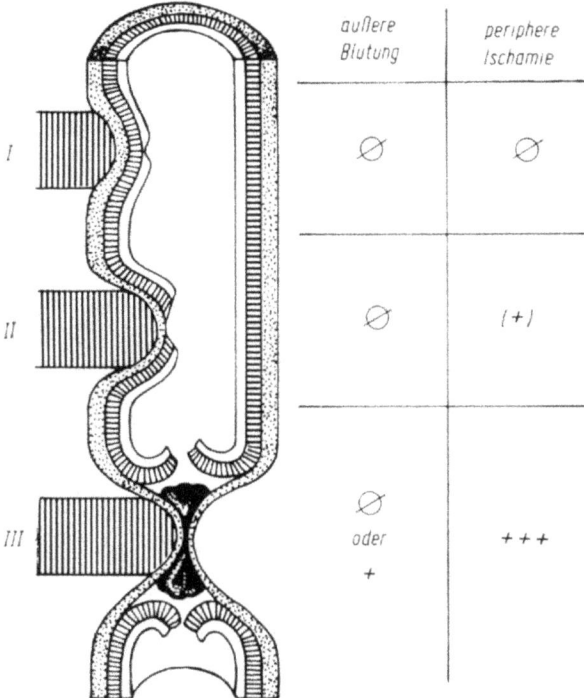

Abb. 7. Schweregrade und Symptomatologie der stumpfen Arterienverletzungen. (Aus LINDER u. VOLLMAR 1965)

4. Direkte nichtpenetrierende (stumpfe) Gewalteinwirkung gegen die Hals-/Nackenregion

Stumpfe Verletzungen der *Hals-/Nackenregion* können die *Folge* einer *breitflächig einwirkenden Gewalt* in *dieser Region* sein oder aber Folge von *Strangulation* oder *Erhängen (Strangulation mit Suspension)*.

Die Richtung und Intensität der Schädigung der Gefäßwand verläuft hier umgekehrt, nämlich von innen nach außen, d.h. sie nimmt von der Intima zur Adventitia der Arterie stetig ab. Je nach der Intensität der Gewalteinwirkung unterscheiden LINDER u. VOLLMAR (1965) auch hier *3 Schweregrade* (Abb. 7):

Grad 1 ist gekennzeichnet durch eine *reine Intimaläsion*. Bei *Grad 2* sind *Intima und Media* betroffen. Bei *Grad 3* liegt eine *vollständige Durchquetschung des Gefäßes*, häufig mit erhaltenem Adventitiamantel, vor. Schweregrad 1 und 2 können zum Ausgangspunkt einer sekundären Thrombose der Arterie werden.

5. Häufigkeit von Hals-/Nackenverletzungen bei Verkehrsunfällen

Mehr als 25% der in Verkehrsunfällen tödlich Verletzten haben Verletzungen der Hals-/Nackenstrukturen (ALKER et al. 1978; BUCHHOLZ u. BURKHARD 1979; HUELKE et al. 1981). In einer Serie von 610 tödlich Verletzten aus den Jahren 1974 bis 1986 fand VANEZIS (1989) bei 122 (20%) derartige Verletzungen.

Oft ist die Hals-/Nackenregion bei multiplen Verletzungen beteiligt, die auch andere Körperregionen betreffen.

III. Indirekte Gewalteinwirkung gegen ein Gefäß

1. Einführung

Zu den *indirekten Gewalteinwirkungen* gegen ein Gefäß gehören: (1) *Überdehnungsschäden bzw. Risse* und (2) der *Arteriospasmus*.

Zu (1): Durch die *Überdehnung* des *Gefäßes* in der *Längsrichtung* kann es zu einem Ein- oder Abriß des Intimaschlauches kommen; dabei bleibt der umgebende Adventitiamantel häufig erhalten. Die Folge ist eine spindelförmige Gefäßverengung.

Zu (2): Der *traumatische Arteriospasmus* besteht in einem mechanisch ausgelösten umschriebenen Gefäßkrampf einer morphologisch völlig intakten Arterie. Einzelheiten werden in einem späteren Abschnitt vorgelegt, vgl. S. 59.

2. Häufigkeit

PERRY (1981) gab eine ausgezeichnete Übersicht über die *Gefäßverletzungen der Halsregion* (Tabelle 4). Die Verletzungen der A. carotis machen etwa 5% aller arteriellen Verletzungen aus.

Die *A. carotis comm.* ist am häufigsten verletzt, sie ist dreimal häufiger befallen als die A. carotis int. Verletzungen der *A. carotis ext.* oder einer dieser Äste sollten eigentlich häufiger vorkommen als die der A. carotis int., aber sie werden gewöhnlich unterbunden und oft gar nicht veröffentlicht.

Verletzungen der *A. carotis int.* sind nicht so selten, sie werden oft aber erst dann diagnostiziert, wenn sich neurologische Befunde ausbilden (JERNIGAN u. GARDNER 1971; KRAJEWSKI u. HERTZER 1980).

Die meisten dieser stumpfen Gewalteinwirkungen sind die Folge von Kfz- oder Motorrad-, oder von Motorschlittenunfällen („snowmobiles"), aber auch die Folge von Stürzen oder Schlägen.

3. Klinische Befunde

Befunde, die für eine *Gefäßverletzung im Halsbereich* sprechen, bestehen in *Blutungen im Bereich der lateralen Halsregion*, Horner-Syndrom, Störungen der Hirnnerven IX, X, XI und XII, Atemstörungen. Sich ausbildende und verstärkende Hemiparesen oder Hemiplegien sind zusätzliche typische Befunde.

Nach stumpfer Gewalteinwirkung mit nachfolgender Thrombose ist der Patient zunächst bewußtseinsklar. Vorübergehende oder dauernde Hemiparesen oder Hemiplegien nach einem freien Intervall sprechen für eine Gefäßschädigung. Die wesentliche Differentialdiagnose besteht im Ausschluß intrakranieller Hämatome, mit Hilfe von Computertomographie und Angiographie der Halsgefäße.

Alkoholeinfluß kann die neurologische Befundung erschweren (WARD et al. 1983), ebenso *gleichzeitig vorkommende Hirnverletzungen maskieren* (CRISSEY u. BERNSTEIN 1974).

Tabelle 4. Häufigkeit von Verletzungen der A. carotis. (Unter Benutzung von Daten von PERRY 1981, aus WARD 1986)

Autor	Gesamtzahl der Arterienverletzungen	A. carotis comm.	A. carotis int.	Gesamtzahl der Verletzungen der A. carotis	%
Kriegsserien					
1. Weltkrieg MAKINS (1919)	1202	–	–	128	10,7
2. Weltkrieg DEBAKEY u. SIMEONE (1946)	2471	–	–	10	0,4
Korea HUGHES (1958)	304	–	–	11	3,6
Vietnam RICH et al. (1970)	1000	38	12	50	5,0
Zivile Serien					
Houston MORRIS et al. (1960)	220	–	–	18	8,2
Atlanta FERGUSON et al. (1961)	200	3	2	5	2,5
Denver OWENS (1963)	70	–	–	–	–
Detroit SMITH et al. (1963)	61	–	–	2	3,3
Dallas PATMAN et al. (1964)	271	12	2	14	5,2
Los Angeles TREIMAN et al. (1966)	159	Kopf und Hals (10)			
St. Louis DILLARD et al. (1968)	85	–	–	–	–
New Orleans DRAPANAS et al. (1970)	226	9	3	12	5,3
Dallas PERRY et al. (1971)	508	24	8	32	6,3
Detroit SMITH et al. (1974)	127	5	4	9	7,1
Jackson HARDY et al. (1975)	360	–	–	19	5,3
Denver KELLY u. EISEMAN (1975)	116	2	1	3	2,6
Memphis CHEEK et al. (1975)	155	–	–	15	9,7

4. Mortalität

Die *Mortalität* der *penetrierenden Hals-/Nackenverletzungen* betrug im Spanisch-Amerikanischen Krieg noch 18% (LA GARDE 1916), fiel im 1. Weltkrieg auf 11% (Medical Department US Army, 1927) und betrug im 2. Weltkrieg 7% (BEEBE u. DE BAKEY 1952). Nach dem 2. Weltkrieg wurde die Mortalität bei zivilen Verletzungen der Hals-/Nackenregion mit etwa 3–6% angegeben (SANKARAN u. WALT 1977), SHEELY et al. (1975), die über eine Serie von 632 Patienten berichteten, hatten eine Mortalität von 5,5%, diejenige der letzten 10 Jahre dagegen betrug nur noch 3,2%.

5. Die Bedeutung von Varianten und Kaliber von zum Gehirn ziehenden Arterien

Der Leser wird sich fragen, warum ich so ausführlich Varianten der zum Gehirn ziehenden und der extrakraniellen Arterien darstelle. Zunächst einmal ist die Kenntnis der Varianten, von Ursprung, Verlauf und Kaliber dieser Arterien für jeden, der sich mit der Neurotraumatologie befaßt, von größtem Nutzen. Ursprung, Verlauf und Kaliber dieser Gefäße beeinflussen, ist es infolge einer Gewalteinwirkung zu einem traumatischen Gewebeschaden gekommen, ganz ohne Zweifel das morphologische Schadensmuster. Bei der Schilderung desselben muß demnach auch eine genaue Darstellung des Gefäßsystems erfolgen, die wiederum eine genaue Kenntnis der Varianten zur Voraussetzung hat.

6. Verschlußtypologie extrakranieller Angiostenosen

BORN (1983) befaßte sich im Rahmen von Untersuchungen zur Arteriosklerose mit der Frage, ob es nicht möglich wäre, durch einfache klinische Untersuchungen, etwa die Dopplersonographie, hämodynamisch wirksame Wandveränderungen der Arterien zu erkennen. Er versuchte zu klären: (1) Welche histologischen Befunde entsprechen den sonographisch differenzierbaren Wand- und Lumenstrukturen? (2) Gibt es Kriterien für die sonographische Differenzierung von gefährlichen und ungefährlichen Plaques? (3) Wie sicher ist die Sonographie beim Nachweis oder beim Ausschluß bestimmter pathologischer Veränderungen, z. B. der extrakraniellen Karotis?

Der Autor untersuchte 100 Fälle in vivo und dann post mortem. Angiographischer, sonographischer und anatomischer Befund wurden nebeneinander gestellt. Mit der Dopplersonographie konnte BORN hämodynamisch relevante Stenosen mit einer Sicherheit von 94% erkennen. Plaques von nur 1 mm Dicke, sog. stabile und instabile Veränderungen, d. h. solche mit glatter Oberfläche und solche mit Usuren und Thrombosen, wurden erfaßt. Er nahm eine ganze Typologie kritischer Stenose- und Verschlußmöglichkeiten vor. Wegen der Wichtigkeit dieser Befunde für eine adäquate Beschreibung von Stenosen, Verschlüssen und Emboliemechanismen bringe ich die Einteilung von BORN (Abb. 8a–c).

Abb. 8. a Nebeneinanderdarstellung des angiographischen, sonographischen und anatomischen Befundes einer A. carotis. Vergleichende Untersuchungen mit dem Ziele der Dignität der dopplersonographischen Beurteilung extrakranieller Angiostenosen quoad pathogenesin apoplexiae. **b** Sog. Verschlußtypologie an der Karotidengabel. **c** Emboliemechanismen. (Aus BORN 1983 u. DOERR 1989)

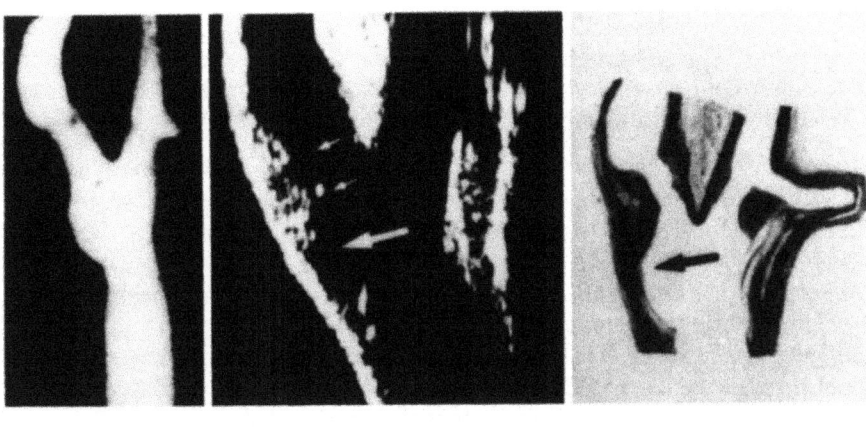

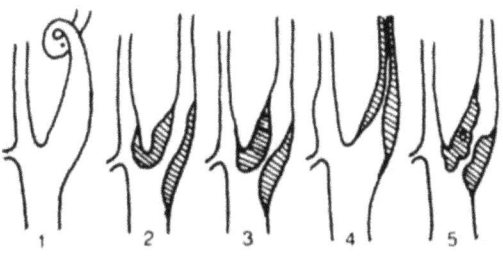

a) STENOSEN
1 = Knickstenose bei Coiling, 2 = glatt begrenzte hämodynamisch unwirksame Stenose, 3 = glatte, hämodynamisch wirksame Stenose, 4 = langstreckige Stenose, 5 = hämodynamisch wirksame unregelmäßig begrenzte Stenose

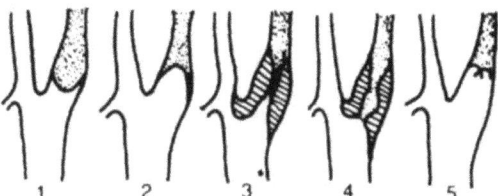

b) VERSCHLÜSSE
1 = Embolie, 2 = retrograde Thrombose, 3 = ausgedehnte Plaque, 4 = Thrombose, 5 = traumatische Intimaeinrollung

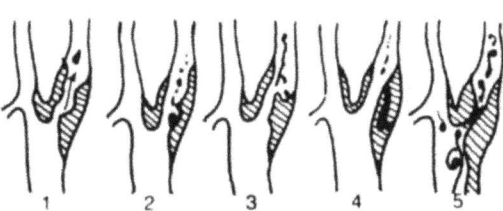

c) EMBOLIEMECHANISMEN

BORN (1983) stellte nach Auswertung einer Serie von 100 in vivo mit Hilfe der Dopplersonographie und dann postmortem untersuchten Patienten mit extrakraniellen Angiostenosen eine Verschlußtypologie auf. Er kommt: (a) Bei Stenosen, (b) Verschlüssen und (c) Emboliemechanismen zu folgender Einteilung:

a) *Stenosen:* (1) Knickstenose bei „coiling", (2) glatt begrenzte hämodynamisch unwirksame Stenose, (3) glatte, hämodynamisch wirksame Stenose, (4) langstreckige Stenose, (5) hämodynamisch wirksame unregelmäßig begrenzte Stenose.
b) *Verschlüsse:* (1) Embolie, (2) retrograde Thrombose, (3) ausgedehnte Plaque, (4) Thrombose, (5) traumatische Intimaeinrollung.
c) *Emboliemechanismen:* Ich habe die im vorhergehenden aufgeführten arteriosklerotischen Stenosen und Verschlüsse der A. carotis deshalb dargestellt, um daran zu erinnern, daß sich ein traumatischer Schaden, in diesem Falle eine traumatische Karotisthrombose an einer bereits funktionell und morphologisch vorgeschädigten Arterie gebildet hat. Bei einer histologischen Untersuchung müssen beide Prozesse voneinander getrennt beschrieben und gewertet werden. In der bisherigen Literatur ist auf diese morphologischen Befunde kaum eingegangen worden. In zukünftigen Mitteilungen wird man einmal anlagebedingte und erworbene Stenosen und zum anderen Gefäßwandeinengungen verschiedenen Grades genau erfassen und beschreiben müssen, ehe man auch den zusätzlichen traumatischen Schaden beschreibt. Dabei ist die von BORN (1983) aufgestellte Verschlußtypologie von großem Wert.

IV. Traumatische Rupturen von intrakraniellen Arterien

Traumatische Einrisse und *Abrisse* von *intrakraniellen Arterien auch von solchen am Hirngrund* können auch bei Fehlen von Frakturen des Schädelknochens und ohne wesentliche Läsionen des Gehirns auftreten, Beobachtungen wurden von verschiedenen Autoren mitgeteilt (SAATHOFF 1905; FRAENKEL 1927; WOLFF 1928; KAHLAU 1938; MENSCHEL 1922; SCHRADER 1932; HARBITZ 1932, 2 Fälle; WALCHER 1933; FRITZ 1935; KRAULAND 1949; BRASS 1957; WASL 1960; KRAULAND u. STÖGBAUER 1961; BOLTZ 1965; HEUSCHKEL 1979; MAXEINER 1979).

Beobachtung von SAATHOFF (1905): Ein 35jähriger Maurer, der auf dem Nacken eine Steinlast von 160 Pfund trug, kam von einem Gerüst so zu Fall, daß er mit einem Bein bis zum Oberschenkel zwischen zwei Brettern hindurchrutschte, wobei die Steinlast nach vornüber fiel. Der Verletzte bot am frühen Morgen des 3. Tages Bulbärsymptome und starb nach weiteren 28 h. Es fand sich ein thrombotischer Verschluß der A. basilaris, ausgehend von einem etwa 7 mm großen Längsriß der Media und teilweise Intima, während die Adventitia unverletzt war. Die Rißgegend war etwa die Mitte des freien Verlaufes in der rechten Seitenwandung des Gefäßes. Dieses zeigte bei der *histologischen Untersuchung* keinerlei pathomorphologische Veränderungen. Der Autor vermutete, daß es bei dem Sturz in die Tiefe zu einer Quetschung der Arterie zwischen Clivus und Pons bei gleichzeitiger starker Blutdrucksteigerung gekommen sei, so daß das Gefäß in der Gegend des geringsten Widerstandes, an einer Seite, barst.

FRAENKEL (1927) teilte die Krankengeschichte eines 38jährigen Arbeiters mit, der, während er mit dem Hinterkopf auf dem Pflaster auflag, durch zahlreiche Faustschläge gegen das Gesicht so bearbeitet wurde, daß er kurz darauf tot aufgefunden wurde. An der Vorderseite der A. basilaris lag ein 2 mm langer, 1 mm klaffender Riß. Die *histologische*

Untersuchung ergab ein verhältnismäßig dünnes Gefäß, an welchem keine krankhaften Veränderungen nachzuweisen waren.

WOLFF (1928) 28jähriger Patient, der mit dem Hinterkopf auf eine Stuhlsitzecke aufgeschlagen war. Es lag ein 3 1/2 mm langer Längsriß an der Vorderseite der sonst unveränderten linken A. vertebralis, kurz vor dem Zusammenfluß mit der rechten vor.

MENSCHEL (1929) 2jähriges Kind, das 16 Tage, nachdem es von einem Wagen mitgeschleift worden war, gestorben war. Es fand sich in der rechten A. vertebralis, knapp vor Einmündung in die A. basilaris ein bohnengroßer, mit einem feinen Schlitz geplatztes Aneurysma. Es war reichlich flüssiges und geronnenes Blut unter den zarten Hirnhäuten, desgleichen auch in den Hirnkammern nachweisbar.

HERPETZ (1932) *Fall 1:* Ein 35jähriger war bei einer Rauferei mit dem Kopf gegen ein Zementrohr gestürzt, gleich danach verstorben. Eine schwere Blutung ging von einem Riß der rechten A. vertebralis, gleich neben der A. basilaris aus. Pathologische Veränderungen waren an den betreffenden Arterien nicht vorhanden.

Fall 2: 30jähriger Patient, der während einer Prügelei einen Schlag ins Gesicht erhielt, umfiel, dabei mit dem Kopf anstieß und kurz danach verstarb. Es lag ein Riß in einem der größeren Zweige der A. meningea med. vor, eine Ruptur, die traumatisch entstanden war.

WALCHER (1933) kommt aufgrund seiner Untersuchungen über die traumatische Entstehung extrazerebraler Aneurysmen zu dem Ergebnis, „daß Basisarterien bei einem schweren Hirntrauma auch ohne Schädelbruch und ohne Contusio cerebri komplett und inkomplett zerreißen können". Dem ist sicher zuzustimmen, denn Gefäßschäden können durch Scherwirkung und Überstreckung ohne Frakturen auftreten. WALCHER vertritt aber weiter die Meinung, daß hierbei eine bestehende Hypertension zusätzlich wirksam werde. Darüber kann man im Augenblick nur spekulieren, diese Ansicht kann weder belegt noch abgelehnt werden; ich neige mehr zu Ablehnung.

KRAULAND u. STÖGBAUER (1961) teilten Beobachtungen von Einrissen und Abrissen von Arterien am Hirngrund bei geschlossenen Schädel-Hirn-Verletzungen mit Blutungen in den Subarachnoidalraum mit.

Aus der Serie dieser Verfasser von 13 Fällen, die sowohl aus der Literatur zusammengestellt waren, als auch aus eigenen Fällen bestanden, lagen 9 im Stromgebiet der Aa. vertebrales u. A. basilaris (7 vollständige Einrisse, 2 Abrisse), einer an der A. communicans post. (Abriß) und 3 an Ästen der A. carotis int. (2 vollständige Einrisse, ein Abriß). Die A. carotis int. selbst war nicht beteiligt.

KRAULAND (1949) veröffentlichte zwei Beobachtungen von Abriß der A. carotis int., die beide jedoch mit Schädelbasisfrakturen, die den Türkensattel erreichten oder durchdrangen, vergesellschaftet waren.

MAXEINER (1979) hat bei einer retrospektiven Auswertung von rechtsmedizinischen Sektionsprotokollen aus einer Serie von 500 Patienten mit Schädel-Hirn-Verletzungen aller Schweregrade 49mal Risse der Arterien der Hirnbasis aufgefunden. Es handelte sich in der Mehrzahl der Beobachtungen um Nebenbefunde bei schweren, rasch zum Tode führenden traumatischen Hirnschäden als Folge von Schädelbasisbrüchen, lediglich in 3 Fällen (0,6%) war der Tod auf eine basale subarachnoidale Blutung zurückzuführen. KRAULAND (1982) hat mit Recht hervorgehoben, daß bei einer solchen retrospektiven Studie ein zuverlässiger Überblick über den wahren Umfang dieser Verletzungen nicht gefunden werden kann, und daß nur die groben, schon mit freiem Auge erfaßbaren Verletzungen verzeichnet werden. Außerdem sei damit zu rechnen, daß Risse von kleinen Gefäßen meist von der begleitenden subarachnoidalen Blutung bedeckt seien und sich so dem Auge entziehen. Für einen besseren Überblick sind nach KRAULAND (1982) histologische Untersuchungen in größerem Umfang erforderlich, um auch geringfügigere, noch nicht durchgreifende Verletzungsspuren aufzudecken. „Von histologischen Untersuchungen sind nicht nur Aufschlüsse über den Umfang der traumatischen Schädigung, sondern auch Anhaltspunkte über die biomechanische Wirkung auf die Gefäße zu gewinnen."

V. Die traumatischen Schäden der A. carotis

1. Historisches

Karotis leitet sich vom griechischen Wort καρόειν = betäuben, in schweren und tiefen Schalf versenken, ab; ὁκαρός = Bewußtlosigkeit, Betäubung, Totenschlaf, ARISTOTELES und RUFUS hatten die Meinung vertreten, daß sowohl eine Kompression als auch ein Verschluß der A. carotis eine Form von krankhaftem Schlaf erzeuge. GALEN vertrat diese Ansicht nicht. HYRTL (1880) leitet dagegen in seiner *Onomatologia Anatomica* das Wort carotis von τὸ κάρα = Kopf, Haupt, übertragen = Leben, lat. = cerebrum, ab. Damit ist die A. carotis die Kopfschlagader. Das Wort bedeutet demnach die Arterie der Bewußtlosigkeit oder des Schlafes oder die Arterie des Kopfes oder Lebens. Hinsichtlich Einzelheiten wird auf HYRTL (1880) verwiesen.

2. Anatomische Vorbemerkungen zum Verlauf der A. carotis communis und A. carotis interna

Das Gehirn erhält etwa 15–20% der vom Herzen ausgestoßenen Blutmenge. Die Blutversorgung erfolgt durch zwei Systeme mit insgesamt 4 verschiedenen Arterien. Die Aa. vertebrales und beide A. carotis int. anastomosieren im Circulus arteriosus cerebri (Willisi) untereinander. Das erlaubt der Gehirndurchblutung sich an extrakranielle Durchblutungsstörungen von einer oder mehreren zerebralen Gefäßen zu adaptieren.

Die *rechte A. carotis comm.* entspringt der *A. innominata*, die *linke* aus dem *Aortenbogen* (Abb. 9). Im unteren Halsbereich sind beide A. carotis comm. lediglich durch die Trachea voneinander getrennt. Während ihres Verlaufes nach kranial schieben sich Schilddrüse, der Schildknorpel und der Pharynx nach vorn und trennen beide Gefäße, die jetzt mehr nach posterior ziehen. Beide A. carotis comm. sind in eine bindegewebige Hülle eingebettet, die der tiefgelegenen Fascia cervicalis entstammt. Die gleiche Hülle umschließt auch die V. jugularis int. und den Vagusnerv. Die Venen liegen lateral von den Arterien und der Vagusnerv liegt zwischen und etwas hinter ihnen. Die Gefäßscheide reicht vom Aortenbogen bis zur Schädelbasis.

Die *A. carotis comm.* teilt sich in Höhe des Schildknorpels in Höhe des 4. Halswirbelkörpers in die *A. carotis ext.* und *A. carotis int.*

An der Bifurkation der A. carotis comm., an der Stelle wo sich diese Arterie in die A. carotis int. und A. carotis ext. aufteilt, liegt eine Ausweitung vor, die sich nach cranial in die A. carotis int. ausdehnt. Hinter der Bifurkation liegt der Karotissinus.

Die *A. carotis int.* verläuft vor den Querfortsätzen der ersten 3 Halswirbel nach kranial zum Canalis caroticus im Felsenbein des Schläfenknochens.

MONIZ hatte 1936 die Angiographie der A. carotis als diagnostische Methode eingeführt, um pathologische Prozesse des Gehirns bzw. deren durch Raumforderung entstehenden Verlagerungen der Gehirnsubstanz darzustellen, mitgeteilt von MONIZ et al. (1937). Eine Voraussetzung dazu stellt die genaue Kenntnis der anatomischen Befunde dar. MONIZ führte auch den sehr unglücklichen Terminus des „Karotissiphon" ein; er unterließ es jedoch, worauf PLATZER (1962) hinwies, diesen Siphon exakt zu definieren bzw. seine morphologischen Grundlagen genau anzugeben. MONIZ beschrieb damit, ich folge PLATZER, mehr oder minder das gesamte intracraniale Verlaufsstück der A. carotis int.

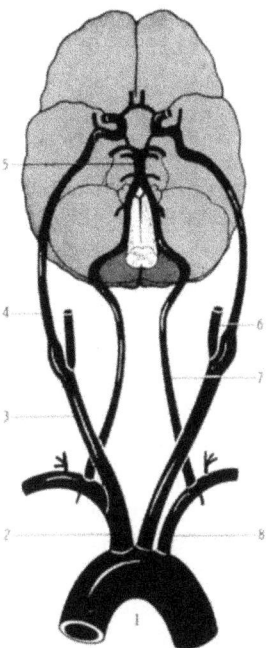

Abb. 9. Aortenbogen und Hauptarterienstämme des Gehirns. *1* Aorta, *2* Truncus brachiocephalicus, *3* A. carotis com., *4* A. carotis int., *5* A. basilaris, *6* A. carotis ext., *7* A. vertebralis, *8* A. subclavia. (Nach WHYLIE u. EHRENFELD 1970, aus DORNDORF 1979)

Das erste Verdienst, sich um eine genauere Terminologie zu bemühen, gebürt SPATZ (1943) sowie seinen Schülern DEI POLI u. ZUCHA (1940), die den Karotissiphon mit dem intrakavernösen Abschnitt der A. carotis int. gleichsetzten. Diese Autoren hoben jedoch hervor, man spreche besser von einer schraubigen Verdrehung der Arterie als von einem Siphon. Dieser Einteilung war bereits eine Einteilung des intrakraniellen Abschnittes der A. carotis durch FISCHER im Jahre 1938 vorangegangen, wie PLATZER (1962) hervorhob.

Die A. carotis int. kann in 4 Abschnitte eingeteilt werden: (1) Die *Pars cervicalis*, (2) die *Pars temporalis*, (3) die *Pars cavernosa* und (4) die *Pars subarachnoidalis*. Während der erste Abschnitt als *extrakranieller Abschnitt* dieser Arterie bezeichnet werden kann, gehören die drei letztgenannten Abschnitte zum *intrakraniellen Anteil dieses Gefäßes*.

(1) *Pars cervicalis:* Die A. carotis comm. teilt sich spitzwinkelig oder kandelaberartig in 2/3 der Fälle etwa in Höhe des 4. Halswirbels in die A. carotis int. und die A. carotis ext. (FALLER 1946; PLATZER 1962). Beim restlichen Drittel liegt die Teilungsstelle entweder höher oder tiefer.

PLATZER (1962) hat darauf verwiesen, daß die „s"-förmige Krümmung der A. carotis int. in manchen Fällen so verstärkt sein kann, daß es zu einer vollständigen Schlingenbildung (Tortuositas) kommen kann. Innerhalb dieses Schlingenanteils gibt die Arterie, von ganz seltenen Ausnahmen abgesehen, nach diesem Autor keine Äste ab. Die Arterie kann in sehr seltenen Fällen einseitig auch nicht vorhanden sein, vgl. weiter unten.

(2) *Pars temporalis:* Die A. carotis int. verläuft ein kurzes, etwa 1 cm langes Stück nach oben, sie geht dann eine fast rechtwinkelige Biegung ein und verläuft nach vorn und medial leicht ansteigend. Sie durchläuft den nur unvollständig knöchern aufgebauten Canalis caroticus. Röntgenologisch sprechen wir hier auch vom „Knie" der A. carotis int. Die Arterie liegt beim Verlauf durch den Canalis caroticus in direkter Umgebung des Mittel- und Innenohres.

(3) *Pars cavernosa:* Dieser Gefäßabschnitt zeigt eine auch im Angiogramm erkennbare Biegung; die Arterie biegt nach medial um, um eine aus Knochen und Bindegewebe bestehende Brücke, gebildet aus der Lingula sphenoidalis und einem Fortsatz des Os petrosum (PLATZER 1956, 1957). Nach einer Aufwärtsbiegung erreicht die A. carotis int. den Sinus cavernosus. Beim Eintritt in den Sinus cavernosus liegt die A. carotis int., von einem Venenpolster umgeben, im Sulcus caroticus des Keilbeines. Im weiteren Verlauf liegt sie jedoch dem Knochen nicht mehr an (PLATZER 1962). Liegt die Arterie in enger Beziehung zum Knochen, können mehr oder minder starke Arrodierungen bestehen.

Innerhalb des Sinus cavernosus liegt die A. carotis int. eingebettet in ein Netzwerk von mit Endothel überkleideten Durabälkchen (PLATZER 1962).

Wenn man unter einem Siphon eine Struktur versteht, die man mit einem liegenden Buchstaben „S" vergleichen kann, so ergaben die Untersuchungen von PLATZER (1962), daß tatsächlich das einzige Stück der A. carotis int. innerhalb ihres gesamten Verlaufes, ausschließlich im Sinus cavernosus gelegen sein kann. Der Autor hob aber ausdrücklich hervor, daß in der Mehrzahl der Fälle ein ausgesprochener Siphon fehlt. In Prozenten ausgedrückt besitzen nach diesem Autor lediglich 30% der Menschen einen sog. Siphon.

In mehr als der Hälte der Fälle biegt die A. carotis int. bei ihrem Eintritt in den Sinus cavernosus um und zieht bis nahe unter den Proc. clinoideus post., um sich dort in einer annähernd rechtwinkeligen Biegung nach vorn zu wenden. Sie zieht dann zum Proc. clinoideus ant. und biegt hier in einer nach vorn zu konvexen Biegung medial von diesem Fortsatz nach aufwärts, durchbricht die Dura mater und verläßt den Sinus cavernosus. Die restlichen 16% zeigen aber einen völlig gestreckten Verlauf innerhalb des Sinus cavernosus (PLATZER 1962).

(4) *Pars subarachnoidalis:* Dieser Abschnitt ist, im Gegensatz zu dem relativ gut fixierten im Sinus cavernosus, der letzte intrakranial gelegene Teil, der im Cavum leptomeningeum am Dach des Sinus cavernosus liegt und sehr verschieblich ist. Verdrängungen dieses Abschnittes der A. carotis int. sind daher bei raumfordernden Prozessen sehr leicht möglich (PLATZER 1962). Dieser kurze Anteil reicht bis zur Aufteilung dieser Arterie in die A. cerebri med. und A. cerebri ant.

Für weitere Einzelheiten zum anatomischen Verlauf der A. carotis int. verweise ich auf die Darstellungen von PLATZER (1956, 1957, 1962).

Eine Agenesie der A. carotis int. wurde beschrieben von BOYD (1934), TÖNDURY (1934), VERBIEST (1954), TURNBULL (1962), STEIMLE et al. (1969).

SMITH u. WINSOR (1961) verglichen die *Stärke* und *Widerstandsfähigkeit* des *intrakraniellen* und des *Halsanteils* der *A. carotis*. Im *intrakraniellen Gefäßteil* beruht die Widerstandsfähigkeit des Gefäßrohres auf Druckerhöhung im Lumen vorwiegend auf der Elastica int., die des *Halsanteils* dagegen auf dem elastischen Gewebe der Adventitia. SHAW u. ALVORD (1972) glauben deshalb, daß bei Verletzungen von Intima und Media im extrakraniellen Bereich, wo die Stärke des Gefäßes hauptsächlich auf dem elastischen Gewebe der Adventitia beruht, sich ein thrombotischer Gefäßverschluß oder ein Aneurysma dissecans entwickelt. Spätere Ruptur der Gefäßwand oder die Bildung eines sackförmigen Aneurysmas sei nach nichtperforierenden Verletzungen im Halsteil der A. carotis unbekannt. Bestehen andererseits Intima- und Mediaverletzungen im intrakraniellen Bereich der A. carotis, wo die Stärke des Gefäßrohres hauptsächlich auf der Elastica int. beruht, die dort nur wenig entwickelt ist, so könne sich eine verspätete Ruptur und Ausbildung von sackförmigen Aneurysmen zusätzlich zur Thrombusbildung entwickeln.

3. Mikroskopische Untersuchungen zur Anatomie der Arterienwand

Systematische *Untersuchungen* zur *mikroskopischen Anatomie* der Wand von Arterien gehen auf BENNINGHOFF (1927) zurück. Weitere Beiträge wurden von FISCHER (1951), GOERTTLER (1951, 1953), HASSLER (1961), LANG (1965) sowie KRAULAND (1982) vorgelegt. Über den allgemeinen Wandaufbau der großen Arterien der Hirnbasis verweise ich auf den Beitrag von KRAULAND (1982), der eine systematische und umfassende Darstellung präsentiert hat.

Die Arterien an der Hirnbasis gehören zum muskulösen Typ. Sie zeigen jedoch eine Reihe von Besonderheiten. Die A. carotis int. erfährt im Canalis caroticus einen Umbau. Die Wandstärke der Media nimmt von 55 Muskelfasern extrakraniell auf 22 Muskelfasern im Sinus cavernosus ab. Ebenso verdünnt sich die Adventitia (TEUFEL 1964). Die Verhältnisse sind bei der A. vertebralis ähnlich, jedoch ist die Umwandlung des Wandaufbaues dort nicht so unvermittelt.

4. Die verschiedenen Formen der Gefäßschädigung der A. carotis

Die *Formen* der *Verletzung der Aa. carotides* ergeben sich aus Abb. 10. Es fanden sich 9 *völlig durchtrennte Karotiden* und *21 Perforationen*. Die Mehrzahl der Verletzungen waren *tangential*, somit ergab sich eine bessere Hämostase vor der operativen Wiederherstellung des Gefäßes.

Ursache und Verletzungstyp von Verletzungen der A. carotis aus der Serie von RUBIO et al. (1974) zeigt Abb. 11.

Die *A. carotis* kann *mechanisch* durch *verschiedene Mechanismen* geschädigt werden: (1) *Vollständige Durchtrennung, Ruptur* oder *Zerreißung* des *Gefäßes*, (2) *unvollständige Durchtrennung* oder *Riß der Gefäßwand*, (3) *Verletzungen* der *Intima* und/oder *Media* mit *Umklappen* oder *Aufrollen* der *Gefäßschicht*, möglicherweise mit *nachfolgendem thrombotischen Verschluß* der *Arterie*, (4) *traumatische Aneurysmen*, die später *rupturieren* können und von kongenitalen Aneurysmen abgegrenzt werden müssen, (5) *traumatische arteriovenöse Fistelbildungen* bei *gleichzeitiger Verletzung* einer *begleitenden Vene* oder eines *Venenplexus*, (6) *Einengungen* des *Gefäßlumens* durch *atheromatöse Prozesse*, die mit einem der unter (1) bis (5) genannten Gefäßschäden gemeinsam vorkommen können, und (7) *anlagebedingte enge Gefäße* (ich vermeide hier den Ausdruck Stenose, weil er eine erworbene Einengung des Lumens bedeuten kann), die mit einem der unter (1) bis (6) genannten Prozessen gemeinsam bestehen kann. Der Extremfall eines anlagebedingten engen Gefäßes bestände in einer Agenesie der Arterie.

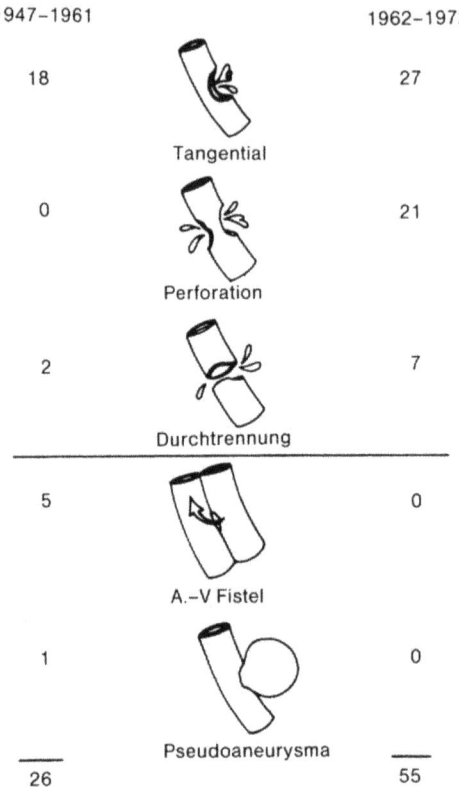

Abb. 10. Typen der Gefäßverletzungen der A. carotis. (Aus Rubio et al. 1974)

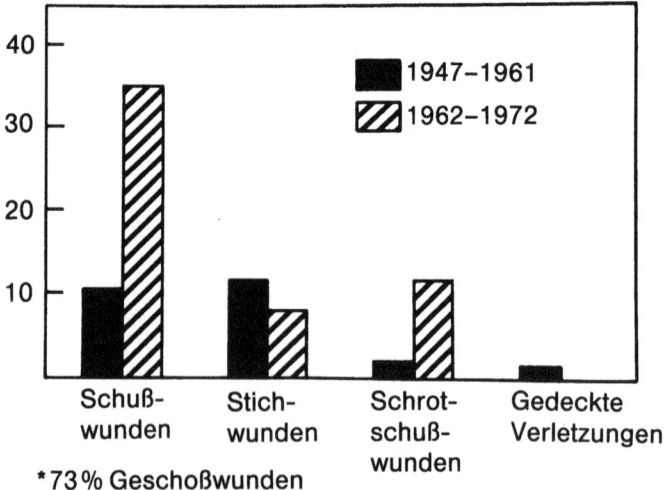

Abb. 11. Ursache und Verletzungstyp der Verletzungen der A. carotis. (Aus Rubio et al. 1974)

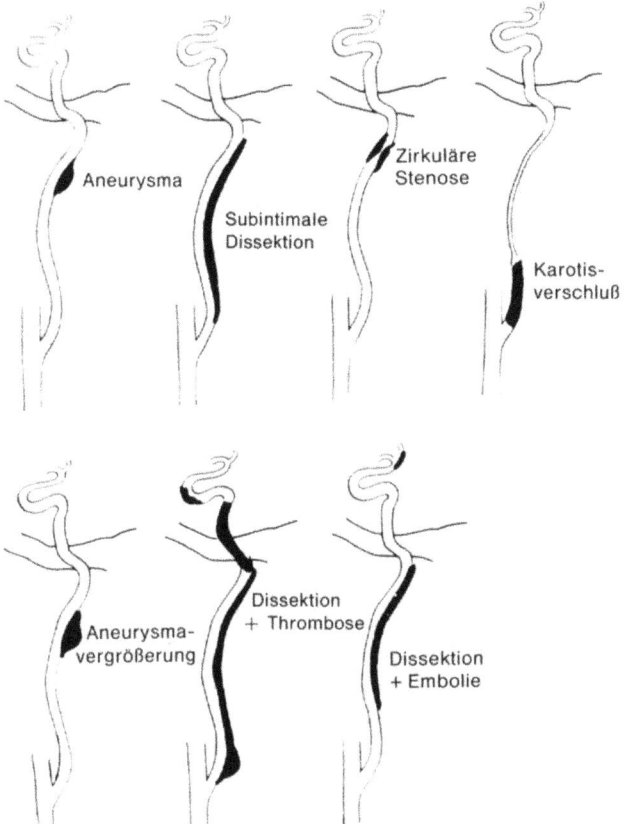

Abb. 12. Posttraumatische Befunde der A. carotis. (Aus ZEITLER et al. 1978)

Die Folgen einer Gewalteinwirkung gegen die A. carotis mit den daraus folgenden Befunden am Gefäß können Abb. 12 entnommen werden.

(1) Eine *vollständige Durchtrennung, Ruptur oder Zerreißung* der *A. carotis* kann die Folge penetrierender Gegenstände, wie Messer- oder Scherenstiche, Beilhiebe, Geschosse oder Granatsplitter oder scharfe, spitze Objekte sein. In einzelnen Folgen kann sie auch die Folge einer stumpfen Gewalteinwirkung sein. Es kann sich eine tödliche Blutung entwickeln, vor allem wenn eine Kommunikation der Gefäßverletzung mit einer offenen klaffenden Wunde besteht. Die Intima und/oder Media sowohl des proximalen als auch des distalen Gefäßstumpfes können sich aufrollen und zu einer völligen Unterbrechung der Blutung sowohl aus der Gefäßwand als auch in dessen Endausbreitungsgebiet führen. Die Blutungen aus den unterbrochenen Gefäßstümpfen sind meist minimal (WARD 1986). *Thromben* entwickeln sich von der *Verletzungsstelle* sowohl *anterograd* als auch *retrograd*. Bei vollständigen Durchtrennungen der A. carotis int. reicht der Thrombus meist von der Verletzungsstelle bis zum ersten Gefäßabzweig, d.h. der A. ophthalmica.

Diese Verletzungen sind sehr viel häufiger bei penetrierenden Verletzungen wie Schuß-, Stich- und Schnittverletzungen. Ein Teil der penetrierenden Verletzungen der A. carotis ist bei den Stichverletzungen abgehandelt, wobei auch auf deren Begleitverletzungen hingewiesen wird, vgl. S. 48.

Vollständige traumatische Durchtrennung der *A. carotis int.* wurden von PROTEAU et al. (1962) sowie KRETSCHMER u. BANKOLE (1975) beschrieben.

Ein vollständiger Riß der A. carotis int. im Halsbereich trat bei einem Rennbootfahrer auf, der bei hoher Geschwindigkeit aus seinem Boot geschleudert wurde und mit extrem überstreckter HWS mit extrem nach dorsal extendiertem Kopf (durch Helm geschützt) auf die Wasserfläche aufschlug und unmittelbar danach tot aus dem Wasser geborgen wurde (UNTERHARNSCHEIDT, unveröffentlicht).

HALLER (1962) beschrieb eine Durchtrennung beider Aa. carotides comm., die sofort chirurgisch versorgt und überlebt wurde.

(2) Bei *unvollständigen Durchtrennungen* oder *Rissen* der *A. carotis int.* kommt es allgemein zu ausgeprägten Blutungen aus dem unteren Gefäßstumpf, da sich in diesem Fall Intima und Media nicht zu retrahieren vermögen, da noch ein Teil der Gefäßwand eine Kontinuität aufweist.

(3) *Verletzungen* der *Intima* und/oder *Media* können in einem völlig gesunden Gefäßabschnitt vorkommen oder aber im Bereich eines atheromatösen Plaques. Die partiell oder ganz gerissene Intima kann sich im Blutstrom umklappen oder aufrollen. Traumatische Prolapse der Intima wurden sowohl in der A. carotis comm. (MCGOUGH et al. 1972) als auch in der A. carotis int. (CRISSEY u. BERNSTEIN 1974; GONZALES 1977) beschrieben. Das führt durchwegs zu einer Thrombenbildung mit verminderter oder völlig aufgehobener Blutzufuhr in dessen Endausbreitungsgebiet. Hervorzuheben ist, daß nach stumpfer Gewalteinwirkung die Umgebung der Arterie oft weniger oder gar keine anderen Verletzungsfolgen zeigt, insbesondere kann das Gefäß bei äußerlicher Betrachtung völlig unauffällig sein. Die Schäden können die *Folge* eines *direkten Schlages* auf das *Gefäß* oder *aber Folge* einer *Überstreckung* desselben, etwa durch eine *Hyperextensionsverletzung der Halswirbelsäule* sein.

Die Gestalt und Ausdehnung der traumatischen Risse der Membrana elastica int. ist, ich folge hier der Darstellung von KRAULAND (1982), nur an histologischen Serienschnitten abzuschätzen. Bei einer Dehnung des Gefäßrohres in der Längsrichtung wird die Elastika über eine längere Strecke durch unregelmäßig angeordnete Querrisse unterbrochen, die fast nie den ganzen Umfang umgreifen. Die Risse sind zackig begrenzt, ihre Ränder mehr oder weniger nach außen gebogen und stellen sich im Querschnitt als kleine Haken dar. Ausgehend von den Rissen fand sich die Elastika in den Aa. carotides cerebrales über größere Strecken von der Media abgelöst, in hohe Falten geworfen und uhrfederartig nach außen gerollt. Der Vorgang wird nach Ansicht von KRAULAND (1982) wahrscheinlich dadurch ausgelöst, daß die Elastica int. bei einer ruckartigen Dehnung des Gefäßrohres von der Media, mit der sie ja nur locker verbunden ist, einreißt und gleichzeitig abgelöst wird. Im Blutstrom flottieren die Rißenden und werden aufgerollt. „Als vitale Reaktion ist dies jedoch nicht zu werten, da solche Befunde auch rein präparatorisch auftreten können. Ob die ausgedehnte Ablösung der Elastika eine Besonderheit für das Karotisgebiet darstellt, läßt sich nicht sagen, jedenfalls sind ähnliche Befunde im Vertebralisgebiet bei eigenen Untersuchungen nicht aufgefallen" (KRAULAND 1982). Die queren Elastikarisse finden sich meist

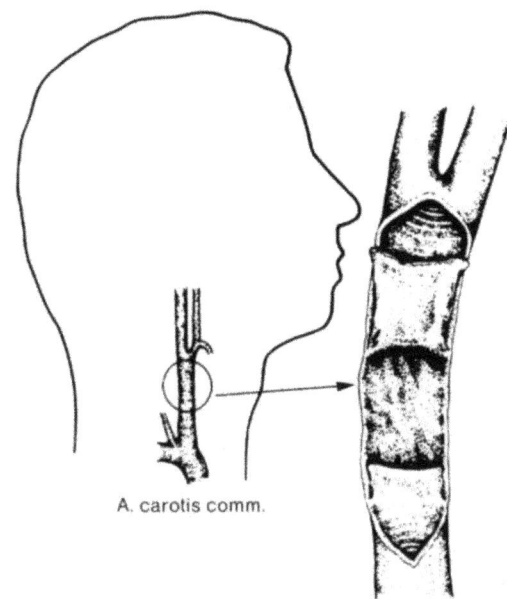

Abb. 13. Schematische Darstellung der Lokalisation des Intimaprolapses kann auf der linken Seite gesehen werden. Auf der rechten Seite ist die geöffnete A. carotis comm. dargestellt mit dem Querriß der Intima und einem Prolaps nach distal. (Aus McGough et al. 1972)

unabhängig von Gefäßabgängen, aber auch an diesen, sie sind auch im Bereich von Medialücken zu entdecken.

Führen die Blutungen rasch zum Tode, fand KRAULAND (1982) in den Gewebsspalten an der Rißstelle nur eine geringfügige Blutung, aber keine Zellreaktion oder weitere Gerinnselbildung, „dadurch ist die Unterscheidung gegenüber Kunstprodukten bei der Leichenöffnung außerordentlich erschwert". Bei etwas längerer Überlebenszeit wird, wie KRAULAND (1982) hervorhob, die freiliegende Media oder Adventitia offenkundig sehr rasch mit einer dünnen Fibrinschicht überzogen, der gelapptkernige Leukozyten oft in Randstellung beigemengt sind. Diese nehmen mit der Zeit an Dichte zu, sie bilden zusammen mit Thrombozyten und Faserstoff ein vollständiges Gerinnsel. Abheilungsvorgänge von Intimarissen wurden in der Literatur beschrieben (REUTERWALL 1923, HASSLER 1961). Einen Intimaprolaps der A. carotis comm. einer zeichnerischen Darstellung und in einem Operationsfoto zeigen Abb. 13 und 14.

(4) *Traumatische Aneurysmen* können sich als Folge von Gewalteinwirkungen bilden. Ihr Entstehungsmechanismus ist in Abschnitt S. 212 eingehend besprochen worden. Sie können später rupturieren und müssen von congenitalen Aneurysmen abgegrenzt werden, was nicht immer möglich ist.

(5) *Arteriovenöse Fistelbildungen* bei *gleichzeitiger Verletzung* einer *begleitenden Vene* oder eines *Venenplexus*. Die traumatischen arteriovenösen Fisteln werden an anderer Stelle in Abschnitt S. 267 eingehend abgehandelt. Wesentlich scheint mir, daß man zwischen einem traumatischen Aneurysma und einer

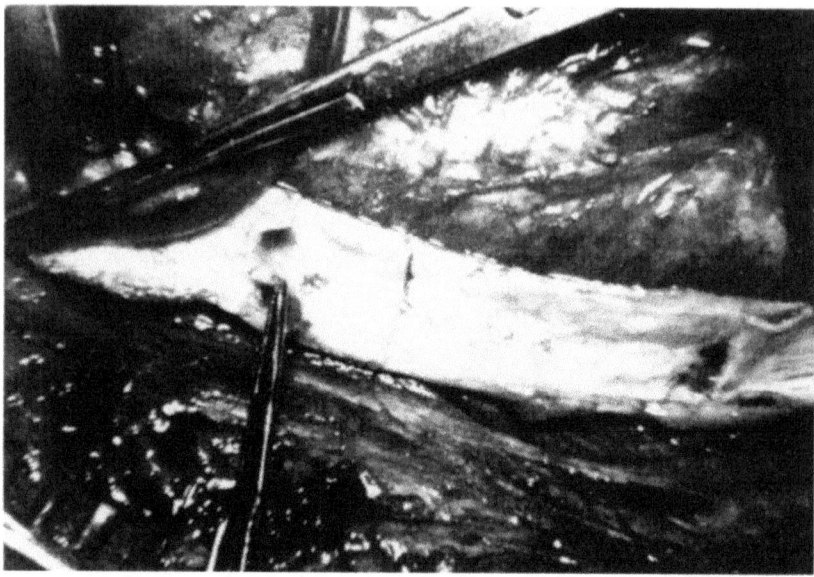

Abb. 14. Das Operationsfoto der eröffneten A. carotis comm. zeigt das eingerissene Ende der Intima auf der rechten Seite des Bildes und die prolabierte Intima durch die Klammer gehalten auf der linken Seite. (Aus McGough et al. 1972)

arteriovenösen Fistel unterscheidet. Die Gleichsetzung beider Termini in der älteren Literatur war entschuldbar, sie ist es heute nicht mehr. Diese arteriovenösen Fisteln sollten unsere besondere Beachtung finden, sorgfältige und umfassende histologische Untersuchungen sind hier in zukünftigen Beiträgen empfehlenswert und notwendig.

(6) Das *Lumen* der *A. carotis* kann in ihren *verschiedenen Gefäßabschnitten* durch *atheromatöse Prozesse*, besonders *Plaques*, auch *multilokulär eingeengt* sein. Zu einem der weiter oben aufgeführten traumatischen Gefäßschäden gesellt sich hier ein bereits bestehender. Eine bereits vorliegende Arteriosklerose hat besonders bei dieser Arterie einen wesentlichen pathoplastischen Einfluß auf die Schwere und Ausbreitung des traumatischen Schadens, sowohl an der Stelle des traumatischen Gefäßschadens selbst als auch im Ausbreitungsgebiet der Arterie im Gehirn. In bisherigen Veröffentlichungen über traumatische Gefäßschäden ist der gleichzeitig bestehenden Arteriosklerose viel zu wenig Beachtung geschenkt worden. Bei zukünftigen morphologischen Arbeiten ist zu fordern, daß beide Karotiden und beide Vertebralarterien freipräpariert und histologisch untersucht werden, wobei sowohl am arteriosklerotischen Gefäßprozeß als auch dem traumatischen Gefäßschaden Aufmerksamkeit geschenkt werden muß.

(7) Daß *anlagebedingte enge Gefäße* bei einem *zusätzlichen traumatischen Schaden*, etwa einer *Thrombose*, zu schweren Störungen der Blutzufuhr führen, ergibt sich zwangsläufig. Von Wichtigkeit ist bei der Aufarbeitung entsprechender Fälle, den Variationen des Gefäßverlaufs und dem Kollateralkreislauf, neben den Besonderheiten und der Größe des Gefäßes, größte Aufmerksamkeit zu schenken.

(8) *Ligaturen* der *A. carotis* sollten in einer systematischen Darstellung hier angefügt werden. Sie werden in einem getrennten Kapitel ausführlich dargestellt, vgl. S. 88.

VI. Thrombotische Verschlüsse der A. carotis

1. Historisches

ALBRECHT VON HALLER (1749) beschrieb bei einer 50jährigen Frau ein Aneurysma der Aorta. Es war partiell thrombosiert, der Thrombus hatte auch die linke A. carotis comm. und deren beide Äste verschlossen.

PETIT (1765) veröffentlichte die Kasuistik eines Patienten, bei dem ein thrombotischer Verschluß der rechten A. carotis comm. und A. carotis int. bestanden, ein Prozeß, der von einem Aneurysma an der Bifurkation seinen Ausgang genommen hatte. Die Sektion deckte eine Erweichung der linken und nicht wie zu erwarten, der rechten Großhirnhemisphäre auf.

Die erste pathologisch-anatomisch untersuchte Thrombose der A. carotis infolge stumpfer Gewalteinwirkung stammt von VERNEUIL (1872):

Ein Mann wurde bei einem Eisenbahnunglück im Schock unter einem Eisenbahnwagen gefunden. Es fanden sich lediglich Prellungen sowie eine größere Wunde am Perineum. In den nächsten 24 h entwickelte sich eine rechtsseitige Halbseitenlähmung, Aphasie sowie tiefe Bewußtlosigkeit. Die Diagnose Hirnblutung wurde gestellt. Tod nach 5 Tagen. Die *Sektion* ergab einen thrombotischen Verschluß der linken A. carotis int., der 2 cm distal vom Ursprung begann und sich bis in periphere Äste der A. cerebri med. fortsetzte. An der Ursprungstelle des Thrombus waren Intima und Media eingerissen und aufgerollt und bedeckten den Kern des Thrombus. Es bestand Erweichung im Bereich der linken Großhirnhemisphäre.

VERNEUIL sah die Ursache dieser Schädigung in einer Drehung des Halses ohne eine direkte Gewalteinwirkung auf das Gefäß selbst.

Weitere Veröffentlichungen stammen aus dem letzten Jahrhundert (CHEVERS 1845; KUSSMAUL 1872; PENZOLT 1881; BRISSAUD u. DE MASSARY 1898).

Ein wesentlicher Beitrag stammt von HUNT (1914), der die Wichtigkeit von Gefäßprozessen der A. carotis für die Entstehung von Erweichungen im Gehirn hervorhob. HUNT betonte, daß eine Erweichung in einem Gehirnareal nicht nur die Folge eines lokalen Prozesses zu sein brauche, sondern auch Folge einer Gefäßverengung einer der zuführenden Arterien. Der Autor sprach allerdings auch von einer „intermittierenden cerebralen Claudicatio", ein Terminus, der vom sprachlichen her recht unglücklich und völlig unakzeptabel ist.

Einen bedeutenden Fortschritt brachte die Einführung der zerebralen Angiographie durch EGAS MONIZ im Jahre 1927. Die Hirngefäße sowie die zuführenden Arterien konnten jetzt mit Hilfe von Kontrastmitteln sichtbar gemacht werden.

MONIZ et al. (1937) beschrieb 4 Beobachtungen von Thrombosen der A. carotis, die arteriographisch nachgewiesen werden konnten.

RIECHERT (1938) veröffentlichte die Befunde von 2 Patienten mit einem thrombotischen Verschluß der A. carotis; das zerebrale Angiogramm ließ eine Füllung von zerebralen Arterien von der A. carotis der Gegenseite erkennen.

Die folgenden Jahrzehnte brachten einen sprunghaften Anstieg entsprechender Mitteilungen, was wohl die Folge der sich ausbreitenden Anwendung der zerebralen Arteriographie war.

Die erste große morphologische Untersuchung der Karotiden sowie des Gehirns erfolgte durch HULTQUIST (1942), der 1400 Autopsien untersuchte.

2. Einführung

Viele Arbeiten enthalten *sowohl traumatische als auch spontane, nichttraumatische Verschlüsse der A. carotis.* Weiterhin sind sowohl solche enthalten, die nach stumpfer nichtpenetrierender Gewalteinwirkung gegen den Kopf als auch gegen Hals-/Nackenregion entstanden sind. Häufig werden sowohl solche nach stumpfer, nichtpenetrierender als auch solche nach penetrierender Gewalteinwirkung in derselben Mitteilung abgehandelt. Man wird in zukünftigen Mitteilungen sowohl genau zwischen der Art der einwirkenden Gewalt als auch der Region, wo dieselbe eingewirkt hat, unterscheiden und den nichttraumatischen Gefäßprozessen mehr Beachtung schenken müssen.

In vielen Darstellungen über thrombotische Verschlüsse der A. carotis int. sind sowohl traumatische als auch spontane zusammengefaßt (CHEVERS 1845; VERNEUIL 1872; PENZOLDT 1881; MONIZ et al. 1937; GALDSTON et al. 1941; HULTQUIST 1942; ANDRELL 1943; BARRE et al. 1947, 1950; CLARKE u. HARRIS 1948; KRAULAND 1948, 1950; FAUST 1949; CAMPAILLA u. TOTI 1951; ELVDIGE u. WERNER 1951; FISHER 1951, 1954; JOHNSON u. WALKER 1951; GURDJIAN u. WEBSTER 1953; FEIRING 1953, 1954; CHAMBERS 1954, 5 Fälle; GROSS 1954; SHAPIRO u. PEYTON 1954; CHRISTOPHE u. THIRY 1955; PAILLAS u. CHRISTOPHE 1955; POUYANNE et al. 1955; OTTO 1955; RISER et al. 1955; SAMIY 1955; MILETTI 1956; ARNULF 1957; BERRY u. ALPERS 1957; SASTRASIN, 65 Fälle; 1957; TORMA u. TROUPP 1957; RICHTER u. KAESER 1958; ROBERTS et al. 1958; HURWITZ et al. 1959; LUESSENHOP 1959; HUMPHREY u. NEWTON 1960; GURDJIAN et al. 1960, 285 Fälle; HEMMER u. WAGNER 1962; HARDY et al. 1962; THOMSON 1963; DONIGER 1963; KIRCHMAIR 1964; GUNNING et al. 1964; LITTLE et al. 1969; COHEN et al. 1970, 85 Fälle; STEIMLE et al. 1973; DUPLAY et al. 1974; RUBIO et al. 1974; DYKEN et al. 1974; HAFERKAMP 1975; BROWN et al. 1982; KARLIN u. MARKS 1983; DOHLER 1985).

Zusammenfassende Darstellung veröffentlichten FÖDISCH u. KLOSS (1964, 1966) sowie KINDT u. YOUMANS (1973).

Die folgenden Arbeiten über traumatische Gefäßverschlüsse der A. carotis nach meist stumpfen nichtpenetrierenden Gewalteinwirkungen enthalten sowohl Kasuistiken, in denen die Gewalt gegen den Kopf als solche, in denen die Gewalt gegen den Hals einwirkte. Oft, besonders in früheren Arbeiten, wird auf den Unfallhergang nicht eingegangen. In vielen Arbeiten werden sowohl traumatische als auch spontane Karotisthrombosen besprochen. Ich gebe zunächst die Autoren an, die Einzelkasuistiken oder Serien veröffentlicht haben (VERNEUIL 1872; STIERLIN u. MERTENBURG 1920; AGATSTON 1930; HYLAND 1933; GRECO 1935; CALDWELL 1936; MONIZ 1937, 1948; GALDSTONE et al. 1941; ANDRELL 1943; ERIKSON 1943; NORTHCROFT u. MORGAN 1944; CALDWELL u. HADDEN 1948; CLARK u. HARRIS 1948; PETIT-DUTAILLIS et al. 1949; ISCH 1949; LERICHE 1950; ELVDIGE u. WERNER 1951; R. C. SCHNEIDER u. LEMMEN 1952; IMSCHWEILER 1952; GURDJIAN u. WEBSTER 1953; GROSS 1954; PHILIPPIDES et al. 1954; THIEBAULT et al. 1954; PAILLAS et al. 1955; CLARK et al. 1955; KAESER 1955; PAILLAS u. CHRISTOPHE 1955; RISER et al. 1955; SEDZIMIR 1955; RICHTER u. KAESER 1958; FINKEMEYER 1955; BAUDO 1956; BOLDREY et al. 1956; ROSEGAY 1956; MURRAY 1957; FAIRBURN 1957; JACOBSON u. SKINHÖJ 1957; TORMA u. TROUPP 1957; YAMADA et al. 1967; HOCKADAY 1959; VERBIEST u. CALLIAUW 1959; MURPHY u. MILLER 1959; HUMPHREY u. NEWTON 1960; MORRIS et al. 1960; ZETTEL 1960; ACQUAVIVA et al. 1961; FRANTZEN et al. 1961; GERSTENBRAND et al. 1961; HÜBNER u. SCHAPS 1961; VIGOUROUX u. LAVIEILLE 1962; COLAS et al. 1962; FOTOPOULOS 1962; ISFORT 1962; THERKELSEN u. HORNESS 1963; NELSON u. MAHRU 1963; THOMSON 1963; LECHI u. NIZZOLI 1963; GUARDJIAN et al. 1963; HIGAZI 1963; KOLLMANSBERGER u. MITTELBACH 1963; HUBER 1964; DOTZAUER u. ADEBAHR 1964; FARIS et al. 1964; GUNNING et al. 1964; OJEMAN u. MOSER 1964; YASHON et al. 1964; GRISMER u. BLAKE 1964; KIRCHMAIR 1964; LECUIRE et al. 1965; VOGT 1965;

STEINBACH 1965; PITNER 1966; TOAKLEY u. McCAFFNEY 1965; BERAUD et al. 1966; GLEAVE 1966; YAMADA et al. 1967; FLEMING u. PETRIE 1968; GARG et al. 1968; GACS u. POOR 1968; HUGHES u. BROWNELL 1968; GOLDRING 1968; LITTLE et al. 1969; NEW u. MOMOSE 1969; HORNER et al. 1970; JANON 1970; McLYNN 1970; ZILKHA 1970; KAK 1970, 1972; GRATZL u. STEUDE 1971; GRUSS u. NADJMI 1971; JERNIGAN u. GARDNER 1971; MASTAGLIA et al. 1971; R. C. SCHNEIDER et al. 1971; GARCIA-ALVAREZ 1972; LITTLE u. MAY 1972; AMANN u. GERSTENBRAND 1972; BETZ u. PAAL 1972; CALCATERA u. HOLT 1972; McGOUGH et al. 1972; TOWNE et al. 1972; FLINT et al. 1973; STEIMLE et al. 1973; SULLIVAN et al. 1973; AGNOLI 1974, 5 Fälle; COHN u. STREIFLER 1974; DYKEN et al. 1974; SCHOTER 1975; BLAAUW 1976; DINNING u. ERIKSON 1976; RECOULES-ARCHE et al. 1976; REISNER et al. 1976; GONZALES 1977; KAUFMAN et al. 1977; AARBIE u. McQUEEN 1978; DHARKER u. DHARKER 1978; GERCHOW u. HEBERLE 1978; AJIR u. TIBBETTS 1981 sowie STEIMLE 1985).

Eine große Zahl von *traumatischen Thrombosen der A. carotis* sind die *Folgen von Verkehrsunfällen* (GERSTENBRAND et al. 1961; BRENNER et al. 1962; COLAS et al. 1962; FOTOPOULOS 1962; ISFORT 1962; VIGOUROUX u. LAVIEILLE 1962; HIGAZI 1963; TÖNNIS 1963; ZETTEL et al. 1963; FÖDISCH u. KLOSS 1966). Beobachtungen nach Stürzen beim Skilaufen veröffentlichten KIRCHMAIR (1964), LITTLE et al. (1969) sowie BONNETON et al. (1974).

Literaturübersichten über *thrombotische Verschlüsse* der A. carotis wurden vorgelegt von PAILLAS u. CHRISTOPHE (1955), HÜBNER u. SCHAPS (1961), FOTOPOULOS (1962), BEALL et al. (1963), FÖDISCH u. KLOSS (1966), YAMADA et al. (1967), KAUFMAN et al. (1977), KRAJEWSKI u. HERTZER (1980).

FÖDISCH u. KLOSS konnten 1966 nach strenger Auslese 63 Fälle von Thrombose der A. carotis aus der Literatur zusammenstellen. KAUFMAN et al. (1977) gaben 115 Veröffentlichungen über traumatische Verschlüsse der A. carotis an. Die Zahl der beobachteten und veröffentlichten Fälle ist sicherlich viel größer.

3. Einteilungsmöglichkeiten

Man kann die *traumatischen Schäden* der A. carotis demnach *ordnen:* (1) *Topographisch-anatomisch* nach dem *Gefäßabschnitt*, in dem sie vorkommen, (2) nach den *Verletzungsmechanismen* und (3) nach der *Art* der *Gefäßverletzung*.

4. Topographisch-anatomische Einteilung

Folgt man einer *topographisch-anatomischen Einteilung*, so können diese traumatischen Schäden in allen *4 Gefäßabschnitten* vorkommen, wie sie eingangs anatomisch vorgenommen wurde, nämlich: (1) Im *zervikalen* oder *Halsabschnitt*, (2) im *Abschnitt im Felsenbein*, (3) im *intrakavernösen Abschnitt* und (4) im *intrakraniellen Abschnitt*, man spricht auch von der *A. carotis int. cerebralis*.

(1) *Gefäßverletzungen im zervikalen oder Halsabschnitt* werden im folgenden bei den Verletzungsmechanismen eingehend dargestellt, (2) solche im *Abschnitt* im *Felsenbein* (Schädelbasis) und (3) solche im *Abschnitt* im *intrakavernösen Bereich* (Sinus cavernosus) werden im folgenden bei den Verletzungsmechanismen infolge Schädelbasisbrüchen eingehend dargestellt. (4) Im *intrakraniellen Abschnitt* (supraclinoidal) wurden Beobachtungen von DE VEER u. BROWDER (1942), DRATZ u. WOODHALL (1942), SEDZIMIR (1955), SHAW u. FOLTZ (1968) mitgeteilt. Sie können die Folge einer Embolie oder einer anterograden Fortsetzung von einem Thrombus im Halsbereich sein (SEDZIMIR 1955; MURRAY 1957; PITNER 1966; MILLER u. AYERS 1967). Die Kausalität ist auch in umgekehrter Richtung (retrograd) diskutiert worden (SEDZIMIR 1955).

FÖDISCH (1970), der die Literatur auswertete, fand unter 126 Fällen die Thrombose bei 50% 1–3 cm distal der Bifurkation, in den übrigen Beobachtungen waren sie gleichmäßig auf den mittleren, distalen und Felsenbeinanteil der Arterie verteilt. Man kann feststellen, daß etwa 80% der traumatischen Verschlüsse im Halsbereich liegen.

REISNER et al. (1976) berichteten über 8 Patienten, bei denen sich nach stumpfer Gewalteinwirkung gegen Schädel und Gehirn thrombotische Verschlüsse zerebraler Gefäße entwickelt hatten.

WESSELY u. GAUDERNAK (1976) veröffentlichten 5 weitere Beobachtungen, von denen 4 die Folge von stumpfen Gewalteinwirkungen gegen Kopf oder Nacken waren, während bei einer Beobachtung eine Schußverletzung der rechten Halsseite vorlag.

REISNER (1980) wertete seine eigenen 7 Fälle mit den 5 von WESSELY u. GAUDERNAK im Jahre 1976 veröffentlichten Beobachtungen aus. Von diesen insgesamt 12 Patienten waren 11 Männer und eine Frau. Die Gewalteinwirkungen reichten von Schädelprellungen über Gehirnerschütterungen leichteren Grades bis zu einem Schädelbasisbruch mit Kontusionen des Gehirns. Insgesamt hatten 6 Patienten lediglich Schädelprellungen und 5 eine Hirnerschütterung. Die Patienten standen im Alter von 30–72 Jahren. Die Thrombosen betrafen 7mal die linke und 21mal die rechte A. carotis int., einmal die A. cerebri med. links und einmal rechts. In einem Fall war es zu intramuralen Blutungen mit Intimaeinrissen, auf die sich Thromben etabliert hatten, in den Aa. cerebri post. rechts und Aa. cerebellaris sup. gekommen. Bei 4 dieser Patienten liegen Obduktionsbefunde vor. Die restlichen 8 Patienten zeigten klinisch Remissionen verschiedener Grades.

5. Ort der Gewalteinwirkung und Lokalisation der Verletzung

In der Serie von FÖDISCH u. KLOSS (1966) waren 65mal diesbezügliche Angaben vorhanden: 20mal wirkte die Gewalt nur auf den Kopf ein, 12mal auf Kopf und Hals gleichzeitig, 17mal nur auf den Hals, 7mal auf den Gaumenbereich und 9mal auf den gesamten Körper.

Die Lokalisation der Verletzungen der A. carotis und die Obliteration bzw. der Kontrastmittelstop müssen nicht unbedingt miteinander übereinstimmen.

Die Lokalisation der Verletzungen wird zunächst besprochen, dann folgen Daten darüber, welche Seite befallen ist, denen Angaben über den Orten der Obliteration bzw. des Konstrastmittelstops folgen.

Die *Lokalisation* der *Verletzungen* der *A. carotis* ist in Abb. 15 dargestellt. Die A. carotis comm. war am häufigsten verletzt, nämlich in 75% aller Verletzungen. Die A. carotis ext. war zusammen mit der A. carotis comm. bei 10 Patienten verletzt. Die Verletzungen fanden sich auf der linken Hals-/Nackenseite bei zwei Dritteln der Patienten; sie verursachten daher in einem größeren Prozentsatz neurologische Ausfallserscheinungen in der dominierenden Großhirnhemisphäre.

Unter 269 Fällen der Literatur, die MUMENTHALER et al. (1961) sichteten, waren 165mal die linke und 104mal die rechte A. carotis befallen. In ihrer eigenen Serie fanden diese Autoren 14mal die linke, 10mal die rechte A. carotis befallen und einmal trat der Prozeß beidseitig auf.

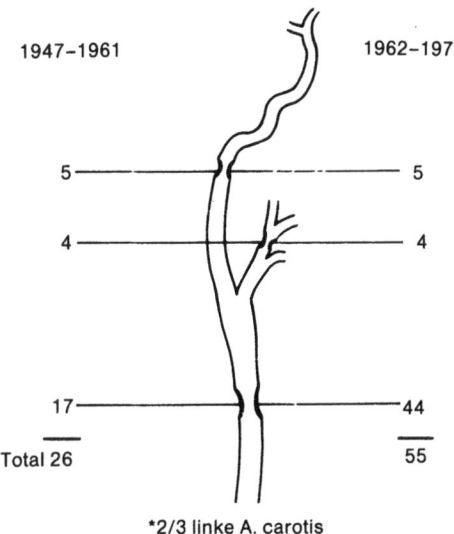

Abb. 15. Lokalisation der Verletzungen der A. carotis. (Aus RUBIO 1974)

Die Obliteration bzw. der Kontrastmittelstop besteht im allgemeinen in der A. carotis int. zwischen dem Foramen caroticum und dem Abgang der A. ophthalmica. PAILLAS et al. (1955) nannten einen Prozentsatz von 80%. Am häufigsten findet sich der Verschluß etwa 1–2 cm oberhalb des Abganges der A. carotis int. Der Verschluß kann auch im knöchernen Felsenbeinkanal sein (MUMENTHALER et al. 1961; Fall 24, im Siphon; MUMENTHALER et al. 1961, Fall 17, auch in Höhe des Atlasbogens; MUMENTHALER et al. 1961, Fall 7).

FÖDISCH u. KLOSS (1966) gaben die Einteilung der Gefäßstrecken, in denen traumatische Thrombosen der A. carotis auftraten, in: (1) *Vom Karotisursprung bis zum Foramen caroticum ext.*, (2) *Pars temporalis* und *Pars sphenoidalis* bis zur *Durchbruchstelle* und (3) *intrakranieller Abschnitt* und *Äste*.

In der großen Serie von FÖDISCH u. KLOSS (1966) von 70 thrombotischen Gefäßverschlüssen der A. carotis (7 eigene und 63 aus der Literatur) lagen 5 im Bereich der A. carotis comm., 36 im Anfangsteil der A. carotis int., 8 an der Eintrittsstelle dieses Gefäßes in den Canalis caroticus, 9 an dessen Foramen internum (oder knapp darüber) und 7 im Bereich der A. cerebri med. Fünf Verschlüsse im oberen Abschnitt der Halsschlagader entstanden durch direkte Verletzung über die Mundhöhle. Primärthrombosen in der Pars temporalis fanden sich in der Serie von FÖDISCH u. KLOSS nicht, ein Hinweis für die geschützte Lage dieses Gefäßabschnittes.

6. Verletzungsmechanismen

Thrombotische Verschlüsse der *A. carotis* können die Folge von folgenden Schädigungen sein: (a) *Stumpfe nichtpenetrierende Gewalteinwirkungen* gegen den *Hals*, auch solche infolge (b) *Schlagwirkung* beim *Boxen*, (c) *penetrierende*

Gewalteinwirkungen des Halses einschließlich Messerstich- und Schußverletzungen, (d) *Gewalteinwirkungen gegen den Kopf* mit indirekter Übertragung der Kräfte auf die Halsregion, e) *Traumatischer Verschluß* der *A. carotis* nach geringgradigen Gewalteinwirkungen gegen den *Kopf,* (f) *Verletzungen des Gesichtsschädels,* (g) *intraorale Verletzungen* des *Gaumens* und der *Tonsillenregion,* sog. *Pfählungsverletzungen,* (h) *Schädelbasisbrüche,* (j) *frontobasale Schädel-Hirn-Verletzungen,* (k) *indirekte Verletzungen des Kopfes* mit *Überstreckung* und *Dehnung des Halses* bei *direkter Beschleunigung* des *angeschnallten Torso in verschiedenen Vektorrichtungen (Verletzungen* vom *Whiplashtyp),* (l) *Strangulation und Würgen,* (m) *Erhängen,* (n) *traumatische Karotisverschlüsse* durch *Sicherheitsgurte,* (o) *Verschluß* durch *Fingerdruck, Manipulation oder Kompressionstest,* (p) *operative Eingriffe,* (q) *iatrogene Verletzungen,* (1) nach *perkutaner Punktion* anläßlich einer *Arteriographie,* (2) nach *Bestrahlung eines Karzinoms* des *Stimmbandes,* (r) sog. *Hypophysenapoplexe* mit nachfolgendem *thrombolischem Verschluß,* (s) bei *Diphtherie* und (t) sog. *spontane, nichttraumatische thrombotische Verschlüsse.*

a) Stumpfe, nichtpenetrierende Gewalteinwirkungen gegen den Hals

Stumpfe, nichtpenetrierende Gewalteinwirkungen gegen den Hals, auch solche infolge Schlageinwirkung beim *Boxen,* wurden veröffentlicht von VERNEUIL (1872), GRECO (1935), CALDWELL (1936), CAIRNS (1942), ERICKSON (1943), NORTHCROFT u. MORGAN (1944), CALDWELL u. HADDEN (1948), RANEY (1948), R. C. SCHNEIDER u. LEMMEN (1952), 2 Fälle; THIÉBAULT et al. (1954), CLARKE et al. (1955), SEDZIMIR (1955), BOULDREY et al. (1956), JACOBSON u. SKINHOJ (1957), MURRAY (1957), HOCKADAY (1959), HUMPHREY u. NEWTON (1960), ZETTEL (1960), HÜBNER u. SCHAPS (1961), GURDJIAN et al. (1963), THERKELSEN u. HORNNES (1963), HOUCK et al. (1964), TOAKLEY u. MCCAFFNEY (1965), PITNER (1966), YAMADA et al. (1967), MILLER u. AYERS (1967), HUGHES u. BROWNELL (1968), VERBIEST u. CALLIAUW (1969), GRUSS u. NADJMI (1971), JERNIGAN u. GARDNER (1971), TOWNE et al. (1972), SILVERNAIL et al. (1975), GONZALES (1977), BATZDORF et al. (1979), FRY u. FRY (1980), KRAJEWSKI u. HERTZER (1980), PERRY et al. (1980), 17 Fälle; RICHAUD et al. (1980), 17 Fälle; DRAGON et al. (1981), MAURER et al. (1984), STEIMLE (1985).

Der Halsteil der A. carotis int. ist besonders bei stumpfer Gewalteinwirkung gefährdet. Bei bestimmter Kopfhaltung ist das Gefäß lediglich von der Haut und Faszie bedeckt und wird durch die einwirkende Gewalt gegen die Processus transversi der oberen Halswirbelkörper gedrückt.

Die Arterie kann durch *Kompression* mit *gleichzeitiger Quetschung* der *Gefäßwand* geschädigt werden, wenn das *Gefäß gegen laterale Anteile* von *Atlas, Epistropheus (Axis)* oder *Processus transversus* der *oberen Halswirbelkörper* gepreßt wird (Abb. 16a, b). Dieser Verletzungsmechanismus kann als gesichert gelten (BOLDREY et al. 1956; BONNAL et al. 1967).

BOLDREY et al. (1956) machten auf den Befund aufmerksam, daß bei ihren Patienten der thrombotische Verschluß der A. carotis int. in Höhe der Processus transversus der oberen Halswirbelkörper auftrat. Die Autoren, die über eine Serie von 24 Beobachtungen von thrombotischem Verschluß der A. carotis int. berichteten, fanden bei einem Viertel ihrer Patienten, daß eine Kompression der

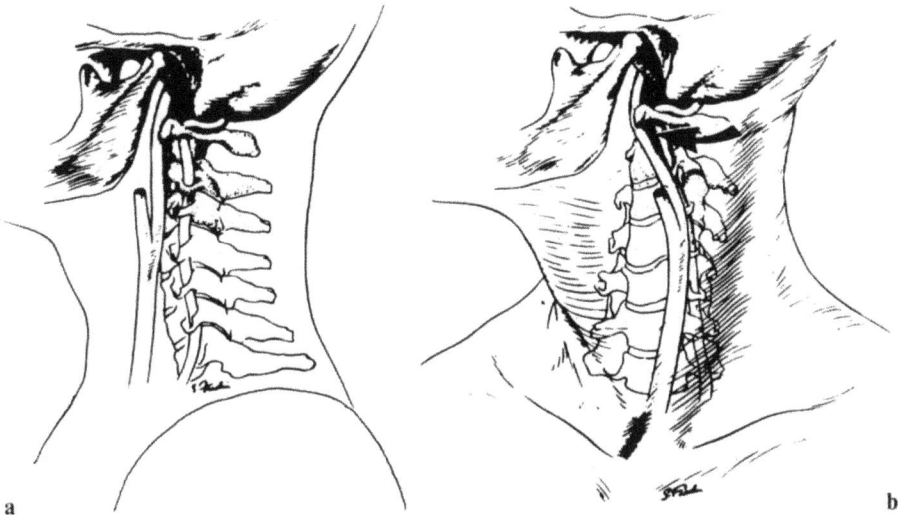

Abb. 16. a Die Darstellung der linken Halsseite zeigt die A. carotis int. während ihres Verlaufes in normaler Lage. **b** Bei Rotation des Kinns zur kontralateralen Seite zeigt sich, daß die A. carotis in Höhe von C1/C2 durch Karotistuberkula des Atlaskörpers komprimiert wird (s. *Pfeil!*). (Aus SCHNEIDER 1985)

A. carotis int. durch den Processus lateralis des Atlas einen möglichen ätiologischen Faktor darstellt.

Wird der Kopf nach rechts gedreht, so liegt die linke A. carotis int. direkt an diesem Querfortsatz, mit Kopfdrehung nach links ist die rechte Arterie in gleicher Weise beteiligt. Die Autoren nehmen an, daß in diesem Bereich sowohl ein Spasmus der Arterie als auch eine direkte mechanische Kompression der Arterie auftreten kann. Dieser Vorgang kann zur Bildung eines Thrombus in der Arterie führen. In anderen Anteilen kann der Gefäßstamm gegen die knöcherne Halswirbelsäule gedrückt und dabei verletzt werden. Die Wirksamkeit von Karateschlägen oder Boxhieben beruht auf diesem Mechanismus.

Ob, wie einige Autoren behaupten (DAVIS u. ZIMMERMAN 1983), eine plötzliche und starke Rotation des Kopfes mit einer Hyperextension der HWS eine Voraussetzung für die Verletzung ist, bezweifle ich nicht. Eine heftige, stumpfe Gewalteinwirkung gegen laterale Halsanteile, wie sie etwa beim Boxen häufig vorkommt, ist m. E. völlig ausreichend.

Es ist auffallend, daß auch bei nichttraumatischen Thrombosen der A. carotis int. eine bevorzugte Lokalisation bei C1 besteht. Wahrscheinlich sind die Kopf- und Halsbewegungen, die zu gehäuften Kompressionen des Gefäßes gegen das Tuberculum atlantis führen, hierfür anzuführen, eine Erklärung, die auch gut zu VERNEUILS Konzept für Läsionen in diesem Gefäßabschnitt paßt. Auf die Ausführungen auf S. 44 wird verwiesen. An sich ist die A. carotis comm. und int. bei Kopf- und Halsbewegungen in ihrer Gefäßscheide leicht beweglich (Abb. 17).

Jede stumpfe Gewalteinwirkung kann zu einem Riß der Intima und/oder Media führen. Die Rißstelle bildet den Ausgangspunkt für eine Thrombusbil-

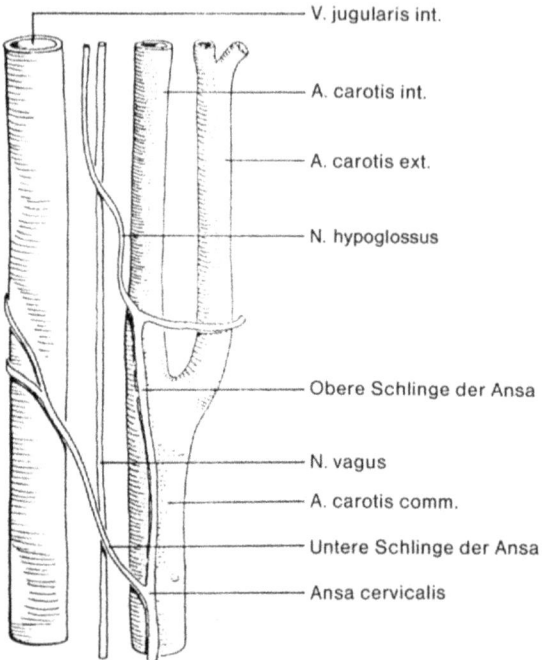

Abb. 17. Zeichnerische Darstellung der anatomischen Strukturen in der bindegewebigen Scheide der A. carotis. (Aus VANEZIS 1989)

dung, die bei der Autopsie nachgewiesen werden kann (VERNEUIL 1872; GRECO 1935; NORTHCROFT u. MORGAN 1944; CALDWELL u. HADDEN 1948; CLARKE et al. 1955; MURRAY 1957). Vorhandene atheromatöse Veränderungen – sie befinden sich bevorzugt im Bereich der Bifurkation – können die Gefäßwand zu einer Verletzung prädisponieren. Auch hier muß in erster Linie an eine Überdehnung oder Kompression/Kontusion des Gefäßrohres gedacht werden.

Es unterliegt keinem Zweifel, daß Thrombosen der A. carotis auch ohne Vorliegen von Rissen der Intima auftreten können. In der Mehrzahl sind die Thrombosen Folge einer stumpfen Gewalteinwirkung. In einzelnen Fällen können sie Folge der Druckwirkung von Sicherheitsgurten sein (CLARKE u. WHITTAKER 1980) oder Folge von Streifschüssen (STIERLIN u. MERTENBURG 1920).

Risse der Intima und/oder der Media können neben der Bildung von Thromben auch zu dissezierenden Aneurysmen mit teilweisem oder vollständigem Verschluß des Lumens, sackförmigen traumatischen Aneurysmen mit sofortiger oder späterer Ruptur führen.

R. C. SCHNEIDER u. LEMMEN (1952), die über 2 Patienten mit Thrombose der A. carotis int. nach stumpfer Gewalteinwirkung auf den Hals berichteten, hoben hervor, daß die Patienten trotz der schweren neurologischen Ausfallerscheinungen auffallend alert und gut orientiert waren, eine Beobachtung, die von OLAFSON u. CHRISTOFERSON (1970) bestätigt wurde. Diese interessante beschriebene Besonderheit im klinischen Bild muß jedoch durch größere, sowohl klinische als auch autoptische Serien entsprechender Beobachtungen gesichert werden.

b) Schlagwirkung auf den Hals bei Boxern

Diese *Verletzungen*, die nach *Schlagwirkung* auf den *Hals* bei *Boxern* auftreten, gehören zu den *stumpfen*, werden aber gesondert besprochen (ROSEGAY 1956; HOCKADAY 1959; MURPHY u. MILLER 1959; STRASSMANN u. HELPERN 1968).

Den Mechanismus einer Gefäßschädigung durch einen heftigen Schlag auf den Hals, der die A. carotis int. so stark auf die Querfortsätze des Atlas, Epistropheus bzw. der oberen Halswirbel preßt, daß Gefäßwandschäden resultieren, wurde bereits im vorhergehenden besprochen (vgl. Abb. 16).

ROSEGAY (1956) beschrieb einen 29jährigen, der in einem Boxkampf eine k.o.-Niederlage erlitt. Bei der *stationären Aufnahme* erlangte er das Bewußtsein wieder. Es bestand eine ausgeprägte Taubheit im linken Arm und Bein. Während der nächsten Stunden verstärkte sich die Lähmung in eine schwere spastische Hemiparese. Ein rechtsseitiges *Karotisangiogramm*, das 18 Tage später durchgeführt wurde, zeigte den Verschluß der A. carotis int. etwas distal vom Abgang der A. communicans post. Bei dem Patienten trat eine leichte Besserung ein, jedoch blieb der Gang spastisch-ataktisch. Die Funktionen der linken Hand bildeten sich nicht zurück.

HOCKADAY (1959) berichtete über einen 21 Jahre alten Berufsboxer, der einen Boxkampf zwar nach Punkten verloren hatte, angeblich jedoch keine besonders harten Schläge einzustecken hatte. Etwa 45 min nach dem Kampf mußte er erbrechen, es entwickelten sich in kurzer Zeit eine motorische Aphasie und eine rechtsseitige Hemiparese. Die *Arteriographie* zeigte einen Verschluß in der linken A. carotis int. nahe der Schädelbasis. Die rechtsseitige Lähmung und Aphasie begannen sich etwa 10 Tage später zurückzubilden. Sechs Wochen später lag nur noch eine milde Aphasie vor mit mäßiger Fazialisschwäche rechts, schwerer spastischer Lähmung des rechten Armes und mäßiger des linken Arms. Drei Jahre später bestand noch ein völliger Bewegungsverlust des rechten Unterarms und der rechten Hand. Interessant ist im Hinblick auf die Aphasie, daß er ein Linkshänder ist und Linkshändigkeit in der Familie vorkam.

MURPHY u. MILLER (1959), die über eine Serie von 21 Fällen von Insuffizienz der A. carotis berichteten, beschrieben einen 16 Jahre alten „Golden Glove" Boxer, der einen Tag nach einer Punktniederlage *stationär aufgenommen* wurde. Er war nicht niedergeschlagen worden und konnte allein nach Hause gehen. Am nächsten Morgen war er jedoch nicht in der Lage, allein aus dem Bett wegen einer rechtsseitigen Halbseitenlähmung mit Aphasie aufzustehen. Es setzte eine zunehmende Bewußtseinstrübung ein. Ein linksseitiges *Karotisangiogramm* zeigte einen inkompletten Verschluß der A. carotis int. an der Bifurkation. Es wurde eine *Exploration* der *Arterie* vorgenommen, die jetzt völlig verschlossen war, ein subintimal gelegenes Blutkoagulum wurde entfernt und dadurch ein retrograder Blutstrom erzeugt. Am 18. Tag wurde eine erneute *Karotisangiographie* durchgeführt – die Halbseitenlähmung hatte sich nur minimal gebessert – dabei zeigte sich die A. carotis int. durchgängig. Es lag aber ein vollständiger Verschluß der linken A. cerebri med. – wahrscheinlich durch einen präoperativen Embolus – vor. 21 Monate später berichtete der Hausarzt, daß der Junge ausreichend sprechen könne, er auch versuche, mit seinem spastischen Gang zu gehen, daß sich aber keine Besserung der Armfunktion erreichen ließ.

STRASSMANN u. HELPERN (1968) teilten die Krankengeschichte eines 30jährigen Berufsboxers mit, die eine k.o.-Niederlage erlitten hatte und etwa 30 min bewußtlos gewesen war. Der Boxer erholte sich soweit, daß er von Philadelphia, wo der Kampf stattgefunden hatte, zu seinem Wohnsitz in New York reisen konnte. Er hatte Kopfschmerzen, anfallsweise Bewußtlosigkeit und eine zunehmende Halbseitenlähmung links. Das *Angiogramm* zeigte einen Verschluß der rechten A. carotis int. Wegen eines vermuteten subduralen Hämatoms wurde eine *Kraniotomie* durchgeführt, die aber lediglich eine Hirnschwellung zeigt. Der Patient *verstarb* 24 h später, 3 Wochen nach seiner k.o.-Niederlage.

Die *Autopsie* zeigte Thromben im intrakraniellen Anteil der rechten A. carotis int. und der A. cerebri med. mit hämorrhagischer Nekrose der rechten Großhirnhemisphäre, besonders der basalen Ganglien und des Temporallappens. Die Blutungen des Pons waren sekundärtraumatischer Natur und frischer.

Hier lag nach einem schweren Niederschlag beim Boxen zunächst ein symptomfreies Intervall von mehreren Stunden vor, bevor die ersten zerebralen Folgeerscheinungen einer Thrombose der rechten A. carotis int. in ihrem intrakraniellen Abschnitt einsetzten.

c) Penetrierende Gewalteinwirkungen des Halses einschließlich Messerstich- und Schußverletzungen

Penetrierende Gewalteinwirkungen des *Halses* einschließlich *Messerstich-* und *Schußverletzungen* wurden von MAKINS (1916), COLLEDGE of DUNN (1917), STIERLIN u. MERTENBURG (1920), KYRLE u. STROTZKA (1944), MOORE u. TURNBULL (1944), SCHWARTZWALD (1946), LAWRENCE et al. (1948) 17 Fälle, GOALD u. RONDEROS (1961), BEALL et al. (1963), SHIRKEY et al. (1963), WILSON u. MARKESBERY (1966), PHILIPS (1967), BERDAL u. EMBLEM (1968), RICH u. HUGHES (1969), COHEN et al. (1970), AFZELIUS et al. (1972), BRADLEY (1973) und LIEKWEG u. GREENFIELD (1978) beschrieben. Über eine beidseitige Verletzung durch Geschoßwirkung mit sofortiger Wundversorgung berichtete HALLER (1962).

SCHWARZWALD (1946) berichtete über einen 33jährigen Soldaten, der infolge einer Minenexplosion durch einen Metallsplitter eine penetrierende Wunde der linken Halsseite erlitt. *Röntgenologisch* war zwischen C3 und C4 in der Gegend der Karotisbifurkation ein Metallschatten nachweisbar. Der *Tod* trat 20 h nach der *stationären Aufnahme* ein. Bei der *Autopsie* fand sich eine ausgedehnte Blutung im Bereich der linken Halsregion, die eine bedeutende Druckwirkung auf die umgebenden anatomischen Strukturen ausübte. In der Bifurkation der A. carotis int. lag ein Metallsplitter. Der vordere Abschnitt der A. carotis int. zeigte eine Öffnung des Gefäßes, die etwa ein Drittel des Gefäßumfanges einnahm. Innerhalb des Gefäßes war ein thrombotischer Verschluß. Das Gehirn zeigte linksseitig eine beginnende Erweichung, die im wesentlichen die Regio Rolandi einnahm.

BEALL et al. (1963) berichteten über 25 Patienten mit 26 penetrierenden Verletzungen der Karotiden. Die Mortalität betrug 20%, allerdings starben 3 Patienten bereits im Notaufnahmeraum, ohne daß mit einer Behandlung begonnen werden konnte. Von den 22 Patienten, bei denen eine operative Versorgung vorgenommen wurde, verstarben zwei, das bedeutet eine Operationsmortalität von 9%. Unter den 20 überlebenden Patienten hatte einer eine permanente Hemiplegie, drei Residuen einer Hemiplegie, einer davon mit einer Aphasie.

COHEN et al. (1970) berichteten über eine Serie von 85 penetrierenden Kriegsverletzungen (Vietnamkonflikt) der A. carotis comm. und der A. carotis int. 15% der Patienten verstarben, jedoch waren 5 der 13 Patienten, die verstarben, auf zusätzliche Verletzungen zu beziehen. 10% der Patienten hatten bei der Aufnahme einen neurologischen Befund.

d) Gewalteinwirkungen gegen den Kopf mit indirekter Übertragung der Kräfte auf die Halsregion

Thrombotische Verschlüsse einer *A. carotis* nach *Gewalteinwirkung* gegen den *Gesichts-* und *Hirnschädel* wurden in der Literatur beschrieben. Bei diesen Beobachtungen konnte eine direkte Gewalteinwirkung auf die Arterie selbst im Halsbereich mit Sicherheit ausgeschlossen werden (LÖHR 1936; CAIRNS 1942; SEDZIMIR 1955, 6 Fälle; HOCKADAY 1959; BRENNER et al. 1962; HOUCK et al. 1964; DOTZAUER u. ADEBAHR 1964; GLEAVE 1966; BERAUD et al. 1966; GARG et al. 1968; HUGHES u. BROWNELL 1968; MASTAGLIA et al. 1969, 1970; HORNER et al. 1970; OLAFSON u. CHRISTOFERSON 1970; MURTHY et al., 2 Fälle, 1980).

Auch wurde ein *thrombotischer Verschluß beider Karotiden* nach Gewalteinwirkung gegen den *Kopf* beschrieben (YASHON et al. 1964).

MURTHY et al. (1980) beschrieben die Befunde bei 2 Patienten mit traumatischer Thrombose der A. carotis int. nach Gewalteinwirkung gegen den Kopf. Es handelte sich um einen 24jährigen Patienten mit einem PKW-Unfall und einen 25 Jahre alten Mann mit einem Sturz von einem Kamel.

Eine Sonderform der direkten Gewalteinwirkung gegen den Kopf kann bei bestimmter Vektorrichtung der einwirkenden Gewalt zu einer extremen Hyperextension und/oder Lateroflexion zur Gegenseite führen.

Ein solcher Mechanismus kann dann auftreten, wenn ein Fahrzeuginsasse mit seinem Kopf gegen vordere Anteile des Fahrzeuginnenraumes aufschlägt, oder aber, wenn ein Individuum nach vorn stürzt und mit dem Gesicht aufschlägt. Bei diesem Verletzungsmechanismen kann die A. carotis int. überdehnt werden und gegen den Querfortsatz des 3. HWK oder gegen den des 2. oder 1. Halswirbelkörpers gedrückt werden, wobei lediglich der dünne Musc. longus capitis zwischen beiden Strukturen liegt. Dabei können Intima und/oder Media der Arterie reißen, während die mehr elastische Adventitia unbeschädigt bleibt (TOWNE et al. 1972). Es handelt sich um den gleichen Mechanismus wie bei direkter Gewalt gegen die Halsregion. Bei Gewalteinwirkung gegen den Kopf ist die extreme Überstreckung des Kopfes ein wesentlicher Faktor, bei direkter Gewalteinwirkung gegen den Hals wird das Gefäß gegen knöcherne Strukturen der HWS gepreßt, dabei geprellt und überdehnt.

e) Traumatischer Verschluß der A. carotis nach geringgradigen Gewalteinwirkungen gegen den Kopf

Geringgradige Gewalteinwirkungen gegen den *Kopf* oder die *HWS* können zu *traumatischen Verschlüssen* der *A. carotis* führen. Entsprechende Beobachtungen wurden von ERIKSON (1943), LAWRENCE et al. (1948), RANEY (1948), R.C. SCHNEIDER u. LEMMEN (1952), SEDZIMIR (1955), HIGAZI (1963), OLAFSON u. CHRISTOFERSON (1970) und LINDENBERG (1972) veröffentlicht.

Zwei weitere Beobachtungen wurden von OLAFSON u. CHRISTOFERSON (1970) mitgeteilt. Die Autoren sprechen zwar von leichten (minor) Verletzungen; ich zögere hier zuzustimmen, denn beide Patienten waren unmittelbar nach der Gewalteinwirkung bewußtlos.

f) Verletzungen des Gesichtsschädels

Verletzungen des *Gesichtsschädels* sind von BROBEIL (1955; GARRISON et al. (1975) und BERMAN (1975) veröffentlicht worden.

BROBEIL (1955) berichtete über einen Kranken, der mit dem Motorrad von hinten auf einen bremsenden Lastwagen aufgefahren war und dabei einen Unterkieferbruch erlitten hatte. Es war ebenfalls nach mehrstündigem Intervall zu einer linksseitigen Lähmung gekommen, als deren Ursache *angiographisch* ein Verschluß der A. carotis int. nachgewiesen wurde. Die *Resektion* des *thrombosierten Gefäßabschnittes* hatte keine Besserung der Lähmung zur Folge.

g) Intraorale Verletzungen der Gaumen- und Tonsillenregion, sogenannte Pfählungsverletzungen

Intraorale Verletzungen der *Gaumen-* und *Tonsillenregion*, sog. *Pfählungsverletzungen*, wurden sowohl bei *Kindern* als auch bei *Erwachsenen* mitgeteilt. Die entsprechenden Verletzungen bei Kleinkindern, Kindern und Erwachsenen werden getrennt besprochen, zunächst werden die kindlichen Verletzungen, dann die bei Erwachsenen behandelt.

Thrombotische Verschlüsse der *A. carotis int.* nach *intraoralen Verletzungen* bei *Kindern* wurden mitgeteilt von CALDWELL (1936), KIENER (1940), LERICHE (1950), PHILIPPIDES et al. (1954), OTTO (1955), BAUDO (1956), 3 Fälle; FAIRBURN (1957), BICKERSTAFF (1964), 2 Fälle; SHILLITO (1964), 2 Fälle; PITNER (1966), 2 Fälle, KAK u. GORDON (1972).

Der *Unfallmechanismus* ist recht *einheitlich*. Die meisten Kinder stürzen beim Spiel mit einem Gegenstand, etwa einem Bleistift oder etwas ähnlichem im Mund nach vorn. Das Objekt wird dann beim Aufschlag auf das Gesicht in die Gaumen- oder Tonsillenregion gestoßen.

Es folgt eine Auswahl von Kasuistiken, die Unfallmechanismen und wichtigste klinische Befunde zeigen.

CALDWELL (1936) berichtete über einen 16jährigen, der bei einem Sturz auf eine Hecke eine Verletzung des weichen Gaumens erlitt. Einige Stunden später trat eine Bewußtseinstrübung auf, er wurde apathisch und innerhalb von 10 h hatte sich eine rechtsseitige Hemiparese ausgebildet. Er war tief bewußtlos und *starb* 6 Tage später.

Bei der *Autopsie* fand sich ein thrombotischer Verschluß der linken A. carotis int., der sich in der Halsregion bis in die A. cerebri med. ausgedehnt hatte. Es bestand eine Hirnerweichung im Ausdehnungsgebiet der A. cerebri med.

KIENER (1940) veröffentlichte die Befunde eines 15jährigen Skiläufers, der sich beim Sturz den Griff des Skistockes in die Mundhöhle stieß. Eine Verletzung im Rachen wurde vernäht, klares Bewußtsein. Am nächsten Tag wurde der Patient bewußtlos aufgefunden. Er *stirbt* am nächsten Morgen.

Die *Autopsie* ergibt, daß die A. carotis int. knapp vor ihrem Eintritt in den Schädel spindelförmig aufgetrieben und an dieser Stelle thrombotisiert ist. Es besteht als Folge eine Erweichung des durch die A. cerebri med. versorgten Hirngebietes.

BAUDO (1956):

Fall 1: 4;3 Jahre altes Mädchen versuchte, einen Metallstift mit ihren Zähnen in den Boden zu drücken, fiel jedoch und verletzte ihre rechte Tonsillenregion.

Fall 2: 4;10 Jahre altes Mädchen versuchte mit einem Bleistift im Mund, auf ein Sofa zu klettern, fiel und stieß mit dem Kopf gegen einen nahestehenden Stuhl. Der Bleistift steckte im linken Gaumenbogen und mußte herausgezogen werden.

Fall 3: 1;7 Jahre alter Junge ging über eine Wiese mit einem kleinen Pflanzholz in seinem Mund. Er fiel, das Holzstück wurde in den weichen Gaumen und rechten Gaumenbogen getrieben.

Im *1. Fall* bestand eine homolaterale Hemiparese mit Sensibilitätsstörungen, im *2. Fall* bestand eine Aphasie, eine unter homonyme Quadrantenhemianopsie und ein transientes Papillenödem und im *3. Fall* traten Gesichtszuckungen sowie eine schlaffe Parese des linken Armes und Beines auf. *Alle Kinder überlebten*, jedoch verblieb ein *neurologischer Dauerschaden* bestehen.

FAIRBURN (1957) berichtete über einen 1;10 Jahre alten Jungen, der beim Laufen mit einem Bleistift im Mund stürzte, wobei sich der Bleistift in die Mundhöhle bohrte. Er war nicht bewußtlos, erbrach jedoch. Es fand sich eine kleine Wunde am weichen Gaumen. Bei einem *operativen Eingriff* wurde eine Wunde der Mukosa und Muskulatur versorgt. Am nächsten Morgen wurde er bewußtlos, die linke Pupille war maximal erweitert und reagierte nicht. Der Muskeltonus war rechts erhöht und die physiologischen Eigenreflexe gesteigert.

Eine linksseitige *Arteriographie* der A. carotis int. zeigte einen vollständigen Verschluß schon 2 cm oberhalb der Bifurkation. Der Junge *verstarb* am Nachmittag.

Bei der *Autopsie* fand sich ein thrombotischer Verschluß der gesamten A. carotis int. Zusätzlich waren die Aa. cerebri ant., med. und post. thrombosiert, ebenso die A. communicans post. Das gesamte Gehirn, vor allem die linke Großhirnhemisphäre, war geschwollen. Es fand sich eine ausgeprägte Erweichung der mittleren Anteile der linken Großhirnhemisphäre einschließlich der Stammganglien.

PITNER (1966) teilte 2 Beobachtungen mit:

Fall 1: 22 Monate alter Junge hatte mit einem Spielzeugpfeil in seinem Mund gespielt und fiel, so daß das hölzerne Ende des Pfeiles in seinen Mund gedrückt wurde. Er hatte blutgefärbten Speichel, setzte aber dann sein Spiel fort. Der Hausarzt fand am nächsten Tag eine 5 mm lange Lazeration über der linken Tonsille. Er verabfolgte Tetanustoxoid und Antibiotica.

Am gleichen Abend, etwa 24 h nach der Verletzung, trat Bewußtlosigkeit und Erbrechen auf. Der Patient wurde am Abend des nächsten Tages *stationär aufgenommen*. Es bestand eine leichte rechtsseitige Hemiparese, Erweiterung der linken Pupille. Klinisch wurde ein subdurales Hämatom vermutet. Eine Exploration ergab jedoch kein solches Hämatom. Ein *PEG* zeigte eine massive Verlagerung des Ventrikelsystems von der linken zur rechten Seite. Am folgenden Tag wurde eine *zerebrale Arteriographie* vorgenommen, es zeigte sich ein Verschluß der linken A. carotis int. etwa 3 cm oberhalb der Bifurkation. Drei Tage später *verstarb* der Patient infolge Atemstillstand. Eine *Autopsie* wurde abgelehnt.

Fall 2: 18jähriger Patient war zwei Wochen vorher beim Zähneputzen ausgerutscht und stieß mit der Zahnbürste gegen die linke Tonsillenregion. Etwa 3 h später – er hatte den Zwischenfall beim Zähneputzen bereits vergessen – trat eine rechtsseitige Hemiparese mit einer globalen Aphasie auf, die sich in den nächsten 12 Tagen in einem *lokalen Krankenhaus* wesentlich besserte. *Überweisung für eine zerebrale Angiographie.* Es fand sich ein Verschluß der linken A. carotis int. Es wurde eine linksseitige Thromboendarterektomie begonnen, jedoch unterbrochen, da die Stelle des Verschlusses chirurgisch nicht erreichbar war. Der Patient war zwei Monate später asymptomatisch.

Intraorale Verletzungen mit *thrombotischem Verschluß* der *A. carotis int.* bei *Erwachsenen* wurden nach *Skiunfällen (Einstoßen* des *Knaufes* des *Skistockes* in den *Mund)* oder beim *Radball (Sturz* mit *offenem Mund* auf den *Lenkradstumpf* des Sportrades*)* beschrieben. Entsprechende Beobachtungen wurden veröffentlicht von PRIETZEL (1940), PHILIPPIDES et al. (1954), FRANTZEN et al. (1961), BICKERSTAFF (1964), STEINBACH (1965) u.a.

OTTO (1955) beschrieb einen 28jährigen Kranken, bei dem während der Arbeit das Mundstück seiner Pfeife tief in den Gaumen gedrückt worden war. Es entstand eine kleine blutende Wunde ohne erkennbare Fraktur. Zwölf Stunden später wurde eine rechtsseitige Lähmung festgestellt, später motorische Aphasie und Störungen des Sprachverständnisses. *Angiographisch* zeigte sich ein Verschluß der A. carotis int. Der Kranke überlebte. Sechs Jahre später bestand noch eine geringe Parese des Beines und eine starke Parese des Armes, die Sprache hatte sich gebessert, es bestanden jedoch schwere psychische Veränderungen.

STEINBACH (1965) berichtete über eine intraorale Verletzung beim Radball, die einen thrombotischen Verschluß der A. carotis zur Folge hatte. Der 24jährige Patient stürzte beim Radball mit dem offenen Mund auf den Lenkradstumpf seines Sportrades. Er war nicht bewußtlos, ging noch allein nach Hause. Schmerzen im Rachen und blutiger Auswurf. Im *Krankenhaus* wurde eine Weichteilverletzung der linken hinteren Rachenwand festgestellt und mittels Naht versorgt. Nach mehrstündigem freien Intervall stellte sich dann eine tiefe Bewußtlosigkeit ein, die 4 Tage anhielt. Zur gleichen Zeit entwickelte sich eine rechtsseitige Hemiparese, eine Faszialisschwäche rechts und Sprachstörungen. Eine linksseitige Karotisthrombose wurde angenommen.

h) Schädelbasisbrüche

Hierbei kommt es zu einer *direkten Verletzung* des *Gefäßes* im *Bereich der Fraktur* (HOCKADAY 1959; THOMPSON 1963; YASHON et al. 1964; MASTAGLIA et al. 1969; JANON 1970; AARABIE u. MCQUEEN 1978; STEUDEL et al. 1981). Die *Thrombosen* liegen im *Pars temporalis* und *Pars sphenoidalis*. Man wird diskutieren müssen, welche Rolle Knochenfragmente durch Anspießung, Quetschung oder Abklemmung für die Entstehung der Thrombose spielen. Verletzungen im Canalis caroticus können sowohl Blutungen, Thrombosen als auch Aneurysmen hervorrufen. *Frakturen im Keilbein können Veränderungen der Wandung des Canalis caroticus hervorrufen* (KAYSER 1938; LEWIN u. CAIRNS 1951; FABIAN 1956; HAMBY 1952; SCHLOSSHAUER u. VOSTEEN 1954; BONNET 1955; MCCORMICK u. BEALS 1964; HITCHCOCK 1965).

KRAULAND (1955) beschrieb zwei Fälle mit vollständigem Riß bei Frakturen des Türkensattels. Diese sind oft kombiniert mit Verletzungen des Rachendaches, so daß die Gefahr der tödlichen Verblutung aus Nase und Mund, evtl. mit Aspiration von Blut, besteht.

j) Frontobasale Schädel-Hirn-Verletzungen

Über diese Verletzungen wurden von GRATZL u. STEUDE (1971) berichtet.

k) Indirekte Verletzungen des Kopfes mit Überstreckung und Dehnung des Halses, bei direkter Beschleunigung des angeschnallten Torsos in verschiedenen Vektorrichtungen (Verletzungen vom Whiplashtyp)

Diese Verletzungsmuster werden in einem getrennten Abschnitt ausführlich besprochen, Bd. 13/VII, S. 227.

l) Strangulation und Würgen

Über *Strangulation* und *Würgen* berichteten NORDMANN (1936), IMSCHWEILER (1952), KAESER (1955), LÖBLICH (1955/1956), RICHTER u. KAESER (1958) und YAMADA et al. 1967).
Im ersten Gefäßabschnitt sind sicherlich stumpfe Gewalteinwirkungen gegen die Hals-/Kopfregion anzuschuldigen. Die *stumpfe Gewalt* kann entweder *direkt* für einen *kurzen Zeitraum* einwirken, wie bei einem *Schlag gegen die Hals-/Nackenregion*, etwa einem *Karateschlag* oder *Boxhieb*, oder beim *An-* oder *Aufprall* auf die *Nackenregion* oder aber infolge *länger einwirkenden Druckes*, wie etwa bei *Würgen* oder *Strangulieren*. In jedem Fall wird das Gefäß zwischen einwirkendem Objekt und der knöchernen Halswirbelsäule einer Druckwirkung ausgesetzt bzw. abgeklemmt.

Fall 1 von NORDMANN (1936): Ein 38 Jahre alter Mann wird bei einer Schlägerei von seinem Kontrahenten am Hals umfaßt und stark gewürgt; 24 h später *Exitus* infolge eines thrombotischen Verschlusses der A. carotis int. (Die *Nägeleindrücke* am *Hals* waren an der Leiche noch zu sehen).

IMSCHWEILER (1952) teilte einen interessanten Fall einer massiven Karotisthrombose mit. Ein 41 Jahre alter Bergmann geriet unter Tage mit seinem Kopf zwischen einen Kasten und Hangendes. Dadurch wurde der Körper am Halse gewißermaßen aufgehängt, die Füße hatten die Berührung mit dem Boden verloren. Nach wenigen Minuten konnte der Verunglückte durch einen Arbeitskameraden aus dieser lebensbedrohenden Lage befreit werden und zunächst ohne wesentliche Beschwerden die Arbeit fortsetzen. Etwa 3 h später trat plötzlich Bewußtlosigkeit auf, nach erfolgter *Einlieferung in die Klinik* erkennt man eine querverlaufende 17 cm lange und bis zu 1,5 cm breite Schürfwunde an der rechten Halsseite. Die Verdachtsdiagnose einer Karotisthrombose mit sekundärer Hirnschädigung wird gestellt. *Exitus* am 12. Tag nach dem Unfall.

Die *Obduktion* ergibt, daß ein 5 cm langes Stück der A. carotis comm. übergehend an der Teilungsstelle in die innere und äußere Karotis, in seiner Lichtung durch ein bleistiftdickes, geschichtetes Blutgerinnsel ausgefüllt ist. Nach Entfernen desselben sieht man etwa in der Mitte des Stückes einen 0,5 cm langen Riß der Innenwand, der sich als blattförmige Abhebung verliert.

Über einen Patienten, der während einer körperlichen Auseinandersetzung eine kurzfristige Strangulation des Halses erlitten hatte, berichteten YAMADA et al. (1967). Der Patient zeigte 11 h nach einer körperlichen Auseinandersetzung, bei der sein Gegner ihn zu würgen versucht hatte, *neurologische Ausfallerscheinungen*, die die Folge eines fast vollständigen Verschlusses der A. carotis waren.

m) Erhängen

BÖHMER (1927) beschrieb 2 Längsrisse in der Intima der A. carotis comm.: 60jährige Frau erhängte sich mit einer dünnen Schnur in laufender Schlinge typisch an einem großen Haken an der Wand. Sie wurde in knieender Stellung mit dem Rücken gegen die Wand gefunden. In der Halsschlagader dicht unterhalb der Teilungsstelle ein kleiner quergestellter Einriß. In der rechten Halsschlagader 14 mm unterhalb der Teilungsstelle ein 4 mm langer Längsriß, der blutunterlaufen ist.

n) Traumatische Karotisverschlüsse durch Sicherheitsgurte

Traumatische Karotisverschlüsse durch *Sicherheitsgurte* wurden in der Literatur vereinzelt beschrieben. In einzelnen Fällen ist der zu locker angelegte Sicherheitsgurt für die Verletzung anzuschuldigen. In der Mehrzahl der Individuen handelt es sich um schwer polytraumatisierte Patienten, die wohl ohne Anlegen des Sicherheitsgurtes den Unfall kaum überlebt hätten. Aus den wenigen Sicherheitsgurtverletzungen darf keinesfalls der Schluß gezogen werden, daß sie nicht benutzt werden sollen.

Ich bringe im folgenden zunächst einige Kasuistiken, um aus deren Analyse den Verletzungsmechanismus abzuleiten.

MOHSSENIPOUR et al. (1981) berichtete über 2 Fälle von traumatischen Karotisverschlüssen nach Sicherheitsgurtverletzungen.

Fall 1: Die 49jährige Patientin wurde als Beifahrerin bei einem Auffahrunfall verletzt und kurze Zeit später in die *Klinik* eingeliefert. Sie hatte im Rahmen eines Polytraumas eine Beckenringfraktur, Rippenserienfrakturen links, einen lateralen Knieseitenbandriß, eine Innenknöchelfraktur links, eine Sternumfraktur sowie eine Commotio cerebri erlitten. Im Bereich der linken Halsseite fand sich eine typische Gurtmarke. Die *neurologische Untersuchung* ergab keine Herdsymptomatik. Die Patientin war bei klarem Bewußtsein, voll orientiert. Nach 6 h entwickelte sie jedoch eine linksseitige Hemiparese und es kam zu einer Bewußtseinstrübung. Die durchgeführte *Karotisangiographie* zeigte eine Intimaläsion mit beginnender Thrombosierung bei noch vorhandener Durchlässigkeit der rechten A. carotis int. Bei anschließender *gefäßchirurgischer Revision* der rechten A. carotis int. fand sich ein Intimariß. Nach Lösung der Intima und Entfernung des Ansatzthrombus wurde die Patientin heparinisiert und wegen der Rippenserienfraktur intubiert und beatmet. Die postoperative *Computertomographie* ergab eine Teilinfarzierung im Bereich der A. cerebri med. rechts.

Fall 2: Die 39jährige Patientin wurde nach einem Autounfall ebenfalls polytraumatisiert *eingeliefert*. Diagnostisch konnte durch die explorative Laparotomie eine Dünndarmruptur, ein subkapsuläres Leberhämatom und ein Serosariß im Colon ascendens festgestellt werden. Zusätzlich hatte die Patientin eine Rippenserienfraktur beiderseits mit instabilem Thorax und eine Claviculafraktur rechts. Während der postoperativen Überwachungsphase nach der Laparotomie kam es bei der Patientin zu einer zunehmenden Hemiplegie und Aphasie, so daß am ersten postoperativen Tag eine *Karotisangiographie* durchgeführt wurde. Dazu ist zu bemerken, daß die Patientin 3 Jahre vorher wegen eines Mediaaneurysma in der gleichen Klinik operiert worden war. Das Aneurysma wurde damals mit einem Clip aus dem Kreislauf ausgeschaltet.

Die *Arteriographie* der linken A. carotis int. zeigte etwa 3 cm kranial der Karotisgabel eine tiefsitzende Intimaläsion mit einem langen, bis in den Karotissyphon reichenden Thrombus. Teile der A. cerebri med. sind nicht dargestellt, der Kollateralkreislauf geht über die A. carotis ext. bzw. A. ophthalmica.

Sofort nach der Diagnosestellung wurde eine linksseitige *Carotis-interna-Revision* und *Rekonstruktion* durchgeführt. Dabei wurde adventitianahe über eine Länge von 3 cm desobliteriert sowie eine orthograde Fogarthy-Katheter-Thrombektomie des extra- und intrakraniellen Anteiles der A. carotis int. links vorgenommen. Postoperativ erholte sich die Patientin langsam, mit einer intensiven Rehabilitation und Logotherapie wurde begonnen. Die *Kontrollarteriographie* nach 3 Wochen ergab eine durchgängige A. carotis int. links.

MATTES et al. (1983) berichteten über ein stumpfes Halstrauma durch einen Sicherheitsgurt. Bei einer 37jährigen Patientin trat nach einem PKW-Unfall infolge einer stumpfen Gewalteinwirkung gegen den Hals durch den angelegten Sicherheitsgurt eine hochgradige langstreckige Einengung der A. carotis int. und ein sekundärer Verschluß eines Hauptastes der A. cerebri med. auf. Es lagen umschriebene Stenosen der rechten A. vertebralis vor.

Die im vorhergehenden angeführten Kasuistiken lassen folgenden Verletzungsmechanismus erkennen. Beim Zusammenprall wird der Verunfallte nach vorn geschleudert, der Sicherheitsgurt stoppt und sperrt diese Bewegung zuerst an der Seite der oberen Gurtfixation. Der Oberkörper nimmt durch die einseitige Fixation eine leichte Drehung zum Fixationspunkt vor. Bei schlechtem Sitz des Gurtes, bedingt dadurch, daß der Sicherheitsgurt zu locker angelegt ist, liegt der Gurt über den Halsweichteilen. Die freie Körperseite dreht sich im Verzögerungsvorgang plötzlich, wobei die Halsweichteile am Gurt den Drehpunkt darstellen. Dadurch kommt es zu einer Kompression des Halses und damit auch der in ihr verlaufenden A. carotis.

o) Verschluß durch Fingerdruck, Manipulation oder Kompressionstest

Über *Verschluß* durch *Fingerdruck, Manipulation* oder *Kompressionstest* wurde von CALVERLEY u. MILLIKAN (1961) und NELSON u. MAHRU (1963) berichtet. Bei Vorliegen von atheromatösen Wandveränderungen können schon geringfügige Gewalteinwirkungen, die vom Betroffenen kaum wahrgenommen werden, manchmal Fingerdruck allein, ernste klinische Befunde und morphologisch nachweisbare Gefäßschäden verursachen. Solche thrombotischen Verschlüsse nach einem Kompressionstest wurden von NELSON u. MAHRU (1963) beschrieben.

NELSON u. MAHRU (1963) teilten die Befunde eines 42jährigen Patienten mit, der während eines solchen Manövers Jackson-Anfälle erlitt. Es entwickelte sich danach eine zur

Seite der Abklemmung kontralaterale Hemiparese. Zunächst war der Patient voll bewußtseinsklar, er wurde in den nächsten 12 h lethargisch und dann tief komatös; artefizielle Beatmung wurde notwendig. Er *starb* 9 Tage später. Die *Autopsie* zeigte einen frischen Thrombus in der A. carotis int.

p) Operative Eingriffe

Operative Eingriffe sind von ISFORT (1965) und MÜLLER u. OTT (1971) mitgeteilt worden. Ein *traumatisches Aneurysma* der *A. carotis int.* wurde nach einer Nebenhöhlenausräumung beschrieben (ISFORT 1965), vgl. S. 217.

q) Iatrogene Verletzungen

(1) *Nach perkutaner Punktion* anläßlich von *Arteriographien*, besonders bei Vorliegen atheromatöser Wandveränderungen. Es können sich *Thrombosen* an der *Punktionsstelle* und davon *ausgehende Embolien* entwickeln (BODECHTEL u. WICHMANN 1934; KARCHER 1949; UTTERBACK u. HAYMAKER 1952; SOLBACH 1953; DIETHELM u. DONTENWILL 1953; BOYED-WILSON 1962).

Interessant ist ein Fall von DIETHELM u. DONTENWILL (1953), bei dem es nach wiederholter Konstrastmittelinjektion zu einer massiven Thrombose der A. carotis int. mit tödlichem Ausgang gekommen ist.

Bei *Angiographien* der *A. carotis* können *2 Formen* von *traumatischem Schaden* auftreten: (1) Bei *direkter perkutaner Punktion* kann es zu subintimaler Ausbreitung und/oder Extravasation des Kontrastmittels kommen (etwa in 2,5% – 4,5%). (2) Bei *transfemoraler Katheterisierung* kann es ebenfalls zu subintimaler Injektion oder Extravasation von Kontrastmittel kommen.

Zur *Morphologie* der *Punktionswunde* der *A. carotis* legten RIMPAU (1957) sowie RIMPAU u. SEILS (1957) Befunde vor, hinsichtlich Einzelheiten wird auf S. 591 verwiesen.

(2) Nach *Bestrahlung* eines *Karzinoms* des *Stimmbandes* (GLICK 1972; KRÜCKEMEYER 1973).

r) Sogenannte Hypophysenapoplexie mit nachfolgendem thrombotischem Verschluß

Eine sogenannte *Hypophysenapoplexie* mit nachfolgendem thrombotischem Verschluß der A. carotis wurde von ROSENBAUM et al. (1977) veröffentlicht.

s) Diphtherie

Über *Diphtherie* berichteten GREVING u. STENDER (1949).

t) Sogenannte spontane, nichttraumatische thrombotische Verschlüsse

Sogenannte spontane, nichttraumatische thrombotische Verschlüsse der *A. carotis int.* wurden bei *Bestehen einer Arteriosklerose*, besonders mit *atheromatösen Plaques* in der *Nähe* des *Karotissinus*, verschiedentlich beschrieben (AN-

DRELL 1943; ELVIDGE u. WERNER 1951; FISHER 1951, 1954). Daneben wurden *Vasospasmen* – vgl. weiter unten – ursächlich genannt (ECKER 1945; FISHER 1951, 1954; POPPEN u. BAIRD 1952). Außerdem wurden als Ursachen *Schwangerschaften, infektiöse Prozesse, Strumen* und *maligne Tumoren im Halsbereich* genannt.

u) Vielfältigkeit der Verletzungsmechanismen in einer Serie

Die *Vielfältigkeit* der *Verletzungsmechanismen* spiegelt sich in Kasuistiken von GRECO (1935) sowie DOLDER (1985) wider, der über 3 extrakranielle Verletzungen der A. carotis int. berichtete. Es handelte sich beim 1. Patienten um einen *Kuhhornstoß*, also eine *perforierende Verletzung*, beim 2. Patienten um eine *stumpfe Gewalteinwirkung* bei einem *Überschlag* bei einer *Skiabfahrt* und beim 3. Patienten um eine *Schußverletzung*.

GRECO (1935) teilte die Beobachtung eines thrombotischen Verschlusses der A. carotis int. mit, die sich etwa eine Stunde nach einem Fahrradunfall entwickelt hatte und bei der es nicht klar war, ob die Gewalt gegen Hals oder Kopf eingewirkt hatte.

Ein 23jähriger stieß mit seinem Fahrrad gegen ein Pferdefuhrwerk und stürzte. Nach kurzer Benommenheit setzte er seine Fahrt fort. Etwa nach einer Stunde setzten plötzlich heftige Kopfschmerzen und Erbrechen ein, kurz danach trat Bewußtlosigkeit auf. Sechzehn Stunden nach dem Unfall trat eine rechtsseitige Halbseitenlähmung auf. Die *klinische Diagnose* lautete: Linksseitige Meningealblutung. Die *temporoparietale Kraniotomie* zeigte jedoch einen negativen Befund. Bei der 60 h nach dem Unfall durchgeführten *Sektion* fand sich ein Riß der Intima und Media an der Ursprungsstelle der linken A. carotis int. Der sich sekundär entwickelnde Thrombus führte zu einer weitgehenden Einengung des Gefäßlumens und setzte sich bis in intrakranielle Äste fort. Es bestand eine ausgeprägte Erweichung im Bereich der linken Großhirnhemisphäre.

DOLDER (1985) teilte 3 Beobachtungen mit:

Fall 1: 52jähriger Patient, erlitt durch einen *Kuhhornstoß* eine linksseitige Wunde am Hals. Er ist erregt und somnolent. Es bildete sich eine Halbseitenlähmung rechts. Die A. carotis war links durchtrennt, die Trachea eröffnet. *Operativer Eingriff* mit Rekonstruktion der A. carotis. Nach 3 h Verschlechterung des Zustandes. Die *Computertomographie* zeigt eine Blutung im Versorgungsgebiet der A. cerebri med. Tod nach wenigen Stunden.

Fall 2: 38jähriger Patient, der sich bei einer *Skiabfahrt* offensichtlich ohne Folgen überschlagen hatte. Zunächst scheinbar ohne Folgen. Nach dem Mittagessen beendet er die Talabfahrt. Es traten Wortfindungsstörungen auf, nach 17 h lag eine Aphasie vor. Es bestand eine rechtsseitige Hemiparese, der Patient war jedoch ansprechbar. Im *Computertomogramm* lag ein Infarkt der A. cerebri med. rechts vor. Das *Doppler-Sonogramm* ergab eine Obstruktion der A. carotis int. an der Schädelbasis. Medikamentöse Behandlung, nach 48 h trat Hirnödem auf, *Exitus*. Die *Obduktion* zeigte an der A. carotis int. einen kleinen Intimariß kurz nach Abgang mit weitreichender Dissektion; nach Abgang der A. opthalmica lag ein Totalverschluß vor.

Fall 3: 16jähriger Patient, der mit einem *Luftgewehr* einen *Steckschuß* in die linke Wange, den Zungengrund und die Halsweichteile rechts erhielt. Der Patient war wach und ansprechbar. Die *Karotisangiographie* zeigte eine filiforme Stenose der A. carotis int. Bei der *Operation* wurde sichtbar, daß das Geschoß in der Gefäßwand gefangen war. Es erfolgte eine Rekonstruktion mit der Vena saphena. Der Patient erholte sich.

7. Gefäßverschlüsse der A. carotis auf arteriosklerotischer Basis

a) Einführung

Gefäßverschlüsse der A. carotis auf arteriosklerotischer Basis kommen am häufigsten vor, *die Patienten sind im allgemeinen 50 Jahre und älter* (SINDERMANN et al. 1970; TOOLE u. PATEL 1967). Bei Patienten, die infolge eines Hirninfarktes verstorben sind findet sich in 19% ein Verschluß und in weiteren 13% eine Stenose der A. carotis int. (CARTER 1964).

b) Auswahl aus in der Literatur mitgeteilten Serien

SCHÄFER (1878) hatte auf *atheromatöse Wandeinlagerungen* im *Bereich der Bifurkation* aufmerksam gemacht.

MEHNERT (1888) verwies darauf, daß arteriosklerotische Veränderungen aufgrund ihrer Häufigkeit nach der Aorta abdominalis am häufigsten an der A. carotis int. gefunden werden.

SCHMIDT (1905) verwies darauf, daß Gefäßveränderungen in der linken A. carotis häufiger auftreten als in der rechten, eine Beobachtung, die später von anderen Untersuchern bestätigt wurde (DOW 1925; KEELE 1933). Die Gefäßveränderungen werden entweder als atheromatös oder arteriosklerotisch bezeichnet (KRAYENBÜHL u. WEBER 1944; ISCH 1949; SHAPIRO u. PEYTON 1954; MURPHY u. MILLER 1959). Daneben wurden pathologische Diagnosen oder Thrombangiitis obliterans genannt (CHIARI 1905; KRAYENBÜHL u. WEBER 1944; SASTRASIN 1957).

TORVIK u. JÖRGENSEN (1964) untersuchten während eines Zeitraumes von 6 Monaten alle Autopsiefälle auf das Vorliegen von thromboembolischen Verschlüssen der Karotiden. Insgesamt wurden 991 Fälle untersucht, das entspricht etwa 40% der Todesfälle in Oslo zur gleichen Zeit. 52 Fälle (5,2%) hatten spontane thromboembolische Verschlüsse der Karotiden. Zwei Fälle zeigten doppelseitige Verschlüsse. 48 der 54 Verschlüsse waren komplett. Es handelte sich um 30 Männer und 22 Frauen. 25 der 53 Verschlüsse hatten in den extrakraniellen Gefäßanteilen begonnen und 28 im intrakraniellen Anteil. Die meisten Fälle zeigten schon kardiovaskuläre Prozesse.

c) Lokalisation

Die *Gefäßprozesse* finden sich am *häufigsten* an der *Bifurkation*, daneben sehr viel seltener am *Abgang der A. carotis comm.* vom *Aortenbogen* bzw. *A. sublcavia* (JOHNSON u. WALKER 1951; WEBSTER et al. 1956).

Am *Karotissiphon* finden sich Alterationen seltener (KRAYENBÜHL u. WEBER 1944; THOMSON 1954; WEBSTER et al. 1956).

Die Prozesse können *multipel im gesamten Gefäßgebiet* vorliegen (WARREN u. TRIEDMAN 1957; HUTCHINSON u. YATES 1957; FIELDS et al. 1958; DE BAKAY et al. 1959; KEIRNS u. WHITELEATHER 1959; MURPHY u. MILLER 1959).

d) Arteriosklerose und thrombotische Verschlüsse der A. carotis

Auf das Vorkommen von arteriosklerotischen Plaques sowie spindelförmigen Aneurysmen und Arterioektasien wurde bereits hingewiesen. Diese Gefäßveränderungen werden bevorzugt an der A. carotis sowie der A. basilaris gesehen. Wichtig ist der Hinweis, daß diese Gefäßveränderungen auch bei Patienten in den höheren Altersgruppen ohne Vorliegen einer Arteriosklerose gefunden werden.

Verschlüsse der A. carotis bei Arteriosklerose kommen häufig vor. Der stenosierende Gefäßprozeß, der zunächst nur einen Teil des Lumens einengt, nimmt zu, so daß schließlich vollständige Gefäßverschlüsse vorliegen können. Am atheromatösen Plaque bildet sich ein Thrombus, der dann einen vollständigen Gefäßverschluß hervorruft. Ein solcher arteriosklerotischer Prozeß, der zu einem Verschluß der Karotiden führt, kann auch doppelseitig vorkommen.

e) Historisches zum Begriff der Arteriosklerose und Atheromatose

JEAN GEORGE CHRÉTIEN FRÉDÉRIC MARTIN LOBSTEIN hatte in seinem 1829 bis 1833 erschienenen „*Traité d'anatomie pathologique*" das Aussehen der Intima der Aorta mit der Oberfläche eines Extremitätenknochens bei ossifizierender Periostitis verglichen und sprach in Analogie zur „Osteosklerose" von der „*Arteriosklerose*" („*Augmentation d'épaisseur comme une ostéoslérose*" zit. nach DOERR 1989).

Die umschriebenen Verdickungen der Intima hatte BIZOT im Jahre 1837 „*athérome*" und „*plaque*" genannt (zit. nach DOERR 1989).

f) Historisches über thrombotische Verschlüsse der A. carotis bei Arteriosklerose

THOMAS WILLIS (1664) beschrieb eine hochgradige – was wir heute als atheromatöse – Einengung der rechten A. carotis beschreiben würden. Bei diesem Patienten war der neurologische Befund unauffällig.

g) Auswahl aus neueren Serien

Eine wegweisende Untersuchung erfolgte durch HUTCHINSON u. YATES (1956), die detaillierte klinisch-pathologische Befunde über die extrakraniellen Arterien vorlegten.

MARTIN et al. (1960) untersuchten die Karotiden und die proximalen Anteile der Aa. vertebrales in 100 nichtausgewählten Autopsien.

MCGEE et al. (1962) dehnten in ihrer klinisch-pathologischen Studie von 70 Fällen die Untersuchung auch auf die distal gelegenen Anteile der Vertebralarterien und der intrazerebralen Gefäße aus. Aus diesen Untersuchungen ergibt sich:

1. Daß gefäßeinengende Prozesse in den Vertebralarterien fast ebenso häufig vorkommen wie in den Karotiden. Liegt ein Gefäßprozeß vor, so sind im allgemeinen beide Gefäßsysteme beteiligt.
2. Bei der Beurteilung eines Patienten mit Gefäßveränderungen in den Karotiden, vor allem, wenn der Prozeß beidseitig besteht, sollten auch die Vertebralarterien untersucht werden.
3. Es bestand eine Korrelation zwischen gefäßeinengenden Prozessen in den Karotiden und Vertebralarterien und dem der Gefäße an der Hirnbasis.
4. Hypertension korreliert mit Gefäßprozessen der Karotiden und Vertebralarterien und in noch höherem Ausmaß mit dem Gefäßprozeß an den Vertebralarterien allein.
5. Die Häufigkeit der Gefäßprozesse war beim männlichen und weiblichen Geschlecht gleich groß.
6. Obwohl Gefäßprozesse an den Karotiden und Vertebralarterien eine wesentliche Rolle in mehr als der Hälfte der Infarkte spielten, waren gewöhnlich auch andere Faktoren beteiligt.

h) Stärkere Beteiligung der linken
A. carotis an Arteriosklerose und Thromboembolien

Die *linke A. carotis* ist in *allen Fällen von Arteriosklerose stärker betroffen als die rechte*. Das gilt auch für die Thromboembolien. SCHMINCKE erklärte das damit, daß die Anordnung der großen Äste, die aus dem Aortenbogen entspringen, derart sei, daß die stärkste hämodynamische Belastung aus der aufsteigenden Aorta in die „Schußrichtung" der linken A. carotis comm. reichen würde.

Welchen ungewöhnlichen Einfluß atheromatöse Veränderungen in der Gefäßwand – extra- und intrakranielle Gefäße – haben können, zeigen die nachfolgenden sehr interessanten Kasuistiken von ADAMS (1954):

Eine 56 Jahre alte Patientin mit einer Leberzirrhose entwickelte bei einer Blutung in den Magen eine einseitige Hemiparese, die sich nach einer Bluttransfusion zurückbildete. Bei einer erneuten Blutung trat eine erneute Hemiparese auf. Die rechtsseitige A. cerebri med. war infolge atheromatöser Wandveränderungen erheblich eingeengt.

Bei einem 49 Jahre alten Patienten entwickelte sich beim Blutspenden das klinische Bild einer Basilarinsuffizinz und eine linksseitige Hemiplegie. Bei der *Autopsie* fand sich ein thrombotischer Verschluß der A. basilaris. Die rechte A. communis post war viel dünner als die linke.

8. Gefäßspasmen nach stumpfer Gewalteinwirkung gegen den Hals, die klinisch von thrombotischen Verschlüssen der A. carotis nicht unterschieden werden konnten

Nach *stumpfer Gewalteinwirkung* gegen den *Hals* sind Beobachtungen von *Gefäßspasmen* mitgeteilt worden, die klinisch von Thrombosen der A. carotis nicht zu unterscheiden waren. ECKER (1945) berichtete über 4 entsprechende Beobachtungen, bei denen sich nach Aufhören der Gefäßspasmen die klinischen Symptome zurückbildeten.

VERBIEST u. CALLIAUW (1959) legten zu diesem Thema eine gut untersuchte Beobachtung vor:

Ein 24jähriger Patient hatte eine stumpfe Gewalteinwirkung gegen den Hals erhalten. Er entwickelte am nächsten Tag Benommenheit und eine Hemiparese. Das *Arteriogramm* ergab einen segmentalen Gefäßspasmus der A. carotis int. bei C 2. Zwei Tage später war das Gefäßlumen an dieser Stelle immer noch verengt, aber darüber hinaus lag ein ausgeprägter Gefäßspasmus im gesamten Endausbreitungsgebiet dieser Arterie vor. 19 Monate später bestand noch ein *neurologischer Restbefund*. Pneumenzephalographisch ließ sich eine Hirnatrophie darstellen. Das *Karotisarteriogramm* war normal.

9. Häufigkeit von thrombotischen Verschlüssen der A. carotis in klinischen Serien

Der thrombotische Verschluß der A. carotis galt früher als selten. Erst seit Einführung der Karotisangiographie durch EGAS MONIZ (1927), der selbst 4 Fälle nichttraumatischer Thrombosen unter 537 Angiographien beschrieb, wurde dieser Prozeß klinisch häufiger beschrieben.

Die A. carotis int. ist von allen Gehirngefäßen am häufigsten an Stenosen und thrombotischen Verschlüssen beteiligt. Die Verschlüsse liegen häufig an der Bifurkation der A. carotis.

JOHNSON u. WALKER (1951) berichteten über 6 eigene Fälle unter 500 Angiogrammen und sichteten 107 Fälle aus der Literatur.

TARTARINI u. DAVINI (1953) stellten aus dem Schrifttum der Jahre 1936–1952 140 Thrombosen der A. carotis zusammen, in ihrer eigenen Serie fanden sich unter 524 Angiographien 6 Fälle.

WEBSTER et al. (1958) konnten bei 200 Patienten mit einer „Apoplexie" 18 einseitige und 3 beidseitige vollständige sowie 20 partielle Verschlüsse der A. carotis nachweisen.

KEIRNS u. WHITELEATHER (1959) fanden in einer Serie von 482 unausgelesenen Patienten mit Hilfe der Karotisangiographie bei 21 thrombotische Verschlüsse der A. carotis int., außerdem 33 hochgradige, 30 mäßige und 45 geringgradige Stenosen.

BULL et al. (1960) fanden in ihrer Serie von 80 Patienten mit einer „Apoplexie" (alle Patienten wurden innerhalb von 72 h nach dem Infarkt arteriographiert) 4 vollständige und 6 partielle Verschlüsse der A. carotis.

GURDJIAN et al. (1960) konnten in ihrer Serie von 600 Patienten mit „Apoplexien" 90 einseitige und 30 partielle Verschlüsse der A. carotis int. sowie 6 einseitige und 6 beidseitige vollständige Verschlüsse nachweisen.

MORRIS et al. (1960) sahen unter 220 Fällen arterieller Verletzungen 13 der A. carotis, PATMAN et al. (1964) 18 unter 271 Fällen. Die größte Zahl von traumatischen Verletzungen der A. carotis ist die Folge von Verkehrsunfällen. Die große Mehrzahl entsteht nach penetrierenden Verletzungen. Stumpfe Gewalt ist in weniger als 10% die Ursache (MORRIS et al. 1957; PATMAN et al. 1964). In der Serie von FÖDISCH u. KLOSS (1966) war die traumatische Thrombose der A. carotis 30mal die Folge eines Verkehrsunfalles, 9mal ereignete sich bei der Ausübung eines Sportes, 8mal war sie unmittelbare Folge eines Berufsunfalles, ebenso oft ging der Läsion eine Schlägerei voraus und 15mal erfolgte die einwirkende Gewalt auf verschiedenste Art und Weisen. DORNDORF u. GÄNSHIRT (1972) geben an, daß etwa 200 Fälle veröffentlicht wurden.

Eine Zusammenstellung der Karotisthrombosen an Hand einiger Mitteilungen aus der Literatur gaben MUMENTHALER et al. (1961) in Tabelle 5.

10. Häufigkeit von thrombotischen Verschlüssen der A. carotis in Autopsieserien

Die *Häufigkeit* von *thrombotischen Verschlüssen der A. carotis bei Autopsien* wurde in einer Reihe von Serien beschrieben.

In einer Serie von 329 Beobachtungen von zerebralen Gefäßprozessen fanden ADAMS u. COHEN (1947) in 12,2% einen Verschluß der A. carotis.

Bezogen auf die Gesamtzahl der Autopsien ergeben sich folgende Zahlen: CHIARI (1905) fand in einer Serie von 400 Sektionen 7mal (1,75%) einen Verschluß der A. carotis. KRAYENBÜHL u. WEBER (1944) sahen in einer Serie von 1451 Autopsien 9 Fälle mit vollständigem thrombotischem Verschluß der A. carotis. HULTQUIST (1942) fand in einer Serie von 1300 Autopsien in 4,4% Verschlüsse der A. carotis.

Traumatische Verschlüsse der A. carotis sind häufiger als solche der A. vertebralis.

11. Geschlechtsverteilung

Es besteht ein Überwiegen des *männlichen Geschlechts*, besonders in der Altersgruppe unter 40 Jahren (VIGOUROUX u. LAVIEILLE 1962; VIGOUROUX et al. 1978) MILETTI (1956) fand in 83% männliche und in 17% weibliche Patienten. MUMENTHALER et al. (1961) fanden

Tabelle 5. Häufigkeit der Karotisthrombosen an Hand einiger Arbeiten aus der Literatur. (Aus MUMENTHALER et al. 1961)

Autor	Zahl der Fälle	Vollständ. Verschl.	Partielle Verschl.	Bemerkungen
STRICKER u. KLINGLER (1958)	150	23	5	Unselektionierte Apoplexien, oft beidseits angiographiert
WEBSTER et al. (1958)	200	21	20	Unselektionierte Apoplexien, angiographiert
KEIRNS u. WHITELEATHER (1959)	482	21	63	Unselektionierte neurologische Patienten, angiographiert
DEBAKEY et al. (1959)	172	20	53	Fälle mit „arterieller Insuffizienz" des Gehirns (zum Teil auch Vertebralis), angiographiert
GURDJIAN et al. (1960)	585	66	120	Unselektionierte Apoplexien, angiographiert
BULL et al. (1960)	80	4	6	Unselektionierte Apoplexien, innerhalb 72 h angiographiert
ADAMS u. COHEN (1947)	329	40	?	Pathologisch-anatomisch bei Insulten
FISHER (1954)	432	28	13	Pathologisch-anatomisch, unselektionierte Fälle
Total	2430	233	280	
in %		10%	12%	
			22%	

unter 591 Fällen von Thrombose der A. carotis 460 Männer, d. h. etwa 4mal mehr Männer als Frauen. In ihrer eigenen Serie von 31 Beobachtungen waren 26 Männer und nur 5 Frauen. Von den 70 Patienten der Serie von FÖDISCH u. KLOSS (1966) waren 62 männlich (88,5%) und nur 7 weiblichen Geschlechts (10%); bei einem Kind fehlte die entsprechende Angabe.

12. Altersverteilung

Die *meisten Patienten* mit einem *traumatischen Verschluß* der *A. carotis* sind *40 Jahre und jünger*. Die Anzahl von Kindern ist hoch (BLAAUW 1976). Die Alterskurve weist in der Serie von FÖDISCH u. KLOSS (1966) ein „Hochplateau" auf, das sich über das 3. und 4. Lebensjahrzehnt erstreckt.

Der Vergleich mit der Serie von MILETTI (1956) von *nichttraumatischen Thrombosen* der *A. carotis* zeigt, daß eine faßbare Diskrepanz insofern besteht, als bei den nichttraumatischen der *Altersgipfel zwischen dem 45. und 55. Lebensjahr*, also mehr als ein Jahrzehnt später liegt.

Die morphologischen Schäden der Gefäßwand, Läsionen der Intima und/oder Media können sowohl in pathologisch veränderten als auch in gesunden Arterien auftreten.

Die Gefäßwand kann im einzelnen als Folge sowohl penetrierender, scharfer wie auch stumpfer Gewalteinwirkung partiell oder vollständig reißen. Es kann zu Prellungen oder Kontusionen der Gefäßwand, zu Rissen und Prolapsen der Intima und zu Gefäßspasmen kommen, die eine Einengung, Verlegung oder Thrombose des Gefäßlumens nach sich ziehen können. Besonders *Querrisse* der Intima, die den Gefäßumfang teilweise oder insgesamt einnehmen können, lassen *Einengungen* oder *Verschlüsse* des *Lumens* entstehen. Verschiedene Schichten der Gefäßwand zeigen Wucherungen. Häufig rollt sich die verletzte Intima wie eine Uhrfeder auf und wird in Stromrichtung verlagert oder umgeklappt. Ein solcher Prolaps der Intima der A. carotis comm. ohne Verlegung des Lumens wurde von McGough et al. (1972) beschrieben. Diesen Verletzungen begegnet man beispielsweise nach Verkehrs- und Sportunfällen wie Fußball, Boxen, Skilaufen u.a. Risse der A. carotis int. entstehen auch durch plötzliche extreme Hyperextension des Kopfes und der HWS.

Aus den Untersuchungen von Födisch u. Kloss (1966) an 7 eigenen Fällen und 63 Fällen aus dem Schrifttum geht hervor, daß in allen Beobachtungen ein Einriß der Intima, teils auch der Media, bestand, dem partielle Gefäßthrombosen folgten.

Bei stumpfer Gewalteinwirkung können kontusionelle Schäden der Gefäßwand bestehen ohne Vorliegen von Frakturen und ohne jegliche Überdehnung der Gefäßwand. Die einwirkende stumpfe Gewalt kann zu einer Verletzung der Intima, manchmal auch der Media, der Arterie führen (Clark et al. 1955; Murray 1957; Hockaday 1959). Die inneren Schichten der Arterie sind gerissen, manchmal aufgerollt, und voneinander getrennt, so daß sich lamelläre Blutungen entwickeln können. Eine völlige Durchtrennung des Gefäßes bei stumpfer Gewalteinwirkung findet sich nur selten. Atheromatöse Gefäßveränderungen spielen bei den traumatischen Gefäßverschlüssen mit Thrombenbildung nicht die Rolle, die sie bei den spontanen Thrombosen spielen. Es unterliegt aber keinem Zweifel, daß in einzelnen Fällen atheromatöses Material losgelöst werden kann, das dann zu embolischen Verschlüssen führen kann (Yamada et al. 1967).

Knochensplitter können die Gefäßwand aufspießen oder ganz durchtrennen (Krauland 1950; Hamby 1952; Diamont et al. 1961).

Von einigen Autoren wurde auf multilokuläre Läsionen in der A. carotis hingewiesen (Gerstenbrand et al. 1961; Brenner et al. 1962). Es finden sich in solchen Fällen Gefäßwandveränderungen etwas oberhalb der Bifurkation und im allgemeinen querverlaufende Intimarisse im Übergangsgebiet der A. carotis int. im Canalis caroticus, also da, wo der bewegliche Gefäßabschnitt in den mehr starren übergeht.

Nach *partieller Durchtrennung* der *Arterienwand* bildet sich ein dissezierendes Aneurysma. Durch einen Riß der Intima dringt Blut aus dem Gefäßlumen und breitet sich subintimal aus. Dadurch wird das Gefäßlumen eingeengt und evtl. verschlossen. Dringt das Blut mehr in intramediale Schichten der Arterienwand, so kann es sich in den subadventitiellen Raum ausdehnen. Die Folge ist die Bildung eines Pseudoaneurysma. Diese dissezierenden Aneurysmen werden an gesonderter Stelle eingehend besprochen, vgl. S. 256.

Nach *vollständiger Durchtrennung* der *Arterienwand* kann sich ein falsches oder traumatisches Aneurysma bilden. Das periarterielle Hämatom wird durch die Faszie eingeschlossen. Es entsteht in der Umgebung der Läsionsstelle eine bindegewebige Proliferation. Die eingehende Besprechung dieser traumatischen Aneurysmen erfolgt in einem getrennten Abschnitt, vgl. S. 212.

13. Ausdehnung der Thrombosen

Ein *Thrombus in der A. carotis* kann sich *anterograd* in *Strömungsrichtung weiter ausdehnen* und sich entweder in die *A. cerebri med.* oder in *andere größere Hirnarterien*, wie auch in den *Circulus arteriosus cerebri* fortsetzen.

Vom *Thrombus* können sich weiterhin *Emboli lösen*, die durch zusätzliche Gefäßverschlüsse weitere Hirnschäden nach sich ziehen.

Bei der *morphologischen Untersuchung* des *Gehirns* finden sich im allgemeinen die ausgeprägtesten Veränderungen im Endausbreitungsgebiet der A. cerebri med. Diese Gewebeschäden sind in einigen Fällen das Ergebnis eines direkten embolischen Verschlusses im Übergangsgebiet zwischen A. carotis int. und A. cerebri med. Das Versorgungsgebiet der A. cerebri med. ist betroffen, hier finden sich ausgedehnte Erweichungen.

SEDZIMIR (1955) hatte darauf hingewiesen, daß sich auch eine *Gefäßthrombose zunächst im intrakraniellen Segment der A. carotis int. entwickeln kann* und sich auch *retrograd in den Halsbereich ausdehnen* kann.

14. Von einer Thrombose ausgehende Embolien

Von einer *Thrombose* der *A. carotis* können sich *Emboli* lösen, die in die *Endaufzweigungen eingeschwemmt* werden können (SCHÄFER 1978; HULTQUIST 1942; MILLIKAN et al. 1955; MURPHY u. MILLER 1959).

15. Zur Frage der tödlich ausgehenden thrombotischen Verschlüsse der A. carotis

In der Literatur ist bisher der Frage, welches die Gründe für tödlich ausgehende thrombotische Verschlüsse der A. carotis int. sind, wenig Beachtung geschenkt worden. Im wesentlichen müßte den Faktoren nachgegangen werden, welchen Einfluß der jeweilig vorliegende Kollateralkreislauf ausübt und welchen Einfluß der Zeitfaktor bei der Entwicklung des thrombotischen Verschlusses spielt. Von großer Bedeutung sind sicherlich auch Weite und der Verlauf der Arterien sowie bestehende angeborene und erworbene Angiostenosen. Beobachtungen über tödlich ausgehende thrombotische Verschlüsse der A. carotis int. veröffentlichten NORTHCROFT u. MORGAN (1949).

16. In der Literatur mitgeteilte Kasuistiken und Serien von thrombotischen Gefäßverschlüssen der A. carotis

IMSCHWEILER (1952) berichtete über einen Patienten, bei dem es nach dreistündigem Intervall nach stumpfer Halsverletzung zu einer massiven Thrombose der A. carotis comm. mit Beteiligung der A. carotis int. und ext. und tödlichem Ausgang kam, ausgehend von einem Einriß der Intima und Media der A. carotis comm.

ZETTEL (1960) berichtete über einen 49jährigen Patienten, der am Unfalltage mit einer Sägearbeit beschäftigt war. Ein verklemmtes Stück Holz wurde beim Versuch, es zu lösen, gegen ihn geschleudert und traf ihn tangential an der rechten Halsseite. Es kam dabei zu einer oberflächlichen Weichteilwunde. Es war keinerlei größere Blutung in das umliegende Gewebe nachzuweisen, auch keine Zerstörung von Muskelgewebe. Nach einem mehrstündigen Intervall klagte der Verletzte am Abend des Unfalltages über Schwächegefühl und Parästhesien in der linken Hand. Die Parästhesien verstärkten sich im Laufe der Nacht. Es stellten sich jetzt auch Kopfschmerzen ein, beim Versuch, aufzustehen, brach er zusammen. Etwa 24 h nach dem Unfall wurde er in schwerstkrankem Zustand *stationär aufgenommen*. Es bestand starke Benommenheit, außerdem Sprachstörungen, Verlangsamung der gedanklichen Koordination, Pupillenerweiterung rechts, Fazialisparese links, spastische Parese des linken Armes und Beines; 24 h später, etwa 2 Tage nach dem Unfall, wurde der Kranke von den Angehörigen in moribundem Zustand bei tiefer Bewußtlosigkeit und komatöser Atmung nach Hause genommen, wo er etwa 12 h später *starb*. *Todesursache* war eine von einem Intimariß ausgehende Thrombose der A. carotis int.

DOTZAUER u. ADEBAHR (1964) teilten 8 Fälle von traumatischer Karotisthrombose mit (6 m., 2 w.). Eine *direkte Gewalteinwirkung* gegen den Hals lag in 5 Fällen vor: Schlag gegen den Hals, Sturz zu Boden während einer Rauferei, Explosion und zweimal Erhängungsversuch. *Indirekte Gewalteinwirkungen* waren in 3 Fällen als Ursache anzusehen: Angefahrenwerden als Fußgänger von einem PKW in 2 Fällen, Aufprall eines PKW auf einen Mast. Es handelte sich in allen Fällen um schwere Gewalteinwirkungen. Die Überlebenszeit betrug zwischen 3 h und 27 Tagen.

Fünf der 8 Patienten wurden im Augenblick der Gewalteinwirkung bewußtlos, 3 der Verletzten blieben zunächst bewußtseinsklar, klagten dann über Kopfschmerzen, 10 min bis 24 h später trübte sich das Bewußtsein und schließlich setzte Bewußtlosigkeit ein. Armbetonte Hemiplegien wurden beobachtet.

Die bei spontaner Thrombose vorwiegend der A. carotis int. bekannte Bevorzugung der linken Seite fand sich bei den 8 Fällen nach Gewalteinwirkung nicht.

Bis zu einer Überlebenszeit von 12 h war das Gehirn bei Betrachtung mit bloßem Auge und bei mikroskopischer Untersuchung unauffällig. Nach längerem Intervall waren Erweichungsherde im Bereich des Versorgungsgebietes besonders der A. cerebri med. vorhanden. Die Nekrosen betrafen aber nicht immer das gesamte Versorgungsgebiet und waren auch unterschiedlich alt.

YAMADA et al. (1967) fanden 52 Beobachtungen von traumatischen Verschlüssen der A. carotis durch stumpfe nichtpenetrierende Gewalteinwirkungen. In allen Fällen konnte der Gefäßverschluß durch ein Arteriogramm, eine Operation oder Autopsie gesichert werden. FLEMING u. PETRIE (1968) fanden 90 Beobachtungen von Verletzungen der A. carotis nach stumpfer Gewalteinwirkung. Diese Autoren berichteten über weitere 2 Fälle. LITTLE et al. (1969) teilten 4 weitere Fälle mit, JERNIGAN u. GARDNER (1951) berichteten über weitere 2 Fälle.

RUBIO et al. (1974) berichteten über eine Serie mit 81 Verletzungen der A. carotis bei 72 Patienten, die von Anfang 1947 bis einschließlich 1971, sowie über eine Serie von 47 Patienten, bei denen 55 Verletzungen der A. carotis vorlagen, die von Anfang 1962 bis einschließlich 1972 behandelt worden waren. Die *Verletzungsursache* ist in Abb. 10 dargestellt. Während der Perioden der ersten 15 Jahre lagen nur zwei stumpfe Verletzungen vor, die übrigen waren penetrierende mit einer gleichmäßigen Verteilung von Stich- und Schußwunden. In scharfem Kontrast dazu waren in den letzten 15 Jahren lediglich 17% Stichwunden, während die restlichen Schußwunden waren.

Die *klinischen Symptome* änderten sich in den beiden Zeitabschnitten. Alle Patienten, die operiert wurden, hatten Hämatome im Bereich der Verletzungsstelle, die in vielen Fällen pulsierend waren. Bei 5 Patienten lagen arteriovenöse Fisteln vor. Achtzehn der Patienten befanden sich in einem Schockzustand und reagierten auf intravenöse Flüssigkeitsgaben. Herzstillstand lag bei 4 der Patienten vor, 3 Patienten verbluteten im Notaufnahmeraum, ehe die Blutungen chirurgisch kontrolliert werden konnten. Neurologische Ausfallerscheinungen im Ausbreitungsgebiet der verletzten Arterie fanden sich postoperativ bei einem Drittel der Patienten. Sieben Patienten aus dieser Gruppe wiesen bereits vor dem operativen Eingriff neurologische Ausfallerscheinungen auf.

SHEELY et al. (1975) berichteten über 632 Patienten (537 männlich, 95 weiblich) mit penetrierenden Verletzungen der Hals-/Nackenregion, die von 1950–1973 behandelt worden waren. Das Lebensalter betrug zwischen 2 und 70 Jahren (das Durchschnittsalter betrug 31 Jahre). Die penetrierenden Wunden fanden sich in einer Region oberhalb des Schlüsselbeins und unterhalb des Unterkiefers.

Unter der Gesamtzahl von 632 Patienten hatten 462 Verletzungen, die lediglich auf die Hals-/Nackenregion beschränkt waren, während 170 weitere Verletzungen anderer Körperregionen erlitten, die von geringfügigen Abschürfungen an den Extremitäten bis zu schweren Thorax- und Abdominalverletzungen reichten. Wie zu erwarten, stieg die Mortalität mit der Zahl der anderen gleichzeitig vorliegenden Verletzungen an; 35 Patienten verstarben.

SALETTA et al. (1976) veröffentlichten eine Serie von 246 Patienten (225 männlich, 21 weiblich), die von Januar 1969 bis Dezember 1974 mit penetrierenden Hals-/Nackenverletzungen behandelt wurden. Das Lebensalter betrug zwischen 13 und 57 Jahren (Durchschnittsalter 27 Jahre). Ätiologisch lagen 121 Schußverletzungen, 118 Stichverletzungen 7 Schrotschußverletzungen und eine stumpfe Gewalteinwirkung vor. Im letzteren Fall verursachte eine stumpfe Gewalteinwirkung eine penetrierende Verletzung. Ein Patient erlitt sowohl Schuß- als auch Stichverletzungen, und verschiedene Patienten hatten mehrfache Stichverletzungen erlitten. Acht Patienten verstarben.

RICHAUD et al. (1980) berichteten über eine Serie von 17 Fällen von geschlossenen Verletzungen der A. carotis int. im Halsbereich. Unter allen von den Verfassern beobachteten geschlossenen Schädel-Hirn-Verletzungen war es in 1,2% zu gedeckten Verletzungen der A. carotis int. gekommen. Das Alter der Verletzten lag zwischen 11 und 29 Jahren; 15 von 17 waren die Folgen von Verkehrsunfällen. Klinisch zeigten sich zwei Erscheinungsformen: (1) Unmittelbar auftretende Bewußtlosigkeit ohne Herdsymptomatik, (2) Einsetzen der Symptome nach einem luziden Intervall von mindestens 48 h bis zu 40 Tagen. In dieser 2. Gruppe traten isolierte Herdsymptome mit vorwiegend brachiofazialen Hemiparesen und Sehstörungen auf. Von den ergänzenden Untersuchungen erwies sich die Dopplersonographie als besonders wertvoll, weil die Methode es gestattet, bereits Änderungen in der Durchströmung der A. carotis festzustellen, bevor das angiographisch möglich ist. Die Verletzungen der A. carotis int. lagen fast immer in Höhe des 1. und 2. Halswirbels, häufig bestand eine Distraktion der Wand, weniger häufig eine Thrombose. In einem Drittel der Fälle ließen sich ischämische Schäden distal der Gefäßläsionen nachweisen. Von 17 Patienten starben 8, ohne daß eine klinische oder angiographische Diagnostik möglich gewesen wäre. Bei allen Verletzten lagen Verletzungen vor, die durch einen direkten Aufprall von Kopf oder Gesicht verursacht worden waren. Zusätzlich bestanden bei 11 der 12 Patienten Traumafolgen der oberen vorderen Thoraxregionen (mit Frakturen des Brustbeins, Schlüsselbeins und der Rippen). Bei allen Patienten hatten keine direkten Gewalteinwirkungen gegen den Hals vorgelegen, es fehlten auch arteriosklerotische Gefäßwandveränderungen. Die Autoren nahmen an, daß durch die plötzliche Einengung der oberen Thoraxapertur die Mediastinalorgane nach unten gedrängt wurden, wobei der Truncus brachiocephalicus um einige Zentimeter nach unten verlagert wird. Ein solcher Vorgang kann solange toleriert werden, als die dabei auftretende erhebliche Beugung der HWS nicht durch den Aufschlag des Kopfes unterbrochen wird. Dabei entsteht eine Dehnung des Gefäßes in der Längsachse mit Abscherung der Intima.

PERRY et al. (1980) berichteten über eine Serie von 17 Patienten mit Verletzungen der A. carotis durch stumpfe Gewalteinwirkungen gegen die Halsregion. Drei der Patienten hatten keine Symptome, 10 Patienten hatten Paresen der Extremitäten und 4 hatten neurologische Ausfälle. Die Verletzungen wurden arteriographisch dargestellt. Bei 15 Patienten wurde eine Gefäßwiederherstellung erstrebt, die bei 8 erfolgreich war. Sie waren nach der Operation gebessert oder normal. Lediglich 2 der 9 Patienten, bei denen keine Herstellungschirurgie durchgeführt wurde, zeigten eine Besserung, 4 verstarben. Die Mortalität betrug 23%, jedoch nur 14% in der Gruppe, die gefäßwiederherstellende Chirurgie hatten.

BROWN et al. (1982) analysierten eine Serie von 129 Fällen mit 143 Verletzungen der A. carotis, es handelte sich um Patienten, die zwischen 1947 und 1981 behandelt worden waren. Das Durchschnittsalter betrug 29 Jahre. In 72% war die A. carotis comm. verletzt. Tangentielle Verletzungen und komplette Durchtrennungen waren am häufigsten. Penetrierende Schuß- und Stichwunden überwogen bei weitem, stumpfe Gewalteinwirkungen machten nur 1,5% der Fälle aus. In 30% war auch die V. jugularis betroffen. Ösophagus und Trachea waren nur selten mitverletzt.

KARLIN u. MARKS (1983) behandelten 50 Patienten mit Verletzungen der A. carotis in ihrem extrakraniellen Bereich in dem Zeitraum von 1953 bis einschließlich 1981. Die Gesamtmortalität betrug 20%. Eine primäre Gefäßwiederherstellung wurde bei 38 Patienten (76%) erreicht mit einer Mortalität von 7,8%. Eine Ligation wurde bei 6 Patienten (12%) mit einer Mortalität von 50% durchgeführt. Die linke A. carotis war häufiger als die rechte verletzt. Blutungen aus verletzten Gefäßen ließen sich leicht durch digitale Kompression kontrollieren. Erhebliche neurologische Ausfallerscheinungen lagen bei 12% der Patienten bei der Aufnahme vor. Das Vorliegen neurologischer Befunde oder Koma stellten keine Kontraindikation für eine Wiederherstellung des Gefäßes dar.

17. Isolierter thrombotischer Verschluß der A. carotis communis

Ein *isolierter thrombotischer Verschluß der A. carotis comm.* ist selten. Ist der Verschluß einseitig, so können neurologische Ausfallerscheinungen fehlen, da Blut in die A. carotis int. retrograd von der A. carotis ext. gelangen kann, die ihre Zuflüsse aus dem Versorgungsgebiet der A. vertebralis erhält. Sollte noch eine Mangeldurchblutung bestehen, so kann dieselbe auch durch den Circulus arteriosus cerebri (Willisii) ausgeglichen werden. Auch *doppelseitige Verschlüsse der A. carotis comm.* können, wie die der A. carotis int., ausnahmsweise ohne neurologische Befunde bleiben.

Kommt es bei thrombotischem Verschluß der A. carotis comm. zu einem Hirninfarkt, so ist derselbe im allgemeinen schwerwiegend, ausgeprägte Halbseitenstörungen liegen vor.

18. Langsam sich entwickelnder Verschluß der A. carotis bei sonst intaktem Gefäßsystem durch Druck eines wachsenden Tumors

Der Verlauf kann völlig anders sein, wenn sich der Gefäßverschluß der A. carotis bei sonst intaktem Gefäßsystem langsam entwickelt, ein entsprechender Fall von BROBEIL (1955) gibt hierzu ein Beispiel:

Die 58jährige Patientin klagte über Sehstörungen am rechten Auge (Flimmern, Herabsetzung der Sehkraft), die nach wenigen Stunden wieder verschwanden und auch später nicht wieder auftraten. *Opthalmologische Untersuchungen* waren o. B. Um die gleiche Zeit traten zunehmende Schmerzen im Halse auf, die mit der HWS in Verbindung gebracht wurden. Zwei Monate später traten erstmals schwere, ausschließlich rechtsseitige Migräneanfälle, vorwiegend während der Nacht, auf. Wegen einer zunehmenden Anschwellung der rechten Halsseite wurde die Patientin 4 Monate später *stationär aufgenommen*. Es fand sich an der rechten Halsseite, am Kieferwinkel beginnend bis unterhalb der Sternocleidomitte reichend, eine fast faustgroße, sehr derbe, wenig druckempfindliche, auf der Unterlage kaum verschiebliche Anschwellung. Bei der *Operation* fand sich unterhalb des Muskels ein großer Tumor, der nach oben bis zum Querfortsatz des 2. Halswirbels reichte. Über dem Tumor angespannt und unlöslich mit ihm verbacken war die A. carotis comm., mit der Gabelungsstelle, sie pulsierte nicht, nach Längsinzision kein Blutaustritt. Die Karotisgabel mußte mit dem Tumor entfernt werden. Vagus und Hypoglossus konnten herausgelöst und geschont werden, unter der seitlichen und hinteren Pharynxwand wurde der Tumor scharf abgetrennt. *Histologisch* handelt es sich um ein Sarkom mesenchymalen Ursprungs, das nach dem Operationsbefund wahrscheinlich von der Gefäßscheide der A. carotis ausging.

Epikritisch handelte es sich um einen *kompletten Verschluß* der *A. carotis comm. ohne Thrombose durch Tumorkompression*. Da sich der Verschluß nur ganz langsam entwickelte, traten keine dauernden Störungen auf, auch nicht durch die bei der Operation nötig gewordene Resektion der Karotisgabel.

VII. Verletzungen der A. carotis interna

1. Einführung

Im folgenden wird eine kurze zusammenfassende Darstellung der Verletzungen der A. carotis int. im 2.–4. Gefäßabschnitt gegeben, dem sich einige Kasuistiken anschließen, bei denen es sich um Kombinationen verschiedener Verletzungsformen der A. carotis int. handelt.

2. Verletzungen der A. carotis interna im 2.–4. Gefäßabschnitt

Verletzungen der A. carotis int. im Canalis caroticus, sowohl thrombotische Verschlüsse als auch Lazerationen und Risse wurden in der Literatur beschrieben. Es liegen dabei Frakturen der Schädelbasis, auch solche der vorderen Schädelgrube, vor. Das Gefäß kann durch Knochenfragmente angespießt und verletzt werden (KRAULAND 1955; YASHON et al. 1964). Diese *Verletzungen können auch doppelseitig auftreten.*

WHITEHURST u. CHRISTENSEN (1969) berichteten über einen Patienten mit einer Lazeration der A. carotis int. in der Gegend des Foramen lacerum bei bestehender Fraktur der Schädelbasis. Kontrastmittel drang aus diesem Gefäß in den epiduralen Raum.

MAURER et al. (1961) beschrieben einen Patienten mit einseitiger Blindheit, Frakturen der Orbita und massiver Epistaxis als Folge einer Lazeration des intrakraniellen Abschnittes der A. carotis int. mit Einbruch der Blutung in den Sinus sphenoidalis.

THOMSON (1963) veröffentlichte 3 Beobachtungen von traumatischen Verschlüssen der A. carotis int. an der Schädelbasis. Bei der *Autopsie* konnte gezeigt werden, daß die Gefäßverletzungen Folge von traumatischen Schäden im Canalis caroticus waren.

JANON (1970) beschrieb 2 Patienten mit Verletzungen und Frakturen der Schädelbasis, bei denen arteriographisch Verletzungen im intrakraniellen Abschnitt der A. carotis int. nachweisbar waren.

3. Verletzungen der A. carotis interna bei frontobasalen Schädel-Hirn-Verletzungen

SCHÜRMANN et al. (1967) berichteten über einen Patienten mit Verletzungen der A. carotis int. an der Schädelbasis nach frontobasaler Schädel-Hirn-Verletzung.

Rupturen einer A. carotis int. bei Frakturen der Schädelbasis wurden in der Literatur mitgeteilt.

Daß solche Verletzungen trotz Verweigerung operativer Eingriffe von seiten der Patienten nicht immer tödlich ausgehen müssen, zeigt eine Beobachtung von ZAKRZEWSKI et al. (1969):

Die Autoren berichteten über einen Patienten mit Ruptur einer A. carotis int. bei Fraktur der Schädelbasis, die nach einem Sturz aus dem ersten Stockwerk aufgetreten war. Während der nächsten zwei Jahre hatte der Patient verschiedentlich Auftreten von schwerer Epistaxis aus der Keilbeinhöhle. In den folgenden 10 Jahren trat keine Epistaxis mehr auf. Der Patient hatte eine Arteriographie und Ligatur der A. carotis int. verweigert. Das traumatische Aneurysma füllte die Keilbeinhöhle teilweise aus.

GOALD u. RONDEROS (1961) berichteten über einen Patienten, bei dem ein Draht den intrakraniellen extraduralen Abschnitt der A. carotis int. durchbohrt hatte. Bei der *Autopsie* konnte festgestellt werden, daß der Draht durch eine Fraktur in der rechten Oberkieferhöhle und durch Perforation der Keilbeinhöhle, die Keilbeinhöhle, die linke A. carotis int. durchbohrt hatte und dann in den linken Temporallappen eingedrungen war.

4. Die traumatischen Schäden der A. carotis interna im intrakraniellen Abschnitt (A. carotis interna cerebralis)

Traumatische thrombotische Verschlüsse der A. carotis im Bereich der Schädelbasis können bei verschiedenen Unfallmechanismen vorkommen, vgl. STEUDEL et al. (1981).

Die *A. carotis int.* ist bei *Frakturen* der *Schädelbasis* außerordentlich verletzungsgefährdet (KRAYENBÜHL 1960; FÖDISCH u. KLOSS 1966; FÖDISCH 1970; LEPOIRE et al. 1972; REISNER u. REISNER 1976; REISNER et al. 1976). Wegen der Verschiebungen zwischen knöcherner Schädelbasis und der Gehirnbasis treten traumatische Schäden an den extrazerebralen Gefäßen häufig auf. KRAULAND (1982) hat die bei stumpfen Gewalteinwirkungen besonders gefährdeten Strecken der Hirnschlagader gekennzeichnet (Abb. 18a, b).

Die Verletzungen der A. carotis int. sind häufig Folgen frontobasaler Schädel-Hirn-Schäden, vgl. S. 52.

5. Schadensmuster

Als Folgen dieser Schädigungen können sich *4 verschiedene Schadensmuster* entwickeln: (1) Ein *Riß* oder eine *Ruptur* der *Arterie mit Blutung*, (2) ein *traumatisches Aneurysma*, (3) ein *thrombotischer Verschluß* und (4) eine *traumatische Carotis-cavernosus-Fistel*.

(1) Die *Verletzung* der *Gefäßwand* kann *Schichten* der *Gefäßwand* betreffen, z. B. *Intima, Media* oder es kann zu einer *kompletten Ruptur des Gefäßes* kommen mit einer *Rhexisblutung* (BARTH 1924; FRINGS 1953).

(2) Ein *traumatisches Aneurysma* der *Arterie* ist die *Folge* einer *partiellen Schädigung* der *Arterienwand*, die durch eine *fibrinöse Thrombose* abgedeckt werden kann. Eine partielle Schädigung der Wand der Arterie kann aber auch ein *dissezierendes Aneurysma* zur Folge haben mit intramuraler Ausbreitung der Blutung, die zu einer Herabsetzung der Blutzufuhr führt.

(3) Ein *thrombotischer Verschluß* ist die Folge einer mechanischen Schädigung der A. carotis int. im knöchernen Kanal, meist durch Frakturen der Schädelbasis. Zerrung und Kontusion des Gefäßes sind die Ursache des thrombotischen Verschlusses.

(4) Eine *traumatische Carotis-cavernosus-Fistel* kann sich nach Verletzung der A. carotis int. im Sinus cavernosus entwickeln. Dieser Verletzungstyp ist in einem gesonderten Kapitel besprochen worden, hinsichtlich Einzelheiten wird auf S. 279 verwiesen.

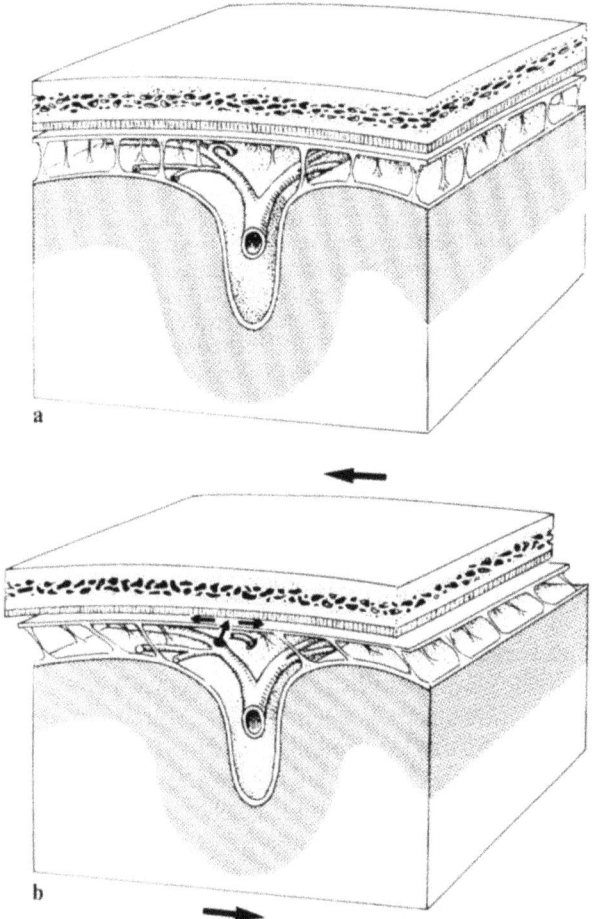

Abb. 18a, b. Schematische Darstellung der biomechanischen Verhältnisse bei parietalem Rotationstrauma, die bei der Abscherung von Seitenzweigen kortikaler Schlagadern eine Rolle spielen. (Aus KRAULAND 1982)

6. Auswahl aus in der Literatur mitgeteilten Kasuistiken und Serien

Trotz vollständigen Abrisses der A. carotis int. im Bereich der Sella turcica kann sich manchmal wegen Überdehnungsrissen der inneren Schichten der Gefäßwand eine Verschlußthrombose entwickeln. Eine entsprechende Krankengeschichte wurde von KRAULAND (1949) mitgeteilt:

20jähriger Patient, der beim Skilaufen einen Sturz erlitt – er schlug mit dem Kopf gegen einen Baum –, überlebte 21 h. Außer der rechten A. carotis int. cerebralis war auch noch der N. oculomotorius an seinem Ursprung abgerissen.

Bei äußerlicher Betrachtung intakt erscheinende Aa. carotides cerebrales können bei histologischer Untersuchung Einrisse besonders der Elastika zeigen. Manchmal erstrecken sie sich bis in die Aa. cerebri ant. und Aa. cerebri med.

KRAULAND (1982) teilte eine entsprechende Krankengeschichte mit: Ein 14jähriges Mädchen, das einen schweren Kfz-Unfall erlitten hatte, *starb* 36 h später auf der *Intensivpflegestation*. Es lagen eine Impressionsfraktur rechts frontal mit Ausläufern zum Schädelgrund und eine Hirnkontusion vor. Der linke N. oculomotorius war gerissen und sein Ende in den Bruchspalt eingeklemmt. Die *histologische Untersuchung* an den Stufenabschnitten der Aa. carotides cerebrales deckte ausgedehnte Elastikarisse auf. Die Rißenden zeigten sich in charakteristischer Weise „uhrfederartig" nach außen umgerollt. Es handelte sich offenkundig um eine Zerrung dieser Gefäßstrecken bei Stauchung des Schädelgrundes. Die mehrfachen, meist querverlaufenden Elastikarisse weisen auf eine erhebliche Dehnung des Gefäßrohres hin, diese waren auch an der aufgelockerten Adventitia zu erkennen; trotzdem fehlten intramurale Blutungen in der Gefäßwand und die Zellreaktion beschränkte sich auf die von der Elastika entblößten Strecken der Media. In der Media selbst war nur auf kurze Strecken ein Verlust der Kernfärbbarkeit zu erkennen, der offensichtlich auf die starke mechanische Dehnung zurückging; Veränderungen, die noch nicht im Sinne einer Medianekrose zu deuten waren. Überall dort, wo die Elastika abgelöst war, fand sich auch die Adventitia aufgelockert, ein Zeichen dafür, daß die Dehnung der Adventitia, wenn sie einen bestimmten Grad erreicht hat, nicht mehr zurückgeht, während sich die Media weitgehend kontrahiert, so daß morphologisch nicht viel auffällt. Erstaunlich bei diesem Fall war nach KRAULAND (1982) die geringe Neigung zur Thrombose, obwohl die Elastika int. auf weite Strecken abgelöst war. Das dürfte aber wohl auf die Bedingungen der Intensivpflege und die vielen Transfusionen von Konservenblut zurückzuführen sein. Diese Verletzungen waren offensichtlich indirekt bei der diagonalen Verschiebung des Schädelgrundes zustande gekommen.

STEUDEL et al. (1981) verdanken wir eine Zusammenstellung von 15 Fällen aus der Literatur und ihrer eigenen 2 Fälle. Die gemeinsamen Merkmale sind in Tabelle 6 dargestellt. Daraus ergibt sich, daß bei einer Thrombose der A. carotis im Halsbereich das klinische Erscheinungsbild durch ein freies Intervall von Stunden bis Tagen und das Auftreten von Halbseitenlähmung mit oder ohne Sprachstörungen charakterisiert ist. Im Gegensatz dazu tritt bei einer traumatischen Thrombose der A. carotis int. im Bereich der Schädelbasis im allgemeinen unmittelbar nach dem Unfallereignis eine tiefe Bewußtlosigkeit auf. Es finden sich Hinweise für eine Fraktur der Schädelbasis mit Blutungen aus Nase, Mund und Ohren, evtl. mit Liquorrhö.

Man soll sich immer vergegenwärtigen, daß neben der traumatischen Karotisthrombose noch weitere traumatische intrakranielle Schäden vorliegen können, so daß außer einer Angiographie der A. carotis (RICHTER u. KAESER 1958; VIGOUROUX u. LAVIEILLE 1962; ISFORT 1964; YASHON et al. 1964; VIGOUROUX et al. 1978) auch ein Computertomogramm angezigt ist.

Beachtenswert ist der Hinweis von STEUDEL et al. (1981), daß bei einer Thrombose der A. carotis eine Mortalität von etwa 40% (FÖDISCH 1970) besteht, daß aber von den 18 Patienten mit einer solchen im Bereich der Schädelbasis lediglich 3 überlebten. Die Voraussetzung für ein Überleben ist ein ausreichender Kollateralkreislauf, für den die angiographische Untersuchung Hinweise liefert.

STEUDEL et al. (1981) teilten 2 traumatische thrombotische Verschlüsse der A. carotis int. im Bereich der Schädelbasis mit:

Fall 1: Die 45 Jahre alte Frau erlitt einen Autounfall und wurde direkt im Anschluß an den Unfall in die neurochirurgische Klinik eingeliefert. *Befunde:* Es bestanden bei der Aufnahme eine tiefe Bewußtlosigkeit, eine massive arterielle Blutung aus dem Nasen- und Rachenraum sowie eine offene Schädel-Hirn-Verletzung rechts frontotemporal, keine Halbseitenzeichen. Die *Röntgenaufnahmen* des *Schädels* zeigten eine ausgedehnte Impressionsfraktur rechts frontal mit Beteiligung der Orbita und des Keilbeinflügels sowie eine

Tabelle 6. Karotisthrombose im Schädelbasisbereich – Literaturübersicht. (Aus STEUDEL et al. 1981)

Autor	Alter	Geschlecht	Symptomarmes Intervall	Koma	Halbseitenlähmung	Verletzungen der Orbita oder von Hirnnerven	Blutungen aus Nasen-, Rachenraum, den Ohren	Seitenlokalisation des Verschlusses	Höhenlokalisation	Nachweis des Verschlusses: Angiographie	Autopsie	Histologie	Klinischer Verlauf
LÖHR (1936) (Nr. 1)	20	m	–	+	?	?	ja	links	Basis	+	+		52 Tage überlebt
SEDZIMIR (1955) (Nr. 1, 2)	54	w	–	+	rechts	+	Rhinorrhö	links	Sinus cavernosus	–	+		13 Tage überlebt
THOMSON (Nr. 1, 3)	42	m	–	+	rechts	?	Rhinorrhö	links	Basis	–	+		3 Tage überlebt
	10	m	–	+	links	+	ja	rechts	Basis	+	+	+	3 Tage überlebt
	72	m	–	+	rechts	+	ja	rechts	Basis	+	+		6 h überlebt
YASHON (1964)	25	m	–	+	nein	+	nein	rechts	Basis	+	+	+	18 h überlebt
MASTAGLIA (1969)	39	w	+	+	rechts	–	nein	links	Basis	+	+		9 Tage überlebt
HORNER (1970) (Nr. 3)	40	w	+	+	nein	+	?	links	Basis	+	+		5 Tage überlebt
ZILKHA (1970) (Nr. 4)	25	m	–	+	rechts	+	ja	links	Basis	+	+		1 Tag überlebt
LEPORE (1972) (Nr. 3)	22	m	+	+	rechts	–	nein	links	Siphon	+	–		überlebt
LINDENBERG (1972) (Nr. 2)	34	m	–	+	?	+	ja	links	Siphon	+	+	+	Stunden überlebt

Tabelle 6 (Fortsetzung)

Autor	Alter	Geschlecht	Symptomarmes Intervall	Koma	Halbseitenlähmung	Verletzungen der Orbita oder von Hirnnerven	Blutungen aus Nasen-, Rachenraum, den Ohren	Seitenlokalisation des Verschlusses	Höhenlokalisation	Nachweis des Verschlusses: Angiographie	Autopsie	Histologie	Klinischer Verlauf
HOFFMANN et al. (1973)	17	m	–	+	links	?	ja	links	Sulcus caroticus	+	–		überlebt
VIGOUROUX (1968) (Nr. 6, 11, 16)	50	m	+	+	ja	?	?	links	Basis	+	–		verstorben
	36	w	–	+	ja	?	?	links	Basis	+	–		verstorben
	14	m	–	+	ja	?	?	rechts	Basis	+	–		verstorben
STEUDEL et al. (1981)	45	w	–	+	nein	+	ja	rechts	Basis	+	+	+	9 Tage überlebt (Nachuntersuchung 2 Jahre später)
	35	m	–	+	rechts	+	ja	links	Basis	+	–		

Einblutung in die Keilbeinhöhle und Siebbeinzellen. Die *Karotisangiographie* der *rechten Seite* wies einen Kontrastmittelstop in Höhe der Schädelbasis auf, die *Karotisangiographie* der *linken Seite* ergab eine Mittelständigkeit der Gefäße und eine gute Füllung der A. cerebri ant. rechts von links her. *Therapie:* Nach Anlegung einer Bellocq-Tamponade wurde die rechts frontotemporale Impressionsfraktur versorgt; anschließend erfolgte eine medikamentöse Hirnödembehandlung. *Verlauf:* Die Bewußtseinslage der Patientin besserte sich nicht. Es wurde eine Computertomographie durchgeführt und die Angiographie wiederholt. Diese zeigte 6 Tage nach dem Unfall einen Verschluß der A. carotis in der Höhe der Teilungsstelle. Das Mediagebiet rechts wurde über den Vertebralis-Kreislauf versorgt. Die Patientin verstarb 9 Tage nach dem Unfall. *Autopsie:* Es fand sich ein Thrombose der A. carotis int. zusammenhängend mit einer dissezierenden intramuralen Blutung mit Zerreißung der Elastica int. im Austritt der A. carotis aus dem Foramen lacerum. Außerdem bestand eine ausgedehnte Schädelbasisfraktur mit Zertrümmerung des rechten Keilbeinflügels.

Fall 2: Der 33 Jahre alte Mann stürzte auf einer U-Bahn-Baustelle 10 m tief ab. *Befunde:* Es bestanden bei der Aufnahme eine tiefe Bewußtlosigkeit, eine arterielle Blutung aus dem Nasen-Rachen-Raum. Eine Reaktion der Extremitäten auf Schmerzreize links, ein massives Monokelhämatom links mit reaktionsloser weiter Pupille. Die *Röntgenaufnahmen des Schädels* ließen eine ausgedehnte frontobasale Impressionsfraktur mit weiteren kleinen Frakturlinien im Kalottenbereich erkennen. Die *linksseitige Karotisangiographie* ergab einen Kontrastmittelstop in Höhe der Schädelbasis. Die *rechtsseitige Angiographie* wies eine gute Doppelfüllung beider Seiten mit Hinweisen auf eine epidurale Blutung im Bereich des Imprimates auf. *Therapie:* Es wurde eine epidurale Blutung links frontotemporal ausgeräumt und die Impressionsfraktur versorgt. *Verlauf:* Die Bewußtseinslage des Patienten besserte sich nach wenigen Tagen. Gleichzeitig bildete sich die rechtsseitige Hemiparese zurück. Es blieben eine amaurotische Pupillenstarre links mit Okulomotoriusparese links zurück. Die *Computertomographie* zeigte einen Hirnsubstanzdefekt frontobasal. Vier Wochen nach dem Unfall waren aphasische Störungen nicht mehr festzustellen. Im Rahmen einer Begutachtung, zwei Jahre später, wies die Femoraliskatheterangiographie einen Verschluß der A. carotis in Höhe der Teilungsstelle auf und es war nach wie vor eine gute Kollateralversorgung vorhanden. Der *neurologische Befund* war unverändert, Halbseitenzeichen waren nicht mehr nachweisbar. Der Patient wurde nach einer Umschulung wieder berufstätig.

Eine Literaturübersicht über die Karotisthrombosen im Schädelbasisbereich legten STEUDEL et al. (1981) vor (Tabelle 6).

Eine Zusammenstellung von traumatischen Verschlüssen im supraklinoidalen Abschnitt der A. carotis int. findet sich in Tabelle 7.

Bei frontobasalen Schädel-Hirn-Verletzungen kann es durch direkte Einwirkungen, wie penetrierende Verletzungen, zu Gefäßwandschäden der A. carotis int. unter Erhaltung der Kontinuität mit nachfolgender Thrombose kommen. Bei derart hochsitzenden Thrombosen ist der Versuch einer Thrombektomie erfolglos, worauf besonders GRATZL u. STEUDEL (1971) hinweisen.

Analoge Verletzungsmuster im Karotisbereich des Circulus arteriosus cerebri (Willisii) kommen auch ohne Schädelbrüche vor (KRAULAND 1982). Offensichtlich genügt schon die Stauchung der Schädelbasis mit Verkürzung in dessen Längs- oder Querrichtung, daß das Gehirn von der Schädelbasis abgehoben und verschoben wird, wobei die Karotiden mechanisch überdehnt oder gezerrt werden. Diese traumatischen Schäden können mit solchen von Hirnnerven, beispielsweise des N. oculomotorius kombiniert sein.

Tabelle 7. Tabellarische Zusammenstellung traumatischer Verschlüsse der A. carotis int. in ihrem supraklinoidalem Abschnitt

Autor	Geschlecht	Alter	Schädelbruch	Freies Intervall	Neurolog. Befund	Bewußtseinslage	Verlauf	Lokalisation
Torkildsen u. Koppang (1951)	♀	38 J.	∅	Einige Jahre	Rechtsseitige Parästhesie	Bewußtseinsklar	Stationär	Nach Abgang der A. comm. post.
Rosegay (1956)	♂	29 J.	∅	∅	Hemiplegie	Bewußtseinsklar	Stationär	Nach Abgang der A. comm. post.
Vigouroux (1962)		4 J.	∅	38 h	Hemiplegie	Bewußtseinsklar	Stationär	Bifurkation
Higazi (1963)	♂	10 J.	∅	3 h	Hemiplegie, Aphasie	Bewußtseinsklar	Stationär	Nach Abgang der A. comm. post.
Mastaglia et al. (1969)	♂	39 J.	∅	6 h	Hemiplegie	Koma	Stationär	Nach Abgang der A. ophthalmica
Recoules-Arche et al. (1976) 1)	♂	42 J.	∅	4 h	∅	Bewußtseinsklar		
2)	♂	33 J.	∅	3 h	Hemiplegie, Hemianopsie			

7. Traumatische Thrombosen der A. carotis interna im Sinus cavernosus

Traumatische thrombotische Verschlüsse der *A. carotis int.* im *Sinus cavernosus* wurden mitgeteilt von LÖHR (1936), GERSTENBRAND et al. (1961), ISFORT (1962), FÖDISCH u. KLOSS (1966), FÖDISCH (1970), DORNDORF u. GÄNSHIRT (1972). KRAULAND hebt hervor, daß, bevor eine Thrombose angenommen werde, zu prüfen sei, ob nicht eine Thromboembolie von einem herznahen Abschnitt in Betracht komme (DOTZAUER u. ADEBAHR 1964; HUBER 1964). Für die Begutachtung kommt es nach KRAULAND (1982) darauf an, ob der Gefäßverschluß primär oder sekundär verletzungsbedingt gewesen ist, oder vielmehr auf krankhaften Wandveränderungen beruhte.

Bei einer Verletzung des *intrakavernösen Abschnittes der A. carotis int.* kann in wenigen Fällen eine *Blutung in den Nasen-Rachenraum* erfolgen, die auf direktem oder indirektem Wege möglich ist.

Bei der *direkten Blutung* arrodiert oder durchdringt ein traumatisches Aneurysma der A. carotis int. die dünnen und manchmal auch frakturierten Wandungen der Keil- oder Siebbeinhöhlen. Dadurch kommt es zu einer Blutung in die Nasenhöhlen bzw. den Nasen-Rachen-Raum.

MCCORMICK u. BEALS (1964) nahmen eine eingehende Durchsicht der Literatur vor und fügten einen eigenen, den 20. Fall, hinzu.

Bei der *indirekten Blutung* aus dem intrakavernösen Segment der A. carotis int. fließt das Blut zunächst in den Sinus cavernosus und gelangt erst nach Perforation desselben in die Nasennebenhöhlen. Bei diesen Beobachtungen liegen immer Frakturen im Bereich der unteren Schädelbasis vor.

Klinisch liegt eine *Trias* von einseitiger Erblindung, Orbitafrakturen und massivem Nasenbluten vor.

8. Rezidivierendes Nasenbluten (Epistaxis) bei traumatischen Schäden der A. carotis interna

a) Historisches

Eine frühe Beschreibung einer massiven Epistaxis nach einer traumatischen Verletzung der A. carotis int. wurde von DELENS (1870) veröffentlicht. Es handelte sich um einen 21 Jahre alten Mann mit einer penetrierenden Verletzung eines Auges. Eine massive Epistaxis erfolgte. Bei der *Autopsie* fand sich ein rupturiertes traumatisches Aneurysma der A. carotis int.

GUIBERT (1895) beschrieb eine ähnliche Beobachtung; bei der Autopsie wurde ein traumatisches Aneurysma der A. carotis int. aufgedeckt.

b) Verschiedene Verletzungstypen

Rezidivierende Blutungen, auch *tödlich ausgehende Blutungen*, können die *Folge direkter Verletzungen* der *A. carotis int.* an der *Schädelbasis* sein (BONNAL et al. 1967; LEVY et al. (1971), aber auch *Folge einer Ruptur eines traumatischen Aneurysmas* sein (OSLER 1884; MCCORMICK u. BEALS 1964; KELLERHALS u. LEVY 1971). Das Nasenbluten kann durch die Keilbeinhöhle erfolgen.

Der Körper des Keilbeins enthält zwei große Höhlen, die durch eine mediane Scheidewand (Septum sinuum sphenoidalium) voneinander getrennt sind. Jede dieser Höhlen wird von unten durch ein dünnes Knochenblatt (Concha sphenoidalis) teilweise abgeschlossen. Es bleibt jedoch eine vordere runde Öffnung (Apertura sinus sphenoidalis), die eine Kommunikation mit der Nasenhöhle ergibt.

Eine entsprechende Beobachtung mit tödlichem Nasenbluten wurde von BONNET (1955) mitgeteilt.

Rezidivierende Nachblutungen, auch tödlich massive Epistaxis aus Aneurysmen der A. carotis int. werden in einem späteren Kapitel gesondert besprochen, s. S. 222.

Über eine Blutung aus der Nase aus einem rupturierten Aneurysma der A. carotis int. über die Tuba Eustachii berichteten HORNBROCK u. RHODE (1981).

Nach einer Schußverletzung trat im Fall 3 von GRIFFITHS (1915) eine schwere Epistaxis auf.

JEFFERSON (1938) beschrieb die Befunde bei einem Patienten, bei dem nach einem operativen Eingriff wegen einer Sinusitis ethmoidalis und sphenoidalis eine schwere Epistaxis auftrat.

Bei einem von RASQUIN (1959) veröffentlichten Fall trat eine Epistaxis nach einer penetrierenden Scherenverletzung des Kopfes auf.

GOALD u. RONDEROS (1961) berichteten über einen 46jährigen Patienten, bei dem arteriographisch ein traumatisches Aneurysma im Cavernosusanteil der A. carotis int. diagnostiziert und bei der Autopsie bestätigt wurde. Bei der Benützung einer elektrischen Säge war der Patient von einer Stahlfeder im Gesicht getroffen worden; er war für einen Zeitraum von einer Stunde bewußtlos.

c) Schwere Epistaxis als Spätsymptom

Eine massive, auch tödliche, Epistaxis kann Wochen oder Monate nach einer Gewalteinwirkung gegen den Kopf erfolgen. Es kann sich ein traumatisches Aneurysma gebildet haben, das erst später rupturiert.

BIRLEY u. TROTTER (1928) teilten die Krankengeschichte eines 23jährigen Mannes mit, bei dem 6 Monate nach einer Schädel-Hirn-Verletzung eine massive Epistaxis auftrat, sie schrieben: „An aneurysm of the carotid artery at the base of the skull, seemed the only possible explanation of such a profuse haemorrhage, and this was confirmed by the presence of a blowing systolic bruit, audible over the right temple."

9. Gleichzeitiges Vorkommen von traumatischen Gefäßverschlüssen der A. carotis und subduralem Hämatom

FÖDISCH u. KLOSS (1966) hoben hervor, wie bedeutsam es sei, sich in der Diagnostik von traumatischen Gefäßverschlüssen der A. carotis nicht von Schemata leiten zu lassen. Dies beweisen 3 einschlägige Beobachtungen, die zusätzlich ein subdurales Hämatom aufwiesen. Im folgenden erfolgt eine kurze Wiedergabe dieser Beobachtungen:

1. Beobachtung: Fall von VIGOUROUX u. LAVIEILLE (1962): 40jähriger Patient. Gewalteinwirkung gegen den Schädel bei Autounfall, Kontusion der Kopfschwarte, Wunde an der

Lippe, Anprall des Thorax. Bei *stationärer Aufnahme* berichtet der Patient lediglich über Kopfschmerzen. Nach 48 h Entlassung auf eigenes Verlangen. Die Umgebung bemerkt jedoch bald psychische Veränderungen (z. B. zeitliche Desorientiertheit). Zwei Monate später Zunahme der Kopfschmerzen, Somnolenz, Erbrechen, *neuerliche Aufnahme*. Die erhobene Symptomatik läßt ein intrakranielles Hämatom vermuten. Die rechtsseitige *Karotisangiographie* ergibt nach Abgang der A. carotis int. einen Stop. Wegen deutlicher Abdrängung der rechten Großhirnhemisphäre wird jedoch zunächst eine Trepanation durchgeführt und ein rechtsseitiges subdurales Hämatom entleert. Der *psychische* Befund beginnt sich daraufhin zu normalisieren. Die rechte A. carotis int. im Halsbereich wird freigelegt. Das durch einen bereits organisierten Thrombus völlig verschlossene Gefäß wird in 2 cm Länge reseziert.

2. *Beobachtung:* Fall von ISFORT (1962): 3 Jahre alter Knabe. Das Kind wurde von einem PKW angefahren und war sofort bewußtlos. Keine äußerlichen Verletzungszeichen. Die *Röntgenaufnahmen* des *Schädels* ergeben eine schräg verlaufende Fraktur durch beide Hinterhauptsbeine. Das *linksseitige Karotisangiogramm* vermochte eine Abdrängung der Gefäße von der Schädelkalotte im Okzipitalbereich durch ein subdurales Hämatom aufzudecken, welches operativ entfernt wurde. Der komatöse Zustand blieb jedoch weiterhin bestehen. Am dritten Tag nach dem Unfall bildete sich eine schlaffe, Halbseitenlähmung links. Bei der *rechtsseitigen Karotisangiographie* ließ sich eine konzentrische Einengung der A. carotis int. unterhalb des Siphons aufdecken.

3. *Beobachtung:* Fall von RICHTER u. KAESER (1958): 60jähriger Mann. 1949 Bewußtlosigkeit nach tätlichem Überfall mit Strangulation. Auftreten einer linksseitigen Halbseitenlähmung und zentraler Fazialisparese. Innerhalb weniger Tage kam es zu Hirndruckerscheinungen und zu spastischen Zeichen an den rechtsseitigen Extremitäten. Bei der *Trepanation* wurde ein beidseitiges subdurales Hämatom entleert. Die linksseitige, schwere Hemiparese bildete sich nur wenig zurück. Auch die spastischen Zeichen auf der rechten Seite blieben bestehen. *Psychisch* war der Patient schwer gestört. 1954 *Tod* durch Pneumonie. Die *Obduktion* ergab eine alte, weitgehend fibrös organisierte Thrombose der A. carotis rechts unmittelbar nach der Karotisgabel, eine ausgedehnte zystische Erweichung der rechten Großhirnhemisphäre und Residuen alter, subduraler Hämatome.

Im Abschnitt, der sich mit den Pseudothrombosen der A. carotis befaßte, habe ich ausgeführt, daß dieselben Folge gesteigerten intrazerebralen Druckes sind, der wiederum die Folge von Ödemwirkung ist als Folge von raumfordernden Prozessen, wie epi- oder subduralen Blutungen und Hämatomen. Wie der Name Pseudothrombose besagt, scheint bei Arteriographien der A. carotis ein thrombotischer Gefäßverschluß vorzuliegen, während sich später bei der Autopsie zeigt, daß kein krankhafter Prozeß am Gefäß vorgelegen hat und vorliegt.

Bei den weiter oben aufgeführten Kasuistiken handelt es sich jedoch um etwas *anderes*, nämlich das gleichzeitige Vorkommen von traumatischen Gefäßverschlüssen der A. carotis und subduralem Hämatom.

10. Klinische Befunde

Verschlüsse einer A. carotis int. können klinisch unauffällig sein, falls durch die kontralaterale A. carotis über die A. communicans ant. oder das vertebrobasiläre System über die A. communicans post. eine ausreichende Durchblutung besteht. FISHER et al. (1965) gaben an, daß 20–40% aller einseitigen extrakraniell gelegenen Verschlüsse der A. carotis klinisch stumm bleiben.

Transitorische Einengungen oder Verschlüsse können vorübergehende Paresen von Arm und Hand, passagere Dysphasien und episodischen monokulären Visusverlust (Amaurosis fugax) zeigen. Vor allem das letztgenannte Symptom ist als ein klassisches frühes Symptom zu werten (SUGAR et al. 1950; FISHER 1952; DORNDORF u. GÄNSHIRT 1972).

MUMENTHALER et al. (1961) halten das Auftreten einer Amaurosis fugax bei gleichzeitiger kontralateraler Hemiplegie für so gut wie beweisend für einen Verschluß der A. carotis.

Tabelle 8. Neurologische Ausfallerscheinungen bei 72 Patienten mit Verletzungen der A. carotis. (Aus RUBIO et al. 1974)

Komatös	8
Hemiparese	4
Monoparese	4
Hemiparese mit Aphasie	3
Hemiplegie	2
Paraplegie	2
Fazialisparese	2
Gesamtzahl	25

In der Serie von HOLLENHORST (1959) hatten 48 von 86 Patienten mit intermittierender Karotisinsuffizienz eine monokulare Erblindung in der Anamnese gehabt.

Persistierende Symptome: Die klinischen Verlaufsformen der thrombotischen Verschlüsse der A. carotis comm. und int. wurden von RICHTER u. KAESER (1958) beschrieben. Über klinische und psychopathologische Befunde berichtete PANTER (1957). Die Beobachtungen mit verspätet auftretender Hemiplegie wurden von FLEMING u. PETRIE (1968) dargestellt.

Unter den *neurologischen Befunden* stehen Halbseitenbefunde im Vordergrund (Tabelle 8). Die Hemiplegie kann vollständig oder faziobrachial betont sein. Diese Symptome können sich apoplektiform oder über Stunden oder Tage entwickeln. Manchmal bestehen aber diskretere Halbseitensymptome, wie Dysdiadochokinese oder Störungen der Stereognosie. Aphasische Störungen sind häufig, ebenso Hemianopsie.

Auf den Befund, daß die Hemiparese am Bein weniger ausgeprägt ist als am Arm und der mimischen Muskulatur wurde bereits weiter oben hingewiesen. Die A. communicans ant. führt der herdseitigen A. cerebri ant. kollateral Blut zu, dadurch erfahren die kortikalen Repräsentationen des Beines eine bessere Blutversorgung als die durch die A. cerebri med. erfolgende der Zentralregion.

Es besteht oft eine Hemihypästhesie der gelähmten Körperhälfte. In einigen Fällen treten zerebrale Krampfanfälle fokalen Typs auf, manchmal auch generalisierte zerebrale Anfälle, insgesamt bei etwa 20% (TAPTAS u. PECKER 1948; WEBSTER et al. 1950; GURDJIAN u. WEBSTER 1953; FEIRING 1954; SASTRASIN 1957; ALAJOUANINE et al. 1959). Die neurologischen Ausfälle können ohne Bewußtlosigkeit auftreten (JACOBSON u. SKINHOJ 1957; SASTRASIN 1957; MUMENTHALER et al. (1961).

An *Augensymptomen* (vgl. HOLLENHORST 1959) kann eine *Amaurosis fugax* bestehen und am Fundus kann eine *Optikusatrophie* vorliegen (HUNT 1914). Neben der *Hemiparese* liegt manchmal eine *homonyme Hemianopsie* vor (MUMENTHALER et al. 1961). Auf der Seite der Störung besteht oft eine *Miosis*, die *Pupille reagiert jedoch* (MILLETTI 1950; O'DOHERTY u. GREEN 1958). In einigen Fällen bestehen *Okulomotoriusparesen* (LE BEAU 1949; WALSH u. SMITH 1952; BOLDREY et al. 1956). In einzelnen Fällen kann eine *Stauungspapille* vorliegen (AGATSTON 1930; MONIZ et al. 1937; MILLETTI 1950; CHRISTOPHE u. THIRY 1955). Ein *Horner-Syndrom* kann infolge Zerreißung von Sympathikusfasern in der Arterienwand bestehen.

Eine *homolaterale Anhydrose* kann die Folge eines Mitbefallenseins des sympathischen Plexus caroticus sein (SIEGERT 1938; MILLETTI 1950; JOHNSON u. WALKER 1951; WALSH 1957; O'DOHERTY u. GREEN 1958; CARTER 1964; DORNDORF u. GÄNSHIRT 1972).

Eine *Fülle* von *psychopathologischen Befunden* können vorliegen: *Pseudoparalytische Wesensveränderungen* (DÖHNER 1953), *symptomatische Psychosen* (DE BOOR 1950; LUDWIG u. ROSENHAGEN 1958), manchmal unter dem *Bilde symptomatischer Schizophrenien*.

Eine zusammenfassende Darstellung der psychopathologischen und neurologischen Syndrome bei spontaner Karotisthrombose unter Berücksichtigung der Literatur erfolgte durch PANTER (1957). Der Verfasser unterteilt die psychischen Symptome in diejenigen, die im akuten und solche, die im chronischen Stadium vorkommen.

Im *akuten Stadium* der Erkrankung sind sämtliche Reaktionen des exogenen Typus einschließlich Delirium, symptomatischer Psychosen und epileptischer Anfallsmanifestationen möglich. Das psychische Bild wird wesentlich bestimmt von dem Funktionieren des Kollateralkreislaufes, dem Ausmaß des Hirnödems und der Grundkrankheit (Zerebralsklerose, zentrale Endangitis obliterans, multiple Thromboembolien usw.).

Im *chronischen Stadium* sind hirnatrophische Veränderungen von großer pathoplastischer Bedeutung. *Persönlichkeitsveränderungen* (Niveauverlust, Stirnhirnenthemmungssymptome, ethische und moralische Depravation, Devitalisierung, Leerlauf und Antriebsschwäche) wurden von PANTER (1957) beschrieben. Es kann ein *organisches Psychosyndrom* mit teils dementer Entwicklung, teils mehr oder minder stark ausgeprägter Hirnleistungsschwäche und Alterationen des Stimmungsverhaltens beobachtet werden.

Bei etwa 50% der Patienten bestehen entweder diffuse oder auf der Seite des Verschlusses *Kopfschmerzen*.

Die *klinischen Symptome* können oft erst nach Stunden oder Tagen und oft erst viel später nach der Gewalteinwirkung einsetzen (MIFKA 1960). Nur etwa 10% der Patienten haben schwerwiegende Symptome innerhalb einer Stunde nach der Gewalteinwirkung. Mehr als die Hälfte ist noch nach 10 h asymptomatisch.

Einseitige Verschlüsse der A. carotis können völlig stumm verlaufen (CHEVERS 1845; CABIESES u. SALDIAS 1956; GURDJIAN et al. 1960). Ebenso können beidseitige Verschlüsse entweder symptomarm oder stumm bleiben (WÜLLENWEBER 1928; HULTQUIST 1942; ALAJOUANINE et al. 1959; MUMENTHALER et al. 1961, Fall 3).

Es sind weiterhin Beobachtungen bekannt, daß Patienten mit doppelseitigem Verschluß der Karotiden und einer A. vertebralis überlebten (CHEVERS 1845; ALAJOUANINE et al. 1959).

In der Serie von FÖDISCH u. KLOSS (1966) war 51mal ein freies Intervall nachzuweisen. Viel häufiger jedoch begann die Symptomatik plötzlich mit Lähmungen, die sich rasch bis zur Halbseitenlähmung ausdehnten, Aphasie und nur z. T. auch mit Bewußtlosigkeit.

Diese *neurologische Symptomatik* der *traumatischen Karotisthrombose* mit Halbseitenzeichen und Bewußtseinsstörungen ist der bei einer intrakraniellen Blutung oder einem zerebralen Insult weitgehend ähnlich, oft identisch. Die *wichtigste* Untersuchungsmethodik zur Diagnose und Differentialdiagnose sind die *Karotisangiographie* und die Computertomographie.

Wie ähnlich die klinische Symptomatik der einer intrakraniellen Blutung ist, beweist in der Serie von FÖDISCH u. KLOSS (1966) die Tatsache, daß 36mal die Verdachtsdiagnose eines epiduralen oder subduralen Hämatoms gestellt wurde. Neunzehn Patienten wurden aufgrund dieser Verdachtsdiagnose (z. T. beidseitig) trepaniert (dreimal zu Recht, Einzelheiten folgen später). Die Symptomatik eines epiduralen oder subduralen Hämatoms kann vorgetäuscht werden, in 47% der Serie von FÖDISCH u. KLOSS (1966) wurde diese Fehldiagnose gestellt und bei 48,5% dieser Fälle eine Trepanation durchgeführt. Bei 18 Beobachtungen vermochte erst die Obduktion die genaue Diagnose zu bringen. Von den 70 Beobachtungen starben 33, 28 konnten, wenn auch defekt geheilt, dem Leben erhalten bleiben. Achtmal gelang eine restitutio ad integrum.

Die Serie von FÖDISCH u. KLOSS (1966) stammt aus der Zeit vor der Einführung der Computertomographie, eine Methode, die die Differentialdiagnose zwischen einer traumatischen Thrombose der A. carotis und einem intrakraniellen Hämatom sicher sehr erleichtert.

11. Verspätet auftretende traumatische thrombotische Verschlüsse der A. carotis interna

Thrombotische Verschlüsse der A. carotis int. können Wochen, Monate und sogar Jahre nach einer Gewalteinwirkung auftreten.

In den beiden folgenden Kasuistiken, die CRISSEY u. BERNSTEIN (1974) veröffentlichten, hatte jeweils eine Gewalteinwirkung gegen den Kopf vorgelegen, eine solche gegen den Hals konnte ausgeschlossen werden.

Fall 1: 44jährige Patientin wurde wegen einer Pankreatitis aufgenommen. Bei der *Routineuntersuchung* wurde ein Geräusch über der linken A. carotis wahrgenommen. Die Patientin war 2 Jahre vorher wegen Schwindelanfällen von 5–65 min Dauer, die manchmal mit Niederstürzen, aber nie mit Bewußtlosigkeit einhergingen, behandelt worden. Sie hatte vor 15 Jahren einen *Kfz-Unfall* mit einer Schädel-Hirn-Verletzung und Fraktur des linken Beines erlitten. Eine *Arteriographie* aller 4 zerebraler Arterien ergab eine diaphragmaförmige Läsion, die die linke A. carotis comm. etwa 1 cm unterhalb der Bifurkation fast vollständig verschloß. Bei der *Operation* fand sich die A. carotis vergrößert und verdickt, die Adventitia war fibrotisch. Die Obstruktion wurde operativ entfernt. Die *histologische Untersuchung* zeigte Intima und Elastica media, die als Folge einer traumatischen Einwirkung abgelöst worden waren.

Fall 2: Ein 31 Jahre alter Patient hatte im Sommer 1971 einen Motorradunfall erlitten. Er war vorübergehend bewußtlos gewesen, er hatte einen vollständigen Visusverlust auf seinem linken Auge, der als Folge einer Verletzung des N. opticus interpretiert wurde. Es bestand eine *Schädelfraktur* links frontal, die sich in die Orbita, aber nicht in das Foramen opticum fortsetzte, sowie eine Fraktur des linken Os zygomaticum. Der Patient wurde entlassen, die linksseitige Blindheit blieb bestehen. November 1971, 9 Monate später, wurde er wegen einer rechtsseitigen Hemiparese, Hypalgesie und Dysarthrie aufgenommen, Befunde, die sich akut ausgebildet hatten. Die *Arteriographie* zeigte einen Verschluß der linken A. carotis int. distal zur A. ophthalmica mit kollateraler Füllung von der rechten Seite. Zusätzlich fand sich ein linearer Füllungsdefekt der linken A. carotis int.

Es wurde eine *chirurgische Exploration* der linken A. carotis durchgeführt. Die Arterie war bei äußerlicher Betrachtung unauffällig, nach deren Öffnung jedoch wurde Gewebe etwa 2 mm im Durchmesser wahrgenommen, das den Anfangsteil der A. carotis int. partiell verschloß. Zusätzlich fand sich ein 3 cm transversaler Riß am Abgang der A. carotis ext.

Die *histologische Untersuchung* zeigte Intima- und Mediagewebe sowie atheromatöses Gewebe.

Beide Fälle waren Folge einer Schädel-Hirn-Verletzung ohne Anhalt für das Vorliegen einer Gewalteinwirkung gegen den Hals. Bei der ersten Patientin lag ein Intervall von 15 Jahren, beim zweiten Patienten ein solcher von 9 Monaten zwischen Unfallereignis und Diagnose vor.

Bei langen Intervallen zwischen einem Unfall und Auftreten von thrombotischen Verschlüssen der A. carotis int. ist immer die Frage zu prüfen, inwieweit eine sich inzwischen entwickelte Arteriosklerose der Karotiden zum Auftreten der Thrombose beigetragen haben kann.

12. Paradoxe Befunde bei Patienten mit Gefäßverschluß der A. carotis und Hirnbefunden auf der Gegenseite

Eine *paradoxe Situation* scheint bei einigen Patienten darin zu bestehen, daß bei einem *Verschluß der A. carotis Hirnsymptome* auf der *Gegenseite* des *Verschlusses* bestehen können. Die *Hemiplegie* besteht hier also *homolateral*. Derartige Beobachtungen wurden von PETIT (1765), RIECHERT (1938), SPONER (1942), ANDRELL (1943), FOLEY u. HORENSTEIN (1955) sowie STRICKER u. KLINGLER (1958) beschrieben.

13. Komplikationen nach Angiographie bei Karotisverschlüssen

Die Frage, die sich stellt, ist die, welche *Komplikationen* sich bei *Arteriographie* bei *thrombotischen Verschlüssen* der A. carotis entwickeln.

HASS u. GOLDENSOHN (1959) sahen in 2 von 32 Fällen (6,25%) eine Verschlechterung des neurologischen Befundes. BULL et al. (1960) berichteten über eine Verschlimmerung der Hemiparese bei 9 der 80 Patienten (11,25%) ihrer Serie. Allerdings war die Verschlechterung nur vorübergehend.

14. Zusätzliche Verletzungen bei traumatischen Schäden der A. carotis

Schon ein kurzer Blick auf den anatomischen Situs der Halsregion zeigt, daß bei traumatischer Schädigung der A. carotis auch andere Gefäße und anatomische Strukturen im Hals- und im oberen Thoraxbereich verletzt sind, vgl. auch die Ausführungen auf S. 21.

Die *V. jugularis int.* war am häufigsten zusätzlich betroffen, 22 Patienten zeigten diese Verletzung. Der *Pharynx* und die *Trachea* waren bei 7 Patienten verletzt und der *Ösophagus* bei 3. *Hochgelegene Durchtrennung* des *Zervikalmarkes* verbunden mit Verletzungen der A. carotis kamen bei 2 Patienten vor.

Im Gegensatz zu traumatischen Schäden in anderen Körperregionen kamen die meisten Hals-/Nackenverletzungen allein vor, und nur sehr wenige Patienten hatten zusätzlich Verletzungen anderer Körperregionen. In der gesamten Serie fanden sich nur 2 Patienten, bei denen eine zusätzliche *intraabdomielle Exploration* wegen mehrfacher Schußverletzungen durchgeführt werden mußte.

Mit Ausnahme der 3 Patienten, die im Notaufnahmeraum vor Aufnahme der Behandlung ihren Verletzungen erlagen, starben 33 von 68 Patienten (49%) innerhalb der ersten 30 Tage. Die Mortalität in den letzten 10 Jahresperioden betrug 23,4%, ein leichter Anstieg im Vergleich zur vorhergehenden Periode. Dieser Umstand erklärt sich jedoch aus der Schwere der Verletzungen, denn die meisten der letzteren Wunden waren Schußwunden. Sieben Patienten verstarben an den Folgen der neurologischen Ausfallerscheinungen, die bereits vor dem operativen Eingriff bestanden. Fünf Patienten waren bei der Aufnahme tief komatös und das neurologische Bild änderte sich postoperativ nicht. Ein weiterer Patient wies neurologische Ausfallerscheinungen als Folge einer postoperativen Blutung bei Schrotschußverletzungen auf. Die beiden restlichen Patienten verstarben infolge Blutungen durch gleichzeitig bestehende zusätzliche Verletzungen. Die Todesursache war demnach die Folge der zunächst bestehenden neurologischen Störungen, bei den meisten Patienten lagen, wie bereits ausgeführt, neurologische Ausfälle bereits vor dem operativen Eingriff vor.

Unter den 56 Patienten, die überlebten, hatten 14 Patienten bereits neurologische Ausfälle vor der Operation. Bei zwei dieser Patienten trat eine Besserung des neurologischen Bildes ein, bei den übrigen 12 verblieb ein permanentes Defizit. Weiterhin lagen bei 3 Patienten keine neurologischen Störungen vor, die jedoch postoperativ solche Ausfallerscheinungen zeigten.

In der Serie von GLEAVE (1966) von 20 Patienten mit einer traumatischen Thrombose der A. carotis hatte etwa jeder dritte Verunfallte noch mehr oder minder schwere Verletzungen im Bereich des oberen Thorax aufzuweisen.

15. Doppelseitige Verschlüsse der A. carotis interna

Bilaterale Stenosen der *A. carotis int.* sind nicht selten, ebenso *einseitiger Verschluß* mit *kontralateraler Stenose*.

Doppelseitige Verschlüsse der *A. carotis*, sowohl *spontane* als auch *traumatische*, wurden in der Literatur relativ oft mitgeteilt (HARBITZ 1926; HULTQUIST 1942; TARTARINI u. DAVINI 1953; PAILLAS et al. 1953; FISHER 1954; OTTO 1955; BATLEY 1955; CLARKE u. HARRISON 1956; KRIZ 1957; ALAJOUANINE et al. 1959, 1960; GURDJIAN et al. 1960; GROCH et al. 1960; FIELDS et al. 1961; DONIGER 1963; MERAB et al. 1963; OJEMAN u. MOSER 1964; WIENER et al. 1964; YASHON et al. 1964; NADJMI u. SCHNEIDER 1965; OTTO 1955; SINDERMANN 1967; NICOLA et al. 1967; WORTZMAN et al. 1968; VOGT 1970; DORNDORF u. GÄNSHIRT 1972; VITEK et al. 1972; BETZ u. PAAL 1973; FRIEDENBERG et al. 1973; HAFERKAMP u. REGLI 1974, 10 Fälle; ROBINSON u. GWYNNE 1978; SCHULTZ et al. 1984, 2 Fälle).

Im folgenden bringe ich eine Auswahl von Kasuistiken von doppelseitigen Verschlüssen der A. carotis int.:

BOLDREY et al. (1956) veröffentlichten eine Serie von 24 Beobachtungen von thrombotischen Verschlüssen der A. carotis int., darunter ein kompletter und ein partieller doppelseitiger Verschluß.

YASHON et al. (1964) berichteten über einen doppelseitigen traumatischen Verschluß der A. carotis int. im Karotissiphon bei einem 25jährigen Patienten, der als Passagier auf dem Frontsitz an einem PKW-Unfall beteiligt war; der Wagen fuhr mit hoher Geschwindigkeit gegen den Pfeiler einer Autobahnbrücke. Bei der *Autopsie* zeigte sich, daß die rechte A. carotis int. durch ein Knochenfragment verletzt worden war. Es lagen beiderseits Brüche des Felsenbeins vor. Der Patient verstarb 18 h nach der Aufnahme.

OJEMAN u. MOSER (1964) beschrieben einen doppelseitigen Verschluß der A. carotis int. nach einem Fallschirmabsprung.

Ein 60 Jahre alter Fallschirmspringer wagte seinen ersten Fallschirmabsprung. Anscheinend landete er normal und ging noch etwa 400 m, um einen Kommentar über seinen Sprung zu hören. Er bemerkte dabei einige „nervöse Zuckungen" in seinen Armen. Er ging dann noch weitere 100 m und kroch unter einem Zaun durch. Dabei verlor er sein Bewußtsein. Er wurde etwa 12 h nach dem Sprung *stationär aufgenommen*. Der Patient hatte seit 15 Jahren eine Hypertonie und hatte häufig über Kopfschmerzen geklagt. Es lag kein Anhalt für eine Verletzung an Kopf oder Hals-/Nackken vor. Beide Aa. carotides int. waren verschlossen. Es lag kein Kollateralkreislauf vor.

Etwa 10 h nach Auftreten einer rechtsseitigen Hemiparese wurde die rechtsseitige Bifurkation der A. carotis freigelegt. Die A. carotis int. war durch eine atheromatöse Plaque verschlossen und ein frischer Thrombus reichte bis zur Schädelbasis. Der Thrombus wurde entfernt. Die linke A. carotis int. war ebenfalls verschlossen durch eine kleine atheromatöse Plaque und einen frischen Thrombus. Der Thrombus wurde entfernt. *Postoperativ* trat keine Besserung der Befunde ein. Der Patient starb 5 Tage nach der Operation.

Bei der *Autopsie* zeigte sich, daß beide A. carotis int. erneut thrombotisch verschlossen waren und daß der Verschluß auf die A. carotis comm. übergriff. Die Lumen der Aa. vertebrales und der A. carotis int. waren hochgradig verengt. Es bestand eine schwere generalisierte Arteriosklerose der Koronararterien und der Aorta abdominalis, die eine aneurysmatische Ausweitung zeigte.

ROBINSON u. GWYNNE (1978) berichteten über eine beidseitige Thrombose der A. carotis int. nach einer geschlossenen Schädel-Hirn-Verletzung. Bei einem 54 Jahre alten Mann war etwa 5 1/2 h nach einem PKW-Unfall plötzlich eine Halbseitenlähmung rechts aufgetreten. Der Patient verstarb 4 Tage später an einer beidseitigen Thrombose der A. carotis int. (etwa 2 cm nach dem Abgang) und embolischem Verschluß der A. cerebri med. rechts. Die histologisch in der A. carotis festgestellten Risse der Intima und Media sprachen für eine traumatische Genese. Am Kopf lag lediglich eine kleine Wunde am Okziput links vor, es lagen jedoch keine Schädelbrüche oder Verletzungen des Gehirns selbst vor. Der Mann war angeschnallt (4-Punkte-Gurt), die Gewalteinwirkung erfolgte von rechts.

SCHULTZ et al. (1984) berichteten über 2 Fälle von beidseitigen Verschlüssen der A. carotis int. in ihrem extrakraniellen Teil nach stumpfer Gewalteinwirkung auf Kopf und Hals. In einem der beiden Fälle lag ein 25tägiges Intervall vor.

Während meiner Tätigkeit im Naval Aerospace Medical Research Laboratory Detachment (NAMRLD) in New Orleans, Louisiana, wurden Messungen über die beim Fallschirmöffnungsschock (vgl. Bd. 13/VII dieser Reihe, S. 320) auftretenden Beschleunigungen an instrumentierten Freiwilligen (Sprungmeistern der US-Army) durchgeführt. Gleichzeitig waren Mikrokameras am Helm eines gleichzeitig mitspringenden Sprungmeisters angebracht, der durch Kopfbewegungen die Kamera auf den instrumentierten Freiwilligen richten konnte, so daß eine simultane optische Filmaufzeichnung der Kopf-, HWS- und Körperbewegungen des Springers beim Fallschirmöffnungsschock und eine Registrierung dabei auftretender physikalischer Daten erfolgte. Beim Fallschirmöffnungsschock kommt es zu einer recht abrupten Bewegung der HWS mit dem Kopf, wobei das Kinn auf obere Brustkorbanteile aufschlagen kann. Diese erhebliche Hyperflexion der HWS genügte bei diesem Patienten, der ausgeprägte atheromatöse Plaques in beiden Karotiden hatte, um einen doppelseitigen thrombotischen Verschluß der Arterien herbeizuführen.

Theoretisch sind ebenfalls beidseitige thrombotische Verschlüsse der Karotiden bei älteren Patienten mit atheromatösen Veränderungen zu erwarten, die ein indirektes Verzögerungstrauma von Kopf und Hals (umgekehrtem Whiplash) bei frontalen Auffahrunfällen ($-Gx$ Vektorrichtung) erleiden. Mir ist keine Beobachtung aus der Literatur bekannt. Solche Verletzungen sind m. E. nicht selten. Es stellt sich die Frage, ob auch bei indirekten Beschleunigungstraumen von Kopf und Hals (Whiplashverletzungen) bei rückwärtigen Auffahrunfällen ($+GX$ Vektorrichtung) mit starker Hyperextension von Kopf und Hals die erwähnten thrombotischen Verschlüsse der A. carotis auftreten.

16. Häufigkeit der doppelseitigen Verschlüsse der A. carotis

TARTARINI u. DAVINI (1953) fanden bei 140 aus der Literatur zusammengestellten Verschlüssen der A. carotis in 3,4% einen beidseitigen thrombotischen Verschluß. CLARKE u. HARRISON (1956) konnten aus der Literatur 69 doppelseitige Verschlüsse der A. carotis zusammenstellen. Unter 258 Verschlüssen in der Serie von GURDJIAN et al. (1962) waren 9 bilateral, unter 646 aus der Serie von FIELDS et al. (1961) 16 und unter 72 in der Serie von WIENER et al. (1964) waren 6. Hervorzuheben ist, daß auch doppelseitige Verschlüsse der A. carotis neurologisch unauffällig sein können (FIELDS et al. 1961; HULTQUIST 1942). Andererseits liegen doppelseitige Hirninfarkte vor, die in der Regel zeitlich hintereinander und manchmal mit Intervallen von Jahren auftreten. Ausführliche Literatur findet sich bei DORNDORF u. GÄNSHIRT 1972.

17. Geschlechtsverteilung

Bei doppelseitigen Verschlüssen überwiegt das männliche Geschlecht das weibliche nach Angaben der Literatur: 5:1 und 15:1 (HAFERKAMP u. REGLI 1974).

18. Altersverteilung

In der *Altersverteilung* zeigen sich Unterschiede zu den sonstigen Gefäßprozessen: Während zerebrale degenerative Gefäßerkrankungen mit einem Maximum nach dem 55. Lebensjahr in Erscheinung treten (SINDERMANN 1967; SOYKA 1972), lag bei den Beobachtungen von HAFERKAMP u. REGLI (1974) das Durchschnittsalter bei 49,2 Jahren.

19. Klinische Erscheinungsformen doppelseitiger thrombotischer Verschlüsse der A. carotis

Bei den *klinischen Erscheinungsformen doppelseitiger Karotisverschlüsse* unterscheiden HAFERKAMP u. REGLI (1974) *3 Gruppen:*

(1) Patienten, bei denen plötzlich eine Hemiparese ohne Hinweis auf eine Erkrankung der kontralateralen A. carotis int. auftritt. Sie werden in der Literatur häufig beschrieben (FIELDS et al. 1961; FISHER 1954; HARDY et al. 1962; SINDERMANN 1967; DORNDORF 1969). „Die Dunkelziffer als einseitig verkannter doppelseitiger Karotisverschlüsse ist daher sicherlich nicht klein" (HAFERKAMP u. REGLI 1974).

(2) Kranke, die anamnestisch schon über kontralaterale Ausfälle berichten oder die bei der Untersuchung eine bilaterale Symptomatik zeigen (KRIZ 1957; SINDERMANN 1967; VOGT 1970). Die Prognose ist in dieser Gruppe wegen der unvollkommeren Kollateralversorgung ungünstiger als bei den Patienten mit nur einseitigen Symptomen.

(3) Patienten, bei denen sich über Monate langsam eine Hemisymptomatik entwickelt. Im Vordergrund stehen hier psychische Ausfälle. Diese Verlaufsform wird in der Literatur auch wegen der hervorstechenden psychischen Symptomatik als Verschlußtyp mit Demenz beschrieben (FISHER 1954; HARBITZ 1926; HULTQUIST 1942).

Weitere klinische Erscheinungsformen können sein: Auftreten von zeitlich unabhängig voneinander auftretenden beidseitigen Hemiparesen mit Koma und Übergang in Tod (KRIZ 1957; OJEMANN u. MOSER 1964; YASHON et al. 1964). Der Befund kann durch einen zusätzlichen Verschluß der A. vertebralis noch weiter verschlechtert werden (HARBITZ 1926).

Es ist ein wohlbekannter Befund, daß sowohl Stenosen als auch vollständige Verschlüsse verschiedener zum Gehirn ziehender Arterien vorliegen können, ohne daß neurologische Ausfälle vorliegen (GROCH et al. 1960; FIELDS et al. 1961). So kann ein doppelseitiger Ausfall beider A. carotis nahezu stumm sein, oder mit nur geringen neurologischen Befunden einhergehen. In solchen Fällen muß ein ausreichender Kollateralkreislauf bestehen.

Eine Beobachtung von Verschlüssen aller 4 extrakraniellen zum Gehirn ziehenden Arterien mit geringfügiger klinischer Symptomatologie wurde von VITEK et al. (1972) veröffentlicht.

Ein beidseitiger vollständiger Verschluß der A. carotis und A. basilaris mit nur geringen neurologischen Ausfällen wurde von DONIGER (1963) mitgeteilt.

20. Thrombotische Verschlüsse intrakranieller Arterien nach scheinbar geringfügigen Gewalteinwirkungen

Für die Begutachtung in der Rechtsmedizin sind jene Beobachtungen von Bedeutung, bei denen thrombotische Verschlüsse und Risse intrakranieller Arterien nach scheinbar geringfügigen Gewalteinwirkungen, die vielfach als Bagatelltraumen bezeichnet werden, auftreten.

ZIEGAN (1969) veröffentlichte eine Beobachtung von thrombotischem Verschluß der A. cerebri med nach einem Faustschlag. Er konnte aus der Literatur 41 Beobachtungen tödlich ausgehender isolierter Verletzungen der Arterien des Gehirns nach stumpfer Gewalteinwirkung erfassen. Von ihnen waren 11 thrombo-

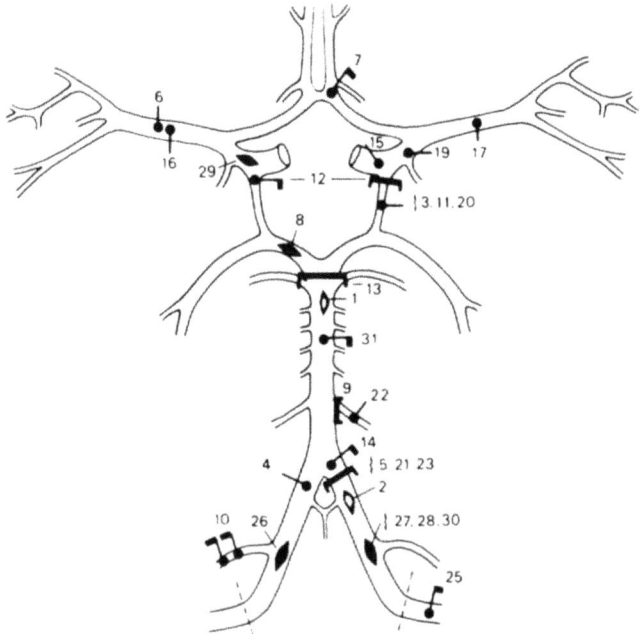

Abb. 19. Schema der Hirngrundschlagadern mit der Lokalisation der Verletzungen bei tödlichen traumatischen Subarachnoidalblutungen. Die Ziffern entsprechen den Fällen der Tabelle 7.1 von KRAULAND. (Ansicht von unten, daher seitenverkehrt) ●— ohne genaue Angabe, ⊢┐ Einriß, ┌─┐ Abriß, ● Längsriß, ○ Längsriß ohne genaue Lokalisation: *18* Willisii links, *24* Ramus comm. post. an A. cerebri post. (ohne Seitenangaben). (Aus KRAULAND 1982)

tische Verschlüsse, die das Gefäß über eine längere Strecke verschlossen hatten.

Auch hier ist KRAULAND (1982) zuzustimmen, wenn er kritisch vermerkt, daß bei einigen Fällen die Dokumentation hinsichtlich der histologischen Untersuchung von unterschiedlicher Qualität war, so daß eine Überprüfung der Befunde nicht immer Aufschluß darüber gibt, welche Ausdehnung und welches Aussehen die ursprüngliche traumatische Wandschädigung gehabt hat. KRAULAND vertrat die Ansicht, daß nur 19 Beobachtungen übrig blieben, die sowohl hinsichtlich des Verlaufes als auch hinsichtlich der Befunde eine besondere Aufmerksamkeit verdienen (SAATHOF 1905; DE VEER u. BROWDER 1942; ESSELLIER 1946; KRAULAND 1948, 1952; BRASS 1957; SCHULZ et al. 1967; KLAGES 1969 sowie ZIEGAN 1969). Die entsprechenden Kasuistiken finden sich bei KRAULAND (1982), auf die ich verweise. Im folgenden wird eine kurze Zusammenfassung der Befunde unter Benutzung der Daten von KRAULAND (1982) gegeben (Abb. 19).

Das *Durchschnittsalter* betrug 22,4 Jahre (0–42), nur ein Mädchen von 3 1/2 Jahren war darunter. In allen Fällen handelte es sich um stumpfe Gewalteinwirkungen, die direkt am Kopf eingewirkt hatten: 3mal Stürze aus verschiedener Ursache, 2mal Verkehrsunfälle, 2mal Faustschläge, einmal Kopfball, einmal Geburtstrauma. Nur in einem Fall bestand von Anfang an ein tiefes Koma, in 2 Fällen war ein freies Intervall nicht ausreichend dokumentiert; bei den anderen Fällen bestanden freie (oder relativ freie) Intervalle von durchschnittlich rund 42,5 h (3-144 h). Die *Überlebenszeit* lag bei den meisten Fällen unter 5 Tagen, bei zwei Fällen aber bei 16 bzw. 17 Tagen und bei einem Fall sogar bei 2 1/2 Monaten.

Die Beschreibung fast aller Fälle stimmten nach KRAULAND (1982) darin überein, daß sich die Gefäßwandrisse auf die Intima, Elastika und die inneren Medialagen erstreckten, eine Ausnahme bilden lediglich 2 Fälle, bei denen offensichtlich wegen der langen Überlebenszeit und möglicherweise wegen der geringfügigen Verletzungsfolgen ein klares Bild über die Intensität der Gefäßwandschädigung nicht gewonnen werden konnte. Bei 2 Fällen lagen Querrisse vor, bei 3 Fällen sind, wenn auch nur ganz kurze, Längsrisse der Innenschichten anzunehmen, demnach handelt es sich um unvollständige Berstungsrupturen, die durch intravasale Drucksteigerung bei Dehnung des Gefäßrohres zu erklären sind.

21. Pseudothrombose der A. carotis interna

Bei *Angiographien der A. carotis int.* werden im *Arteriogramm* manchmal *weitgehend reduzierte Blutzufuhr* oder ein *völliger Durchblutungsstop* in *einer* oder *beiden Arterien* gesehen. Bei *Autopsien* von diesen Patienten läßt sich jedoch *kein krankhafter Befund an den Arterien nachweisen,* besonders liegt kein thrombotischer Verschluß vor. Man spricht in diesen Fällen von einer *Pseudothrombose* der *A. carotis int.*

Erklärungsversuche für den reduzierten Blutzufluß oder völligen Durchblutungsstop in den Aa. carotides int. wurden von verschiedenen Autoren vorgelegt.

DECKER (1956) nahm einen Spasmus der A. carotis int. infolge einer fehlerhaften Injektionstechnik an.

HORWITZ u. DUNSMORE (1956) nahmen einen reduzierten Blutzufluß zum Gehirn als Folge eines Reflexmechanismus durch Kompression des Hirnstammes an.

RISHEDE u. ETHELBERG (1953) vertraten die Ansicht, daß plötzliche und schwere Hernienbildungen am Tentorium cerebelli reflexmäßig einen reduzierten Blutzufluß in den Karotiden zur Folge haben.

PRIBRAM (1961) ist der Meinung, daß ein gesteigerter intrakranieller Druck eine Drosselung der Blutzufuhr herbeiführt.

Die Theorie von PRIBRAM, daß eine akute intrakranielle Drucksteigerung eine prominente Rolle bei der Pseudothrombose der A. carotis int. habe, scheint zutreffend zu sein.

Untersuchungen bei Kompression des Hirnstammes haben meines Wissens keinen Anhalt für das Vorliegen eines Reflexmechanismus erbracht (EVANS et al. 1957; RYDER et al. 1951; SCHEINKER 1945; SCHWARTZ u. ROSNER 1941). Auch die Annahme eines Spasmus der A. carotis int. infolge einer fehlerhaften Injektionstechnik, wie von DECKER (1956) angenommen wurde, scheint nicht die Ursache zu sein, denn bei Autopsien finden sich keine Wandschäden des Gefäßes an der Einstichstelle.

Entsprechende Beobachtungen von Pseudothrombose der A. carotis int. wurden mitgeteilt von ECKER u. RIEMENSCHNEIDER (1951), RISHEDE u. ETHELBERG (1953), HORWITZ u. DUNSMORE (1956), ARONSON u. SCATLIFF (1962) u.a.

ARONSON u. SCATLIFF (1962) berichteten über eine 42jährige Patientin, die wegen zunehmender Lethargie *stationär aufgenommen* wurde. Es bestand eine rechtsseitige Hemiparese mit Tonuserhöhung und erhöhten Eigenreflexen. Eine linksseitige *Karotisarteriographie* war eingeplant, aber bevor sie eingeleitet werden konnte, wurde die Patientin plötzlich agonisch. Die Patientin wurde artefiziell beatmet. Die *Karotisangiographie* zeigte einen Verschluß in Höhe des Siphons. Bei einem *operativen Eingriff* wurde kein thrombotischer Gefäßverschluß der A. carotis gefunden. Die Patientin *starb* nach 6 Tagen.

Bei der *Autopsie* lagen beidseitige subdurale Blutungen vor. Das linksseitige subdurale Hämatom erstreckte sich von der vorderen Parietal- bis zur Okzipitalregion und war etwa 4mal größer als das rechtsseitige subdurale Hämatom. Es bestand ein ausgeprägtes Hirnödem mit beidseitigen Schnürfurchen in den Unci gyri hippocampi. Außerdem bestand eine Hernie der Kleinhirntonsillen. Die Karotiden und die Aa. cerebri ant. und Aa. cerebri med. waren durchgängig.

Pseudothrombosen der *A. carotis int.* können auch *beidseitig* vorkommen, wie die ungewöhnliche Beobachtung von STEINBRECHER (1961) zeigt.

Es handelte sich um ein 10jähriges Mädchen, das von einer Schaukel gestürzt war. Es bestand keine Bewußtlosigkeit, der *neurologische Befund* war unauffällig. Der Hausarzt hatte das Kind aus Vorsicht in ein *Krankenhaus* überwiesen, ohne daß neue Symptome hinzugetreten waren. Dort trat plötzlich tiefe Bewußtlosigkeit mit plötzlichem Aussetzen der Spontanatmung auf. Es bestand das Bild einer Enthirnungsstarre, die Pupillen waren maximal mydriatisch, reflexlos, die physiologischen Eigenreflexe fehlten. Die *Röntgenaufnahmen* des *Schädels* zeigten keine Frakturen. Ein *doppelseitiges Karotisangiogramm* zeigte einen beidseitigen Verschluß der A. carotis. Es wurde ein linksseitiges basales epidurales Hämatom entfernt. An der Konvexität des Temporalpols lag ein kleiner Kontusionsherd vor. Das Mädchen *verstarb* nach weiteren zwei Tagen, ohne daß die Spontanatmung wieder eingesetzt hatte.

Die *Autopsie* zeigte eine allgemeine Hirnschwellung, die Reste eines vorwiegend linksseitigen basalen epiduralen Hämatoms und einen kleineren, rechts-temporalen Kontusionsherd. Die vom Verfasser vermutete Thrombosierung der Karotiden fehlte. Die Karotiden waren an der Eintrittsstelle in das Schädelinnere etwas eingeschnürt, im übrigen jedoch völlig intakt. Der plötzlich aufgetretene Ausfall der Großhirnfunktionen war die Folge eines plötzlichen Zusammenbruchs der Großhirndurchblutung infolge völliger Drosselung der Karotiden.

22. Zur Frage Massenblutung oder ischämischer Infarkt des Gehirns als Unfallursache oder traumatischer Gefäßverschluß als Folge eines Anpralls von Kopf und/oder Hals auf Fahrzeugteile

Bei *Verletzten von Kfz-Unfällen* muß sowohl der Kliniker als auch der Neuropathologe und Gerichtsmediziner zur Frage Stellung nehmen, ob eine *Massenblutung* oder *ischämischer Infarkt des Gehirns* vorliegt, mit einem daraus sich ableitenden Unfall, oder ob ein *akuter Gefäßverschluß* die *Folge* eines *Anpralles von Kopf* und/oder *Hals an Fahrzeuginnenteilen* zu einem *traumatischen Gefäßverschluß* der *A. carotis ist*. Diese Entscheidung kann nur durch eine Obduktion mit makroskopischen und feingeweblichen Befunden geklärt werden.

FISCHER et al. (1975) berichteten über einen derartigen Fall. Ein 71jähriger Mann stieß kurze Zeit nach einem Wirtshausbesuch als Fahrer seines PKW frontal mit einem anderen PKW zusammen. BAK 1,87 ‰.

Bei der *stationären Aufnahme* bestand tiefe Bewußtlosigkeit, es lag eine deutliche Schwäche der linken Körperseite vor. Eine rechtsseitige *Karotisangiographie* ergab einen vollständigen Verschluß der A. carotis comm. Der Patient verstarb am folgenden Morgen unter allmählichem Herz- und Kreislaufversagen.

Aufgrund des klinischen Befundes und einiger anamnestischer Angaben (zweimaliger Herzinfarkt) wurde in Anbetracht des Alters des Patienten der akute Verschluß der rechten A. carotis comm. als Endzustand einer generalisierten arteriosklerotischen Verschlußkrankheit angesehen; die Ursache für das Zustandekommen des Verkehrsunfalles wurde ebenfalls darauf zurückgeführt.

Die am nächsten Tag vorgenommende *Obduktion* konnte einen Teil der klinischen Beobachtungen bestätigen, deckte jedoch auch mehrere für die Beurteilung entscheidende weitere wichtige Befunde auf. Es bestanden Rippenserienfrakturen beiderseits, Frakturen des Sternums und ein Hautemphysem im Brustbereich. Am Herzen imponierte eine stenosierende Koronarsklerose, besonders in der A. coronaria dextra und ein kleiner Schwielenbezirk an der Hinterwand sowie frische Nekrosen im vorderen Papillarmuskel links. Die Lungen wiesen eine massive Fettembolie auf. Im Großhirn, im rechtsseitigen Putamen und im Marklager des linken Okzipitallappens fanden sich kleine alte Enzephalomalazieherde. Die Hirnbasisarterien wiesen eine stärkere Sklerose auf.

Als Zeichen einer erheblichen Gewalteinwirkung auf den Thorax und die rechte Halsseite fanden sich Intimaeinrisse im Bogen- und absteigenden Teil der Brustaorta, Sprengung der Bandscheiben zwischen dem 3. und 4. HWK mit Unterblutungen im vorderen Längsband sowie Unterblutungen in den tiefen Gewebsschichten des Halses. Die rechte A. carotis comm. war auf einer Länge von fast 5 cm durch einen frischen Thrombus verschlossen.

Histologische Schnitte in verschiedener Höhe zeigten einmal eine erhebliche stenosierende Arteriosklerose und ein intramurales Hämatom, welches die Intima und große Teile der Media abgehoben und in das Gefäßlumen vorgedrückt hatte. An anderer Stelle waren die inneren Gefäßschichten eingerissen, und es hatte sich ein frischer Thrombus gebildet, welcher das Restlumen der stark sklerosierten Arterie ausfüllte. Die Zerreißung der Wandinnenschichten erfolgte durch Gewalteinwirkung und ist in diesem Umfang nicht als Folge einer Arteriographie anzusehen.

Als *weiterer interessanter Befund* konnte eine leichte hämorrhagische Erweichung im rechtsseitigen Abschnitt der Brücke festgestellt werden. Eine zuführende kleinere Arterie (Ramus pontis) enthielt einen lockeren Thrombus, ebenso fand sich in der sonst unauffälligen rechten A. vertebralis ein lumenfüllender frischer Thrombus.

Im *oberen Halsmark* fand sich eine deutliche ödematöse Auflockerung in Form von Lückenfeldern als Zeichen einer stattgehabten Gewalteinwirkung. Einzelne Vorderhornzellen waren gebläht, ohne Darstellung der Zellkerne.

Die Karotisthrombose muß als Folge der Gewalteinwirkung angesehen werden. Auch die frische Thrombose in der rechten A. vertebralis muß als Folge der Wirbelsäulenverletzungen mit einer Bandscheibenverletzung angesehen werden.

VIII. Ligaturen der A. carotis

1. Historisches

Die historischen Aspekte wurden von GROSS (1968) diskutiert.

Die erste erfolgreich durchgeführte Stillung einer Blutung aus der A. carotis comm. wurde angeblich von Amboise PARÉ nach den Angaben von PACKARD (1926) im Jahre 1568 vorgenommen, als er eine Blutung aus der linken A. carotis comm. unter Kontrolle bringen konnte, die durch einen Säbelhieb verursacht worden war.

PARÉ berichtete: Ein Krämer, der in der Rue Saint Denis, am Zeichen von Le Gros Tourbois lebte, mit dem Namen LE JUGE, stürzte und trug eine Wunde nahe dem Musc. temporalis davon; es kam zu einer Verletzung einer Arterie, aus der es so reichlich blutete, daß die üblichen Mittel, die Blutung zum Stillstand zu bringen, nicht halfen. Ich wurde dorthin gerufen und fand die Herren RASSE, COINAND und VIARD, geschworene Chirurgen aus Paris, dort vor, die versuchten, die Blutung zu stillen. Ich nahm sofort eine Nadel mit

Faden und machte eine Ligatur. Danach blutete es nicht mehr und der Patient war bald geheilt.

Ob es sich dabei wirklich um eine Ligatur der A. carotis handelte, ist nicht sicher erwiesen und blieb nicht unwidersprochen.

Ein zweiter Fall betraf eine Blutung aus einer Halswunde mit Durchtrennung der V. jugularis, über die PARÉ 1575 berichtete.

Ein Sergeant, der nahe Saint André des Arts wohnte, erhielt einen Schwertstoß in den Hals bei Prée Aux Clercs, der die V. jugularis ext. vollständig durchschnitt. Sofort nach der Verwundung drückte er sein Taschentuch auf seine Wunde und suchte mich in meinem Hause auf. Sobald wir das Taschentuch abnahmen, spritzte das Blut heftig aus der Wunde. Ich band die Vene, die Blutung war gestillt und der Patient war, Dank zu Gott, geheilt.

Die erste überzeugende Beschreibung einer Unterbindung der A. carotis comm. stammt von JOHN ABERNETHY, der 1811 die Arterie bei einem Patienten unterband, dessen Hals durch das Horn eines Ochsen verletzt worden war. Es bestand eine Hemiplegie und der Patient verstarb 30 h später. In der Zeit vor Einführung der Asepsis traten als zusätzliche Komplikationen noch infektiöse Prozesse der Halswunden hinzu, die die Prognose verschlechterten. Erst seit Einführung der Asepsis ist das klinische Bild der zerebralen Komplikationen nach Ligatur einer A. carotis detailliert beschrieben worden.

Eine erfolgreiche Ligatur einer A. carotis comm. wurde von David FLEMING, Schiffsarzt an Bord HMS Tonnant im Oktober 1803 durchgeführt. Die Arterie wurde bei einem Besatzungsmitglied ligiert, der sich in selbstmörderischer Absicht eine Schnittverletzung des Rachens beigebracht hatte.

Die erste Unterbindung für ein Aneurysma der A. carotis im Halsbereich wurde von Sir ASHLEY COOPER im Jahre 1805 vorgenommen. Auch diese Operation verlief nicht erfolgreich, der Patient verstarb infolge der Kompression von Larynx und Trachea durch eine Eiterung. In einem ähnlichen Fall wurde die Operation von COOPER im Jahre 1808 jedoch erfolgreich durchgeführt. Der Patient verstarb im Jahre 1821 nach einer Apoplexie. BENJAMIN TRAVERS unternahm 1809 eine erfolgreiche Unterbindung der A. carotis comm. wegen eines pulsierenden Exophthalmus. Die Ligatur des A. carotis wurde in der Folgezeit als die übliche Versorgung dieser Verletzungen angesehen. NORRIS konnte im Jahre 1847 bereits 149 Fälle aus der Literatur zusammenstellen. Die Mortalität lag bei 36% und Dauerschäden traten bei weiteren 21% auf. TROTTER (1924) berichtete über 60 Beobachtungen mit einer Mortalität von 63% und 13% Komplikationen. Er war der erste, der die Ligatur für die Behandlung eines Aneurysma ausführte. Lord PARKER ligierte 1864 die A. subclavia mit der A. carotis comm. sowie die Vertebralarterien bei der Behandlung eines Aneurysma der A. subclavia. Der Patient verstarb am 42. Tag nach der Operation. ANDREW SMITH führte 1864 eine Ligatur der A. innominata zusammen mit der A. carotis comm. und später der rechten A. vertebralis zur Behandlung eines Aneurysma der A. subclavia durch; SMITH stellte diesen Patienten 1869 vor. Im Jahre 1886 war PILZ bereits in der Lage, 586 Beobachtungen von Ligatur der A. carotis comm. aus der Literatur zusammenzustellen. Die Operationsmortalität in dieser Gruppe betrug 38,5% und die Häufigkeit zerebraler Komplikationen 32%. LEFORT (1871) berichtete von einer Mortalität von 54,5%. BALLANCE u. EDMUNDS (1891) sammelten 789 Beobachtungen mit einer Mortalität von 41%. Die Ligatur der A. carotis wurde im letzten Jahrhundert häufig ausgeübt und in einer Zahl von Fällen traten keine neurologischen Schäden auf (WYETH 1878). Es unterliegt keinem Zweifel, wie JOHNSON (1951) richtig ausführt, daß in diesen Zeiten, vor Einführung aseptischer Chirurgie, die hohe Mortalität oft wohl als Folge von infektiösen Prozessen zu erklären war.

2. Zerebrale Komplikationen nach Ligatur der A. carotis

Die *zerebralen Komplikationen* nach Ligatur der A. carotis können im wesentlichen auf zwei Ursachen zurückgeführt werden: (1) *Unzureichender Kollateralkreislauf* durch den *Circulus arteriosus cerebri* und (2) *Bildung* von *Thrombosen* an der *Stelle der Unterbindung*, von der sich *Embolien lösen*, die in die *Hirngefäße verlagert werden*.

PERTHES (1920) wies als erster auf die Thrombose hin, die sich an der Stelle der Ligatur der A. carotis bildete und die sekundären Embolien, die zu Hirnschäden infolge Hyp- oder Anoxämie führten. Die Vorstellung wurde allgemein anerkannt.

SCHOB (1920) berichtete über 2 Patienten (24 und 25 Jahre alt), bei denen wegen Kriegsverletzungen die linke A. carotis comm. unterbunden wurde.

Beim *1. Patienten* kam es zu einer tagelang anhaltenden Bewußtlosigkeit, rechtsseitigen Lähmung und motorischen Aphasie, die sich nur langsam und unvollkommen zurückbildete. Außerdem bestand für einige Wochen eine vollkommene Amnesie für die Verwundung und die Ereignisse der folgenden Tage; allmähliche Besserung. Schon bald nach der Ligatur traten dauernde moriaartige psychische Veränderungen auf.

Beim *2. Patienten* trat eine schwere Hemiplegie, Hemianopsie, konjugierte Blicklähmung nach oben und eine schwere Herabsetzung der psychischen Leistungsfähigkeit, kombiniert mit einer peripheren Fazialisparese auf.

JEFFERSON (1938) verwies als erster darauf, daß der Verruf, in die Ligaturen der A. carotis gerieten im wesentlichen auf den Schlußfolgerungen beruht, die aus den Mitteilungen von WATSON u. SILVERSTONE (1939) basieren, bei deren Patienten die Hirndurchblutung bereits vor der Operation gestört war. OLIVECRONA (1944) vertrat die Auffassung, daß diese Statistiken deshalb nicht brauchbar für eine Auswertung der Risiken einer Ligatur der A. carotis seien.

WATSON u. SILVERSTONE (1939) berichteten über eine Mortalität von 55% bei einer Serie von 20 Patienten, bei denen eine Ligatur der A. carotis comm. wegen bösartiger Tumoren im Mund- oder Gesichtsbereich durchgeführt worden waren. Fast alle Todesfälle waren die Folge von Gehirnerweichungen.

SCHORSTEIN (1940) fand in seiner Serie von 22 Ligaturen der A. carotis int., die wegen infraklinoidal gelegener Aneurysmen auf eine herabgesetzte Durchblutung des Gehirns zu beziehen waren. In allen diesen Fällen war das Aneurysma durch eine Blutung kompliziert.

Die Angaben von DANDY aus dem Jahre 1944, die sich auf eine Serie von 88 Fällen erstreckte, stimmen mit denen in der übrigen Literatur nicht überein; er berichtete über eine Letalität von lediglich 4,5% und Komplikationen von nur 5,6%. DANDY hatte die Anwendung des präoperativen Testes von MATAS gebraucht – perkutane Kompression der A. carotis über einen Zeitraum von 10 min oder länger – und wenn diese Prozedur neurologische Störungen zur Folge hatte, dann nahm er eine nur partielle Ligatur vor. Die vollständige Ligatur des Gefäßes wurde eine oder 2 Wochen später durchgeführt.

SPONER (1942) berichtete über einen Patienten, bei dem eine Ligatur der A. carotis durchgeführt worden war, die zu keinen klinischen Ausfällen führte. Die Ligatur durchtrennte jedoch 3 Wochen später die Arterie. Es kam zu einer schweren Blutung, es trat dann eine Hemiplegie auf.

OLIVECRONA (1944) führte Ligaturen in 25 Fällen aus, bei 2 Patienten wurde die A. carotis comm. unterbunden, in allen anderen Fällen die A. carotis int. Die Erfahrungen dieses Autors bestätigten die Auffassung von JEFFERSON (1938) und SCHORSTEIN (1940), daß die Ligatur der A. carotis bei infraklinoidalen sackförmigen Aneurysmen gut vertragen werde. Bei arteriovenösen Aneurysmen, gleichgültig ob dieselben supra- oder infraklinoidal gelegen sind, wird nach der Unterbindung der A. carotis ein Teil der kollateralen Blutzufuhr durch die arteriovenöse Fistel abgeleitet, wodurch die Gefahr einer zerebralen Ischämie entsteht. Bei den erwähnten Zuständen ist nach OLIVECRONA (1944) eine Ligatur der A. carotis int. deshalb sehr gefährlich und sollte bei supraklinoidalen arteriovenösen Aneurysmen ganz unterlassen werden.

ROGERS (1949) berichtete über eine Serie von 51 Patienten, bei denen eine Ligatur der A. carotis int. ausgeführt wurde. Acht (15,7%) seiner Patienten starben und 12 (23,5%) zeigten zerebrale Komplikationen.

BRACKETT (1953) berichtete über 65 aufeinanderfolgende Ligaturen der A. carotis, die wegen intrakranieller vaskulärer Abnormalitäten durchgeführt worden waren. Von den 65 Patienten hatten 21 zerebrale Komplikationen, 6 verstarben. Die Morbidität betrug demnach 32% und die Mortalität 9%. Komplikationen reichten von pathologischen Reflexen bis zur Hemiplegie. Zwei Todesfälle erfolgten bei bereits sterbenden Patienten, die nicht auf die Ligatur zu beziehen waren, die aber in die Serie eingeschlossen wurden. In keinem Fall traten Thrombosen oder Embolien auf.

VORIS (1951) berichtete über eine Serie von 40 Patienten, bei denen eine Ligatur der A. carotis int. wegen eines intrakraniellen Aneurysma vorgenommen worden war. Alle Ligaturen wurden nach einer vorläufigen Ligatur von 20–30 min durchgeführt. Die Mortalität betrug 17%. Sie betrug für Patienten unter 50 Jahren 11%. Bei 5 der 7 verstorbenen Patienten wurde eine Autopsie durchgeführt. Bei 2 Patienten hatte der Thrombus auch zu einem thrombotischen Verschluß der A. cerebri ant. und A. cerebri med. geführt. Neurologische Komplikationen traten bei 9 von 33 Patienten auf. Bei allen, mit einer Ausnahme, traten sie innerhalb von 12 h auf.

BLAAUW (1976) hatte die Ansicht vertreten, daß es bei einem Patienten, der nicht an einem zerebralen Gefäßprozeß leide, nicht möglich sei, einen zerebralen Infarkt durch Ligatur der A. carotis int. zu erzeugen, vorausgesetzt, daß ausreichende Anastomosen im Gebiet des Circulus arteriosus cerebri bestehen und normaler Blutdruck vorliegt. Unter diesen Voraussetzungen erhalte die Seite mit der Ligatur normalerweise eine ausreichende Blutversorgung von der anderen A. carotis int. und den Aa. vertebrales. Diese Aussage halte ich für zu optimistisch, die weiter oben vorgelegte Literatur spricht nicht dafür.

Weitere Mitteilungen erfolgten durch PILS (1886), STIERLIN u. MERTENBURG (1920), OLIVECRONA (1944), ROGERS (1949) 19 Fälle, DREW u. SWEET (1950), POPPEN (1950), BRACKETT (1953), LUDWIG u. ROSENHAGEN (1958), CUATICO et al. (1967) sowie JAWAD et al. (1975).

Zusammenfassende Darstellungen der Literatur über Ligaturen der *A. carotis* wurden von PILCHER u. THUSS (1934), DANDY (1944) sowie BRACKETT (1953) vorgelegt.

Den *Spätschäden* nach *Ligatur* der *A. carotis* widmeten KRAYENBÜHL u. STOLBA (1945) eine Studie.

3. Psychopathologische Befunde

Den *psychopathologischen Befunden nach Unterbindung der A. carotis* ist in den meisten Arbeiten keine oder nur spärliche Beachtung geschenkt worden. Die wenigen vorliegenden Arbeiten werden daher im folgenden getrennt besprochen (DE BOOR 1950; DÖHNER 1953 sowie LUDWIG u. ROSENHAGEN 1958).

Eine gut untersuchte interessante Beobachtung hat DE BOOR (1950) veröffentlicht. Es handelte sich um einen Patienten mit einer offenbar reversiblen schweren Psychose überwiegend schizophrener Färbung. Der 24jährige war 1944 an der linken Halsseite verwundet worden. Wegen einer unstillbaren Blutung war einige Tage später eine Ligatur der A. carotis comm. vorgenommen worden. Nach 24 h bestanden eine rechtsseitige Hemiplegie und Aphasie, die letztgenannte besserte sich nach zwei Wochen. Der Patient konnte nach Kriegsende zunächst als Jurist arbeiten. In den folgenden 2–3 Jahren stellte sich ein zunehmende Persönlichkeitsänderung ein, er war aggressiv, läppisch, manisch, es bestanden Stereotypien. Er wurde deshalb in eine geschlossene Anstalt eingewiesen. Es handelte sich um schizophren anmutende Verwirrtheits- und Erregungszustände (KEHRER). DE BOOR nannte es eine Imitation einer schizophrenen Psychose, bei der allerdings immer ein organischer Schimmer vorhanden gewesen sei. Nach einem wechselhaften Verlauf kam es 1948 nach einer Enzephalographie zu einer fast schlagartigen Besserung. Etwa ein Jahr später befand sich der Patient wohl und arbeitete als Jurist im Staatsdienst.

Ein Patient, über den DE BOOR (1950) berichtete, hatte im 1. Weltkrieg als 23jähriger eine Verwundung an der linken Halsseite erlitten. Er wurde bewußtlos im Lazarett aufgenommen. Bei einem operativen Eingriff wurde eine Ligatur der linksseitigen A. carotis comm. vorgenommen. Es kam danach zu einer rechtsseitigen Halbseitenlähmung und Aphasie. Im Verlauf von 2–3 Jahren vermochte er wieder zu sprechen. Generalisierte zerebrale Anfälle setzten für mehrere Jahre aus, traten dann aber wieder mit wechselnder Häufigkeit auf, manchmal bestand ein Status epilepticus. Der Patient war reizbar, eifersüchtig und mißtrauisch, äußerte hin und wieder Wahnideen. 1945 erfolgte eine Überweisung in eine Heilanstalt, seit 1927 hatte er nicht mehr gearbeitet. Außer der rechtsseitigen Hemiparese bestand ein erheblicher Hydrocephalus int. und ext., links stärker ausgeprägt als rechts. Er hatte eine schwere Wesensveränderung, war läppisch-euphorisch dement. Er starb 1946 in der Anstalt.

DÖHNER (1953) berichtete über einen Patienten, der 1940 eine Gesichtssteckschußverletzung erlitten hatte. Das Geschoß hatte die rechtsseitige A. carotis tangiert und war in ihrer Umgebung steckengeblieben. Etwa 6–7 Jahre nach der Verwundung entwickelte sich zwei Tage nach einer Commotio cerebri eine linksseitige spastische Halbseitenlähmung und eine Wesensveränderung mit moriaartigen Zügen, die an eine progressive Paralyse erinnerte. Die Enzephalographie ergab einen hochgradigen Hydocephalus int., der rechts stärker als links ausgeprägt war. Die rechtsseitige Karotisangiographie zeigte lediglich eine Darstellung der A. carotis ext., linksseitig lagen normale Gefäßverhältnisse vor, es bestand eine Mitfüllung der rechten A. cerebri ant., was auf einen guten Kollateralkreislauf schließen ließ. Der damit nachgewiesene Kollateralkreislauf hatte vermutlich bis zum Einsetzen der durch die Commotio cerebri ausgelösten akuten vasomotorischen Störungen genügt. Unter dem Einfluß der postkommotionellen Minderdurchblutung (2. Tag!) war er insuffizient geworden (Dekompensation). Damit wurden die Voraussetzungen für die Entwicklung bleibender Gewebsschäden im Bereich der rechten Großhirnhemisphäre (Hemiparese am 2. Tag) gegeben.

Die Verlegung einer A. carotis wird zunächst von einem Kollateralkreislauf ausgeglichen. Die Schäden treten erst dann in Erscheinung, wenn der Hirnkreislauf durch einen weiteren schädigenden Faktor zusätzlich belastet wird.

LUDWIG u. ROSENHAGEN (1958) gingen der Frage nach, ob auch bei Patienten, die nach einer Ligatur der A. carotis zerebral zunächst nicht oder nicht wesentlich geschädigt werden, im weiteren Verlauf des Lebens „Spätschäden" zur Entwicklung kommen.

Der 1884 geborene Patient besuchte die Oberstufe bis zur Tertia und wurde dann Elektriker. Er erlitt 1916 eine Granatsplitterverletzung an der linken Halsseite. Die linke A. carotis wurde operativ unterbunden. Ob eine Hemiparese vorgelegen hatte, ist nicht bekannt. Nach der Entlassung übte er seinen Beruf als Elektriker und technischer Zeichner wieder aus. Seit 1942 sollen hin und wieder Anfälle aufgetreten sein. Es handelte sich wohl nicht um Krampfanfälle. Seit 1945 zunehmende Vergeßlichkeit, er äußerte Wahnideen, glaubte sich verfolgt, meinte, die Leute sprächen über ihn. Seit 1949 unsauber, interesselos, zeitweilig depressiv, weinerlich, kindisch. Er saß untätig herum. Bei einer Pneumenzephalographie fand sich ein beidseitiger, links stärker ausgeprägter Hydrocephalus int. Ein Gespräch mit dem Patienten war kaum möglich. In seinen Gedanken befaßte er sich vorwiegend mit dem 1. Weltkrieg. Die klinische Symptomatik entspricht nicht dem üblichen Bild einer arteriosklerotischen Demenz oder einer senilen Demenz.

4. Mortalität

Während des *1. Weltkrieges* berichtete eine Gruppe *amerikanischer Chirurgen* über eine Mortalität von 44% bei 25 Beobachtungen (Medical Department US Army, 1927, RICH u. SPENCER 1978). Bei denjenigen, die die Ligatur überlebten, entwickelten sich bei 29,6% neurologische Befunde sekundär zur Ligatur. *Englische Chirurgen* behandelten 128 Verwundete mit Verletzungen der A. carotis mit einer Ligatur. *Neurologische Dauerschäden* entwickelten sich bei 29,6%. Infolge des hohen Prozentsatzes von neurologischen Dauerschäden wurde von MAKINS (1919) eine konservative Therapie vorgeschlagen. Als Indikationen für chirurgische Eingriffe wurden sekundäre Blutungen, sich vergrößernde Hämatome und Trachea- und Ösophaguskompression angegeben.

Die Ergebnisse im *2. Weltkrieg* waren nicht viel mehr ermutigend, denn LAWRENCE et al. (1948) berichteten über 17 Beobachtungen mit einer Mortalität von 46% und lediglich einer erfolgreichen Operation durch Arteriographie.

Erst die Ergebnisse des *Koreakonfliktes* zeigten, daß bessere Resultate erreicht werden können als Folgen von primären Suturen, Venenverpflanzungen oder End-zu-End-Anastomosen (JAHNKE u. SEELEY 1953; INUI et al. 1955; SPENCER u. GREWE 1955; HUGHES 1958 sowie SOLTERO u. GREENBERG 1958).

Im *Vietnamkonflikt* wurden routinemäßig Gefäßwiederherstellungen vorgenommen (COHEN et al. 1970; RICH et al. 1970). Die Mortalität betrug bei 85 Verletzungen der A. carotis lediglich 15% und verminderte sich auf 6%, wenn Todesfälle durch gleichzeitig bestehende andere Verletzungen ausgeschlossen wurden (COHEN et al. 1970).

Die folgenden Serien berichten über *Verletzungen in Friedenszeiten*, ein Umstand, der beim Vergleich mit den oben genannten berücksichtigt werden muß.

FOGELMAN u. STEWARD (1956) berichtete über zwei vergleichende Behandlungsserien: die konservativ behandelte Gruppe hatte eine Mortalität von 35% und die mit Gefäßwiederherstellung nur 10%.

BRADLEY (1973) teilte Beobachtungen von Patienten mit, die infolge von hämorrhagischen Nekrosen nach erfolgreicher Gefäßwiederherstellung verstarben. Derselbe Autor sprach sich gegen Revaskularisierung bei Patienten mit einem präexistierenden neurologischen Befund aus, ebenso wie COHEN et al. (1970). Jedoch trat nach Meinung von LIEKWEG u. GREENFIELD (1978) bei solchen Patienten nach Revaskularisierung eine Besserung des neurologischen Befundes auf.

Interessant sind in diesem Zusammenhang einige Statistiken über die Mortalität von Patienten nach Ligatur der A. carotis int. bei der Behandlung von subarachnoidalen Blutungen infolge intrakranieller Aneurysmen zu betrachten. Die Mortalität in einer Serie von 101 Patienten lag bei 79% (POPPEN u. FAGER 1960) und in einer Serie von 65 Patienten bei 40% (MOUNT 1959).

Über eine massive Vergrößerung eines intrakraniellen Aneurysma nach Ligatur der A. carotis berichteten CUATICO et al. (1967).

In Arbeiten, die sich mit Ligaturen von zum Gehirn ziehenden Gefäßen befassen, habe ich nie Stellungnahmen dazu gefunden, welche morphologischen Veränderungen sich an den Gefäßen an der Gehirnbasis und auch in den intrazerebralen Gefäßen als Folge dieser Ligaturen fanden. Daß eine Ligatur in einem distalen Gefäßabschnitt einen Einfluß auf das Endausbreitungsgebiet haben muß, steht ganz außer Frage. Sicherlich ist die Tatsache allgemein anerkannt, daß sich in der Umgebung von thrombotisch verschlossenen Arterien Kollateralen ausbilden, es tritt eine Kompensation für den Verschluß eines großen Gefäßes auf. Aber es fehlen uns noch detaillierte morphologische Befunde.

OLDENDORF (1989) entwickelte ein Rattenmodell, um die trophischen Störungen der Arterien an der Gehirnbasis nach beidseitiger Ligatur der A. carotis comm. zu untersuchen. Der hintere Schenkel des Circulus arteriosus cerebri (WILLISII), die A. basilaris und der intrakranielle Anteil der Aa. vertebrales wurden untersucht. Die Ligatur führte zu einer ausgeprägten Umverteilung der Bluzufuhr zum Gehirn, der Zufluß von den Vertebralarterien und der Basilararterie nahm zu. Die Veränderungen wurden mit Hilfe einer postmortalen Arteriographie mit Bariumsulfat und durch histologische Untersuchung mittlerer Anteile der A. basilaris bestimmt. Es fanden sich in den Vertebralarterien und der Basilararterie eine Tortuositas der Gefäße, Gefäßerweiterungen und Duplikaturen am vertebrobasilären Übergang. Nach 15 Wochen hatten diese intrakraniellen Gefäße wieder ein normales Aussehen, es waren jetzt jedoch zahlreiche Kollateralgefäße sichtbar.

Es handelt sich hier um ein sehr interessantes Modell, das auch bei anderen Tierspezies angewandt werden sollte. Auch sollte diesen Befunden in der menschlichen Neuropathologie mehr Beachtung geschenkt werden.

IX. Thrombotische Verschlüsse der A. carotis externa

Da die *A. carotis ext.* an der Versorgung des Gehirns keinen Anteil hat, bleibt ihre *ein- oder doppelseitige Unterbindung* oder ihr *thrombotischer Verschluß ohne Folgen*. Der Verschluß dieser Arterie wird erst bei *multiplen Gefäßverschlüssen* faßbar, weil nämlich dann wichtige Gefäßverbindungen im Kollateralkreislauf unterbrochen werden, beispielsweise zwischen A. vertebralis und A. carotis int. bei Verschluß der A. carotis comm.

X. Thrombotische Verschlüsse der A. chorioidea

Die *Anatomie* und *Radiologie* der *A. chorioidea ant.* haben MOUNIER-KUHN et al. (1955) dargestellt.

Das *Syndrom* der *A. chorioidea ant.* haben FOIX et al. (1925), POPPI (1928), ABBIE (1933), AUSTREGELISO u. BORGES-FORTE (1933), STEEGMANN et al. (1935) beschrieben. Der Ausfall einer A. chorioidea ant. kann klinisch stumm bleiben, da ausgedehnte Anastomosen mit der A. cerebri ant., med. und post. bestehen. Der voll ausgebildete klinische Befund besteht in einer sensomotorischen Hemiplegie, einer homonymen Hemianopsie und einem Thalamussyndrom. Hinsichtlich Einzelheiten des klinischen Befundes verweise ich auf DORNDORF u. GÄNSHIRT (1972).

XI. Thrombotische Verschlüsse der A. cerebri anterior

Thrombotische Verschlüsse der *A. cerebri ant.* sind sehr viel seltener als die der A. cerebri med. Auch bei diesem Gefäß sind die *klinischen Befunde abhängig von dem Ort des Verschlusses*. Liegt der Verschluß am Ursprung der Arterie und dehnt sich nicht über den Abgang der A. communicans ant. hinaus aus, so liegt eine kontralaterale brachiofaziale sensomotorische Parese, manchmal auch eine Dysarthrie vor. Ohne ein Arteriogramm kann das klinische Syndrom nicht von dem des Verschlusses der A. carotis und der A. cerebri med. unterschieden werden. Ist bei dem Verschluß die A. communicans ant. mit einbezogen, so liegt eine kontralaterale krurale oder krural stärker ausgeprägte Parese vor. Eine ideomotorische Apraxie kann ein weiteres Symptom sein. Hinsichtlich Einzelheiten der klinischen Befunde verweise ich auf FOIX u. HILLEMAND (1925) sowie DORNDORF u. GÄNSHIRT (1972).

Spontane Aneurysmen der *A. cerebri ant.* wurden von FOIX u. HILLEMAND (1925), CRITCHLEY (1930) sowie BECKER u. NEWTON (1979) veröffentlicht.

Ein *traumatisches Aneurysma* der *A. cerebri ant.* wurde von MENEZES u. GRAF (1974) mitgeteilt.

XII. Thrombotische Verschlüsse der A. cerebri media

Man kann die *traumatischen Verschlüsse* der *A. cerebri med.* nicht besprechen, ohne eine allgemeine Einführung in die Verschlüsse dieser Arterie voranzustellen.

Die *A. cerebri med.* ist unter den intrakraniellen Gefäßverschlüssen am häufigsten beteiligt. In der Ätiologie der Mediaverschlüsse überwiegt die Atherosklerose entweder als vollständiger Vorgang oder als Embolie aus Plaques vorgeschalteter Arterien, besonders solcher der A. carotis int. (DORNDORF u. GÄNSHIRT 1972).

Im generellen gilt, daß die *Symptomatologie* von der *Stelle* des *Gefäßverschlusses* abhängig ist; je weiter proximal der Verschluß liegt, desto ausgeprägter sind die klinischen Befunde (FOIX u. LEVY 1927; DAVIDSON et al. 1933; WELCH et al. 1955; FROWEIN 1956; KRAYENBÜHL u. YASARGIL 1964; LASCELLES u. BURROWS 1965; DORNDORF u. GÄNSHIRT 1972). Ein Verschluß an der Übergangsstelle zieht Ischämie im Versorgungsgebiet der Aa. lenticulostriatae nach sich mit Infarkt hinterer Anteile der Capsula int. und umliegenden Anteilen der basalen Ganglien. Im allgemeinen beginnt der Verschluß plötzlich. Es findet sich eine kontralaterale sensomotorische Hemiplegie und in einigen Fällen ein hemianopischer oder quadrantenförmiger nach oben oder unten reichender Gesichtsfeldausfall. Zerebrale Krampfanfälle von generalisiertem oder fokalem Typ können vorliegen. Bei Befall der dominanten Großhirnhemisphäre können aphasische Störungen bestehen. Hinsichtlich der verschiedenen klinischen Befunde in Abhängigkeit von der Läsionsstelle verweise ich auf DORNDORF u. GÄNSHIRT (1972) sowie STEEGMANN et al. (1935).

Doppelseitige Verschlüsse der *A. cerebri med.* sind sehr selten (LINDGREN 1958).

Traumatische Verschlüsse der *A. cerebri med.* sind sehr selten. HOLLIN et al. (1966) berichteten über 9 Beobachtungen aus dem Schrifttum und fügten 3 eigene Fälle hinzu; weitere Beobachtungen stammen von BUSHART (1963, 1964), DUMAN u. STEPHENS (1963), HOLLIN et al. (1966), LOAR et al. (1973), CAMBRIA u. CARRIA (1975), KRISHNAN et al. (1977), DUJOVNY et al. (1979), KASE et al. (1981) sowie WEIGEL u. OSTERTAG (1981).

KASE et al. (1981) berichteten über einen 24jährigen Patienten, der einen massiven Infarkt nach embolischem Verschluß der A. cerebri med. durch ein Schrotkorn erlitt. Das Schrotkorn entstammte dem rechten Herzen, von wo es durch externe Herzmassage bei Herzstillstand gelöst worden war. Dem Herzinfarkt folgte ein massives Hirnödem mit Hernienbildung im Bereich des Uncus gyri hippocampi mit nachfolgendem Tod.

XIII. Thrombotische Verschlüsse der A. cerebri posterior

Die *thrombotischen Verschlüsse* der *A. cerebri post.* treten etwa in gleicher Häufigkeit wie die der A. cerebri ant. auf. Wichtig ist der Hinweis, daß der Verlauf dieser Arterie durch die Cisterna ambiens bei einer Verquellung derselben bei intrakranieller Drucksteigerung die Gefahr einer Drosselung oder Abklemmung zur Folge haben kann. Diese Arterie versorgt einmal Sehstrahlung und Sehrinde und mit ihren penetrierenden Ästen die Hirnschenkel, Anteile des Thalamus und rostrale Anteile des Hirnstammes (Abb. 20a, b). Daraus ergibt sich, daß das führende Symptom in Störungen des Gesichtsfeldes in verschiedener Form besteht.

Variationen im Verlauf der größeren Zweige der A. cerebri post. (es finden sich in der Regel 4) können von großer klinischer Bedeutung sein, denn ihr unterschiedlicher Verlauf

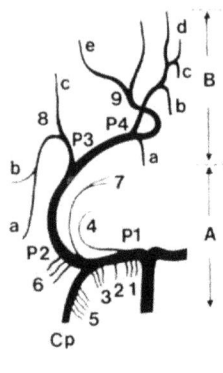
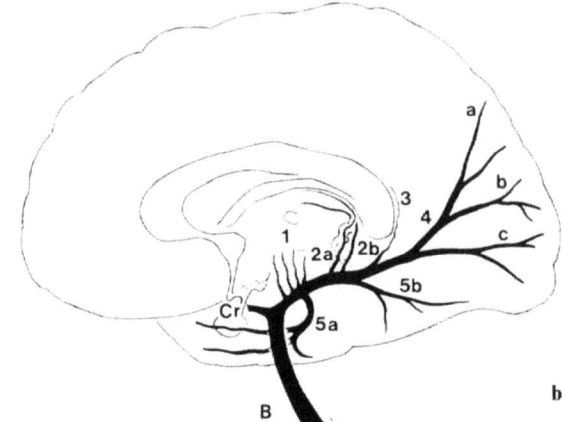

Abb. 20 a. A. cerebri post. (anterior-posterior). A. Pars circularis. B. Pars corticalis

1. Aa. paramedianae (interpeduncularis, intercruralis, perforantes)	Niger, Ruber, Corpus mamillare, N. III und N. IV
2. Aa. quadrigeminae	Corpora quadrigemina
3. Aa. thalamicae (medialis et lateralis)	Nucleus centralis, Nucleus medialis, Nucleus ventro-caudalis thalami, Pulvinar, Corpus geniculatum laterale, Capsula interna (Pars posterior)
4. Aa. choroideae posteriores mediales	Epithalamus, Pinealis, Tela choroidea prosencephali
5. Aa. praemamillariae (von der A. communicans posterior)	Tuber cinereum, Hirnschenkelfuß, ventrale Thalamuskerne, Hypothalamuskerne, Chiasma
6. Aa. pedunculares	Gyrus hippocampi, lateraler Kniehöcker, Pulvinar, Fascia dentata, Hippocampus, vordere basale Rinde des Temporallappens
7. Aa. choroideae posteriores laterales (anterior und posterior)	Plexus choroideus des Unterhorns, des Trigonums, Nucleus dorsolateralis thalami

8. A. occipitalis lateralis
  a) Aa. temporales anteriores
  b) Aa. temporales mediales
  c) Aa. temporales posteriores
	Laterobasale Abschnitte des Schläfen- und Okzipitalhirns

9. A. occipitalis media
  a) A. corporis callosi dorsalis
  b) A. parietalis posterior
  c) A. occipitoparietalis
  d) Aa. calcarinae
  e) A. occipitotemporalis
	Splenium
	
	Kuneus, Präkuneus
	
	Gyrus calcarinus, Okzipitalpol
	Laterobasales Okzipitalhirn

Abb. 20 b. Vaskularisationsgebiet (seitlich)

B. A. basilaris
Cr A. communicans posterior
1. Aa. thalamicae
2. a) A. choroidea posterior medialis
  b) A. choroidea posterior lateralis
3. A. corporis callosi dorsalis
4. A. occipitalis medialis
  a) Aa. parietales posteriores
  b) Aa. occipitoparietales
  c) Aa. calcarinae
5. a) A. temporalis anterior und media
  b) A. temporalis posterior

(Aus Krayenbühl u. Yasargil 1972)

am Tentoriumrand kann Kompression aller oder nur eines einzelnen Gefäßzweiges ergeben (LINDENBERG 1955).

Da beide Aa. cerebri post. aus der unpaaren A. basilaris hervorgehen (anatomisch eine sehr ungewöhnliche Situation!), besteht bei beidseitigem Verschluß und unzureichendem Kollateralkreislauf aus A. communicans post. eine Amaurose mit erhaltenen Pupillenreflexen und erhaltener Konvergenzreaktion der Pupillen. Es können Fälle von ungewöhnlichen klinischen Symptomkonstellationen vorliegen, ich verweise auf die Ausführungen von FOIX u. HILLEMAND (1925) sowie DORNDORF u. GÄNSHIRT (1972).

Über einen Infarkt der A. cerebri post. berichteten KLEIHUES u. HIZAWA (1966).

Ein *embolischer Verschluß* der *A. cerebri post.* nach Verschluß der A. vertebralis infolge osteoarthrotischer Knochenwucherungen wurde von SULLIVAN et al. (1975) veröffentlicht.

XIV. Klinische Befunde bei Verschlüssen der großen Hirnarterien

Das *klinische Bild* des *Verschlusses* der *A. cerebri ant.* wurde von FOIX u. HILLEMAND (1925) beschrieben, das des *Verschlusses* der *A. cerebri med.* durch STEEGMANN u. ROBERTS (1935), und das des *Verschlusses* der *A. cerebri post.* durch FOIX u. HILLEMAND (1925) sowie das des *Verschlusses* der *A. cerebellaris sup.* durch ADAMS im Jahre 1943.

XV. Die traumatischen Schäden der A. vertebralis

1. Anatomische Vorbemerkungen

Die *Blutversorgung des Gehirns* erfolgt aus *zwei Systemen* (Abb. 21, vgl. auch Abb. 9), dem der *A. carotis* und dem *vertebrobasilären*, vgl. auch S. 30. Es besteht eine von Individuum zu Individuum unterschiedliche Wechselbeziehung zwischen beiden Systemen durch den *Circulus arteriosus cerebri (Willisii)* (Abb. 22).

Historisch gesehen wurden die ersten Arbeiten über die Bedeutung des zum Gehirn führenden Arteriensystems zu Anfang dieses Jahrhunderts vorgelegt. CHIARI (1905) sowie HUNT (1914) wiesen auf die pathologischen Prozesse in der A. carotis und deren Bedeutung für Infarkte des Gehirns hin. Erst im 3. und 4. Jahrzehnt dieses Jahrhunderts wurden die pathomorphologischen Veränderungen in den zum Gehirn führenden Arterien eingehender dargestellt (DÖRFLER 1935; DEI POLI u. ZUCCHA 1940). Eine klassische Studie aller 4 zum Gehirn ziehenden Arterien verdanken wir HUTCHINSON u. YATES (1956).

2. Orthologie der A. vertebralis

Die genaue Kenntnis der *normalen Anatomie* der *A. vertebralis* in ihrer Beziehung zu den anatomischen Strukturen ihrer unmittelbaren Umgebung ist zum Verständnis der pathologischen Prozesse in diesem Gefäßbereich von besonderer Wichtigkeit (Abb. 23). Besonders zu beachten sind die in diesem Gefäßgebiet ungewöhnlich *häufigen Varianten* in *Verlauf* und *Größe*. Ich hatte

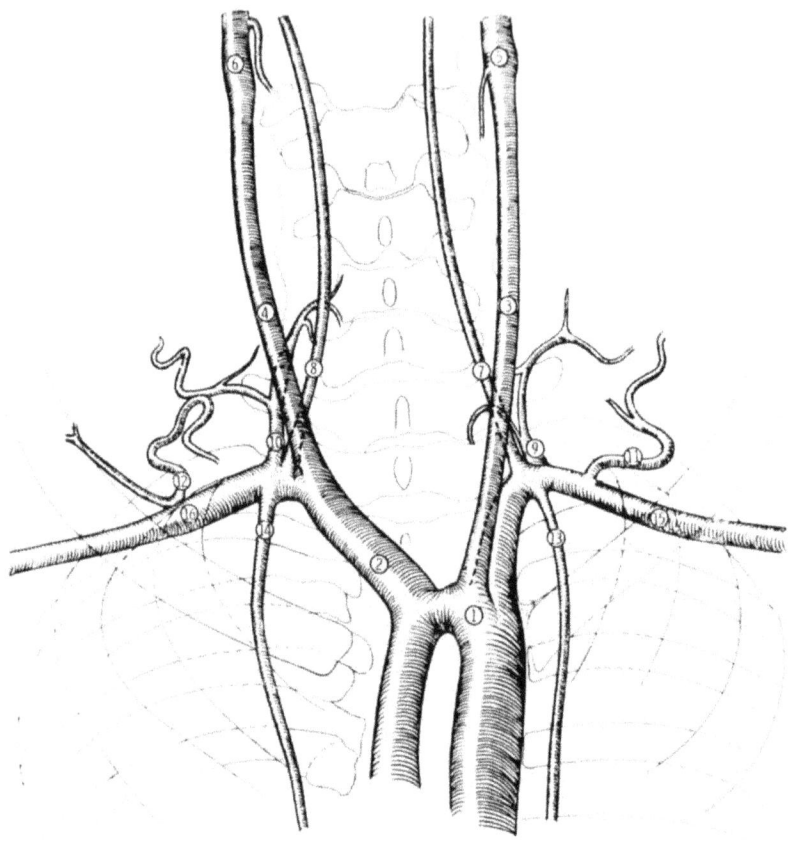

Abb. 21. Schematische Darstellung eines Aortogrammes mittels Katheter über die A. femoralis. Es sind die Ursprünge der Hirngefäße aus dem Aortenbogen sichtbar. (Aus KRAYENBÜHL u. YASARGIL 1972). *1* Arcus aortae, *2* Truncus brachiocephalicus, *3* A. carotis communis sinistra, *4* A. carotis communis dextra, *5* linke Karotisbifurkation, *6* rechte Karotisbifurkation, *7* A. vertebralis sinistra, *8* A. vertebralis dextra, *9* Truncus thyreocervicalis sinister, *10* Truncus thyreocervicalis dexter, *11* Truncus costocervicalis sinister, *12* Truncus costocervicalis dexter, *13* A. mammaria interna sinistra, *14* A. mammaria interna dextra, *15* A. subclavia sinistra, *16* A. subclavia dextra

gezögert, in der Überschrift dieses Kapitels von der Orthologie der A. vertebralis zu sprechen, denn man darf m. E. einen solchen Terminus für dieses Gefäß nur dann wählen, wenn man mit den Verlaufsanomalien und Kaliberschwankungen dieses Gefäßes völlig vertraut ist.

Die Aa. vertebrales nehmen ihren Ursprung gewöhnlich aus den Aa. subclaviae nahe dem Truncus thyreocervicalis (BELL et al. 1950; DASELER u. ANSON 1959; BOSNIAK 1964; LANG 1986) (Abb. 24). Variationen der Aa. vertebrales in Verlauf, Kaliber und Vereinigung zur Bildung der A. basilaris sind häufig (SCIALFA et al. 1976). Einzelheiten finden sich in Abb. 25. Die am *häufigsten vorkommende Variante* besteht im *Ursprung* der *linken A. vertebralis* aus dem *Aortenbogen.* Die *rechte* und *linke A. vertebralis* entspringen in ca. 90%

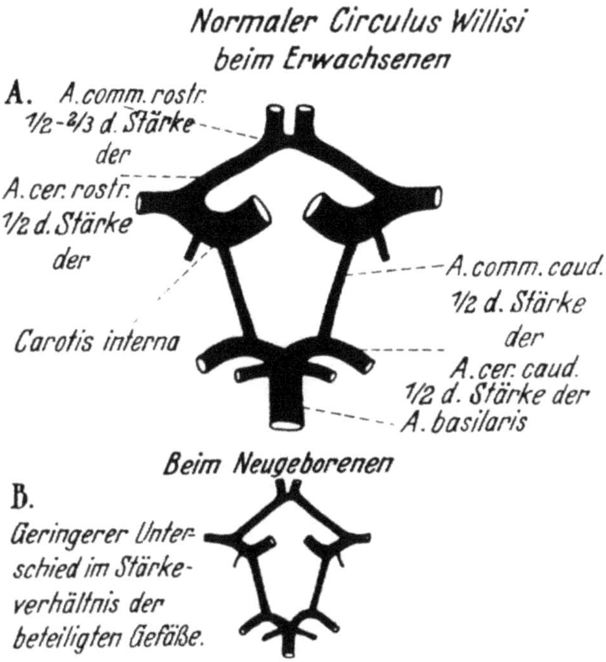

Normaler Circulus Willisi beim Erwachsenen

A. A.comm.rostr.
½–⅔ d. Stärke
der
A.cer. rostr.
½ d. Stärke
der

Carotis interna

A.comm. caud.
½ d. Stärke
der
A.cer. caud.
½ d. Stärke der
A. basilaris

Beim Neugeborenen

B.
Geringerer Unterschied im Stärkeverhältnis der beteiligten Gefäße.

Abb. 22. Der normale Circulus arteriosus cerebri Willisii. *A* Beim Erwachsenen, *B* beim Neugeborenen. (Nach HAGER-PADGET, aus LINDENBERG 1957)

aus den *Aa. subclaviae*. Hinsichtlich Einzelheiten des Gefäßverlaufes und der Variationen verweise ich auf ADACHI (1928), RICKENBACHER (1964), SCHWERDT (1978), LANG (1979, 1981) (vgl. auch Abb. 26).

3. Verlaufsanomalien und Kaliberschwankungen der Aa. vertebrales

Kaliberschwankungen wurden beschrieben von RIECHERT (1952), BELLINGRATH (1954), HUTCHINSON u. YATES (1956), NEIMANIS (1956), KRAYENBÜHL u. YASARGIL (1957), JAQUET (1961), KUNERT (1961), PLÖTZ (1964). RIEBEN fand Kaliberschwankungen in 77% in z.T. recht erheblichem Ausmaß. Die linke A. vertebralis war in 37%, die rechte dagegen in 40% weiter als die gleichnamige Arterie der Gegenseite. Hypoplasien fand RIEBEN (1973) links in 10% und rechts in 5% aller Fälle. Diese Ergebnisse weichen deutlich von denen der meisten Autoren ab, welche die linke Vertebralarterie stärker entwickelt fanden.

Keine Arterie des menschlichen Körpers zeigt einen stärker verborgenen und komplizierteren Verlauf als die A. vertebralis. Sie ist durch die Querfortsätze der Halswirbel in einem beweglichen knöchernen Kanal geschützt und windet sich auf ihrem Verlauf nach kranial mit „*dreister Akrobatik*" (GUTMANN 1961) um Epistropheus und Atlas herum. Sie zählt wie die distalen Zweidrittel der A. carotis zu einem „*Niemandsland*" zwischen *Allgemein-* und *Neuropathologie* (FISHER 1954, zit. nach RIEBEN 1973).

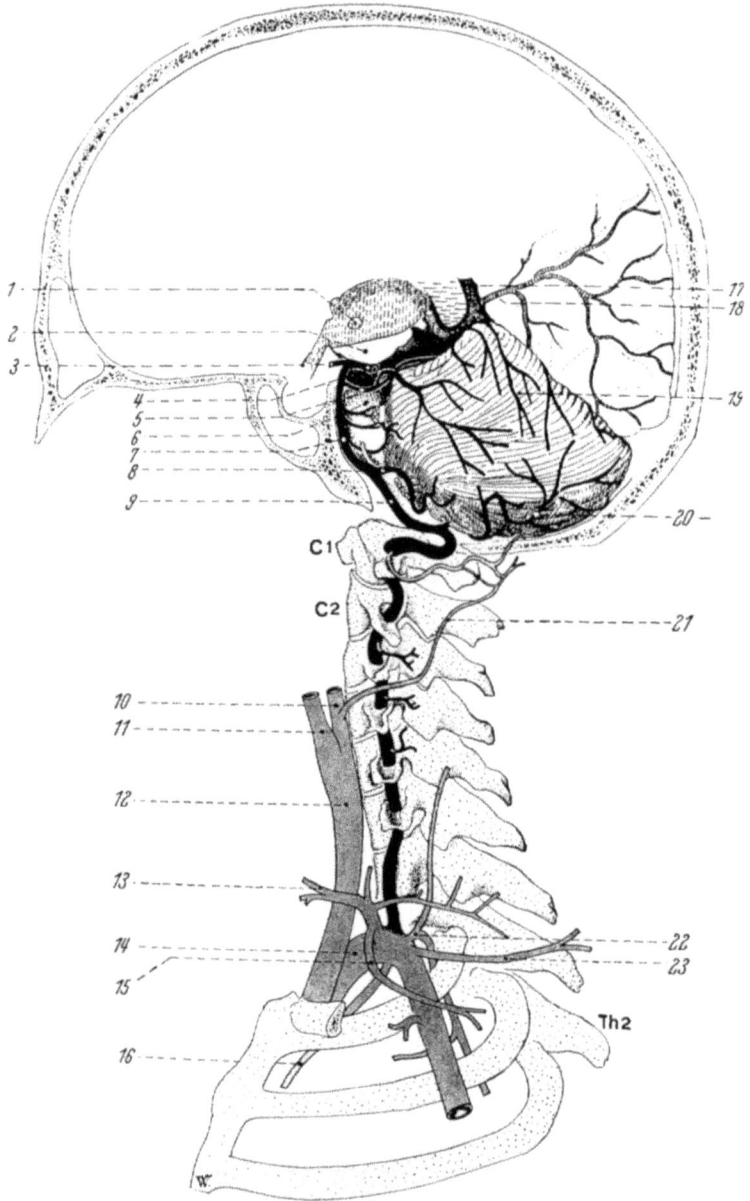

Abb. 23. Extra- und intrakranieller Verlauf der A. vertebralis und ihrer Äste. Vaskularisationsgebiet des hinteren Abschnittes des Circulus arteriosus cerebri. *1* Massa intermedia, *2* Hirnschenkel, *3* A. communicans post., *4* A. cerebri post., *5* A. cerebelli sup., *6* Pons, *7* A. basilaris, *8* A. cerebelli inf. ant., *9* A. vertebralis sinistra, *10* A. carotis ext., *11* A. carotis int., *12* A. carotis comm., *13* Aa. thyreocervicales, *14* A. subclavia, *15* A. suprascapularis, *16* A. thoracica int., *17* Splenium, *18* A. cerebri post. dextra., *19* A. cerebelli sup., *20* A. cerebelli inf. post., *21* A. occipitalis, *22* A. costocervicalis, *23* A. transversa colli. (Aus KRAYENBÜHL u. YASARGIL 1972)

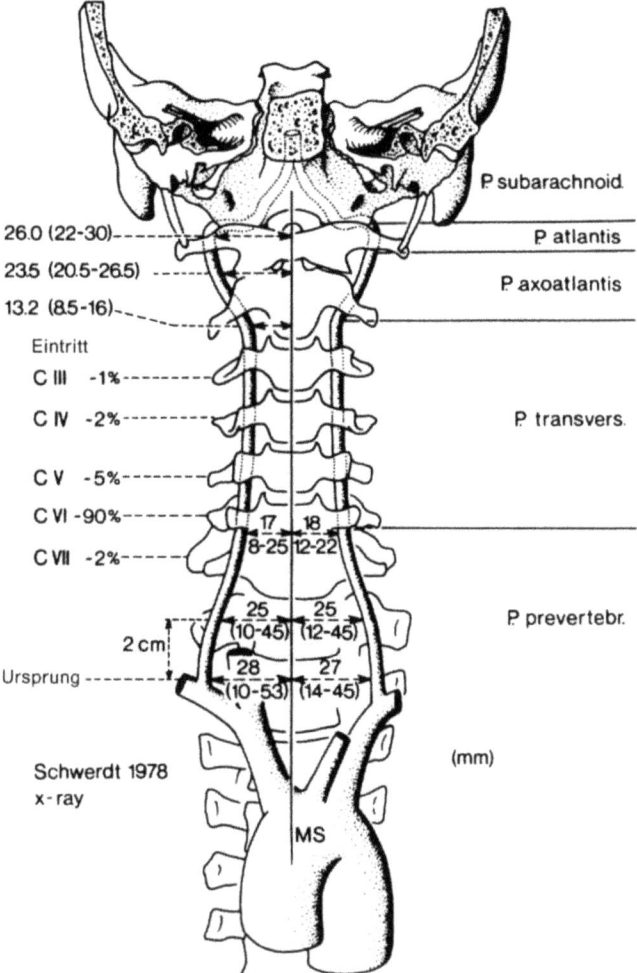

Abb. 24. Paramediane Entfernungen der Aa. vertebrales und ihres Verlaufs in den Foramina der Querfortsätze, regelhafte Verläufe der Pars transversalis, der Pars atlantis und der Pars intraarachnoidealis, von vorn [die niedrigeren Messungen wurden von Röntgenaufnahmen gemacht (SCHWERDT 1978), während die oberen und osteologischen Messungen im Anatomischen Institut der Universität Würzburg gemacht wurden]. (Aus J. LANG 1986)

Die *Nomina Anatomica* (1977) *unterscheiden* eine: (1) *Pars praevertebralis,* (2) eine *Pars transversaria,* (3) eine *Pars atlantis* und (4) eine *Pars intracranialis* als *Teilstrecken* der *A. vertebralis* (LANG 1985).

Eine weitere *Besonderheit* der *A. vertebralis* besteht darin, daß sie eine *gewisse Strecke* in einem *osteofibrösen Kanal* mit *segmentaler Beweglichkeit* verläuft. Die *Foramina* der *Processus transversi umgeben das Gefäß normalerweise zwischen dem 6. und 1. Halswirbel,* das bedeutet, daß das Gefäß bei allen Bewegungen der Halswirbel in diesem Abschnitt mitbewegt und verlagert wird. Daraus ergibt sich, daß das *Gefäß an vielen Prozessen beteiligt ist, die die HWS betreffen.* Die

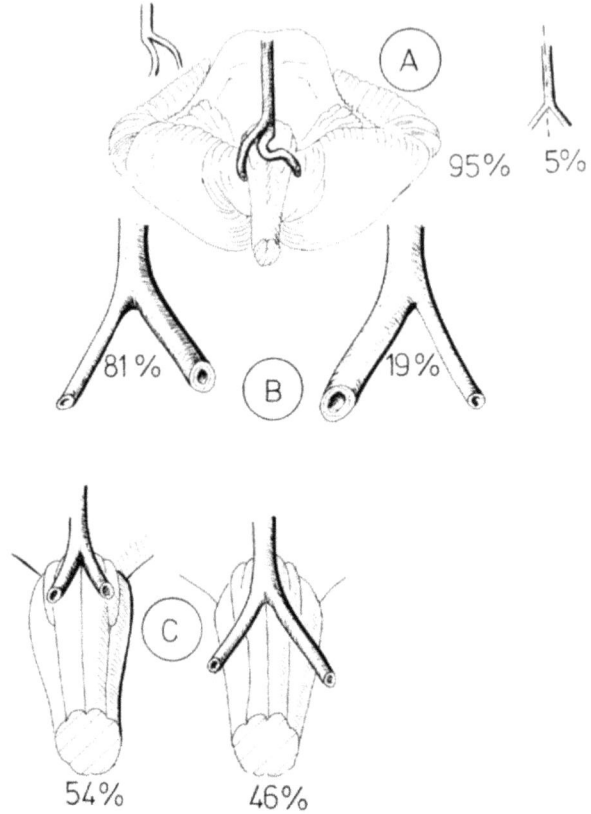

Abb. 25. Varianten der A. vertebralis. (Nach SCIALFA et al. 1976). *A* – Verlaufvarianten; *B* – Varianten im Kaliber; *C* – Verschiedene Lage der Einmündungsstelle in die A. basilaris. (Aus SEEGER 1978)

A. vertebralis dringt in das Foramen des Processus transversus gewöhnlich in Höhe von C 6 ein. Der *Eintrittspunkt* kann sehr variieren und in einzelnen Fällen verläuft die A. vertrebralis vollständig außerhalb der Wirbelsäule (Abb. 27).

Variationen der *A. vertebralis* bei *Eintritt in die Foramina processus transversarii* wurden beschrieben von: ADACHI (1926), KRAYENBÜHL u. YASARGIL (1957), SCHWERDT (1978), LANG (1979, 1981, 1985). Die A. vertebralis tritt in ihre Pars praevertebralis in etwa 9% der Fälle durch das Foramen processus transversus C 6 in den Canalis costotransversarius ein. Nach den Untersuchungen von ADACHI (1928) an 500 Präparaten trat die Arterie in 87,2% in Höhe von C 6 ein. Auswertung angiographischer Darstellungen liefern vergleichbare Zahlen, nach KRAYENBÜHL u. YASARGIL (1957) trat sie in 93,6% der Fälle bei C 6 ein. Die am häufigsten vorkommende Variante besteht in einem Eintritt der Arterie bei C 5.

Median zur Arterie liegen die Processus uncinati sowie die Hemiarthrosen der HWS, die im Alter arthrotisch verändert sein können (Abb. 28a–c). Die A. vertebralis verläuft bis C 3 vertikal und wendet sich dann lateral zum Foramen des Processus transversus von C 2 und zieht durch die entsprechenden Foramina von C 2 und C 1 und bildet im *Bereich der Articulatio atlantooccipitalis* eine

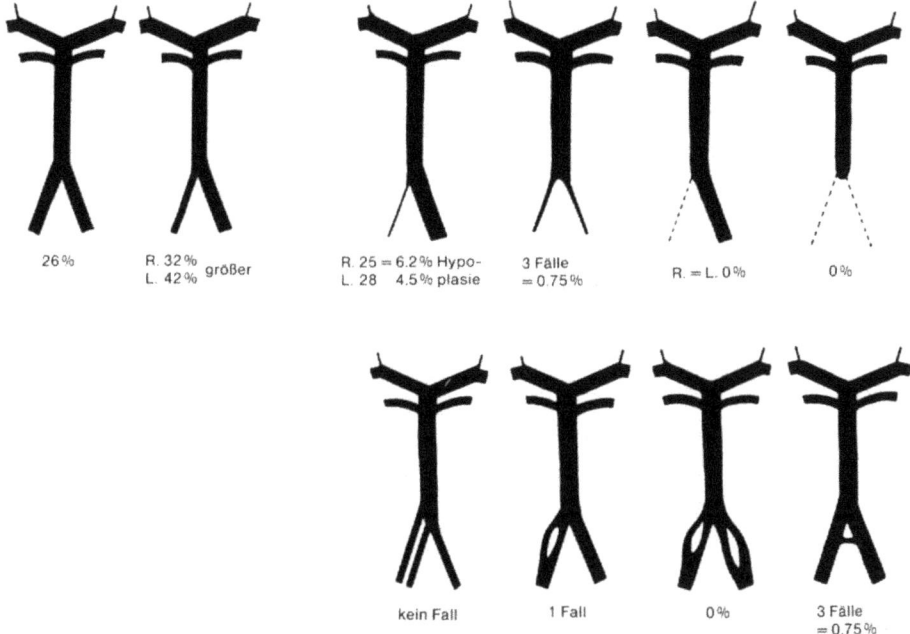

Abb. 26. Varianten und Anomalien der Aa. vertebrales. (Aus YASARGIL 1984)

Schleife (Abb. 29). Der *hintere Atlasbogen* zeigt eine *Eindellung* für das *Gefäß*, den sog. *Sulcus arteriae vertebralis*. Das Gefäß zieht dann nach ventral und durchdringt die Dura mater zwischen Atlas und Okziput (Abb. 30).

Es gibt Areale in der kraniozervikalen Übergangsregion mit möglicher reduzierter Blutzufuhr in einigen Fällen von physiologischer Rotation, Hyperextension oder Flexion der HWS (Abb. 31) oder durch gewaltsame Einwirkung (Abb. 32a–c).

Man muß sich an die *Varianten* und *Kaliberschwankungen* der *Aa. vertebrales* und der *benachbarten Gefäße* erinnern (Abb. 33a, b). *Kaliberschwankungen* beider Gefäße kommen regelmäßig vor. Gleichweite und normalkalibrige Aa. vertebrales kamen unter 400 Vertebralisangiogrammen nur in 26% vor (KRAYENBÜHL u. YASARGIL 1957). Ein Gefäß von geringerem Kaliber, hämodynamisch jedoch noch suffizient, war rechts in 42%, links in 32% nachweisbar. Eine fadendünne, insuffiziente A. vertebralis bestand rechts in 6,2% und links in 4,2%, d. h. in etwa 10% der Fälle. Aplasien einer A. vertebralis wurden beschrieben (SCHMITT u. TAMASKA 1973).

ADACHI (1928) berichtete, daß die linke A. vertebralis in 25,8% größer als die rechte ist, in 25,8% die rechte größer ist und daß in 28,6% beide Vertebralarterien das gleiche Kaliber haben. HUTCHINSON u. YATES (1956) fanden, daß die linke A. vertebralis in 51% und die rechte in 41% größer ist und daß sie in 8% von gleicher Größe sind. STOPFORD (1916) gab den Durchmesser der A. vertebralis zwischen 3,14 mm und 3,42 mm an, ähnliche Werte zwischen 2–3 mm wurden auch von ALEXANDER u. PUTNAM (1938) angegeben.

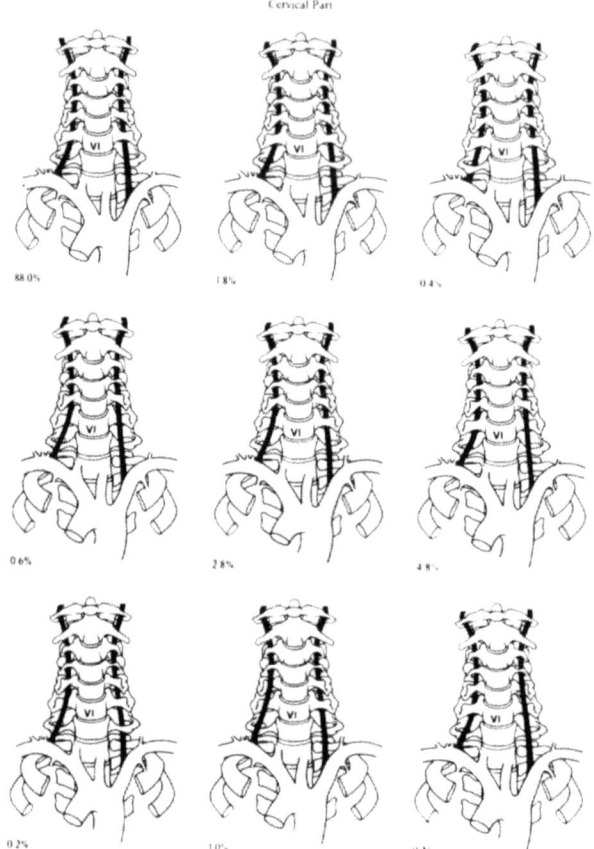

Abb. 27. Die häufigsten Varianten der A. vertebralis bei ihrem Eintritt in die HWS, in einer Serie von 500 Präparaten von Japanern. (Aus ADACHI 1928).

Die A. vertebralis kann auf einer Seite 2- bis 3mal größer als auf der anderen Seite sein. Nach der Mehrheit der Autoren wird allgemein angegeben, daß die linke A. vertebralis im allgemeinen die größere ist (DURET 1874; STOPFORD 1916; GILLILAN 1962; LOEB u. MEYER 1965).

Die Verschiedenheit im Kaliber ist von mehr als akademischem Interesse. Bei ungleichem Kaliber der Aa. vertebrales kann der gesamte vertebrobasiläre Blutzufluß dann erheblich reduziert sein, wenn die größere Arterie beispielsweise durch einen Prozeß verschlossen ist und die kleinere Arterie nicht in der Lage ist, hierfür zu kompensieren. Thrombose einer A. vertebralis ist nicht so ungewöhnlich (HUTCHINSON u. YATES 1956; DUFFY u. JACOBS 1958; BAKER 1961).

In etwa 80% beträgt der äußere Durchmesser des Gefäßes etwa 4–5 mm, es kann jedoch in Einzelfällen lediglich 1 mm oder bis zu 6 mm betragen. Nur in etwa 25% haben die Arterien auf der linken und rechten Seite ein gleiches Kaliber. Die Kaliberunterschiede können beträchtlich sein (LANG 1985).

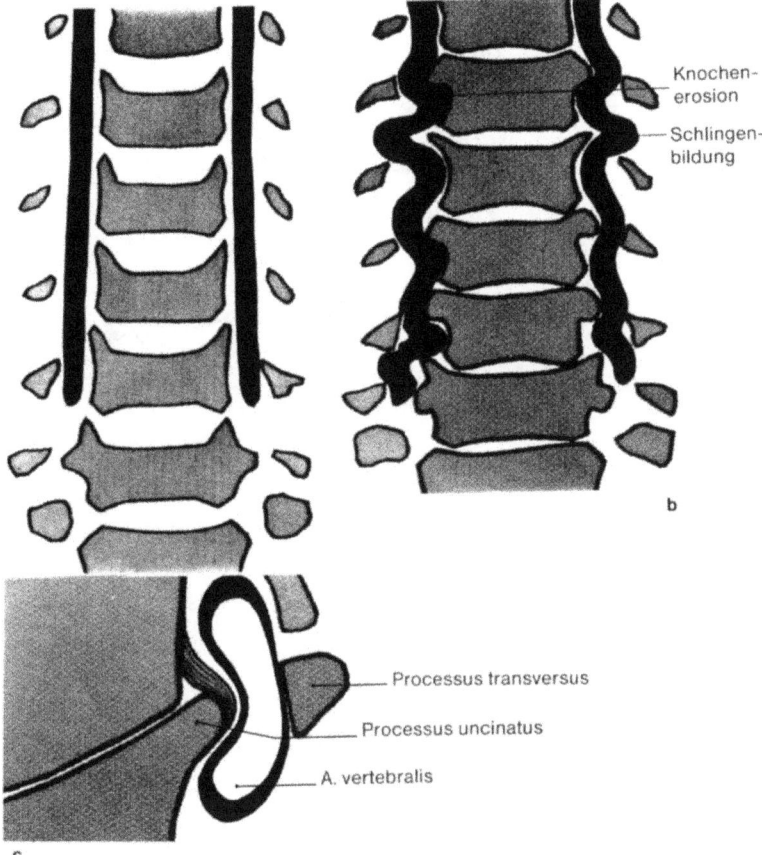

Abb. 28 a–c. Anatomische Beziehungen der A. vertebralis zur HWS. **a** Bei jüngeren Individuen, **b** bei älteren Individuen, **c** Verengung der A. vertebralis durch knöcherne Anteile der Prozessus transversus und uncinatus. (Nach HARZER u. TÖNDURY 1966, aus RICKENBACHER et al. 1982)

Ähnlich wie die A. carotis int., Pars cervicalis, enthält der Pars praevertebralis der A. vertebralis in ihrer Wand 60% Muskelfasern, 18% elastische Elemente in der Tunica media und 22% Kollagen und Grundsubstanzen. In der Pars atlantis fanden sich (bei jungen Menschen) 65% Muskelanteile, 10% elastisches Material und 25% Kollagen und Grundsubstanzen. An der Duradurchtrittsstelle konnten 71% Muskelanteile, 4% elastisches Material und 25% Kollagen und Grundsubstanz in der Tunica media nachgewiesen werden. Der subarachnoidale Abschnitt der A. vertebralis enthält zu 80% Muskelanteile, zu 15% elastisches Material und in 18% Kollagen und Grundsubstanz in der Tunica media (LANG 1985). Interessante Untersuchungen über die Zugfestigkeit der A. vertebralis hat STEVENS (1985) durchgeführt.

Die A. vertebralis gibt in der Halsregion Zweige ab, die durch die Foramina intervertebralia ziehen, die Wirbelkörper versorgen und durch ihre tiefen Zweige die Muskulatur der hinteren Nackenregion. Durch diese Zweige können sich *funktionelle Anastomosen* der *A. vertebralis* mit der *A. carotis ext.* entwickeln, wenn der Blutfluß im vertebrobasilären System behindert ist (RICHTER 1935; SCHULZE u. SAUERBREY 1956). Bei einem Verschluß der A. carotis comm. kann dagegen auch Blut vom vertebrobasilären System in die A. carotis ext. fließen (BOSNIAK et al. 1965).

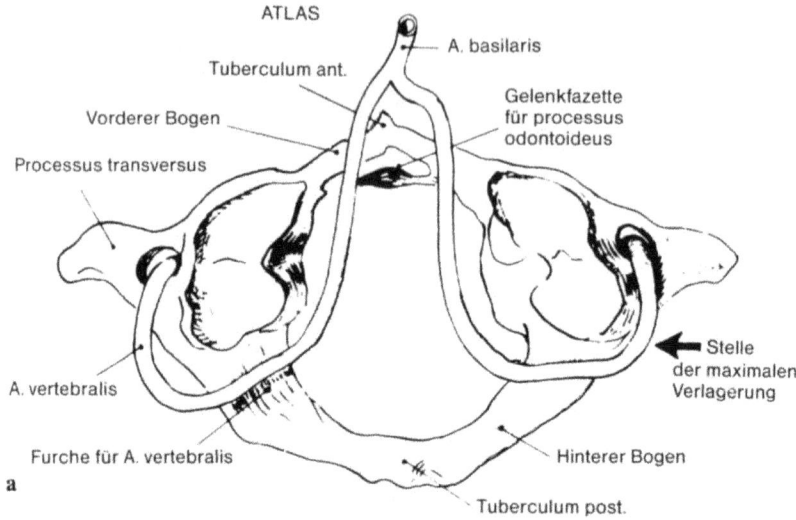

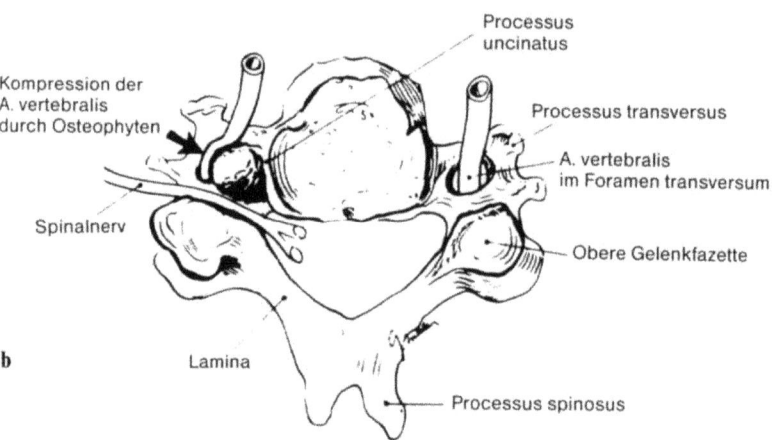

Abb. 29a, b. Anatomische Beziehungen der A. vertebralis zu den Wirbelkörpern von oben gesehen. **a** Der *Pfeil* zeigt die Stelle der „physiologischen" Kompression. **b** Der *Pfeil* zeigt einen Osteophyten, der die A. vertebralis komprimiert. (Aus SHEEHAN et al. 1960)

Abb. 31. Die Areale des kraniozervikalen Übergangsgebietes mit möglicher reduzierter Blutzufuhr durch gewaltsame oder in einigen Fällen physiologische Rotation, Hyperextension, oder Flexion der HWS. (*A*) Mögliche Dislokation erfolgt im Bereich der Foramina transversaria der HWS. (*B*) Atlantoaxiale Dislokationen (*C*) Kompression der A. vertebralis an der Stelle, wo sie über die Lamina von C1 verläuft. (*D*) Möglicher Verschluß des Gefäßes durch die Kleinhirntonsillen bei Kaudalverschiebung durch das Foramen occipitale magnum. (Aus R. C. SCHNEIDER 1985)

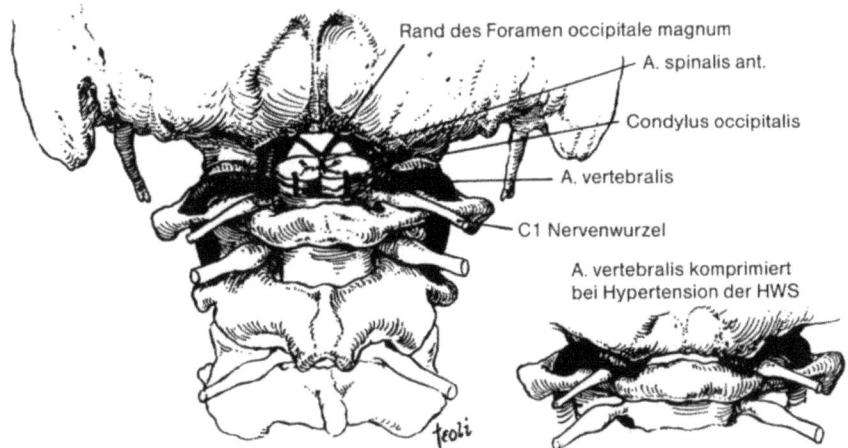

Abb. 30. Die A. vertebralis durchzieht die Foramina costotransversaria, verläuft über den abgeflachten Rand des Atlas unterhalb der okzipitalen Kondylen und zieht zephalad in das Foramen occipitale magnum um die A. basilaris zu bilden. Präbasilar gehen Zweige ab, die sich zur A. spinalis ant. vereinigen. (Aus SCHNEIDER et al. 1970)

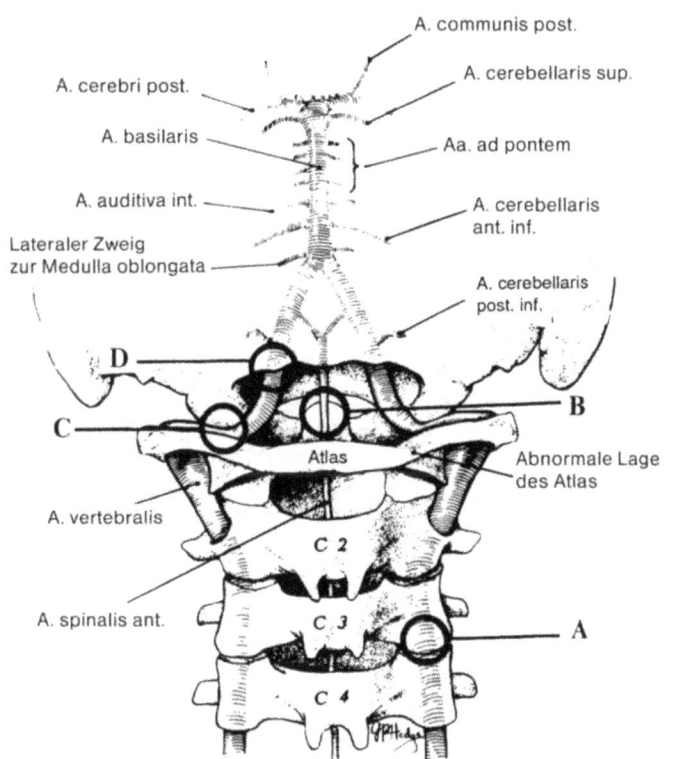

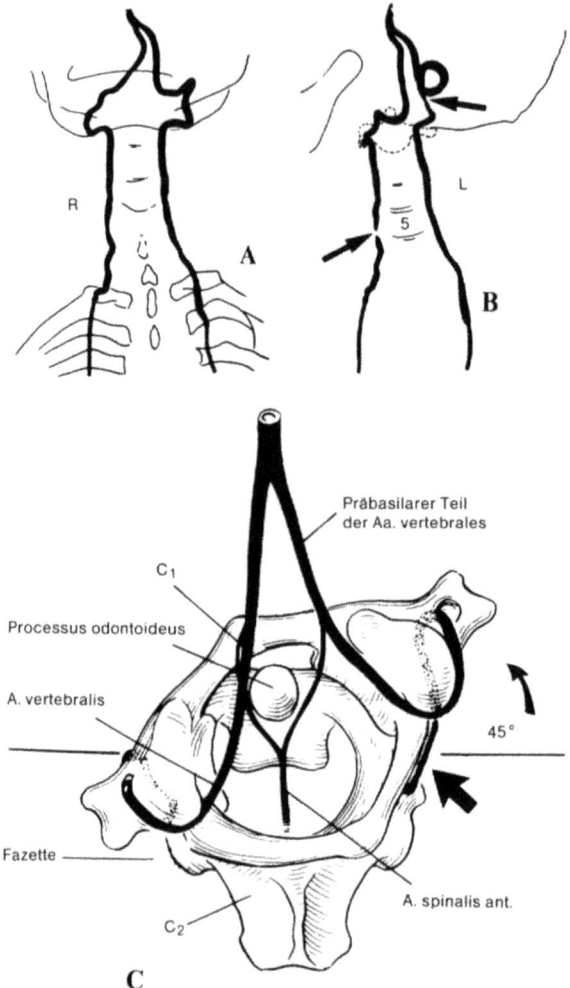

Abb. 32. *A* Kontrastmittel wurde bilateral in die Aa. vertebrales von Leichen injiziert und Röntgenaufnahmen angefertigt. Zeichnungen der arteriographischen Befunde werden gezeigt. Im direkten anterior-posterioren Strahlengang liegt eine gute Füllung des zervikalen Anteiles der beidseitigen Aa. vertebrales bis zur A. basilaris vor. (Aus TATLOW u. BAMMER 1959). *B* Mit dem Kinn nach rechts rotiert liegt eine eindeutige Verengung der linken A. vertebralis (*oberer Pfeil*) vor, mit einem zusätzlichen Befund einer osteophytischen Knochenveränderung am C5/C6 Übergang. Ähnliche Befunde fanden sich kontralateral bei Rotation zur Gegenseite. (Aus TATLOW u. BAMMER 1959). *C* Das atlantoaxiale Gelenk ist in dieser Zeichnung aus einer Sicht von oben dargestellt. Das Kinn ist um 45° zur linken Seite rotiert mit einer daraus entstandenen Verengung der rechten A. vertebralis. (Aus R. C. SCHNEIDER 1985)

Am hinteren Rand des Foramen occipitale magnum verläuft der *Ramus meningicus* aus der *A. vertebralis (Pars atlantis)*, der von unterschiedlichen Strecken dieser Arterie abgeht (CRUVEILHIER 1870). Es liegen aber unzureichende Kenntnisse über dessen Verlauf und Größe vor. Dieses Gefäß stellt sich in 25% der routinemäßigen perkutanen Vertebralisangiographien dar (DILENGE u. DAVID 1965).

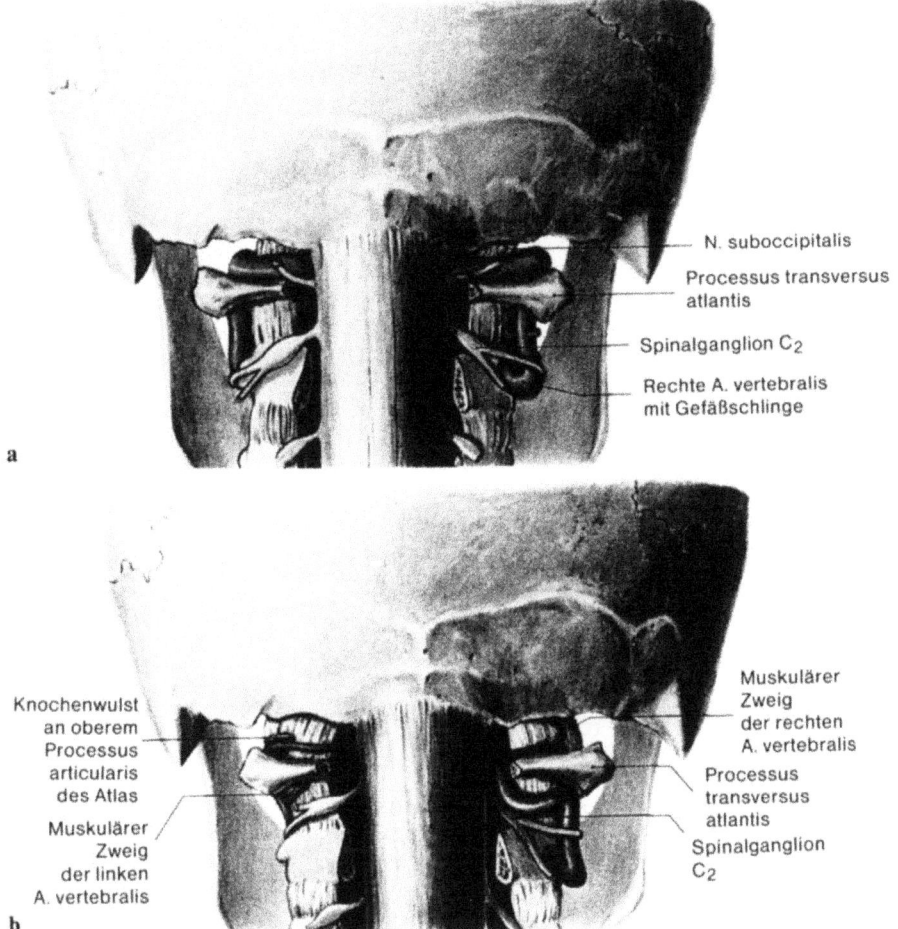

Abb. 33. a Normaler Verlauf der A. vertebralis im Bereich der Subokzipitalregion. **b** Ungewöhnliche Variante der rechten A. vertebralis in der Subokzipitalregion. Die linke A. vertebralis ist dünn. (Aus RICKENBACHER et al. 1982)

Das *Kaliber* der *A. vertebralis* zeigt oft eine *Verengung beim Durchtritt durch die spinale Dura mater* (STEPHENS u. STILWELL 1969). Diese Verengung des Kalibers und die Gefäßschlinge um die Articulatio atlantooccipitalis soll eine ausgleichende Wirkung auf den intrakraniellen Druck ausüben, ähnlich dem gewundenen Verlauf der A. carotis int. in Felsenbein und Sinus cavernosus (BRAIN 1957).

Der *intrakranielle Teil* der *Aa. vertebrales* ist insofern ungewöhnlich, als *beide Arterien* sich zur *A. basilaris* vereinigen, anstatt sich in kleinere Endäste aufzuzweigen (Abb. 34). Die Stelle, an der sich die beiden Aa. vertebrales vereinigen, liegt gewöhnlich an der unteren Grenze der Pons (STEPHENS u. STILWELL 1969). Diese Vereinigung erfolgt nach STOPFORD (1916) in 73% am pontomedullären Übergang, in 8% kranial und in 19% kaudal von ihm, nach den Angaben von

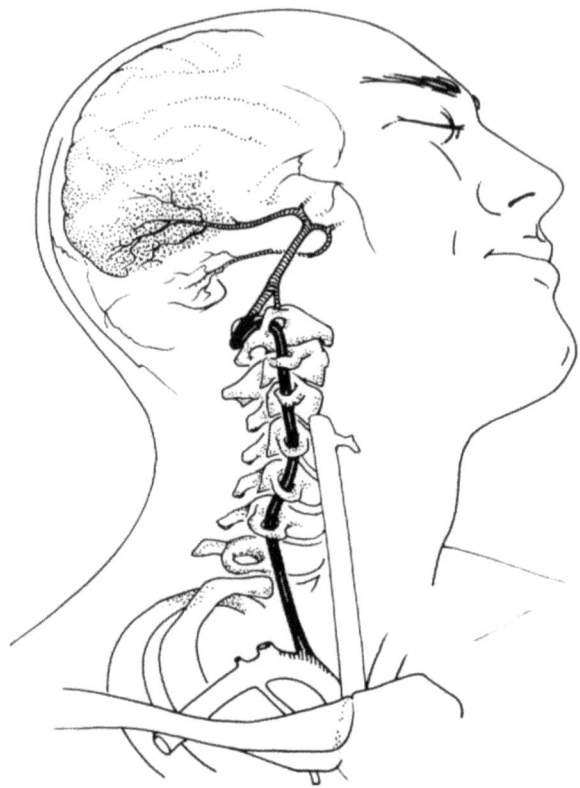

Abb. 34. Verlauf der rechten A. vertebralis mit Vereinigung des gegenseitigen Gefäßes zur Bildung der A. basilaris. Beide Aa. cerebrales post. mit ihrem Versorgungsgebiet sind dargestellt. (Aus BERGUER u. BAUER 1984)

KRAYENBÜHL u. YASARGIL (1957) in 66% am pontomedullären Übergang, in 12% kranial und in 22% kaudal von ihm. Die Vereinigung der beiden Vertebralarterien erfolgt nach den Angaben von BRUNNER (1978) im Bereich der Pons in 23%, am pontomedullären Übergang in 15% und im Bereich der Medulla oblongata in 15%.

Die Blutversorgung des Hirnstammes durch das vertebrobasiläre System wurde ausführlich behandelt von GILLILAN (1962, 1964), STEPHENS u. STILWELL (1969), DUVERNOY (1978) und CASTAIGNE et al. (1981).

RIEBEN (1973 hat den *Verlauf der A. vertebralis* in *sieben charakteristische Verlaufsstrecken* unterteilt, welche *5 Krümmungen* aufweisen (Abb. 35).

In Anlehnung an RIEBEN (1973) beschreibe ich die verschiedenen Verlaufsstrecken:

Die *1. Verlaufsstrecke* enthält den Arterienabschnitt, der vom Abgang der A. subclavia bis zum Eintritt in das Foramen costotransversale des 6. HWK reicht. Die Arterie reicht dabei über den Querfortsatz des 7. HWK und verläuft in einem diskreten, nach ventral konvexen Bogen. *Histologisch* läßt sich die

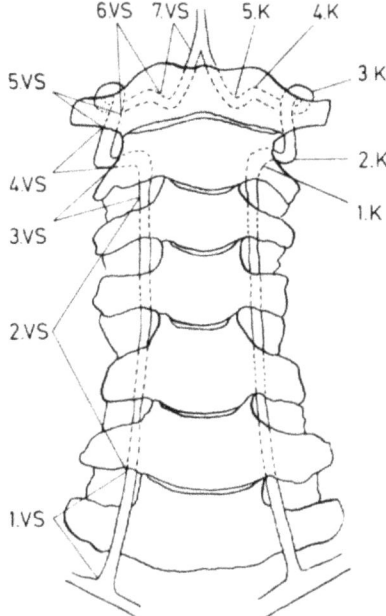

Abb. 35. *VS* Verlaufsstrecke, *K* Krümmung. Hinsichtlich Einzelheiten vgl. Text. (Aus RIEBEN 1973)

1. Verlaufsstrecke unterteilen in einen *kurzen* (1–2 cm langen) *kaudalen Anteil*, welcher häufig einen *elastischen Gefäßwandtypus* repräsentiert (BENNINGHOFF 1930; BELLINGRATH 1954) sowie in einen *kranialen*, der einen Aufbau vom *Typ* der *muskulären Arterien* zeigt. Arterien mit solchen Gefäßwandstrukturen erlauben eine Längsdehnung ohne begleitende Lumeneinengung.

Die *2. Verlaufsstrecke* reicht vom Foramen costotransversarium des 6. HWK bis kurz nach dem Foramen costotransversarium des 3. HWK. In ihrem Verlauf überkreuzt die Arterie die Spinalnerven und erzeugt an ihnen sog. Druckfurchen (KUNERT 1961). Die Arterie liegt medial auf ihrer gesamten Strecke der HWS an, nach ventral, lateral und dorsal findet sich in rhythmischen Abständen das knöcherne Widerlager der Processus costotransversarii. Das Gefäß zeigt in diesem Abschnitt *histologisch* einen *muskulären Bautypus*.

In der *3. Verlaufsstrecke* durchdringt die Arterie das Foramen costotransversarium des Epistropheus, wobei eine Krümmung nach außen entsteht. Diese *1. Krümmung* variiert nach den Untersuchungen von PLÖTZ (1964) sowie DOERR (1964, 1970) erheblich. Während bei jungen Menschen meist nur eine angedeutete Gefäßkrümmung vorliegt, liegt bei älteren häufig eine spitzwinkelige Kurve vor. Dabei stößt die Außenkurve nicht selten an die Unterseite der seitlichen Zirkumferens des 2. HWK, in dem sie auch *pulsatorische Knochenusuren* erzeugen kann.

Die *4. Verlaufsstrecke* erstreckt sich von der 1. Krümmung bis zum Querfortsatz des Atlas, ein Gefäßstück, das KUNERT (1961) als „*Atlasschleife*" bezeichnet hat. PLÖTZ (1964) sowie DOERR (1964, 1970) sprechen von der *2. Krümmung*.

RIEBEN (1979) nannte dieses Gefäßstück im Hinblick auf seine Funktion die *Pars mobilis* der Vertebralarterie. „Betrachtet man diesen Arterienabschnitt bei Drehungen im Atlantoaxialgelenk, so stellt man fest, daß es keine ‚Krümmungen' im eigentlichen Sinne gibt, sondern daß es sich dabei nur um eine ‚*Gefäßauffaltung*' bei Mittelstellung des Kopfes handelt" (RIEBEN 1973).

In der *5. Verlaufsstrecke* verläuft das Gefäß durch das Foramen costotransversarium des Atlas nach oben, wendet sich nach doral und bildet so eine Kurve *(3. Krümmung)* (PLÖTZ 1964; DOERR 1964, 1970).

In der anschließenden *6. Verlaufsstrecke* verläuft die Arterie bogenförmig *(4. Krümmung)* (PLÖTZ 1964; DOERR 1964, 1970) zur Hinterfläche der Massa lateralis atlantis und durchzieht dann in horizontaler Richtung den Sulcus arteriae vertebralis, der im hinteren Atlasbogen liegt. Am Ande des Sulcus vertebralis erhebt sich die Arterie aus der Horizontalen *(5. Krümmung)* (PLÖTZ 1964; DOERR 1964, 1970) und zieht nach kranioventral und medial. Sie durchdringt die Membrana atlanto-occipitalis sowie die Dura mater auf ihrem Weg in die hintere Schädelgrube, wo sie sich auf dem *Clivus* mit der *gegenseitigen Arterie* zur *unpaaren A. basilaris vereinigt (7. Verlauffstrecke)* (vgl. Abb. 35). Die Arterie ist im Durchtritt durch die Membrana atlantooccipitalis und Dura mater fest an diese fixiert, so daß ein Ablösen manchmal nur schwer möglich ist. „Die Besonderheit ist nicht unbedeutend, da durch Rückwärtsbeugung und Seitwärtsneigung des Kopfes eine Torquierung des Gefäßes durch die Membrana atlantooccipitialis resultieren kann, auch können Bewegungen im Atlantoaxialgelenk über eine vermehrte Duraspannung die Lumenweite beeinflussen (RIEBEN 1979).

4. Einfluß von Kopfbewegungen auf die Durchblutung der Aa. vertebrales

Historisch betrachtet war GERLACH (1884) der erste, der an Leichen über die Abhängigkeit von Bewegungen in den Atlasgelenken auf die Blutströmung in den Vertebralarterien hingewiesen hatte. Weitere Autoren, die Durchströmungsversuche unternahmen, waren DE KLEYN u. NIEUWENHUYSE (1927), PRIMBS u. WEBER (1956), TATLOW u. BAMMER (1957), TOOLE u. TUCKER (1960), CHRAST u. KORBICKA (1962). Untersuchungen von DE KLEYN u. NIEUWENHUYSE (1927) ergaben, daß bei Versuchen an Leichen die Durchblutung in einer A. vertebralis erheblich reduziert werden konnte, wenn der Kopf überstreckt und zur Gegenseite geneigt wurde.

Studien mit postmortal durchgeführten Angiographien wurden von folgenden Autoren veröffentlicht: PRIMBS u. WEBER (1956), TATLOW u. BAMMER (1957), JAQUET (1961), KUNERT (1961), WEBER (1961). Die Abnahme der Durchblutung wurde von TATLOW u. BAMMER (1957) arteriographisch nachgewiesen; die Autoren beschrieben eine Verengung der A. vertebralis an der atlantookzipitalen Verbindung bei Extension und Rotation des Kopfes (vgl. Abb. 32b).

„Das ‚*pathologische Panorama*' der *A. vertebralis* ist bunt, die Störungsmöglichkeiten sind vielfältig", so schrieb RIEBEN (1973) mit Recht in seiner sehr lesenswerten Studie zur Orthologie und Pathologie der A. vertebralis.

Verlaufsanomalien der extrakraniellen Arterienabschnitte konnte RIEBEN (1973) bei 2 von 50 Verstorbenen beobachten. Hierbei trat die A. vertebralis nicht wie üblich in das Foramen costotransversarium des 6. HWK ein, sondern verlief prävertebral, um erst zwischen 3. und 2. HWK in ihre normale Verlaufsstrecke einzudringen.

Beim *Seitwärtsdrehen des Kopfes* bewegen sich Schädel und Atlas gemeinsam. Der Kopf kann sich in den Articulationes atlantoaxiales normalerweise 35° nach rechts und links bewegen, es müssen insbesondere zwischen Atlas und Axis die A. vertebralis und die sie begleitenden Venenplexus, wie auch die Arterienwand selbst, Sonderkonstruktionen aufweisen (LANG 1985).

Rotation des Kopfes führt zu vermehrter Dehnung und Kompression der kontralateralen A. vertebralis. Gleichzeitige Hyperextension der HWS verstärkt diesen Effekt. Lateroflexion des Kopfes führt zu Drosselung der homolateralen A. vertebralis, jedoch nicht in dem Maße, wie bei der erstgenannten Bewegung (CHRAST u. KORBICKA 1962). *Kopfbewegungen* in der *Sagittalebene* ergaben keine Minderdurchblutung. Ich verweise auf die Ergebnisse weiterer detaillierter Untersuchungen über den Einfluß von bestimmten wesentlichen Bewegungstypen auf die Hämodynamik der A. vertebralis, die CHRAST (1969) vorgelegt hat.

HOLZER (1956) konnte in *Leichenversuchen* zeigen, daß bereits Kopfdrehungen um 50–60° Perfusionsunterbrechungen in den Aa. vertebrales nach sich zogen. HARDESTY et al. (1963) konnten mit Hilfe elektromagnetischer Durchblutungsmessungen an Lebenden die Ergebnisse von früheren Autoren bestätigen.

Ein Teil der Autoren erklären diese Erscheinungen als Folge einer Reizung des linken Halssympathicus (N. vertebralis) (BÄRTCHI-ROCHAIX 1949; KAESER 1955; GUTMANN 1961). Von der Mehrzahl der Autoren wird die Meinung vertreten, daß die *mechanische Drosselung* der *A. vertebralis* die Beschwerden nach sich ziehe (GEGENBAUR 1885; DE KLEYN u. NIEUWENHUYSE 1927; UNTERHARNSCHEIDT 1956; PRIMBS u. WEBER 1956; TATLOW u. BAMMER 1957; TOOLE u. TUCKER 1960; KUNERT 1961; WEBER 1961; CHRAST u. KORBICKA 1962; CHRAST 1969).

5. Beeinträchtigung des Arterienverlaufes durch Altersveränderungen der Arterien und der HWS

HARZER u. TÖNDURY (1966) untersuchten an 116 HWS die Aa. vertebrales. Nur 26 Fälle waren frei von Besonderheiten. Sie gehören einer Gruppe an, deren Alter (Durchschnitt 61,9 Jahre) niedriger war als das der anderen Gruppen (Durchschnitt 75,1 Jahre). Daraus kann auf eine Altersbegünstigung der beschriebenen Abnormitäten im Verlauf der Aa. vertebrales geschlossen werden.

In 37 Fällen (Durchschnittsalter 75 Jahre) waren stärkere Abweichungen der A. vertebralis festzustellen. Diese gehören zum weitaus größten Teil einem Kollektiv von 90 Fällen (Durchschnittsalter 75,1 Jahre) an, mit z.T. beträchtlichen Altersveränderungen der Wirbelsäule.

Altersveränderungen der HWS sind mit Schwund der Zwischenwirbelscheiben, seitlicher Abflachung und Verlängerung der Intervertebralspalten verbunden. Durch Knochenapposition („Osteophyten") seitlich an den Wirbelkörpern oder in der Unkovertebralregion werden die Processus uncinati häufig zu wulst- oder zackenartigen Vorsprüngen, welche die Foramina intervertebralia einengen und deformieren. Ähnliche Randzacken finden sich bei Spondylarthrosen der Wirbelgelenke. Zu den Altersveränderungen der HWS gehören weiterhin Abflachung der Wirbelkörper (Fischwirbel), faserknorpelige Ankylose der Wirbel- und Blockwirbelbildung. In diesen Fällen kommt es zur Achsenverkürzung und Verbiegung der Wirbelsäule (vor allem Skoliose und Lordose). Die Veränderungen sind zum größten Teil Folge einer Spondylose, Spondylarthrose und Osteoporose.

In 53 Fällen lag die Skala der Altersveränderungen der HWS in verschiedenen Abstufungen vor, ohne daß die Aa. vertebrales dadurch wesentlich beeinflußt waren. Wenn die Spondylose und Spondylarthrose mit ihren knöchernen Vorsprüngen das Bett der A. vertebralis bedrohen, so weicht diese in sehr vielen Fällen aus. Andererseits gehen Spondylosen, selbst stärkeren Grades nicht immer mit starker Randwulstbildung einher, so daß die seitliche Begrenzung der HWS ziemlich geradlinig bleibt.

Die stärkeren Abweichungen der A. vertebralis lassen sich etwas schematisch in: a) starke Kurven- und Windungsbildung (38 Arterien), b) nicht starr fixierte Engstellen (11mal) und c) starr, d.h. meist knöchern fixierter Engstellen unterteilen (5mal). Kombinationen dieser 3 Arten sind nicht selten, verschärfend kann Faltenbildung der Arterienwand oder Arteriosklerose hinzukommen.

Die starken Windungen der A. vertebralis gehen öfter mit beträchtlichen Wirbelkörperarrosionen einher. Die Knochenusuren sind bisweilen röntgenologisch nachweisbar.

Knöchern fixierte Engpässe der A. vertebralis sind selten, aber sehr charakteristisch: Die A. vertebralis wird zwischen dem infolge der Wirbelkörperabflachung herabgestiegenen Processus costotransversarius und den vorspringenden uncovertebralen Randwülsten oder zwischen diesen und ventralen Randzacken im Bereich der Wirbelgelenksspalte in die Zange genommen. Röntgenologische Anhaltspunkte für die knöchern fixierten Engstellen können vorhanden sein.

Eine wesentliche hämodynamische Bedeutung kommt wohl nur den starr fixierten Engstellen und den mit lumenwärts vorspringenden Falten kombinierten (6mal) starken Windungen der A. vertebralis zu.

Im Hinblick auf die *altersbedingten Veränderungen* der *A. vertebralis* verweise ich weiter auf die ausführliche Darstellung bei RIEBEN (1973).

Als *Folge* der *physiologischen Gefäßalterung* beobachtete RIEBEN (1979) eine *Erweiterung des Gefäßlumens* sowie eine *Gefäßelongation* mit *konsekutiver Schlängelung*. Nicht selten beobachtet man bei alten Menschen, daß die A. vertebralis durch die Membrana atlantooccipitalis sowie die Dura mater *sanduhrähnlich* eingeengt wird (RIEBEN 1973). Dabei ist die kraniale Impression meist wesentlich später ausgeprägt als die kaudale.

Weitere Bedeutung für den Verlauf der A. vertebralis haben die *regressiven Gefäßveränderungen* an der *2. Verlaufstrecke*. Wegen der lockeren Befestigung in den Foramina costotransversaria kommt es bei der senilen Gefäßelongation zu leichten Knickbildungen der Arterie im Bereich der freien Zwischenräume.

6. Einschränkungen der Gefäßdurchblutung im vertebrobasilären System

Einschränkungen der Gefäßdurchblutung im vertebrobasilären System können einmal *Folge* von *Gefäßprozessen* dieser *Gefäße* sein und zum anderen *Folge* von *krankhaften Prozessen* in der *direkten Umgebung* dieser *Gefäße*, die eine *Einengung* oder einen *zeitweisen Verschluß* dieses *Gefäßsystems* zur Folge haben. Weiterhin spielen *traumatische Prozesse* eine große Rolle. Folgende Prozesse können bestehen:

(1) *Arteriosklerose* (DENNY-BROWN u. FOLEY 1952; HUTCHINSON u. YATES 1956; DUFFY u. JACOBS 1958; MEYER et al. 1960; CARPENTER 1961; COBURN 1962; POSER et al. 1962; WILLIAMS 1962).

(2) *Arthrosis deformans* der *HWS* (BEDFORD et al. 1952; NEUWIRTH 1954; PAYNE u. SPILLANE 1957; SHEEHAN et al. 1960; HARDIN et al. 1960; KEGGI et al. 1966).

(3) *Gewalteinwirkungen* im *Bereich* der *HWS* mit *Frakturen* und *Luxationen*, *Frakturen* des *Querfortsatzes* des *Atlas, Verletzungen* vom *Whiplashtyp* sowie *Verletzungen* nach *chiropraktischen Manipulationen* oder sog. *Adjustierungen* am *kraniozervikalen Übergang* (PRATT-THOMAS u. BERGER 1947; KUNKLE et al. 1952; SUECHTING u. FRENCH 1955; FORD u. CLARK 1956; SCHWARZ et al. 1956; MURRAY 1957; GREEN u. JOYNT 1959; R. C. SCHNEIDER u. CROSBY 1859; CARPENTER 1961; R. C. SCHNEIDER u. SCHEMM 1961; COBURN 1962; THOMAS et al. 1963).

Bei *Hals-Nacken-Verletzungen* (CARPENTER 1961; COBURN 1962; DENES 1966; JANKOWSKI u. ZIMMERMAN 1981).

Bei *Hyperextensionsverletzungen* der *HWS* (SIMEONE u. GOLDBERG 1968; NAGLER 1973; SIMEONE u. LYNESS 1976).

Bei *Verletzungen* nach *Straßenverkehrsunfällen* (VANEZIS 1986).

(4) *Punktionsverletzungen* nach *direkter vertebraler Angiographie* (SUGAR u. BUCY 1954).

(5) *Verletzungen* bei *suizidalem Erhängen* (SATERNUS 1984).

(6) *Geburtsverletzungen* (YATES 1959).

(7) *Spontane Subluxationen* oder *klinische Instabilität* der *Gelenkfazetten an der HWS* (KOVACS 1955).

(8) *Aneurysmen* der *A. vertebralis* (RIGDON u. ALLEN 1944; YASKIN u. ALPERS 1944; DENNY-BROWN u. FOLEY 1952).

(9) *Kongenitale Anomalien* der *HWS* (FORD 1952; SHOUL u. RITVO 1952; ILLINGWORTH 1956).

(10) *Neoplasmen* im *Nackenbereich* (DAVISON u. SPIEGEL 1945).

(11) *Kopfbewegungen* (Hyperextension und Rotation) bei *prädisponierten Personen* (BARTON u. MARGOLIS 1975; OKAWARA u. NIBBELINK 1974).

(12) *Spasmen* der *Muskulatur* in der *Subokzipitalregion* mit *Kompression* der *A. vertebralis* bei *C1* (COBURN 1961).

(13) *Spasmen* der *Muskulatur* in der *Region* des *Musc. scalenus ant.* mit *Kompression* der *A. vertebralis* gegen den *Processus transversus* von *C6* (LEWIS u. COBURN 1956; POWERS et al. 1961).

(14) *Weichteilkompressionen* (BAUER et al. 1961; POWERS et al. 1961).

(15) *Tortuositas* der *Aa. vertebrales (kongenital* oder *arteriosklerotisch)* und *Schlingenbildung der Gefäße* (BAUER et al. 1961).

7. Verletzungen der A. vertebralis als Folge direkter oder indirekter Gewalteinwirkung

Über *Verletzungen* der *A. vertebralis* berichteten KÜTTNER (1917, 1930), GIGLIO (1926), DRÜGG u. SIEGMUND (1930), PERRIG (1932), BARRAUD (1936), SPÄTH (1938), OGILVIE (1940/1941), MEURER (1942), HEIFETZ (1945), ROCHE et al. (1963), POTONDI et al. (1966), COBURN (1967), KUNERT (1957, 1961), DUTTON u. ISHERWOOD (1970), CONTOSTAVLOS (1971), VLAGIC u. DISTELMAIER (1978), BUSCAGLIA u. CROWHURST (1979), HEROS (1979), DAVIS u. ZIMMERMAN (1983), DEPASSIO et al. (1983), KATIRJI et al. (1985), MCLEAN et al. (1985) u.a.

Einen Überblick über die Häufigkeit von Verletzungen der A. vertebralis durch zivile und Kriegsverletzungen gibt Tabelle 9.

Verletzungen der *A. vertebralis* können *Folge* (1) *direkter* und (2) *indirekter Gewalteinwirkung* sein.

Zur *1. Gruppe* gehören die *Schußverletzungen* (GAGE 1942; DE BAKEY 1946) und *Stichverletzungen* (GAGE 1942).

Indirekte Verletzungen können *Komplikationen* von *Geburtsverletzungen* sein (HUTCHINSON u. YATES 1956; YATES 1959), *Folge* von *Verkehrsunfällen* (ROCHE et al. 1963; HUGHES 1964, CONTOSTAVLOS 1971). Eine *Fraktur* oder *Dislokation* eines

Tabelle 9. Verletzungen der A. vertebralis, die von verschiedenen Autoren nach Kriegsverletzungen und in der zivilen Praxis gesehen wurden

Autor	Kriegsverletzungen		
	Arterielle Verletzungen	Verletzungen der A. vertebralis	Arteriovenöse Fisteln der A. vertebralis
MATAS (1893) Amerikanischer Bürgerkrieg	2235	2	–
KÜTTNER (1917) Deutsche Verletzte aus dem 1. Weltkrieg		7	2
MAKINS (1919) Britische Verletzte aus dem 1. Weltkrieg	1911	3	–
Surgeon General (USA) (1955) Verletzte aus dem 2. Weltkrieg	593	13	13 (10 dieser Fälle wurden von ELKIN u. HARRIS veröffentlicht)
SEELEY et al. (1952) Amerikanische Verletzte aus dem Koreakonflikt	73	1 (aus ziviler Praxis)	1
MATAS (1893) Charity-Hospital, New Orleans, Louisiana	463894 Patienten (sämtliche Erkrankungen)	1	–
MORRIS et al. (1960)	220	–	–

zervikalen Wirbelkörpers kann die *Arterie lazerieren* oder *unterbrechen* (HUGHES 1964). Weiterhin kann die *Arterie* durch *periarterielle Blutungen* komprimiert werden; die *Folgen* können *Gefäßthrombosen* sein (SUECHTING u. FRENCH 1955; HUTCHINSON u. YATES 1956; YATES 1959, CARPENTER 1961; COLLINS u. JACOBS 1961; MOSIMAN 1963; HUGHES 1964). Wie schwerwiegend die Folgen der Thrombose der A. vertebralis sind, hängt im wesentlichen vom Kollateralkreislauf ab (GULECKE u. KIRSCHNER 1953).

Die *Gefäßläsionen* der *A. vertebralis* können *umschrieben und isoliert* sein und den *sofortigen Tod zur Folge* haben (SUECHTING u. FRENCH 1955; HUTCHINSON u. YATES 1956; CARPENTER 1961; MOSIMAN 1963; ROCHE et al. 1963; HUGHES 1964) oder sie können in *Kombination mit anderen Verletzungsfolgen* auftreten (GAGE 1942; R. C. SCHNEIDER u. SCHEMM 1961).

Ein *thrombotischer Verschluß* der *Aa. vertebrales* ist häufig von dem der *Karotiden begleitet* (HUTCHINSON u. YATES 1956; MOSIMAN 1963).

Verletzungen und thrombotische Verschlüsse der A. vertebralis werden in zunehmender Zahl bereits klinisch diagnostiziert, aber dennoch werden viele dieser Verletzungen erst bei der Autopsie aufgedeckt und bei Standardautopsien übersehen.

8. Einteilung der traumatischen Schäden der A. vertebralis

Man kann die *traumatischen Schäden* an der *A. vertebralis* sowohl a) nach der *Art* der *Gefäßverletzung* selbst einteilen als auch b) nach ihrer *Lokalisation in bestimmten Gefäßabschnitten* und c) aufgrund der *verschiedenen Verletzungsmechanismen*.

a) Art der Gefäßverletzung

Die zunächst genannte *Einteilung* nach der *Art der Verletzung* ergibt *folgende Verletzungsmöglichkeiten:* (1) Meist *infolge stumpfer Gewalteinwirkung* kommt es zu *Intima-* und/oder *Mediarissen*, die durchwegs *quer zur Längsrichtung des Gefäßes verlaufen*, die mit *Thrombosen* einhergehen können, (2) das *Gefäß* kann *vollständig gerissen* sein.

Der *erste angiographisch dargestellte Verschluß* einer *A. vertebralis* war 1952 von RIECHERT mitgeteilt worden. Am häufigsten ist die Arterie zwischen dem Bogen des Atlas und der Vereinigung der Arterien zur A. basilaris verschlossen.

Als *Folge* einer *Gewalteinwirkung* auf eine *A. vertebralis* können *folgende Schäden* vorliegen:

(1) *Risse* der *A. vertebralis:* Entsprechende Beobachtungen wurden von MENSCHEL (1922), WOLFF (1928), HARBITZ (1932), FRITZ (1935) u. a. beschrieben. Diese Verletzungen können Folgen direkter wie auch indirekter Gewalteinwirkung sein und sowohl bei stumpfen als auch penetrierenden Verletzungen vorkommen.

(2) *Durchrisse* oder *Abrisse* oder *vollständige Durchtrennungen* der *A. vertebralis:* Entsprechende Beobachtungen wurden nach Zerreißung des atlantookzipitalen Bandapparates (atlantookzipitale Dislokation und Luxation) mitgeteilt (HARTMANN 1899; KISSINGER 1899, 1900; Philipp SCHNEIDER 1928;

SCHAEFER 1956; WUERMELING u. STRUCK 1966; HINZ u. TAMASKA 1968; JAROSCH u. HINZ 1969; BAILEY 1983). Die Abrisse sind im allgemeinen beidseitig, die Rißstelle liegt häufig an der A. basilaris.

Identische Befunde wurden im *Tiermodell* sowohl bei *indirekter Beschleunigung des Kopfes via Hals nach direkter Beschleunigung des fixierten Torsos von Rhesusaffen sowohl in der* −Gx *Vektorrichtung als auch in der* +Gx *Vektorrichtung beschrieben* (UNTERHARNSCHEIDT 1983, 1986). Die Abrisse können sich an der Stelle finden, wo die Aa. vertebrales die spinale Dura mater durchdringen und in den Spinalkanal ziehen, so daß die proximalen Anteile beider Aa. vertebrales und die A. basilaris in situ intakt bleiben oder beide Vertebralarterien waren mit Teilen der A. basilaris von ventralen Anteilen des Hirnstammes ab- und herausgerissen. Auch hier lagen vollständige Durchtrennungen des obersten Halsmarks vor. Hinsichtlich Einzelheiten verweise ich auf Bd. 13/VII, dieser Reihe, S. 270 u. 274.

Weiterhin kommen *vollständige Durchtrennungen* der *Aa. vertebrales* (mit solchen des *obersten Halsmarks*) bei *Dekapitationen* infolge *indirekter Verletzungen von Hals und Kopf* bei solchen vom *Whiplashtyp* bei *plötzlichen Verzögerungstraumen* bei *Kraftfahrzeug-* und *Flugzeugunfällen* vor, bei *Erhängen mit Sturz in die Schlinge („long drop")*, bei bestimmten *Justifikationen* und *Suiziden* sowie bei gewissen *Sicherheitsgurtverletzungen* vor.

Vollständige Durchtrennungen der *A. vertebralis* können die Folge von *Verletzungen bei der Geburt* sein, besonders wenn es sich um *Beckenendlagen* und *Zangenentbindungen* handelt, vgl. Bd. 13/VI.C, dieser Reihe.

Partielle und *vollständige Durchtrennungen einer* oder *beider Aa. vertebrales* können bei Patienten mit *geschlossenen Schädel-Hirn- und Hals-/Nackenverletzungen* vorkommen.

Plötzliche Todesfälle nach Rupturen der A. vertebralis nach Schädel-Hirn- und Hals-/Nackenverletzungen wurden in der Literatur veröffentlicht (FRAENKEL 1927; WOLFF 1928; HARBITZ 1934; FRITZ 1935; SCHMIDT 1942; KRAULAND 1949; NEWBARR u. COURVILLE 1958; THORNSTEDT u. VOIGT 1960; SIMONSEN 1967; CONTOSTAVLOS 1971; MANT 1972; MCLEAN et al. 1985).

Über einen Abriß einer A. vertebralis von der A. basilaris ohne Schädelverletzung hatte FRITZ (1935) berichtet. Eine traumatische Zerreißung einer gesunden A. vertebralis an der Hirnbasis beschrieb WOLFF (1928). Rupturen der A. vertebralis bei stumpfen Gewalteinwirkungen teilte SCHMITT (1976) mit.

HEUSCHKEL (1979) beschrieb eine frische unvollständige und vollständige Zerreißung der Wand der A. basilaris mit einer ausgedehnten Blutung in die Adventitia und Arachnoidea bei einem 36jährigen Mann ohne nachweisbare Verletzungen am Gehirn und ohne Schädelfrakturen. Der BAK betrug 1,9‰. Bei feingeweblicher Untersuchung zeigte die Arterie einen normalen Wandaufbau, im Bereich der Ruptur war die Elastica int. „mehr glattrandig durchtrennt, nur angedeutet aufgesplittert und leicht aufgerollt". Die vollständige, etwa 2 mm lange, quer verlaufende Wandzerreißung lag in der der Pons zugewandten Seite, etwa einen Querfinger unterhalb der Abgänge der oberen Kleinhirnarterien.

MCLEAN et al. (1985) berichteten über einen 21jährigen Patienten, der während der Arbeit an der rechten Kinnseite von einer etwa 30 Pfd. schweren Eisenstange getroffen worden war. Er war sofort bewußtlos, erlitt innerhalb weniger Minuten einen Atemstillstand und mußte kardiopulmonar wiederbelebt werden. Bei der *stationären Aufnahme* war er tief bewußtlos und hatte weite reaktionslose Pupillen. Künstliche Beatmung wurde eingeleitet. Die *Röntgenaufnahmen der HWS* zeigten keine Frakturen.

Die *Arteriographie der rechtsseitigen A. vertebralis* ließ einen Kontrastmittelaustritt etwa 1,7 cm unterhalb der Vereinigungstelle zur A. basilaris und Reflux in der rechtsseitigen

A. vertebralis erkennen. Extravasation von Kontrastmittel aus einem Riß der A. vertebralis etwas mehr distal als an der rechten Seite. Es bestanden also aktive Blutungen aus beiden Vertebralarterien. Der Patient starb eine Stunde später. Erlaubnis für eine Autopsie wurde nicht erteilt.

Partielle und *vollständige Durchtrennungen einer* oder *beider Aa. vertebrales* können die *Folge* von *Schuß-* oder *Stichverletzungen* oder *anderen penetrierenden Verletzungen* der *Hals-/Nackenregion*, etwa *Verletzungen* durch *baugewerbliche Bolzensetz-* oder *Schußgeräte* oder *Schlachtschußapparate* sein.

Partielle und *vollständige Durchtrennungen einer* oder *beider Aa. vertebrales* können bei *einigen Frakturen* und/oder *Luxationen* der *HWS* gefunden werden.

b) Lokalisation der Gefäßverletzung in einem bestimmten Gefäßabschnitt

Drosselung der Blutzirkulation in der A. vertebralis kann in Höhe der *durch den Atlas verlaufenden Gefäßschleife* oder beim *Durchtritt* durch die *Membrana atlantooccipitalis* erfolgen (R. C. SCHNEIDER et al. 1961; RAND u. CRANDALL 1962; KUHLENDAHL 1964, 1966; HINZ 1968) oder bereits *im zervikalen Abschnitt* (HUGHES 1964; LEWIN 1965).

Karateschläge gegen die *C1/C2-Region* können wegen vorübergehender Durchblutungsunterbrechung in der A. vertebralis zu Bewußtlosigkeit führen.

Traumatische Schäden des *intrakraniellen Abschnittes* der *Aa. vertebrales* und der *A. basilaris* sind bei *makroskopischer Betrachtung einfacher zu erkennen* als in den übrigen Abschnitten der Arterien der Gehirnbasis. Das mag die relativ große Zahl von publizierten Beobachtungen erklären. Eingehende histologische Untersuchungen solcher Beobachtungen, bei denen ein durchgreifender Wandriß schon makroskopisch erkennbar war, wurden von KRAULAND (1982) mitgeteilt. Diese beispielhaften Untersuchungen ergaben erstaunliche Einblicke in die Art und Ausdehnung der mechanischen Beanspruchung dieser Gefäße bei stumpfen, indirekten Gewalteinwirkungen.

c) Verschiedene Verletzungsmechanismen

Traumatische Verschlüsse im *Bereich* der *A. vertebralis* sind gewisser anatomischer Besonderheiten wegen sehr viel seltener. Die Aa. carotides verlaufen im Halsbereich in weichen Geweben und sind deshalb durch stumpfe Gewalteinwirkung eher gefährdet. Dagegen verlaufen die Aa. vertebrales durch die Canales vertebrales, deren knöcherne Struktur sie vor direkter Gewalteinwirkung besser schützt. Allerdings werden sie auch klinisch weniger diagnostiziert, weil ihre Arteriographie weniger häufig ist als die der Aa. carotides und sie werden autoptisch weniger häufig untersucht, weil ihre Freilegung eine unübliche, zeitraubende Technik erfordert.

Auf die Möglichkeit, eine Verletzung der A. vertebralis mit einer solchen der A. carotis zu verwechseln, war bereits von HOLMES in seiner Vorlesung vor dem Royal College of Surgeons im Jahre 1873 hingewiesen worden. Er berichtete über 11 Fälle von traumatischen Schäden der A. vertebralis, von denen 7 traumatische Aneurysmen zeigten und in denen die A. carotis irrtümlicherweise ligiert worden war.

Traumatische Verschlüsse der *A. vertebralis* treten auf: (1) Nach *nichtpenetrierender* und *penetrierender Gewalteinwirkung* auf die *Hals-/Nackenregion*, (2) bei *Fraktur* von *Halswirbeln*, (3) nach *chiropraktischen Eingriffen*, (4) bei *direkten Gewalteinwirkungen* gegen den *fixierten Torso* mit *indirekter Beschleunigung* des *Kopfes* via *HWS (Verletzungen vom Whiplashtyp)*, (5) *direkter Einklemmung* des *intrakraniellen Anteils* der *A. vertebralis* in einen *Frakturspalt* und (6) bei *Reanimation* mit *Intubation*, (7) als *Komplikationen* bei *direkter Punktion der A. vertebralis*, (8) bei *geburtstraumatischen Schädigungen*, (9) bei *Ausübung von Yoga*, (10) nach *Kriegsverletzungen*, (11) bei *mechanischer Kompression der A. vertebralis* und (12) *massive subarachnoidale Blutungen nach Ruptur einer A. vertebralis*.

(1) *Verletzungen* der *A. vertebralis* nach *nichtpenetrierender* und *penetrierender Gewalteinwirkung* auf die *Hals-/Nackenregion*.

Die A. vertebralis ist in der Pars transversaria gegen direkte Gewalteinwirkung durch den Canalis vertebralis geschützt. Direkte Verletzungen sind daher meist die Folgen von Schuß- oder Stichverletzungen (BUSCAGLIA u. CROWHURST 1979).

Beobachtungen über *Verletzungen* der *A. vertebralis* durch *Gewalteinwirkung* wurden mitgeteilt von COBURN (1962), LEWIN (1965), POTONDI et al. (1966) 4 Fälle, JANEWAY et al. (1966), TOKARZ u. STACHOWSKI (1974), VLAGIC u. DISTELMAIER (1978), BUSCAGLIA u. CROWHURST (1979), GEORGE u. LAURIAN (1981) 29 Fälle, KATIRJI et al. (1985) 5 Fälle.

An *Verletzungen* der *A. vertebralis* als *Folge von Verkehrsunfällen* wird selten gedacht, obwohl der Prozentsatz der Patienten, die Verletzungen der hinteren Nackenregion erleiden, mehr als 20% beträgt (ALKER et al. 1975; HUELKE et al. 1981; VANEZIS 1984).

MURRAY (1957) berichtete über einen 16jährigen Patienten, der in eine Maschine gezogen wurde und dabei einen Schlag gegen den Hinterkopf erlitt. Er trug tiefe Stichwunden an der rechten Gesichtsseite davon. Er war im Schock und nicht voll bewußtseinsklar; nach 12 h tiefes Koma. Der *Tod* trat 24 h später ein. Bei der *Autopsie* fand sich ein thrombotischer Verschluß der rechten A. vertebralis, der Thrombus reichte fast bis zur Vereinigung des Gefäßes mit dem der anderen Seite. Es bestand eine massive Erweichung der rechten Kleinhirnhemisphäre und des rechten Pedunculus cerebri.

KATIRJI et al. (1985) berichteten über 5 Fälle, bei denen bei relativ leichten Gewalteinwirkungen gegen die Hals-/Nackenregion neurologische Komplikationen auftraten. Es fanden sich sowohl traumatische Aneurysmen als auch thrombose Verschlüsse der Vertebralarterien. Bei der Lagerung dieser Patienten, beispielsweise bei röntgenologischen Untersuchungen, kam es zu Zwischenfällen, einmal zu einem tödlichen. Die Verfasser sprechen von „strokes", es handelt sich dabei wohl um Erweichung im Ausbreitungsgebiet einer A. vertebralis. Die traumatischen Schäden an den Vertebralarterien traten im gesamten Gefäßverlauf der Arterie bis zum Eintritt in das Foramen occipitale magnum auf. Als Ursachen wurden chiropraktische Eingriffe, Stürze, Belastungen der HWS durch Tragen schwerer Objekte oder Sportunfälle angegeben.

VANEZIS (1986) untersuchte 32 tödlich Verletzte in Straßenunfällen, die Verletzungen der hinteren Nackenregion erlitten hatten. Mit Hilfe einer besonderen Autopsietechnik konnte der Verfasser bei 10 Individuen (31%), die Hälfte von ihnen waren Fußgänger, Verletzungen der A. vertebralis nachweisen.

Die meisten der Verletzungen der A. vertebralis waren partielle Risse, ein großer Teil lag in der Adventitia. Zusätzlich lagen ausgeprägte Verletzungen der umliegenden Strukturen vor. In 7 Fällen wurden Verletzungen des venösen Plexus vertebralis gefunden. Bei 12 Patienten lagen Verletzungen äußerer Strukturen, wie Nervenwurzeln, Muskeln, Knochen, Knorpel, Fett- und Bindegewebe, vor. Bei 19 der 32 Beobachtungen fanden sich histologische Anhaltspunkte für Verletzungen der Foramina transversaria. Die meisten der Verletzten starben innerhalb einer Stunde nach der Gewalteinwirkung.

VANEZIS (1979) hat eine Methode zur angiographischen Darstellung der Aa. vertebrales angegeben. Der Autor injiziert eine Lösung, die aus Bariumsulfat (0,6 g/ml), 15 g Gelatine und 2–3 g Gummi arabicum besteht, in die größere A. vertebralis. Da die A. basilaris ligiert ist, wird die Mischung in die andere A. vertebralis gepreßt und füllt auch diese aus. VANEZIS hob hervor, daß selbst bei schweren Verletzungen der A. vertebralis der Fluß der Mischung nicht behindert ist. Die HWS sollte dann in situ röntgenologisch untersucht werden.

Eine Prädilektionsstelle für Verletzungen der A. vertebralis ist die Pars atlantis oder Atlasschleife (HINZ 1970; SATERNUS u. BURTSCHEIDT 1965).

(2) *Verletzungen der A. vertebralis bei Frakturen und Luxationen der HWS* wurden beschrieben (SUECHTING u. FRENCH 1955; MURRAY 1957; CARPENTER 1961; SCHOTT et al. 1961; ROCHE et al. 1963; LEWIN 1965; SIMEONE u. GOLDBERG 1968).

(3) *Die Verletzungen der A. vertebralis nach chiropraktischen Maßnahmen* am *zervikokranialen Übergang* werden in einem gesonderten Abschnitt abgehandelt; s. S. 560.

(4) Bei *direkten Gewalteinwirkungen* gegen den *fixierten Torso* mit *indirekter Beschleunigung* des *Kopfes via HWS, (Verletzungen* von *Whiplashtyp)*, können *partielle* und *vollständige Durchtrennungen* der *A. vertebralis* infolge *Überdehnung der Gefäßwand* auftreten, obwohl die Gewalt gar nicht unmittelbar in diesem Bereich einwirkt, sondern am Thorax ansetzt, in einzelnen Fällen auch am Schädel. Klinische Beobachtungen solcher Überdehnungsrisse wurden von DORNDORF u. GÄNSHIRT (1972) mitgeteilt.

Der Hinweis ist angebracht, daß sich Zerrungen der A. vertebralis in deren Längsrichtung auch auf die zarter gebaute A. basilaris und den Circulus arteriosus cerebri (Willisii) fortsetzen können (MAXEINER 1979; KRAULAND 1982; KRAULAND et al. 1982).

Die traumatischen Schäden im intrakraniellen Abschnitt der A. vertebralis wurden eingehend von KRAULAND (1982) dargestellt.

(5) *Direkte Einklemmung des intrakraniellen Anteils der A. vertebralis* (und auch A. basilaris) in einem *Frakturspalt*, meist handelt es sich um einen *Längsbruch des Clivus*, wurde von LOOP et al. (1964), LINDENBERG (1964, 1966), SIGHTS (1968) und möglicherweise von SHAW u. ALVORD (1972, Fall 2) mitgeteilt.

LINDENBERG (1966) (Abb. 36a, b): 42jähriger Patient, Sturz vom LKW. Bei *Krankenhausaufnahme* bestand zunächst noch Orientiertheit, dann tiefe Bewußtlosigkeit. *Tod 14 Tage nach dem Unfall.*

Bei der *Autopsie* fand sich eine okzipitale Schädelfraktur mit Ausläufer zum Clivus. Die linke A. vertebralis war in den Frakturspalt eingeklemmt worden. Es lag eine ausgedehnte Erweichung der linksseitigen Pyramide vor, mit Resorptions- und Organisationszeichen (Abb. 37).

In anderen Fällen war der Schädigungsmechanismus nicht eindeutig zu bestimmen: BRASS (1957) berichtete über einen Patienten mit Fraktur der vorderen Schädelgrube, der 16 Tage nach dem Unfall infolge Ruptur der A. basilaris verstarb. In der 3. Beobachtung von SHAW u. ALVORD (1972) verlief der Frakturspalt wohl nicht nahe genug am Gefäß, um eine direkte Verletzung der Arterie zu verursachen. Es kommen aber Überdehnung und Überstreckung mit partiellen und totalen Gefäßwandrissen in Frage.

(6) Bei *Reanimation mit Intubation in Notfallsituationen*, bei der ein recht typischer Griff im Nacken mit Hyperextention der HWS angewandt wird, wurden traumatische Verletzungen im Bereich der A. vertebralis beschrieben (SATERNUS u. FUCHS 1982, 1985).

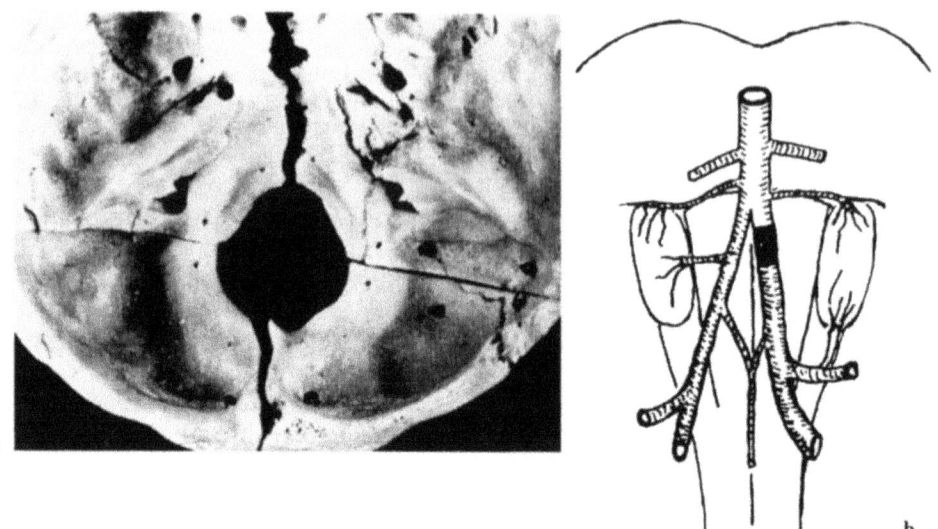

Abb. 36. a Längsfraktur der Schädelbasis, die durch den Clivus in die Protuberantia occipitalis verläuft. **b** Schematische Darstellung der Aa. vertebrales und der A. basilaris, die die Lage der Thrombose in der linken A. vertebralis zeigt (*schwarz* gezeichnet). Die kleine thrombosierte Arterie, die die Pyramide versorgt, ist hinter der A. vertebralis verborgen. (Aus LINDENBERG 1966)

Bei Intubationen, die in Notfallsituationen durchgeführt werden, liegt eine weitere Schädigungsmöglichkeit der A. vertebralis vor. Betroffen waren sowohl die A. carotis comm. als auch die A. vertebralis. Zur Prüfung der Verletzungshäufigkeit stellten SATERNUS u. FUCHS (1983) bei 35 atraumatischen Todesfällen mit notfallmäßig durchgeführter Intubation die A. vertebralis angiographisch und präparativ dar. Dabei fanden diese Autoren in 2 Fällen Verletzungen im Vertebralisstromgebiet, und zwar eine umschriebene perivasale Blutung und Abriß eines R. muscularis.

(7) *Komplikationen* bei *direkter perkutaner Punktion* der *A. vertebralis* können nach *einmaliger* oder *mehrfacher Punktion* auftreten. Es können einmal ausgeprägte *periarterielle Hämatome* vorliegen, die zu einer *Kompression* der *Arterie* führen, und zum anderen können *intramurale Kontrastmittelinjektionen* und *Blutungen* bestehen. Bleibende thrombotische Verschlüsse können die Folge sein; sie sind insgesamt aber selten (CODDON u. KRIEGER 1958; DOMANOWSKY et al. 1959; BOYED-WILSON 1962; YASARGIL 1962; KRAYENBÜHL u. YASARGIL 1965; SILVERSTEIN 1966).

(8) *Verletzungen der A. vertebralis als Folge einer geburtstraumatischen Schädigung* wurden von YATES (1959) systematisch untersucht. Bei verstorbenen Neugeborenen fand der Autor einen hohen Prozentsatz von geburtstraumatischen Schäden der Aa. vertebrales.

Für SATERNUS u. HEBOLD (1986) stellte sich die Frage, ob Residuen evtl. erlittener geburtstraumatischer Schäden als Teilursache einer Minderperfusion des Gehirns beim plötzlichen Kindestod in Frage kommen. Die Autoren gingen dieser Frage an einer Serie von 50 plötzlichen Kindestodesfällen nach; das mittlere Alter lag bei 4,9 Monaten (mindestens 2 Tage, maximal 15,4 Monate). Nach angiographischer Darstellung der Gefäße erfolgte eine histologische Untersuchung in 6 definierten Abschnitten, vom Eintritt

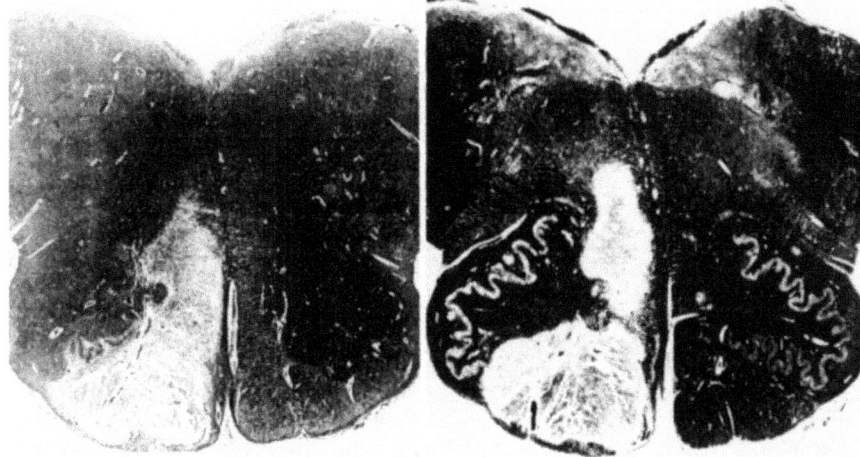

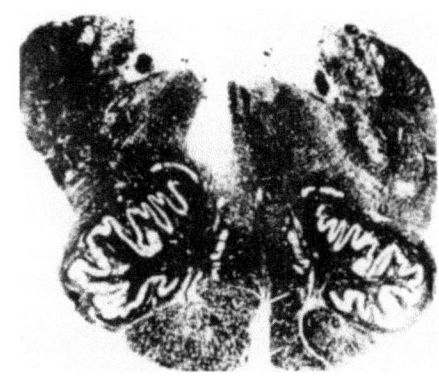

Abb. 37 a–c. Ausdehnung der Erweichung in verschiedenen histologischen Schnitten (3 aneinanderfolgende Blöcke) der oberen Medulla oblongata. **a** 2 mm unterhalb der oberen Begrenzung der Erweichung. Die keilförmige Zone nimmt die gesamte linke Pyramide ein und reicht bis zum medialen Bündel des Tractus centralis tegmenti. Van Gieson-Technik. **b** 1 mm unterhalb der Schnittführung von A. Ein kleinerer ventromedialer Anteil der linken unteren Olive ist in die Erweichung mit einbezogen. Myelin-Technik. **c** Nähe der unteren Begrenzung des Erweichungsherdes. Die Erweichung nimmt die Gegend des linken N. hypoglossus und dessen Umgebung ein. Myelin-Technik. (Aus LINDENBERG 1966)

in den Canalis costotransversarius bis zum Duraeintritt. In keinem Fall ließen sich Folgeschäden etwaiger zurückliegender Verletzungen feststellen. Damit scheiden geburtstraumatische Schädigungen der A. vertebralis nach Angaben dieser Autoren als nur partielle Ursache der finalen Dekompensation beim „sudden infant death syndrome" aus.

(9) *Gefäßeinengungen* und *vollständige Verschlüsse* der *Vertebralarterien* nach *Ausübung* von *Yoga*. Bei der *Ausübung von Yoga* wurden *medizinische Komplikationen* beschrieben, wie *tödliche Luftembolie* nach *Yogaatemübungen* (CORRIGAN 1969). „*Yoga foot drop*" (CHUSID 1971), *akute Glaukomattacken* (FAHMY u. FLEDELIUS 1973) sowie eine *Paraplegie* (NDO et al. 1973).

NAGLER (1973) berichtete über eine 28jährige Patientin, bei der sich Kopfschmerzen und neurologische Ausfallerscheinungen nach einer sog. „Brücke" entwickelten. Der Kopf mit maximal hyperextendierter HWS ist ein Pfeiler der „Brücke", während die Hand- und Fußsohlen den anderen bilden. Es fanden sich Nystagmus, Dysmetrie des linken Armes und Beines, ein linksseitiges Horner-Syndrom und eine rechtsseitige Hemianästhesie. Ein *Angiogramm* der *linken A. vertebralis* ergab eine Verengung des Gefäßes bei C1 und C2; der Befund sprach für das Vorliegen eines linksseitigen traumatischen Prozesses im Bereich der Kleinhirnhemisphäre. Bei *explorativer Kraniotomie* wurde ein ischämischer Infarkt der linken Kleinhirnhemisphäre gefunden.

HANUS et al. (1977) berichteten über einen 25jährigen Patienten, der wegen Schwindel und Gehstörungen stationär aufgenommen werden mußte. Er war in bester körperlicher Verfassung gewesen, bis zu dem Morgen, als er eine kribbelnde Parästhesie auf der linken Gesichtsseite spürte. 15 min später trat verschwommenes Sehen auf. Kurze Zeit später konnte er ohne Hilfe nicht mehr gehen, hatte Schwierigkeiten, Bewegungen seiner linken Körperseite zu kontrollieren und hatte eine ausgeprägte Dysphagie.

Seit 18 Monaten hatte er an jedem Morgen Yogaübungen durchgeführt. Bei einer Übung hielt er seinen Kopf hyperrotiert, und zwar für 3 min zur linken und rechten Seite. Dem folgte für 5 min eine Übung, bei der er sich mit seinen Schultern und maximal gebeugtem Hals auf dem nackten Boden befand. Am Tag der Aufnahme hatte er Yogaübungen von 20 min Dauer durchgeführt. Die *neurologischen Störungen* traten 2 h später auf.

Bei der *neurologischen Untersuchung* wurden zusätzlich zu den bereits beschriebenen Ausfällen noch eine Abweichung des Gaumensegels nach rechts, ein Intentionstremor, Dysmetrie und Abnahme der groben Kraft gefunden.

Eine *Arteriographie aller 4 zerebralen Gefäße* ergab, daß die rechte A. vertebralis und die A. basilaris völlig durchgängig waren, daß aber die linke A. vertebralis verschlossen war, und zwar bei C 2/C 3. Zwei Monate später konnte der Patient mit einem Stock gehen, hatte aber Schwierigkeiten, feine Bewegungen mit seiner linken Hand auszuführen.

Beide Patienten waren jung und gesund und zeigten keinen Anhalt für präexistierende Gefäßerkrankungen oder degenerative Prozesse im Bereich der HWS. Die beiden Kasuistiken zeigten, daß ein Verschluß der A. vertebralis bei gesunden Individuen bei Kopf- und Nackenbewegungen, die ein physiologisches Maß überschreiten, auftreten kann. Größere Gefahren sind sicherlich bei älteren Patienten mit atheromatösen Gefäßprozessen und spondylarthrotischen Veränderungen der HWS zu erwarten.

(10) *Kriegsverletzungen* der *A. vertebralis* sind relativ selten. DE BAKEY (1946) fand unter 2471 Gefäßverletzungen aus dem 2. Weltkrieg nur 3 der A. vertebralis. PETROVSZKIJ (1951) fand 5 entsprechende Beobachtungen aus der sowjetischen Armee.

(11) Beobachtungen über *mechanische Kompression* der *A. vertebralis* wurden von DISTELMEYER (1978) sowie BAUER (1984) mitgeteilt.

(12) Beobachtungen von *massiven subarachnoidalen Blutungen* nach *Ruptur* einer *A. vertebralis* wurden in der Literatur von CONTOSTAVLOS (1971), 3 Fälle, SIMONSEN (1975) sowie DECK u. JAGADHA (1986), 6 Fälle, beschrieben. Zunächst erfolgt eine zusammenfassende Darstellung dieser Kasuistiken, ehe die Auswertung der Befunde erfolgt.

CONTOSTAVLOS (1971) berichtete über 3 Beobachtungen, bei denen nach Schlägereien massive Subarachnoidalblutungen nach Ruptur der A. vertebralis durch Bruch des Querfortsatzes des Atlas aufgetreten waren. Bei einem Patienten hatte ein Faustschlag in die Nackenregion ausgereicht, um eine solche Verletzung zu erzeugen.

DECK u. JAGADHA (1986) berichteten über tödliche subarachnoidale Blutungen als Folge von Verletzungen der A. vertebralis. Die Autoren beschreiben 6 Fälle, bei denen die Blutung von Verletzungen des intrakraniellen Segmentes der Arterie ausging. In einem typischen Fall erhält ein junger gesunder, jedoch angetrunkener Mann eine leichte Gewalteinwirkung, kollabiert sofort und verstirbt innerhalb von Minuten.

Während in der 1. Serie ein Faustschlag in die Nackenregion als Ursache der massiven subarachnoidalen Blutung angegeben wurde, der zur Ruptur einer Vertebralarterie durch Bruch des Querfortsatzes des Atlas führte, lag in der 2. Serie ein anderer Mechanismus vor. Hier erhielt in einem typischen Fall ein junger gesunder, jedoch angetrunkener Mann eine leichte Gewalteinwirkung, kollabiert sofort und verstirbt innerhalb weniger Minuten. Die Kenntnis solcher tödlich ausgehender Verletzungen ist vor allem für den Rechtsmediziner von Bedeutung.

Entwickelt sich ein *Gefäßverschluß* durch eine *Thrombose* in einer *A. vertebralis* bei *insuffizientem* oder *aplastischem Gefäß* auf der *Gegenseite* oder dehnt sich der *thrombotische Verschluß in Richtung zum Zusammenfluß beider Vertebralarterien zur A. basilaris aus,* so sind *unmittelbar irreversible klinische Symptome* und *morphologische Veränderungen* zu erwarten. Das gleiche gilt auch, worauf SCHMITT (1983/1984) mit Recht hinweist, für arteriosklerotische Gefäßwandveränderungen und spondylotische oder spondylarthrotische Gefäßeinengungen.

d) Beidseitige Rupturen der Aa. vertebrales

MCLEAN et al. (1985) berichteten über 2 Patienten mit geschlossenen Schädel-Hirn-Verletzungen, die Lazerationen mit Ruptur des 3. Gefäßabschnittes der A. vertebralis erlitten. Ein Patient verstarb plötzlich mit angiographischem Nachweis einer *beidseitigen Ruptur* der Aa. vertebrales.

Erfolgt der Verschluß beider Aa. vertebrales langsam über einen längeren Zeitraum, so können nur leichte subjektive Beschwerden bestehen, die auf eine vertebrobasiläre Insuffizienz (s. weiter oben) hinweisen. Neurologische Ausfallserscheinungen können bei einem langsamen Verschluß ganz fehlen.

9. Prospektive Studien

Es gibt wenige prospektive Studien, bei denen eine größere Serie von Patienten, die aufgrund eines bestimmten, wohldefinierten Prototypes von Unfallereignis tödlich verunglückten, unter Anwendung von standardisierten Untersuchungsmethoden ausgewertet wurden. Die folgende Studie wird daher eingehend zitiert und besprochen werden, da sie als beispielgebend angesehen werden muß.

SATERNUS u. BURTSCHEIDT (1985) untersuchten bei 63 tödlich Verletzten infolge reiner Traktion (n = 36 Erhängte) und nach indirekter Gewalteinwirkung auf den Hals und Kopf (n = 27) die Aa. vertebrales. Hinsichtlich der angewandten Methodik verweise ich auf die Originalarbeit.

Verletzungen der Aa. vertebrales waren ein *häufiges Ereignis.* Sie kamen in 36,5% aller Fälle vor. Es fanden sich Gefäßverletzungen in 14 Fällen (52%) der tödlichen, indirekten Beschleunigungsverletzungen in einem oder mehreren Abschnitten, bei Erhängten hingegen nur in 7 Fällen (25%). Sie sind überraschend hoch. Dagegen überrascht mich der unterschiedliche Anteil der Verletzungen bei Traktion (Erhängen) und indirekter Gewalteinwirkung nicht, da es sich ja um verschiedene Prototypen und Vektorrichtungen der einwirkenden Gewalt handelt.

Nach den Angaben von SATERNUS u. BURTSCHEIDT (1985) ergaben sich *2 Vorzugslokalisationen* (Tabelle 10), und zwar: (1) die bekannte *Okzipitoatlantoaxis-Region* und (2) wenn auch *weniger ausgeprägt,* die *mittlere* bis speziell *untere HWS.* Dabei waren 90% der durch ein indirektes Beschleunigungstrauma

Tabelle 10. Lokalisation und Art der A. vertebralis Verletzung. (Aus Saternus u. Burtscheidt 1985)

Lokalisation	Beschleunigungstrauma			Suizidales Erhängen			Gesamtzahl
	Ruptur	Intimariß	Intimablutung	Ruptur	Intimariß	Intimablutung	
$C_{0/1}$	–	2	11	–	–	2	15
$C_{1/2}$	–	3	4	–	–	1	8
$C_{2/3}$	2	5	3	–	–	1	11
$C_{3/4}$	–	1	–	–	–	1	2
$C_{4/5}$	–	–	–	1	1	2	4
$C_{5/6}$	–	–	–	–	–	–	0
$C_{6/7}$	–	–	2	–	1	4	7

Tabelle 11. Verletzungskombinationen der A. vertebralis. (Aus Saternus u. Burtscheidt 1985)

Verletzungsart	Beschleunigungstrauma				Traktion (Erhängen)		
	Einfach	Zweifach	Dreifach	Vierfach	Einfach	Zweifach	Dreifach
Intimablutung	6	1	–	1	1	1	1
Rechter Intimariß [a]	2	1	–	1	2	–	–
Ruptur	2	–	–	–	–	–	–
Intimablutung	2	2	–	–	3	1	–
Linker Intimariß	1	1	–	–	–	–	–
Ruptur	–	–	–	–	1	–	–

[a] Enthalten ist unter den Daten der rechten A. vertebralis eine Kombinationsverletzung von Ruptur, Intimariß und Unterblutung in verschiedener Segmenthöhe.

entstandenen Verletzungen der A. vertebralis in Höhe C0/C3 lokalisiert, während der 2. Häufigkeitsgipfel durch Fälle reiner Traktion – Erhängte – gebildet wurde. Interessant ist der Hinweis, daß es für sämtliche Verletzungen der A. vertebralis bei Traktion durch Erhängen typisch war, daß die Gefäßschädigung entweder in Höhe des am weitesten kranial liegenden osteochondrotisch veränderten Segmentes oder in den als funktionell hypermobil anzusehenden Nachbarsegmenten lokalisiert war. Ein weiterer interessanter Befund, auf den Saternus u. Burtscheidt (1985) hinwiesen, war, daß insgesamt und besonders bei den Beschleunigungstraumen eine Seitenbevorzugung bestand. Das Überwiegen von Verletzungen auf der rechten Seite in diesem Kollektiv konnte nicht eindeutig der Vektorrichtung der einwirkenden Gewalt zugeordnet werden (Tabelle 11).

Schwere knöcherne Verletzungen der HWS, die nur bei *Beschleunigungstrauma* und dann in der *oberen HWS* aufgetreten waren, waren stets mit einer der beschriebenen Verletzungsformen der A. vertebralis kombiniert. Aber Verletzungen der A. vertebralis kamen durchaus auch bei reinen Weichteilschäden der HWS vor, nämlich 16mal unter 28 Fällen mit Band- und/oder Kapselverletzungen der C0/C2 Region. Häufigste *Einzelverletzungen* waren dabei die des Lig. apicis

Tabelle 12. Perivasale Blutungen bei 63 tödlichen Traumata. (Aus SATERNUS u. BURTSCHEIDT 1985)

Segmenthöhe	Seitenlokalisation								Summe
	Rechts				Links				
	1	2	3	4	1	2	3	4	
$C_{0/1}$	14	2	5	7	13	2	3	5	59
$C_{1/2}$	3	6	2	4	7	1	1	1	25
$C_{2/3}$	5	0	4	0	5	3	4	0	21
$C_{3/4}$	1	0	0	0	2	0	1	1	5
$C_{4/5}$	6	2	0	0	5	0	0	0	13
$C_{5/6}$	2	5	0	0	5	0	0	0	12
$C_{6/7}$	5	7	0	0	11	3	0	0	26
Unterhalb C_7	3	2	0	0	5	2	0	2	14
1 (diskret kapillär)	39				53				
2 (flächig kapillär)		32				11			
3 (gefäßnahe)			11				9		
4 (gefäßfern)				11				9	
Gesamt			93				82		175

dentis (4 Unterblutungen und 8 Zerreißungen). Danach folgten *Läsionen* des *Wirbelbogengelenks C 1/C 2* (4mal ein- und 6mal beidseitig), *Zerreißungen* des *Lig. cruciforme* (6mal), *Verletzungen* der *Membrana atlantooccipitalis post.* (5 Einblutungen und 1 Zerreißung), der *Membrana tectoria* (Unterblutungen, 2 Rupturen) und 2 *Zerreißungen* der *Membrana atlantooccipitalis ant.*

Betrachtet man in dem Untersuchungsgut von SATERNUS u. BURTSCHEIDT (1985) einzelne Verletzungsformen an der gesamten HWS, so fanden sich gleichzeitig die häufigsten (50%) Gefäßverletzungen bei Wirbelbogengelenkläsionen (n = 36). Nicht viel seltener (42%) waren sie mit Unterblutungen der Spinalganglien vergesellschaftet. Dabei waren nur die Spinalganglien (C2, C3, C7 und C8) betroffen (n = 26). Fast in der gleichen Größenordnung (39%) kamen Verletzungen der A. vertebralis bei traumatischen Bandscheibenschädigungen vor (n = 26). Weit häufiger als die Verletzung des Gefäßstammes selbst waren im vorliegenden Kollektiv tödlicher Verletzungen perivasale Blutungen. (Tabelle 12). Sie waren bei tödlichen Beschleunigungsverletzungen ein regelmäßiger Befund und kamen selbst bei Erhängten noch in 56% der Fälle vor.

Bei den *Beschleunigungsverletzungen* fand sich ein besonderer Typ von Läsion des oberen Teils der Atlasschleife, nämlich dann, wenn der Sulcus A. vertebralis knöchern überbrückt war. Denn in diesem Canalis A. vertebralis, der auch nur durch eine fibröse oder teilossifizierte Platte abgedeckt sein kann, bestand, nach SATERNUS u. BURTSCHEIDT (1985), für das Gefäß bei einer knöchernen Sprengung keine Ausweichmöglichkeit. Bei einer Fraktur mit einer Eindrückung oder Sprengung des knöchernen Kanals, also einer Atlasfraktur, kann es zu einer Verletzung der Arterie kommen, wie es auch aus einer anderen topographischen Region bekannt ist. Gemeint ist die A. meningea med., die im Os temporale nicht selten zumeist streckenweise intraossär verläuft. Im vorliegenden Kollektiv kam im Bereich des A. vertebralis diese Variante häufig, nämlich in fast einem Viertel, in 14 von 63 Fällen, vor. Fünfmal wies die A. vertebralis eben dort Unterblutungen auf.

10. Thrombotische Verschlüsse der A. vertebralis

a) Mitgeteilte Beobachtungen

Beobachtungen von *thrombotischen Verschlüssen* der *A. vertebralis* wurden mitgeteilt von SAATHOFF (1905), GRINKER u. GAY (1927), PLAUT (1938), ESSELIER (1946), PRATT-THOMAS u. BERGER (1947), KRAULAND (1949), RIECHERT (1952), FORD (1952), SUECHTING u. FRENCH (1955), HOLZER (1955), HUTCHINSON u. YATES (1956), FORD u. CLARK (1956), SCHWARTZ et al. (1956), BRASS (1957), MURRAY (1957), GREEN u. JOYNT (1959), CARPENTER (1961), DOERR (1961), R. C. SCHNEIDER u. SCHEMM (1961), GURDJIAN et al. (1963), LEWIN (1965), SIMEONE u. GOLDBERG (1968), FRASER u. ZIMBLER (1975), SCHMITT (1978), BUSCAGLIA u. CROWHURST (1979), HEROS (1979), GEORGE u. LAURIAN (1981), IRVIN et al. (1985), KATIRJI et al. (1985).

b) Prozesse und Verletzungsmechanismen, die zum thrombotischen Verschluß einer A. vertebralis führen können

Ein *thrombotischer Verschluß* einer *A. vertebralis* kann die *Folge verschiedener Prozesse* oder *Verletzungsmechanismen* sein wie: (1) *Schädel-Hirn-Verletzungen* (CARPENTER 1961; DECK u. JAGADHA 1986), (2) *Frakturen* und *Dislokationen* der *HWS:* (a) *Fraktur* des *Atlas* (JEFFERSON 1920; PLAUT 1938), (b) *Hyperextensionsverletzungen*, besonders bei *Sport-* und *Arbeitsunfällen* (GRINKER u. GAY 1927; R. C. SCHNEIDER u. SCHEMM 1961; CARPENTER 1961), (c) *Verletzungen der HWS*, auch der *unteren* (CARPENTER 1961; GURDJIAN et al. 1963; WOLMAN 1965; LEWIN 1965; SIMEONE u. GOLDBERG 1968; IRVIN et al. 1985), (3) *Punktionen* der *A. vertebralis* anläßlich einer *Angiographie*, (4) *chiropraktische Manipulationen* oder sog. *Adjustierungen der HWS* oder des *kraniozervikalen Überganges* (PRATT-THOMAS u. BERGER 1947; FORD u. CLARK 1956; SCHWARTZ et al. 1956; GREEN u. JOYNT 1959; CARPENTER 1961; SCHMITT 1978, 2 Fälle, etc.); hinsichtlich Einzelheiten wird auf das Kapitel verwiesen, in dem die Folgen chiropraktischer Manipulationen besprochen werden, s. S. 560, (5) *Anwendung* von *axialem Zug auf den Schädel* (SUECHTING u. FRENCH 1955), (6) *zervikale Osteoarthrose* und *Osteophytenbildung* (BICK 1956; HUTCHINSON u. YATES 1956; DOERR 1961), (7) *zivile Schußverletzungen* der *Hals-/Nackenregion* (HEROS 1979), (8) *Nichtzusammenwachsen* des *Os odontoideum* des *Epistropheus (Axis)* mit *atlantoaxialer Subluxation* (FORD 1952; FRASER u. ZIMBLER 1974), (9) nach *operativen Eingriffen* mit *extremer Seitwärtsdrehung des Kopfes* bei *operativen Eingriffen* (HOLZER 1955, 1956), (10) nach *Kriegsverletzungen* (DE BAKEY 1946; PETROVSZKIJ 1951), (11) nach *Stichverletzungen* (GAGE 1942; HEID u. SÜKÖSD 1965) und (12) *Einklemmung* in *Frakturspalt* (meist des *Clivus*).

(1) *Schädel-Hirn-Verletzung:* Entsprechende Beobachtungen wurden von CARPENTER (1961) sowie DECK u. JAGADHA (1986) mitgeteilt. Bei bestimmten Typen von Schädel-Hirn-Verletzungen kann es zu Überstreckungen der Aa. vertebrales mit Intimaverletzungen und Thrombusbildungen kommen. Weiterhin kann es sich um kombinierte Verletzungen handeln, bei denen sowohl

Schädel und Gehirn als auch die HWS gleichzeitig geschädigt sind, Verletzungen, die im englischen Sprachraum auch „*concomitant injuries*" genannt werden. Sie werden in dem entsprechenden Abschnitt ausführlich besprochen, vgl. Bd. 13/ VI.C, dieser Reihe.

(2 a) *Frakturen* des *Atlas:* Entsprechende tödlich ausgegangene Beobachtungen wurden bereits von JEFFERSON (1920) sowie PLAUT (1938) beschrieben.

(2 b) *Hyperextensionsverletzungen* der *HWS*, besonders bei *Sport-* und *Arbeitsunfällen:* Entsprechende Beobachtungen wurden von GRINKER u. GAY (1927), R. C. SCHNEIDER u. SCHEMM (1961) und CARPENTER (1961) beschrieben.

(2 c) *Verletzungen* der *HWS*, auch der *unteren:* Beobachtungen von thrombotischen Verschlüssen der Aa. vertebrales und Verletzungen der unteren HWS wurden in der Literatur veröffentlicht (CARPENTER 1961; GURDJIAN et al. 1963; WOLMAN 1965; LEWIN 1965; SIMEONE u. GOLDBERG 1968; IRVIN et al. 1985).

IRVIN et al. (1985) berichteten über 4 Patienten mit Verletzungen der HWS, die später Zeichen einer akuten Hirnstammverletzung aufwiesen. Zwei dieser Patienten erlitten eine ventebrobasiläre Ischämie als Folge von Verletzungen der Aa. vertebrales und zwei entwickelten zystische Defekte im Zervikalmark, die sich später in den Hirnstamm ausdehnten.

(3) *Punktionen* der *A. vertebralis* anläßlich einer *Angiographie*.

(4) *Chiropraktische Manipulationen* oder sog. *Adjustierungen* der *HWS* oder des *kraniozervikalen Überganges:* Entsprechende Beobachtungen wurden von PRATT-THOMAS u. BERGER (1947), FORD u. CLARK (1956), SCHWARTZ et al. (1956), GREEN u. JOYNT (1959), CARPENTER (1961), ROCHE et al. (1963), NICK et al. (1967), SCHMITT (1978), 2 Fälle, etc. beschrieben.

SCHMITT (1978), der 2 eigene Beobachtungen mitteilte, stellte 31 Fälle aus der Literatur zusammen. In allen diesen Fällen war es nach chiropraktischen Eingriffen zu Rupturen oder thrombotischen Verschlüssen der A. vertebralis gekommen. Hervorzuheben ist die hohe Mortalität (11 Fälle), die restlichen 20 Beobachtungen wiesen neurologische Befunde auf, die sich in einigen Fällen zurückbildeten.

(5) *Anwendung* von *axialem Zug auf den Schädel:* (SUECHTING u. FRENCH 1955).

(6) *Zervikale Osteoarthrose* und *Osteophytenbildung:* Entsprechende Beobachtungen wurden von BICK (1956), HUTCHINSON u. YATES (1956) sowie DOERR (1961) beschrieben. Weitere Details finden sich in dem Abschnitt über Einengungen der A. vertebralis durch Osteophyten und unkovertebrale Exostosen.

(7) *Zivile Schußverletzungen* der *Hals-/Nackenregion:* HEROS (1979) berichtete über einen Patienten mit einer Schußverletzung der Hals-/Nackenregion, die zu einem traumatischen thrombotischen Verschluß der linken A. vertebralis führte. Die Arterie war verletzt und eine Ligatur wurde vorgenommen.

Innerhalb weniger Stunden entwickelte sich eine tiefe Bewußtlosigkeit und eine zum Verschluß der A. vertebralis ipsilaterale Fazialislähmung. Klinisch bestanden alternierende zerebrale Ausfälle. Es wurde eine Erweichung des Kleinhirns mit einer Kompression des Hirnstammes diagnostiziert.

Bei einem operativen Eingriff wurde ein großer Infarkt des hinteren und unteren Anteils der linken Kleinhirnhemisphäre wahrgenommen, der reseziert wurde. Der Zustand des Patienten besserte sich unmittelbar nach der Operation, er wurde nach 2 Wochen entlassen.

(8) *Nichtzusammenwachsen* des *Os odontoideum* des *Epistropheus (Axis)* mit *atlantoaxialer Subluxation:* Entsprechende Beobachtungen wurden von FORD (1952), FRASER u. ZIMBLER (1974) beschrieben.

(9) Nach *operativen Eingriffen* mit *extremer Seitwärtsdrehung* des *Kopfes bei der Operation:* Eine entsprechende Beobachtung wurde von HOLZER (1955, 1956) veröffentlicht:

Bei dem 38jährigen Mann war das linke Ganglion cervicale inf. und thoracale I wegen Plexuslähmung infolge Granatsplitterverletzung reseziert worden. Der Patient *starb* 40 h postoperativ. Die *Obduktion* ergab einen thrombotischen Verschluß der linken A. vertebralis vom Eintritt in die Schädelhöhle an. Die ursprüngliche Vermutung, daß die extreme Seitwärtsdrehung des Kopfes bei der Operation die Thrombose auslöste, fand ihre Bestätigung an Drehversuchen mit Winkelmessern, die der Verfasser an Leichen durchführte. Starke Lateraldrehung des Schädels hatte eine Undurchgängigkeit (Abklemmung) der gegenseitigen A. vertebralis zur Folge.

(10) Nach *Kriegsverletzungen:* Entsprechende Beobachtungen sind selten (DE BAKEY 1946 sowie PETROVSZKIJ 1951).

(11) Nach *Stichverletzungen:* Entsprechende Beobachtungen wurden von GAGE (1942) sowie HEID u. SÜKÖSD (1965) beschrieben.

(12) *Einklemmung in Frakturspalt* (meist des *Clivus*): Eine entsprechende Beobachtung wurde von LINDENBERG (1966) mitgeteilt: 41jähriger Patient, Sturz von LKW. Bei *stationärer Aufnahme* bestand zunächst noch Orientiertheit, dann tiefe Bewußtlosigkeit. *Tod* 14 Tage nach dem Unfall.

Bei der *stationären Aufnahme* fand sich eine okzipitale Schädelfraktur mit Ausläufer zum Clivus. Die linke A. vertebralis war in den Frakturspalt eingeklemmt worden. Es lag eine ausgedehnte Erweichung der linksseitigen Pyramide mit Resorptions- und Organisationszeichen vor (vgl. Abb. 36a, b; 37).

Der Verletzungsmechanismus dieser Gefäßschäden ist in einem gesonderten Abschnitt, auf den ich verweise, eingehend beschrieben, vgl. S. 121.

11. Beidseitige thrombotische Verschlüsse der Aa. vertebrales

In wenigen Fällen wurden *beidseitige thrombotische Verschlüsse* der *Aa. vertebrales* beschrieben (SIMEONE u. GOLDBERG 1968; MARKS u. FREED 1973; SIX et al. 1981). Ich stelle der Diskussion einige der Kasuistiken voran:

SIMEONE u. GOLDBERG (1968) berichteten über einen 40jährigen Patienten, der nach einem Kfz-Unfall mit wechselnder Bewußtseinslage in einem *Krankenhaus* aufgenommen wurde. *Röntgenaufnahmen* der *HWS* waren zunächst unauffällig. Sein Befinden verschlechterte sich plötzlich nach einer abrupten Halsbewegung bedingt durch Husten bei Absaugen von Sekret im Pharynx. *Brachiale Arteriographien* zeigten einen Verschluß beider Aa. vertebrales. Eine *Evakuierung* der linken A. vertebralis wurde versucht, der Patient *verstarb* jedoch.

Die *Autopsie* ergab eine Thrombose der linken A. vertebralis mit Erweichung von hinteren und unteren Kleinhirnanteilen. Ein interessanter Befund war der Riß des Lig. longitudinale ant. bei C3/C4 und C5/C6 mit Unstabilität der HWS. *Erneute Beurteilung* der *Röntgenaufnahmen* der *HWS* zeigte eine Erweiterung des Zwischenwirbelraumes bei C3/C4 und C5/C6.

Ein *doppelseitiger Verschluß* der *Aa. vertebrales* kann, wie die folgende Beobachtung zeigt, überlebt werden:

MARKS u. FREED (1973) berichteten über einen 13jährigen Patienten, der beim Blocken eines Gegenspielers im amerikanischen Fußball eine sofortige Quadriplegie ohne Bewußtseinsverlust erlitt. Die *neurologische Untersuchung* ergabe eine vollständige sensomotorische Lähmung unterhalb von C5. *Röntgenaufnahmen* der *HWS* zeigten eine Fraktur, die durch vordere Anteile des 5. HWK verlief, mit geringfügiger Rückwärtsverlagerung von C5 gegenüber C 6. *Traktionen* mit *Crutchfield-Schlingen* wurden eingeleitet. Etwa 36 h später entwickelte sich eine linksseitige Schwäche des Fazialis, eine beidseitige Abduzenslähmung, Lähmung der Zunge und Dysphagie. *Beidseitige brachiale Arteriogramme* zeigten einen Verschluß beider Aa. vertebrales. Während der nächsten beiden Monate bildeten sich die Hirnnervenlähmungen mit Ausnahme von Doppelsehen bei extremem Blick nach rechts sowie geringgradiger Dysarthrie zurück. Die Quadriplegie blieb unverändert bestehen. Zwei Monate später wurden die *brachialen Arteriographien* wiederholt und zeigten einen beidseitigen Verschluß der Aa. vertebrales.

Die im folgenden zitierten Beobachtungen von SIX et al. (1981) und LANGAREIL et al. (1985) von doppelseitigen Verschlüssen der Aa. vertebrales sind insofern bemerkenswert, da sie ohne jegliche neurologische Befunde einhergingen.

Eine 25jährige Patientin von SIX et al. (1981) schlug bei einem Unfall mit ihrem Kopf gegen die Windschutzscheibe eines PKW und verspürte später starke Nackenschmerzen sowie zunehmende Heiserkeit mit Schluckbehinderungen. Die Hinterwand des Rachens war durch ein Hämatom massiv vorgewölbt. Die *röntgenologische Untersuchung* zeigte eine Dislokation bei C 2/C 3. Der *neurologische Befund* war unauffällig. Die *Karotisangiogramme* zeigten einen unauffälligen Befund. Beide Aa. vertebrales waren in Höhe von C 3 verschlossen. Es lag ein ausgeprägter Kollateralkreislauf vor. Es erfolgte eine komplikationslose Heilung.

LANGAREIL et al. (1985) berichteten über einen 24jährigen Patienten, der nach einem Straßenunfall im *Computertomogramm* ein Hämomediastium zeigte. Die *Arteriographie* deckte einen beidseitigen Verschluß der Aa. vertebrales auf. Dennoch fehlten jegliche *neurologische Ausfallerscheinungen*. Eine *Angiographie*, die 2 Monate später durchgeführt wurde, zeigte das gleiche Bild.

12. Einengung einer A. vertebralis durch Osteophyten und unkovertebrale Exostosen

Große Osteophyten bei *Osteoarthrose* der *HWS*, die nach lateral reichen, vermögen zu einer *Einengung* und damit *Insuffizienz* der *A. vertebralis* zu führen. Auf die Einengungen der A. vertebralis durch unkovertebrale Exostosen und Osteophyten im Rahmen einer Spondylosis deformans der Wirbelsäule hatten KROGDAHL u. TORGERSEN (1940) aufmerksam gemacht. Die lokale Kompression der Arterie erfolgt von medial, sie kann sowohl verlagert als auch eingeengt sein. Die Folge sind meist *intermittierende Durchblutungsstörungen* im *Hirnstamm*, *Kleinhirn* und den *Okzipitallappen* (KROGDAHL u. TORGGERSEN 1940; HAGLUND 1942; RIECHERT 1952; BICK 1956; BAACKE 1955; SUECHTING u. FRENCH 1955; HUTCHINSON u. YATES 1956; PAYNE u. SPILLANE 1957; R. C. SCHNEIDER et al. 1959, 1961; HARDIN et al. 1960; SHEEHAN et al. 1960; COBURN 1962; THOMAS et al. 1963; KEGGI et al. 1966; HINZ u. TAMASKA 1968; SIMEONE u. GOLDBERG 1968; GOSCH et al. 1970; RIEBEN 1973).

Diese oben genannten Beschwerden werden entweder durch Kopfbewegungen ausgelöst oder verstärkt. Die Symptome sind die Folge einer direkten Kompression der A. vertebralis durch Osteophyten. Ein zweiter Mechanismus, nicht allgemein akzeptiert, besteht in einer Reizung des N. vertebralis, der wiederum die A. vertebralis versorgt, damit möglicherweise einen reflektorischen Spasmus auslöst. Bei einem Patienten mit einer kongenitalen Asymmetrie der beiden Aa. vertebrales oder mit einer Aplasie einer Arterie kann die Kompression des größeren Gefäßes zu vorübergehenden oder dauernden klinischen Symptomen und morphologischen Befunden führen.

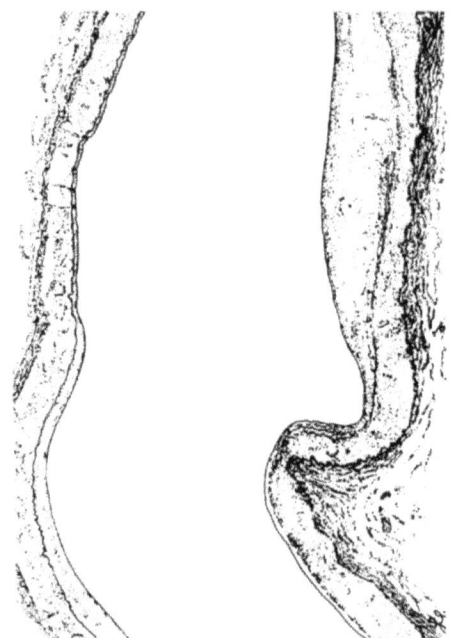

Abb. 38. 80 Jahre alt gewordene Frau. „Spornartig" hervorspringende Gefäßwand über unkovertebraler Exostose, welche im histologischen Schnitt herausgelöst ist. Hinter der Wandauffaltung langezogenes Atherombeet, Paraffin, van Gieson-Elastika, Handzeichnung. 8,5:1. (Aus RIEBEN 1973)

Nach den Untersuchungen von RIEBEN, der 3 Fälle von Lumeneinengungen der A. vertebrales durch unkovertebrale Randwülste untersuchte, lagen in den entsprechenden Gefäßabschnitten keine nennenswerten arteriosklerotischen Veränderungen vor. Dagegen fand sich direkt hinter diesem Sporn ein breites Atherombeet, welches als Folge einer Turbulenzströmung gedeutet werden konnte (Abb. 38).

Auf den Einfluß von Kopfbewegungen auf die Durchblutung in den Aa. vertebrales wurde bereits in einem vorhergehenden Abschnitt hingewiesen.

SHEEHAN et al. (1960) teilten 26 illustrative Krankengeschichten von Patienten mit, die an einer vertebrobasilären Insuffizienz bei zervikaler Spondylosis litten. Sie entwickelten eine perkutane Methode für eine transbrachiale Angiographie der Aa. vertebrales, ähnlich der von PYGOTT u. HUTTON (1959) mitgeteilten. Beide Aa. vertebrales und beide Aa. carotides wurden angiographisch untersucht.

Die oben genannten Autoren beschrieben ein *Syndrom*, das sie „*Kompression der A. vertebralis durch Spondylose*" *("spondylitic vertebral artery compression")* nannten. Es tritt am häufigsten in der 6. Dekade auf und ist charakterisiert durch Symptome, die auf eine Minderdurchblutung im vertebrobasilären Bereich zu beziehen sind. Arteriographisch nachweisbare Veränderungen in der Serie von 46 Patienten, über die SHEEHAN et al. (1960) berichteten, fanden sich bei 26. Es handelte sich um Verlagerungen oder Einengungen der A. vertebralis durch Osteophyten. Diese Befunde bestätigten frühere Mitteilungen, bei denen solche Veränderungen bei einigen Patienten mitgeteilt worden waren (RADNER 1951; HAUGE 1954; PYGOTT u. HUTTON 1959).

Die *A. vertebralis* zeigt einen *außerordentlich gewundenen Verlauf*, einerseits von *Waschbrettkonfiguration*. Die eingedrückten, konkaven Gefäßteile liegen dort, wo sich Zwischenwirbelscheiben finden. Gefäßstenosen sind häufig, jedoch völlige Verschlüsse selten. Der zur Kompression führende Osteophyt ist normalerweise mit dem Processus uncinatus verbunden.

Am häufigsten beteiligt sind die Segmente C 4/C 6 und C 4/C 5. Weniger häufig ist das Befallensein bei C 3/C 4 und selten tritt es bei C 2/C 3 auf.

SHEEHAN et al. (1960) hoben hervor, daß die Stenosen der A. vertebralis durch Osteophyten durch Rotation des Kopfes in völligen Verschluß überführt werden konnten, ein Befund, der bei einigen Patienten durch klinische Symptome wie Schwindel, Sehstörungen und Verwirrtheitszustände begleitet war.

In einigen Fällen konnten die A. basilaris, die A. cerebri post. und obere Anteile des vertebrobasilären Systems mit Kontrastmitteln durch retrograde Füllung von der A. carotis dargestellt werden, ein Befund, der auf einen ausreichenden Circulus arteriosus cerebri (Willisii) durch die A. communicans post. bei diesen Patienten hinwies. Diese retrograde Füllung der A. basilaris und ihrer Äste war bei zwei Beobachtungen von Verschluß der A. vertebralis von VAN DER ZWAAN (1964) berichtet worden. Es ist als das *van der Zwaan-Phänomen* bekannt. Das Phänomen läßt auf eine geringe Blutversorgung infolge verschiedener Ursachen im Vertebralisstromgebiet schließen.

Zusammenfassend wirken *2 Faktoren* auf die *A. vertebralis* ein: (1) *Druck* von *außen* durch *Osteophyten*, die je nach *Kopfhaltung Gefäßeinengungen oder passagere Verschlüsse* herbeiführen können, und (2) *Einengung* des *Gefäßlumens* durch *pathologische Prozesse* im *Gefäß*, wie *atheromatöse Plaques* und dadurch bedingte *Tortuositas* des *Gefäßes*. Beide Prozesse kommen normalerweise zusammen vor.

Von den oben genannten 46 Patienten hatten 22 Abnormalitäten im Gefäßverlauf der Aa. vertebrales und der A. basilaris. Ein Patient hatte ein sackförmiges Aneurysma. Von besonderer Wichtigkeit ist, daß in dieser Serie lediglich 7 Patienten einen normalen arteriographischen Befund an den Aa. vertebrales hatten.

Sechs der Patienten aus der Serie von SHEEHAN et al. (1960) hatten *synkopale Anfälle* (von ihnen nicht sehr glücklich „*drop attacks*" genannt, ein Terminus, der von KREMER (1958) eingeführt worden war). Bestimmte Kopfbewegungen, wie Rotation des Kopfes, etwa beim Fahren eines Kfz mit Blick zur Seite, Überqueren einer Straße mit Blick nach beiden Seiten oder Hyperextension der HWS, führen zu diesen synkopalen Anfällen, vgl. S. 136.

DOERR (1961) teilte die Beobachtung einer ausgedehnten Thrombose der rechtsseitigen A. vertebralis mit. Es lag eine spondylotische, durch osteophytäre Wulstbildung bedingte Kompression des Gefäßes vor:

Ein 56jähriger Mann erwachte mit starker Schwerhörigkeit, ging zu Fuß in die *Ohrenklinik*. Dort wurde kein pathologischer otiatrischer Befund erhoben. Lediglich wegen eines leichten Verdachtes, daß eine Hirnnervenlähmung dahinterstecken könnte, Verlegung in die *Innere Klinik*. *Tod* am gleichen Tag. *Anatomisch* fand sich eine fortgeleitete Thrombose der A. spinalis ant und eine frische subtotale Markerweichung.

13. Arteriosklerose der A. vertebralis

Einzelheiten über die arteriosklerotischen Gefäßveränderungen in den 7 Verlaufstrecken der A. vertebralis finden sich in der Darstellung von RIEBEN (1973), die gerade auf diesem Gebiet eine Fülle von Befunden enthält.

Stenosierende arteriosklerotische Beete finden sich am häufigsten am Abgang der A. vertebralis aus der A. subclavia (DEI POLI u. ZUCCHA 1940; KUNERT 1957; HUTCHINSON u. YATES 1961; PLÖTZ 1964; FISHER et al. 1963; KORBICKA 1966; RIEBEN 1973). Die Häufigkeit in der Ausbildung arteriosklerotischer Stenosen im Bereich der 4. und 5. Krümmung ist fast mit derjenigen des Abgangs der Vertebralarterien aus der A. subclavia vergleichbar (RIEBEN 1973). An 3. Stelle bezüglich der arteriosklerotischen Stenosebildung stehen etwa mit gleicher Häufigkeit die Verlaufsstrecke der Arterie in Höhe des 7. Halswirbelquerfortsatzes, dasjenige Arterienstück, welches den 6. Spinalnerven überkreuzt, sowie sämtliche Verlaufstrecken zwischen den einzelnen Foramina intervertebralia zusammengenommen (RIEBEN 1973).

Die Untersuchungen von RIEBEN (1973) erbrachten bezüglich der Arteriosklerose der A. vertebralis (ausgenommen den Gefäßabgang aus der A. subclavia) drei Besonderheiten. Demnach unterscheiden sich die arteriosklerotischen Veränderungen von denen anderer Gefäßabschnitte (Koronararterien, A. carotis, Aorta) durch: (1) *Zeitlich späteres Auftreten*, (2) *relativ scharfe Begrenzung* sowie meist Bindung an bestimmte Gefäßbezirke und (3) insgesamt *schwächere Ausprägung* und etwas *differierenden morphologischen Aufbau*.

SOLBERG u. EGGEN (1971), die die Vertebralarterien von 961 Menschen untersuchten, gaben an, daß fibröse Plaques im Bereich der Vertebralarterien unter 35 Jahren nicht gefunden werden können. „Komplizierte Läsionen" fanden sie nur in 3 Fällen.

SCHWARTZ u. MITCHELL (1961), die 93 Fälle untersuchten, fanden an keiner der untersuchten Vertebralarterien exulzerative Veränderungen.

Nach FISHER et al. (1965), die 178 Fälle untersuchten, ist eine ulzerative Form der Arteriosklerose im Vertebralisbereich ungewöhnlich.

RIEBEN (1973) kommt zu folgenden Schlußfolgerungen: „Es kommt im Vergleich zu anderen Arterien des menschlichen Körpers (Koronararterien, Aorta, A. carotis) erst relativ spät zur Ausbildung der muskulär-elastischen Intimaschicht. Diese entwickelt sich erst langsam in der 2. Lebensdekade und erfährt etwa mit 30 Jahren ihre volle Ausprägung, wobei sie an den hämodynamisch nicht besonders belasteten Stellen höchstens auf Mediastärke anwächst. Allein jene Gefäßbezirke, an welcher sich später arteriosklerotische Veränderungen manifestieren, zeigen eine stärkere Intimaverbreiterung. Diese stellt wahrscheinlich die Antwort der Intima auf Besonderheiten der Hämodynamik dar. Bei Überschreiten einer gewissen Intimabreite kommt es zu Degenerationserscheinungen der glatten Muskulatur mit Schaumzellbildung und Quellungsnekrosen. Postponierte Ausbildung einer muskulär-elastischen Intima, besondere Hämodynamik sowie Umgebungseigenheiten lassen es verständlich erscheinen, weshalb die arteriosklerotischen Veränderungen der A. vertebralis im Vergleich mit anderen Gefäßen später auftreten sowie meist gut lokalisiert sind. Die scharfe Abgrenzbarkeit der Veränderungen zur Umgebung hängt wohl ebenfalls mit diesen ‚artenspezifischen' Eigenschaften zusammen. Die Besonderheit des mikromorphologischen Bildes können wir nicht erklären. Es wäre denkbar, daß Eigenheiten der intimalen glatten Muskelzellen bezüglich der Fermentausrüstung dafür verantwortlich sind."

In der Serie von RIEBEN (1973) hatten 22% der Patienten eine Hochdruckanamnese. Diese zeigten, daß die *Entwicklung* der *Arteriosklerose* der *Vertebralarte-*

rien durch eine *Hypertonie stark gefördert wird*. Bevorzugte Stellen sind wiederum die oben dargelegten Lokalisationspunkte.

Im Bereich der Pars transversaria können ausgeprägte atheromatöse Wandveränderungen der Aa. vertebrales neben solchen der A. basilaris vorliegen. Sie wurden von HUTCHINSON u. YATES (1956) sowie PAYNE u. SPILLANE (1957) beschrieben. Daneben ist nach *anlagebedingten Gefäßverengungen* zu suchen. *Beide Prozesse können gemeinsam vorkommen*. In zukünftigen Studien wird man diese Aspekten mehr Beachtung schenken müssen.

Bei sorgfältiger Untersuchung von 116 HWS-Präparaten (Durchschnittsalter 61,9 Jahre) fanden HARZER u. TÖNDURY (1966) nur 26 Aa. vertebrales, die keine pathomorphologischen Alterationen zeigten, hinsichtlich Einzelheiten wird auf S. 113 verwiesen.

Bei *Verschluß einer A. vertebralis* können *klinische Erscheinungen* eines *lateralen Medulla oblongata Syndroms* auftreten, die unter der Bezeichnung des *Syndroms* von *Babinski-Nageotte* zusammengefaßt sind. Homolateral bestehen eine zerebellare Ataxie und ein Horner-Syndrom, kontralateral liegen eine Hemiparese und Hemihypästhesie vor.

14. Vertebrobasiläre Insuffizienz und transitorische ischämische Attacken (TIA)

a) Einführung

Kurze und *vorübergehende ischämische Attacken* im *vertebrobasilären Bereich* („*transitory ischemic attacks*" oder kurz *TIA* genannt) zeigen nur funktionelle Störungen, die sich ohne oder mit nur geringfügigen Dauerschäden zurückbilden.

b) Klinische Befunde

Die *vertebrobasiläre Insuffizienz* führt zu *vorübergehenden* und *flüchtigen Herdsymptomen* in den *Hirngebieten*, die von den *Aa. vertebrales*, der *A. basilaris* und in einer Zahl von Fällen auch den *Aa. cerebri post.* versorgt werden (BELL 1969). Patienten mit Durchblutungsstörungen in diesem Versorgungsgebiet können unter reversiblen Symptomen leiden, die auf eine Ischämie des Hirnstammes und Okzipitallappens zurückzuführen sind. Eine zusammenfassende Darstellung findet sich bei BERGUER u. BAUER (1984).

Häufige *subjektive Beschwerden* bei *vertebrobasilärer Insuffizienz* sind Kopfschmerzen, die im allgemeinen in den Hinterkopf lokalisiert werden. Es treten anfallsweise und fluktuierende Anfälle von Lage- und Drehschwindel mit Nausea, Brechreiz und Erbrechen auf. Nystagmus kann vorliegen. Es können Gangunsicherheiten und passagere Hemiataxieattacken bestehen. Zusätzlich können Dysarthrie, Sehstörungen, wie Diplopie, homonyme Hemianopsie, „Flimmern vor den Augen" sowie reversible Amaurose, Photopsien etc. bestehen. Etwa 1/4 der Patienten klagt über Tinnitus, ebenso über vorübergehende Einschränkungen der Hörfunktion. Bei mehr als der Hälfte der Patienten liegen Schwindelerscheinungen vor. Empfindungsstörungen im Gesicht können bestehen.

Verluste des *Sehvermögens* bei *vertebrobasilärer Insuffizienz* sind bekannt und wurden beschrieben, aber *inkompletter Verlust* des *Sehvermögens*, der sich nur auf das *Farbigsehen* bezieht, ist eine Seltenheit. Der Patient findet sich in einer „*grauen Welt*" *ohne Farben*. Alle Schattierungen von Grau treten auf (LHERMITTE et al. 1969). Es scheint ein Filter zwischen dem Individuum und der Außenwelt zu bestehen (CRITCHLEY 1965). Der Patient von LAPRESLE et al. (1977) verglich seine Sehstörungen mit einem Wechsel von einem Farbfernseher zu einem Schwarzweißfernseher. Das „*Grausehen*" tritt nur anfallsweise auf.

Eine entsprechende Kasuistik war von BORNSTEIN u. KIDRON (1959) mitgeteilt worden. Bei diesem Patienten trat eine vorübergehende *Achromatopsie* von einigen Stunden Dauer bei bestehender Arteriosklerose auf. Die Untersuchung deckte auch eine Prosopagnosie und eine *altitudionale Hemianopsie* auf. Der Patient, der 3 Jahre später verstarb, hatte zwei kleine Infarkte in der rechten Fissura calcarina und im rechten Gyrus angularis.

LAPRESLE et al. (1977) beschrieben einen 54jährigen Patienten, bei dem anfallsweise *Achromatopsie* auftrat, *zeitweise mit* und *zeitweise ohne gleichzeitige synkopale Anfälle*. Ein eigentlicher Visusausfall konnte nicht nachgewiesen werden. Eine Insuffizienz im vertebrobasilären Gebiet mit vorübergehender Ischämie in der entsprechenden Sehrinde ist für die vorübergehende Störung der Farbwahrnehmung verantwortlich.

Außer dieser anfallsweise auftretenden Achromatopsie wurden solche Phänomene bei epileptischen Anfällen bei Prozessen in hinteren Kleinhirnanteilen beschrieben (LHERMITTE et al. 1969). Farbsehen kann in der Aura von generalisierten zerebralen Krampfanfällen auftreten oder nach elektrischer Stimulation der Area 17 und 18 von BRODMANN.

Achromatopsie kann mit *anderen Störungen* der *Sehfunktionen kombiniert auftreten*, wie *Alexie* (MCKAY u. DUNLOP 1899; MOHR et al. 1971), *Prosopagnosie* (HECAEN et al. 1952; PALLIS 1955; BORNSTEIN u. KIDRON 1959; PEVZNER et al. 1962; COLE u. PEREZ-CRUET 1964; CRITCHLEY 1965; RONDOT et al. 1967; MEADOWS 1974) und *homonymer lateraler Hemianopsie* (BORNSTEIN u. KIDRON 1959; PEVZNER et al. 1962; MOHR et al. 1971).

Bei einigen Patienten können *synkopale Anfälle* mit *Bewußtlosigkeit* auftreten (FORD 1952; RYAN u. COPE 1955; ILLINGWORTH 1956; UNTERHARNSCHEIDT 1956; TATLOW u. BAMMER 1957; DECHER u. UNTERHARNSCHEIDT 1959; KREMER 1958; R. C. SCHNEIDER u. CROSBY 1959). Diese *synkopalen Anfälle* werden meist durch *bestimmte Kopfbewegungen*, wie etwa *Drehen des Kopfes zur Seite*, ausgelöst. Diese synkopalen Anfälle werden in der Literatur auch, nicht sehr glücklich, als „*drop-attacks*" oder „*Blitzsynkopen*" bezeichnet.

Es gibt ein *synkopales Vertebralissyndrom*, das sowohl bei *osteochondrotischen Veränderungen* der *HWS* als auch nach *Verletzungen* der *HWS* auftreten kann (UNTERHARNSCHEIDT 1956, 1959, 1963; DECHER u. UNTERHARNSCHEIDT 1959). Diese Anfallsformen haben keinerlei Beziehungen zum epileptischen Formenkreis, auch nicht zu den psychogenen Anfällen. Innerhalb einer Woche wurden mir in einer Nervenpoliklinik zwei sog. „therapieresistente" Epileptiker überwiesen. Es handelte sich um Patienten mit synkopalen Anfällen infolge vertebrobasilärer Insuffizienz. Antiepileptika können bei diesen Anfallformen keine Wirkung haben!

c) Persistierende Ausfallserscheinungen

Tritt ein *Verschluß* einer *A. vertebralis* auf, so findet sich der *Infarkt vorzugsweise* im *Versorgungsgebiet* des *größten Zweiges* dieser *Arterie*, nämlich in der *A. cerebellaris inf. post.*, oder es handelt sich um einen *kombinierten Verschluß* der *A. vertebralis* und der *A. cerebellaris inf. post.* Die *Folge dieses Verschlusses* ist ein *laterales Oblongata-* oder *Wallenberg-Syndrom*. Der Hirninfarkt ist die Folge eines ischämischen Prozesses, der die Folge verschiedener Prozesse sein kann, die das Gefäßlumen verengen, wie Thrombosen, Embolien oder Gefäßstenosen oder Kombinationen derselben. Es gibt eine Vielzahl von Syndromen (Tabelle 13) infolge Infarzierung des vertebrobasilären Systems (BACHS et al. 1955; KILOH 1953; HAYMAKER u. KUHLENBECK 1976).

Solche Syndrome sind mit einer Reihe von nicht sehr glücklich gewählten Termini belegt worden, wie „*posterior fossa accident*" oder „*hindbrain stroke*". Befallen sind der Hirnstamm, das Kleinhirn, die Hinterhauptlappen sowie basale Anteile der Schläfenlappen. Hinsichtlich des Infarktes im Hirnstamm kommen, wie NEUNDORFER (1988) richtig bemerkte, fließende Übergänge vor (HERRSCHAFT

Tabelle 13. Lokalisation der Infarkte bei arteriellen Gefäßprozessen im Bereich des vertebrobasilären Systems. (Aus MOOSEY 1984)

Klinisches Syndrom	Arterie	Region des Gewebeschadens	Pathologie
Paramedianes inferiores Bulbärsyndrom (Spiller)	A. spinalis ant.	Inferomediale Medulla oblongata	Atherosklerotische Thrombose, Embolie
Laterale Infarzierung der lateralen Medulla oblongata (Wallenberg)	A. vertebralis, A. cerebellaris posterior inferior	Dorsolaterale Medulla oblongata Zerebellum ±	Atherosklerotische Thrombose, Embolie
Pontomedulläres Syndrom (Millard-Gubler, Foville)	Kaudale A. basilaris, und Aa. pontis	Kaudale Pons Rostrale Medulla oblongata	Atherosklerotische Thrombose, Embolie
Unilaterales zerebelläres Syndrom	A. cerebellaris posterior inferior A. cerebellaris anterior inferior	Inferior cerebellum Anteroinferior cerebellum	Embolie, Atherosklerotische Thrombose
Unilaterales oder bilaterales paramedianes Pons-Syndrom	Mittlere A. basilaris	Paramediane Basis des Pons und Tegmentum	Atherosklerotische Thrombose, Atherosklerotische Stenose
Status lacunaris	Aa. pontis	Basis des Pons, unilateral	Hypertonisches zerebrovaskuläres Syndrom, Atherosklerotische Stenose
Superiores Kleinhirnsyndrom	A. cerebellaris sup.	Tegmentum pontis Brachium conjunctivum Superior cerebellum	Embolie Atherosklerotische Thrombose Atherosklerotische Stenose
Mittelhirn	Rostrale A. basilaris	Mittelhirn Rostrale Pons Posterior Thalamus Subthalamus Hypothalamus	Atherosklerotische Thrombose, Embolie
	A. cerebri post.	Mediale Okzipitallappen	

1970; KAYSER-GATCHALIAN et al. 1976; PAAL 1981; HOFFERBERTH 1984). Eine schematische Darstellung zeigt, in welchen verschiedenen Niveaus Infarkte auftreten können (Abb. 39).

d) Umkehr der Richtung des Blutstromes in der A. vertebralis

Eine Umkehr der Richtung des Blutstromes in der A. vertebralis wurde von SAMMARTINO u. TOOLE (1964) sowie KESTELOOT u. VAN HOUTE (1963) beschrieben.

Da die A. vertebralis ihren Ursprung von der A. subclavia nimmt, ist es nicht verwunderlich, daß eine Stenose an deren Ursprung oder ein Verschluß der letztgenannten Arterie auch zu einer Verminderung oder Aufhebung der Durchblutung in der entsprechenden A. vertebralis führt. Es konnte von einer Reihe von Autoren gezeigt werden, daß in Fällen von Stenosen im Bereich des Abganges der A. vertebralis aus der subclavia ein Druckabfall in der A. vertebralis und eine Umkehr des Blutstromes eintrat (CONTORNI 1960; REIVICH et al. 1961; NORTH et al. 1962; KESTELOOT u. VAN HOUTE 1963).

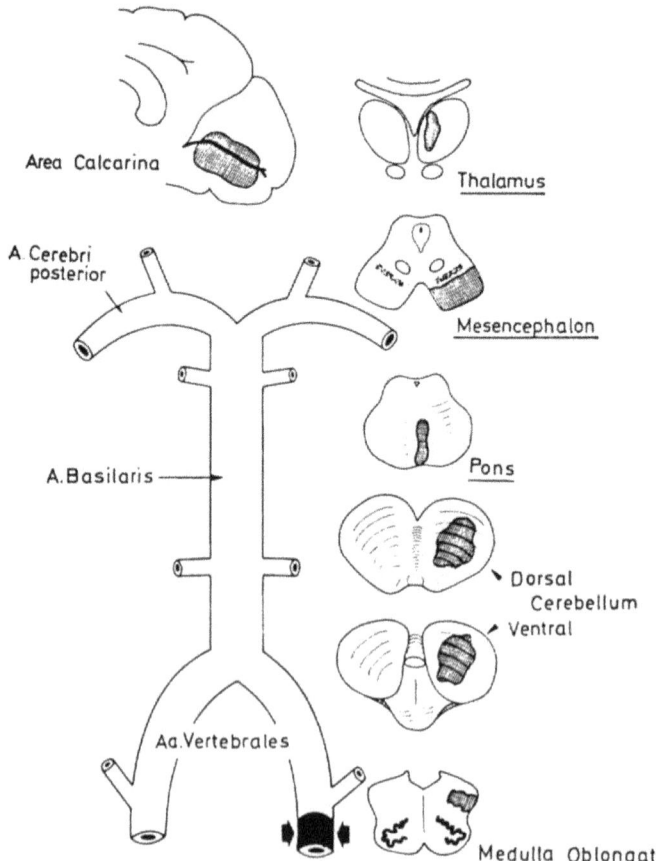

Abb. 39. Der Block einer A. vertebralis kann in 7 verschiedenen Niveaus Infarkte in den gefährdeten Zonen erzeugen. (Aus KAUTZKY et al. 1976)

15. Ligaturen der A. vertebralis

a) Historisches

Nach Angaben von MATAS führten MAISONNEUVE u. FAVROT im Jahre 1852 die erste Ligatur einer A. vertebralis bei einem Patienten mit einer Schußwunde durch. Sie stellten die Behauptung von SANSON aus dem Jahre 1836 in Frage, der geäußert hatte: „Wounds of this vessel are beyond the resources of art". DANDY (1944) schrieb: „Both vertebrals can be ligated, even at the same operation, with impunity".

Beobachtungen über *Ligaturen* der *A. vertebralis* wurden mitgeteilt von FRENCH u. HAINES (1950), SHINTANI u. ZERVAS (1972) sowie DRAKE (1975). Die klinischen und pathomorphologischen Befunde nach Ligatur der genannten Arterie werden von denen der thrombotischen Verschlüsse getrennt besprochen, da es sich bei der Ligatur um einen plötzlichen Verschluß des Gefäßes handelt, während sich die Thrombenbildung über einen mehr oder minder langen Zeitraum erstreckt, so daß im allgemeinen keine plötzliche Durchblutungsstörung auftritt. Bei einem sich über einen längeren Zeitraum erstreckenden Gefäßverschluß können sich Kollateralen ausbilden, die eine gewisse oder vollständige Kompensation der Durchblutung in dem ursprünglichen Versorgungsgebiet der A. vertebralis zur Folge haben.

b) Auswahl aus in der Literatur mitgeteilter Kasuistiken und Serien

ELKIN u. HARRIS (1946) berichteten über 10 Beobachtungen von Ligatur der A. vertebralis, in einem Falle doppelseitig; der einzige klinische Befund bei einem Patienten bestand in einem Horner-Syndrom.

SHUMACKER (1947) führte Ligaturen der A. vertebralis bei 4 Patienten mit arteriovenösen Fisteln durch, in einem Fall von einer Vertebral- und einer A. carotis comm. ohne klinische Ausfallserscheinungen. Er berichtete aber über einen weiteren Fall, bei dem sich eine homolaterale Nekrose des Kleinhirngewebes entwickelt hatte.

SHINTANI u. ZERVAS (1972), die eine Unterbindung einer A. vertebralis wegen eines Aneurysma dieses Gefäßes ausführten, stellten fest: „Review of the literature reveals that vertebral artery ligation is far less hazardous than ligation of the carotid artery as long as the opposite vertebral artery is functioning".

In der Literatur werden mehr als 100 Fälle von Ligatur der A. vertebralis mitgeteilt. Von diesen wurde die Ligatur bei 57 Patienten wegen einer Epilepsie und bei 23 wegen des Vorliegens von Aneurysmen oder Neoplasmen ausgeführt. DANDY hatte 1944 über 19 Fälle berichtet, bei denen die Indikation für die Ligatur nicht angegeben worden war.

XVI. Traumatische Schäden der A. basilaris

1. Anatomische Vorbemerkungen

Die Arterien der Hirnbasis sind in Abb. 40 und 41 dargestellt. *Variationen* im *Verlauf* der *A. basilaris* nach den Untersuchungen von SCIALFA et al. (1976) finden sich in Abb. 42 und von YASARGIL (1984) in Abb. 43.

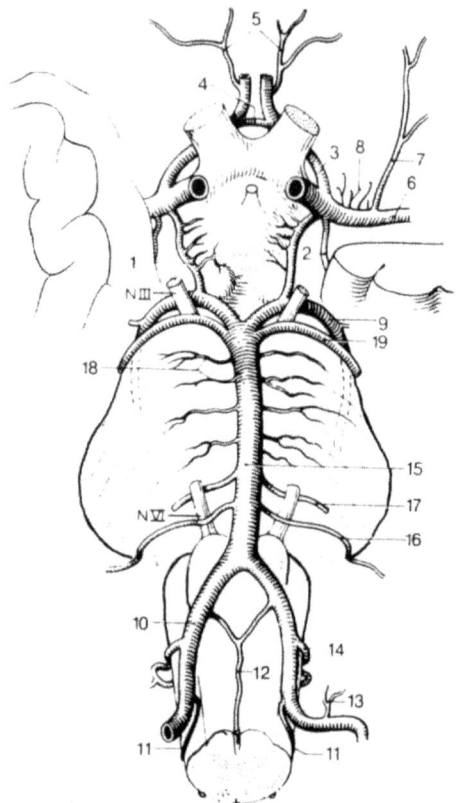

Abb. 40. Arterien der Hirnbasis. *1* A. communicans post., *2* A. choroidea ant., *3* A. cerebri ant., *4* A. communicans ant., *5* Rr. orbitales, *6* A. cerebri media, *7* Rr. orbitales lat., *8* Rr. striati, *9* A. cerebri post., *10* A. vertebralis, *11* A. spinalis post., *12* A. spinalis ant., *13* R. meningeus, *14* A. cerebelli inf. post., *15* A. basilaris, *16* A. cerebelli inf. ant., *17* A. labyrinthi, *18* Rr. ad pontem, *19* A. cerebelli sup. (Aus FENEIS 1970)

2. Die verschiedenen Formen der Gefäßschädigung der A. basilaris

Traumatische Schäden der *A. basilaris* können in a) *Einrissen* oder *vollständigen Rissen*, b) *thrombotischen Verschlüssen* und c) in *Einklemmungen* in *Frakturspalten* bestehen:

a) Einrisse und vollständige Risse der A. basilaris

Eine frühe richtungsweisende Untersuchung war von REUTERWALL (1923) veröffentlicht worden. Der Autor beschrieb geheilte Risse der Elastika in der A. basilaris; teilte 5 gesicherte und 2 fragliche Beobachtungen mit.

REUTERWALL (1923) untersuchte die A. basilaris von 87 Fällen. Das Gefäß war unter Druck gehärtet und mit Weigert-Lösung gefärbt worden. Das geöffnete Gefäßrohr wurde von ihm von der Fläche her untersucht. Er fand 7mal (8%) z. T. mehrfache, querverlaufende, zackig begrenzte Risse in der Membrana elastica int., die histologisch als

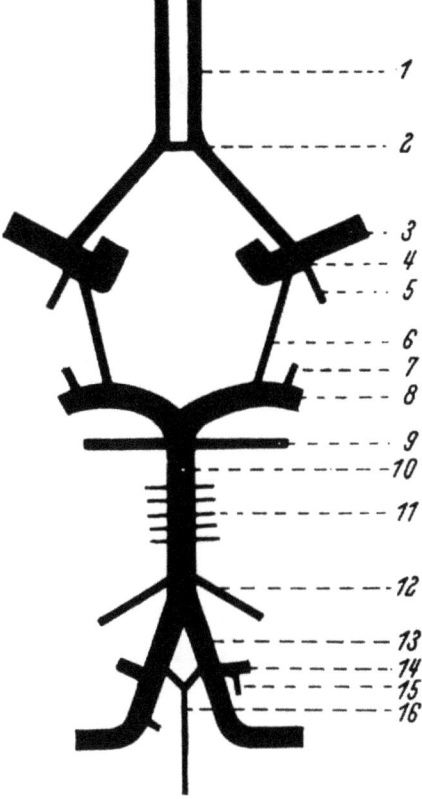

Abb. 41. Schematische Darstellung der Hirnarterien um den Circulus arteriosus cerebri (Willisii). *1* A. cerbri ant., *2* A. communicans ant., *3* A. cerebri med., *4* A. carotis int., *5* A. chorioidea ant., *6* A. communicans post., *7* A. chorioidea post., *8* A. cerebri post., *9* A. cerebelli sup., *10* A. basilaris, *11* Aa. paramedianae, *12* A. cerebelli inf. ant., *13* A. vertebralis, *14* A. cerebelli inf. post., *15* A. spinalis post., *16* A. spinalis ant. (Aus KRAYENBÜHL u. YASARGIL 1972)

abgeheilte Risse eingestuft werden können. Stellenweise bestanden narbige Verdickungen der Gefäßwand, daneben fanden sich auch Ausbuchtungen und Verdünnungen des Gefäßrohres. Obwohl in allen 7 Beobachtungen von REUTERWALL keine Gewalteinwirkung in der Vorgeschichte bekannt war, hält der Autor sie für posttraumatische Schäden. Diese Rupturen der Elastica sollen nach seinen Vorstellungen im weiteren Verlauf zu Aneurysmablutungen führen. Allerdings fanden sich in der Vorgeschichte keine Anhaltspunkte für einen traumatischen Ursprung. Neben anderen Ursachen dachte REUTERWALL auch an plötzliche Blutdruckerhöhungen und an Hypertonie. In allen Fällen bestand eine Arteriosklerose, jeweils verschiedener Ausprägung. Die Risse lagen jedoch an Stellen, an denen diese pathomorphologischen Veränderungen nur unbedeutend waren oder sich gar nicht fanden. In der weiter oben bereits genannten Arbeit von HASSLER (1961) werden diese Angaben bestätigt. Dieser Autor fand derartige Risse im gesamten Bereich des Circulus arteriosus cerebri Willisii, in dessen hinterem Bereich häufiger als im vorderen (Abb. 44).

Risse der A. basilaris wurden mitgeteilt von SAATHOFF 1965; FRAENKEL 1927; ESSELIER 1946; KRAULAND 1949 u. a.). Abbildungen von Serienschnitten durch die A. basilaris eines Patienten, der einen Verkehrsunfall mit Schädelzertrümmerung wenige Minuten überlebte, finden sich in Abb. 45a–f.

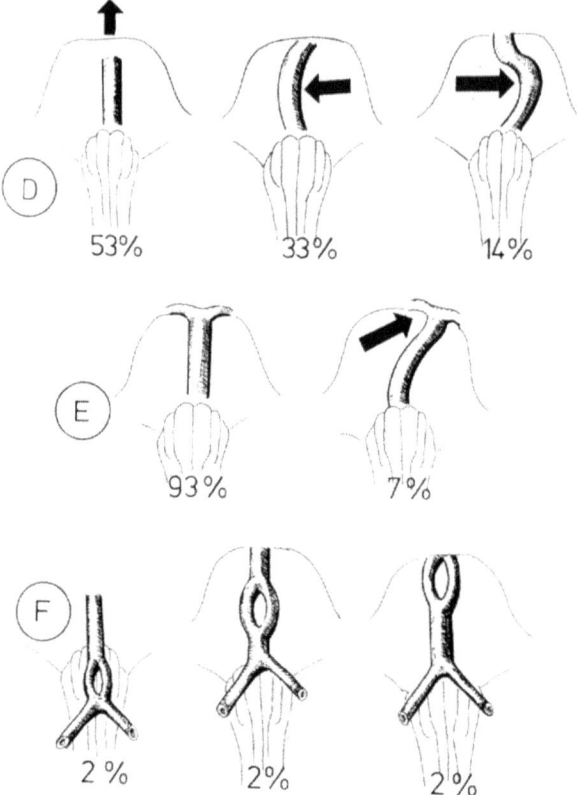

Abb. 42. Varianten der A. basilaris. (Nach SCIALFA et al. 1976). *D* Deviationen des Gefäßastes von der Mittellinie; *E* Deviationen der Bifurkation von der Mittellinie; *F* Duplikationen. (Aus SEEGER 1978)

Traumatische Läsionen der A. basilaris mit tödlicher Subarachnoidalblutung teilte HEUSCHKEL (1979) mit.

Verschlüsse der A. basilaris nach chiropraktischen Eingriffen am kraniozervikalen Übergang werden gesondert besprochen, vgl. S. 560.

Die *klinischen Syndrome*, die bei *Verletzungen* der *A. basilaris* auftreten, wurden von DENNY-BROWN (1953) zusammengefaßt.

Die von BOTS u. KRAMER (1964) beschriebenen 4 Beobachtungen von thrombotischem Verschluß der A. basilaris werden gesondert besprochen, da sie sich 4–9 Tage nach einer schweren Schädel-Hirn-Verletzung während der Reanimation einstellten (s. S. 197). Auch hier lagen in 3 Fällen Verletzungen der Intima und einmal ein Mikroaneurysma vor.

Zwei der Beobachtungen von KRAULAND (1982) werden im folgenden angeführt:

Fall 6.1: Vierjähriges Mädchen, bei einem Frontalzusammenstoß zweier PKW, wegen Alkoholisierung des einen Fahrers, verunglückt. Das Kind befand sich mit anderen Personen auf dem Rücksitz und wurde *tot* aus dem Fahrzeug geborgen.

Die verschiedenen Formen der Gefäßschädigung der A. basilaris

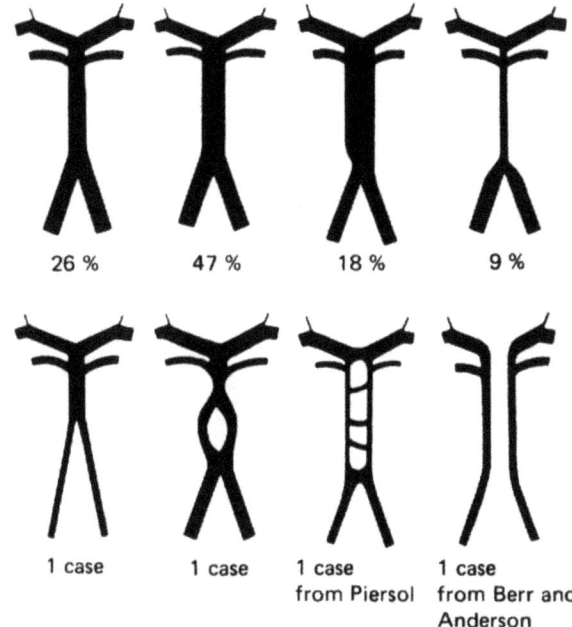

Abb. 43. Varianten der A. basilaris. (Aus YASARGIL 1984)

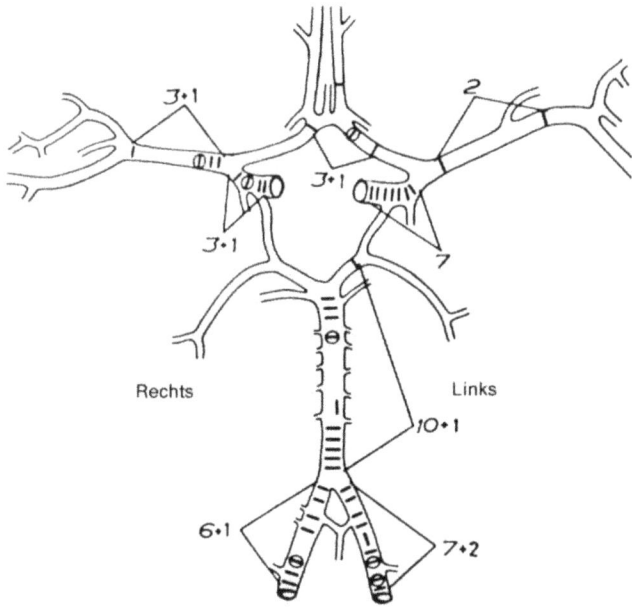

Abb. 44. Die Lokalisation von 48 verheilten Reuterwall-Elastikarissen unter 163 Fällen: – normale, o extra Serie. (Nach HASSLER 1961, aus W. KRAULAND 1982)

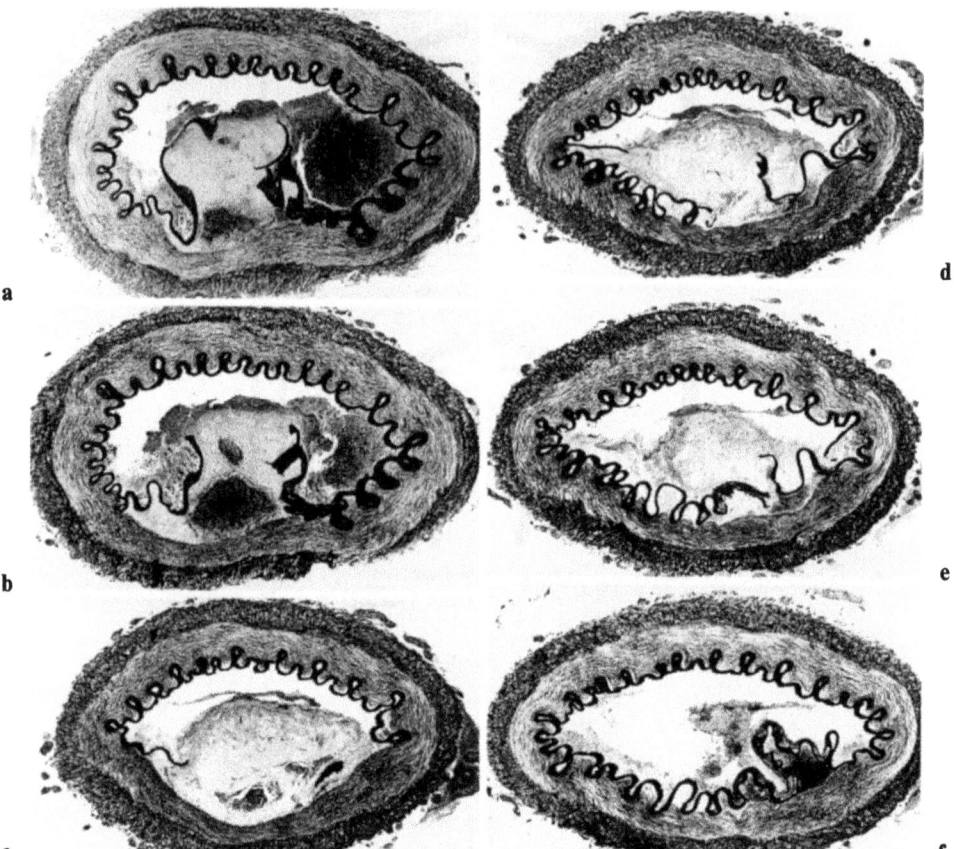

Abb. 45a–f. Verkehrsunfall mit Schädelzertrümmerung, 29jähriger Mann, der den Unfall wenige Minuten überlebte. Elastikariß der A. basilaris. Elastika- van Gieson-Färbung, ×100

Obduktion: Verrenkung der Kopfgelenke mit Einriß der Membrana atlantooccipitalis und der Hirnschenkel. Geringfügige Subarachnoidalblutung rund um die A. basilaris, die bis auf einen dünnen Strang in der Mitte gerissen ist. Schädeldach und -grund unverletzt. Sämtliche Vv. cerebri sup. gerissen. Geringe subdurale Blutung. Ausgedehnte Schürfungen und Wunden an der rechten Kopfseite, bis auf das Stirnbein durchgreifend. Brustkorbquetschungen. Serienrippenbrüche rechts und links. Risse der Lungen, der Leber und der Milz; nur geringfügige Blutunterlaufungen.

Histologie: An Serienschnitten sind distal und proximal von der Ruptur der A. basilaris mehrfache Risse der Elastica int. festzustellen. Kleine Seitenzweige sind an ihrem Ursprung z. T. angerissen, die Adventitia dabei nicht völlig durchtrennt. In der Media weisen die zusammengezogenen elastischen Fäserchen auf eine erhebliche Zerrung auch dieser Wandelemente hin. An den Innenschichttrissen haften zarte Faserstoffgerinnsel. Elasticarisse auch in der Aa. carotides cerebrales.

Fall 6.2: 41jähriger Mann, als Fußgänger beim Überqueren der Straße von einem PKW erfaßt und beiseite geschleudert. Keine Spontanatmung. Pupillen weit und entrundet. Blutdruck nicht meßbar, Alkoholgeruch. Wiederbelebungsversuch am Unfallort. Intubation, Beatmung. Nach 45 min *Aufnahme in Neurochirurgische Klinik*. Tiefe Bewußtlosigkeit.

Drainage eines Hämothorax rechts. Massive Bluttransfusionen. *Laparotomie* wegen Polytraumatisierung der Organe in der Bauchhöhle. Versorgung von Leberrissen, einer Zwerchfell- und Dünndarmruptur; Entfernung der rechten Niere. Im Verlauf der rund 6tägigen Behandlung insgesamt 29 l Blut und Blutersatz transfundiert. Am 7. Tag isoelektrisches EEG. Asystolie am 8. Tag.

Obduktion: Subluxation der Kopfgelenke mit Halsmarkquetschung. Polytraumatisierung. Kurze Schädelfissur an der rechten Schläfe. Dura intakt. Zerrung der Bandverbindungen der Kopfgelenke, Axis unverletzt. Zeichen des Hirntodes. A. basilaris von Blutgerinnsel umhüllt und subarachnoidale Blutung in den basalen Zisternen. Einbruch der Blutung in das Ventrikelsystem. Großflächige Zwerchfellruptur rechts, Leberruptur, Blutung rechte Bauchhöhle (ca. 900 ml). Nebennierenblutung rechts. Rechte Niere operativ entfernt. Übernähte Mesenterialrisse. Blutunterlaufung rechte Hüftaußenseite (Anstoß), Beckenring intakt, Bülau-Drainage rechts.

Histologie: Die A. basilaris zeigte über ihrer ganzen Strecke 23 querverlaufende, teilweise breitklaffende Risse der Elastica int., z. T. war auch die Media betroffen. Geringfügige wandständige Gerinnsel; Zellreaktion an der Rißstelle. In spärlichen Fibroblasten bereits positive Eisenreaktion und stellenweise im Bereich der Risse nur Adventitia erhalten, die außen und innen mit Fibrin durchtränkt ist. Am Abgang der A. cerebelli inf. post. rechts ein kleiner Seitenast zur Hälfte an der Abgangsstelle ausgerissen, die Rißstelle durch Fibrin abgedichtet. Es wurde der ganze Circulus arteriosus in Stufenschnitten untersucht, es waren aber keine weiteren Verletzungsspuren an den Gefäßstrecken nachzuweisen.

Epikrise: Vergleicht man die Befunde der Fälle 6.1 und 6.2, so stimmen sie zunächst darin überein, daß es sich um Verkehrsunfälle handelt, bei denen es zu Verrenkungen der Halswirbelsäule in den Kopfgelenken gekommen war. Das Halsmark war tief gequetscht und die A. basilaris gezerrt worden. Während aber bei dem 4jährigen Mädchen die A. basilaris bis auf einen dünnen Gewebestrang durchgerissen und die Hirnschenkel eingerissen waren, der Tod unmittelbar nach dem Unfall eingetreten war, hatte der 41jährige Mann trotz der Halsmarkquetschung unter den Bedingungen der Reanimation noch 7 1/2 Tage überlebt, zumal die A. basilaris nicht durchtrennt war, sondern nur mehrfache Innenschichtrisse aufwies. An diesen beiden Fällen läßt sich somit der Zeitablauf an den unterschiedlichen Reaktionen ablesen.

HEUSCHKEL (1970) teilte eine isolierte traumatische Läsion der A. basilaris mit tödlicher Subarachnoidalblutung mit.

36jähriger Patient ohne nachweisbare Verletzungen des Gehirns und ohne Schädelbrüche. Der BAK betrug 1,9‰. *Histologisch* zeigte das Gefäß einen normalen Wandaufbau. Im Bereich der Ruptur war die Elastica int. glattrandig durchtrennt, nur angedeutet aufgesplittert und leicht aufgerollt. Die vollständige, etwa 2 mm quer verlaufende Wandzerreissung lag in der der Brücke zugewandten Fläche, ungefähr einen Querfinger unterhalb der Abgänge der oberen Kleinhirnarterien.

b) Thrombotische Verschlüsse der A. basilaris

α) *Historisches*

Die erste Mitteilung eines Verschlusses der A. basilaris erfolgte wahrscheinlich durch HAGEN im Jahre 1868. LEYDEN teilte 1882 die Autopsiebefunde von zwei Beobachtungen syphilitischer Basilaristhrombosen unter Einschluß der klinischen Symptome mit (zit. nach DORNDORF u. GÄNSHIRT 1972).

GOWERS hatte vor etwa 100 Jahren, nämlich 1888, die Symptomatologie des Verschlusses der A. basilaris in einer auch heute noch klassisch zu nennenden Form beschrieben:

„Beim Verschluß der gesamten Basilaris sind die Extremitäten auf beiden Seiten betroffen, manchmal gleichzeitig, manchmal sukzessiv im Abstand von wenigen Tagen. Die Parese einer Seite kann sich bessern, während die der anderen Seite nach ein oder zwei Tagen anfängt, und danach die erste Seite erneut paretisch wird. Symptome von seiten des

N. facialis und des N. trigeminus können die gleiche Variabilität zeigen und brauchen den Lähmungen in den Gliedmaßen nicht zu entsprechen. Gewöhnlich ist das Artikulieren und das Schlucken beträchtlich gestört. Gelegentlich wird eine laterale Blicklähmung, vielleicht nur nach einer Seite, beobachtet mit oder ohne Beteiligung des N. facialis der Seite, auf der der Außenwender des Auges gelähmt ist... Wenn der Verschluß den oberen Teil des Gefäßes einbezieht, wie es gewöhnlich bei der Embolie der Fall ist, treten in der Regel keine konjugierten Augensymptome auf, sondern Ptosis, Miosis oder Mydriasis mit Verlust der Lichtreaktion, manchmal nur flüchtig. Gelegentlich kommt es zur partiellen oder vollständigen Lähmung eines oder beider Nn. oculomotorii. Weniger geläufig ist Hemianopsie als Ausdruck einer Ausdehnung des Thrombus in eine A. cerebri post. über den Ursprung der A. communicans post. hinaus. Doppelseitiger Verlust des Gesichtsfeldes, theoretisch möglich, ist sehr selten. Obstruktion der kaudalen Partie der A. basilaris ist ungewöhnlich, es sei denn, es dehnt sich ein Thrombus der A. vertebralis nach dorthin aus. Der Beginn eines Basilarisverschlusses kündigt sich in der Regel in Form eines apoplektischen Insultes an. Dieser kann flüchtig sein, oft rekurrierend und allmählich intensiver werdend. Der Kranke kann für einige Tage in einem unvollständigen Coma liegen, aus dem er geweckt werden kann, um seine Augen zu öffnen, aber er spricht nicht. Krämpfe begleiten gelegentlich das Bild, sind aber nicht häufig. Sie können generalisiert oder partiell sein, eine Extremität oder eine Gesichtsseite kann ausgenommen sein. Rigidität oder klonische Spasmen in Beinen oder Armen sind viel seltener als bei Blutungen in die Brücke."

Beobachtungen von thrombotischem Verschluß der A. basilaris stammen von HAYEM (1868), PINES u. GILINSKY (1932), KUBICK u. ADAMS (1946), SILVERSIDES (1950), BIEMOND (1951), GROSS et al. (1951), CRAVIOTO et al. (1958), FIELDS et al. 1966).

β) *Traumatische thrombotische Verschlüsse der A. basilaris*

Über traumatische thrombotische Verschlüsse der A. basilaris berichteten VEDRENNE et al. (1961), KLAGES (1969), MÜLLER u. OTT (1971).

Eine Beobachtung eines thrombotischen Verschlusses der A. basilaris als Folge einer stumpfen Gewalteinwirkung gegen den Kopf teilten MÜLLER u. OTT (1971) mit.

Der 11jährige Junge stürzte beim Turnen auf den Hinterkopf. Nach 3 Tagen bemerkte die Mutter eine veränderte Sprache, außerdem lief beim Trinken Flüssigkeit aus der Nase.

Die *neurologische Untersuchung* bei der *Krankenhausaufnahme* ergibt eine Gaumensegellähmung rechts und eine nasale und etwas heisere Sprache. *Röntgenaufnahmen* des *Schädels* waren unauffällig. Nach 24 Tagen wird der Patient weinerlich, vorübergehend tritt eine leichte Bewußtseinstrübung auf. Es bestehen Meningismus, eine konjugierte Blickparese nach rechts, ein mittel- bis grobschlägiger Nystagmus nach links mit rotatorischer Komponente, eine Gaumensegelparese rechts, eine Hypoglossusparese beidseitig, Sprachverlust und eine linksseitige Hemiparese mit gesteigerten Eigenreflexen und positiven Pyramidenbahnzeichen.

Die *totale zerebrale Angiographie* zeigt thrombotische Gefäßeinengungen im Bereich der A. basilaris. Der Patient stirbt 3 Tage später.

Der *Sektionsbefund* ergibt eine chronische Leptomeningitis, vorwiegend an der Hirnbasis mit Übergreifen auf angrenzende Anteile von Brücke und Ausbildung einer Randzonenenzephalitis. Nekrotisierte Vaskulitis der A. basilaris mit sekundärer Thrombose. Etwa kirschgroße Massenblutung in der Brücke mit Einbruch der Blutung in den IV. Ventrikel. Massive Subarachnoidalblutung über der Brücke und den angrenzenden Abschnitten der Kleinhirnhemisphären.

Bei der *histologischen Untersuchung* findet sich im Lumen der A. basilaris thrombotisches Material unterschiedlichen Alters.

Obwohl bei der Obduktion keine Schädelfrakturen nachgewiesen werden konnten, wurde die Leptomeningitis auf den Unfall bezogen. Über den Zustand der Dura mater finden sich keine Angaben.

KLAGES (1969) berichtete über einen 16jährigen Amateurboxer, bei dem sich nach einem Boxhieb gegen den Kopf eine Thrombose der A. basilaris entwickelte:

Der 16jährige Lehrling wurde von seinem Vater seit dem 7. Lebensjahr im Boxen trainiert, wobei er über 60 Kämpfe absolvierte. Ein k.o. wird nicht mitgeteilt. Etwa 3 Monate vor dem Tode verlor er gegen einen klar überlegenen Gegner, entging jedoch einem Niederschlag. Vier weitere Kämpfe in der Folgezeit gewann er nach Punkten. Insgesamt habe er in diesen Kämpfen nur einen wirksamen Schlag gegen den Kopf erhalten, nach welchem er kurz „schockiert" gewesen sei. Vor dem letzten Kampf, in welchem er eine Juniormeisterschaft errang, mußte er erheblich Gewicht abtrainieren. Er fühlte sich in der Vorbereitungszeit hin und wieder etwas abgespannt.

Sechs Tage nach den Meisterschaften klagte er bei der Arbeit erstmals über leichte Beschwerden. In der Mittagspause wurde er plötzlich bewußtlos. Bei der *Aufnahme* im Krankenhaus bestanden ein Schockzustand, Erbrechen, Somnolenz. Der Zustand verschlimmerte sich, es traten linksseitige neurologische Ausfälle und Augenmuskelstörungen hinzu. Zwei Probetrepanationen deckten keine Blutung auf. 11 Tage nach Beginn der plötzlichen Erkrankung (17 Tage nach dem letzten Boxkampf) trat der Tod ein.

Bei der *gerichtlichen Sektion* wurden folgende Befunde erhoben: Hirndruckzeichen mit Einpressungszug am Kleinhirn. Die Untersuchung des Gehirns (Prof. COLMANT) ergab bei Fehlen posttraumatischer Veränderungen an der Hirnoberfläche den Befund zahlreicher Erweichungsherde im Thalamus und im Bereich der Substantia nigra beiderseits sowie paramedian an der Dorsalseite beider Kleinhirnhemisphären. *Makroskopisch* Fettkörnchenzellwall und Gefäßproliferation in den Randzonen der Herde, in den übrigen Teilen des Hirnstamms, besonders in den Augenmuskelkernen sowie in der Schicht der Purkinjezellen des Kleinhirns ausgedehnte ischämische Veränderungen bis hin zu elektiven Nekrosen der Ganglienzellen und reichlichen Faseruntergängen.

Ursache der multiplen weißen Erweichungen war eine im histologischen Bild deutlich erkennbare frischere, teilweise schon in Organisation befindliche Thrombose der A. basilaris in Höhe der rostralen Brücke. Auf Serienschnitten zeigten sich hier subendotheliale Blutungen in Organisation. Unabhängig davon fanden sich in der Gefäßwand stellenweise feine subendothelial sowie innerhalb und unterhalb der Elastica int. gelegene Bindegewebspolster.

KLAGES hob hervor, daß sich bei seinem Patienten keine Blutungen an der Hirnoberfläche, keine Rindenkontusionen und auch keine zentralen Stammhirnschäden fanden. Als Todesursache muß die ausgedehnte fleckförmige Erweichung in den Stammganglien, dem Mittelhirn, der Brücke sowie dem Kleinhirn als Folge einer Thrombose der A. basilaris angesehen werden. Eine Wanderkrankung der Arterie, welche eine spontane Thrombose erklären würde, war nicht festzustellen. Die herdförmige geringgradige Bindegewebsvermehrung im Bereich der Intima und der Elastica int. ging nicht über das auch sonst in diesem Alter häufig schon festzustellende Maß der präsklerotischen Wandveränderungen hinaus. Eine Verursachung oder Begünstigung der Thrombosierung durch diesen Befund ist keineswegs anzunehmen.

γ) *Pathomorphologie der thrombotischen Verschlüsse der A. basilaris*

Die erste morphologische Untersuchung eines thrombotischen Verschlusses der A. basilaris in Stufenserien wurde von PINES u. GILINSKY (1932) durchgeführt. Einen weiteren wesentlichen pathomorphologischen Beitrag über 18 thrombotische Verschlüsse der A. basilaris legten KUBICK u. ADAMS (1946) vor.

δ) *Häufigkeit*

In einer nichtausgelesenen Serie von 6400 Autopsien fanden KUBICK u. ADAMS 18 thrombotische Verschlüsse der A. basilaris (0,28%), in einer nichtausgelesenen Serie von 5000 Sektionen CRAVIOTO et al. (1958) 1,2%.

ε) Mortalität

Thrombotische Verschlüsse der *A. basilaris* wurden in früheren Berichten fast immer als tödlich angesehen oder mit einer sehr schlechten Prognose versehen. Aus Studien, die in den letzten Jahrzehnten vorgelegt wurden, ergibt sich aber, daß die Mehrzahl der Patienten überlebt (FIELDS et al. 1966; MOSCOW u. NEWTON 1973).

c) Einklemmung der A. basilaris in Frakturspalten

α) Einführung

Wegen der engen Nachbarschaft der A. vertebralis und A. basilaris zu Wirbelsäule und knöcherner Schädelbasis besteht eine erhöhte Gefahr einer direkten traumatischen Schädigung dieser Gefäße. Bei Frakturen der Schädelbasis kann die Arachnoidea zwischen knöchernem Frakturspalt und Dura mater eingeklemmt werden und damit Adhäsionen mit der Dura mater eingehen. Das kann zur Entstehung eines Meningeoms führen.

β) Einklemmung von Gefäßen in Frakturspalten oder -ränder

Bei *bestimmten Typen* von *Schädelfrakturen*, die *nach außen bersten („outburst type fracture")* (GURDJIAN u. WEBSTER 1958) wird die Dura mater lazeriert, die Bruchränder klaffen momentan auseinander und Anteile der Rinde mit ihren begleitenden Gefäßen geraten durch die Duraöffnung in die Bruchspalte und werden eingeklemmt. Die Gefäße können momentan oder permanent in die Bruchspalten eingeklemmt werden. Nicht alle Patienten mit geschädigten und/oder thrombotisch verschlossenen Gefäßen entwickeln traumatische Aneurysmen im Bereich der Fraktur.

Traumatische Aneurysmen in der *Umgebung* von *Frakturspalten* können sich sowohl am *Calvarium* finden als auch im *Bereich der Schädelbasis*. Meist handelt es sich um Längsbrüche. In 4 der 9 Fälle von RUMBAUGH et al. (1970) lagen die Aneurysmen in der Nähe von *Längsbrüchen*, zweimal multipel. In den übrigen 5 Beobachtungen bestand kein direkter Zusammenhang mit Frakturspalten. Sie gehören demnach zu den *indirekten traumatischen Aneurysmen* (BURTON et al. 1968). DRAKE (1961) sieht ihre *Mechanogenese* darin, daß eine oberflächlich verlaufende Arterie oder eine ihrer Äste infolge einer gleitenden Rotationsbewegung von der duralen Anheftung abgerissen wird mit dem Ergebnis, daß die Gefäßwandung aufreißt. Das Unfallereignis erscheint oft nur banal.

Neben *Arterien der Oberfläche* des *Großhirns* können auch solche der *Hirnbasis*, besonders die *A. basilaris*, durch *Einklemmung in Bruchspalten verletzt* werden (LOOP et al. 1964; CHATRIAN et al. 1964; LINDENBERG 1966; SHAW u. ALVORD 1972, 3 Fälle, GURDJIAN u. GURDJIAN 1975) (Abb. 46a–d).

LINDENBERG (1966): Sturz auf den Vertex, der einen Längsbruch durch Clivus und Okzipitalknochen verursachte. Eine der beiden Vertebralarterien nahe der A. basilaris wurde in den Frakturspalt am Clivus eingeklemmt. Der Frakturspalt muß demnach bei seiner Entstehung so weit gewesen sein, daß er das relativ große Gefäß aufnehmen konnte.

Direkte Einklemmung der A. basilaris in einen Frakturspalt des Clivus wurde von SIGHTS (1968) (Abb. 47a, b) sowie SHAW u. ALVORD (1972) beschrieben. Letztere sahen in 2 ihrer 3 Fälle massive Infarkte der Brücke. Sie entstanden im 1. Fall als Folge eines Unfalls

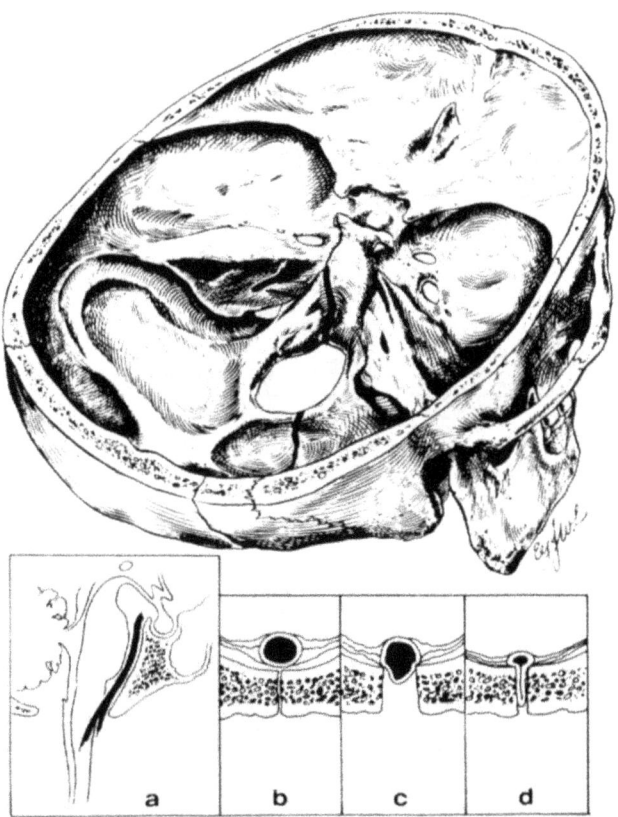

Abb. 46a–d. Zeichnerische Darstellung einer Einklemmung der A. basilaris nach einer Gewalteinwirkung gegen die mittlere Okzipitalregion mit in das Foramen occipitale magnum und in den Clivus reichender Fraktur. Auf der oberen Darstellung ist die Fraktur an der Schädelbasis sichtbar. **a** zeigt eine sagittale Darstellung der A. vertebralis und der A. basilaris; Hirnstamm und Clivus sind ebenfalls dargestellt. **b, c** und **d** zeigt, wie die Masse des Gehirns sich nach unten und vorn bewegt und damit Teile des Hirnstammes und A. basilaris in den Frakturspalt gelangen. Sobald der Frakturspalt sich wieder geschlossen hat, ist die A. basilaris eingeklemmt. (Aus Gurdjian u. Gurdjian 1975)

13 Tage vor dem Tode; die Röntgen- und EEG-Befunde wurden von Loop et al. (1964) und Chatrian et al. (1964) mitgeteilt. Im 2. Fall, der 11 Wochen überlebte, wurde ein ähnlicher Unfallvorgang vermutet. Der 3. Fall wies 3–4 Wochen nach dem Unfall eine Ruptur der A. basilaris und ein traumatisches Aneurysma der linken A. cerebri post. auf. Wahrscheinlich war der Riß durch Überdehnung der Intima verursacht.

3. Ligaturen der A. basilaris

Über Befunde nach Ligatur der A. basilaris berichteten Mount u. Taveras (1962).

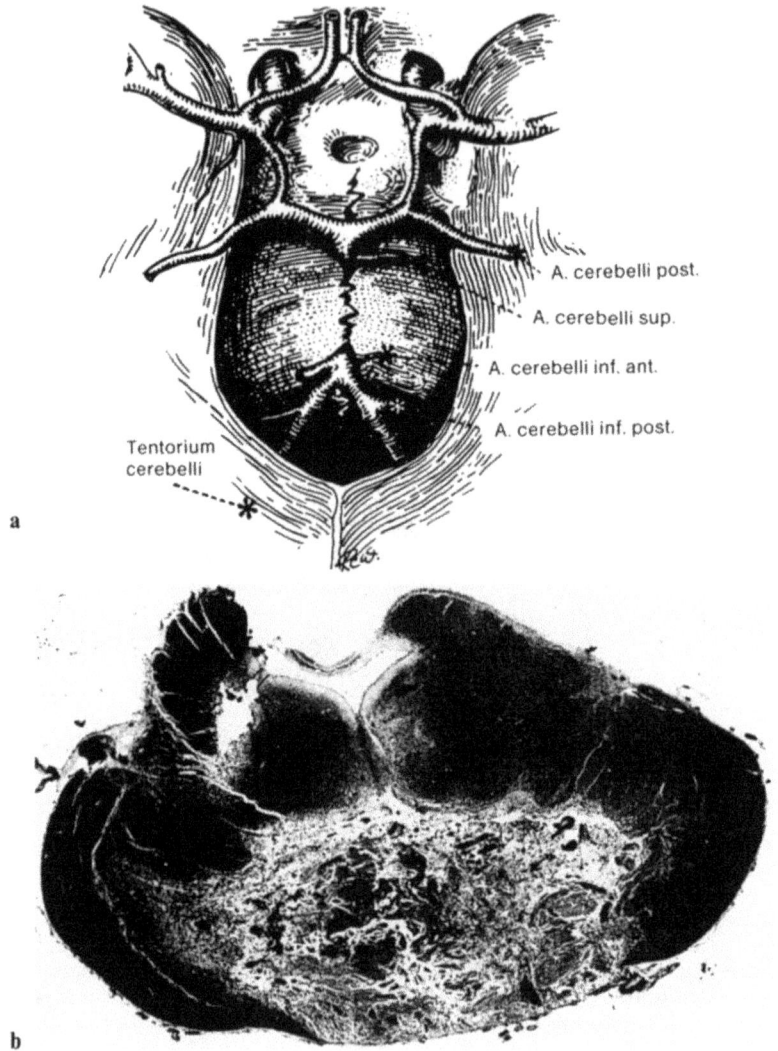

Abb. 47. a Blick auf die Schädelbasis von oben. Die A. basilaris ist in den längsverlaufenden Frakturspalt eingeklemmt und nicht mehr sichtbar. (Aus SIGHTS 1968). **b** Histologischer Schnitt durch die Pons in Höhe des Locus coeruleus. Das Präparat zeigt das Ausmaß der Infarzierung. Hämatoxylin-Eosin, 4:1. (Aus SIGHTS 1968)

XVII. A. cerebri posterior

Die A. cerebri post. nimmt ihren *Ausgang* von der *terminalen Bifurkation* der *A. basilaris*. *Entwicklungsgeschichtlich* stellt die *A. cerebri post.* eine *Fortsetzung der A. communicans post.* dar, sie ist daher als ein *Ast* der *A. carotis int.* zu betrachten (STEPHENS u. STILWELL 1969). Während der weiteren Entwicklung des

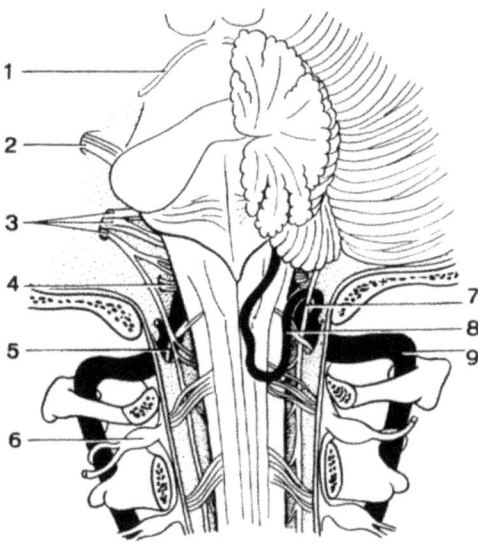

Abb. 48. Tiefer Abgang der A. cerebelli inf. post. (*8*) mit Schleifenbildung in der Cisterna cerebellomedullaris. *1* N. trochlearis, *2* Nn. facialis et vestibulocochlearis, *3* Nn. glossopharyngeus, vagus et accessorius, *4* N. hypoglossus, *5* N. spinalis I, *6* Ganglion spinale, *7* Radix spinalis n. accessori, *9* A. vertebralis (Lig. denticulatum nicht gezeichnet). (Aus TÖNDURY 1970)

Gehirns erhält die A. cerebri post. jedoch ihre Blutzufuhr durch das vertebrobasiläre System und wird daher bei *Erwachsenen* als ein *Ast* der *A. basilaris* angesehen.

XVIII. Das Syndrom des Verschlusses der A. cerebellaris inferior anterior

Über *Verschlüsse* der *A. cerebellaris inf. ant.* berichtete ADAMS (1943). Das *Syndrom* des *Verschlusses* der *A. cerebellaris inf. ant.* wurde von GOODHART u. DAVISON (1936) beschrieben. *Aneurysmen* der *A. cerebellaris inf. ant.* teilten JOHNSON u. KLINE (1978) mit.

XIX. Das Syndrom des Verschlusses der A. cerebellaris inferior posterior (Das laterale Oblongata-Syndrom)

1. Anatomische Vorbemerkungen

Variationen der A. cerebellaris inf. post. wurden von STOPFORD (1916), ADACHI (1928), TSCHERNYSCHEFF u. GRIGOROWSKY (1930), KRAYENBÜHL u. YASARGIL (1957), LANG u. KOLLMANNSBERGER (1961), GREITZ u. SJÖGREN (1963), MÜLLER (1975), SCIALFA et al. (1976), LANG u. MÜLLER (1975), BRUNNER (1978), LANG (1981, 1985), ICARDO et al. (1982) untersucht und beschrieben.

Ursprung, Verlauf und Varianten der A. cerebelli inf. post. sind in den folgenden Abb. 48 und 49 dargestellt, die in detaillierter Form Einzelheiten darstellen.

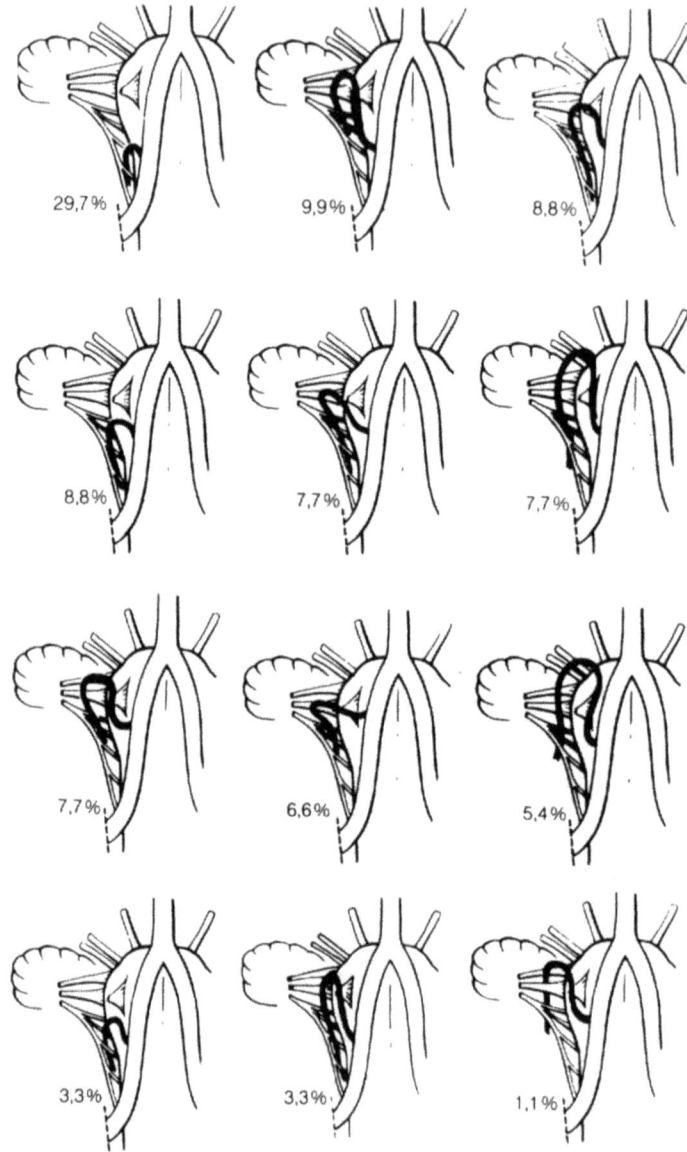

Abb. 49. A. cerebelli inf. post. erste Verlaufsstrecke und Durchtritt nach dorsal. (Aus LANG 1981)

Die *A. cerebellaris inf. post.* zweigt nach den Untersuchungen von ADACHI (1928) in 79% der Fälle, nach LANG u. KOLLMANNSBERGER (1961) in 81,5%, nach KRAYENBÜHL u. YASARGIL (1957) in 70% und nach LANG u. MÜLLER (1977) in 90% aus der A. vertebralis ab. Nach ICARDO et al. (1982) entspringt sie nur in 56% aus der A. vertebralis.

Der *Ursprung* der *A. cerebellaris inf. post.* aus der A. basilaris wird von den oben genannten Autoren in etwa 10% angegeben. Das Gefäß fehlt auf einer Seite nach den

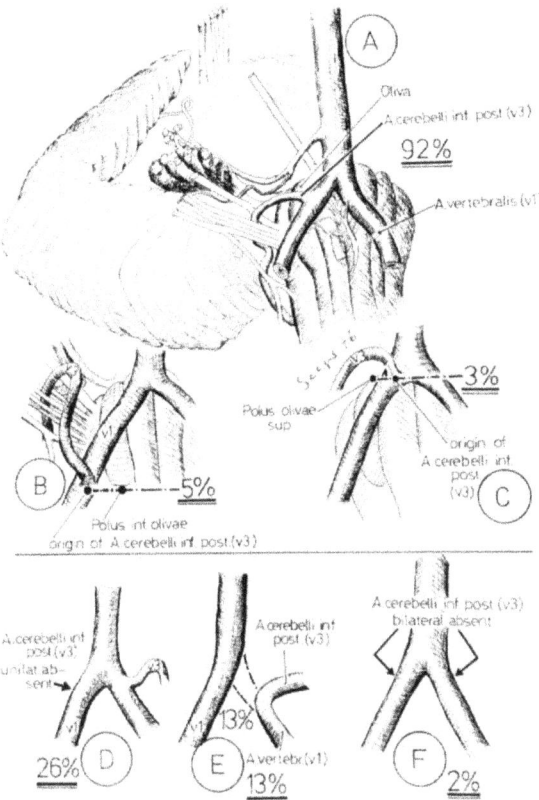

Abb. 50. *A* A. cerebellaris inf. post. (Nach SCIALFA et al. 1976). *A–C* Varianten des Gefäßabganges. *D–F* Atresie oder kongenitale Anomalie der A. cerebellaris inf. post. *v1* A. vertebralis; *v2* rami ad medullam; *v3* A. cerebellaris inf. post. (Aus SEEGER 1978)

Angaben von KRAYENBÜHL u. YASARGIL (1957) in 10%, nach LANG u. KOLLMANNSBERGER (1961) in 8,5% und nach LANG u. MÜLLER (1977) in 6%.

Die A. cerebellaris inf. post. kann einseitig nicht angelegt sein, nach ADACHI (1928) rechts in 10%, links in 4%, nach LANG u. KOLLMANNSBERGER (1961) in 8,5% und nach MÜLLER (1975) in 6%, nach den Angaben von SCIALFA et al. (1976) auf einer Seite in 20% und beidseitig in 2%, nach den Angaben von BRUNNER (1978) einseitig in 7,3% und beidseitig in 3,6%. In diesen Fällen wird das Versorgungsgebiet von der A. cerebelli inf. ant. und/oder der A. cerebelli sup. übernommen (LANG 1985). Die Versorgung der Unterfläche der Kleinhirnhemisphären erfolgt durch die A. cerebellaris inf. ant.

In einer Beobachtung von BRUNNER (1978) hatte diese Arterie einen doppelten Ursprung einen von der A. basilaris und einen von der A. vertebralis. Beobachtungen von extradural entspringenden A. cerebelli inf. post. wurden von LANG (1981, 1985) beschrieben.

Varianten im *Verlauf* der *A. cerebellaris inf. post.* nach den Untersuchungen von SCIALFA et al. (1976) finden sich in Abb. 50, nach denen von BRUNNER (1978) in Abb. 51.

HUANG u. WOLF (1969) unterschieden bei der *A. cerebellaris inf. post.* folgende *Gefäßabschnitte:* (1) Den *anterioren Medullaabschnitt*, (2) den *lateralen Medullaabschnitt* und (3) den *posterioren Medulla- oder Tonsillenabschnitt* und einen *oberen retrotonsillären Abschnitt*.

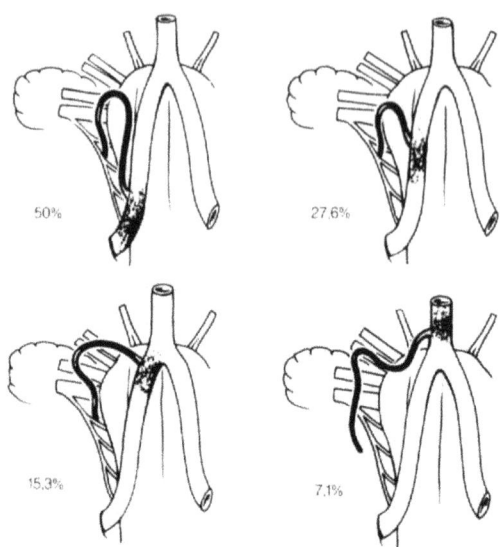

Abb. 51. Ursprung der A. cerebellaris inf. post. (Aus BRUNNER 1978)

Die A. cerebellaris inf. post. versorgt in der Medulla oblongata den Tractus spinothalamicus, den Tractus rubrospinalis, die olivozerebellären Fasern, den Nucleus dorsalis des N. glossopharyngeus, den Nucleus ambiguus, den Nucleus tractus spinalis nervi trigemini und ventrale Anteile der unteren Kleinhirnschenkel (KRAYENBÜHL u. YASARGIL 1957). MARGOLIS u. NEWTON (1972) gaben als Versorgungsgebiete der A. cerebellaris inf. post. die Medulla oblongata, den 4. Ventrikel, den Vermis inf., die Kleinhirntonsillen und untere Anteile der Kleinhirnhemisphäre an.

Die Untersuchungen von STEPHENS u. STILWELL (1969) bestätigen, daß der größte Teil der lateralen Medulla oblongata aus Zweigen der A. vertebralis versorgt wird. Ebenso können noch andere Arterien, aufgrund der erheblichen Variationen in dieser Region, an der Versorgung dieser Region teilhaben (Abb. 52).

Ist die A. cerebellaris inf. post. einer Seite klein, dann ist es wahrscheinlich, daß die gleichseitige A. cerebellaris inf. ant. und die kontralaterale A. cerebellaris inf. post. besonders groß sind (STEPHENS u. STILWELL 1969). Es sollte hervorgehoben werden, daß alle Kleinhirnarterien über den Kleinhirnhemisphären Anastomosen haben.

Insgesamt wird die Medulla oblongata durch viele kleine, miteinander anastomosierende Arterien versorgt. Diese Region ist daher bei vaskulären Prozessen gut geschützt.

2. Historisches

Das *Syndrom des Verschlusses* der *A. cerebelli post. inf.* wurde von TAYLOR bereits 1871 (zit. nach YATES u. HUTCHINSON 1961) beschrieben und nicht erst im Jahre 1895 durch WALLENBERG, nach dem das Syndrom benannt wird.

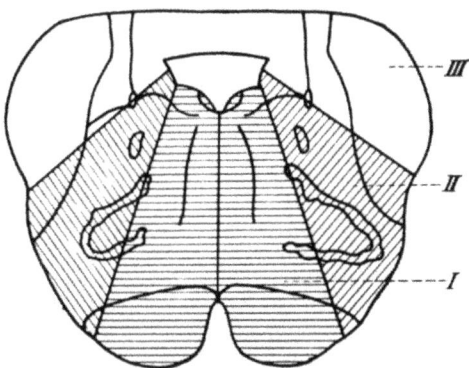

Abb. 52. Die arterielle Versorgung des rostralen Abschnittes der Medulla oblongata. *I* Bereich der Aa. paramedianae; *II* der A. foss. lat. bulbi; *III* der A. cerebelli caudalis. (Nach FOIX et al. 1925, aus LINDENBERG 1957)

WALLENBERG berichtete 1895 über einen Patienten mit anfallweise auftretenden Schwindelattacken, mit unilateralen Hirnnervenstörungen und unilateraler zerebellärer Ataxie. Er nahm einen Prozeß in der Medulla oblongata an, den er auf eine Versorgungsstörung im Bereich der A. cerebellaris inf. post. zurückführte. Er fügte an seine klinische Diagnose ein Fragezeichen an. Der *Patient verstarb 5 Jahre später*. Die *Autopsie* bestätigt die klinische Diagnose (WALLENBERG 1901).

Das *laterale Oblongata-*, auch *Wallenberg-Syndrom* genannt, ist das häufigste der Syndrome, die die Medulla oblongata befallen. Es muß hervorgehoben werden, daß nur in einer kleinen Zahl dieses Syndrom durch einen Verschluß der A. cerebelli inf. post. bedingt ist, in der überwiegenden Zahl der Verschlüsse bestehen solche der A. vertebralis. Unzureichende Blutzufuhr oder ein Verschluß der A. vertebralis kann ein solches Syndrom hervorrufen. LANG (1981), der sich mit der Blutversorgung dieser Region und den vielen Varianten in der Blutzufuhr besonders befaßt hat, hob hervor, es sei gefährlich, die Diagnose des Verschlusses eines einzelnen Gefäßes nur aus dem klinischen Befund zu stellen, es sei vielmehr imperativ ein Arteriogramm zu Rate zu ziehen. Dem schließe ich mich voll an.

In einer morphologischen Studie fanden FISHER et al. (1965) in einer Serie von 16 entsprechenden Fällen die A. vertebralis 7mal, die A. vertebralis und die A. cerebellaris inf. post. 5mal und die A. cerebelli inf. post. allein nur in 2 Fällen betroffen. Weitere Literatur hierzu findet sich bei SPILLER (1908), THOMPSON (1922), GOODHART u. DAVISON (1936), DAVISON u. SPIEGEL (1945), LOUIS-BAR (1946), LEWIS et al., 28 Fälle, (1952), KAESER (1955), KRAYENBÜHL u. YASARGIL (1957), PETERMAN u. SIEBERT (1960), SCHOTT et al. (1963), DENES (1966), DORNDORF u. KAHRWEG, CURRIER (1969) sowie QUAST u. LIEBEGOTT (1975).

Thrombotische Verschlüsse der A. cerebellaris inf. post. veröffentlichten GOLDSTEIN u. BAUM (1913), RAMBOTTOM u. STOPFORD (1924), RICHTER (1924), WILSON u. WINKELMAN (1927), HALL u. EAVES (1934).

Ein Wallenberg-Syndrom nach Gewalteinwirkungen beschrieben SUECHTING u. FRENCH (1955) sowie ROGERS (1962). Bei letzteren Patienten hatte eine Fraktur des HWS vorgelegen.

Zusammenfassende Darstellungen über das *Wallenberg-Syndrom* wurden von FOIX et al. (1925), LOUIS-BAR (1946) sowie CURRIER (1969) vorgelegt.

Einen *Riß* der *A. cerebellaris inf. post.* nach *Faustschlägen*, ohne daß Schädelbrüche vorlagen, mit tödlicher Subarachnoidalblutung beschrieben HEGER (1956) sowie DOLMAN (1986). Hinsichtlich Einzelheiten wird auf die Darstellung weiter unten verwiesen.

3. Klinische Befunde

Die *klinischen Erscheinungen* werden unter der Bezeichnung *Wallenberg-Syndrom* zusammengefaßt. Ein Verschluß dieser Gefäße führt zur Infarzierung des obersten Halsmarkes, des Hirnstammes und manchmal auch von Teilen der Kleinhirnhemisphäre. Der Gewebeschaden ist die Folge einer Störung der arteriellen Blutzufuhr. Das klinische Bild setzt plötzlich mit Drehschwindelattacken, Brechreiz, Singultus, Heiserkeit, Gaumensegellähmung auf der Herdseite, möglicher Dysarthrie und Dysphagie ein. Herdseitige Gesichtsschmerzen können Prodromi sein. Das Bewußtsein bleibt erhalten. Es besteht ein gleichzeitiges Horner-Syndrom mit halbseitiger Anhydrose des Gesichts, Nystagmus, Ausfall des Kornealreflexes mit gleichseitiger Sensibilitätsstörung im Areal des N. trigeminus. Auf der Herdseite entwickelt sich eine zerebelläre Hemiataxie. Veränderungen an den Pyramidenbahnen liegen nicht vor. Es liegt eine beidseitige Vestibularisschädigung vor, die sich in Gangabweichung zur erkrankten Seite hin äußert.

4. Mortalität

Die Prognose des Wallenberg-Syndroms, das auch bei jüngeren Menschen, wahrscheinlich embolisch, auftreten kann, wird mit zunehmendem Alter schlechter. Mit einer Mortalität von 50% nach 5 Jahren muß gerechnet werden (GÄNSHIRT 1983).

5. Isolierte traumatische subarachnoidale Blutung aus verletzter A. cerebellaris inferior posterior

DOLMAN (1986) teilte 2 Beobachtungen einer isolierten traumatischen subarachnoidalen Blutung mit, die ihren Ausgang von Verletzungen der A. cerebellaris post. inf. nahmen. Der Gefäßriß war im 1. Fall Folge eines Faustschlages in das Gesicht und im 2. Fall Folge eines Trittes gegen den Kopf. Ein Patient überlebte 3 Tage, der andere 3 Wochen. Beim letztgenannten Patienten fand sich eine Fibrose der Intima, es bestand eine partielle Nekrose des Hirnstammes.

Die wesentlichen Unterscheidungsmerkmale gegenüber sackförmigen Aneurysmen bestehen darin, daß sich die beschriebenen Läsionen am Gefäßstamm und nicht an Gefäßabzweigungen fanden und daß fibröse Gewebsreaktionen an der Gefäßwand vorlagen.

XX. A. cerebelli anterior und A. cerebelli inferior

Verlaufstypen der A. cerebelli ant. und A. cerebelli inf. sind in Abb. 53 und 54 dargestellt.

XXI. Spasmen von intrakraniellen Arterien

1. Einführung

Der Terminus *Vasospasmus* für eine *vorübergehende Gefäßverengung* wurde von Sir WILLIAM OSLER im Jahre 1911 geprägt.

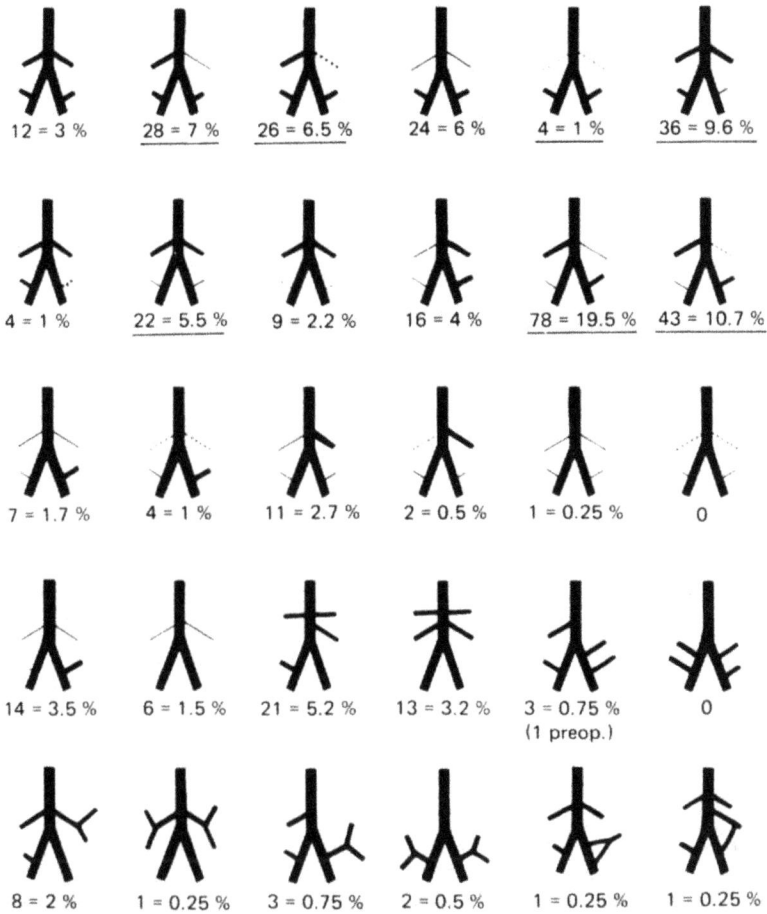

Abb. 53. Verlaufsvariationen der A. cerebelli ant. und A. cerebelli post. inf. (Aus YASARGIL 1984)

Ein *Vasospasmus* der *Hirngefäße* kann (1) *Folge* einer *subarachnoidalen Blutung* nach *Ruptur* eines *intrakraniellen Aneurysma* sein und (2) er kann nach *Gewalteinwirkung*, auch *postoperativ* auftreten.

Spasmen von Hirngefäßen stellen eine *reversible Konstriktion* der *Arterien* dar, meist nach Ruptur eines intrakraniellen Aneurysma (HAWKES u. OGLE 1965; HUGHES u. SCHIANCHI 1978; BLASO 1980). Die *Spasmen* sind *meist lokal*, sie können jedoch auch *diffus* und *multisegmental* sein (SAITO et al. 1977). Der Gefäßspasmus liegt im allgemeinen auf der Seite des rupturierten Aneurysmas, kann jedoch auch kontralateral vorkommen (JOHNSON et al. 1958; HAWKES u. OGLE 1965). ALLCOCK u. DRAKE (1965) machten darauf aufmerksam, daß Operationen an Aneurysmen in der Gegend des Karotissiphon besonders häufig Gefäßspasmen zur Folge haben.

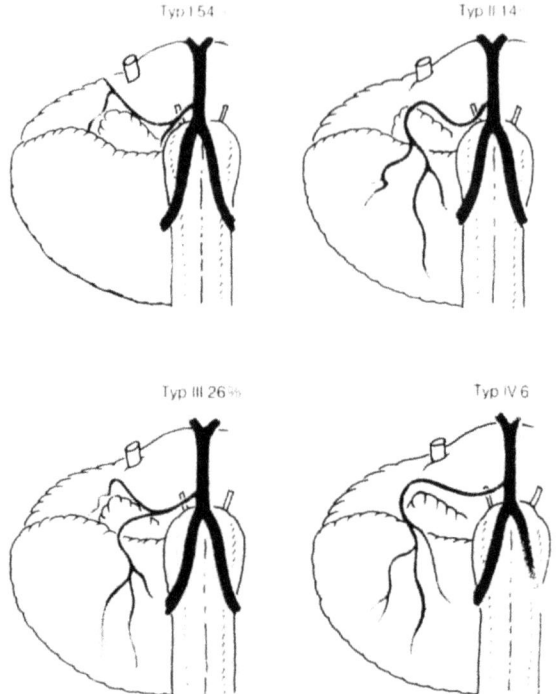

Abb. 54. A. cerebelli inf. Verlaufstypen. (Aus LANG 1981)

Es ist die Frage aufgeworfen worden, ob prä- und postoperative Gefäßspasmen verschieden sind. Interessant ist ein Vergleich von ALLCOCK u. DRAKE (1965), die fanden, daß von den 31 Patienten die präoperativ Gefäßspasmen hatten, bei 15 dieselben auch postoperativ vorhanden waren. BOHM u. HUGOSSON (1970) berichten, daß sämtliche Patienten mit präoperativen Gefäßspasmen auch solche nach der Operation hatten. Beide Autorengruppen weisen jedoch darauf hin, daß sie auch Patienten sahen, die lediglich postoperative Gefäßspasmen hatten.

2. Vorkommen von intrakraniellen Gefäßspasmen bei traumatischen Hirnschäden

An dem Vorkommen von Gefäßspasmen bei traumatischen Hirnschäden ist nicht mehr zu zweifeln. Arbeiten, die sich mit Zusammenhängen von Spasmen der Hirngefäße und mechanischer Gewalteinwirkung befassen, reichen bis in die 30er Jahre zurück (LÖHR 1936; RIECHERT 1947; TIWISINA 1956 u.a.). Eine Besprechung der Literatur und systematische Untersuchungen wurden von HUBER (1963) vorgelegt. Die Serie von HUBER bestand aus 175 Patienten, die kurz nach einer Schädel-Hirn-Verletzung angiographisch untersucht worden waren. Von diesen 175 Patienten hatten 13 (7,4%) Verengungen von Arterien, die als Gefäßspasmen gedeutet wurden. Bei weiteren 15 Fällen (8,6%) bestand eine lokale Durchblutungsstörung, die jeweils auf eine raumfordernde Blutung bezogen werden konnte. SUWANWELA u. SUWANWELA (1972) besprachen ebenfalls die Literatur und berichteten, daß Angaben über die Häufigkeit zwischen 2 und 31% schwankten.

Eingehende Darstellungen der *neurologischen, radiologischen* und *neuropathologischen Probleme* bei *Vorliegen* von *Gefäßspasmen intrakranieller Arterien* wurden vorgelegt von POTTER (1961), COLUMELLA et al. (1963), FREIDENFELD u. SUNDSTRÖM (1963), LEEDS et al. (1966), WILKINS et al. (1968), ECHLIN (1968, 1971), WILKINS u. ODOM (1970), SUWANWELA u. SUWANWELLA (1972), MCPERSON u. GRAHAM (1973), ARUTIUNOW et al. (1974), MARSHALL et al. (1978), BOULLIN (1980), BLASO (1980), sowie HUGHES (1980).

Zusammenfassende Darstellungen stammen von WILKINS (1975), ECHLIN (1980), BOULLIN (1980).

3. Häufigkeit

Die *Häufigkeit* von Gefäßspasmen nach Gewalteinwirkung gegen den Kopf wurde wie folgt angegeben: 10% (COLUMELLA et al. 1963), 5–10% (WILKINS u. ODOM 1970), 18,6% (SUWANWELA u. SUWANWELA 1972) sowie 31% (LEEDS et al. 1966).

4. Ursache für den posttraumatischen Gefäßspasmus

Die *Ursache* für den *posttraumatischen Gefäßspasmus* ist bisher unbekannt geblieben. Man hat Faktoren, wie Überstreckung von intrazerebralen Gefäßen, Druckwirkung durch übergelagerte Hämatome oder Schädelfrakturen, neben Vorhandensein von Blut im Subarachnoidalraum angeschuldigt. Im folgenden werden einige der veröffentlichten Serien aufgeführt: Bei 5 Fällen von Gefäßspasmus nach Schädel-Hirn-Verletzung hatten 2 ein intrazerebrales Hämatom (FREIDENFELFD u. SUNDSTRÖM 1963), in einer Serie von 39 Patienten mit Schädel-Hirn-Verletzungen hatten 11 (31%) einen Gefäßspasmus, keiner der Patienten hatte ein signifikantes extrazerebrales Hämatom, jedoch hatten die meisten sog. Rindenprellungsherde und einige intrazerebrale Hämatome (LEEDS et al. 1966), in einer Serie von 5 Patienten mit Schädel-Hirn-Verletzungen (die alle arteriographische Zeichen von Gefäßspasmus hatten) lag bei 2 ein subdurales Hämatom vor (WILKINS u. ODOM 1970).

Das *Einsetzen* der *Gefäßspasmen* ist *gewöhnlich verzögert* (WILKINS u. ODOM 1970, SUWANWELA u. SUWANWELA 1972; MARSHALL et al. 1978). Sie können für bis zu etwa 4 Wochen bestehen bleiben (WILKINS u. ODOM 1970). MCPERSON u. GRAHAM (1973), die *Autopsiematerial* ausgewertet hatten, kamen zu dem Schluß, daß in einigen Fällen ischämische Hirnschäden die Folge von Gehirngefäßspasmus sein können. Es unterliegt wohl keinem Zweifel, daß Gehirngefäßspasmen den klinischen Verlauf und damit auch die Prognose beeinflussen können.

Es kann als gesichert gelten, daß Blut im Subarachnoidalraum von Schädel-Hirn-Verletzten nicht immer vorhanden sein muß, um Gefäßspasmen zu erzeugen.

Die Vasospasmen können nach stumpfer Gewalteinwirkung an der A. carotis int. vorkommen (ECKER 1945; DECKER 1956; BLAND et al. 1967 sowie GURDJIAN et al. 1971) oder im vertebrobasilären Stromgebiet (MARSHALL et al. 1978).

Spasmen von intrakraniellen Arterien wurden bei arteriographischen Untersuchungen bei Schädel-Hirn-Verletzungen häufig beschrieben (ECKER u. RIEMENSCHNEIDER 1951). SUWANWELA u. SUWANWELA (1972) beschrieben 4 Typen: (1) *lokalisierte Verengung* der *Arterien* an der *Hirnbasis*, (2) *lokalisierte Verengung* von *Ästen* von *Arterien im Bereich von sog. Kontusionen*, (3) *diffuse Verengung* von *Arterien* und (4) *Spasmen* der *Gefäße* bei *penetrierenden Verletzungen*.

Bei 65 der 350 von den genannten Autoren angiographisch untersuchten Patienten (18,6%) fanden sich Verengungen von einer oder mehreren intrakraniellen Arterien. „Glücklicherweise ist eine solche Kontraktion meist nur von kurzer Dauer und wird von einem langdauernden Spasmus nur selten gefolgt" (KRAULAND 1982). Von Neurochirurgen wurden Spasmen von intrakraniellen Arterien nach deren Berührung mit Instrumenten wie Pinzetten etc. berichtet.

Gefäßspasmen werden am *häufigsten nach subarachnoidalen Blutungen* sowie nach *Ruptur eines Aneurysma* gefunden und beschrieben. Am ausgeprägtesten sind sie zwischen dem 7.–12. Tag, sie können mehrere Wochen bestehen bleiben (SATO u. SANO 1979).

XXII. Gefäßstenosen in extrakraniellen Abschnitten von Arterien des Gehirns

Anlagebedingte Stenosen müssen von *erworbenen Stenosen* unterschieden werden. Eine gute und brauchbare Einteilung bietet die Verschlußtypologie von BORN (1983) (vgl. Abb. 8, S. 27).

Der Einfluß von Stenosen in extrakraniellen Abschnitten von Arterien des Gehirns für die Entstehung von Hirninfarkten wurde von YATES u. HUTCHINSON (1961) in einer groß angelegten Studie untersucht.

Das gesamte Gefäßgebiet von der Aorta bis zum Gehirn wurde untersucht. Es wurden Autopsien bei 100 Patienten mit einer *klinischen Diagnose von zerebraler Ischämie* durchgeführt. Dabei wurden sowohl die Karotiden als auch die Vertebralarterien histologisch untersucht.

Hirninfarkte fanden sich bei 35 Patienten in einer Serie von 100. Es fanden sich 74 verschiedene Infarkte, von denen 16 im Kleinhirn lagen. Lediglich 22 der Infarkte und 19 der Fälle der Serie zeigten eine wesentliche Einengung oder einen vollständigen Verschluß von intrakraniellen Arterien. Jedoch fanden sich in den 35 Beobachtungen mit 3 Ausnahmen erhebliche Einengungen oder ein vollständiger Verschluß in den extrakraniell gelegenen Gefäßabschnitten.

Die *Gefäßprozesse* sowohl der *intrakraniellen* als auch der *extrakraniellen Gefäßabschnitte* bestehen im wesentlichen aus *atheromatösen Veränderungen* und *Thrombosen*. In vielen Fällen bestanden *Blutungen* in den *atheromatösen Plaques*.

In 33 der *10 Fälle* lagen *wesentliche Verengungen* oder *vollständige Verschlüsse* in *beiden Karotiden* und in den *Vertebralarterien* vor. Die *Karotiden* waren in *18 Fällen* und die *Vertebralarterien* in *7 Fällen allein betroffen*. Die A. carotis int. war in 51 dieser Beobachtungen wesentlich betroffen, insgesamt waren 77 Gefäße befallen; der *Karotissinus* war 67mal befallen. Unter den *40 Fällen* mit einer *ausgeprägten Beteiligung* der *Aa. vertebrales* fanden sich die *pathomorphologischen Veränderungen* über den *gesamten Gefäßapparat* verteilt. In 36 der 57 ausgeprägt veränderten Gefäße lag die Stenose in den ersten 2 cm des Gefäßes. Eindeutig konnte gezeigt werden, daß wesentliche Gefäßeinengungen oder vollständige Verschlüsse durch osteochondrotische Veränderungen der HWS verursacht werden konnten. In 19 Fällen der Serie waren ein oder mehrere extrakranielle Gefäßabschnitte durch einen Thrombus verschlossen, davon 16 mal die A. carotis und 6mal die A. vertebralis.

In der besprochenen Gruppe fanden sich 22 Fälle von Atherosklerosis der Herzkranzgefäße, darunter 7 mit Myokardinfarkt. Unter diesen 22 Fällen fanden sich 13 mit Hirninfarkten, 11 verstarben im Schock nach chirurgischen Eingriffen (3 davon mit Hirninfarkten) und 6 im traumatischen Schock (2 davon mit Hirninfarkten).

YATES u. HUTCHINSON (1961) fassen die Ergebnisse ihrer Untersuchungen dahin zusammen, daß ein Hirninfarkt selten nur eine einzige Ursache hat, er ist im allgemeinen das Ergebnis von systematischen Gefäßprozessen und Verengung von extrakraniellen oder intrakraniellen Gefäßabschnitten oder beiden. *Interessanterweise waren die extrakraniellen Gefäßabschnitte häufiger mit Hirninfarkten kombiniert als die intrakraniellen.* Der arterielle Gefäßprozeß scheint mit anfallsweise auftretenden Perioden von Hypotension einherzugehen, entweder durch Karotissinusreflexe oder Gefäßspasmen, die zu vorübergehenden Durchblutungsstörungen im Gehirn führen.

XXII. Die idiopathischen arteriellen (Forbus) Aneurysmen der Gehirngefäße

1. Historisches

Der Terminus *Aneurysma* leitet sich aus dem Griechischen ab: ἀνευρύνω = erweitern, öffnen, ἡ ἀνεύρυσις = Erweiterung, nachklassisch, spätgriechisch nach 300 v. Chr. τὸ ἀνεύρυσμα = Aneurysma, das eine umschriebene und dauernde Erweiterung oder Dilatation einer Arterienwand bezeichnet. Sie kommen durchwegs nur an Arterien vor und sind an Venen sehr selten. Der Ausdruck wurde in der medizinischen Nomenklatur schon von GALEN, PAUL VON AEGINA, RUFUS VON EPHESUS und ANTYLLUS ap. ORIBASIUM gebraucht, vgl. HYRTL (1880).

Aneurysmen waren bereits den Ärzten der Antike bekannt. Oberflächig liegende konnten bereits durch eine Inspektion des Körpers gesehen werden. Man kann annehmen, daß ein großer Teil dieser Aneurysmen traumatischer Natur war, einmal traten sie wohl nach Verletzungen durch die damaligen Kriegswaffen auf, zum anderen müssen sehr viele die Folge der sehr häufig vorgenommenen Venensektionen gewesen sein.

Der Gebrauch dieses Terminus, um zerebrale Aneurysmen zu beschreiben, geht auf RICHARD WISEMAN zurück, der 1669 die Meinung vertrat, daß zerebrale Aneurysmen die Ursache für Apoplexien seien.

RICHARD WISEMAN (1696) schrieb: „Of an aneurisma... It is a tumour, soft, white, and yielding to the touch, buth riseth again upon the removal of your finger, and is for the most part accompanied with pulsation of the artery... the Causes of Aneurisma's are divers, Internal, or External. The Internal Cause is, the impetuosity of the Blood, which moving with greater violence in its Channels than the Artery can sustain, doth forth its way through the side of the Vessel, and, bursting a hole in it, doth issue into the Space that lieth between it and the neighbouring Muscles, and framing itself a rest... this Impetus may rise first from the quantity of the Blood: Either when it is more than the vessel can contain, a case that seldom happens to produce an Aneurisma in any conspicous Vessel; but if any such thing be, it opens at the Nose, or Lungs, or in the Brain, (there causing an Apoplex)....

Eine gute Beschreibung eines Aneurysma der A. carotis gab LANCISI im Jahre 1728, der ein solches bei einer Adeligen beschrieb: „Who was affected by... palpitation of the heart... together with great pulsation of the right carotid artery... The eroding... fluids... gradually fall upon the carotid artery; and... began to affect the external coats of this vessel; which, as it makes an oblique curve, resembling the letter S, as it passes through the osseous canal into the interior of the cranium, can more readily be dilated in this than in any other part... a great impulse may be determined against a particular artery, which may, either from its own nature or from some obstructing cause, be less capable of resistance; when it must necessarily give way as we have already more fully proved."

Über Aneurysmen allgemein heißt es bei PETIT (1736): „When a certain portion of an artery has lost elasticity it becomes less capable of resisting the impulse of the blood; this part of its canal being constantly pressed upon by that fluid, gradually becomes longer, and a tumor, to which the name of aneurism by dilatation is given, may be seen to be formed there, and little by little, to increase in size."

MONRO schrieb 1760: „Authors mention true aneurisms in the brain, but I have not met with no account of any within the skull in such books as I have consulted... AETIUS, FERNELIUS, PARE, and a great many other authors mention aneurisms being frequent in the neck...."

Die Beschreibung des ersten intrakraniellen Aneurysma geht auf MORGAGNI zurück, der eine solche Beobachtung in seinem Buch: „*De Sedibus and Causis Morborum per Anatomen Indagatis*" beschrieb. Mir lag nur die Übersetzung ins englische von COOKE (1824) vor: „Apoplexy from extravasation on the surface, and within the substance of the cerebrum... a Venetian woman, fifty-five years of age... was seized with pain in the right temple and right eye, and afterwards became apoplectic. In about an hour she lost all control over her right hand; vomiting, and afterwards stertorous breathing came on, and she died in about six hours... when the calvaria was removed, extravasated blood was observed through the dura mater, which was found to cover the whole right hemisphere of the brain... a longitudinal cavity in the medullary substance of that hemisphere, capable of receiving two fingers... was full of grumous blood."

MORGANI beschrieb wahrscheinlich noch einen weiteren Fall eines rupturierten Aneurysma der A. carotis int. bei einem 22jährigen Mann.

BIUMI teilte 1778 eine Beobachtung mit, bei der er bei einer Autopsie einer 52jährigen Frau ein Aneurysma der A. carotis int. am Karotissinus fand, das derartig erweitert war, daß es gegen die umliegenden Gewebestrukturen preßte.

Ein Autopsiereport über ein bilaterales Carotis-cavernosus-Aneurysma wurde von BLANE im Jahre 1800 veröffentlicht. Die Autopsie hatte JOHN HUNTER an einer 69jährigen Frau im Jahre 1792 durchgeführt – EDWARD JENNER war anwesend – es heißt im einzelnen: „But the morbid appearance of this case which was so singular, and two which the symptoms of complaint seemed chiefly referrible, was two bulbs about five-eights of an inch in diameter, filling up the hollow on each side on the sella turcica, which were evidently dilatations of the carotid artery, and from their being filled with laminae of coagulated blood, there could be no doubt of their being aneurisms of those arteries."

BLANE hatte die Patientin mehr als ein Jahr vor ihrem Tode beobachten können, sie hatte über Stirnkopfschmerzen, verschwommenes Sehen und Diplopie geklagt. Sie litt außerdem an einer „intermittent insanity".

Eine weitere frühe Beobachtung stammt von BLACKHALL (1813).

SERRES (1819) beschrieb bei einer Autopsie eine massive Blutung an der Basis des Gehirns, die in das Ventrikelsystem eingebrochen war; sie entstammte einem rupturierten Aneurysma der A. basilaris.

Ein rupturiertes Aneurysma der A. basilaris wurde 1833 von JENNINGS beschrieben. Ein 54jähriger Mann hatte über einen Zeitraum von mehreren Jahren über starke Kopfschmerzen geklagt. Am Abend des 15. Dezember 1831 ging er früh schlafen. Die Ehefrau wurde durch ungewöhnliche Atemgeräusche des Mannes aufgeweckt: „On going to him, he informed her that he awoke suddenly, supposing that he had been violently struck at the back of the neck. He could scarcely breathe, and was confident that he was going to die. He almost immediately became insensible. There was complete resolution of all the limbs; when lifted from the bed, they fell as though dead and appeared quite insensible when pinched. Common sensation and motion appeared, however, to exist in the face, for, on tickling the cheek with a feather, the muscles contracted, and on introducing fluids into the mouth, the lips and cheeks moved, but he could not swallow. The pupils were not unnaturally dilated, and contracted on the application of light. When spoken to very loudly, and requested to put out his tongue, he made an effort to do so, but did not get it beyond his lips. He gave no other indication of consciousness... He soon became quite unconscious of any sound, however loud; respiration became slower and more labored, until about seven o'clock, when he died... The brain and spinal chord were removed together from the body... A large coagulum of blood was found covering the medulla oblongata... On carefully opening this clot, a small aneurism of the basilar artery was discovered. This aneurism, which was about the size of a pea, had given way, and had been the source from whence the haemorrhage had taken place... A comparison of the appearances after death, with the symptoms during life, give a very satisfactory explanation of the case... The extraordinary character of the respiration... the power of motion and sensation continuing in the face... the intelligence that was exhibited in the attempt to put out the tongue, the power of hearing... the distinct reference of the pain to the upper part of the neck, induced me to predict, before the dissection, that the injury would be found about the medulla oblongata."

Ein Aneurysma der rechten A. vertebralis bei einer 60jährigen Patientin, die noch mehrere andere der Aorta hatte, wurde von CRUVEILHIER (1835) beschrieben.

KINGSTON (1842) berichtete über einen 14jährigen Jungen mit einem Aneurysma der A. carotis int. und einem solchen der A. basilaris.

Eine weitere Mitteilung von multiplen intrakraniellen Aneurysmen wurde von CRISP (1847) veröffentlicht.

ROKITANSKY veröffentlichte 1852 eine wichtige Beobachtung, daß sich nämlich die verdünnte Media einer Arterie nicht in den Aneurysmasack fortsetzte, sondern bereits vor dessen Eintritt abrupt aufhörte.

BRINTON (1852) gab eine noch heute vorzügliche Übersicht über die in der Literatur veröffentlichten Beobachtungen. Dieser Autor gab bereits eine eingehende Darstellung der Altersverteilung, der Geschlechtsverteilung, der Lokalisation und der Größe.

Das durchschnittliche Lebensalter war 42. Das Vorkommen männlich:weiblich war 2:1.

Die Größenangaben lauteten: Die Hälfte war von Haselnuß-, ein Viertel von Erbs- und ein Viertel von Walnußgröße.

Nur bei Dreiachteln der Patienten trat eine Ruptur auf, bei einem Achtel kam es zu Druckerscheinungen, bei einem Achtel zu Anfällen, bei einem Achtel zur Kongestion oder Blutungen im Gehirn, bei einem Achtel zu entzündlichen Prozessen des Gehirns, bei einem Achtel lagen Unfälle vor. Bei 3 Patienten wurde mehr als ein Aneurysma gefunden, bei einem Patienten wurden 3 und bei einem Patienten war die gegenüberliegende A. carotis ebenfalls befallen, es lag demnach ein symmetrisches Vorkommen vor.

Sir WILLIAM GULL legte 1859 eine Übersicht über 62 Beobachtungen von intrakraniellen Aneurysmen vor. Seine Zusammenfassung lautet: „.... although we may, from the circumstances, suspect the presence of aneurism with the cranium, we have, at the last, no symptoms upon which' to around more than a probable diagnosis." In dieser Serie gab es 12 Aneurysmen der A. basilaris, die zwischen 1829 und 1859 veröffentlicht worden waren. Neun von ihnen waren rupturiert. Der Autor besprach die klinischen Befunde dieser Patienten.

Die Kommentare von GULL sind auch heute noch lesenswert: „Whenever young persons die with symptoms of ingravescent apoplexy, and after death large effusion of blood is found, especially if the effusion be over the surface of the brain in the meshes of the pia mater, the presence of an aneurism is probable... in younger subjects. In them aneurism commonly occurs without disease of the vessels generally, and is fatal either from rupture of the sac or from pressure or softening around it... There do not appear to be in the nature of the case any symptoms, or order of symptoms, upon which a diagnosis of cerebral aneurism can be made... although we may from the circumstances sometimes suspect the presence of aneurism within the cranium, we have, at the best, no symptoms upon which to ground more than a probable diagnosis."

Die klinischen Befunde wurden bereichert, wenn ADAMS (1869) bei einem Aneurysma der A. carotis int. im Sinus cavernosus eine Lähmung jeweils des 3., 4., 5. und 6. Hirnnerven beschrieb.

CHURCH (1869, 1870) hob hervor, daß Aneurysmen im frühen Lebensalter sehr selten sind. Nach seinen Angaben wurden bis dahin keine Versuche unternommen ihre Entstehung zu erklären.

PONFICK (1873) hatte multiple *mykotische intrakranielle Aneurysmen* beschrieben; bilateral war die A. cerebri med. befallen, bei Vorliegen einer Endocarditis verrucosa und gleichzeitigen Aneurysmen von Arterien von Milz und Nieren.

Es ist schwierig zu entscheiden, wer als erster ein intrakranielles Aneurysma zu Lebzeiten diagnostizierte. Die erste klinische Diagnose eines sackförmigen intrakraniellen Aneurysmas erfolgte wohl durch JONATHAN HUTCHINSON im Jahre 1875. Der Autor hatte 11 Jahre vor dem Tode seiner Patientin infolge eines Abszesses der Beckenregion ein intrakranielles Aneurysma diagnostiziert und eine Ligatur der A. carotis vorgeschlagen, die Patientin und andere Ärzte zögerten jedoch dem Eingriff zuzustimmen. Bei der Autopsie wurde ein Aneurysma „the size of a bantam's egg" (eines Zwerghuhns) im Bereich der mittleren Schädelgrube gefunden. Im einzelnen heißt es: „... the subject... first came under my care on March 8, 1861... She was 40 years of age... The upper lid of her left eye drooped so as almost to cover the pupil, and when looking straight forwards there was slight divergent squint... The superior, inferior and internal recti were all weakened, but none of them paralysed. The action of the superior oblique appeared to be perfect. Her pupil was fixed... she experienced a ‚dreadful throbbing' in the right temple... until... eleven years later, Mrs. S. remained under occasional observation... She complained of ‚such a drawing, numbing and tingling feeling' in the left cheek, side of tongue, jaw and eyelid. The top of her head also seemed numb, but she had no actual pain in these parts... I recollect, however, that there was a bruit, and my diagnosis of aneurism was so confident that we had on one occasion fixed the day for the ligature of the carotid. A medical friend whom I once took to see her expressed to her such a guarded opinion as to the prospect of advantage from that operation that she begged to have it delayed."

Die Patientin starb Mai 1872 infolge eines ausgedehnten Abszesses der linken Fossa iliaca, der mit einem Prozeß der Wirbelsäule in Zusammenhang stand; es lag noch ein großes abdominelles Aneurysma vor.

Die *postmortale Beschreibung* des Aneurysma der A. carotis int. am Karotissinus ist ausgezeichnet: „... a solid aneurismal tumour, the size of a bantam's egg, was found occupying the inner part of the left middle fossa of the skull. It was shaped much like an egg, with its smaller end upwards, its larger end rested in close apposition with the adjacent bones. The internal carotid passed up on its inner side, and a well defined, smooth-edged aperture about as larger as a number six catheter opened from its outer wall into the sac. The distal branches of the artery were pervious and passed up on the sides of the tumour. The optic nerve was in close apposition with the tumour, but there was no proof of its being injuriously compressed. The tumour rested on the Gasserian ganglion, which appeared to have been flattened out by its pressure. The motor nerves of the eyeball are lost on the wall of the tumour... The walls of the tumour, on its anterior and out part, are partially calcified."

Zwei Beobachtungen von Riesenaneurysmen wurden im Jahre 1887 von BRAMWELL detailliert beschrieben:

„*Case 1.* – Chronic amentia in a Women, aet. 43; Syncopal Attacks; Headache; Obesity; Partial Left-sided Hemiplegia; Difficulty of Articulation and Deglutition; Progressive Stupidity and Drowsiness; Death two years and nine month after the symptoms were first complained of; an Aneurysm, the size of a small Orange, springing from the Right Posterior Cerebral Artery, and projecting into the Third and Lateral Ventricles; Softening of the Brain-tissue around the Tumour; Haemorrhagic Pachymeningitis."

Folgende Beschreibung des *pathologischen Befundes* wurde gegeben: „The aneurism was completely filled with a dense and beautifully laminated blood-clot. The clot in the small secondary sac seemed more uniform and older than in the main tumour. The aneurism appeared, in short, to have undergone a complete natural cure... the calcification of the wall of the smaller secondary sac and the density and thickness of the fibrous wall of the large tumour showed that the aneurism must have been of old formation..."

Case 2. – Temporal Hemianopsia; Mental Derangement; Symptoms of a cerebral Tumour; Blindness; Mania; Gradual and Progressive Hebetude; Death; an Enormous Aneurism of the Right Internal Carotid Artery within the Skull; Erosion of the Sella Turcica; Pressure upon the Optic Nerves. Optic Chiasma, and Optic Tracts; Softening of the Brain-tissue around the Tumour."

EPPINGER (1887) hatte bereits auf den Befund hingewiesen, daß Aneurysmen an den Stellen auftreten, wo Defekte der Lamina elastica vorliegen. Er verwies bei einigen Aneurysmen auch auf das Vorliegen von atheromatösen Prozessen.

BEADLES (1907) veröffentlichte Auswertungen einer Serie von 555 autoptisch gefundenen Aneurysmen zerebraler Arterien. Seine Zusammenfassung lautete, es sei auch heute noch nicht besser möglich eine exakte Diagnose eines zerebralen Aneurysmas zu Lebzeiten zu stellen als zur Zeit der Veröffentlichung von GULL, die 1859 erfolgte.

FEARNSIDES (1916) untersuchte die klinischen und autoptischen Befunde von 44 Fällen von zerebralen Aneurysmen. Er hob hervor, daß keines dieser Aneurysmen die Folge eines syphilitischen Prozesses sei, wie es noch BARTHOLOW (1872) in der überwiegenden Zahl gemeint hatte. FEARNSIDES hob mit Recht hervor, daß eine kongenitale Schwäche der Gefäßwand bestehe, besonders an den Gefäßabzweigungen. Eine weitere Fortführung dieser Ätiologie erfolgte durch FORBUS (1930), der mikroskopische Untersuchungen vornahm und Muskeldefekte der Media an Bifurkationen beschrieb.

FORBUS (1930) untersuchte Arterien von 14 Kindern und 19 Erwachsenen. Defekte der Media oder Muskularis wurden von diesem Autor bei etwa 2/3 der Patienten beider Gruppen gefunden. Seine Schlußfolgerungen aus diesen Befunden lauteten, daß es sich bei Aneurysmen um erworbene Läsionen als Folge degenerativer Prozesse der Elastika und Defekten in der Muskularis handele.

Eine weitere wichtige Beobachtung stammt von GLYNN (1940), daß sackförmige Aneurysmen an den Hirngefäßen häufiger vorkommen als an muskulären Arterien anderer Körperregionen. Defekte der Media an den Bifurkationen der Arterien im Bereich des Circulus arteriosus cerebri (Willisii) wurden bei 81% von Patienten mit Aneurysmen und bei 80% derjenigen ohne Aneurysmen gefunden. Wichtig ist der Hinweis, daß lediglich 53% der zerebralen Arterien von Patienten die jünger als 2 Jahre waren Mediadefekte zeigten, während 91% der Patienten die älter als 20 Jahre waren, diese Mediadefekte zeigten. Hervorheben sollte man noch die Versuche von GLYNN, der diese Arterien mit ihren Bifurkationen Druckwerten zwischen 400 und 600 mm Hg aussetzte, ohne daß Zeichen von Ausbuchtungen der Gefäßwand nachweisbar waren. Obwohl sich die verwandten unfixierten Gewebe in einem nichtphysiologischen Zustand befanden, widerstanden die elastischen Elemente der Gefäßwand diesen hohen Drücken.

DANDY konnte noch 1944 schreiben: „There are three types of intracranial aneurysms... (1) Mycotic, (2) arteriosclerotic, and (3) congenital. Perhaps a fourth or syphilitic group should be included..."

Seit dieser Zeit ist den intrakraniellen Aneurysmen viel Beachtung geschenkt worden (MCDONALD u. KORB 1939; POPPEN 1951; HAMBY 1952; SAWYER u. PATE 1953; HOUSEPIAN u. POOL 1958; NYSTRÖM 1963; ALPERS 1965; MCCORMICK u. NOFZIGER 1965; POOL u. POTTS 1965; WRIGHT u. SWEET 1965).

Pathologische Untersuchungen wurden durchgeführt von FORSTER u. ALPERS (1945), CARMICHAEL (1950), WALKER u. ALLEGRE (1953), WILSON et al. (1954), STEHBENS (1959), ALPERS (1965).

Lesenswerte zusammenfassende Darstellungen über historische Aspekte der Aneurysmen allgemein, auch der intrakraniellen, stammen von ERICHSEN (1864), STEHBENS (1958), BULL (1962), EASTCOTT (1982) sowie WEIR (1985). Eine wesentliche Sammlung früherer Arbeiten über Aneurysmen wurde von dem Straßburger Anatomen und Chirurgen Thomas LAUTH (1835) herausgegeben, auf die ich verweise.

Erst durch die Einführung der zerebralen Angiographie durch EGAS MONIZ im Jahre 1927 konnten Aneurysmen intra vitam dargestellt werden.

2. Einführung

Eine Darstellung der traumatischen Aneurysmen der zum Gehirn führenden Arterien im Hals-/Nackenbereich und die der intrakraniellen extrazerebralen Arterien kann ohne vorhergehende kurze Abhandlung der idiopathischen kongenitalen (Forbus) Aneurysmen nicht erfolgen. Vor allem für den Gerichtsmediziner

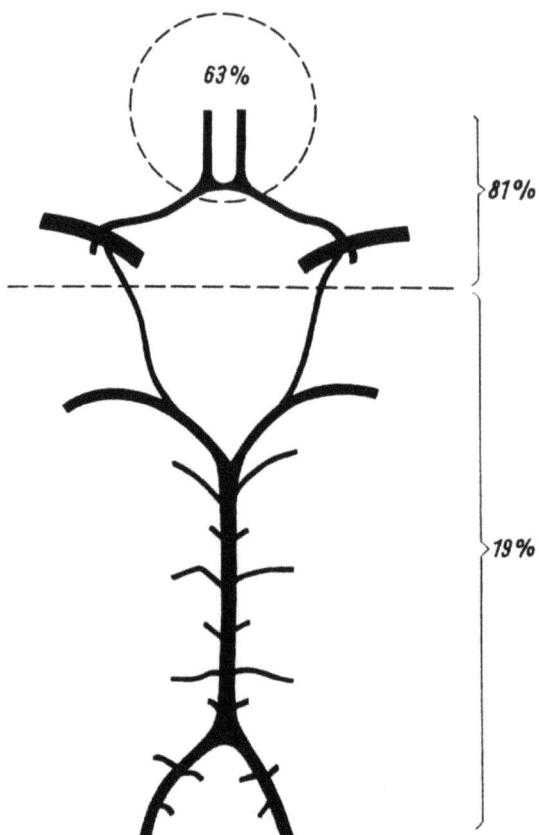

Abb. 55. Lokalisation der Hirnbasisaneurysmen. 14 der zumeist erbsengroßen sackförmigen Aneurysmen lagen an der A. communicans ant., 4 an der A. cerebri ant., 4 an der A. cerebri med. (zusammen 81% der 27 Aneurysmen), 3 an der A. cerebri post., 1 an der A. basilaris und 1 an der A. cerebelli inf. (Aus LEOPOLD 1985)

ist eine genaue differentialdiagnostische Abgrenzung beider Aneurysmatypen unerläßlich. Das ist m. E. nur dann möglich, wenn genaue und detaillierte Kenntnisse über Vorkommen, Lokalisation und Pathomorphologie der kongenitalen Aneurysmen dem Untersucher und Gutachter geläufig und vertraut sind.

Die sog. *idiopathischen kongenitalen arteriellen (Forbus) Aneurysmen* (auch „berry" = *Beeren* oder „saccular" = *zystische*) sackförmige *Aneurysmen* genannt, werden im wesentlichen am *Circulus arteriosus cerebri (Willisii)* oder in seiner direkten Umgebung gefunden (Abb. 55).

Die kongenitalen sackförmigen intrakraniellen Aneurysmen treten sekundär als Folge einer erworbenen „degenerativen" Schädigung der Membrana elastica int. an den Apices von Bifurkationen größerer intrakranieller Arterien auf. Diese „degenerativen" Schäden sind die Endzustände von hydrodynamisch entstandenen Kräften, die auf die Apices einwirken und die Wandung schädigen (Abb. 56). Der Impuls des Blutdruckes, der auf die Apices mit jeder Herzaktion einwirkt,

Einführung

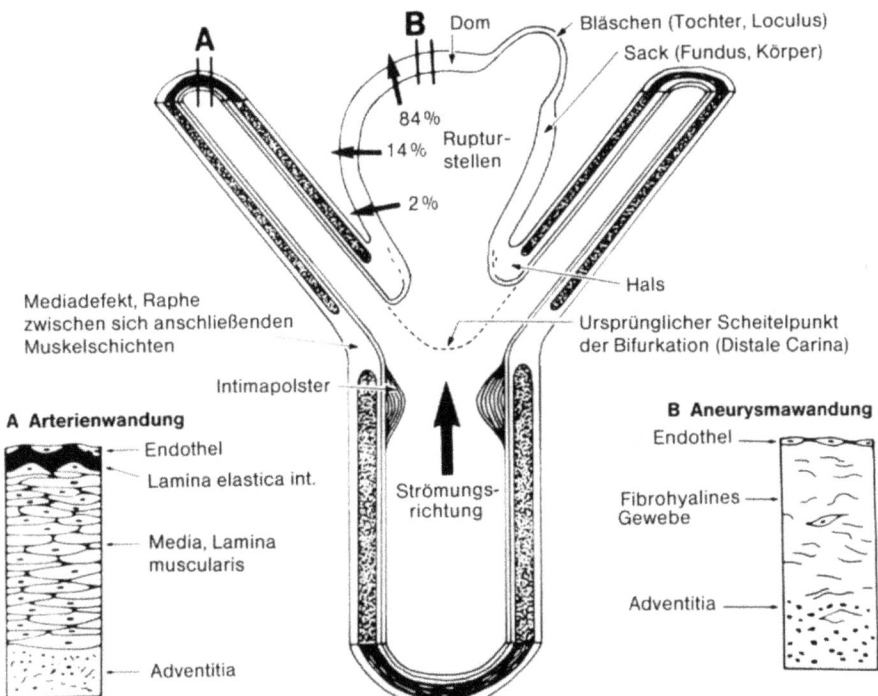

Abb. 56. Schematische Darstellung der Pathologie eines Aneurysmas. Die im Text genannte Terminologie um die verschiedenen strukturellen Komponenten einer menschlichen intrakraniellen Arterienbifurkation und eines Aneurysma zu benennen ist aufgeführt. Das Aneurysma ist an seiner üblichen Lokalisation an der Apex einer Bifurkation sichtbar. Die *Pfeile* zeigen die Richtung des arteriellen Blutstromes. (Aus WEIR 1985)

verursacht die initiale aneurysmatische Ausbuchtung. Die Größenzunahme (Wachstum ist ein inadäquater Terminus) tritt auf, wenn strukturelle Komponenten der Aneurysmawandung als Folge eines Prozesses von Materialermüdung durch die Vibration – Folge des turbulenten Blutstromes im Sack – an Stärke verlieren. Die Änderung der Wandstruktur führt zu elastischen Eigenschaften, die eine Ausdehnung, wie bei einem gesunden Gefäß nicht mehr zulassen. Die Ruptur tritt auf, wenn die oben genannten Faktoren gemeinsam einwirken. Der intraaneurysmatische Druck ist mit dem arteriellen Druck identisch.

In vitro Untersuchungen der elastischen Eigenschaften menschlicher intrakranieller Aneurysmen ergab, daß sie im Gegensatz zu den größeren intrakraniellen Arterien nicht ausdehnbar sind. Die veränderte Elastizität legt Zeugnis für die Zerstörung des elastischen Gewebes in der Aneurysmawand ab. Eine Analyse der physikalischen Faktoren, die einen Einfluß auf die Ruptur eines Aneurysma haben zeigt, daß die Wahrscheinlichkeit einer Ruptur mit dem Ansteigen des intraaneurysmatischen Druckes, mit der Zunahme der Größe des Aneurysma, der Abnahme der Wanddicke desselben und der Abnahme der strukturellen Komponenten ansteigt.

Die *aneurysmatische Ausstülpung* liegt zunächst jedenfalls im *subarachnoidalen Raum*. Sie können sich jedoch bei *Größenzunahme* sowohl in den *subduralen Raum* als auch ins *Hirngewebe selbst* ausdehnen. Der Ausdruck kongenital darf nicht dazu verleiten, daß diese Aneurysmen selbst kongenital sind, sie entwickeln sich nach der Geburt aus einer anlagebedingten Schwäche der Gefäßwand.

Über die Entstehung der menschlichen intrakraniellen sackförmigen Aneurysmen liegen keine einheitlichen Auffassungen vor. Die Mehrzahl der Autoren sieht in ihnen das Ergebnis von kongenitalen Defekten der Media an den Bifurkationen intrakranieller Arterien (FORBUS 1930; WILSON et al. 1954; HASSLER 1961; ALPERS 1965; POOL u. POOTS 1965).

Diesen Auffassungen, daß es sich um kongenitale Defekte handele, ist widersprochen worden (GLYNN 1940; STEHBENS 1963). Das Hauptargument gegen die Kongenitaltheorie besteht in dem Befund, daß die sackförmigen Aneurysmen fast immer an den Apices von Bifurkationen von Arterien gefunden werden, während Defekte in der Gefäßwand auch häufig an lateralen Gefäßwinkeln gefunden werden (STEHBENS 1959; HASSLER 1961; CROMPTON 1966; SAHS 1966). Ein weiterer Einwand gegen die Bedeutung eines kongenitalen Defektes wurde vorgebracht: Extrakraniell gelegene sackförmige Aneurysmen sind ungewöhnlich und selten, während Defekte in der Gefäßwand häufig vorkommen (HASSLER 1963).

Beachtenswerte Untersuchungen über hämodynamische Kräfte an den Apices der Gefäßbifurkation an Glasmodellen hat FERGUSON (1972) vorgenommen. Diese Modellversuche ergaben, daß in ihnen Turbulenzen vorliegen, Befunde, die auf Aneurysmen übertragen wurden. Einzelheiten finden sich in Tabelle 14.

3. Häufigkeit

Die Angaben über die *Häufigkeit* von *kongenitalen Aneurysmen* bei *Autopsien* schwanken erheblich, je nachdem, ob winzige, oft nur mit Hilfe einer Lupe wahrnehmbare *(Mikroaneurysmen)* miterfaßt wurden oder nicht. PITT fand 23 bei 9000 Autopsien (0,25%), FEARNSIDES (1916) 55 bei 5432 Autopsien (1,0%) und OSLER 12 bei 800 Autopsien (1,5%). SCHMIDT (1931) schätzte ihre Häufigkeit auf 0,5–1,5% aller Sektionen. Bei Sektionen wurden intakte Aneurysmen von RIGGS u. RUPP (1943) in 9% und von CHASON u. HINDMAN (1958) in 4,9% gefunden.

Weitere Angaben über ihre Häufigkeit stammen von McCORMICK u. NOFZIGER (1965) 1%, BERRY et al. (1966) 1,6%, HOUSEPIAN u. POOL (1958) 2,1%, COHEN (1955) 3,6%, CHASON u. HINDMAN (1958) 4,9% und STEHBENS (1963) 7,6%. Sie sind demnach relativ häufig und werden in etwa 0,5–9% der Autopsien als Nebenbefund angetroffen (COURVILLE 1945; TOOLE u. PATEL 1980; BOWEN 1984). Nach den Angaben von NORLÉN u. BARNUM (1953) ist etwa jeder hundertste Mensch Träger eines kongenitalen intrakraniellen Aneurysmas. Diese Zahlenangabe ist sicherlich zu niedrig gegriffen, wie ein Vergleich mit Angaben aus der Literatur zeigt.

HEYN u. NOETZEL (1956) werteten 37 Fälle mit intrakraniellen Aneurysmen aus, die in den vorhergegangenen 6 Jahren bei Autopsien gefunden wurden. Bei insgesamt 4540 Sektionen in dieser Zeit ergibt sich eine Häufigkeit der intrakraniellen Aneurysmen von ca. 0,8%, was etwa der von FEARNSIDES (1916) angegebenen entspricht.

Bemerkenswert ist, daß ihre prozentuale Häufigkeit in neueren Arbeiten durchweg als höher angegeben wird als in älteren. Je systematischer und sorgfältiger bei einer Autopsie, auch mit Hilfe einer Lupe, an den Gehirngefäßen nach sackförmigen Aneurysmen gefahndet wird, desto größer ist auch der

Tabelle 14. Abriß einer biophysikalischen Hypothese für den Anfang, die Größenzunahme und Ruptur von intrakraniellen Aneurysmen. (Aus FERGUSON 1972)

Aneurysma Stadium	Biophysikalischer Prozeß
Anfang	Axialer Blutstrom Zusammenprall führt zu hämodynamisch entstandenen Kräften führt zu umschriebener Zerstörung der Membrana elastica interna führt zu kleinen Ausbuchtungen
Größenzunahme	Turbulenz im Aneurysmasack führt zu Vibration der Wandung führt zu degenerativen Veränderungen der Wand
Ruptur	Zunahme der Größe des Aneurysma und Abnahme der Dicke der Wandung und Anstieg des Blutdruckes und Abnahme der Stärke der Wand führt zur Ruptur

Prozentsatz der gefundenen Aneurysmen. Doch spielt ohne Zweifel die Art des Untersuchungsgutes eine Rolle.

4. Größe kongenitaler Aneurysmen

Die Größe kongenitaler Aneurysmen schwankt von winzigen (1 mm), oft nur mit einer Lupe wahrnehmbaren *(Mikroaneurysmen)* bis zu solchen von mehr als 25 mm *(Riesenaneurysmen)*; sie haben gewöhnlich die Größe einer Erbse. Wichtig ist der Hinweis, die kleinen Aneurysmen nicht als „Miliaraneurysmen" zu bezeichnen; dieser Terminus muß denen von intrazerebralen Arteriolen und Kapillaren bei hypertonischen Patienten vorbehalten bleiben. Kleinere Aneurysmen, auch Thrombosereste, entziehen sich dem angiographischen Nachweis.

Teilt man den Circulus arteriosus cerebri durch eine gedachte Linie, die durch die A. communicantes post. verläuft, in einen vorderen und hinteren Anteil, so lassen sich etwa 90% aller sackförmigen Aneurysmen im vorderen und nur etwa 10% im hinteren Anteil nachweisen.

In der Literatur bestehen keine einheitlichen Vorstellungen über die Inzidenz von sackförmigen Aneurysmen an den verschiedenen Hirnarterien. Jedoch kann ein Befund jetzt wohl als gesichert gelten, daß die sackförmigen Aneurysmen am häufigsten an der A. communicans ant. vorkommen (KRAYENBÜHL u. YASARGIL 1958; CRAWFORD 1959; FREYTAG 1966; LOCKSLEY 1966; SACHS et al. 1968). Eine relativ hohe Inzidenz von sackförmigen Aneurysmen wird für die A. cerebri med. genannt (RICHARDSON u. HYLAND 1941; DINNING u. FALCONER 1953; PAKARINEN 1967; STEHBENS 1972).

Beachtenswert ist der Hinweis, daß viele der sackförmigen Aneurysmen, die sich an der A. communicans post. finden, in Wirklichkeit im Winkel des Abganges dieser Arterie, also noch in dem Gefäßgebiet der A. carotis int. abgehen.

5. Größe rupturierter kongenitaler Aneurysmen

Mit *zunehmender Größe des kongenitalen Aneurysma* nimmt auch die *Gefahr einer Ruptur zu* (CRAWFORD 1959). *Rupturierte kongenitale Aneurysmen* hatten einen Durchmesser von 5 mm und nichtrupturierte von 2 mm (CROMPTON 1966), MCCORMICK u. ACOSTARUA (1970) fanden eine durchschnittliche Größe von unrupturierten Aneurysmen bei Frauen von 17,4 mm und bei Männer von 9,2 mm. Die nichtrupturierten Aneurysmen hatten einen Durchmesser von jeweils 4,9 mm bzw. 4,4 mm. Nach den Angaben von WIEBERS et al. (1981) tritt bei einem Durchmesser der Aneurysmen von mehr als 1 cm in etwa 50% der Fälle bereits innerhalb der folgenden 2½ Monate eine Ruptur auf; werden alle Aneurysmengrößen mit einbezogen, so kommt es in 25% der Fälle innerhalb eines Jahres zur Ruptur (LOCKSLEY 1966). Die Gefahr einer Ruptur nimmt bei den großen Aneurysmen wieder ab.

Nach den Angaben von RICHARDSON et al. (1966) rupturierten 70% der kongenitalen Aneurysmen der A. communicans post. erneut, wenn sie größer als 9 mm waren, während solche erneuten Rupturen nur bei 43% von denen auftraten, die eine Größe von weniger als 9 mm hatten. Angaben aus der „*Cooperative Study of Aneurysms*" (LOCKSLEY 1966) ergaben, daß die kritische Größe des Aneurysma bei einer Ruptur etwa 7–10 mm betrug.

6. Topographie der kongenitalen Aneurysmen

Zur *Topographie* der *kongenitalen Aneurysmen* liegt eine umfangreiche Literatur vor. Es steht außer Frage, daß intrazerebrale Aneurysmen im Vergleich zu extrazerebralen selten sind.

Ihre *Lokalisation* an den verschiedenen intrakraniellen Gefäßabschnitten wurde in einer Reihe von Arbeiten dargestellt (RICHARDSON u. HYLAND 1941; GABOR u. POTONDI 1967; KLAGES 1970; PATEL u. RICHARDSON 1971; PIA u. FONTANA 1977; HORI u. SUZUKI 1979; MEYERMANN u. YASARGIL 1981; WELLER et al. 1983; JENSEN 1983, 1985). In der großen Serie von BRATZKE et al. (1986) deckt sich die Verteilung der Aneurysmen auf die verschiedenen Schlagaderabschnitte mit der allgemeinen Erfahrung, wonach überwiegend die vorderen und mittleren Hirnschlagadern betroffen sind, während an der A. cerebri post. und ihren Verbindungsästen sowie der A. basilaris mit den Wirbel- und Kleinhirnschlagadern sehr viel seltener Aneurysmen auftreten.

Die *idiopathischen kongenitalen Aneurysmen* finden sich häufig an *Teilungsstellen* von *arteriellen Gefäßstämmen oder dort, wo kleinere Gefäßäste aus einem Hauptast abzweigen*. Es unterliegt jedoch keinem Zweifel, daß einige Aneurysmen durchaus *nicht* an Gefäßverzweigungen oder -abgängen, wie oben geschildert, liegen, ein Befund, auf den Hughes (1980) ausdrücklich hingewiesen hatte, und den ich bestätigen kann. Die Aneurysmen sind entweder mehr rundlich oder längsoval, sind mit einem dünneren Stiel mit dem Gefäß verbunden oder aber es handelt sich um sackartige breite Ausbuchtungen der Gefäßwand. Ihre Oberfläche ist mehr oder weniger gebündelt. Sie können vereinzelt auch multipel vorkommen. Sie entwickeln sich mit Vorliebe an den basalen Arterien des Circulus arteriosus cerebri Willisii, vor allem in dessen vorderen Anteilen und bevorzugt an den Gefäßgabelungen und -abzweigungen. Aber es muß an das gelegentliche Vorkommen von arteriellen Aneurysmen weit entfernt von dieser Region gedacht werden.

Kleinere und wohl auch jüngere sackförmige Aneurysmen besitzen eine sehr dünne, oft durchsichtige Wand, die von älteren Aneurysmen ist trübe und undurchsichtig, sowie verdickt.

Eppinger (1887) hatte diese Aneurysmen auf kongenitale Defekte der Lamina elastica int. zurückgeführt, Forbus (1928, 1929, 1930) auf kongenitale Muskeldefekte, vor allem in der Nähe von Gefäßverzweigungen, Brenner (1943) auf Residuen embryonaler Gefäßsprossen. Diese kongenitalen Theorien wurden von Stehbens (1972) als nicht erwiesen abgelehnt. Dieser Verfasser hielt entzündliche und degenerative Veränderungen der Gefäßwand für wesentliche Faktoren in der Pathogenese; er vermochte seine Vorstellungen jedoch nicht überzeugend zu belegen.

Forbus (1929) legte bedeutsame Ergebnisse von Untersuchungen der Blutgefäße des Gehirns von Gesunden vor. Er fand bei 25 von 31 Fällen angeborene Defekte der Media, die besonders an den Teilungsstellen der Arterien lagen. Der Autor faßte diese als Loci minoris resistentiae auf, die die Entstehung von Aneurysmen erlauben würden.

Ehe mit der Besprechung der sackförmigen Aneurysmen der Arterien der Hirnbasis begonnen wird, sind einige Vorbemerkungen notwendig: (1) Es unterliegt keinem Zweifel, daß bereits bei Säuglingen, Kleinkindern, Kindern und Jugendlichen derartige Aneurysmen bei Fehlen von jeglichen anderen Veränderungen der Gefäßwand vorliegen (Jones u. Shearburn 1961; Vapalathi et al. 1969; Engelhardt 1976). (2) Die Mitteilungen von Forbus (1930) über das Vorhandensein von Lücken in der Media („medial gaps") an den Gefäßverzweigungen des Circulus arteriosus cerebri Willisii, an jenen Stellen also, an denen sich die sackförmigen Aneurysmen finden, brachten einen wesentlichen Fortschritt in unserem Verständnis dieser Aneurysmen. Die Befunde von Forbus und seine daraus gezogenen Schlußfolgerungen wurden von einer Reihe von anderen Autoren bestätigt (Voncken 1931; Chase 1932; Schmidt 1938; Richardson u. Hyland 1941; Krauland 1942; Bremer 1943; Forster u. Alpers 1945). Krauland (1982) schreibt, daß diese Aneurysmen demnach nach fast einhelliger Ansicht nicht als „kongenital" anzusehen sind, vielmehr seien sie auf eine anlagemäßige oder, man sollte besser sagen, kongenitale Wandschwäche zurückzuführen. Nach Kraulands Vorstellungen wird ihre Entstehung offensichtlich durch eine Schädigung der Elastica int. im Bereich der Medialücken eingeleitet, deren Natur nicht ohne weiteres zu erklären ist. Im Bereich der Medialücken ließen sich eine ganze Reihe von Schäden nachweisen, angefangen von bloßen Knickungen bis zu Unterbrechungen über größere Strecken.

RICHARDSON u. HYLAND (1941) untersuchten 118 Fälle von subarachnoidalen Blutungen, 8 große nichtgeborstene Aneurysmen, die lokale Druckwirkungen auf das Hirngewebe ausübten und 9 Aneurysmen, die sie bei Autopsien fanden. Nach ihrer Darstellung sind diese Aneurysmen rund oder sackförmig, sie treten an Gefäßbifurkationen auf. Sie bezeichneten diese Aneurysmen, die sie als kongenital auffassen, ohne daß man dafür den Beweis antreten könne, als „berry-Aneurysmen". Sie fanden sich sowohl an normalen Gefäßen als auch an solchen mit verschiedenen Graden von Arteriosklerose. Die Autoren faßten ihre Meinung folgendermaßen zusammen: „The medial defects are probably developmental and play a part in causing aneurysms, but there is another unrecognized acquired lesion which causes degeneration of elastic tissue."

Weitere wichtige Befunde wurden von RIGGS u. RUPP (1943) vorgelegt. Sie führten aus, daß sie nicht in der Lage waren, Aneurysmen bei Kleinkindern und Kindern in der Altersgruppe unter 10 Jahren zu finden. Dem muß widersprochen werden, Einzelheiten finden sich weiter unten. Nach den Ergebnissen dieser Autoren fanden sich nur 26 % der Aneurysmen an arteriellen Aufzweigungen und 74 % fanden sich an den Abzweigungsstellen kleinerer Arterien von größeren.

FORSTER und ALPERS (1945) nahmen histologische Untersuchungen an 8 Aneurysmen vor. Sie beschrieben Alterationen in der Lamina elastica int., die von Aufsplitterung und Fragmentierung bis zu einem völligen Verlust dieser Membran reichten.

Es scheint so, daß neben den kongenitalen auch entwicklungsgeschichtlich bedingte Faktoren bei der Entstehung von sackförmigen Aneurysmen vorliegen.

Hier ist der Hinweis angebracht, daß die oben genannten Medialücken recht häufig vorliegen, während die sackförmigen Aneurysmen sehr viel seltener vorkommen. Aus diesen Gründen haben RICHARDSON u. HYLAND (1941) sowie KRAULAND (1942) erwogen, ob im Einzelfall die Widerstandskraft der Elastica int. durch „toxische" Prozesse herabgesetzt werden könnte, ohne allerdings, wie der letztgenannte Autor selbst hervorhebt, konkrete Beweise dafür zu haben.

7. Geschlechtsverteilung und familiäre Häufung

Diese kongenitalen Aneurysmen wurden zunächst bei Autopsien gefunden. Es findet sich in den meisten Serien ein leichtes Überwiegen des weiblichen Geschlechts und manchmal scheint eine familiäre Häufung vorzuliegen (HUGHES 1980).

8. Altersverteilung

Blutungen aus Aneurysmen des Gehirns in den ersten beiden Jahrzehnten sind selten. Sie wurden bei Säuglingen und Kleinkindern vereinzelt gefunden (UHLMANN u. KUNZEL 1969; ENGELHARDT 1976; STEHBENS 1983). Der jüngste Patient über den in der Literatur berichtet wurde war ein 19 Tage alter Säugling (LIPPER et al. 1978). In der Serie von BRATZKE et al. (1986) fanden sich 6 Fälle von Aneurysmen in den ersten beiden Lebensjahrzehnten (1,47 % des Untersuchungsgutes), es fiel auf, daß nur 2mal die Quelle der subarachnoidalen Blutung nachgewiesen werden konnte.

9. Pathogenese

Die sackförmigen Aneurysmen sind für die Mehrzahl der Autoren auf angeborene kongenitale Fehlbildungen zu beziehen, während eine zweite, kleinere Autorengruppe degenerative oder entzündliche Prozesse verantwortlich macht, die sich erst nach der Geburt entwickeln.

Die Theorie, daß die sackförmigen Aneurysmen auf kongenitale Fehlbildungen zu beziehen sind, reicht in die Mitte des letzten Jahrhunderts zurück (GULL 1859; LEBERT 1866; EPPINGER 1887). FORBUS (1928, 1929, 1930) verhalf mit seinen Befunden, daß die kongenitalen Defekte der Media an den Gabelungen der Arterien den Ausgangspunkt für die Aneurysmen bilden, der Fehlbildungstheorie zu allgemeiner Zustimmung (ROBERTSON 1949; KRAULAND 1957). An den genannten Defekten, an den Gabelungen der Arterien, an denen der höchste Druck angenommen wird, kommt es zu bläschen- oder beerenartigen Auswölbungen an den Stellen mit der größten Wandschwäche. Die Gefäßwand wölbt sich unter dem intraarteriellen Druck nach außen.

Weitere Argumente, die für die Theorie der Fehlbildungen genannt werden, sind gehäuftes Auftreten von sackförmigen Aneurysmen bei Mitgliedern einer Familie, das Vorkommen von mehreren Aneurysmen bei einem Patienten und das gehäufte Vorkommen von sackförmigen Aneurysmen bei den häufigen Variationen des Circulus arteriosus cerebri Willisii.

Gegen die Vorstellung, daß die Lücke in der Muskulatur der Arterienwand die alleinige Ursache dieser Aneurysmen sei, sind, worauf bereits hingewiesen wurde, von einer Reihe von Autoren – wie STEHBENS (1983) sowie WELLER et al. (1983) – Einwände erhoben worden, da solche Lücken regelmäßig in großer Zahl an den verschiedenen Gefäßabschnitten vorliegen würden, ohne daß sich dort derartige Aneurysmen bilden würden.

10. Medialücken der Arterien der Hirnbasis

FORBUS (1928, 1929) hat auf die *Medialücken an Abgängen und Gabelungen der Arterien der Hirnbasis* in systematischen Untersuchungen aufmerksam gemacht. Diese Untersuchungen waren dadurch initiiert worden, weil diese Stellen der *Ausgangspunkt* der *sackförmigen Aneurysmen* an den *extrazerebralen intrakraniellen Arterien* waren. Die *Medialücken* können als ein normaler und häufiger Befund angesehen werden. Nach den Untersuchungen von FORBUS (1928, 1929) und KRAULAND (1942) ergibt sich, daß sich die Muskelhaut des Stammgefäßes früher entwickelt als die des Astes. Jeder Seitenast hat seine eigene „*Ringmuskulatur*", die sich von der des Stammgefäßes deutlich abgrenzt. Am Abgang eines kleinen Seitenastes weichen die ringförmig angeordneten Muskellagen des Stammgefäßes auseinander. Es entsteht dadurch ein *lanzettförmiger Schlitz* in der *Muskelhaut des Stammgefäßes*, wobei die seitlichen Winkel von Muskelfasern frei bleiben können, so daß die Gefäßwand nur mehr aus Intima, Elastica int. und Adventitia besteht (KRAULAND 1982).

Feingewebliche Befunde bei Untersuchung des Aneurysmasackes: Ein Befund, auf den zunächst hingewiesen werden muß, besteht in dem Nichtvorhandensein einer Media im Aneurysmasack. Auf diesen Befund, auf den meines Wissens

EPPINGER (1887) zuerst aufmerksam machte, ist fast von jedem Autor, der Aneurysmasäcke histologisch untersuchte, hingewiesen worden. Die Aneurysmawand besteht aus wenigen Lagen Bindegewebe und einer unterbrochenen Endothelschicht.

In größeren und wohl auch älteren sackförmigen Aneurysmen sind die Wandungen des Sackes erheblich bindegewebig verdickt. Arteriosklerotische Plaques sind ein regelmäßiger Befund. Gelegentlich sieht man in der Aneurysmawand intramural gelegene Blutungsreste mit Siderophagen. Der Sack des Aneurysma kann von Thromben ausgefüllt sein, die sich in verschiedenen Organisationsstadien befinden können; Kalkeinlagerungen können vorliegen.

HASSLER veröffentlichte 1961 die Ergebnisse ausführlicher histologischer Untersuchungen der Gefäßanteile mit Medialücken. Er fand neben kleinen Aneurysmen alle Stadien bis zu den großen, oft ausgebuchteten, sackförmigen Aneurysmen, damit ließ sich ihre Entstehung lückenlos darstellen. Die Entstehung der sackförmigen Aneurysmen aus Medialücken ist auch experimentell untersucht worden (FORBUS 1930; HASSLER 1961; FERGUSON 1972; STEHBENS 1972). Ich verweise auf diese Ergebnisse, die keine überzeugenden Befunde erbrachten, und die von KRAULAND (1982) diskutiert wurden.

Während manche Autoren darauf hinweisen, daß bei der Ausbildung der kongenitalen Aneurysmen (manchmal spricht man auch fälschlicherweise von „Wachstum", gemeint ist wohl ihr Größerwerden) Hypertension, Arteriosklerose mit atheromatösen Plaques vorhanden sind (HUGHES 1980), kann man wohl fragen, ob diese Kombination nicht eher ein zufälliges Ereignis ist, vor allem, wenn es sich um ältere Patienten handelt. Es ist eine Erfahrungstatsache, daß die ganz kleinen und die großen Aneurysmen gewöhnlich seltener rupturieren, daß die Rupturen gewöhnlich bei den mittelgroßen mit einem Durchmesser von 5–10 mm auftreten (HUGHES 1980). Die Wandung der größeren Aneurysmen ist oft durch Schichten von Thrombengewebe verdickt und damit verstärkt.

11. „Verschwinden" eines intrakraniellen Aneurysma bei erneuter Angiographie

Es wurden in der Literatur Beobachtungen mitgeteilt, in denen Aneurysmen arteriographisch eindeutig darstellbar waren, die bei später vorgenommenen Arteriographien jedoch nicht mehr sichtbar waren. Es ist jedoch eine Warnung angebracht, mit dem Begriff „Ausheilung" sehr zurückhaltend und vorsichtig zu sein. Es kann zu einer Abdeckung des Defektes durch Fibrinschichten kommen oder aber zu einer Thrombosierung.

12. Ruptur von intrakraniellen Aneurysmen

Die Ruptur eines sackförmigen Aneurysma tritt häufig bei körperlichen Anstrengungen und Belastungen auf. Es ist nicht bekannt, darüber läßt sich m. E. nur spekulieren, ob auch seelische Belastungen und Erregungen eine ursächliche Rolle bei einer Ruptur spielen. Auch die Hypertension ist als ursächlicher Faktor bei einer Ruptur genannt worden, ohne daß sich jedoch sichere Beweise dafür erbringen lassen. Eine Ruptur kann aber auch bei völliger Ruhe, im Schlaf etwa, auftreten.

Daß Gewalteinwirkungen gegen den Kopf in Einzelfällen zu Rupturen von sackförmigen Aneurysmen führen können, kann als gesichert gelten. Auf der anderen Seite gibt es viele Patienten, die schwere Schädel-Hirn-Verletzungen erlitten haben, an deren Folgen sie verstarben und die nicht rupturierte, intakte sackförmige Aneurysmen haben. Uns fehlen größere Serien von Patienten, die infolge schwerer Schädel-Hirn-Verletzungen verstarben, und deren Gehirne systematisch auf bestehende nichtrupturierte sackförmige Aneurysmen untersucht wurden.

Eine charakteristische Folge der Ruptur von intrakraniellen sackförmigen Aneurysmen ist die subarachnoidale Blutung, die sich sowohl an der Hirnbasis im Subarachnoidalraum ausbreiten kann als auch in das Hirngewebe einbrechen und dort ausbreiten kann. Rezidive von Blutungen sind häufig. Die subarachnoidale Blutung an der Hirnbasis kann zu einer Tamponade der großen basalen Zisternen führen, die Blutung kann sich durch die Foramina Magendi und Luschkae in das Ventrikelsystem ausbreiten, ebenso auch auf die Mantelfläche der Großhirnhemisphären und in den Subarachnoidalraum des Rückenmarks. Die subarachnoidale Blutung an der Hirnbasis, begleitet von einer Tamponade der großen basalen Zisternen, führt in kürzester Zeit durch Druckwirkung auf vitale Zentren der Medulla oblongata zum Tode. Schon frühzeitig bildet sich in derartigen Fällen auch ein generalisiertes Hirnödem aus mit allen sich daraus ableitbaren Komplikationen.

Bei der *makroskopischen Untersuchung* eines Gehirns ist oft das geborstene Aneurysma nicht mehr auffindbar. Es kann sich in den Massen geronnenen Blutes finden. Vorsichtige Präparation von Teilen der geronnenen Blutmassen mit Hilfe einer Lupe kann in einigen Fällen zu einem Aufdecken der Blutungsquelle führen. Perfusionen des betroffenen Gefäßes unter Druck kann einmal zu sich daraus ableitbaren Artefakten führen und zum anderen werden alle Gewebsreaktionen an der Rupturstelle weggespült. Die Rupturstelle muß mit Hilfe von Serienschnitten untersucht werden. Hinsichtlich Einzelheiten verweise ich auf KRAULAND (1982).

Wird die Rupturblutung überlebt, so kommt es zu einer Verdickung der weichen Hirnhäute infolge einer sich ausbreitenden Fibrose. Die weichen Häute sind getrübt, zunächst ist noch eine bräunliche, dann gelbliche und schließlich weißlich-beige Verfärbung sichtbar.

Feingeweblich finden sich in frischen Blutungen intakte Erythrozyten, die erst nach 1–2 Tagen auslaugen und sich verklumpen. Nach etwa 3 Tagen finden sich Lymphozyten und Granulozyten. Nach einigen Tagen werden Makrophagen sichtbar, es kommt zu einem mobilen Gewebsabbau. Erythrozyten können nun in Makrophagen und Gitterzellen nachgewiesen werden. Nach etwa 12–14 Tagen beginnt auch eine Proliferation von Fibroblasten. Hämosiderin- und später auch Hamatoidinpigment kommt sowohl intrazellulär als auch frei im Bindegewebe liegend vor. Die zellulären Elemente verschwinden bis auf wenige, die auch später noch nachweisbar sind; es liegt eine, wie oben schon erwähnt, Fibrose der weichen Häute vor.

Die oberen Rindenschichten können mitbetroffen sein, vor allem die erste Rindenschicht, die Molekularzellschicht zeigt eine diffuse gliöse Proliferation.

Da einige sackförmige Aneurysmen sich in das umliegende Hirngewebe ausgebreitet haben, können sich Rupturblutungen auch in das Hirngewebe selbst ausbreiten. Besonders sackförmige Aneurysmen der A. cerebri ant. und der A. communicans. können in das Hirngewebe einbrechen. Der Sitz der intrazerebralen Blutung läßt im allgemeinen Rückschlüsse auf die betroffene Arterie zu. Die intrazerebralen Blutungen vermögen auch in das Ventrikelsystem einzubrechen.

Die Arachnoidea kann durch die expandierende Blutung einreißen, so daß die Rupturblutung sich in den Subduralraum fortsetzen und sich dort ausbreiten kann. Ihre Zahl ist gar nicht so gering, in einer autoptisch untersuchten Serie von sackförmigen Aneurysmen fand WALTON (1956) in 5% eine subdurale Blutung, SCHNECK (1964) sogar in 20%.

Nach der Ruptur eines sackförmigen Aneurysma formieren sich an den Rändern des rupturierten Aneurysmasackes Thromben. Vom falschen Aneurysmasack, der sich um den Thrombus herum gebildet hat, setzen Organisationsprozesse ein. Die Wand des falschen Aneurysmasackes besteht schließlich aus kollagenen Fasern, in denen sich reichlich Siderophagen finden.

Ischämische Veränderungen im Hirngewebe, meist im Ausbreitungsgebiet des betroffenen Gefäßes können vorliegen, sie kommen unter dem feingeweblichen Bild von elektriven *Parenchymnekrosen* vor. Spasmen von intrakraniellen Arterien stellen einen häufigen Befund dar.

13. Intrazerebraler Einbruch und subarachnoidale Blutung aus der Rupturblutung

Bei diesen 37 Fällen von HEYN u. NOETZEL (1956) erfolgte bei 31 eine Rupturblutung, 24mal lag eine tödliche massive intrazerebrale Blutung und 7mal eine subarachnoidale Blutung vor. In 6 Fällen handelte es sich um nicht rupturierte Aneurysmen. Die 24 mit einer massiven tödlichen intrazerebralen Blutung einhergehenden Fälle umfassen mit 77% demnach den weitaus größten Teil der rupturierten Aneurysmen. Die Befunde von HEYN u. NOETZEL (1956) stehen demnach in guter Übereinstimmung mit denen von WALLESCH (1924), RICHARDSON u. HYLAND (1941), ROBERTSON (1949), HAMBY (1952) sowie WILLIAMS et al. (1955).

Diese von HEYN u. NOETZEL (1956) autoptisch erhobenen Befunde stehen im Gegensatz zu den klinischen Beobachtungen (MAGEE 1943; WOLF et al. 1945, MOUNT 1951), nach denen die Rupturblutung in den Subarachnoidalraum häufiger sein soll.

Die Häufigkeit der intrazerebralen und rein subarachnoidalen Rupturblutungen aus Angaben der Literatur HEYN u. NOETZEL (1956) sind in Tabelle 15 zusammengefaßt worden.

14. Die Entstehung der intrazerebralen Rupturblutung

Hinsichtlich der Entstehung der intrazerebralen Rupturblutung aus Aneurysmen haben HEYN u. NOETZEL (1956) eine Reihe von Faktoren aufgeführt: In einem Teil der Fälle haben sich meist kleine, Aneurysmen in die Hirnrinde hinein

Tabelle 15. Häufigkeit der intrazerebralen und rein subarachnoidalen Rupturblutungen. (Aus Heyn u. Noetzel 1956)

Autor	Rupturblutungen	Intrazerebral %	Subarachnoidal %
Wallesch (1924)	173	62	38
Richardson u. Hyland (1944)	27	70	30
Robertson (1949)	93	69	31
Hamby (1942)	44	52	48
Williams et al. (1955)	94	60	60
Heyn u. Noetzel (1956)	34	75	25

entwickelt. In anderen wächst das meist sackartig sich vergrößernde Aneurysma, begünstigt durch den knöchernen Widerstand des Schädels, sekundär gegen das Gehirn vor, oder es kommt infolge vorangegangener Subarachnoidalraumblutungen durch narbige Verschwielungen zu einer Abschirmung des Aneurysma gegen den Subarachnoidalraum. Hierdurch und durch die Richtung der Rupturblutung entscheidet es sich, ob eine subarachnoidale oder intrazerebrale Blutung entsteht.

15. Blutungsquelle der intrazerebralen Blutungen

Bei den zu massiven intrazerebralen Blutungen führenden Aneurysmen handelt es sich in allen 24 Fällen der Serie von Heyn u. Noetzel um solche der A. carotis int.; 15mal erfolgte die Blutung aus der A. cerebri ant., 8mal aus der A. cerebri med. und einmal aus dem intrakraniellen Abschnitt der A. carotis int. kurz vor ihrer Aufgabelung.

Das seltene Vorkommen intrazerebraler Massenblutungen aus der A. vertebralis, A. basilaris und der A. cerebri post. ist, wie Heyn u. Noetzel zurecht betonen, in dem freien Verlauf dieser Gefäße im Subarachnoidalraum begründet.

16. Lokalisation der intrazerebralen Blutungen aus Aneurysmarupturen

Die *intrazerebrale Lokalisation* zeigt entsprechend dem *Sitz der Aneurysmen bestimmte Prädilektionsorte*. In der überwiegenden Mehrzahl der Fälle erfolgte in der Serie von Heyn u. Noetzel die Blutung in die Frontal- und Temporallappen, seltener in das Parietalhirn.

Hervorzuheben ist, daß in dieser Serie die massive intrazerebrale Blutung in das Ventrikelsystem eingebrochen war. Bei 15 Aneurysmen der A. cerebri ant. und des Ramus communicans ant. war in jedem Fall die Blutung in das Ventrikelsystem eingebrochen, bei den 8 Fällen der A. cerebri med. dagegen nur 3mal. Die anatomische Beziehung zwischen einem Aneurysma der linken A. cerebri med.

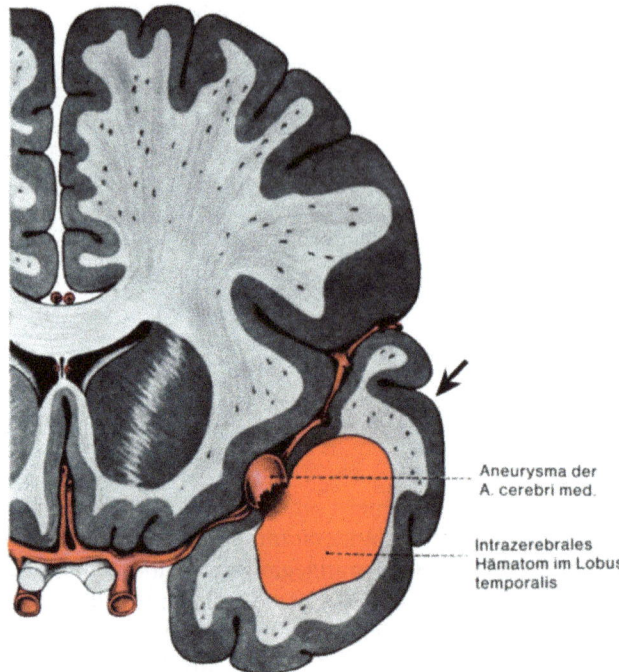

Abb. 57. Anatomische Beziehung zwischen einem Aneurysma der linken A. cerebri med. mit einem intrazerebralen Hämatom des Lobus temporalis. (Aus KEMPE 1985)

mit einem intrazerebralen Hämatom des Lobus temporalis zeigt Abb. 57. In einigen Fällen lag eine Tamponade aller Hirnkammern vor.

Die Verteilung der bei Autopsien gefundenen intrakraniellen Blutung nach ihrer Herkunft zeigt Tabelle 16 von WEIR (1987).

17. Ruptur eines Aneurysma mit Subarachnoidalblutung

Die *Subarachnoidalblutung nach Ruptur eines Aneurysma* kann auf verschiedenen Wegen entstehen. Die bekannteste Entstehungsweise ist nach HEYN u. NOETZEL die direkte Ruptur in den Subarachnoidalraum. Auch bei 18 der 24 Fälle mit tödlicher intrazerebraler Ruptur bestand eine allerdings umschriebene, subarachnoidale Blutung in unmittelbarer Nachbarschaft des Aneurysma. Ferner war es bei den 18 in die Hirnkammern eingebrochenen Rupturblutungen über den Aquädukt und den 4. Ventrikel zu einer Blutung in die basalen Zisternen gekommen.

18. Vorkommen von Rezidivblutungen

Nur bei den Aneurysmen der A. cerebri ant. kamen länger zurückliegende *Rezidivblutungen* vor. Dabei lag bei den 5 Fällen von HEYN u. NOETZEL zwischen der ersten Rupturblutung und der tödlichen intrazerebralen Blutung ein Intervall:

Tabelle 16. Verteilung der bei Autopsien gefundenen intrakraniellen Blutungen nach ihrer Herkunft. (Aus WEIR 1987)

Arterie mit Aneurysma	ROBERTSON (1949)	WILLIAMS et al. (1955)	CROMPTON (1962)	MCCORMICK u. ROSENFIELD (1973)	REYNOLDS u. SHAW (1981)
A. cerebri ant.	29 (45%)	21 (37%)	27 (44%)	4 (20%)	46 (46%)
A. cerebri med.	24 (37%)	13 (23%)	16 (26%)	11 (55%)	33 (33%)
A. pericallosa	6 (9%)	5 (9%)	6 (10%)	0 (0%)	mit A. cerebri ant. zusammengefaßt
A. carotis int.	4 (6%)	18 (32%)	13 (21%)	4 (20%)	13 (13%)
A. vertebralis und A. basilaris	2 (3%)	0 (0%)	0 (0%)	1 (5%)	8 (8%)
Gesamtzahl der Fälle	65 (100%)	57 (100%)	62 (100%)	20 (100%)	100 (100%)

einmal von 24 Jahren, einmal von 4 Jahren und 3mal von etwa einem Jahr. Bei den Aneurysmen der A. cerebri med. dagegen lag keine Rupturblutung länger als einen Monat zurück.

19. Neuropathologische Befunde nach Ruptur von kongenitalen Aneurysmen

Die *neuropathologischen Alterationen* nach *Ruptur* von *kongenitalen Aneurysmen* sind in einer Reihe von Arbeiten eingehend beschrieben worden (RICHARDSON u. HYLAND 1941; ROBERTSON 1949; WILSON et al. 1954; TOMLINSON 1959; BIRSE u. TOM 1960; SMITH 1963; CROMPTON 1964; STEHBENS 1973). Die Auswertung einer kooperativen Studie von 5431 Fällen von nichttraumatischen subarachnoidalen Blutungen bietet ebenfalls reiche Ergebnisse (LOCKSLEY 1966). Die letzte zusammenfassende und sehr lesenswerte Darstellung, auf die ich für Einzelheiten hinweise, erfolgte durch HUGHES (1980).

Die *Einteilung* der *Haupttodesursachen* nach *Ruptur* von *kongenitalen Aneurysmen* in *3 Gruppen* durch HUGHES (1980) ist deshalb so überzeugend, weil dieser Autor bei seiner Einteilung klinische und allgemeinpathologische Befunde mitverwendete, die seiner Einteilung soviel Wert verleihen. Ich folge HUGHES (1980):

Die *1. Gruppe* stirbt an *komplizierenden Prozessen*, wie *Lungeninfarkten* infolge *Lungenembolien* von *thrombosierten Beinvenen* herrührend oder an *beidseitiger hypostatischer Bronchopneumonie*, morphologische Prozesse, die häufig die Folge verlängerter Bettruhe, Einengung der Bewußtseinslage und chirurgischer Eingriffe sind.

Die *2. Gruppe* besteht aus jenen Patienten, bei denen es zu einem *intrazrebralen Einbruch der Blutung* gegebenenfalls auch zu einem *intraventrikulären Einbruch mit Ventrikeltamponade* kommt. Eine häufige und klassische Untergruppe ist das sich nach oben Ausdehnen der subarachnoidalen Blutung nach Ruptur eines Aneurysma entlang der A. communicans ant. Die ins Gehirn einbrechende subarachnoidale Blutung bewirkt hier eine massive intrazerebrale Blutung, die die Basis der Frontallappen einnimmt und auch in die Seitenventrikel vordringen und einbrechen kann. Die *Folgen* sind *massive Ventrikeltamponaden*, die durchwegs *therapeutisch nicht beeinflußbar* sind und daher eine sehr *infauste Prognose* haben.

Die *3. Gruppe* zeigt *früh eine erhebliche Hirnschwellung*, die die *Hauptursache für den Tod* darstellt. Es erübrigt sich der Hinweis, daß in den beiden anderen Gruppen die Hirnschwellung sicherlich auch ein bedeutender komplizierender Faktor ist, die aber dort nicht die Bedeutung hat, wie in der letztgenannten Gruppe. HUGHES (1980) weist hier nachdrücklich auf die *Folgen von arteriellen Gefäßspasmen* der *Hirngefäße* hin. Man kann *Frühspasmen* von *Spätspasmen („delayed spasms")* unterscheiden, es kommen weiterhin *kurzdauernde* und *anhaltende Spasmen* vor. Als besonders typisch werden die *bilateralen Infarkte* im Bereich der *Aa. cerebri ant.* infolge Spasmen dieser beiden Arterien hervorgehoben. Das entwickelt sich meist nach Ruptur eines kongenitalen Aneurysmas der A. communicans ant. Es sind letztlich nicht nur die basalen Anteile beider Frontallappen befallen, sondern der Infarkt folgt auch dem Ausbreitungsgebiet der A. cerebri ant. in die Schläfen- und Hinterhauptlappen. Da sich eine *erhebliche Hirnschwellung* in kurzer Zeit einstellt, kommt es zu *massiven transtentoriellen Hernien* und solchen des *Gyrus cinguli* unter der *Falx cerebri* zur *Gegenseite*. Weiterhin kann sich ein *traumatisches Mittelhirnsyndrom* mit einer *ausgeprägten Verformung* von *Mittelhirn* und *Pons* und *sekundärtraumatischen Mittelhirn-* und *Ponsblutungen* entwickeln.

Die *Hirninfarkte* nach *Gefäßspasmen intrakranieller Arterien* zeigen ein morphologisches Bild, das sich von denen eines Gefäßverschlusses einer der intrakraniellen Arterien unterscheidet. Die *Infarkte* nach *Gefäßspasmen* sind nur *Teilinfarkte*. Es finden sich *pathomorphologische Alterationen*, die von ischämischen Veränderungen verschiedener Ausprägung bis zu *Teilinfarkten* reichen. Das klassische Bild eines Totalinfarktes im Ausbreitungsgebiet einer der intrakraniellen Arterien findet sich nie. Der Gefäßspasmus bedingt eine Einengung des Gefäßlumens und keinen vollständigen Verschluß. Der resultierende Teilinfarkt imponiert als blasses geschwollenes Areal im Hirngewebe. Es besteht keine Schwierigkeit, herauszufinden, welches Gefäßgebiet befallen ist, worauf HUGHES mit Recht hinweist, es ist jedoch nur ein Teil des gesamten Gefäßausbreitungsgebietes befallen.

Das *mikroskopische Bild* zeigt *ischämische Veränderungen* in der *Hirnrinde*. Es besteht das *Bild* der *partiellen Nekrose* mit Befallensein oder Verlust der Nervenzellen, während die gliösen Elemente proliferieren. Einzelne Areale zeigten jedoch das *Bild* der *totalen Nekrose* mit Verlust von Nervenzellen und gliösen Elementen. Alle Stadien *mobilen Abbaus* können sich je nach dem Stadium finden.

Lokale Reaktion des *Hirngewebes* auf die *subarachnoidale Blutung* führt im *Subarachnoidalraum* zu einer *aseptischen entzündlichen Reaktion*. Man spricht manchmal auch – der Begriff ist nicht sehr glücklich gewählt – von einer „*hämatogenen Meningitis*".

Diese Gewebsreaktionen wurden im Tierversuch eingehend untersucht (JACKSON 1949). Die pathologischen Alterationen wurden von STEHBENS (1972) sowie HUGHES (1980) ausführlich beschrieben.

Infolge des *Eindringens von Blut* in den *Subarachnoidalraum* dehnt sich derselbe aus, es dringt dabei auch Blut in die Windungstäler ein. Eine *geringgradige vorübergehende leukozytäre Infiltration* liegt nach etwa 12 h vor. Danach kommt es für die nächstfolgenden Tage zu einer *ausgeprägten lymphozytären Reaktion*. Etwa vom 2. Tag an finden sich auch *Makrophagen im Subarachnoidalraum*, ihre Zahl nimmt in den nächsten Tagen erheblich zu. Es kommt zu *ausgedehnter Phagozytose*, zwischen dem 6. und 8. Tag enthalten einige Makrophagen Hämosiderin. Der *mobile Abbau* ist ausgeprägt. Die Reste der Erythrozyten werden durch Phagozytose abgeräumt. Nach der phagozytären Phase, die je nach der Größe der Blutung 2–4 Wochen anhalten kann, setzt eine *bindegewebige Proliferation* im *Subarachnoidalraum* ein. Detaillierte Schilderungen über die Phagozytose des Blutes im Subarachnoidalraum wurden von SPRONG (1934), HAMMES (1944), SIMMONDS (1952, 1953), ADAMS u. PRAWIROHARDJO (1959), DUPONT et al. (1961) sowie SHABO u. MAXWELL (1968) vorgelegt.

20. Gewebliche Veränderungen an den Gefäßen in Autopsiefällen

Den *geweblichen Veränderungen* an den *Gefäßen* in *Autopsieserien* wurde nicht viel oder gar keine Beachtung geschenkt (BIRSE u. TOM 1960; CRAWFORD 1959, RICHARDSON u. HYLAND 1941; ROBERTSON 1949; WILSON et al. 1954; TOMLINSON 1959; SMITH 1963; CROMPTON 1964). Wesentliche und interessante Befunde stammen jedoch von CONWAY u. MCDONALD (1972), die aus einer Serie von 12 Autopsiefällen von Patienten besteht, die zwischen einem Tag und 15 Monaten nach einer subarachnoidalen Blutung verstarben. Bei den 5 Beobachtungen mit Überlebenszeiten von mehr als einem Monat fanden die genannten Autoren *konzentrisches subendotheliales Granulationsgewebe*, das zu einer *Verdickung der Intima der größeren Gehirnarterien führte*. Weitere beispielhafte detaillierte Untersuchungen wurden durchgeführt von HUGHES u. OPPENHEIMER (1969), auf die ich hier nur verweise; vgl. auch die Zusammenfassung von HUGHES (1980).

21. Differentialdiagnose der kongenitalen Aneurysmen von anderen Aneurysmatypen

Außer den bereits im vorhergehenden eingehend besprochenen idiopathischen oder kongenitalen sackförmigen und traumatischen Aneurysmen müssen weitere Gruppen von Aneurysmen klinisch und vor allem morphologisch von diesen abgegrenzt werden. Es handelt sich im einzelnen um:

a) Sogenannte Ektasien, spindelförmige oder fusiforme Aneurysmen

Die sog. *Ektasien*, spindelförmige oder *fusiforme Aneurysmen*, den ganzen Gefäßumfang einnehmende spindelförmige Ausweitungen – es sind eigentlich keine Aneurysmen im engeren Sinne, sondern es handelt sich um *gewundene Erweiterungen* (*Dolichoectasiae*) von Arterien – die meist mit einer ausgeprägten Arteriosklerose einhergehen, daher auch der Terminus *atherosklerotische Ektasien* (*Arterioektasien*). Die Arteriosklerose spielt bei der Pathogenese der idiopathischen oder kongenitalen Aneurysmen keine Rolle. Wenn eine solche bei den echten idiopathischen Aneurysmen vorhanden ist, so handelt es sich um einen Nebenbefund.

Die sog. *Arterioektasien*, die aus spindeligen, zylindrischen oder konischen Ausweitungen verschiedenen Ausmaßes des Gefäßrohres bestehen, sind im allgemeinen umschrieben, sie gleichen in ihrer Form deformierten Zigarren oder Zeppelinen. Sie können sowohl thrombosieren als auch rupturieren. Da die spindelförmigen Aneurysmen oft so groß werden können, daß sie raumfordernd auf das umliegende Hirngewebe einwirken, verdrängen sie Anteile der Unterfläche des Hirnstammes – Mittelhirn, Brücke und Medulla oblongata – und führen so zu mehr oder minder ausgeprägten Nekrosen im entsprechenden Gewebe. Thrombotische Verschlüsse werden als häufig vorkommend beschrieben (BASSOE 1939; PAULSON et al. 1959).

Angaben über Rupturen in der Literatur sind sehr widersprüchlich, während LOEB u. MEYER (1965) und POOL u. POTTS (1965) sie für selten halten, vertreten NIJENSOHN et al. (1974) die Ansicht, daß es sich um häufige Vorkommnisse handele.

Die A. basilaris ist ein bevorzugter Sitz von spindelförmigen Aneurysmen. Neben umschriebenen Erweichungen im Hirnstamm können sie den N. trigeminus in Mitleidenschaft ziehen.

Die spindelförmigen Aneurysmen sind jedoch nicht immer mit einer Atheromatose der Gefäßwand vergesellschaftet (GREITZ u. LÖFSTEDT 1954).

Feingeweblich lassen sich Schwankungen der Dicke der Media nachweisen, die in diesem Bereich keine arteriosklerotischen Veränderungen zeigt. Die Lamina elastica int. ist häufig unterbrochen und weist Schwankungen in ihrer Dicke auf.

Die Literatur zur Frage, ob arteriosklerotische Prozesse Ursache für spindelförmige Aneurysmen sind, ist ebenfalls kontrovers, eine wohl größere Zahl von Autoren sieht eine solche Verursachung als gegeben an (RICHARDSON u. HYLAND 1941; STAEMMLER 1955; NIJENSOHN et al. 1974). Andere Untersucher lehnen einen solchen Zusammenhang ab (GREITZ u. LÖFSTEDT 1954).

Bei 50 Autopsien von Aneurysmen der A. basilaris, die NIJENSOHN et al. (1974) untersuchten, waren 46% vom fusiformen Typ. Die Altersverteilung dieser Patienten lag zwischen 51 und 87 Jahren, mit einem Durchschnittsalter von 67 Jahren. 74% der Patienten hatten arteriosklerotische Herzbefunde, 52% hatten eine Hypertension und 43% hatten eine gleichzeitig bestehende schwere Arteriosklerose. In einem hohen Prozentsatz dieser Patienten mit fusiformen Aneurysmen lagen zusätzlich auch sackförmige an verschiedenen Gefäßgebieten vor.

b) Sogenannte intrakranielle infektiöse Aneurysmen

Als Sonderform der *intrakraniellen infektiösen Aneurysmen* gelten die *intrakraniellen embolischen Aneurysmen* bei *Endocarditis lenta*, die zuerst von PONFICK (1873) beschrieben wurden. Ein infizierter Embolus bewirkt zunächst eine umschriebene bakterielle Arteritis, die zu aneurysmatischer Ausweitung des betroffenen Gefäßabschnittes führen kann. Sie werden heute nur noch selten gefunden. Folgen dieser infektiösen Aneurysmen können Hirnabszesse, Empyeme, thrombophlebitische und enzephalitische Prozesse sein. Die Aneurysmen können jedoch auch rupturieren und zu schweren morphologischen Hirnschäden führen.

Die Wahrscheinlichkeit, daß ein Patient mit einer subakuten bakteriellen Endokarditis ein infektiöses Aneurysma hat, das rupturiert, liegt unter 5% (WEIR 1987).

Entsprechende Fälle von rupturierten infektiösen Aneurysma aus der frühen Literatur wurden veröffentlicht von BRIGHT (1831), KIRKES (1852), CHURCH (1869, 1870), OSLER (1885), HORDER (1909), STENGEL u. WOLFRATH (1923).

Eine gute Übersicht der Literatur findet sich bei WEIR (1987).

c) Sogenannte intrakranielle mykotische Aneurysmen

Sogenannte *intrakranielle mykotische Aneurysmen* werden in der Literatur als sehr selten oder selten beschrieben, sie kommen jedoch nach *infizierten mykotischen Embolien im Gehirn* doch relativ häufiger vor als gemeinhin angenommen wird.

Häufige Mikroben sind Candida, Aspergillus, Phykomyzetes. Die mykotischen Aneurysmen bilden sich sehr langsam, über Zeiträume von Monaten aus, sie rupturieren spät. Etwa 17% kommen multipel vor (WEIR 1987). Der letztgenannte Autor gibt eine gute Literaturübersicht.

Aneurysmen, die Folgen syphilitischer Infektionen waren, sog. *Spirochätenaneurysmen*, kamen früher sehr häufig vor, jedoch sind Fälle aus der modernen Literatur äußerst selten (BASSONE 1939; LODDER et al. 1982).

Eine Beobachtung von multiplen intrakraniellen mykotischen Aneurysmen als Komplikation einer posttraumatischen Leptomeningitis durch eine Pseudomonasinfektion ist als extrem selten anzusehen.

HEIDELBERGER et al. (1968) berichteten über einen 18jährigen Patienten, der bei einer Gewalteinwirkung einen Trümmerbruch im Bereich des Sinus frontalis davontrug. Es entwickelten sich multiple zerebrale mykotische Aneurysmen, die als Komplikation einer posttraumatischen Pseudomonasinfektion auftraten. Der Tod erfolgte infolge einer subarachnoidalen Blutung, die nach Ruptur eines der Aneurysmen auftrat. Diese Beobachtung ist insofern bemerkenswert, als sich die mykotischen Aneurysmen durch einen infektiösen Prozeß des Gehirns entwickelten, der auf die Hirngefäße übergriff und nicht durch septische Embolien.

d) Intrakranielle Aneurysmen bei metastatischen Tumoren des Gehirns

Intrakranielle Aneurysmen bei metastatischen Tumoren sind wahrscheinlich nicht so selten wie sich aus der spärlichen Literatur ergibt. Es wird ihnen wahrscheinlich nicht genügend Aufmerksamkeit geschenkt. Sie werden auch als *onkotische* oder *neoplastische Aneurysmen* bezeichnet.

Eine frühe Mitteilung stammt von BURTON u. JOHNSTON (1970). Der Patient hatte ein *Myxom des Herzens*. Es lagen mehrere zerebrale Aneurysmen vor, die angiographisch nachgewiesen werden konnten. Myxomatöse Tumorzellen hatten die subendotheliale Region penetriert. Ein ähnlicher Fall wurde von PRICE et al. (1970) veröffentlicht.

VAUGHAN u. HOWARD (1962) beschrieben einen Patienten mit einer tödlichen intrakraniellen Blutung nach Ruptur einer „meningealen" Arterie, die von einem *Chorionepitheliom* invadiert worden war. WEIR et al. (1978) gaben eine Literaturübersicht.

Ho (1982) berichtete über einen 68jährigen Patienten, der nach Ruptur eines neoplastischen Aneurysma verstarb. Es handelte sich wahrscheinlich um ein bronchogenes Karzinom. Weitere Fälle teilten REINA u. SEAL (1974) sowie HELMER (1976) mit.

22. Nichtnachweisbarkeit einiger rupturierter intrakranieller Aneurysmen

Der Nachweis der Aneurysmen gelang nicht in 24,2% (VON HOFMANN 1894), in 10,0% (COURVILLE 1962), in 16,7% (KLAGES 1970) sowie 14,5% (BRATZKE et al. 1986). Diese relativ hohen Prozentwerte legen die Frage nahe, ob die Quelle aller subarachnoidalen Blutungen ein geplatztes Aneurysma ist. PETERS (1970) hatte die Meinung vertreten, daß die Ursache der spontanen Hirnblutung praktisch immer ein geplatztes Aneurysma ist. Dem steht die Angabe von HEIDRICH (1970) gegenüber, daß nur 60% der nichttraumatischen subarachnoidalen Blutungen auf intrakranielle Gefäßmißbildungen (Aneurysmen, Angiome) zurückzuführen sind, während für die restlichen Fälle die verschiedensten Prozesse in Frage kommen, bei denen eine allgemeine Gefäßwandschädigung vorliegt.

Neben den Aneurysmen sind als Blutungsquelle besonders Angiome beschrieben worden (COURVILLE 1945; CRAWFORD u. RUSSELL 1956; KRAYENBÜHL u. YASARGIL 1958; GERLACH u. JENSEN 1960; LOCKSLEY 1966; FOX 1983; JENSEN 1985). *Weitere* jedoch *seltene Blutungsquellen* sind die *V. Galeni* (HOFFMAN et al. 1982), die *Sinus der Dura mater* (COURVILLE 1945; NETTER 1958); oder *Anastomosen* der *A. basilaris* und *A. meningea med.* (KATZ et al. 1981).

23. Multiple kongenitale intrakranielle Aneurysmen

Die *kongenitalen Aneurysmen* der *extrazerebralen Gefäße* der *Hirnbasis* sind *oft multipel* angelegt, FORBUS wies darauf hin, daß an der Teilungsstelle der Gefäße, und zwar gerade in dem spitzen Winkel, in dem sich die kongenitalen Aneurysmen bevorzugt finden, ein Muskeldefekt in der Gefäßwand findet. FORBUS schloß aus experimentellen Untersuchungen, daß der größte Druck des Blutstromes die Spitze einer Bifurkation eines Gefäßes trifft.

In der Serie von 1080 kongenitalen sackförmigen Aneurysmen des Gehirns von SUZUKI u. SAKURAI (1979) (Tabelle 17) fanden sich 183 Fälle von multiplen Aneurysmen, von ihnen wurden 166 klinisch und 34 autoptisch untersucht. Die Häufigkeit der kongenitalen multiplen Aneurysmen in der klinischen Studie betrug damit 15,4%. In dieser Serie von 166 klinisch nachweisbaren Fällen fanden sich 393 kongenitale Aneurysmen des Gehirns, davon bestanden bei 127 Patienten 2 Aneurysmen, bei 25 Fällen 3 Aneurysmen, bei 9 Fällen 4 Aneurysmen, bei 4 Fällen 5 Aneurysmen und bei einem 8 Aneurysmen (SUZUKI u. SAKURAI 1979).

Tabelle 17. Häufigkeit von multiplen kongenitalen Aneurysmen des Gehirns (Aus SUZUKI u. SAKURAI 1979)

	Autoren	Zahl der Fälle		Zahl der multiplen Aneurysmen
Zahlen die auf Autopsieserien beruhen	KING et al. (1954)	18	6	33,3%
	WILSON et al (1954)	143	27	18,9%
	CROMPTON (1962)	172	50	29,1%
	TAVERAS u. WOOD (1963)	149	35	21,5%
	USA Cooperative Studie	888	195	22,0%
	Tohoku Universität (1975)	34	17	50,0%
Zahlen die auf klinischen und angiographischen Untersuchungen beruhen	BJÖRKESTEN u. HAKONEN (1965)	84	25	29,8%
	HEISKANEN (1965)	900	128	14,2%
	USA Cooperative Studie (1966)	3321	626	18,9%
	109 japanische neurochirurgische Kliniken	3548	273	7,7%
	PATERSON u. BOND (1973)	1686	162	9,6%
	MOUNT u. BRISMAN (1974)		121	19,0%
	KARASAWA et al. (1974)	176	24	13,6%
	Tohoku Universität (1975)	1080	166	15,4%

Bei *Vorliegen* von *multiplen Aneurysmen* steigt die *Gefahr* einer *Ruptur* weiter an (CRAWFORD 1959; HEISKANEN 1965; HEISKANEN u. MARTTILA 1970). In der großen Serie von BRATZKE et al. (1986) waren 22,3% der Aneurysmen glassstecknadelkopf- bis reiskorngroß, was zeigt, daß offenkundig gerade auch von kleinen Aneurysmen Blutungen ausgehen können, die so schnell zum Tode führen, daß es nicht mehr zu einer Krankenhauseinlieferung kommt. An die weitere Größenzunahme der Aneurysmen muß gedacht werden, so daß die Ruptur nur noch eine Frage der Zeit ist.

24. Zur Frage der Begutachtung Gewalteinwirkung und Ruptur eines intrakraniellen Aneurysma

Bei *Begutachtung* kann die Frage aufkommen, ob die *Ruptur* eines *sackförmigen Aneurysma* der *Hirnbasis* (1) Die *Folge einer stumpfen Gewalteinwirkung* sein kann, (2) ob *Anstieg* des *Blutdrucks* infolge *körperlicher Anstrengung* oder *seelischer Erregung* verantwortlich zu machen ist oder (3) ob nicht eine *spontane Ruptur* die *Ursache* eines *Unfallereignisses* war.

Um verläßliche Daten über Beobachtungen tödlicher Rupturen intrakranieller Aneurysmen zu erhalten, verbleibt im wesentlichen nur die Auswertung von rechtsmedizinisch untersuchten Beobachtungen. In der Serie von FREYTAG (1966) von 250 rechtsmedizinisch untersuchten Fällen war 16mal (6,4%) eine Gewalteinwirkung als Ursache angegeben worden. In keinem dieser Fälle fanden sich jedoch kontusionelle Hirnschäden. Aus der Serie von 108 Beobachtungen von RICHARDSON u. HYLAND (1941) lag lediglich in 2 Fällen eine Gewalteinwirkung vor. NEWBARR u. COURVILLE (1958) veröffentlichten 16 eigene Fälle und diskutierten *3 Möglichkeiten:* (1) Ein bereits *vorliegendes Aneurysma*, das trotz *Schädelbruch* oder *Schädel-Hirn-Verletzung nicht* zu einer *Ruptur* geführt hat, (2) *Rupturen* von *Aneurysmen in unmittelbarem Zusammenhang* mit der *Einwirkung* der *Gewalt* und (3) *Rupturen* von *Aneurysmen*, die einige Zeit *nach* der *Gewalteinwirkung* erfolgen.

Zur 1. Gruppe:

Fall von NEWBARR u. COURVILLE (1958): 47jährige Frau mit einem sackförmigen Aneurysma am Abgang der linken A. cerebellaris sup. inf., bei der trotz Schädelbruches und mehrfacher Rindenprellungsherde der linken Frontotemporalregion keine Ruptur eingetreten war. Der *Tod* erfolgte 16 Monate nach der Gewalteinwirkung infolge Verschlusses der Koronararterien.

COURVILLE (1962) fügte in einer späteren Veröffentlichung hinzu, daß er in mehr als einem Fall beobachten konnte, daß eine schwere Schädel-Hirn-Verletzung ein bereits vorliegendes Aneurysma nicht zum Rupturieren brachte.

KRAULAND (1942) fügte eine eigene Beobachtung hinzu: 66jähriger Patient, der einen Sturz auf den Kopf ohne Schädelbruch erlitt. Der *Tod* erfolgte 4 Tage später infolge Hirndruckes bei Vorliegen ausgedehnter Gehirnprellungen und subduraler Blutungen. Es fand sich am Abgang der A. chorioidea ein nicht rupturiertes Aneurysma.

Zur 2. Gruppe:

Sie bestand aus 6 Fällen, 3mal war die Blutungsquelle nicht entdeckt worden, 2mal handelte es sich um geringfügige Gewalteinwirkung gegen den Kopf. In einem Fall wurde erwogen, ob die Ruptur nicht auf die begleitende Blutdrucksteigerung zurückzuführen gewesen sei (KRAULAND 1982 äußerte jedoch, daß die Vorgeschichte allerdings mit der von traumatischen subarachnoidalen Blutungen übereinstimme).

Zur 3. Gruppe:

Hier hebt KRAULAND die Schwierigkeit hervor, diese Fälle zu beurteilen, bei denen die Gewalteinwirkung längere Zeit zurückgelegen hatte.

25. Nichtrupturieren von kongenitalen Aneurysmen trotz schwerer Schädel-Hirn-Verletzungen

Bei Autopsien von Patienten, die an den Folgen ihrer erlittenen schweren Schädel-Hirn-Verletzungen verstorben sind, ist dem Vorliegen von nichtrupturierten kongenitalen oder idiopathischen Aneurysmen sehr wenig Beachtung geschenkt worden. Mir liegen aus der Literatur keine Zahlen über die Häufigkeit von beim Unfallereignis nichtgeborstenen idiopathischen Aneurysmen vor.

26. Gleichzeitiges Vorkommen von arteriovenösen Mißbildungen und zerebralen Aneurysmen

a) Intrakranielle arteriovenöse Mißbildungen

α) Supratentorielle arteriovenöse Mißbildungen

Intrakranielle arteriovenöse Mißbildungen stellen angeborene anormale Verbindungen zwischen dem arteriellen und venösen Gefäßsystem dar (WARKANY u. LEMIRE 1984). Die echte arteriovenöse Mißbildung besteht aus einer gewundenen Masse von Arterien und Venen, die sowohl in ihrer Wandung als auch in ihrer Länge abnormal entwickelt sind. Blut wird durch einen Shunt direkt vom arteriellen zum venösen Gefäßnetz ohne zwischengestaltete Kapillaren geleitet. Rupturen dieser Gefäßanomalien führen zu subarachnoidalen Blutungen. Daneben sind zerebrale Krampfanfälle ein häufiger klinischer Befund. Die ersten Symptome einer arteriovenösen intrakraniellen Mißbildung treten gewöhnlich im 2. oder 3. Lebensjahrzehnt auf. Treten Blutungen auf, so liegt das Alter der Patienten gewöhnlich zwischen 10 und 40 Jahren. Schwangerschaften führen oft zu Blutungen.

β) Lokalisation

Etwa 85–90% der intrakraniellen arteriovenösen Mißbildungen liegen supratentoriell und finden sich im Ausbreitungsgebiet der A. carotis. Der Rest findet sich im vertebrobasiliären Stromgebiet.

γ) Klinische Befunde

Die klinischen Befunde sind durchwegs auf subarachnoidale und intrazerebrale Blutungen nach Rupturen der arteriovenösen Mißbildungen zu beziehen. Die klinischen Befunde sind von der Lokalisation der arteriovenösen Mißbildungen abhängig.

Eine besondere Rolle nehmen die arteriovenösen Mißbildungen der Okzipitallappen ein. Eine klinische Differentialdiagnose gegenüber einer Migraine ist möglich. TROOST u. NEWTON (1975) beschrieben bei ihrer Serie von 26 Fällen von okzipitalen arteriovenösen Mißbildungen 2 typische Syndrome, die sie bei 18 Patienten wahrnehmen konnten: eine okzipitale Epilepsie und Blutung im Okzipitallappen.

Fokale Anfälle bei Vorliegen von okzipitalen arteriovenösen Mißbildungen bestehen im wesentlichen aus visuellen Sensationen, die denen ähnlich sind, die bei direkter kortikaler Stimulation dieser Region auftreten. Kommt es zu Krampfanfällen in der Area striata (Area 17), so berichtet der Patient gewöhnlich über Sensationen von sich bewegenden Lichtern in den rechten oder linken homonymen Gesichtsfeldern. Diese Sensationen sind episodenhaft, kurz, manchmal farbig, einfach geformt und sind nicht begleitet von szintillierenden Figuren, die so typisch für Migraine sind.

Epileptische Anfälle, die von der Area peristriata (18) oder parastriata (19) ausgehen, zeigen eine Aura mit Photopsien, die stationär bleiben und schnell flickern. Sie dauern gewöhnlich nur Sekunden, manchmal für wenige Minuten bis dann ein generalisierter zerebraler Krampfanfall einsetzt. Es kann durchaus bei der Aura bleiben, ohne daß sich nach ihr ein zerebraler Krampfanfall entwickelt.

Eine Blutung im Okzipitallappen manifestiert sich klinisch in plötzlich auftretenden schweren Kopfschmerzen und einem homonymen Gesichtsfeldausfall.

Tabelle 18. Gleichzeitiges Vorkommen von arteriovenösen Mißbildungen mit zerebralen Aneurysmen. (Aus Suzuki u. Onuma 1979)

Autoren	Aneurysmen	Zusammen mit arteriovenösen Mißbildungen vorkommend
Paterson u. McKissock (1956)	3/110	2,7%
Anderson u. Blackwood (1959)	5/9	55,6% (Autopsie)
Cronquist u. Troupp (1966)	13/150	8,7%
Perret u. Nishiola (1966)	37/490	7,6%
Suzuki u. Onuma (1979)	9/140	6,4%

Bei Vorliegen einer Blutung in einem Okzipitallappen kann sich auf der kontralateralen Seite ebenfalls eine Hemianopsie entwickeln, die demnach im „normalen" Okzipitallappen liegt. Die Folge kann völlige Erblindung sein, die mehrere Tage anhalten kann. Das sich rasch ausdehnende Hämatom mit umgebenden Ödem kann die befallene Hemisphäre nach vorn und über die Mittellinie drängen; dabei kann es zu einer Hernie des Uncus gyri hippocampi im Tentoriumsspalt kommen. Dabei können die Aa. cerebri post. komprimiert werden. Die Folge ist eine doppelseitige Störung der Okzipitallappen. Als weitere Störungen können sich Dyslexien ohne Agraphien ausbilden.

Auf das *gleichzeitige Vorkommen* von *arteriovenösen Mißbildungen* und *zerebralen Aneurysmen* bei *Autopsien* wurde von einer Reihe von Autoren hingewiesen (Laves 1925; Stewart u. Askby 1930, 1931; Walsh u. Krug 1942; Arieti u. Gray 1944; Suzuki u. Onuma 1979).

Suzuki u. Onuma (1979) berichteten über eine Serie von 140 Fällen von arteriovenösen Mißbildungen, bei denen in 9 Beobachtungen auch ein Aneurysma gefunden wurde (Tabelle 18). Von den 9 Beobachtungen waren 4 Männer und 5 Frauen. Der Beginn der Symptome begann zwischen dem 21. und 52. Lebensjahr, mit einem Durchschnittsalter von 38 Jahren. Das Durchschnittsalter der arteriovenösen Mißbildungen lagen dagegen bei 27 Jahren, so daß ein deutlicher Unterschied zwischen beiden Gruppen bestand.

δ) Infratentorielle arteriovenöse Mißbildungen

Infratentorielle arteriovenöse Mißbildungen der hinteren Schädelgrube können sowohl nach ihrer Lokalisation als auch aufgrund ihrer Gefäßgebiete eingeteilt werden.

b) Histologische Einteilung der Hirngefäßmißbildungen

Unter den *Hirngefäßmißbildungen* sind nach Ansicht von Krayenbühl u. Yasargil (1972) nach *anatomischen, histologischen, klinischen* und *röntgenologischen Aspekten* die *folgenden Gruppen zu unterscheiden:* (1) Das *sackförmige (idiopathische) Aneurysma (Forbus-Aneurysma)*, (2) das *razemöse Angiom (arteriovenöse Mißbildung)*, (3) das *Angioma capillare ectaticum (Teleangiektasie)*, (4) das *kavernöse Angiom (Angioma cavernosum)*, (5) das *Angioma capillare et venosum calcificans (Sturge-Weber)*, ferner gibt es (6) die *arteriovenöse Fistel*.

Es gibt vereinzelt auch *rein venöse Angiome (Angioma venosum)*, die arteriographisch schwierig darstellbar sind, mit der NMR jedoch gut sichtbar sind.

Das Angioma arteriovenosum aneurysmaticum oder auch *arteriovenöses Angiom* ist die im ZNS am häufigsten vorkommende Gefäßmißbildung. Hervorzuheben ist, daß diese Gefäßmißbildung häufig schon vor dem 40. Lebensjahr klinisch erfaßt wird. Multiple arteriovenöse Angiome sind selten. Es fehlt zwischen dem arteriellen und venösen Gefäßanteil das kapillare Stromgebiet. Pathophysiologisch liegt ein erheblich eingeschränkter Strömungswiderstand vor, der einen mehr oder minder großen Teil des zirkulierenden Blutes in Richtung auf dieses Gefäßareal zieht. Damit wird dem Hirnkreislauf ein Teil des arteriellen Blutes entzogen, so daß sich eine Atrophie des Hirngewebes entwickeln kann (TÖNNIS u. SCHIEFER 1955).

Die großen arteriovenösen Angiome kommen im Ausbreitungsgebiet aller 3 großen Hirnarterien vor. Sie werden am häufigsten im Ausbreitungsgebiet der A. cerebri med. gefunden, dann in abnehmender Häufigkeit an der A. cerebri ant., der A. vertebralis, der A. carotis int. und der A. cerebri post. (ZÜLCH 1956; KRAYENBÜHL u. YASARGIL 1972). Sie können die Größe eines Mikroangioms haben, andererseits aus großen Konvoluten bestehen, die große Teile des Gehirns einnehmen.

Makroskopisch sieht man nach Eröffnung der Dura mater bei oberflächennaher Lage der arteriovenösen Angiome ein umschriebenes Areal von Gefäßkonvoluten in den verdickten und getrübten weichen Hirnhäuten. Sehr eindrucksvoll sind oft vorhandene Venen von bis zu Fingerdicke, die arterielles, hellrotes Blut in umgebende venöse Sinus abgeben. Nicht immer ist der arterielle Zufluß sichtbar, da er durchaus aus dem Inneren des Gehirns stammen kann. Das arteriovenöse Angiom nimmt auch die darüberliegende Hirnrinde ein und kann sich auch ins subkortikale Marklager fortsetzen. Im umliegenden Hirngewebe finden sich Erweichungen, die in ihrem 3. Stadium aus zystischen Hohlräumen bestehen. In seltenen Fällen besteht manchmal eine Verbindung zum Ventrikelsystem, so daß sie pneumenzephalographisch sichtbar werden.

Feingeweblich lassen sich aufgrund der Struktur der Gefäßwand zuführende Arterien und abführende Venen, deren Wand verdickt und deren Lumen ausgeweitet sind, erkennen. Der zwischen beiden Gefäßanteilen liegende Angiomanteil läßt eine solche Zuordnung nicht zu. Auf Einzelheiten des Wandaufbaus dieser Gefäßanteile kann in diesem Beitrag aus Raummangel nicht eingegangen werden.

Das umliegende Hirngewebe zeigt Ödem- und Blutungsfolgen, gliöse Proliferation, entmarkte und verkalkte Bereiche. Reste alter Blutungen sind unschwer zu erkennen. Ein Untergang von Nervenzellen mit reparativer Gliose liegt vor.

Das Angioma capillare ectaticum (Teleangiektasie) stellt sich als ein mehr oder minder umschriebenes Knäuel von weitlumigen Gefäßen, die Kapillaren ähneln, dar. Gewöhnlich werden diese Teleangiektasien erst als Zufallsbefund bei Autopsien gefunden. Der Altersgipfel liegt nach dem 50. Lebensjahr. Blutungen mit tödlichem Ausgang entstehen aus ihnen selten (NOETZEL 1969).

Makroskopisch stellen sich die Teleangiektasien als mehr oder minder umschriebene Knäuel von erweiterten Gefäßen dar, ihr Durchmesser überschreitet nicht einige Zentimeter.

Feingeweblich sind die unterschiedlich erweiterten Gefäßräume von einer Endothelzellschicht umgeben. In ihrer histologischen Wandstruktur gleichen sie

Kapillaren oder Venolen. Zwischen den erweiterten Gefäßen findet sich Hirngewebe. Die Größenzunahme der ektatischen Gefäße führt zu einer Verkleinerung der Areale, die von Hirngewebe ausgefüllt sind, und zusätzlich zu gliösen Reaktionen in diesem Hirngewebe, das noch durch perifokales Ödem und kleinere Blutungen geschädigt sein kann.

Kavernöse Angiome (Angioma cavernosum) kommen sowohl im Gehirn, im Rückenmark als auch in Körperorganen, wie der Leber und der Haut vor. Im Gehirn finden sie sich sowohl im Großhirn als auch im Hirnstamm; sie treten in einigen Fällen *multipel* auf.

Makroskopisch stellen sich die intrazerebralen kavernösen Angiome als umschriebene bläulich-rote, gut abgegrenzte Knoten dar. Sie können neurologische Ausfallserscheinungen zur Folge haben, ohne daß sie rupturiert sind. Ruptur dieser erweiterten Gefäße, die durch dicke Schichten von Bindegewebe voneinander getrennt sind, kann umfangreiche Blutungen im Hirngewebe zur Folge haben. Hervorzuheben ist ihre Tendenz zu ausgeprägter Verkalkung (ZÜLCH 1956).

Feingeweblich stellen sie sich als blutgefüllte Hohlräume von wechselnder Weite dar, die von einer Endothelschicht ausgekleidet sind. Zwischen den einzelnen erweiterten Hohlräumen finden sich, wie schon erwähnt, Züge von Bindegewebe. Es findet sich zwischen ihnen kein Hirngewebe. Ein Teil der Gefäßerweiterungen kann durch Thrombenbildungen verschlossen sein oder sich in verschiedenen Stadien der Organisation befinden. Auf die Verkalkungen wurde bereits im makroskopischen Befund aufmerksam gemacht; bei entsprechender Größe können diese bereits röntgenologisch faßbar sein. Wahrscheinlich als Folge perifokalen Ödems können die umliegenden Hirnanteile in Mitleidenschaft gezogen sein, eine mesodermal-gliöse Narbe kann vorliegen. Kleinere Blutungen, oft verschiedenen Alters, können ebenso zu Schäden im umliegenden Hirngewebe mit Makrophagen, die Blutabbaubestandteile enthalten, und mesodermal-gliöser Gewebsreaktion führen.

27. Sogenannte spontane Aneurysmen der A. carotis interna

Spontane Aneurysmen der *A. carotis int.* wurden von GERLACH u. JENSEN (1961), AMBLER et al. (1967) sowie HANDA et al. (1967) beschrieben.

28. Sackförmige intrakavernöse Aneurysmen der A. carotis interna

Intrakavernöse Aneurysmen der A. carotis int. machen etwa 2–3% aller intrakraniellen Aneurysmen aus; sie sind wegen ihrer Lokalisation getrennt zu besprechen. Sie finden sich an der A. carotis int. bei deren Durchtritt durch den Sinus cavernosus (BARR et al. 1971). Daraus leitet sich ab, daß sie ein spezifisches Bild von ophthalmologischen und neurologischen Symptomen bieten. Diese sackförmigen Aneurysmen können in seltenen Fällen rupturieren und zu einer Carotis-cavernosus-Fistel führen. Im allgemeinen vergrößern sich diese sackförmigen Aneurysmen langsam progredient und komprimieren die 3., 4. und 6. Hirnnerven und später den 1. und 2. Ast des N. trigeminus (MEADOWS 1959; TROBE et al. 1978).

JEFFERSON (1938) teilte diese Aneurysmen aufgrund ihrer Lokalisation im Sinus caroticus in 3 Gruppen ein, nämlich anteriore, mittlere und posteriore, eine Einteilung, die von GLASER (1990) jedoch als klinisch kaum brauchbar kritisiert wurde.

Je nach der Größenzunahme und Expansion dieser Masse in verschiedene Richtungen können verschiedene umliegende Gewebsstrukturen beeinträchtigt werden: Bei Vergrößerung des Aneurysma im Boden der mittleren Schädelgrube werden sensorische und motorische Funktionen des N. trigeminus in Mitleidenschaft gezogen. Ausdehnung des Aneurysma nach vorn führt zu Erosionen des Processus clinoideus ant., des Foramen opticum und der Fissura orbitalis sup., das Ergebnis besteht in einseitigem Verlust der Sehfähigkeit und Exophthalmus. Ausdehnung nach dorsal kann den Felsenbeinanteil des Schläfenknochens erodieren mit dem Ergebnis von gleichseitiger Lähmung des N. facialis, und in seltenen Fällen, Taubheit. Auch können der Sinus sphenoidalis und der Nasopharynx durch eine Ausdehnung nach unten in seltenen Fällen beteiligt sein (GLASER 1990). Eine Ausdehnung zur Mitte kann die Sella turcica erodieren und einen Tumor der Hypophyse nachahmen (ARSENI et al. 1970), oder eine beidseitige Ophthalmoplegie erzeugen (HANCOCK 1963).

Beidseitige sackförmige Aneurysmen der A. carotis int. im Sinus caroticus wurden beschrieben, sie sind jedoch sehr selten (WILSON u. MEYERS 1963).

29. Sackförmige bilaterale Aneurysmen der A. carotis interna im Sinus cavernosus

Der erste Fall von *spontanem bilateralem Aneurysma* der *A. carotis int.* im *Sinus cavernosus* wurde von BLANE im Jahre 1800 veröffentlicht. Weitere Mitteilungen stammen von HEUER u. DANDY (1916), RIEHM (1922), SOSMAN u. VOGT (1926), BOZZOLI (1937), JEFFERSON (1938), HAMBY (1942), DOLLFUS et al. (1947), D'AQUATTRO u. CIMINO (1948), MAHOUDEAU et al. (1949), ALPERS et al. (1951), POPPEN (1951), LOGUE (1952), SELTZER u. HURTEAU (1957), FLORIN (1958), RISCHBIETH u. BULL (1958), WHITE u. BALLANTINE (1961), WILSON u. MYERS (1963), TAVERAS u. WOOD (1964), POSNIKOFF u. SARGENT (1966), MAKI et al. (1969), NOTERMAN et al. (1972), SHIBATA u. MORI (1975), SATO et al. (1979).

Unter den *spontanen bilateralen Aneurysmen* der *A. carotis int.* im *Sinus cavernosus* waren 10 *bilaterale Riesenaneurysmen* mit einem Durchmesser von mehr als 25 mm (SATO et al. 1979).

In der Literatur sind etwa 25 spontane bilaterale Aneurysmen der A. carotis int. im Sinus cavernosus beschrieben worden.

Ungewöhnlich ist die *Geschlechtsverteilung*, denn von 25 Patienten sind 21 Frauen und 4 Männer (SATO et al. 1979).

Eine *ungewöhnliche Beobachtung* eines *beidseitigen Riesenaneurysma* der *A. carotis int.* im *Sinus cavernosus* teilten SATO et al. (1979) mit.

Eine 64jährige Patientin klagte über Schwierigkeiten beim Bewegen des rechten Auges. Ihr ältester Sohn war im Alter von 39 Jahren nach Ruptur eines zerebralen Aneurysma gestorben. Seit 10 Jahren hatte sie eine Hypertension. Bei der *stationären Aufnahme* zeigten die *Übersichtsaufnahmen* des *Schädels* eine ringförmige Verkalkung oberhalb und lateral der Sella turcica.

Die *rechts-* und *linksseitigen Karotisangiographien* zeigten jeweils Riesenaneurysmen im Sinus cavernosus. Konservative Behandlung wurde durchgeführt.

30. Kongenitale sackförmige Aneurysmen der A. carotis interna, die oberhalb des Sinus cavernosus und unterhalb des Abganges des A. communicans posterior liegen („carotid ophthalmic aneurysms")

a) Einführung

Diese Aneurysmen liegen an der oberen oder mittleren Oberfläche der A. carotis int. oberhalb des Sinus caroticus und unterhalb des Abganges der A. communicans post. Wie sich topographisch-anatomisch ableiten läßt, besitzen sie eine enge nachbarliche Beziehung zum Processus clinoideus ant. und N. opticus, die in direkter Nachbarschaft liegen.

b) Häufigkeit

Diese Aneurysmen sind selten. POOL u. POTTS (1965) fanden zwei Fälle in einer Serie von 157 intrakraniellen Aneurysmen, DRAKE et al. (1968) berichteten über 14 solcher Aneurysmen und GUIDETTI u. LA TORRE (1970) veröffentlichten 16 Beobachtungen.

c) Lokalisation und Projektion

Zwischen der Ausdehnung des Aneurysma und Einschränkung der Sehfähigkeit bestehen eindeutige Beziehungen. Bei Ausdehnung nach oben und medial bildet sich eine Kompression eines N. opticus mit einseitiger Blindheit aus (GLASER 1990). Acht der 16 Patienten, über die GUIDETTI u. LA TORRE (1970) berichteten, hatten Einschränkungen der Sehfähigkeit und eine Optikusatrophie. Größere Aneurysmen können beide Nn. optici und das Chiasma opticum in Mitleidenschaft ziehen (GLASER 1990). Im wesentlichen sind also vordere optische Bahnen beteiligt.

31. Kongenitale sackförmige supraklinoidale Aneurysmen der A. carotis interna

Einen interessanten Hinweis auf den Terminus „supraklinoidal" gab GLASER (1990), daß damit mehr eine Funktion der Größe als einer besonderen Lokalisation gegeben ist. Von den 312 intrakraniellen Riesenaneurysmen (mehr als 25 mm) der Serie von VINUELA et al. (1984) gingen 93 von der A. carotis int. oberhalb des Sinus caroticus aus, sie konnten damit als „supraclinoidal" eingestuft werden; 65 waren Aneurysmen der A. carotis-ophthalmica, 16 lagen an der Bifurkation der A. cerebri med. und 12 waren aufgrund ihrer Lokalisation solche der A. carotis int., der A. communicans post. und der A. choroidea ant.

Die Mehrheit dieser Riesenaneurysmen werden bei weiblichen Patienten im 5. und 6. Lebensjahrzehnt gefunden; die Symptome sind auf eine Komprimierung der Nn. optici und des Chiasmas opticum zu beziehen (BIRD et al. 1970; VINUELA et al. 1984).

Die Beteiligung der Sehbahnen stellt den einzigen neurologischen Befund dar. Wesentlich ist der Hinweis, daß diese Aneurysmen nur selten rupturieren. Da die

Aneurysmen sich unterhalb des N. opticus entwickeln, wird derselbe abgeplattet und überdehnt, ehe es zu einer Beteiligung des Chiasma opticum kommt.

32. Kongenitale sackförmige Aneurysmen der A. cerebri media

a) Einführung

Sackförmige Aneurysmen der A. cerebri med. finden sich gewöhnlich an der Bifurkation oder Trifurkation der A. cerebri med. im Bereich der Sylvi-Fissur.

Über Beobachtungen von Aneurysmen der A. cerebri med. berichteten DOTT (1933), HERRMANN et al. (1937), MCDONALD u. KORB (1939), DANDY (1944), SWAIN (1948), HYLAND (1950), THÉVENARD u. GUIOT (1950), FALCONER (1951), LAINE et al. (1951), WECHSLER et al. (1951), BASSETT (1951), BASSETT et al. (1952), HAMBY (1952), STEELMAN et al. (1953), NORLÉN u. OLIVECRONA (1953), CAMPBELL u. BURKLUND (1953), BLACK u. GERMAN (1953), PETIT-DUTAILLIS u. PITTMAN (1955), CROMPTON (1962), CANNON u. CHAIT (1962).

b) Häufigkeit

Aneurysmen der A. cerebri med. machen etwa 30% aller intrakraniellen Aneurysmen aus (MCDONALD u. KORB 1939). PETIT-DUTAILLIS u. PITTMAN (1955) berichteten über eine Serie von 29 Patienten mit einem Aneurysma der A. cerebri med. Sie konnten 76 Beobachtungen aus der Literatur zusammenstellen.

Nach ihrer Ruptur können sich Blutungen in das Hirngewebe „einwühlen", und somit intrazerebrale Hämatome verursachen (CROMPTON 1962).

Den Verschluß eines Aneurysma der A. cerebri med. mit Rekanalisierung stellten GANNON u. CHAIT (1962) dar.

c) Klinische Befunde

Die klinischen Befunde bestehen in einer kontralateralen Lähmung und homonymen Gesichtsfelddefekten wegen des Einbruches der Blutung in die Radiatio optica.

33. Kongenitale sackförmige Aneurysmen der A. communicans anterior

Sackförmige Aneurysmen der A. communicans ant. stellen die häufigste Lokalisation aller intrakraniellen Aneurysmen dar. Im allgemeinen führen sie nicht zu fokalen klinischen Befunden, obwohl sie unmittelbar über den Sehnerven liegen. Klinische Befunde treten gewöhnlich erst nach ihrer Ruptur auf.

34. Kongenitale sackförmige Aneurysmen der A. communicans posterior

a) Einführung

Kongenitale sackförmige Aneurysmen können von der A. carotis int. am Abgang der A. communicans post ausgehen. Gewöhnlich ist der N. oculomotorius in Mitleidenschaft gezogen.

b) Klinische Befunde

Die klinischen Befunde bestehen in plötzlich einsetzenden schweren frontalen Kopfschmerzen, Ptosis, Einschränkung der Abduktion, Zurückdrängung und Hochverlagerung des Auges und eine erweiterte reaktionslose Pupille.

Bei etwa der Hälfte der Patienten, bei denen das Aneurysma rupturiert, tritt die Lähmung des N. oculomotorius entweder sofort oder innerhalb eines Tages auf (LOCKSLEY 1966).

Die Häufigkeit von Lähmungen des N. oculomotorius bei Bestehen von Aneurysmen der A. communicans post. liegt zumindest zwischen 34 und 56% (SONI 1974).

35. Kongenitale sackförmige Aneurysmen der A. cerebri posterior

Kongenitale sackförmige Aneurysmen der A. cerebri post. stellen seltene Läsionen dar. Diese Aneurysmen finden sich nur selten im ersten Gefäßbereich nahe der Verbindung zur A. communicans post. Sie treten häufiger an den Gefäßabgängen der A. cerebri post. bei deren Verlauf um das Mittelhirn herum auf.

36. Kongenitale sackförmige Aneurysmen des vertebrobasilären Systems

Eine Beobachtung eines sackförmigen Aneurysma der A. basilaris mit Ruptur und plötzlichem Tod wurde von VON HOFMANN (1894) veröffentlicht.

Weitere Fälle von Aneurysmen des vertebrobasilären Systems wurden mitgeteilt von SCHWARTZ (1948), DRAKE (1961, 1969, 1971), MOUNT u. TAVERAS (1962), JAMIESON (1968), HAMMON u. KEMPE (1972), YASARGIL et al. (1976).

SCHWARTZ (1948) berichtete als erster über eine Operation eines Aneurysma der hinteren Schädelgrube. DRAKE (1961) berichtete über 4 erfolgreich operierte Fälle.

Das Syndrom des Aneurysma der A. basilaris wurde von DENNY-BROWN u. FOLEY (1952) beschrieben.

Die Mehrzahl dieser *sackförmigen Aneurysmen* findet sich an der A. basilaris oder deren Bifurkation. Etwa 5–15% aller intrakraniellen Aneurysmen kommen in der hinteren Schädelgrube vor. Lediglich die Aneurysmen an der Bifurkation der A. basilaris können Druckwirkung auf den N. oculomotorius und auf den 3. Ventrikel und das Chiasma opticum ausüben; sie können daher mit den klinischen Zeichen einer parasellären Tumor nachahmen oder aber das Aneurysma vermag den 3. Ventrikel einzudrücken und damit eine Kolloidzyste dieser Region nachzuahmen (BULL 1969).

Diese *sackförmigen Aneurysmen* rupturieren häufig und führen zu subarachnoidalen Blutungen. Sie finden sich gewöhnlich bei Patienten unter dem 60. Lebensjahr, das weibliche Geschlecht scheint häufiger vertreten zu sein.

Die *fusiformen Ektasien* sind durchwegs mit einer Arteriosklerose bei Männern mit Hypertension im 6. und 7. Lebensjahrzehnt verbunden.

In der Serie von NIJENSOHN et al. (1974) verstarb die Mehrheit der Patienten mit sackförmigen Aneurysmen nach deren Ruptur, im Gegensatz zu den Patienten mit fusiformen Aneurysmen der A. basilaris, die an den Folgen von Myokardinfarkten verstarben.

KODAMA et al. (1979), die 1000 Patienten mit sackförmigen Aneurysmen des Gehirns während der Zeit von Juni 1961 bis September 1975 (14 Jahre) operierten, fanden unter ihnen 23, die im Bereich des vertebrobasilären Ausbreitungsgebietes lokalisiert waren.

37. Kongenitale sackförmige Aneurysmen der A. meningea media

Kongenitale sackförmige Aneurysmen der A. meningea med. wurden veröffentlicht von BERK (1961), NEW (1965), WAPPENSCHMIDT u. HOLBACH (1967) sowie HOLBACH (1969).

38. Sogenannte Mikroaneurysmen („miliary aneurysms") und Mikroangiome intrazerebraler Gefäße

a) Einführung

Die erste Beschreibung von Miliaraneurysmen geht auf GULL (1859) zurück. CHARCOT u. BOUCHARD (1869) widmeten diesen Aneurysmen ihre besondere Aufmerksamkeit; sie stellten nach ihrer Ansicht den Ausgangspunkt für intrazerebrale Massenblutungen dar.

Kleine intrazerebral gelegene Aneurysmen oder *angiomatöse Mißbildungen* werden unter einer *Vielfalt von Termini* beschrieben: MARGOLIS et al. (1951, 1961) sprachen von *angiomatösen Mißbildungen*, CRAWFORD u. RUSSELL (1956) von „*cryptic angiomas*", GERLACH u. JENSEN (1960) von *kapillären Angiomen*, einem Terminus, den sie später durch *Mikroangiome* (1961) ersetzten, COLE u. YATES (1967, 1976) von *Mikroaneurysms* und MCCORMICK u. NOFZIGER (1966) von „*cryptic vascular malformations*". Ohne Zweifel handelt es sich hierbei sicherlich um eine *sehr inhomogene Gruppe*.

Wichtig ist der Hinweis, daß sie wegen ihrer Kleinheit klinisch im allgemeinen unauffällig sind. Sie können auch, worauf vor allem GERLACH u. JENSEN (1961) hinwiesen, häufig multipel auftreten.

GERLACH u. JENSEN (1961) berichteten über 21 Patienten mit Mikroangiomen und intrazerebralen Hämatomen. „Wir schlagen für diese Angiomgruppe die Bezeichnung ‚Mikroangiome' vor und möchten den früher von uns gebrauchten Ausdruck ‚kapiläre Angiome' (GERLACH u. JENSEN 1960) wieder fallen lassen, um der histologischen Deutung dieser Fälle nicht vorzugreifen.

b) Altersverteilung

Die Patienten mit einem Mikroangiom hatten ein Durchschnittsalter von 29 Jahren, bei 7 hypertonischen Massenblutungen lag ein Durchschnittsalter von 57,6 Jahren vor. Die Autoren vertreten die Ansicht, daß es sich bei den Mikroangiomen des Gehirns mit intracerebralen Blutungen um eine schon vielfach vermutete, relativ einheitliche Krankheitsgruppe handelt.

c) Lokalisation, Größe und Aussehen

Diese Aneurysmen messen oft weniger als 1 mm im Durchmesser. Sie finden sich häufig an Arteriolen sowohl der Hirnrinde als auch der tief gelegenen weißen

Substanz. Man spricht im englischen auch von einem „*miliary*" Aneurysm wegen der Ähnlichkeit mit einem „*millet*" oder „*Hirsekorn*". Diese kleinen Aneurysmen finden sich in nicht unerheblicher Zahl in den Stammganglien, dem Thalamus, dem Pons und in den Nuclei pontis. Sie wurden bereits von CRUVEILHIER (1835), GULL (1859), CHARCOT u. BOUCHARD (1868) sowie COLE u. YATES (1967, 1976) beschrieben.

Miliaraneurysmen wurden am häufigsten im subkortikalen Marklager beschrieben, besonders häufig in den Okzipitallappen, sie kommen auch im Thalamus, Globus pallidus und Putamen vor, weniger häufig in der Capsula int. Häufig liegen sie an der Gabelung von Arteriolen, sie können am selben Gefäß multipel vorkommen und erreichen einen Durchmesser von 250 µ bis zu mehreren Millimetern (MATSUOKA 1952; DINSDALE 1964; MARGOLIS 1966). Diese Strukturen lassen sich postmortal mit Hilfe von Tuscheperfusionen deutlich darstellen.

Diese Miliaraneurysmen kommen häufig bei Patienten mit einer Hypertension vor, sie können sich aber durchaus auch, allerdings in viel geringerer Zahl, bei normotonischen Menschen finden.

Die Hirngefäße, die Miliaraneurysmen aufweisen, zeigen eine ausgeprägte Hyalinose. Das Aneurysma hat eine hyaline Wandauskleidung, dem auch kollagenes Bindegewebe beigemischt ist. In der Wandung des aneurysmatisch ausgeweiteten Gefäßes finden sich verstreut Makrophagen und Gitterzellen. Das umgebende Hirngewebe läßt eine angedeutete bis leicht gliöse Reaktion erkennen. Die betroffenen Gefäße zeigen infolge der strukturellen Wandschwäche ektatische Ausweitungen. Sie neigen zur Thrombenbildung, die organisiert werden und sich dann als hyalin-kollagene Bildungen darstellen.

Eine Serie von 54 Gehirnen, 38 von Patienten mit normalen Blutdruckwerten und 16 von Patienten mit Hypertension, wurden von RUSSELL (1963) untersucht. Kleine sackförmige Erweiterungen von Gefäßen in der Hirnrinde, im Thalamus, im Putamen, Globus pallidus und Nucleus caudatus wurden bei allen Patienten mit Bluthochdruck mit einer Ausnahme und bei einem Drittel der Patienten mit normalem Blutdruck gefunden. Eine weitere Studie von COLE u. YATES (1976) ergab ebenfalls eine größere Anzahl von Mikroaneurysmen bei Patienten mit Bluthochdruck als bei solchen mit normalem Blutdruckwerten.

Systematische Untersuchungen über die Häufigkeit und Lokalisation dieser Gebilde sind dringend notwendig. Diese kleinen vaskulären Mißbildungen können Quellen intrazerebraler Blutungen sein. Entsprechende Fälle wurden von KRAYENBÜHL u. SIEBENMANN (1965) veröffentlicht.

Kann eine Blutung infolge Ruptur einer solchen Gefäßmißbildung durch eine Gewalteinwirkung ausgelöst werden? Den Kausalzusammenhang zwischen einer Gefäßmißbildung und Gewalteinwirkung herzustellen, gelingt nur in sehr wenigen Fällen.

39. Riesenaneurysmen („giant aneurysms")

a) Einführung

Eine Übersicht über die Literatur von Patienten mit *Riesenaneurysmen* („giant-aneurysms") wurde von MORLEY u. BARR (1969) vorgenommen. Diese

Gruppe machte etwa 5% aller nachgewiesenen Aneurysmen aus (PIA u. ZIERSKI 1982), 11% hatten multiple Riesenaneurysmen. KOSHIKAWA et al. (1980) sichteten die Literatur von 266 Fällen mit 273 Riesenaneurysmen. Der Altersgipfel lag im 5. Lebensjahrzehnt, die Mehrzahl der Patienten war weiblichen Geschlechts. PIA u. ZIERSKI (1982) definierten diese Aneurysmen als solche mit einem größten Durchmesser von mehr als 2,5 cm.

Der häufigste Lokalisationsort von Riesenaneurysmen ist die A. carotis int. mit 59% (WEIR 1987).

Es fällt auf, daß die große Mehrzahl der Autoren lediglich von sog. Riesenaneurysmen spricht, ohne daß sie darauf eingehen zu diskutieren, ob es sich dabei um spontane bzw. traumatische handelt. Diese Unterscheidung mag für den operierenden Neurochirurgen nicht so wesentlich sein, sie ist es jedoch für den Gerichtsmediziner oder Neuropathologen, der gutachtlich Stellung nehmen muß. Die Durchsicht der veröffentlichten Kasuistiken ergibt, daß es sich in der Mehrzahl um spontane Riesenaneurysmen handelt. Zukünftige Mitteilungen der Kasuistiken oder Serien werden dieser Frage mehr Beachtung schenken müssen.

b) Häufigkeit

MORLEY u. BARR (1969) gaben ihre Häufigkeit mit etwa 5% aller zerebralen Aneurysmen an; 80% von ihnen finden sich an der A. carotis int. und 7% an der A. basilaris.

c) Pathomorphologie

Fast alle *großen zerebralen Aneurysmen* sind mit *geschichtetem Thrombusmaterial* ausgekleidet; sie zeigen deshalb bei *angiographischer Darstellung halbmondförmige* oder *gewundene Formen*. Dadurch kann die *wirkliche Größe und Form falsch dargestellt werden*. Die geschichteten Thrombusformationen verhindern ein rupturieren, jedoch nicht immer (OBRADOR et al. 1967). Eine vollständige Obliteration des Lumens eines solchen Riesenaneurysma durch eine spontane Thrombose wird als relativ selten angesehen (BJÖRKESTEN u. TROUPP 1962; SCHUNK 1964; SCOTT u. BALLANTINE 1972; KATAKURA et al. 1979; FOX 1983; WEIR 1987). Beim letztgenannten Autor findet sich eine eingehende Diskussion.

d) Riesenaneurysmen, die raumfordernde Prozesse an der Schädel- und Hirnbasis verursachen und Hirntumoren nachahmen

Hervorzuheben ist, daß Riesenaneurysmen nur selten zu subarachnoidalen Blutungen führen. Ihre *klinische Symptomatik* können auf ihre *Raumforderung an der Schädel- und Hirnbasis* bezogen werden. Wenn diese Aneurysmen von der *A. basilaris ausgehen*, verursachen sie einseitige Pyramidenbahn- und Hirnnervenstörungen. Komprimierung des Hirnstammes kann tödlich sein (MORLEY u. BARR 1969). Sie verursachen weiterhin psychopathologische Befunde, vor allem Demenzen (DUVOISIN u. YAHR 1965; BULL 1969; MATSUMOTO et al. 1971 sowie BOHL et al. 1977).

Eine frühe Kasuistik wurde von MITCHELL im Jahre 1889 beschrieben. Ein Aneurysma der A. carotis int. wurde als ein Hypophysentumor diagnostiziert. Das Aneurysma mit einem Durchmesser von 22 mm lag in der Hypophysengrube und „lifted the chiasm until this parted in the middle line, leaving a nerf on each side."

CUSHING (1912) beschrieb ein Aneurysma, das sich als ein expandierender Hypophysentumor darstellte.

Eine Übersicht über die Literatur gab Fox (1983).

40. Vorkommen von Riesenaneurysmen an den verschiedenen intrakraniellen Arterien

Das Vorkommen der Riesenaneurysmen wird in den folgenden Kapiteln nach topograpfhischen Gesichtspunkten dargestellt.

a) Riesenaneurysmen der A. basilaris

Riesenaneurysmen der A. basilaris wurden von JANE (1961), DUVOISON u. YAHR (1965), FOX (1968), BULL (1969), SUZUKI et al. (1970), MATSUMOTO et al. (1971), ONUMA u. SUZUKI (1979) und KATAKURA et al. (1979) beschrieben.

KATAKURA et al. (1979) beschrieben ein 66 mm im größten Durchmesser messendes *Riesenaneurysma* der *A. basilaris*.

Eine 41 Jahre alte Patientin hatte zunehmende Gedächtnisstörungen und Schwierigkeiten beim Zählen. Bei der *stationären Aufnahme* war ihr IQ auf 60 abgesunken. Sie war desorientiert und hatte eine rechtsseitige Halbseitenlähmung. Es lag eine Anisokorie vor, rechts > links, es bestand eine homonyme Hemianopsie und eine beidseitige Optikusatrophie. Die *Übersichtsaufnahmen* des *Schädels* waren unauffällig. Die *Vertebralisangiographie* zeigte ein riesiges knolliges Aneurysma, das von der A. basilaris ausging. Fünf Sekunden nach Injektion des Kontrastmediums war es im Aneurysma sichtbar. Eine operative Behandlung des Aneurysma wurde nicht in Erwägung gezogen. Es wurde ein *ventrikuloperitonealer Shunt* hergestellt. Nach der Operation besserten sich die psychopathologischen Befunde, die Patientin verstarb jedoch etwa 5 Monate später.

Bei der *Autopsie* lag eine große Blutung im Hirnstammbereich vor, die von der A. basilaris ausging. Der 3. Ventrikel und die Seitenventrikel waren mit Blut gefüllt. Das Riesenaneurysma mit seinem größten Durchmesser von 66 mm war in die Stammganglien links eingedrungen und hatte die Capsula int. komprimiert. Es bestand eine Agenesie der A. carotis vom Hals aus.

ONUMA u. SUZUKI (1979) berichteten über ein *Riesenaneurysma* der *A. basilaris*, das 4,5 × 4,5 cm maß, bei einem 15jährigen Jungen. Der Junge klagte über Taubheit im linken Ohr und Gangstörungen, die etwa 4 Jahre zurückreichten. Es wurde zunächst der Verdacht auf einen Kleinhirnbrückenwinkeltumor geäußert. Die *neurologische Untersuchung* zeigte Ausfälle der Hirnnerven 5–10 auf der linken Seite. Es bestand Dysdiadochokinese und Dysmetrie. Es lag eine angedeutete rechtsseitige Halbseitenlähmung mit positivem Babinski vor. Die *Übersichtsaufnahmen* des *Schädels* waren normal. Die *linksseitige Vertebralisangiographie* zeigte ein 4,5 × 4,5 cm messendes rundes Aneurysma der A. basilaris innerhalb von Pons und Medulla oblongata. Bei einem *operativen Eingriff* konnte eine breite Verbindung des Aneurysmas mit der A. basilaris gesehen werden, es wurde Trapping vorgenommen. Der Patient verstarb 14 Tage nach dem operativen Eingriff.

Bei der *Autopsie* fand sich ein Ödem des Groß- und Kleinhirns mit Abplattung der Windungskuppen. Pons und Medulla oblongata waren abgeplattet. Es lag ein rundes, 4,5 × 4,5 cm messendes Aneurysma der A. basilaris vor.

Ein Riesenaneurysma, das von der *Abgangsstelle* der *rechten A. cerebri post.* aus der *A. basilaris* abging, wurde von SUZUKI u. ONUMA (1979) angiographisch dargestellt. Es zeigte eine bizarre Schleifenform. Nach einer *erneuten Angiographie*, 16 Monate später, nach einer subarachnoidalen Blutung, ließ es sich nicht mehr darstellen.

Eine mögliche Erklärung für das Verschwinden besteht darin, daß infolge einer Pneumencephalographie der Halsteil des Aneurysma sich bog, obliterierte und dadurch einen Verschluß des Aneurysmalumens verursachte.

b) Riesenaneurysma der A. vertebralis

Ein Riesenaneurysma der A. vertebralis wurde von BOHL et al. (1977) veröffentlicht.

c) Riesenaneurysma der A. cerebellaris posterior inferior

JANE (1961) beschrieb die histologischen Befunde eines Riesenaneurysma von 6 cm Durchmesser der A. cerebellaris post. inf. Die Wandung des Aneurysma war 3 mm dick. Die mittlere Wandungsschicht zeigte kollagenes Gewebe und die inneren Anteile bestanden aus geronnenem Blut. Es lag keine Lamina elastica int. vor. Das Kind starb 4 Tage später nach einer Biopsie, die wegen eines angenommenen Tumors durchgeführt worden war.

d) Riesenaneurysmen der A. carotis interna

STÖWSAND u. BUES (1969) berichteten über den spontanen thrombotischen Verschluß eines Riesenaneurysma im Bereich der suprasellären Region, mit gleichzeitigem Verschluß der A. carotis int.

NUKUI et al. (1977) teilten die Kasuistik eines Patienten mit einem bilateralen symmetrischen Riesenaneurysma der A. carotis int. im Sinus cavernosus, kombiniert mit einem weiteren Aneurysma der A. basilaris mit.

e) Traumatisches Riesenaneurysma des intrakraniellen Abschnittes der A. carotis interna mit gleichzeitiger Carotis-cavernosus-Fistel

RAMANA REDDY u. SUNDT (1981) berichteten über einen Fall von *traumatischem Riesenaneurysma des intrakraniellen Abschnittes der A. carotis int. mit gleichzeitiger Carotis-cavernosus-Fistel*. Fistel und Aneurysma blieben nach Vornahme einer ipsilateralen zervikalen Ligatur der A. carotis int. bestehen. Später wurde die A. carotis int. proximal zum Abgang der A. communicans post. ligiert.

Bilaterale Riesenaneurysmen der *A. carotis int.* im *Sinus cavernosus* veröffentlichten SHIBATA u. MORI (1975), SATO et al. (1979).

f) Riesenaneurysma der A. cerebri media

Beobachtungen von *Riesenaneurysmen* der *A. cerebri med.* wurden von SADIK et al. (1965), MORLEY u. BARR (1969), TERAO u. MURUOKA (1972) sowie SCOTT u. BALLENTINE (1972) beschrieben. Im letztgenannten Fall kam es zu einer spontanen Thrombose.

g) Riesenaneurysma der A. cerebri posterior

Eine Beobachtung eines *Riesenaneurysma* der *A. cerebri post.* wurde von OBRADOR et al. (1967) mitgeteilt.

41. Zur Frage der Ruptur eines idiopathischen kongenitalen Aneurysma bei Gewalteinwirkung

Bei der Entscheidung, ob ein idiopathisches kongenitales Aneurysma bei Gewalteinwirkung rupturierte, ist äußerste Zurückhaltung angebracht. Der Gutachter wird immer wieder gefragt, ob ein sackförmiges Aneurysma der Arterien der Hirnbasis durch eine stumpfe Gewalteinwirkung rupturierte. „Das Zustandekommen einer tödlichen subarachnoidalen Blutung nach einer – häufig anscheinend inadäquaten – Gewalteinwirkung von fremder Hand stellt den Rechtsmediziner immer wieder vor Schwierigkeiten, sowohl technisch-präparatorisch (Nachweis der Blutungsquelle) als auch gutachtlich (Abwägung der Frage des Kausalzusammenhanges)" (KRAULAND 1982).

Die *entsprechende Literatur* ist *recht umfangreich* und *uneinheitlich* (VON HOFMANN 1894; KOLISKO 1913; ORTH 1921; JUNGMICHEL 1932; ILLCHMANN-CHRIST 1948; LÖBLICH 1951/1952; DINNING u. FALCONER 1953; NEWBARR u. COURVILLE 1958; THORNSTEDT u. VOIGT 1960; KAUTZKY u. SCHEWE 1965; FREYTAG 1966; SIMONSON 1966; ZÜLCH 1969; KLAGES 1970; LINDENBERG 1972; AVDEEV 1974; SORGO u. PILZ 1977; MAXEINER 1979; KRAULAND u. MAXEINER 1980; PARKINSON u. WEST 1980; KRAULAND 1981, 1982; BOWEN 1984; JACOBSON et al. 1984; UNTERHARNSCHEIDT 1984; KRAULAND u. KUGLER 1985 u. a.).

Die Autoren heben übereinstimmend hervor, daß in der Mehrzahl der mitgeteilten Beobachtungen eine spontane Ruptur eines Aneurysma bestand, daß aber in einzelnen Fällen traumatische Rupturen ohne nachweisbare traumatische Schäden an Schädelknochen und Gehirn vorkommen können. In diesem Zusammenhang ist nur die Frage wichtig, ob ein bereits bestehendes Aneurysma infolge der mechanischen Gewalteinwirkung geplatzt ist. Die rein traumatisch bedingten Gefäßrupturen, also die ohne vorbestehendes Aneurysma werden an anderer Stelle besprochen, ebenso jene Fälle, bei denen eine mechanische Gewalteinwirkung zu einem traumatischen Aneurysma („Pseudoaneurysma") führt, das später rupturiert.

Eine ausführliche Besprechung der Literatur sowie 3 eigene Fälle wurden von KRAULAND et al. (1982) vorgelegt, auf die ich verweise.

Es muß hervorgehoben werden, daß sich die aus geplatzten Forbus-Aneurysmen entstandenen Blutungen nicht von denen akuter traumatischer Blutungen in ihrer Lokalisation und Qualität unterscheiden, erst die feingewebliche morphologische Untersuchung der Blutungsquelle erlaubt in vielen Fällen eine Unterscheidung. Diese Kriterien wurden von KRAULAND u. MAXEINER (1980) sowie KRAULAND (1981) und besonders 1982 in einer monographischen Darstellung erarbeitet.

Rückschlüsse aus der *Lokalisation* der *Rupturstelle* sind nur *bedingt möglich*. Wie BRATZKE et al. (1986) betonen, sind *traumatische Aneurysmen* an der *A. cerebri ant.* seltener (MENZES u. GRAF 1974). An der *A. carotis int.* (ARAKI et al. 1965; MENZES u. GRAF 1974) sowie der *A. cerebri med.* (HANDA et al. 1970) kommen beide Formen dagegen häufiger vor, so daß hier ein Rückschluß auf die Genese nicht gezogen werden kann (PHILIPPIDES u. STEIMLE 1956; LAUN 1978; PARKINSON u. WEST 1980; JACOBSEN et al. 1984). In der von mir an anderer Stelle zitierten Zusammenstellung von KRAULAND (1982) lag nur eine einzige von 31 traumatischen Rupturen in diesem Bereich, sehr viel häufiger war dagegen die

A. basilaris betroffen. BRATZKE et al. (1986) machen jedoch darauf aufmerksam, daß bei HASSLER (1961) die zahlreichen traumatischen Rupturen der A. cerebri int. auffallen, die im forensischen Sektionsgut seltener vorkommen.

42. Stärkergradige Alkoholisierung und Ruptur

Die *traumatischen Blutungen* kommen angeblich, worauf BRATZKE et al. (1986) hinweisen, vor allem bei *stärkergradiger Alkoholisierung* vor. *Zwei Gründe* werden angeführt: (1) Es kommt zu einer *alkoholbedingten Erweiterung intrazerebraler Gefäße*, und (2) die *eingeschränkte Reaktionsfähigkeit* des *Alkoholisierten* (SIMONSEN 1963, 1967; HILLBOM u. KASTE 1981). In der Auswertung einschlägiger Fälle der Serie von BRATZKE et al. (1986) spielt Alkoholisierung, wenn überhaupt, nur eine untergeordnete Rolle. Nur in 10% ihrer Fälle war von einer nennenswerten Alkoholisierung zum Zeitpunkt des Todes auszugehen. Auch in anderen Serien wurde ein Zusammenhang zwischen einer Alkoholisierung und der Aneurysmaruptur nicht erkennbar (KLAGES 1970; CROMPTON 1975). Der von HILLBOM u. KASTE (1981) behauptete Zusammenhang erscheint BRATZKE et al. (1986) bei kritischer Überprüfung der Daten als sehr zweifelhaft.

43. Zivil- und strafrechtliche Gesichtspunkte bei rupturierten Aneurysmen der Hirnbasis

Hinsichtlich *zivil-* und *strafrechtlicher Gesichtspunkte* bei *rupturierten Aneurysmen* der *Hirnbasis* verweise ich auf die ausgezeichnete Übersicht von BRATZKE et al. (1986).

Klinische Übersichten über die *Häufigkeit* der *Aneurysmen* wurde von FOX (1983), solche unter *pathologischen Aspekten* von HACKER et al. (1983) sowie STEHBENS (1983) vorgelegt.

Es liegt eine *umfangreiche rechtsmedizinische Literatur* über *Ursachen* und *morphologische Befunde* bei *subarachnoidalen Blutungen* vor (VON HOFMANN 1894; KOLISKO 1913; SZEKELY 1928; JUNGMICHEL 1932; KRAULAND 1942, 1944, 1949, 1955, 1957, 1982; DINNING u. FALCONER 1953; COURVILLE 1962; KAUTZKY u. SCHEWE 1965; FREYTAG 1966; ZÜLCH 1969; KLAGES 1970; LINDENBERG 1972; AVDEEV 1974; CROMPTON 1975; SORGO u. PILZ 1977; BOWEN 1984; UNTERHARNSCHEIDT 1984; BRATZKE et al. 1986). Die *rechtsmedizinisch relevanten gutachtlichen Bewertungskriterien* wurden von JUNGMICHEL (1932) zusammengefaßt, sie sind in dieser Form auch heute noch nicht überholt: (1) *Ausreichende Schwere* der *Gewalteinwirkung*, (2) *zumindest Vorliegen* der *klinischen Zeichen* einer *Hirnerschütterung*, (3) *Brückensymptome*, (4) *keine krankhaften Veränderungen* am *Herz-Kreislaufsystem* und (5) *keine mehrfachen Aneurysmen*. Als *weiteres Bewertungskriterium* wurde von KRAULAND (1982) sowie BRATZKE et al. (1986) (6) die *Übereinstimmung zwischen morphologischem Befund* und *zeitlichem Ablauf* angeführt.

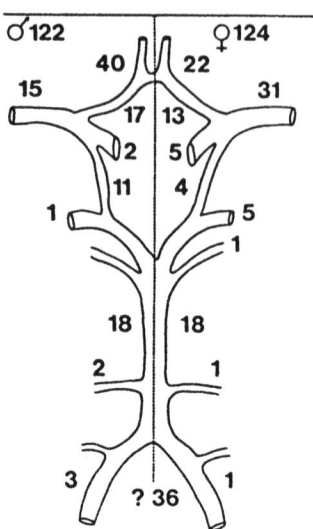

Abb. 58. Lokalisation der Aneurysmen nach Geschlechtern getrennt (246 Fälle; RM Berlin, Hamburg, München). (Aus BRATZKE et al. 1986)

44. Auswertung einer kooperativen prospektiven Studie über Blutungen aus Aneurysmen der großen Hirnschlagadern

BRATZKE et al. (1986) fanden unter 62 888 Sektionen aus den Rechtsmedizinischen Instituten der FU Berlin (1956–1984), der Universität Hamburg (1970–1984) und der LM Universität München (1964–1984) in 246 Fällen (0,39% des Sektionsgutes), davon 122 Männer und 124 Frauen, Blutungen aus Aneurysmen der großen Hirnschlagadern. Zum Vergleich, ob sich Unterschiede hinsichtlich der Lokalisation und Größe der Aneurysmen sowie hinsichtlich von Alter und Geschlecht der Betroffenen zu klinisch obduzierten Fällen ergaben, wurde gleichzeitig eine Auswertung des Untersuchungsgutes der Neuropathologischen Abteilung der Universität Hamburg (1960–1984, 160 Fälle (2,3%) unter 6533 Hirnsektionen, davon 66 Männer und 94 Frauen) vorgenommen. Die Lokalisation der Aneurysmen nach Geschlechtern getrennt ergibt sich aus Abb. 58.

BRATZKE et al. (1986) verweisen darauf, daß die Seltenheit von Aneurysmablutungen nicht darüber hinwegtäuschen darf, daß im Zusammenhang mit derartigen Blutungen rechtliche Probleme auftreten können, die nicht in allen Fällen von vornherein ersichtlich sind. „Der äußere Aspekt bei der Hirnsektion erlaubt jedenfalls noch keinen sicheren Rückschluß auf die Genese." Es geht bei der *forensischen Klärung* im *Straf-* und *Zivilrecht* um *fragliche Zusammenhänge* mit einer *vorausgegangenen Gewalteinwirkung,* im *Sozialrecht* um die *Bedeutung* einer *außergewöhnlichen physischen* und *psychischen Belastung* unmittelbar vor dem Tod.

Aneurysmablutungen in den *ersten Lebensjahrzehnten* in der Serie von BRATZKE et al. (1986) wurden 6mal gesehen, bei über *80jährigen* in 3 Fällen. Da Blutungen bei unter 20jährigen zu den seltenen Ereignissen gehören, werden 2 Fälle aus der Serie von BRATZKE et al. (1986) dargestellt:

Fall 1: 7jähriger Junge, nach anfänglicher Benommenheit Streckkrämpfe. *Krankenhauseinlieferung,* ca. 1 Tag überlebt.
Befund: Walnußgroße Blutung im frontalen Marklager aus fast möveneigroßem, mit bröckeligen Gerinnselmassen ausgefülltem Aneurysma der rechten A. cerebri ant. Tiefe Imprimierung des rechten Frontallappens mit Erweichung. Blutung in das Ventrikelsystem. Keine Hinweise auf Gewalteinwirkung.

Fall 2: 9jähriges Mädchen, beim Spielen plötzlich zusammengebrochen, vorher über Schwindelgefühl und Kopfschmerzen geklagt. Wiederbelebungsversuche, nach einigen Stunden *gestorben.*
Befund: Massive, bis 3 mm dicke subarachnoidale Blutung im Bereich des Chiasma opticum. Ventrikeltamponade. Hochgradiges Hirnödem. Zartes Gefäßsystem. Keine Hinweise für Gewalteinwirkung. Blutungsquelle an den Hirnschlagadern nicht auffindbar.

Wegen der Anamnese, der Umstände des Todes verweise ich auf die Originalarbeit. Von den Angehörigen wurde in keinem dieser Fälle besonders hervorgehoben, daß eine intensive körperliche Belastung oder eine erhebliche relative Erregung beim Einsetzen der Symptome vorausgegangen war.

Tod im Straßenverkehr: In der Serie von BRATZKE et al. (1986) erfolgte der *Tod auf der Straße* 24mal, überwiegend bei *Fußgängern,* die *plötzlich zusammenbrachen* oder auf dem *Gehweg tot aufgefunden* wurden. Auch bei *PKW-Insassen* und *-fahrern* kam es in seltenen Fällen zu *derartigen Blutungen,* ohne daß (bis auf eine Ausnahme, Fall 3) dadurch ein Verkehrsunfall verursacht wurde:

Fall 3: 60jähriger Bierfahrer, auf der Heimfahrt mit seinem LKW gegen eine Hauswand geprallt. *Sektionsbefund:* Rupturiertes Aneurysma der rechten A. communicans post. mit massiver Subarachnoidalblutung und Ventrikeltamponade. Akuter Verschluß der rechten A. carotis comm. Mittelgradige allgemeine Arteriosklerose.

Tod bei der Arbeit: In der genannten Serie trat der *Tod bei der Arbeit* 21mal ein. Ein Zusammenhang mit einer stärkergradigen körperlichen Belastung war nur einmal (Fall 4) zu erkennen.

Fall 4: Ein 34jähriger Installateur brach beim Tragen einer 100 kg schweren Kiste bewußtlos zusammen und verstarb kurz darauf. Der Vorgeschichte war zu entnehmen, daß vor etwa einem Jahr (wegen anhaltender Kopfschmerzen?) eine *kraniale CT-Untersuchung* einschließlich Kontrastmittelgabe erfolgt war, die aber keinen auffälligen Befund erkennen ließ.
Bei der *Sektion* fand sich eine massive subarachnoidale Blutung mit Ventrikeltamponade. Die Blutungsquelle ließ sich nicht nachweisen. Neben einer mittelgradigen allgemeinen Atheromatose bestand eine Herzhyperplasie (Gewicht 420 g).
Gutachtlich wurde für die Unfallversicherung so gewertet, daß die schwere körperliche Belastung wesentlich mit zur Ruptur eines Aneurysma beigetragen hatten und damit mit überwiegender Wahrscheinlichkeit ein Kausalzusammenhang zwischen der außergewöhnlichen schweren körperlichen Belastung und der tödlichen Aneurysmablutung bestand.

In weiteren 29 Fällen (11,8%) der Serie von BRATZKE et al. (1986) bestand ein *Zusammenhang* mit einer *psychischen* oder *physischen Belastung* bei unterschiedlichen äußeren Umstände *(Geschlechtsverkehr, Defäkation, tätliche Auseinandersetzung)* 12mal (4,9%) setzten die Hirnblutungen bei oder nach sexuellen Handlungen ein (9 w., 3 m.).

Fall 5: Bei einer 38 Jahre alten Angestellten trat nach zweimaligem Geschlechtsverkehr im PKW plötzlich Unwohlsein auf, sie wurde bewußtlos und starb ca. 30 min später, noch vor der Krankenhauseinlieferung.
An der A. basilaris fand sich unmittelbar vor den Abgängen der Aa. cerebellares sup. ein ca. $13 \times 7 \times 4$ mm großes Aneurysma, das in den basalen Anteilen eine bindegewebige kernarme Platte aufwies und zur A. basilaris hin nur mehr aus einer dünnen, von reichlichen

Rundzellen durchsetzten Wandschicht bestand. Hier war in Serienschnitten (Zelloidin) die Rupturstelle mit geringer leukozytärer Reaktion und frischer Gerinnselbildung sowie fibrinoider Verquellung in den angrenzenden Wandschichten nachzuweisen. Die subarachnoidale Blutung am Hirngrund war bis zu 5 mm dick, es ergaben sich feingeweblich keine Hinweise für bereits früher erfolgte Blutungen. Die übrigen Hirngefäße wiesen nur geringfügige Wandverdickungen auf.

In 10 Fällen (4,0 %) erfolgte der *Tod auf der Toilette*. Nicht immer war klar ersichtlich, ob tatsächlich eine Miktion oder Defäkation vorausgegangen war oder ob die Toilette möglicherweise nur wegen Übelkeit und Brechreiz aufgesucht worden war.

Fall 6: 38 Jahre alter Künstler, bewußtlos auf der Toilette gefunden, *Krankenhauseinlieferung*, ca. 2 h später *verstorben. Sektionsbefund:* Massive intraventrikuläre und basale Blutung aus 11 × 8 × 7 mm großem Aneurysma der A. communicans ant. *Histologisch* (Serienschnitte, Zelloidin): unterschiedlich alte, z. T. in Abkapselung begriffene Rupturstellen. Massive Siderose der Aneurysmakapsel und der angrenzenden Hirnrindenschichten.

Tod bei tätlicher Auseinandersetzung: Diese Beobachtungen sind in diesem Beitrag die wichtigsten. Im *Zusammenhang* mit *tätlichen Auseinandersetzungen* kam es in der Serie von BRATZKE et al. (1986) in 7 Fällen (2,8 %) zur *Ruptur* eines *vorbestehenden Aneurysma*. Auf 2 Fälle aus dem Berliner Untersuchungsgut war bereits von KRAULAND et al. (1986) sowie KRAULAND (1982) ausführlich eingegangen worden.

Im Hamburger Untersuchungsgut waren 3, im Münchner 2 Todesfälle (Fall 7 und 8) in Zusammenhang mit äußerer Gewalteinwirkung zu beurteilen.

Fall 7: 44 Jahre alte Hausfrau, Kurz vor dem Tod tätliche Auseinandersetzung mit dem Sohn, angeblich mit Würgen. *Sektionsbefund:* Äußerlich keine Verletzung feststellbar (insbesondere nicht am Hals). Massive subarachnoidale Blutung aus erbsgroßem Aneurysma der rechten A. cerebri med. Links-Herzhypertrophie (Herzgewicht 580 g).

Bei der *strafrechtlichen Beurteilung* wurde, im Hinblick auf die nicht nachweisbaren Spuren einer Gewalteinwirkung gegen den Kopf ein Fremdverschulden nicht für beweisbar erachtet.

Fall 8: 40jähriger Arbeiter. Schlägerei nach Wirtshausbesuch (BAK zum Todeszeitpunkt 2,71‰). Nach Faustschlägen gegen den Kopf gestürzt, leblos liegengeblieben, vergebliche Reanimationsversuche. *Hirnbefund:* Massive subarachnoidale basale Blutung aus rupturiertem glasstecknadelkopfgroßem Aneurysma der linken A. cerebri ant. Schürfungen im Bereich des Augenoberlides, Riß-Quetschwunde an der Innenseite der Oberlippe. *Kein Schädelbruch. Nebenbefund:* Fettleber (1800 g).

Bei der *strafrechtlichen Bewertung* wurde aufgrund des engen zeitlichen Zusammenhanges gutachtlich davon ausgegangen, daß die Gewalteinwirkung zu der Ruptur des vorstehenden Aneurysmas geführt hatte und damit auch kausal für den tödlichen Ausgang war. Im Verfahren erfolgte wegen mangelnder Voraussehbarkeit des tödlichen Verlaufes die Verurteilung lediglich wegen einer Körperverletzung.

Morphologie der Aneurysmen: In der Serie von BRATZKE et al. (1986) waren die Aneurysmen überwiegend stecknadelkopf- bis reiskorngroß (22,3 %) bzw. linsen- bis kirschkerngroß (23,1 %), in 6 Fällen bis zu walnußgroß. 76mal (30,9 %) lag keine genaue Beschreibung vor (Tabelle 19). In 36 Fällen (14,6 %) war ein Aneurysma nicht nachzuweisen.

Im *rechtsmedizinischen Sektionsgut* lagen die Aneurysmen überwiegend an den vorderen Hirnschlagadern (insgesamt 37,4 %, Tabelle 20), in der A. carotis int. oder A. cerebri med. (21,5 %) oder in der A. basilaris (14,6 %). Die übrigen Schlagaderabschnitte waren nur selten betroffen. Im *neuropathologischen Untersuchungsgut* zeigte sich eine etwas andere Verteilung mit Bevorzugung der A. cerebri med. (Tabelle 20).

Tabelle 19. Größe der Aneurysmen (RM). (Aus BRATZKE et al. 1986)

Aneurysmagröße	
Stecknadelkopf/Reiskorn	55 (22,5%)
Linse/Kirschkern	57 (23,1%)
Erbse/Bohne	30 (12,2%)
Haselnuß/Kirsche	22 (8,9%)
Walnuß	6 (2,4%)
k. A.	76 (30,9%)

Tabelle 20. Lokalisation der Aneurysmen (RM + NP). (Aus BRATZKE et al 1986)

Lokalisation	Rechtsmedizin ($n = 246$)	Neuropath. ($n = 160$)
Aa. cerebri ant.	12,2%	6,3%
Aa. comm. ant.	25,2%	20,0%
Aa. carot. int.	2,8%	5,0%
Aa. cerebri med.	18,7%	24,4%
Aa. comm. post.	6,1%	10,6%
Aa. cerebri post.	2,4%	1,9%
A. basilaris	14,6%	8,1%
Aa. cerebellares	1,6%	1,9%
Aa. vertebrales	1,6%	–
Mehrfache	• ausgew.	13,8%
Unbekannt	14,6%	8,1%

Makroskopisch bot sich nur in 7 Fällen das Bild einer fortgeschrittenen Arteriosklerose.

Es wurde zu Recht darauf verwiesen, daß die *Diagnostik* sowie *konservative* und *chirurgische Behandlung* der *Aneurysmablutungen* am *Hirngrund* für den Kliniker wesentliche Fortschritte gebracht haben, während sich die *gutachtlichen Probleme* der *Rechtsmedizin* in den letzten Jahrzehnten kaum verändert haben (BRATZKE et al. 1986). Im *Straf- und Zivilrecht* bleibt nach wie vor das Problem der *differentialdiagnostischen Unterscheidung* zwischen einer *Blutung aus natürlichen* bzw. *traumatischen Ursachen* sowie die Abklärung der Bedeutung einer Gewalteinwirkung bzw. einer körperlichen Anstrengung der psychischen Erregung bei der Ruptur eines vorbestehenden Aneurysmas bestehen.

45. Technik zum Auffinden eines Aneurysma

Zur Technik des Auffindens eines Aneurysma wurde im Rechtsmedizinischen Institut der FU-Berlin ein Verfahren entwickelt (KRAULAND 1982; BRATZKE et al. 1986). Danach hat es sich bewährt, das Gehirn zunächst kurze Zeit in Formalin anzuhärten (für ca. 2–3 h) und dann unter dem Operationsmikroskop die Blutung vorsichtig abzupräparieren und bei Erkennung des Aneurysma dieses zusammen mit den anhaftenden Blutgerinnseln für die histologische Untersuchung zu asservieren. Die Zelloidin-Einbettung mit Serienschnitten bringt dabei sicherlich die verläßlichsten Ergebnisse. Es empfiehlt sich, auch andere Gefäßabschnitte für vergleichende Untersuchungen zu entnehmen. Eine Durchhärtung des Gehirns ist weniger sinnvoll, da kleine Aneurysmen mit dem gehärteten Blut abgerissen werden können und die dadurch entstandenen Lücken im Gefäß nachträglich schwer zu deuten sind. Man kann auch nach vorsichtiger Eröffnung der basalen Zisterne das unfixierte Gehirn mit sanftem Wasserstrahl spülen. Versuche, durch Einbringen von Flüssigkeit in das Gefäßsystem unter erhöhtem Druck die Rupturstelle darzustellen, sind wenig empfehlenswert, weil Defekte entstehen und vitale Reaktionen an der Rupturstelle vernichtet werden, so daß durch histologische Untersuchungen die Differenzierung zwischen einer künstlich geschaffenen und einer natürlichen Ruptur u. U. nicht mehr möglich ist.

46. Subarachnoidale Blutungen nach Ruptur eines intrakraniellen Aneurysma

Subarachnoidale Blutungen nach *Ruptur* eines *intrakraniellen Aneurysma* haben eine *schlechte Prognose*. Eine kooperative Studie, an der sich mehrere Zentren beteiligten, ergab, daß 9 % der Patienten, die konservativ ohne Operation behandelt wurden, für weniger als einen Tag überlebten, 47 % für etwa 2 Wochen und 43 % überlebten die erste Blutung mit einer geringen Chance, eine weitere zu haben (LOCKSLEY 1966). Eine weitere Studie zeigte jedoch, daß mehr als die Hälfte dieser Überlebenden nach einer weiteren Ruptur innerhalb der nächsten 5 Jahre starben (PAKARINEN 1967). Weitere Untersuchungen, die sich mit dem Überleben befaßten, ergaben, daß nach der ersten subarachnoidalen Blutung für die nächsten 10 Jahre mit erneuten Blutungen von etwa 2 % pro Jahr gerechnet werden muß (WINN et al. 1977).

Man kann den *Zeitraum* der *operativen Behandlung* der *intrakraniellen Aneurysmen* in *2 Perioden* unterteilen, nämlich: (1) *Vor Einführung* von *Mikroneurochirurgie* und (2) *nach Einführung neuer operativer Techniken* mit *binokularen Stereomikroskopen* und *entsprechenden Mikroinstrumenten*.

In der *1. Zeitphase* führte die operative Behandlung der intrakraniellen Aneurysmen nicht zu einer wesentlichen Besserung der Mortalität (McKISSOCK et al. 1960, 1962, 1965). Erst in der *2. Zeitphase* nach Einführung des binokularen Stereomikroskopes konnte die Mortalität erheblich gesenkt werden (KRAYENBÜHL et al. 1972). Aber obwohl die Mortalität um etwa 50 % herabgesetzt werden konnte, beträgt sie immer noch etwa 15 % (ADAMS et al. 1976).

Die *Komplikationen* nach *subarachnoidaler Blutung* infolge *Ruptur intrakranieller Aneurysmen* bestehen in *subduralen* oder *intrazerebralen Blutungen, Hydro-*

zephalus, Gefäßverschlüssen und *Hirnödem.* Als wesentliche *weitere komplizierende Faktoren* wurden in neueren klinischen Untersuchungen *arterielle Spasmen* von *Gehirngefäßen* identifiziert (LOACH u. DE AZEVEDO-FILHO 1976).

47. Spasmen der Arterien des Gehirns bei Patienten mit subarachnoidalen Blutungen

a) Einführung

Der Ausdruck Vasospasmus, obgleich allgemein akzeptiert, ist irreführend. Der Ruptur eines Aneurysma folgt eine Reduzierung des Lumens eines Hirngefäßes, also Vasospasmus ist hier korrekt, jedoch zeigt sich bei histologischer Untersuchung der betroffenen Gefäße, daß es im Gefäßlumen zu Aggregaten von Thrombozyten, zu Anheftungen von Leukozyten an die Gefäßwand und zu Thrombenbildungen verschiedenen Ausmaßes innerhalb des Gefäßlumens kommen kann. Es liegt demnach mehr vor als nur eine Lumenverengung. Auch das Endothel des Gefäßes beteiligt sich am Prozeß, mit Schwellung und Proliferation der Intima. Elektronenmikroskopisch lassen sich Öffnungen der interendothelialen Verbindungen nachweisen. Zusammenfassend kann gesagt werden, daß der sog. Vasospasmus ein viel komplexerer Vorgang ist als der Name andeutet, nämlich ein Spasmus der muskulären Gefäßwand.

b) Häufigkeit subarachnoidaler Blutungen in den USA

Es wird geschätzt, daß in den USA jährlich etwa 28 000 Patienten eine subarachnoidale Blutung erleiden (KASSELL et al. 1985). Selbst 40% jener Patienten, die eine sofortige operative Behandlung erhalten, werden einen verspätet einsetzenden Vasospasmus haben. Das bedeutet, daß sich ihr neurologischer Befund vorübergehend oder permanent verschlechtert (ZIMMERMAN et al. 1990). Etwa die Hälfte dieser Patienten wird infolge der neurologischen Dauerschäden versterben (HEROS et al. 1983; KASSELL et al. 1985; WEIR 1987).

Bei 60% der Patienten, die nach operativer Behandlung an intrazerebralen Aneurysmen verstarben, bestanden bei radiographischer Untersuchung generalisierte Spasmen von Hirngefäßen (ADAMS et al. 1976).

c) Häufigkeit von präoperativen Gefäßspasmen

Angaben über die Häufigkeit von präoperativen Gefäßspasmen bei intrakraniellen Aneurysmen aus verschiedenen veröffentlichten Serien finden sich in Tabelle 21.

Arteriographische Untersuchungen bei *Patienten* mit *Schädel-Hirn-Verletzungen* haben ergeben, daß *Gefäßspasmen* ein *häufiger Befund* sind. Die Durchsicht der Literatur von SUWANWELA u. SUWANWELA (1972) ergab, daß sie in 2–31% der untersuchten Schädel-Hirn-Verletzungen bestanden. Auf das Vorliegen von neurologischen Befunden bei Bestehen von Gefäßspasmen haben WILKINS u. ODOM (1970) aufmerksam gemacht. Die wohl wichtigsten Angaben stammen von MACPHERSON u. GRAHAM (1973), daß sie sich in 57,7% derjenigen Angiographien fanden bei Patienten mit tödlichen Schädel-Hirn-Verletzungen mit einer vorhan-

Tabelle 21 zeigt die Häufigkeit von präoperativen Gefäßspasmen bei intrakraniellen Aneurysmen. (Aus MOHAN 1980)

FLETCHER et al. (1959)	45,9 %
DU BOULAY (1963)	66 %
STORNELLI u. FRENCH	60,5 %
ALLCOCK u. DRAKE (1965)	40 %
WILKINS et al. (1968)	37 %
KRAYENBÜHL et al. (1972)	35 %
POOL u. POTTS (1965)	61 %
HEILBRUN (1973)	31,6 %
GRAF u. NIBBELINK (1974)	39 %
POST et al. (1977)	36 %
SAITO et al. (1979)	16,3 %

denen Korrelation zwischen Gefäßspasmus und neuropathologisch faßbaren ischämischen Hirnschäden.

Drei Beobachtungen wurden von SYMON (1967) als *Beweis* für das *Vorkommen von Spasmen* in *Gehirngefäßen* angeführt: (1) *Direkte Beobachtung menschlicher Gehirngefäße* bei *neurochirurgischen Eingriffen*, (2) *direkte Beobachtung* von *Gehirngefäßen* bei *Versuchen am Tiergehirn* und (3) *indirekte Beweise* anläßlich von *Angiographien* von *Hirngefäßen*.

(1) *Eindeutige Gefäßspasmen* von *Gehirngefäßen* werden sichtbar nach *mechanischer Manipulation* bei *hirnchirurgischen Eingriffen* (POOL 1958). Besonders hingewiesen wurde auf die Bänder, die im subarachnoidalen Raum eine Art von Stabilisation der Gefäße bewirken, diese „Chordae" scheinen innerviert zu sein (ARUTIUNOV et al. 1974). Besonders mechanischer Reiz dieser Strukturen führte zu kurzdauernden arteriellen Gefäßspasmen.

Nach operativer Behandlung von zerebralen Aneurysmen durch einen Clip treten Gefäßspasmen auf, deren Folge ischämische Veränderungen sind, die die gefährlichste Komplikation darstellen und die für die schlechte Prognose verantwortlich ist (FISHER et al. 1977; ALLEN et al. 1983; CHYATTE u. SUNDT 1984; KASSELL et al. 1985; WEIR 1987).

(2) *Spasmen* von *intrakraniellen Gefäßen* konnten auch von ECHLIN (1939) erzeugt werden. *Mechanischer Reiz* der *freigelegten A. basilaris* der *Katze* ergab *ausgeprägten Spasmus dieses Gefäßes in vivo.* In weiteren Untersuchungen an *Affen* ließen sich *Spasmen* an den *Vertebralarterien* und der *A. basilaris* durch *Einwirken* von *frischem arteriellem Blut* in den *Subarachnoidalraum* bei *Abwesenheit von mechanischen Reizen* erzeugen (ECHLIN 1965, 1968, 1971).

(3) Die *Gefäßverengung* im *Röntgenbild* bei Bestehen von *intrakraniellen Aneurysmen* wurden zuerst von ECKER u. RIEMENSCHNEIDER (1951) nachgewiesen. Die schwersten spastischen Gefäßveränderungen bestanden im Bereich des Aneurysma und dehnten sich für einige cm über die angrenzenden Arterien aus. Die Autoren erkannten schon eindeutig, daß schwere Durchblutungsstörungen die Folge derartiger Gefäßspasmen sein konnten. Diese Gefäßspasmen entwickelten sich fast immer unilateral auf der Seite des vorhandenen Aneurysma (FLETCHER et al. 1959).

d) Entstehung von Vasospasmen bei Vorhandensein von Blut im subarachnoidalen Raum

Die Entstehung von Vasospasmus kann mit dem Vorhandensein von Blut im subarachnoidalen Raum erklärt werden (FISHER et al. 1980; MIZUKAMI et al. 1980; KISTLER et al. 1983). Da eine *Latenzperiode* zwischen der Ablagerung von Blut im Subarachnoidalraum und dem Auftreten von Vasospasmus besteht, kann geschlossen werden, daß ein Abbauprodukt des Blutes der entscheidende und wirksame Faktor ist. Über die Substanzen im Blut, die einen Vasospasmus hervorrufen können, ist wenig bekannt. Es soll hier nicht auf die verschiedenen Substanzen und Theorien eingegangen werden. Man sollte aber hier nochmals darauf verweisen, daß auch bei Patienten mit Schädel-Hirn-Verletzungen und bei solchen, an denen neurochirurgische Eingriffe durchgeführt wurden, ein Vasospasmus vorliegen kann.

e) Klinischer Nachweis von Vasospasmen nach Ruptur eines intrakraniellen Aneurysma

Der Vasospasmus nach Ruptur eines intrakraniellen Aneurysma kann *klinisch* diagnostiziert werden, wenn sich der neurologische Befund des Patienten verschlechtert. Oft kommt es dabei zu Verwirrtheitszuständen und zunehmender Eintrübung des Bewußtseins bis zu Bewußtlosigkeit. Bei *Angiographien* läßt sich eine Verengung des Gefäßlumens direkt zeigen, man kann dann von einem *radiographisch nachweisbaren Vasospasmus* sprechen (NIBBELINK et al. 1975). Es kann durchaus ein radiographisch nachweisbarer Vasospasmus vorliegen und klinisch können unauffällige Befunde vorliegen.

Der Vasospasmus wird etwa 4–9 Tage nach der Blutung faßbar (BERGVALL u. GALERA 1969; GRAF u. NIBBELINK 1974; WEIR 1978; KWAK et al. 1979; SAITO u. SANO 1980; ZIMMERMAN et al. 1990).

Die *anatomische Lokalisation* der beteiligten Arterien kann recht unterschiedlich sein: Man kann 3 große Gruppen unterscheiden: (1) *Vasospasmus kann isoliert* auftreten, etwa an den Arterien des Circulus arteriosus cerebri (Willisii), man spricht dann von einem *fokalen Vasospasmus*, (2) *multiple Areale an einem Gefäß* können *in Tandem* verengt sein, man spricht dann von einem *segmentalen Vasospasmus* und (3) eine *generalisierte Verengerung* von mehreren Gefäßen kann vorliegen, man spricht von einem *diffusen Vasospasmus* (ZIMMERMAN et al. 1990).

48. Rupturen von zerebralen Aneurysmen mit Austritt von Kontrastmedium nach Angiographie

Austritt von Kontrastmedium während einer Arteriographie der A. carotis int. ist ein seltenes Ereignis. Noch seltener ist die Extravasation bei Arteriographie einer A. vertebralis.

Beobachtungen von *Rupturen zerebraler Aneurysmen* mit *Austritt* von *Kontrastmedium während angiographischer Darstellung* wurden seit der Mitteilung von JENKINSON et al. 1954 berichtet (JAMIESON 1954; JACKSON et al. 1960; VON TRISKA 1962; MURPHY u. GOLDBERG 1967; GOLDSTEIN 1967; BEAMER et al. 1969; HOFF u. POTTS 1969; FERRARI u. VIO 1969;

Tabelle 22. In der Literatur mitgeteilte Fälle von Extravasation aus intrakraniellen Aneurysmen während einer Angiographie. (Aus GERLOCK 1975)

Autor Jahr	Arterie aus der das Extravasat stammt	Kontrastmedium und Dosis	Druck	Überleben
GERLOCK (1975)	rechte A. cerebellaris post. inf.	Conray 60, 7 ml	300 psi	starb
GOLDSTEIN (1967)	rechte A. communicans post.	Renografin 60, 8 ml	Handinjektion	starb
HOFF u. POTTS (1969)	A. basilaris	50% Hypopaque, 6 ml	–	starb
JACKSON et al. (1960)	rechte A. supraclinoidalis	50% Hypopaque, 5 ml	–	starb
JAMIESON (1954)	rechte A. cerebri med.	Uridone, 15 ml	–	starb
JENKINSON et al. (1954)	rechte A. supraclinoidalis	35% Diodrast, 8 ml	–	starb
LEHRER et el. (1972)	A. communicans ant.	50% Hypopaque, 50 ml	400 psi	starb
MURPHY u. GOLDBERG (1967)	rechte A. supraclinoidalis	50% Hypopaque, 15 ml	Handinjektion	starb
VON TRISKA (1962)	A. cerebri med.	60% Urografin	–	starb
VINES u. DAVIS (1971)	A. communicans post.	Conray 60, 9 ml	200 psi	lebt

HENRY et al. 1971; VINES u. DAVIS 1971; SAKAMOTO et al. 1972, 1979; LEHRER et al. 1972; TEAL et al. 1973; KARADYI et al. 1973; PIRKER 1964; OSGOOD u. MARTIN 1974; SOMEDA et al. 1975; GERLOCK 1975; LILIQUIST et al. 1976; ONUMA et al. 1979, 2 Fälle). Bis zu Beginn der 80er Jahre wurden mehr als 25 Beobachtungen mitgeteilt, bei denen die Extravasation von Kontrastmedium als Folge der Ruptur des Aneurysma bei der Angiographie auftrat. GERLOCK (1975) stellte die veröffentlichten Fälle von Austritt von Kontrastmedium bei Angiographien aus rupturierten intrakraniellen Aneurysmen aus der Literatur zusammen (Tabelle 22).

HOFF u. POTTS (1969) berichteten über einen Austritt von Kontrastmedium bei einer Angiographie einer A. vertebralis bei einem Patienten mit einem arteriosklerotischen Aneurysma der A. basilaris.

Ein Aneurysma der A. cerebellaris post. inf. das ein Kontrastmittelextravasat bei einer Arteriographie zeigte, wurde von GERLOCK (1975) mitgeteilt.

In der Literatur wurden eine Reihe von Kasuistiken von rupturierten Aneurysmen mitgeteilt, bei denen Extravasate während einer Angiographie dargestellt wurden. Die große Mehrzahl dieser Aneurysmen liegt im Bereich der A. carotis int. und deren Ausbreitungsgebiet; das nimmt nicht wunder, denn 80% aller sackförmigen kongenitalen Aneurysmen finden sich in diesem Gefäßgebiet

(LOCKSLEY 1966). Während viele Autoren mit großer Selbstverständlichkeit – wohl die meisten – die Vornahme der Angiographie als ätiologischen Faktor für die Verursachung der Ruptur dieser Aneurysmen ansehen, scheinen sie übersehen zu haben, daß sämtliche der in Tabelle 22 angeführten Patienten bereits klinische Befunde zeigten, die auf eine subarachnoidale Blutung hinwiesen und bereits vor Vornahme der Angiographie krank waren. *Mit anderen Worten, der Kontrastmittelaustritt zeigt die Stelle an, wo die Ruptur erfolgte, und ist nicht als eine Ruptur infolge der Injektion des Kontrastmittels bei der Arteriographie anzusehen.* Das Extravasat des Kontrastmittels ist als ein klinisches Zeichen, das auf die Blutungsquelle hinweist, und nicht als Folge der Injektion zu werten.

Sicherlich darf die Wirkung der wiederholten Spülungen des Katheters mit Heparin und der gefäßerweiternde Effekte des Kontrastmittels nicht außer acht gelassen werden.

49. Auftreten von Gehirninfarkten nach Ruptur zerebraler Aneurysmen

Das Auftreten von Gehirninfarkten nach Ruptur zerebraler Aneurysmen wurde bereits im Jahre 1859 in einem Autopsiebefund von GULL mitgeteilt. Weitere Beobachtungen stammen von TOMLINSON (1959, 1966), BIRSE u. TOM (1960), CROMPTON (1962, 1964), SCHNECK (1964), NISHIJAMA et al. (1979).

KANEKO et al. (1979) berichteten über *morphologische Untersuchungen* bei Patienten, die infolge *zerebraler Gefäßspasmen* nach *Rupturen zerebraler Aneurysmen ohne operative Eingriffe verstarben*. Die *Ergebnisse* ließen sich *zusammenfassen*: (1) Im *Großhirn* fanden sich *in allen Fällen Infarkte*, die in *3 Typen* gegliedert werden konnten: (a) *Leichte Gewebsalterationen* sowohl in der *grauen* als auch in der *weißen Substanz*, (b) *ausgeprägte Infarkte* in der *grauen Substanz* und (c) *ausgeprägte Infarkte in der grauen Substanz* und *stärker ausgeprägte in der weißen Substanz*. *Sämtliche Infarkte* waren vom *ischämischen Typ*. (2) Die *Gewebeschäden* in den *Stammganglien*, im *Thalamus* und *Hypothalamus* waren geringfügig. (3) Im *Hirnstamm* wurden *keine ischämischen Gewebeschäden* gefunden, mit Ausnahme sekundärtraumatischer Blutungen als Folgen von transtentoriellen Hernien. (4) Bei 2 der 8 Beobachtungen lagen *histologisch faßbare Schäden* der *Intima* und *Muskularis* vor; sie bestanden in Verdickungen der Intima und Myonekrose.

NISHIJAMA et al. (1979) berichteten über *morphologische Untersuchungen* in einer Serie von 37 Patienten, die nach Rupturen zerebraler Aneurysmen, ohne daß operative Eingriffe unternommen worden waren, gestorben waren. Es lagen im wesentlichen *3 Gruppen* von Todesursachen vor: (1) *Intrazerebrale Hämatome*, (2) *ischämische Veränderungen des Gehirns* und (3) *Folgen nichtzerebraler Komplikationen* wie *Pneumonie, Hypopituitarismus* etc.

XXIV. Die traumatischen Aneurysmen der zum Gehirn führenden und der intrakraniellen Arterien

1. Historisches

Der Terminus *traumatisches Aneurysma* wurden erstmals von Ernst VON BERGMANN (1880) gebraucht. Es handelt sich um einen Schaden der Gefäßwand, der auf eine Gewalteinwirkung zurückzuführen ist. Ein morphologisch eindeutiger Schaden muß an der Arterie selbst nachweisbar sein, in der Mehrzahl der Fälle liegen zusätzliche traumatische Schäden an Schädel und Gehirn vor. Generell kann gesagt werden, daß morphologisch gut untersuchte Beobachtungen von traumatischen Aneurysmen der Gehirnarterien nach wie vor selten sind.

2. Einführung und Beschreibung

Das *traumatische Aneurysma* ist im *allgemeinen kein echtes Aneurysma*, wie beispielsweise das idiopathische oder kongenitale. Man spricht hier von einem *Aneurysma spurium* (spurius = unecht, falsch); es handelt sich, wie im folgenden eingehend dargestellt wird, um eine Art von *umschriebenem periarteriellem Hämatom*. In der Literatur wird auch der Terminus *Pseudoaneurysma* gebraucht.

Bei einem *falschen Aneurysma, Pseudoaneurysma* oder *Aneurysma spurium* ist es zunächst zu einer mechanischen Durchtrennung oder einem mechanisch bedingten Riß der Arterienwand gekommen. Die Gewalteinwirkung in der Vorgeschichte kann außerordentlich vielgestaltig sein. Entscheidend ist die primäre mechanische Wandschädigung der Arterie, an der alle Wandschichten beteiligt sind. Die sich periarteriell ausbreitende Blutung wird durch das umliegende Gewebe, vor allem durch die Faszie aufgehalten. Es handelt sich um eine allseits abgekapselte sackförmige Ausbuchtung einer Arterie, deren Höhlung durch eine Öffnung in der Gefäßwand mit dem Lumen des Gefäßes in Verbindung steht. Um ein traumatisches Aneurysma sichern zu können, ist also der Nachweis der Wandlücke entscheidend. Es bildet sich ein Blutkoagulum, das sich durch eine schichtweise Proliferation von Bindegewebszügen organisiert. Es entsteht eine fibröse Gewebsreaktion in der Umgebung der Pseudoaneurysmawand.

Im allgemeinen ist es also möglich, ein falsches oder traumatisches Aneurysma von den anderen Aneurysmaformen durch eine mikroskopische Untersuchung abzugrenzen (BLACKWOOD et al. 1963; PAILLAS et al. 1964). In der Wand des falschen Aneurysma fehlen also Intima, Elastika und Adventitia.

Bleibt dagegen die Kontinuität einer oder mehrerer Gefäßschichten mit Ausbuchtung der Wandung erhalten, so spricht man von einem „echten" traumatischen Aneurysma; diese Einteilung ist sehr akademisch und hat kaum praktische Konsequenzen.

Es stellt eine interessante Frage, die mehr als nur von akademischem Interesse ist, nämlich, kann sich ein traumatisches (falsches) Aneurysma nach der Ruptur eines idiopathischen kongenitalen sackförmigen Aneurysma ohne Gewalteinwirkung bilden, denn die sich in das Hirngewebe ausehnende Blutung kann eine Tamponade der rupturierten Aneurysmaformation zur Folge haben. Es ist möglich, daß sich einige der sog. Riesenaneurysmen auf eine solche Weise gebildet haben.

Man kann traumatische oder falsche Aneurysmen in *akute* und *chronische Formen* einteilen. Bei der erstgenannten *akuten Form* liegt ein Riß der Arterienwand vor, der von einem frischen Blutkoagulum abgeschlossen wird. Bei der *chronischen Form* besteht ebenfalls ein Riß der Arterienwand, die ehemalige Öffnung ist durch schichtweise angeordnete bindegewebige Züge und Stränge abgeschlossen, die die Folge der Organisationsprozesse im Blutkoagulum sind.

Der gleiche Mechanismus besteht auch bei den spontanen Aneurysmen. Hier ist eine traumatische Genese nicht zu sichern, die pathomorphologischen Alterationen sind jedoch die gleichen.

Zu diesen Aneurysmaformen haben RAIMONDI et al. (1968) noch den sog. „aneurysmal tumor" zugefügt, den sie als eine progressiv expandierende Masse bezeichnen, die sich aus einem falschen Aneurysma, sei es einer traumatischen oder spontanen Form entwickelt, dessen Vergrößerung eine Folge der Pulsationen des Blutes ist, das sich in den Aneurysmasack ergießt.

Dieser Ausdruck ist einmal sehr unglücklich gewählt, denn es handelt sich ja nicht um einen Tumor im Sinne eines Neoplasmas, sondern um einen Tumor im Sinne einer Anschwellung. Auch ist die Einführung dieser Sonderform überflüssig, denn es handelt sich um eine chronische Form des Aneurysmas, das sich lediglich vergrößert. Man sollte sich hüten, alle Riesenaneurysmen auf diese Weise entstanden zu denken.

3. Einteilung der traumatischen intrakraniellen Aneurysmen

Man kann die traumatischen intrakraniellen Aneurysmen aufgrund der *Unfallmechanik* in folgende Gruppen einteilen: (1) *Traumatische zerebrale Aneurysmen* als *Folge* von *direkten penetrierenden*, auch *iatrogene Verletzungen* und (2) *solchen*, als *Folgeerscheinungen* von *geschlossenen Schädel-Hirn-Verletzungen*. Die traumatischen Aneurysmen treten im allgemeinen nicht an der Bifurkation von Arterien auf.

Bei einer *direkten Gewalteinwirkung* wird das *Gefäß* dadurch verletzt, daß es in der Bahn eines *penetrierenden Objektes*, etwa eines *Geschosses*, *Granatsplitters*, *Messers* oder einer *Nadel* liegt. Bei *geschlossenen Schädel-Hirn-Verletzungen* kann ein *traumatisches Aneurysma* die *Folge* einer *indirekten Gewalteinwirkung* sein, bei der die *Gefäßwand* etwa durch Scherwirkung verletzt wird.

Bei den *traumatischen Aneurysmen* nach *penetrierenden Schädel-Hirn-Verletzungen* lagen *Pfählungsverletzungen* durch eine *Radioantenne* vor (CRESSMAN u. HAYES 1966), penetrierende *Schußverletzungen* (SCHMIDT-VANDERHEYDEN u. BACKMUND 1971), *Billardqueue* (ACOSTA et al. 1972), *Granatsplitter* (FERRY u. KEMPE 1972), *Schrotschuß* (SADAR et al. 1973), und Messerstichverletzungen.

Traumatische Aneurysmen wurden an den Arterien der Hirnbasis, den großen intrazerebralen Arterien und den Arterien der Großhirnrinde beschrieben. Eine Darstellung erfolgt zweckmäßigerweise nach den verschiedenen Gefäßgebieten, an denen sie sich befinden.

Eine Einteilung der intrakraniellen traumatischen Aneurysmen wurde von SADAR et al. (1973) vorgenommen, in: (1) oberflächliche kortikale, (2) solche am Circulus arteriosus cerebri (Willisii) und größeren Arterien und (3) intrakranielle Aneurysmen der A. carotis int. Eine derartige Einteilung halte ich nicht für zweckvoll; die intrakraniellen traumatischen Aneurysmen werden im folgenden nach ihrem Vorkommen an den verschiedenen extra- und intrakraniellen Gefäßstrecken besprochen.

Traumatische Aneurysmen der *intrakraniellen Arterien* sind selten und wurden zunächst in einzelnen Arbeiten mitgeteilt.

MENSCHEL (1922) beschrieb ein *autoptisch gesichertes Aneurysma spurium* der *rechten A. vertebralis.* Den ersten klinischen Fall eines *traumatischen Aneurysma* der *A. carotis int.* teilten BIRLEY u. TROTTER (1928) mit.

Weitere Darstellungen erfolgten durch KAHLAU (1938), KRAULAND (1949, 1957), NABATOFF u. CORDICE (1956), ISFORT (1961), SCHMID (1961), BRENNER (1962), HIRSCH et al. (1962), OVERTON u. CALVIN (1966), FREYTAG (1966), BURTON et al. (1968), RAIMONDI (1968), SEDZIMIR et al. (1968), CHADDUK (1969), PETERS (1969), RUMBAUGH et al. (1970), SMITH u. KEMPE (1970), ACOSTA et al. (1972), BENOIT u. WORTZMAN (1973), JACKSON et al. (1976), ASARI et al. (1977).

LAUN (1978) gab eine *Literaturübersicht* von 70 Fällen und fügte *3 eigene Beobachtungen* hinzu.

Bei arteriographischer Darstellung lassen sich die traumatischen intrakraniellen Aneurysmen von den kongenitalen sackförmigen in gewissem Maße durch ihre periphere Lage, entfernt von den Gefäßabzweigungen der Arterien unterscheiden. Im allgemeinen fehlt ihnen auch der für sackförmige Aneurysmen typische Hals. Es muß aber hervorgehoben werden, daß es keine typischen oder spezifischen Symptome für intrakranielle traumatische Aneurysmen gibt.

Traumatische zerebrale Aneurysmen können weiterhin eingeteilt werden in: (1) „*Echte*" *traumatische Aneurysmen*, bei denen die *arterielle Gefäßwand partiell unterbrochen* ist, (2) „*falsche*" *traumatische Aneurysmen* oder *Pseudoaneurysmen*, bei denen die *Gefäßwand* in einer *Blutung* oder einem *Hämatom umschlossen* und *eingekapselt* ist, und (3) *gemischte Aneurysmen*, bei denen die *Ruptur* eines *echten Aneurysmas* zur *Entstehung* eines *sekundären* „*falschen*" *Aneurysma* führt.

In *vielen klinischen Arbeiten* werden die *traumatischen Aneurysmen* sowohl nach *penetrierenden* als auch nach *gedeckten Schädel-Hirn-Verletzungen* häufig gemeinsam abgehandelt. Aus didaktischen Gründen sollte man sie jedoch in getrennten Kapiteln besprechen. Bei den „*sekundären*" *Aneurysmen* nach *penetrierenden Schädel-Hirn-Verletzungen* ist die *traumatische Genese* gewöhnlich *leicht* zu sichern, während diejenigen nach *stumpfer Gewalteinwirkung* bei der *Begutachtung* durchwegs problematischer sind.

Falsche zerebrale Aneurysmen sind immer Folge einer direkten Verletzung der Arterienwand. Diese Aneurysmen können größenmäßig zunehmen und auch abnehmen. Die meisten der Patienten mit falschen zerebralen Aneurysmen zeigen klinische Erscheinungen, die etwa 2–3 Wochen nach der Gewalteinwirkung auftreten. Es kann mit guten Gründen angenommen werden, daß viele Fälle von sog. posttraumatischer Spätapoplexie die Folge von späten Blutungen aus solchen Aneurysmen sind. Daß es nicht gerechtfertigt ist, hier von posttraumatischer Spätapoplexie zu sprechen, habe ich an anderer Stelle ausführlich dargelegt, vgl. S. 463. Die Mortalität dieser falschen Aneurysmen ist hoch, sie liegt bei operierten Patienten bei 18%, bei nichtoperierten Patienten bei 41% (FLEISCHER et al. 1975).

a) Traumatische Aneurysmen der A. carotis communis

Fallmitteilungen über *traumatische Aneurysmen* der *A. carotis comm.* sind selten. Sie sind Folgen sowohl stumpfer als auch penetrierender Verletzungen der A. carotis comm. Entsprechende Beobachtungen wurden von WHALLEY (1946), BEALE (1969), SAGER u. SCHREYER (1977) sowie SOLHEIM (1979) mitgeteilt. Der letztgenannte Autor berichtete über ein solches nach stumpfer Gewalteinwirkung, er fand 7 weitere Beobachtungen in der Literatur.

SAGER u. SCHREYER (1977) teilten einen Fall von *traumatischem Aneurysma* der *A. carotis comm.* als *Spätfolge* einer *Schußverletzung* mit:

Der 28jährige Patient war vor 8 Jahren durch einen Pistolenschuß am Hals verletzt worden. Das Projektil war damals operativ entfernt worden. Seitdem bestand eine Querschnittslähmung ab C 8. Vor 3 Monaten, also 8 Jahre nach der Verletzung, bemerkte der Patient eine an Größe zunehmende Schwellung am Hals. Es bestanden zunehmende Schluckbeschwerden. Bei der *Arteriographie* stellte sich ein Aneurysma dar. Im Bereich des Aneurysmas ist die linke A. carotis comm. in einer Länge von 1,5 cm auf 1/4 ihres Lumens eingeengt.

b) Traumatische Aneurysmen der A. carotis interna

Traumatische Aneurysmen der *A. carotis int.* wurden von folgenden Autoren veröffentlicht (MENSCHEL 1922; BIRLEY u. TROTTER 1928; TÖNNIS 1934; CAIRNS 1942; JAEGER 1950; ANDERSON u. SCHECHTER 1959; ARAKI et al. 1964; MCCORMICK u. BEALS 1964; FABIAN 1956; ISFORT u. NESSEL 1965; LAI et al. 1966; AMBLER et al. 1967; SALMON u. BLATT 1968; BEAMER et al. 1969; DEYSINE et al. 1969; PETTY 1969; HANDA et al. 1970; LUDWICZAK u. FOGEL 1975; SALAR u. MIGRINO 1978; LAUN 1978; CLARK u. WHITTACKER 1980; MATRICALI 1983; MALIN et al. 1985).

Die *traumatischen Aneurysmen* der *A. carotis int.*, in ihren *extra- und intrakraniellen Abschnitten*, können sowohl bei *geschlossenen Verletzungen* als auch bei *penetrierenden Verletzungen*, wie solchen durch *Geschosse* oder *Messerstiche* vorkommen.

c) Topographisch-anatomische Einteilung

Die *traumatischen Aneurysmen* der *A. carotis int.* werden im folgenden nach ihrer *Topographie* in *4 Abschnitte* gegliedert besprochen.

Es kann aufgrund einer Faustregel allgemein festgestellt werden, daß *Aneurysmen*, die sich im *1.–3. Abschnitt* entwickeln, gewöhnlich *traumatischer* oder *mykotischer Herkunft* sind, während diejenigen des *intrakraniellen Abschnittes* im allgemeinen *nicht traumatischer Herkunft* sind. Es muß hervorgehoben werden, daß die Aneurysmen, die von jedem der oben genannten Gefäßanteile ausgehen, eine verschiedene und spezifische Symptomatologie und ein spezifisches klinisches Bild haben.

(1) Zervikaler oder Halsabschnitt. Eine *klinische Symptomatik*, die auf eine *zerebrale Ischämie* bezogen werden muß, wird oft in *posttraumatischen Fällen* (GIVEL et al. 1979; MARGOLIS et al. 1972), aber auch in *mykotischen Fällen* gesehen. Die falsche Diagnose einer *pharyngealen Anschwellung (Aneurysma!)* als *peritonsillärer Abszeß* kann zu *massiven pharyngealen Blutungen* führen (MATRICALI 1983).

HARDIN (1973) wertete 56 Beobachtungen von traumatischen Aneurysmen der zervikalen A. carotis aus und fügte 8 eigene Fälle hinzu.

Über ein traumatisches Aneurysma der A. carotis an der Punktionsstelle berichteten LINDER u. VOLLMAR (1965).

CAROTHERS (1978) beschrieb ein traumatisches Aneurysma der A. carotis int. nahe ihrer *Bifurkation* durch die *Punktionswunde einer Regenschirmspitze*.

OBA et al. (1983) berichteten über einen Patienten mit einer penetrierenden Hals-/Nackenverletzung, der 5 Monate später über Heiserkeit und Schluckbeschwerden klagte. Ein großes traumatisches Aneurysma der A. carotis int. innerhalb der Schädelbasis wurde diagnostiziert.

Eine besondere Form der traumatischen Aneurysmen der A. carotis int. in ihrem Halsabschnitt stellen die durch einen Sicherheitsgut bei einem Unfallereignis auftretenden dar.

CLARK u. WHITTAKER (1980) berichteten über ein *traumatisches Aneurysma der A. carotis int.* durch einen *Sicherheitsgurt nach Unfall:*

Eine 22jährige linkssitzende Beifahrerin (in England) war in einen PKW-Unfall bei etwa 60 km/h Geschwindigkeit verwickelt. Das Fahrzeug prallte im Nebel auf ein stehendes Fahrzeug auf. Die Beifahrerin trug einen Dreipunktgurt. Unmittelbar nach dem Unfall bestand für wenige Minuten Bewußtlosigkeit. Sie konnte aus eigener Kraft das Fahrzeug verlassen und klagte über Schmerzen im Abdomen. Fünf Stunden später entwickelten sich intermittierende Lähmungen des rechten Armes und Beines. Etwa zum gleichen Zeitpunkt traten auch Symptome einer Peritonitis auf. Eine sofort durchgeführte *Laparotomie* ließ eine blande Duodenalzerreißung der Vorderwand ohne erkennbare Quetschungen in der Nachbarschaft erkennen. Die *neurologischen Befunde* wurden auf einen Hirninfarkt bezogen, da kein epi- oder subdurales Hämatom erkennbar war. Vier Wochen später deckte eine *linksseitige Karotisangiographie* in Höhe des Atlas ein Aneurysma auf. Die linksseitige A. cerebri med. war nur schwach gefüllt; 12 Wochen nach dem Unfall wurde das Aneurysma *operativ versorgt*; 20 Monate später bestanden bei der Patientin noch eine leichte Schwäche der rechtsseitigen Gliedmaßen, eine leichte Dysphasie, eine Leseschwäche und eine Störung der Erinnerungsfähigkeit.

Die Autoren führen das Aneurysma auf die akute Kompression der linken A. carotis int. durch den Sicherheitsgurt gegen den Querfortsatz des Atlas sowie auf die abrupte Abknickung der Arterie bei der plötzlichen Flexion des Halses während der Kollision zurück.

(2) Abschnitt im Felsenbein. Die *Lokalisation* und *enge Nachbarschaft* zum *Felsenbein* ergibt *Symptome*, die auf das *Mittelohr bezogen werden können:* (a) *Dysfunktion* des *Gehörs* mit *Otorrhagie* (HOLTZMANN-PARISIER 1979), (b) *Epistaxis* aus dem Canalis Eustachii (BUSBY et al. 1968) und (c) *subdurales Hämatom* (TEAL et al. 1973).

PECKER et al. (1960) veröffentlichten die Beobachtung eines Patienten mit einem im Felsenbein gelegenen traumatischen Aneurysma der A. carotis int. Es bestand eine Lähmung der äußeren Augenmuskeln.

(3) Intrakavernöser Abschnitt. Diese Aneurysmen *vergrößern sich* und führen zu *Knochenzerstörungen* und *Nervenkompression.* Im *Bereich* des *Canalis caroticus* drängen sie meist in die *Keilbeinhöhle* vor (FABIAN 1952; HAMBY 1952; FINKEMEYER 1955; PHILIPPIDES u. STEIMLE 1956; GERLACH u. KLEY 1960). Ruptur kann zu massiven Blutungen aus der Nase führen (GOALD u. RONDEROS 1961; VORIS u. BASILE 1961; HANDA et al. 1967; WAKAI et al. 1980). Die Symptomatologie unterscheidet sich nicht von den nichttraumatischen und mykotischen Aneurysmen.

BIRLEY u. TROTTER (1928) berichteten über einen 28jährigen Patienten, der in einem PKW-Unfall mit initialer Bewußtlosigkeit verwickelt war. Die rechte Pupille war erweitert und reaktionslos, es bestand eine schlaffe linksseitige Hemiplegie. Es war dies wohl der erste klinisch diagnostizierte Fall eines traumatischen Aneurysma der A. carotis int. im Schädelbasisbereich.

FABIAN (1952) berichtete über ein traumatisches Aneurysma der A. carotis int., das sich in die Keilbeinhöhle hinein entwickelt hatte und an dem die Patientin ein halbes Jahr nach dem Unfall durch Verbluten ad exitum kam.

Weitere Fälle wurden mitgeteilt von SEIFERT (1954), SCHLOSSHAUER u. VORSTEEN (1954), DENECKE u. HARTERT (1954).

FABIAN (1956) konnte einen zweiten derartigen Fall mitteilen. Der 25jährige Patient hatte einen schweren Motorradunfall mit Schädelbasisfraktur, Nasenbeinfraktur, Oberkieferfraktur nach Le Fort II beiderseits sowie eine Alveolarfortsatzfraktur im Bereich der unteren Schneidezähne erlitten. Es lag ein schweres Kommotionssyndrom mit längerer Bewußtlosigkeit vor.

Sechs Wochen nach dem Unfall trat eine starke arterielle Blutung der rechten Nase auf. Der Patient wurde nach der ersten Blutstillung durch eine Tamponade und eine Bluttransfusion mit der richtigen Verdachtsdiagnose Aneurysma der rechten A. carotis int. aufgenommen.

Nach anfänglicher allmählicher Drosselung wurde die freigelegte A. carotis int. rechts endgültig unterbunden.

MAURER et al. (1961) beschrieben die Befunde eines Patienten mit einem traumatischen Aneurysma der A. carotis int. im Sinus cavernosus, das rupturierte. Das *klinische Syndrom* bestand in einer unilateralen Erblindung, Frakturen der Orbita und einer Beteiligung einiger Hirnnerven und einer massiven Epistaxis.

MATRICALI (1983), der 4 Falldarstellungen mitteilte, hob *3 wesentliche Befunde* hervor: (a) Es bestand eine *komplette Erosion* des *Os sphenoidale* mit einer *Ausdehnung der Wandung des Aneurysma* in das *Os sphenoidale*. Hierin ist die Ursache der schweren Epistaxis zu sehen, die sich manchmal einstellt. (b) Die *Hirnnerven*, die die *Orbita versorgen*, waren *nach lateral verdrängt* und *Ausdehnung* oder *plötzliche Volumenänderung des Aneurysma* sind für *plötzliche Lähmungen* der *Augenmuskeln* und für eine *akute Ophthalmoplegie* verantwortlich zu machen. (c) Die *seitliche Wand* der *Sella turcica* war nicht mehr nachweisbar, so daß eine *enge anatomische Beziehung zur Hypophyse bestand*. Das mag einen gelegentlichen *Diabetes insipidus* erklären.

(4) Intrakranieller Abschnitt. *Oberhalb der supraklinoidealen Area* bis zur *Bifurkation* der *A. carotis int.* werden die *Aneurysmen gewöhnlich als nichttraumatisch, kongenital, sklerotisch* oder *hypertensiv* angesehen.

Eine Einteilung der beiden wichtigsten Typen von Aneurysmen des subarachnoidalen Anteiles der A. carotis int. hat KEMPE (1985) vorgenommen: Das Aneurysma reicht lateral über den Rand des Tentorium cerebelli, oder das Aneurysma liegt median und unter dem Rand des Tentorium cerebelli (Abb. 59a, b).

ISFORT u. NESSEL (1965) berichteten über ein traumatisches Aneurysma der A. carotis int. nach einer Nasennebenhöhlenausräumung:

Im März 1965 wurde von einem Hals-Nasen-Ohrenarzt ein 40jähriger Mann eingeliefert, bei dem 6 Wochen zuvor wegen chronischer-polypöser Sinusitis eine transmaxilläre Radikaloperation aller Nebenhöhlen der linken Seite durchgeführt worden war. Unter der *Operation* kam es beim Abtragen der Kante der Keilbeinhöhlenvorderwand plötzlich zu einer massiven Blutung aus dem Keilbeinhöhlenwulst dicht neben dem Übergang zur Orbita. Diese Blutung war nur durch sehr feste Tamponade der ganzen Nasenhaupthöhle

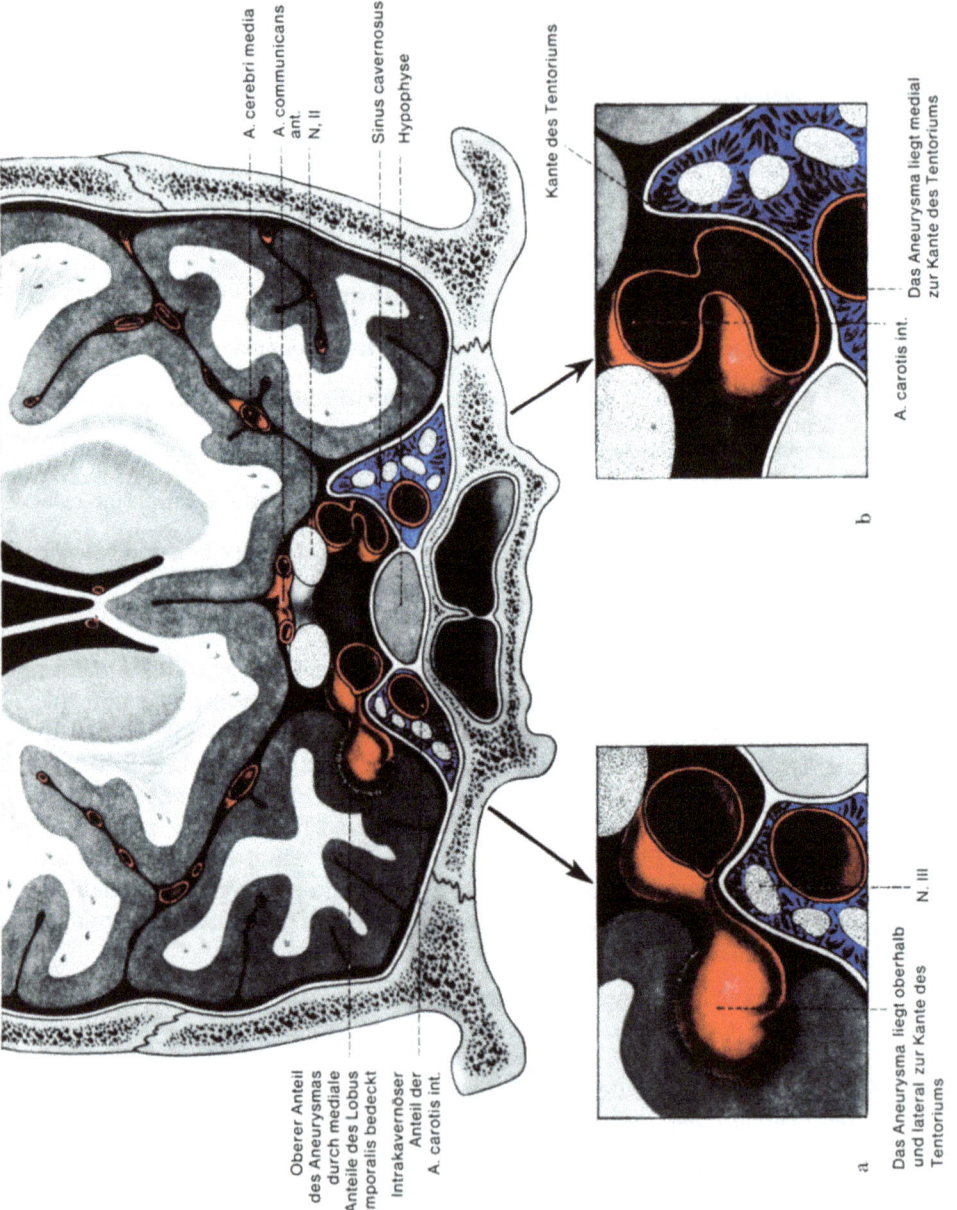

Abb. 59a, b. Schematische Darstellung der beiden wichtigsten Typen von Aneurysmen des supraklinoidalen Anteils der A. carotis int. **a** Das Aneurysma reicht lateral über den Rand des Tentorium cerebelli. **b** Das Aneurysma liegt median und unter dem Rand des Tentorium cerebelli. (Aus KEMPE 1985)

und der eröffneten Nebenhöhlen zu beherrschen. Als diese Tamponade nach 3 1/2 Wochen gelöst wurde, setzte sogleich eine heftige Blutung ein, die wiederum nur durch festes Tamponieren gestillt werden konnte. Es mußten dann mehrere Bluttransfusionen vorgenommen werden. Eine starke Spontanblutung 4 Wochen später, durch neue Tamponade gestillt, führt schließlich zur *Klinikeinweisung*.

Der Patient war sichtlich anämisch. Bei der Revision des tamponierten Wundbereiches stellte sich wiederum eine enorme Blutung ein, die eine feste Tamponade erforderte.

Zur Klärung der Blutungsquelle wurde eine *linksseitige Karotisangiographie durchgeführt. Es wurde ein fingerendgliedgroßes sackförmiges Aneurysma von der A. carotis int. dicht unterhalb der A. ophthalmica abgehend dargestellt, das bis in die Keilbeinhöhle, Siebbeinzellen und Orbita reichte.*

Es wurde eine Ligatur der A. carotis comm. durchgeführt. Sechs Tage nach dieser Ligatur erfolgte dann die Untersuchung der A. carotis int. Drei Tage nach dieser Ligatur wurde die gesamte Tamponade aus den Nebenhöhlen entfernt. Der Exophthalmus hatte sich weitgehend zurückgebildet.

Intrakranielle Verletzungen der A. carotis int. nach dem Eintritt des Gefäßes in den Duralraum führen in den *meisten Fällen zum sofortigen Tode des Patienten infolge Verblutens.* Wird bei einer Fraktur der Schädelbasis das Keilbein an der Stelle frakturiert, wo eine feste Verbindung zwischen dem Knie der A. carotis int. und dem Keilbein besteht, so kann die Gefäßwand an dieser Stelle reißen. Die Folge ist ein Verbluten in die Keilbeinhöhle, was im allgemeinen sofortigen Tod bedeutet.

In der Literatur wurden jedoch Beobachtungen mitgeteilt, die einen anderen Verlauf nahmen. Im folgenden werden zunächst eine Beobachtung von FABIAN (1952) und zwei weitere von FINKENMEYER (1955) vorgelegt.

FABIAN (1952) berichtete von einer 30jährigen Patientin, die nach Sturz aus 5 m Höhe einen Bruch der Schädelbasis davontrug. Es trat später eine Amaurose des linken Auges auf. *Röntgenologisch* bestanden Frakturen der Hinter- und Unterwand der Orbita. Einen, 2 und 3 Monate später trat eine schwere Epistaxis aus dem linken Nasenloch auf. Ein halbes Jahr später *verstarb* die Patientin nach einer erneuten schweren Blutung.

Die *Autopsie* zeigte Frakturen im Dach der linken Keilbeinhöhle und der linken Orbita. Bei *feingeweblicher Untersuchung* fand sich eine Verletzung der A. carotis int. im Bereich des nach vorn gerichteten Knies. Hier hatte sich ein etwa bohnengroßes Aneurysma geformt, das nach medial in die Keilbeinhöhle hineinragte und dieselbe im oberen Drittel ausfüllte. Das Aneurysma war frisch rupturiert.

FINKEMEYER (1955) teilte 2 weitere Beobachtungen mit:

Fall 1: Ein 12jähriges Mädchen erlitt einen Bruch der Schädelbasis. An der Stirn links fand sich eine Platzwunde. Geringe Blutung aus dem rechten Ohr, mäßig starke Blutung aus dem Nasen- und Rachenraum. Das linke Auge war durch ein Lidhämatom völlig zugeschwollen. Man führte die Erblindung des linken Auges auf eine Abscherung des N. opticus zurück. Etwa 6 Wochen nach dem Unfall trat eine schwere Blutung, die durch Tamponade zum Stehen gebracht werden konnte, auf. Die Patientin wurde auf eine *neurochirurgische Abteilung* verlegt. Die *arteriographische Darstellung* ergab ein langgestrecktes sackförmiges Aneurysma, welches mit einem relativ engen Hals vom Scheitel des Karotisknies ausging. Die Abgangsstelle mußte in nächster Nachbarschaft des Abganges des A. ophthalmica, jedoch noch im extraduralen Abschnitt der A. carotis int. gelegen sein. Das Aneurysma ragte nach vorn in die Siebbeinzellen hinein. Bei einem *operativen Eingriff* wurde zunächst die A. carotis comm. ligiert. Das Kind fühlte sich zunächst wohl, etwa 6–7 h nach dem Eingriff trat eine rechtsseitige Hemiplegie und eine Aphasie auf, so daß die Ligatur wieder gelöst wurde. Es traten in der Folgezeit heftige Nasenblutungen auf. Da sich der Befund verschlechterte, wurde der Versuch unternommen, das Aneurysma von außen anzugehen. Die eröffnete Stirnhöhle enthält geronnenes Blut. Das Siebbein und die Lamina papyracea werden ausgeräumt. Im hinteren Siebbein wird der Aneurysmasack dargestellt. Nachdem er gut zu übersehen ist, Eröffnung des Sackes, starke Blutung. Drosselung der A. carotis int. und comm. Tamponade mit 4 Muskelstücken, Fibrospuman, Stehen der Blutung. Öffnung der Carotisdrosselung. Das Kind *verstirbt* 2 Tage später.

Die *Autopsie* zeigt ein sackförmiges, etwa kirschgroßes Aneurysma des extraduralen Abschnittes der A. carotis int. nach älterer Schädelbasisfraktur. Fast in der gesamten linken A. carotis fanden sich ältere und frühere Thromben. Das Gehirn zeigte eine ausgedehnte ältere Erweichung im Gebiet der linken Großhirnhemisphäre, dem Ausbreitungsgebiet der A. cerebri med. entsprechend.

Fall 2: 24jähriger Patient, der einen Motorradunfall mit Schädel-Hirn-Verletzung erlitten hatte, 12stündige Bewußtlosigkeit. Geruchsvermögen aufgehoben, auf dem linken Auge erblindet. In einem *auswärtigen Krankenhaus* trat 5 Wochen nach dem Unfall auf der Fahrt zum Otologen eine Blutung aus der Nase auf; diese Blutung hörte wieder auf, wiederholte sich aber in der Folgezeit mehrfach.

Röntgenologisch fand sich links frontal eine schräg verlaufende, auf die Basis übergehende, klaffende Fraktur. Eine weitere Fraktur war in der linken Schläfengegend sichtbar. An der Stelle war der linke Klinoidfortsatz frakturiert und nach oben disloziert. Die *Arteriographie* der linken A. carotis ließ keine Blutungsquelle und kein Aneurysma erkennen. Nach einer erneuten schweren Blutung trat Atemstillstand ein.

Die *Autopsie* zeigte einen Zertrümmerungsbruch der basalen, frontalen und lateralen Keilbeinhöhlenwand. An der A. carotis int. fand sich eine kleine, lochförmige Rupturstelle. Die Keilbeinhöhle war von einem Hämatom ausgefüllt. Ein Aneurysma war in diesem Falle nicht zu finden.

Der von FABIAN (1952) veröffentlichte Fall sowie die beiden Beobachtungen von FINKEMEYER (1955) zeigen große Ähnlichkeiten und ergeben gemeinsam ein typisches Krankheitsbild. Sämtliche Patienten hatten einen Bruch der Schädelbasis im Bereich des Keilbeinkörpers. Bei beiden Fällen von FINKEMEYER war der vordere Klinoidfortsatz der verletzten Serie abgebrochen. Alle 3 Patienten hatten durch Abriß des N. opticus das Sehvermögen eingebüßt. Bei dem Patienten von FABIAN und dem zweiten Patienten von FINKEMEYER war auf der Verletzungsseite eine Anosmie nachweisbar. Nach einem Zeitintervall von 4–6 Wochen, in welchem Wohlbefinden bestanden hatte, trat bei allen 3 Kranken die erste heftige Blutung aus der Nase auf, die sich später in immer kürzer werdenden Zeitabständen und in zunehmender Häufigkeit wiederholte und schließlich zum Tode führte.

Voraussetzung für die Entstehung ist eine Fraktur des Keilbeinkörpers an der Stelle, wo das Knie der A. carotis int. in einer Rinne dem Knochen fest anliegt. Dabei kann es zur Mitverletzung der A. carotis int. kommen. Im allgemeinen führt eine solche Blutung zum sofortigen Tod. Tritt eine solche nicht ein, so gibt es nach FINKEMEYER mehrere Möglichkeiten: (1) Eine Perforation an der von Knochen freien, also dem Sinus cavernosus zugewandten Seite des Gefäßes führt

Tabelle 23. Fälle mit traumatischen Aneurysmen der A. carotis int. bei gedeckten Schädel-Hirn-Verletzungen. (Aus HANDA et al. 1967)

BIRLEY u. TROTTER (1928)	23 ♂	Kfz-Unfall
DAVIS (1939)	? ♂	Motorradunfall
JACQUES (1940)	29 ♀	Fahrradunfall
KINLEY u. LEIGHNINGER (1952)	42 ♂	Kfz-Unfall
MAURER et al. (1961)	18 ♂	Kfz-Unfall

Tabelle 24. Fälle von traumatischen Aneurysmen der A. carotis int. nach Schädelbasisverletzung. (Aus HANDA et al. 1967)

CAIRNS (1942)	32 ♂	Motorradunfall	Röntgenologie
CAIRNS (1942)	19 ♂	Motorradunfall	Autopsie
CAIRNS (1942)	12 ♂	Motorradunfall	Autopsie
ROUSSEAU u. SPILLMAN (1951)	23 ♀	Sturz	Operation
HAMILTON (1953)	20 ♂	Motorradunfall	Röntgenologie
BONNET u. BONNET (1953)	31 ♂	Kfz-Unfall	Röntgenologie
SCHLOSSBAUER u. VOSTEEN (1954)	12 ♀	Verkehrsunfall	Röntgenologie u. Autopsie
DENEKE u. HARTERT (1954)	15 ♂	Sturz	Operation
CHRISTENSEN (1955)	27 ♂	Eisenbahnunfall	Röntgenologie
CHRISTENSEN (1955)	26 ♀	Kfz-Unfall	Röntgenologie
GARCIA BENGOCHEA et al. (1957)	26 ♂	Kfz-Unfall	Röntgenologie
SEFTEL et al. (1959)	29 ♂	Kfz-Unfall	Autopsie
VORIS u. BASILE (1961)	26 ♂	Schwere Schädel-Hirn-Verletzung	Röntgenologie
WEAVER et al. (1961)	20 ♂	Kfz-Unfall	Röntgenologie
McCORMICK u. BEALES (1964)	70 ♂	Sturz	Röntgenologie u. Autopsie
ARAKI et al. (1964)	25 ♂	Kfz-Unfall	Röntgenologie u. Autopsie
HANDA et al. (1967)	19 ♂	Fahrradunfall	Autopsie
HANDA et al. (1967)	39 ♂	Motorradunfall	Röntgenologie
HANDA et al. (1967)	29 ♂	Verkehrsunfall	Röntgenologie

zu einem Aneurysma zwischen diesem und dem Sinus. (2) Ist aber die Gefäßwand an der Stelle verletzt, wo sie der Knochenrinne anliegt, so kann entweder ein Hämatom der Keilbeinhöhle oder ein säckchenförmiges Aneurysma entstehen, wie die Beispiele zeigen. In beiden Fällen ist die Gefäßverletzung wahrscheinlich nicht als eine primäre vollständige Perforation der Wand, welche vermutlich die sofortige tödliche Blutung verursachen würde, sondern als eine umschriebene Läsion nur einzelner Wandschichten durch die Knochenfragmente zu denken.

POZZATI et al. (1982) schildern zwei traumatische Aneurysmen an der supraklinoidalen A. carotis int., die bei geschlossenen Schädel-Hirn-Verletzungen auftraten.

Beobachtungen mit traumatischen Aneurysma der A. carotis int. bei gedeckten Schädel-Hirn-Verletzungen wurden von HANDA et al. (1967) aus der Literatur zusammengestellt (Tabelle 23), solche nach Schädelbasisverletzungen ebenfalls von HANDA et al. (1967) (Tabelle 24).

d) Doppelseitige traumatische Aneurysmen der A. carotis interna

Traumatische Aneurysmen der *A. carotis int.* in ihrem extrakraniellen Anteil können beidseitig auftreten, wie der folgende Fall zeigt. Die traumatischen Aneurysmen lagen in Höhe des 1. Halswirbels.

MALIN et al. (1985) berichteten über eine 24jährige Patientin mit *beidseitigem traumatischem Aneurysma* der *A. carotis int. in deren Halsanteil mit Spätinfarkt des Gehirns*. Die 24jährige Studentin stürzte bei einer Klettertour 8 m tief ab. Die Bewußtlosigkeit betrug 2–3 h, es lag eine retrograde Amnesie vor. Es bestanden Brüche des linken Augenhöhlendaches, des linken Jochbeines, des Beckens und des rechten Radius. Es bestanden Kontusionen der Milz, Nieren und Lungen. Wiederherstellung nach einigen Wochen und Fortsetzung des Studiums. Nach 5 Monaten trat plötzlich eine rechtsseitige Hemiplegie mit Aphasie auf. Im *Computertomogramm* fand sich eine „alte" Enzephalomalazie (1 cm) rechts parietal. Elf Tage später trat ein Infarkt in der linken Insel auf. Im *Angiogramm* waren je ein Aneurysma der rechten und linken A. carotis int. in Höhe des 1. Halswirbels, dessen Querfortsatz bei Hyperextension als Hypomochlion wirkte, feststellbar. Weitgehende Erholung ohne operative Behandlung.

e) Epistaxis bei Blutungsquellen aus der A. carotis interna

α) Einführung

Epistaxis ist gemeinhin ein banales Symptom. Bei *rezidivierender Epistaxis* sollte man aber an *Blutungsquellen aus der A. carotis int.* denken. In diesem Zusammenhang schrieben KELLERHALS u. LEVY (1971: „Es erstaunt deshalb nicht, daß die Hälfte der 55 bis jetzt beschriebenen Fälle tödlich endeten, obwohl ein typischer Verlauf mit annonzierenden Nasenblutungen ein rechtzeitiges Eingreifen erlaubt hätte: Der tödliche Ausgang ist somit allein einer diagnostischen Fehlbeurteilung oder ungenügenden therapeutischen Maßnahmen zur Last zu legen."

β) Anatomische Vorbemerkungen

Die *A. carotis int.* hat in ihrem *extrakraniellen Verlauf* (1) einen *engen Kontakt mit der lateralen Wand des Rachenraumes*. (2) In ihrem *Verlauf durch das Felsenbein trennt sie lediglich eine sehr dünne knöcherne Lamelle von der Tuba pharyngotympanica* und (3) in ihrer *intrakraniellen Verlaufsstrecke* liegt sie in *engster Nachbarschaft zum Sinus sphenoidalis*.

Aus der Literatur lassen sich für jede dieser 3 Regionen Fälle angeben, bei welcher rezidivierende Blutungen aus der Nase auf eine traumatische Läsion der A. carotis int. hinweisen.

Beobachtungen von Epistaxis bei Bestehen eines traumatischen Aneurysmas der A. carotis int. veröffentlichten ARAKI et al. (1965), DECROIX et al. (1966), VAN BEUSEKOM et al. (1966), HANDA et al. (1967) 4 Fälle; PAPO et al. (1969), JACKSON et al. (1970), KEANE u. TALLALA (1972), TEAL et al. (1973), HERMANN et al. (1975), SHIRAI et al. (1977), MAHMOUD (1979).

ARAKI et al. (1965) fanden in der Literatur 9 entsprechende Fälle und VAN BEUSEKOM et al. (1966) stellten 27 Beobachtungen von Epistaxis bei eindeutig traumatischen Aneurysmen der A. carotis int. zusammen.

γ) *Epistaxis aus Läsionen der A. carotis interna in ihrer extrakraniellen Verlaufsstrecke*

Beobachtungen von Aneurysmen im extrakraniellen Anteil der A. carotis int. mit Durchbruch der Blutungen durch die laterale Wandung des Pharynx mit vorangegangenen rezidivierenden Blutungen aus der Nase wurden mitgeteilt (RASQUIN 1949; PACKER 1960). In keiner dieser Beobachtungen ließ sich für die Entstehung des Aneurysma oder dessen Ruptur eine mechanische Gewalteinwirkung aufdecken. Zwei der Beobachtungen nahmen einen tödlichen Ausgang.

δ) *Epistaxis aus Läsionen der A. carotis interna im Felsenbein*

Beobachtungen von Aneurysmen im Verlauf der A. carotis int. im Felsenbein mit Durchbruch der Blutungen in die Tuba pharyngotympanica mit vorangegangenen rezidivierenden Blutungen aus der Nase wurden veröffentlicht (ROUSSEAU u. SPILLMAN 1951; PIERINI u. AGRA 1954; BUSBY et al. 1968). Zwei dieser genannten Beobachtungen hatten eine traumatische Genese.

ε) *Epistaxis bei Läsionen der A. carotis interna, in deren intrakranialen Verlaufsstrecke*

Diese Gruppe ist die größte. Sie umfaßte nach KELLERHALS u. LEVY (1971) 42 traumatische und 8 nichttraumatische Beobachtungen.

Bei 6 Beobachtungen arrodierte ein spontanes intraklinoidales Aneurysma die Wand der Keilbeinhöhle (BARTHOLOW 1872; BEADLES 1907; REINHARDT 1913; SOSMAN u. VOGT 1926; JEFFERSON 1938; HAMBY 1952).

Bei einem Patienten (HIRSCH 1958) gingen keine Nasenblutungen voraus; der „Tumor" in der Keilbeinhöhle stellte sich beim operativen Eingriff als sehr großes Aneurysma der A. carotis int. dar, das die gesamte Keilbeinhöhle ausfüllte. Der Patient verstarb in tabula.

Die übrigen 42 Beobachtungen, die KELLERHALS u. LEVY (1971) zusammengestellt hatten, traten alle nach einer Gewalteinwirkung gegen den Kopf auf. Einigen wenigen Fällen von penetrierenden Verletzungen steht eine überwiegende Mehrzahl von stumpfen Gewalteinwirkungen gegenüber. Die Autoren verwiesen darauf, daß die geringe Zahl erstaunt, da nach den Angaben von WANKE (1968) in 1% aller Frakturen der Schädelbasis die A. carotis int. verletzt wird und nach BAUER (1939) in 70% der Sinus sphenoidalis eröffnet wird.

ζ) *Intrakavernöse Aneurysmen der A. carotis interna mit massiver Epistaxis*

Massive Epistaxis als Folge einer Ruptur eines intrakavernösen Aneurysmas der A. carotis int. wurde zuerst von CAIRNS (1942) mitgeteilt. Weitere Mitteilungen stammen von MCCORMICK u. BEALS (1964), BUSBY et al. (1968), PETTY (1969), JACKSON et al. (1970), HANDA u. HANDA (1976), MAHMOUD (1979), VAN DELLEN (1980), CABEZUDO et al. (1981), CHAMBERS et al. (1981), LIU et al. (1985).

Die Blutungen stammen aus der Ruptur eines bereits bestehenden kongenitalen Aneurysma oder eines traumatischen.

Die intrakavernösen Aneurysmen der A. carotis int. können zu Kompressionserscheinungen am 3., 4. und 6. Hirnnerven als auch des 1. und 2. Abschnittes des 5. Hirnnerven führen. Die Folgen sind Ophthalmoplegien des ipsilateralen Auges. Weiterhin kann eine Kompression des N. opticus und der A. ophthalmica mit der Folge einer Herabsetzung des Sehvermögens auftreten.

η) Epistaxis als Komplikation von schweren kraniofazialen Verletzungen

Epistaxis als eine Komplikation von schweren kraniofazialen Verletzungen ist keineswegs selten. Es muß aber immer daran gedacht werden, daß Epistaxis ein wesentliches Symptom von traumatischen Aneurysmen der A. carotis int. sein kann.

ϑ) Auswahl aus in der Literatur mitgeteilter Kasuistiken und Serien

McCormick u. Beals (1964) veröffentlichten eine Beobachtung einer tödlichen Epistaxis, die nach Ruptur eines traumatischen Aneurysma der A. carotis int. nach Einbruch in den Sinus paranasalis auftrat. Die Autoren sichteten die entsprechende Literatur und fanden 20 entsprechende Fälle. Der erste Fall war nach ihrer Ansicht von Delens im Jahre 1870 beschrieben worden.

Araki et al. (1965) berichteten über einen Patienten mit einer verspätet auftretenden Epistaxis aus einem intrakraniellen extraduralen traumatischen Aneurysma der A. carotis int. Die Autoren fanden in der Literatur 9 entsprechende Beobachtungen, von denen nur zwei durch eine Angiographie nachgewiesen werden konnten. Die Patienten hatten eine Vorgeschichte von Schädel-Hirn-Verletzungen mit Fraktur der Schädelbasis, kombiniert mit monokulärer oder binokulärer Blindheit und schwerer Epistaxis. Die Sehnerven waren in allen Fällen beteiligt, der 1. Hirnnerv in 40%, der 3. in 70%, der 4. in 30%, der 5. in 40% und der 6. in 40%. Das erste Nasenbluten trat zwischen einer Woche und 4 Monaten nach der Verletzung auf.

van Beusekom et al. (1966) stellten 27 Beobachtungen von Epistaxis aus eindeutig traumatischen Aneurysmen der A. carotis int. zusammen.

Handa et al. (1967) berichteten über 4 Patienten mit einem traumatischen Aneurysma der A. carotis int.

Fall 1: Straßenverkehrsunfall. Operative Entfernung eines epiduralen Hämatoms. Mehrfache schwere Epistaxis. Exsanguination, Tod. *Autopsie:* Blutung aus einem traumatischen Aneurysma der A. carotis int. in die Nasenhöhle.

Fall 2: Straßenverkehrsunfall, gedeckte Schädel-Hirn-Verletzung. Wiederholte schwere Epistaxis. Die *Angiographie der A. carotis int.* zeigte ein traumatisches Aneurysma, das im Sinus sphenoideus lag. „Trapping" des Aneurysmas. Postoperative tödlich ausgehende Epistaxis. *Autopsie:* Traumatisches Aneurysma der A. carotis int., das im Sinus sphenoideus lag und in den Epipharynx rupturierte.

Fall 3: Straßenverkehrsunfall, Evakuation eines epiduralen Hämatoms. Wiederholte Epistaxis. *Angiographischer Nachweis des Aneurysma.* Trapping des Aneurysma und zusätzliche Ligatur der A. carotis ext. Wiederherstellung.

Fall 4: Straßenverkehrsunfall. Operative Entfernung eines epi- und subduralen Hämatoms. Traumatisches Aneurysma mit gleichzeitig vorhandener Fistel des Carotis cavernosus, „trapping".

Handa et al. (1967) veröffentlichten die Kasuistik eines Patienten mit einem traumatischen Aneurysma mit verspätet einsetzender Epistaxis, die gleichzeitig mit einer homolateralen Carotis-cavernosus-Fistel auftrat. In dem Zeitraum von 1928–1961 fanden diese Autoren 5 wahrscheinliche Fälle von traumatischen Aneurysmen der A. carotis int. an der Schädelbasis nach einer geschlossenen Schädel-Hirn-Verletzung und 19 eindeutige Beobachtungen. Die meisten dieser Verletzungen waren Folge von Verkehrsunfällen.

BUSBY et al. (1968) berichteten über 2 Fälle von Aneurysma der A. carotis int., die in den Canalis Eustachii rupturierten.

PAPO et al. (1969) teilten die Befunde eines Patienten mit einer posttraumatischen Epistaxis mit, die aus der Ruptur eines Aneurysma der A. carotis int. im Karotissinus stammte. Es lag eine Fraktur der lateralen Wand der Keilbeinhöhle vor.

JACKSON et al. (1970) beschrieben einen Patienten mit einem posttraumatischen intrakraniellen Aneurysma der A. carotis int., mit Epistaxis und eine Beobachtung mit einem verspätet auftretenden traumatischen Aneurysma der A. carotis int. Es waren dies die einzigen Fälle, die im Koreakonflikt diagnostiziert worden waren.

KEANE u. TALLALA (1972) konnten 13 weitere Fälle, die aus der Zeit von ihrer eigenen Mitteilung stammten aus der Literatur hinzufügen.

TEAL et al. (1973) berichteten über 4 traumatische Aneurysmen der A. carotis int., die nach schweren geschlossenen Schädel-Hirn-Verletzungen aufgetreten waren. Zwei der traumatischen Aneurysmen der A. carotis int. fanden sich im Felsenbein und zwei im Sinus cavernosus.

HERMANN et al. (1975) berichteten über einen Fall eines traumatischen extradural gelegenen Aneurysma der A. carotis int., das sich am vorderen Anteil des Karotissiphons befand.

SHIRAI et al. (1977) gaben einen Überblick über Epistaxis aus Aneurysmen der A. carotis int. Es ergab sich, daß Frakturen der vorderen Schädelgrube in 63%, solche der mittleren Schädelgrube in 13%, Sehstörungen in 94% und Gefäßgeräusche in 81% vorlagen.

HORNBROOK u. RHODE (1981) berichteten über eine tödliche Epistaxis bei einem Patienten mit einem nicht diagnostizierten Aneurysma des infraklinoidalen Anteiles der A. carotis int. Es lag keine erfaßbare Vorgeschichte für eine Gewalteinwirkung vor. Das Aneurysma wurde schließlich auf einer alten Röntgenaufnahme gesehen. Epistaxis von einem Aneurysma in dieser Region ist fast immer mit einer schweren Schädel-Hirn-Verletzung in der Vorgeschichte begleitet. Diese Schädel-Hirn-Verletzungen führen oft zu Schäden der Hirnnerven. Epistaxis nach Ruptur eines nichttraumatischen Aneurysma dieser Region ist sehr selten.

Bei der 5. Beobachtung von LIU et al. (1985) erodierte das Aneurysma der A. carotis int. den Sinus ethmoideus, die Rupturverletzung ergoß sich in ihn. Die Epistaxis erfolgte hier also durch den Sinus ethmoideus.

Diese Aneurysmen können auch den Sphenoidknochen erodieren und in den gleichnamigen Sinus rupturieren. Die Blutung gelangt von dort in die Nase.

Rupturblutungen können sich weiterhin durch multiple Frakturen der Schädelknochen ausbreiten und auch in die Nase gelangen.

Die Epistaxis kann sich bei einer Angiographie entwickeln, aber auch während des Schlafens.

1) Klinische Befunde

Nach einer Gewalteinwirkung gegen den Kopf liegen starke Blutungen aus Nase und Mund vor, die spontan enden oder durch eine Tamponade zum Stillen gebracht worden waren. Nach einer Latenzzeit von Tagen bis Monaten treten erneut Nasenblutungen von unterschiedlicher Stärke auf. Bei *rhinoskopischer Untersuchung* läßt sich keine Blutungsquelle aufdecken. *Die Angiographie führt zur richtigen Diagnose.*

In mehr als der Hälfte der Fälle ist der N. opticus traumatisch geschädigt. MAURER et al. (1961) stellten eine Trias von Befunden auf: *Amaurose, Fraktur im Orbitalbereich* und *massive Epistaxis,* die immer eine Indikation zur angiographischen Darstellung der A. carotis int. sein sollte.

Liegt eine massive Epistaxis mit einer Höreinschränkung vor, so besteht ein Aneurysma der A. carotis int. im Canalis caroticus, ist die Epistaxis mit Sehstörungen vergesellschaftet, so ist eine intrakavernöse Lage wahrscheinlicher.

KELLERHALS u. LEVY (1971) sprechen sehr treffend von *annonzierenden Blutungen*, die auf den Ursprung der Blutung hinweisen.

Ein Durchbruch in die Keilbeinhöhle mit rezidivierender Epistaxis ist relativ selten. Unter den 42 Beobachtungen aus der Zusammenstellung von KELLERHALS u. LEVY gehören nur 6 zu dieser Gruppe (JACQUES 1940; CAIRNS 1942; DESCUNS et al. 1956; FABIAN 1956; GERLACH u. KLEY 1964; SCHÜRMANN et al. 1967).

Die restlichen 36 Fälle dieser Zusammenstellung betreffen Aneurysmen der infraklinoidalen Verlaufsstrecke der A. carotis int. ohne eine arteriovenöse Fistel (DELENS 1870; GUIBERT 1895; BARTH 1924; BIRLEY u. TROTTER 1928; JEFFERSON 1938; JACQUES 1940; CAIRNS 1942; KINLEY u. LEIGHNINGER 1952; FABIAN 1952; FRINGS 1953; HAMILTON 1953; SCHLOSSHAUER u. VOSTEEN 1954; DENECKE u. HARTERT 1954; BONNET 1955; CHRISTENSEN 1955; FINKEMEYER 1955; GARCIA BENGOCHEA et al. 1957; SEFTEL et al. 1959; MAURER et al. 1961; MCCORMICK u. BEALS 1964; ARAKI et al. 1965; BONNAL et al. 1967; LOISEAU et al. 1967; PETTY 1969; KELLERHALS u. LEVY 1971; HORNBROOK u. RHODE 1981).

XXV. Traumatische Aneurysmen der A. chorioidea anterior

Die *A. chorioidea ant.* entspringt wenige Millimeter distal vom Abgang der A. communicans post. aus der A. carotis int. *Varianten* im *Ursprung* bestehen in einem Abgang von der Stelle der Bifurkation oder mehr verlagert in Richtung zur A. cerebri med. Eingehende anatomische und angiographische Darstellungen der Variationen des Verlaufs und der Anastomosen dieser Arterie erfolgten von CURRY u. CULBRETH (1951), CARPENTER et al. (1954), VON MITTERWALLNER (1955), MOUNIER-KUHN et al. (1955), LENZI (1955), MORELLO u. COOPER (1955), SJÖGREN (1956), HROMADA (1957).

CRESSMAN u. HAYES (1966) konnten die Entstehung eines traumatischen Aneurysma aus einer Stichwunde der A. chorioidea ant. verfolgen. Es rupturierte später, es kam zu einer ausgedehnten tödlichen intrazerebralen Blutung mit Ventrikeleinbruch.

XXVI. Traumatische Aneurysmen der A. cerebri anterior

1. Anatomische Vorbemerkungen

Die *A. cerebri ant.* entspring als medialer Ast aus der T-förmigen Aufgabelung der A. carotis int. im Bereich des Processus clinoideus ant. KRAYENBÜHL u. YASARGIL (1972) teilen diese Arterie in *2 Hauptabschnitte* ein, den *prä-* und den *postkommunikalen*. Die *Pars praecommunicalis* nimmt die Strecke bis zum Abgang der A. comm. ant. ein. In der *Pars postcommunicalis* entspringen *kortikale Äste*, die *A. frontobasalis*, die *A. frontopolaris*, die *A. callosomarginalis* und die *A. frontalis post*. Der *Endteil*, die *Fortsetzung* der *A. cerebri ant.*, wird die *A. pericallosa genannt*, sie verläuft über dem Balken bis zu dessen Splenium. Wichtig ist der Hinweis, daß der freie Rand der Falx cerebri über der A. pericallosa liegt, in vorderen Anteilen etwa 10 mm, in hinteren einige Millimeter von ihr entfernt. Beide A. pericallosa verlaufen parallel zueinander und bilden *Anastomosen miteinander*.

2. Auswahl aus in der Literatur mitgeteilten Kasuistiken

FERRY u. KEMPE (1972) berichteten über *zwei traumatische intrakranielle Aneurysmen nach penetrierenden orbitofazialen Wunden*. Es handelte sich um die einzigen dieser Art, die unter 2187 penetrierenden Hirnwunden aus dem Vietnamkonflikt, über die HAMMON (1971)) berichtet hatte, diagnostiziert worden waren.

Im *1. Fall* hatte sich das traumatische Aneurysma innerhalb von 4 h entwickelt, es lag an der rechten A. cerebri ant.
Der *2. Patient* hatte eine traumatische Carotis-cavernosus-Fistel und ein traumatisches Aneurysma der linke A. cerebellaris sup., vgl. S. 250.

XXVII. Traumatische Aneurysmen der A. pericallosa

1. Einführung

Beobachtungen von *traumatischen Aneurysmen* der *A. pericallosa* wurden veröffentlicht von BRENNER (1962), RAIMONDI et al. (1968), SMITH u. BARDENHEIER (1968), TSUBOKAWA et al. (1975), ASARI et al. (1977), MEYER-HÖRSTGEN u. BETTAG (1980).

2. Entstehungsmechanismus

Bei einer geschlossenen Schädel-Hirn-Verletzung wird eine Läsion der Arterienwand durch den Rand der Falx cerebri ursächlich angeschuldigt, die Folge der intrakraniellen Massenverschiebung ist. Man kann diesen Erklärungsversuchen von SMITH u. BARDENHEIER (1968) sowie MEYER-HÖRSTGEN u. BETTAG (1980) zustimmen.

3. Auswahl aus in der Literatur mitgeteilten Kasuistiken

BRENNER (1962) beschrieb die Befunde bei einem 17jährigen bei dem eine offene Schädel-Hirn-Verletzung mit Eindringen von Knochensplittern in einen Seitenventrikel vorlag. Es entwickelte sich ein traumatisches Aneurysma der A. pericallosa, ohne daß es zu einer Subarachnoidalblutung kam. Es kam zu einer spontanen Rückbildung mit einem günstigen Verlauf.

SMITH u. BARDENHEIER (1968) teilten die Befunde eines traumatischen Aneurysmas der A. pericallosa bei einer geschlossenen Schädel-Hirn-Verletzung mit. Die Arterie war durch den Rand der Falx cerebri verletzt worden. Der Patient erlitt noch vor der angesetzten Operation am 21. Tag ein massives subdurales Hämatom und verstarb.

TSUBOKAWA et al. (1975) sahen bei einem 32jährigen Patienten 17 Tage nach einer geschlossenen Schädel-Hirn-Verletzung ein linksseitiges traumatisches Aneurysma der A. pericallosa, das sie abklippen konnten. Die Wandung des Aneurysmas war mit der Falx cerebri verletzt, wie intraoperativ festgestellt werden konnte.

ASARI et al. (1977) diagnostizierten bei einem 4jährigen Mädchen ein rechtsseitiges Aneurysma der A. pericallosa. Dreiundsechzig Tage nach einer geschlossenen Schädel-Hirn-Verletzung trat eine Subarachnoidalblutung mit nachfolgendem Status epilepticus auf. Die zuführende Arterie konnte abgeklippt werden; es kam zu einer Besserung.

MEYER-HÖRSTGEN u. BETTAG (1980) berichteten über einen 11jährigen Jungen, der als Soziusfahrer auf einem Mofa von einem PKW erfaßt und zu Boden geschleudert wurde. Nach einer primären Bewußtlosigkeit konnten 7 h später außer einer rechtsseitigen diskreten Fazialisparese keine neurologischen Ausfälle festgestellt werden. Nach Entlassung aus dem Krankenhaus und zunächst unauffälligem Verlauf fiel 2 Monate später eine weinerliche depressive Stimmungslage mit Antriebsarmut auf. Es bestand ein Hydrocephalus comm. Bei der Ventrikelpunktion wurde eine Blutungshöhle eröffnet, die etwa 4 ml xanthochromes Blut enthielt. Angiographisch zeigt sich zwar ein „suspekter Befund" an der A. pericallosa, aber erst anläßlich der Kontrolluntersuchung 10 Tage später wurde ein walnußgroßes Aneurysma dargestellt, das operativ versorgt wurde.

Die Autoren legen eine Zusammenstellung traumatischer Aneurysmen peripherer zerebraler Arterien vor: die Äste der A. cerebri ant. (14 Fälle) und der A. cerebri med. (29 Fälle) sind überwiegend betroffen.

Traumatische Aneurysmen der A. pericallosa sind 7mal beschrieben worden; sie traten überwiegend nach stumpfer Gewalteinwirkung auf. Als Verletzungsmechanismus wird eine *umschriebene Verletzung* der Wand der Arterie durch den Rand der *Falx cerebri* diskutiert.

XXVIII. Traumatische Aneurysmen der A. calloso-marginalis

Ein *traumatisches Aneurysma* der *A. calloso-marginalis* wurde von ENDO et al. (1974) veröffentlicht.

XXIX. Traumatische Aneurysmen der A. gyri angularis

Ein traumatisches Aneurysma der A. gyri angularis infolge einer Gefäßverletzung bei einer Ventrikelpunktion wurde von SCHARFETTER et al. (1976) mitgeteilt. Es handelte sich um ein 5 Monate altes Kleinkind, bei dem wegen eines kongenitalen Hydrocephalus int. comm. ein Spitz-Halter-Ventil angelegt worden war. Die *histologische Diagnose* lautete: Falsches (vollständig thrombosiertes) Aneurysma der A. gyri angularis.

XXX. Traumatische Aneurysmen der A. cerebri posterior

Die *A. cerebri post.* stellt in anatomischer und funktioneller Hinsicht eine Arterie dar, die ihre Blutzufuhr sowohl aus dem Karotis- als auch Vertebralissystem bezieht. Die Aa. cerebri post. gehen als paarige Endäste von der oralen Bifurkation der A. basilaris ab, die zwischen oralem Brückenrand und Dorsum sellae liegt.

XXXI. Auswahl aus Serien von traumatischen Aneurysmen verschiedener peripherer Hirnarterienäste und von Serien mit traumatischen Aneurysmen verschiedener Lokalisation

Im folgenden erfolgt eine Besprechung von einigen Serien von gesicherten Fällen von *traumatischen Aneurysmen zerebraler Arterien*. In der Literatur werden sie manchmal auch als *traumatische Aneurysmen peripherer zerebraler Arterien bezeichnet*, da sie sich im Endausbreitungsgebiet der großen zum Gehirn ziehenden Arterien befinden. Diese Serien enthalten traumatische Aneurysmen verschiedener Hirnarterien, so daß es aus didaktischen Gründen vorzuziehen ist, sie nicht topographisch bei jedem einzelnen Gefäß zu besprechen, sondern als Gruppe mit verschiedener Lokalisation, wie es auch die die Beobachtungen mitteilenden Autoren vornahmen.

BENOIT u. WORTZMAN (1973) berichteten über 6 Patienten mit einem traumatischen intrakraniellen Aneurysma, 4 von ihnen befanden sich an Arterien der Hirnbasis und zwei an peripheren Arterienästen.

ASARI et al. (1976) stellten 60 traumatische intrazerebrale Aneurysmen aus der Literatur zusammen und fügten einen eigenen Fall hinzu. Geschlossene Schädel-Hirn-Verletzungen waren in 47% die Ursache, solche mit Frakturen in 18%. Eine iatrogene Entstehung ließ sich in 12% nachweisen. Penetrierende Verletzungen, einschließlich Schußverletzungen lagen in 23% vor.

Eine *Zusammenstellung* der in der *Literatur beschriebenen Fälle* (LAUN 1978) ergab 78 traumatische Aneurysmen, ohne Berücksichtigung der Karotisaneurysmen und der Karotis-Sinus-cavernosus-Fisteln. Einschließlich der 3 Fälle von LAUN ergab sich folgende Verteilung (Tabelle 25):

(1) 20 *A. meningea med.*, (2) (1) *A. chorioidea ant.*, (3) (6) (+2) *A. cerebri ant.* im Bereich der *A. communicans ant.*, (4) 2 (+1) *A. frontopolaris*, (5) 4 (+1) *A. pericallosa*, (6) 1 *A. callosomarginalis*, (7) 29 (+4) *A. cerebri med.*, (8) 1 *A. cerebri post.*, und (9) 1 *A. vertebralis* (Anzahl der iatrogenen Aneurysmen).

Falsche traumatische Aneurysmen der *A. meningea med.* liegen mit wenigen Ausnahmen temporal (LAUN 1978) (Abb. 60) vor.

Von 20 Fällen waren 14 mit einem *epiduralen* und der Rest mit *subduralen* und *kombinierten Hämatomen* verbunden. Nur ausnahmsweise fehlt eine direkte Beziehung zwischen Fraktur und Aneurysma.

Traumatische Aneurysmen der *Hirnarterien* sind in der Zusammenstellung von LAUN (1978) (Tabellen 26, 27) vertreten. Am häufigsten befallen sie *kortikale Äste der A. cerebri med.* (Abb. 61), sehr viel seltener ist hier die *A. cerebri ant.* und nur

Tabelle 25. Traumatische und iatrogene intrazerebrale Aneurysmen. N = 73. (Aus LAUN 1978)

Traumatische Aneurysmen		
Art. meningica media		20
Intrazerebrale Arterien		45
A. chorioidea ant.		1
A. cerebri ant.		13
A_1 Abschnitt	2	
A_2 Abschnitt	3	
Periphere Äste	8	
A. cerebri media		29
M_1 Abschnitt	1	
Hauptteilungsstelle	1	
Periphere Äste	27	
A. cerebri post.		1
Periphäre Äste	1	
A. vertebralis		1
Iatrogene Aneurysmen		8
A. cerebri ant.	4	
A. cerebri media	4	
		73

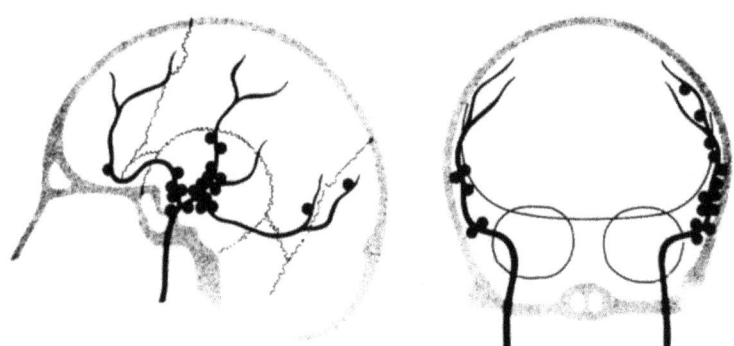

Abb. 60. Lokalisationsskizze. Traumatische Aneurysmen der A. meningea med. (Aus LAUN 1978)

ausnahmsweise zentrale Abschnitte dieser und anderer Hirnarterien (Abb. 62) betroffen. Offene Verletzungen waren bei den Arterioraneurysmen häufiger (n = 8) als geschlossene (n = 5), bei Mediaaneurysmen überwogen geschlossene mit 24 gegenüber 5. Frakturen fehlten bei ersteren nur selten (2 von 13), bei letzteren vielfach (16 von 29). Begleitende Hämatome waren auch hier die Regel. Sie lagen subdural, weniger oft intradural oder sie waren kombiniert. Gesicherte Hirnquetschungen kamen vielfach vor, bei Aneurysmen der tiefliegenden Anterior und allgemein der temporalen Abschnitte sind sie die Regel. Iatrogene Aneurysmen zeigen eine dem Operationstrauma entsprechende Lokalisation (Abb. 63, Tabelle 28, 29).

Tabelle 26. Traumatische Aneurysmen der intrazerebralen Arterien. (Aus LAUN 1978)

	N	Verletzungsart			Fraktur		Hämatom				Kontusion
		offen	Schuß- + penetrierende Verl.	gedeckt	+	–	epi	sub	intr	komb	
A. cerebri ant.	13	4	4	5	11	2	–	2	1	1	8
A₁	2	–	1	1	2	–	–	–	–	–	1
A₂	3	1	1	1	3	–	–	–	1	–	2
A. fronto-pol.	2	–	1	1	1	1	–	–	–	sub + epi 1	1
A. pericallosa	4	2	1	1	3	1	–	1	–	–	3
A. calloso-marg.	1	1	–	–	1	–	–	–	–	–	1
Kortikale Äste	1	–	–	1	1	–	–	1	–	–	–
A. cerebri media	29	1	4	24	13	16	–	17	5	4 sub + intraz 1	7
M₁ Abschnit	2	–	1	1	2	–	–	–	–		2
Kortikale Äste	27	1	3	23	11	16	–	17	5	1 sub + epi, 2 sub + intraz	5

Tabelle 27. Traumatische intrakranielle Aneurysmen. N = 45. (Aus LAUN 1978)

Arterie	Autor	N	Verletzungsart offen	Verletzungsart Schuß- + penetr. V.	Verletzungsart gedeckt	Fraktur	Hämatom	Lokalisation	Bemerkungen
A. chorioidea ant.	Cressman (1966)	1		+		+	intraz. + intraventr.		angiogr. nachgewiesene Entstehung
A. cerebri ant.	Acosta et al. (1972)	2		+		+	Kontusion		
	Benoit (1973)	3			+	+	bilat. subd.		angiogr. nachgewiesene Entstehung
	Ferry (1972)	4		+		+	Kontusion		
	Krauland (1949)	5	+			+	Kontusion		SAB 4 Wochen nach d. Trauma
	Menezes (1974)	6			+	+			Ruptur 16 Monate nach d. Trauma, hist. echtes An.
	Schmid (1961)	7			+	+	intraz.		
A. fronto-polaris	Acosta et al. (1972)	8		+		+	Kontusion		SAB 15 Tage nach d. Trauma
	Umebayashi et al. (1970)	9			+		akutes subd. u. subakutes sub- u. epid.		
A. pericallosa	Brenner et al. (1962)	10	+			+	Kontusion		spont. thromb.
	Raimondi (1968)	11		+		+	Kontusion bilat. subd.		
	Smith (1968)	12			+				angiogr. nachgewiesene Entstehung
	Schugk et al. (1970)	13	+			+	Kontusion		angiogr. nachgewiesene Entstehung
A. callosomarginalis	Laun (1977)	14	+			+	Kontusion		

Tabelle 27 (Fortsetzung)

Arterie	Autor	N	Verletzungsart offen	Verletzungsart Schuß-+ penetr. V.	Verletzungsart gedeckt	Fraktur	Hämatom	Lokalisation	Bemerkungen
A. cerebri media	ACOSTA et al. (1972)	15			+		subdural	temporal	
	BENOIT (1973)	16		+		+	Kontusion	temporal	Beziehung zu e. Knochenfragment
		17			+		akutes subd.	temp.-par.	spontan thrombosiert
	CHADDUK (1969)	18		+		+	intraz.	fr.-temp.	
	COURVILLE (1960)	19		+		+	Kontusion	Trifurk.	Ruptur 10 Jahre nach d. Trauma hist. echte An.
	EICHLER et al. (1969)	20			+		akutes subd., chron. subd.	temporal	hist. echtes An.
	HANDA et al. (1970)	21			+	+	subd. + intraz.	M₁ Abschn.	angiogr. nachgewiesene Entstehung
	HANDA et al. (1968)	22			+		subd. + intraz.	post. temporal	angiogr. nachgewiesene Entstehung
	HIRSCH et al. (1962)	23			+		subd.	post. temporal	angiogr. nachgewiesene Entstehung
		24			+		subd.	post. temporal	
	ISFORT (1961)	25			+	+		post. temporal	
	KLUG (1968)	26		+		+	intraz. Kontusion	temporal	
	KRAULAND (1956)	27			+		akutes subd.	temporal	
		28			+		chron. subd.	frontodorsal	
		29			+		akutes subd.	fronto-parietal	Ruptur 9 Wochen nach d. Trauma

Tabelle 27 (Fortsetzung)

Arterie	Autor	N	offen	Schuß + penetr. V.	gedeckt	Fraktur	Hämatom	Lokalisation	Bemerkungen
	Martinez et al. (1966)	30			+		chron. subd.	parietal	
	Reichel u. Intrav (1975)	31			+	+		temporo-parietal	
	Rumbaugh et al. (1970)	32			+		subd.	temporo-parietal	
		33			+		subd.	temporo-parietal	
		34			+		subd.	post. parietal	
		35			+		intraz.	post. parietal	spont. thromb.
		36			+	+	subd.	post. parietal	2 Aneurysmen
		37			+	+	subd.	temporo-okzipital	4 Aneurysmen spont. thromb.
		38			+	+	subd. + epid.	parieto-operc.	
		39			+	+	bilat. subd.	temporo-parietal	
		40			+		subd.	parieto-operc.	
	Scgugk et al. (1970)	41			+	+	intraz. intraventr.	parietal	angiogr. nachgewiesene Entstehung
	Smith (1970)	42			+		subd.	temporal parietal	
	Laun (1970)	43		+		+	intraz.		
A. cerebri post.	Burton et al. (1968)	44			+	+		okzipital	SAB 6 Tage nach d. Trauma
A. vertebralis	Menschel (1922)	45	?	?	?	?			

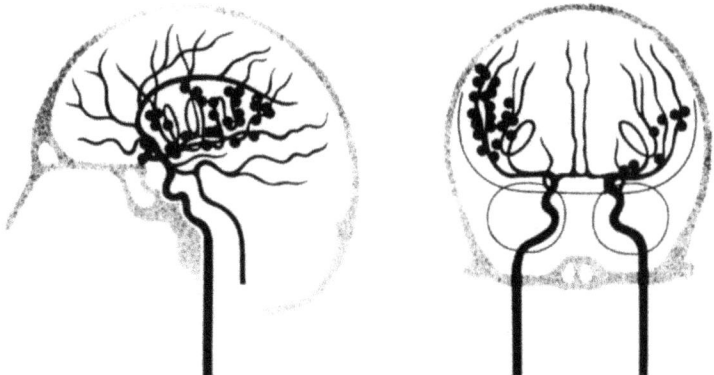

Abb. 61. Lokalisationsskizze. Traumatische Aneurysmen der A. cerebri med. (Aus LAUN 1978)

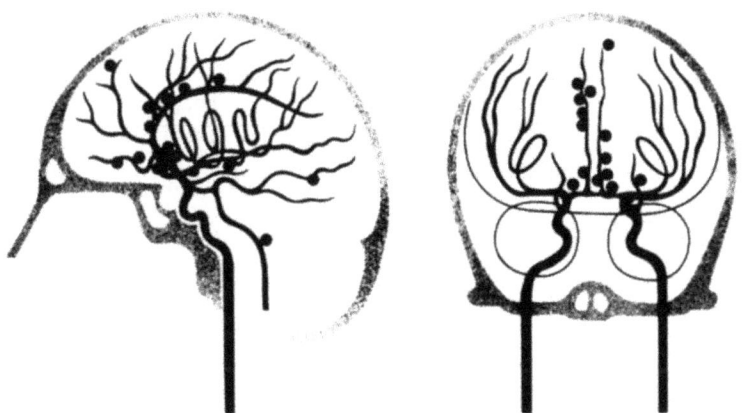

Abb. 62. Lokalisationsskizze. Taumatische Aneurysmen der intrazerebralen Gefäße mit Ausnahme derjenigen der A. cerebri med. (Aus LAUN 1978)

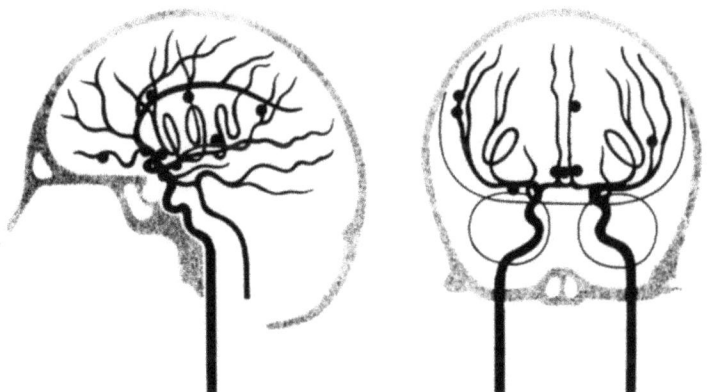

Abb. 63. Lokalisationsskizze. Iatrogene Aneursymen. (Aus LAUN 1978)

Tabelle 28. Iatrogene intrazerebrale Aneurysmen. N = 8. (Aus LAUN 1978)

	Gefäßast	Operation	Diagnose
A. cerebri ant.	A_1	Aneurysma der ACOA	22 Tage
	FPoA	Meningeom des Orbitaldaches	12 Monate
	A_2/FPoA	Frontales Gliom	12 Tage
	PCAA	Leukotomie	4 Wochen
A. cerebri media	M_1 Abschnitt	Meningeom des Orbitaldaches	17 Tage
	Art. post.-temp.	Hirnabszeß	?
	Art. gyri angularis	Ventrikelpunktion für Pudenz-Drainage	15 Tage
	Kortikaler Ast	Punktion für bilaterales subdurales Hydrom	?

Tabelle 29. Iatrogene zerebrale Aneurysmen. N = 8. (Aus LAUN 1978)

Autor	N	Operation	Arterie	Diagnose	Bemerkungen
FINKEMEYER (1955)	1	Meningeom des Orbitaldaches	A. cerebri media	17 Tage	angiogr. nachgewiesene Entstehung
LASSMAN et al. (1974)	2	Leukotomie	A. pericallosa li.	4 Wochen	
	3	Hirnabszeß	A. temp.-post. li.		angiogr. nachgewiesene Entstehung
OVERTON u. CALVIN (1966)	4	Punktion f. bilat. subd. Hydrom	Kortikaler Ast d. A. cerebri media		Aneurysma wurde während d. OP gefunden
RAIMONDI (1968)	5	Aneurysma der A. communicans ant.	A. cerebri ant.	22 Tage	
RASKIND (1965)	6	Meningeom des Orbitaldaches	A. fronto-pl.	12 Monate	angiogr. nachgewiesene Entstehung. hist. echtes An.
SCHARFETTER et al. (1976)	7	Ventrikelpunktion f. Pudenz-Drainage	A. gyri ang.	15 Tage	
TAYLOR (1961)	8	Rechts frontales Gliom	A. cerebri ant.	12 Tage	

Die von LAUN (1978) aufgeführten *Aneurysmen* entstanden *iatrogen*, nach *chirurgischen Maßnahmen* wie *Tumoroperationen, Ventrikelpunktion, Punktionsbehandlung* eines *beidseitigen Subduralhämatoms* bei einem *Kind, Leukotomie* und *Abszeßbehandlung*.

Die *Aneurysmen* der *A. meningea med.* in der Übersicht von LAUN (1978) entstanden alle *nach gedeckten Schädel-Hirn-Verletzungen*. Bedingt durch ihre enge Beziehung zur Dura mater können direkte Zerrungen und Verschiebungen bei Schädel-Hirn-Verletzungen zu Gefäßwandschäden und aneurysmatischen Bildungen führen. Weiterhin ist zu beachten, daß in 4 Fällen keine Fraktur und in 2 weiteren die Fraktur vom Falsch-Aneurysma entfernt lag.

Die Aneurysmen der Übersicht von LAUN (1978) waren in etwa 75% der Fälle mit Epiduralhämatomen vom subakuten bzw. chronischen Verlaufstyp kombiniert. Isolierte Subduralhämatome fanden sich in 2 Fällen.

Für die *traumatischen Aneurysmen* der *kortikalen Äste* wurde von BURTON et al. (1968), die insgesamt 11 Fälle aus der Literatur zusammenstellten, *ätiologisch folgende Entstehung* angenommen: (1) *Direkte Verletzungen* der *Arterienwand* bei *perforierenden* bzw. *offenen Schädel-Hirn-Verletzungen* und (2) *indirekte Verletzungen* der *Arterie* bei *gedeckten Schädel-Hirn-Verletzungen*.

Die *Aneurysmen* lagen bei *perforierenden Verletzungen im Bereich des Wundkanals* (CRESSMAN u. HAYES 1966; KLUG 1968; CHADDUK 1969; ACOSTA et al. 1972; FERRY u. KEMPE 1972).

Bei *offenen Schädel-Hirn-Verletzungen* konnten die *Aneurysmen* in *direkter Nachbarschaft* von *Knochensplittern* (SCHMID 1961; ACOSTA et al. 1972) oder von *Geschossen* (COURVILLE 1960) gefunden werden.

Die *Mechanismen der Entstehung* der *Aneurysmen* bei *gedeckten Verletzungen* sind weniger klar. Bei *Rotationsbewegungen* des *Schädels* kommt es zu Zerrungen und Überstreckungen von kortikalen Gefäßen, bei denen die Voraussetzungen für partielle Gefäßwandschäden vorliegen.

WEILER et al. (1980) zeigen anhand von 3 klinischen und histologisch gesicherten Fällen von sog. traumatischen zerebralen Aneurysmen (A. basilaris, A. communicans post., A. lenticulostriata), daß es sich bei den akuten und subakuten Fällen in der Regel nicht um Wandaneurysmen im Sinne der pathologisch-anatomischen Definition, sondern um traumatische akute Schlagaderschädigungen mit periarteriellem Hämatom (Aneurysma spurium) und somit um Pseudoaneurysmen handelt. *Differentialdiagnostisch* kann ein *derartiges Pseudoaneurysma radiologisch* oder *klinisch* allein nicht von einem *kongenitalen Aneurysma* unterschieden werden. Hierzu bedarf es einer *histologischen Untersuchung*. Eine durch stumpfe Gewalteinwirkung indirekt entstandene intrakranielle Arterienruptur mit Bildung eines Pseudoaneurysmas ist auch ohne Schädelbasisfraktur möglich. Da traumatische Schädigungen der Striatumarterien insbesondere bei Kindern und Jugendlichen möglich sind, spricht die Lokalisation der Blutung in den Stammhirnkernen nicht gegen die traumatische Ätiologie.

Fall 1: Ein 55jähriger Mann wird nach einem Verkehrsunfall als bewußtseinsklar in die *neurochirurgische Klinik* aufgenommen. Nach *Versorgung* der offenen frontobasalen Schädel-Hirn-Verletzung ist der weitere Verlauf zunächst komplikationslos, so daß 1 Tag nach dem Unfall auch die operative Versorgung der Oberschenkel- und Radiusfraktur durchgeführt wird. Zwölf Tage nach dem Unfall kommt es bei dem bereits aufsitzenden Patienten zu einer akuten Bewußtseinsstörung mit beidseits weiten, lichtstarren Pupillen und blutigem Liquor. Im *CT* findet sich eine ausgedehnte Blutung in die basalen Zisternen. Die Blutdruckwerte, die nach dem Unfall bis zur akut aufgetretenen Subarachnoidalblutung mit Werten von 140/80 mm Hg stabil sind, zeigen jetzt Werte bis 190/80 mm Hg und erreichen im Verlauf der nächsten Stunden erneut die Ausgangssituation. Sechsunddreißig Stunden nach der akuten Subarachnoidalblutung *verstirbt* der Patient.

Die *Obduktion* ergibt massive, vorzugsweise koagulierte Blutmassen im Bereich der basalen Zisternen mit ringförmiger Schichtung in Höhe der Fossa interpeduncularis und der oberen Brücke um einen fraglichen Aneurysmasack. Dieser besteht mikroskopisch aus geschichteten thrombotischen Massen und einem längs gestellten Wanddefekt an der A. basilaris zwischen den Abgängen der Aa. cerebellares sup. und Aa. cerebri post. Der Wanddefekt ist durch ein Fibrinband gedeckt und die Rupturenden mit geschlängelter und eingerissener Elastica int. zeigen ausgiebige, zellige, reparative Vorgänge. An weiteren traumatischen Schäden bestehen im Kopfbereich Reste eines frontalen Kopfschwartenhämatoms und Frakturen in beiden vorderen und der linken hinteren Schädelgrube.

Fall 2: Ein 6,5 Jahre alter Junge, der wegen eines Krampfleidens antikonvulsiv behandelt wird, wird von einem PKW angefahren. Er ist sofort bewußtlos und zeigt generalisierte Streckmechanismen. Bei der unverzüglichen Aufnahme in eine *neurochirurgische Klinik* lassen sich *röntgenologisch* keine Frakturen und *angiographisch* keine Zeichen für eine Raumforderung nachweisen. Während der bis zum Tod andauernden zweimonatigen Bewußtlosigkeit entwickeln sich eine Tetraspastik, ein Diabetes insipidus und es werden einzelne, generalisierte Krampfanfälle beobachtet. Eine intrakranielle Druckerhöhung wird zu keiner Zeit festgestellt. In den ersten Wochen sowie in den letzten 8 Tagen treten im Abstand von 2–3 Tagen Blutdruckkrisen bis zu 280/150 mm Hg auf.

Die *Obduktion* ergibt neben einem frontalen Rindenprellungsherd mit einer Siderose der Leptomeningen multiple, teils hämorrhagische Erweichungsherde im Kompressionsbereich des Uncus, des linken Nucleus caudatus und des Claustrum sowie des linken Brückenbindearmes und der medialen Schleife. Als Todesursache finden sich Sinusthrombose, Bronchopneumonie und abszedierende Pyelonephritis. Die *histologische Untersuchung* der hämorrhagischen Herde im Caudatumbereich zeigt einen mit teilweise organisiertem Fibrin verschlossenen Wanddefekt einer kleinen Putamenarterie. Die Fibrinabdeckung ist mit frischer Blutung in die Gefäßumgebung rupturiert.

Fall 3: Ein 62jähriger Mann stürzt im Betrieb 9 m tief von einer Leiter ab und ist nur kurzzeitig bewußtlos. Nach zunächst viertägiger *stationärer chirurgischer Behandlung* trübt der Patient ein und es erfolgt die Verlegung in eine *neurochirurgische Klinik.* Hier findet sich blutig tingierter *Liquor* und die *Karotisangiographie* stellt sich ein Aneurysma dar, das bei Kontrollen jedoch nicht mehr nachweisbar ist. Achtzehn Tage nach dem Unfall *verstirbt* der Patient an einem Rezidiv einer Subarachnoidalblutung.

Die *Obduktion* ergibt umfangreiche, weitgehend koagulierte Blutmassen, vor allem im Bereich der basalen Zisternen. *Serienschnittuntersuchungen* der Zwischen- und Mittelhirnbasis sowie der Zisternen zeigen einen Ausriß eines Seitenastes der linken A. communicans post. mit morphologischen Zeichen einer zweizeitigen Blutung. Eine Schädelfraktur ist nicht nachweisbar, es bestehen jedoch Knochenspäne im Bereich der Processus clinoidei.

XXXII. Traumatische Aneurysmen der intrakraniellen extrazerebralen Arterien der Gehirnbasis

1. Einführung

Traumatische Aneurysmen der Arterien der Hirnbasis kommen sicherlich vor. Es ist hier KRAULAND (1982) voll zuzustimmen, wenn er schreibt, daß es angezeigt sei, vor weiteren Erörterungen zunächst jene Beobachtungen genauer zu besprechen, bei denen an der Entstehung eines Aneurysmas der Schlagadern am Hirngrund nach stumpfen Gewalteinwirkungen weder nach der Vorgeschichte noch nach dem neurologischen Befund zu zweifeln war oder aufgrund der Vorgeschichte, den klinischen Beobachtungen und Operationsbefunden angenommen wurde. KRAULAND fährt fort, es gebe nur wenige Fälle, die diesen Kriterien genügen, zumal die Dokumentation bei einer Reihe von Beobachtungen, für die ebenfalls eine traumatische Entstehung in Betracht gezogen worden war, zu wenig ausführlich war.

2. Auswahl aus in der Literatur mitgeteilter Kasuistiken

Die Literatur, die sich mit der Frage der traumatischen Entstehung von Aneurysmen der großen Arterien der Hirnbasis befaßt, ist umfangreich und reicht bis in die 60er Jahre des letzten Jahrhunderts zurück (LEBERT 1866; PONFICK 1873; EPPINGER 1887; VON HOFMANN 1894; BENDA 1902; WICHERN 1912; ORTH 1921; PAWLOWSKI 1929; HARBITZ 1932; JUNGMICHEL 1932; WALCHER 1933; KAHLAU 1938; LAZORTHES 1952). Ich verweise auf die ausgezeichnete Besprechung dieser Literatur, die KRAULAND (1982) vorgelegt hat.

XXXIII. Iatrogene traumatische intrakranielle Aneurysmen

Es scheint mir angebracht, zunächst einmal einige ausgewählte Beobachtungen von iatrogenen intrakraniellen Aneurysmen chronologisch in kurzer Form zu referieren, um einen Überblick über die verschiedenen operativen Eingriffe zu geben, nach denen sie sich entwickelten und über ihre Lokalisation.

FINKEMEYER (1955) beschrieb ein traumatisches sackförmiges Aneurysma der A. cerebri med. nach der komplikationslosen Entfernung eines Meningeoms.

LEPOIRE et al. (1964) veröffentlichten die Befunde eines Patienten mit einem iatrogenen sackförmigen Aneurysma der A. carotis, das nach einer perkutanen Angiographie des Gefäßes aufgetreten war.

OVERTON u. CALVIN (1966) berichteten über ein iatrogenes kortikales Aneurysma als Folge einer Nadelpunktion zur Entfernung subduraler Flüssigkeit; die Punktion war durch die vordere Fontanelle vorgenommen worden.

EICHLER et al. (1969) berichteten über ein iatrogenes kortikales Aneurysma nahe einem Bohrloch.

LASSMAN et al. (1974) beschrieben zwei iatrogene Aneurysmen peripherer Arterien nach chirurgischen Eingriffen.

FUNAKOSHI et al. (1976) veröffentlichten ein iatrogenes peripheres Aneurysma nach der Exstirpation eines Gehirnabszesses.

YAMAURA et al. (1978) beschrieben die Befunde bei 3 Patienten mit iatrogenen Aneurysmen nach Arterienverletzungen durch operative Eingriffe. Die Autoren fanden in der Literatur 10 weitere Fälle. In 6 Beobachtungen handelt es sich um Kraniotomien und intradurale Eingriffe, in 5 Fällen um Bohrlöcher und in 2 Fällen um operative Eingriffe, die vom Nasen-Rachen-Raum her erfolgten. Bei 31 % dieser Patienten trat eine Ruptur dieser Aneurysmen nach 10–23 Tagen nach dem operativen Eingriff auf. Dabei lag eine Mortalität von 50 % vor.

REINHARDT et al. (1980) veröffentlichten die Befunde eines iatrogenen intrakraniellen Aneurysmas der A. carotis int., das nach einem operativen Eingriff bei einer chronischen Sinusitis aufgetreten war.

MIYAZAKI et al. (1981) entfernten operativ ein Oligodendrogliom des rechten Gyrus cinguli mit einem Laser. Während der Operation kam es zu schweren Blutungen. Später wurde ein iatrogenes Aneurysma der A. pericallosa aufgedeckt. Bei einer weiteren Angiographie 8 Monate später war das Aneurysma nicht mehr nachweisbar.

SEKINO et al. (1985) fanden in der Literatur 25 iatrogene traumatische Aneurysmen, in 34 % waren transnasale operative Eingriffe die Ursache, in 28 % operative Eingriffe zur

Entfernung von Hirntumoren, in 12% operative Eingriffe bei Aneurysmen, in 14% wiederholte Ventrikelpunktionen und in 12% andere Ursachen.

XXXIV. Traumatische Aneurysmen der A. meningea media

1. Anatomische Vorbemerkungen

Die *A. meningea med.* ist der *erste* und auch *stärkste Ast* der *A. carotis* ext. Die Arterie zieht zusammen mit dem *Ramus meningeus* des *N. mandibularis* durch das *Foramen spinosum* in die *Schädelhöhle* und teilt sich in einen *vorderen* und *hinteren Ast*. Beide Äste verlaufen in Furchen der Tabula int. des Schädels an der Außenfläche der Dura mater. Verzweigungen dieser Arterie versorgen die Dura mater, den Schädelknochen und mit perforierenden Ästchen auch die äußeren Weichteile des Kopfes. Während sich der vordere Ast in die vordere Schädelgrube, die Orbita und die Nasenhöhle erstreckt, versorgt der hintere Ast mit Verzweigungen das Scheitelbein und obere Anteile des Hinterhauptbeins.

Traumatische Aneurysmen der *A. meningea med.* wurden in der klinischen Literatur vereinzelt beschrieben, sie wurden arteriographisch erfaßt und operiert (SCHULZE 1957; POUYANNE et al. 1959; KIA-NOURY 1961; MARKWALDER 1961, 2 Fälle; DILENGE u. WUTHRICH 1961; HIRSCH et al. 1962; KUHN u. KLUGER 1964; PAILLAS et al. 1964, 3 Fälle; MARTINEZ et al. 1966, 2 Fälle; RAIMONDI et al. 1968; HIGAZI et al. 1969; HANDA et al. 1970; SCHUGK et al. 1970, 3 Fälle sowie HIGAZI 1971. LAUN (1978) veröffentlichte eine Literaturzusammenstellung, er fand in der Literatur 19 Beobachtungen, denen er eine eigene hinzufügte. Diese Zusammenstellung ist in Tabelle 30 und 31 dargestellt.

2. Geschlechtsverteilung

Unter den 20 von LAUN mitgeteilten Beobachtungen fanden sich 18 Männer und 2 Frauen.

3. Altersverteilung

Der jüngste Patient in der Serie von LAUN war 7 Jahre alt, der älteste 73 Jahre alt, die Mehrzahl der Patienten war jünger als 40 Jahre.

4. Klinische Befunde

Bei 10 der Patienten bestand nach der Gewalteinwirkung eine kurze Bewußtlosigkeit, bei 8 Patienten eine längere Bewußtlosigkeit, bei 2 Patienten fehlen Angaben. Die Zeiträume bis zum Auftreten schwerer klinischer Befunde oder der Diagnose des Aneurysmas betrugen bei 12 Patienten zwischen 1 und 15 Tage, bei 3 Patienten 30 Tage bzw. 38 Tage, bei 5 Patienten wurde ein Intervall nicht angegeben. Die Aneurysmen wurden anläßlich arteriographischer Untersuchungen aufgedeckt, sie fanden sich alle in direkter Umgebung einer Fissur oder Fraktur des Schädeldaches.

Tabelle 30. Traumatische Aneurysmen der A. meningea med. N = 20. (Aus LAUN 1978)

Autor	N	Lokalisation der Fraktur	Hämatom epid.	Hämatom subd.	Hämatom andere	Gefäßast	Diagnose (nach Tagen)	Bemerkungen
DILENGE u. WUTHRICH (1962)	1	temp.	+			posterior	10	
HANDA et al. (1970)	2	temp.	+			temporal	14	
HIGAZI et al. (1969)	3	par.-okz.	+			okzipital	11	angiogr. nachgewiesene Entstehung
HIRSCH et al. (1962)	4	temp.	+			posterior	15	
KIA-NOURY (1961)	5	temp.			subd. intraz.	temporal	10	
KUHN u. KUGLER (1964)	6	temp.	+			temporal	11	
MARKWALDER u. HUBER (1961)	7	front.			subd. intraz.	temporal	6	Aneurysma ohne Beziehung zur Fraktur
	8	par.		+		frontal	6	Aneurysma ohne Beziehung zur Fraktur
MARTINEZ et al. (1966)	9	par.-temp.	+			temporal	6	
PAILLAS et al. (1964)	10		+			temporal	6	
	11	fronto-temp.	+			temporal	25	
	12	temp.	++			temporal	10	
	13	fronto-par.	++			temporal	6	
POUYANNE et al. (1959)	14	temp.			intraz.	temporal	28	
RAIMONDI et al. (1968)	15	par.-okz.	+			okzipital	?	sehr großes Aneurysma (Ø 2 cm)
SCHUGK et al. (1970)	16			+	Contusio	temporal	12	angiogr. nachgewiesene Entstehung
	17		++		Concussio	temporal	5	
	18		++			temporal	6 h	
SCHULZE (1957)	19	par.-temp.	+			temporal	10	spontan thrombosiert
LAUN (1977)	20	par.-okz.	+ bilat.			temporal	4	2 Aneurysmen

Tabelle 31. Traumatische Aneurysmen der A. meningea med. N = 20. (Aus LAUN 1978)

Hämatome	N	Frakturen		Lokalisation		
		+	−	frontal	temp.	okz.
epidural	14	11	3	−	12	2
unilateral epidural und bilateral subdural	1	1	−	−	1	−
subdural	2	1	1	1[a]	1[b]	−
subdural und intrazerebral	2	2	−	−	2[b]	−
intrazerebral	1	1	−	−	1	−
	20	16	4	1	17	2

[a] 2 Aneurysmen ohne Beziehung zur Fraktur.
[b] Angiographisch nachgewiesene Entstehung des Aneurysmas.

5. Mechanogenese und formale Pathogenese

Alle traumatischen Aneurysmen der A. meningea med. traten nach *Gewalteinwirkung gegen den Kopf auf*, 12mal nach *Stürzen* und 8mal nach *Verkehrsunfällen*.

Diese *traumatischen Aneurysmen* der A. meningea med. werden meist in *Zusammenhang* mit einem *subduralen Hämatom* (KIA-NOURY 1961; DILENGE u. WUTHRICH 1962; KUHN u. KUGLER 1964; AMELI 1965; ZUCCARELLO et al. 1982) beschrieben. Ihre *Ruptur* kann jedoch auch epidurale Blutungen verursachen (HIGAZI et al. 1969; HIGAZI 1971). Bei anteroposteriorer Projektion liegen sie in der Regel der Tabula int. an, jedoch können sie infolge des sich ausbreitenden epiduralen Hämatoms verlagert sein.

Die folgende Kasuistik von ZUCCARELLO et al. (1982) zeigt das Vorliegen eines *subduralen Hämatoms*.

40jährige Frau mit einem subduralen Hämatom bei Pseudoaneurysma der A. meningea med. Sie war 3 Tage vor der *Krankenhauseinweisung* gestürzt und mit dem Kopf angeschlagen. Sie war wenige Minuten bewußtlos, mußte erbrechen und klagte über Kopfschmerzen. Es trat zunehmende Somnolenz auf, Erweiterung der rechten Pupille und linksseitige Hemiparese. Bei der *Röntgenuntersuchung* und *Computertomographie* wurde eine Schädelfissur rechts parietal und ein subdurales Hämatom gefunden. *Operativer Eingriff*. Sechs Tage später traten abermals zerebrale Erscheinungen auf. Im *Angiogramm* stellte sich ein sackförmiges Aneurysma der A. meningea med. rechts im Bereich der Fraktur an der Innenseite der harten Hirnhaut dar. *Exstirpation* des Aneurysmas, das sich als ein falsches Aneurysma erwies.

6. Auswahl aus in der Literatur mitgeteilten Kasuistiken

Ein traumatisches Aneurysma der A. meningea med., das kombiniert mit einem großen intrakraniellen Hämatom bestand, wurde von POUYANNE et al. (1959) veröffentlicht.

Bei einem von DILENGE u. WUTHRICH (1961) mitgeteilten traumatischen Aneurysma der A. meningea med. bestanden eine Schädelfraktur und ein epidurales Hämatom.

MARKWALDER u. HUBER (1961) berichteten über zwei traumatische Aneurysmen der A. meningea med., die angiographisch dargestellt wurden und zu tödlich ausgehenden Blutungen führten.

GARZA-MERCADO u. CAMPA (1978) beschrieben 2 Beobachtungen von traumatischen Aneurysmen der A. meningea med., die mit epiduralen Hämatomen einhergingen. Die Zahl der in der Literatur angegebenen Fälle wurde mit 18 angegeben; 61% der Aneurysmen der A. meningea med. hatten gleichzeitige epidurale Hämatome, 6% hatten subdurale und 22% intrazrebrale Hämatome.

Die von KRAULAND (1982) zusammengestellte Tabelle 32 zeigt, daß 18 Männer und 2 Frauen beteiligt waren. Der jüngste Patient war 7, der älteste 73 Jahre alt, doch war die überwiegende Zahl jünger als 40 Jahre. Es handelte sich um Gewalteinwirkungen gegen den Kopf nach Stürzen aus verschiedener Ursache (12) und nach Verkehrsunfällen (8). Nur in 2 Fällen war eine Alkoholisierung angegeben. Nach der Gewalteinwirkung waren 10 Patienten kurz bewußtlos, 8 längere Zeit, bei 2 fehlten genauere Angaben. Die Intervalle bis zum Auftreten schwerer Erscheinungen und bis zur Diagnose der Aneurysmen betrugen in 12 Fällen zwischen 1 und 15 Tagen, in 3 Fällen 4 Wochen, 1 Monat, bzw. 48 Tage; in 5 Fällen war kein ausgesprochenes Intervall angegeben.

Die Aneurysmen wurden anläßlich der Arteriographie diagnostiziert; sie befanden sich mit 4 Ausnahmen ohne exakte Angaben in unmittelbarer Nähe einer Schädelfissur. Im Anschluß an die diagnostischen Bemühungen wurde 6–48 Tage nach der Gewalteinwirkung eine Trepanation bzw. Kraniotomie durchgeführt. Die Blutungsquellen wurden versorgt und die epiduralen Hämatome ausgeräumt (14 Heilungen, 5 Todesfälle). Obwohl im Fall 17 nicht operiert wurde, waren nach 3 Jahren neurologische Ausfälle nicht mehr festzustellen. In den Fällen 2, 3 und 4 waren die Aneurysmen vom Stamm der A. meningea med. ausgegangen, die im Verlauf von Durarissen verletzt worden war; es hatte dabei auch in den Subduralspalt, z.T. auch intrazerebral geblutet. Nicht in allen Fällen wurde die Größe des Aneurysmas exakt angegeben. Im Fall 2 war das Aneurysma mit einem Durchmesser von 3 cm besonders groß, im Fall 4 war es als kirschgroß bezeichnet, und hatte zu einer mandarinengroßen Blutung im Schläfenlappen geführt. In den Fällen, in denen die Aneurysmen an den Seitenzweigen der A. meningea med. saßen, schwankte deren Größe nach den Abbildungen und Beschreibungen zu urteilen, zwischen Kirschkern- und Reiskorngröße. Soweit eine pathologisch-anatomische Untersuchung möglich war, bezogen sich die Angaben in erster Linie auf den exstirpierten Aneurysmasack, ohne daß genauere Anhaltspunkte über die Beziehung der verletzten Gefäßstellen zu Verzweigungen zu entnehmen waren.

Anläßlich der Operation waren die Aneurysmen in 6 Fällen exstirpiert und histologisch untersucht worden. Es handelt sich durchwegs um falsche Aneurysmen, deren Wand bei den kurzen Verläufen nur aus Blutgerinnseln mit Fibrinstrukturen bestand, während bei den längeren Verläufen bindegewebige Organisation festzustellen war.

Nach Angaben von KRAULAND (1982) hängt die Bildung eines falschen Aneurysmas bei Verletzungen der A. meningea med. offenkundig von verschiedenen Bedingungen ab, wie Gefäßkaliber, Umfang der primären Verletzung, Gerinnungsstatus, Zeitablauf usw. Bei der anatomischen Untersuchung wird bei

Tabelle 32. Traumatische Aneurysmen der A. meningea med. (klinische Beobachtungen). (Aus KRAULAND 1982)

Autor	Fall	Alter, Geschlecht	Trauma, bewußtlos	Verlauf	Fraktur, Aneurysma (An.)	Bemerkung
SCHULZE (1957)	1	30, ♂	Schlägerei – Sturz 15 min	10 Tage neurol. unauffällig, Stauungspapillen	temporoparietal li.	nach 48 Tagen An. und epid. H. entfernt: Heilung
POUYANNE et al. (1959)	2	60, ♀	Verkehrsunfall, „Coma prolongé"	nach 1 Monat Verschlechterung, Hemiplegie	temporal li.	nach ca. 34 Tagen falsches An., 3 cm ⌀, und intracbr. H. entfernt; nach 6 Wochen gestorben. Hist.: Gerinnsel in Organisation
KIA-NOURY (1961)	3	32, ♂	Motorradunfall, 2 h	nach 7 Tagen Wesensveränderung, Bewußtseinstrübung	temporal re.	An. und intracbr. H. entfernt: Heilung
MARKWALDER u. HUBER (1961)	4	41, ♂	Verkehrsunfall, sofort	nach 1 Tag Hirndruck, Bohrlöcher li., Keine Erholung	temporal re., Le Fort III und Sternfraktur An. kirschgroß	nach 8 Tagen intracbr. H. entfernt; an Nachblutung gestorben. Hist.: falsches An., Fibrinlagen mit Fibroblasten
MARKWALDER u. HUBER (1961)	5	58, ♂	Sturz auf das Hinterhaupt, lange	1 Tag somnolent. kurze Besserung, nach 5 Tagen Hirndruck	Orbitaldach li., An. reiskorngroß	nach 6 Tagen subd. H. und An. entfernt, gestorben
DILENGE u. WUTHRICH (1962)	6	7, ♂	Sturz auf den Kopf, kurz	nach 11 Tagen Stauungspapille	temporoparietal li., An. birnenförmig	epid. H. entfernt (keine weiteren Angaben)

Tabelle 32 (Fortsetzung)

Autor	Fall	Alter, Geschlecht	Trauma, bewußtlos	Verlauf	Fraktur, Aneurysma (An.)	Bemerkung
HIRSCH et al. (1962)	7	18, ♀	Kopftrauma, Koma 4 Tg.	nach 15 Tagen Stauungspapille	temporal	nach 15 Tagen epid. H. und An. entfernt, Heilung. Hist.: falsches An., organisierte Gerinnsel
KUHN u. KUGLER (1964)	8	23, ♂	Treppensturz, 1 h	nach 6 Tagen Kopfschmerzen	temporal li.	nach 11 Tagen murmelgroße An. und 50 cm³ epid. H. entfernt. Heilung. Hist.: junges Bindegewebe
PAILLAS et al. (1964)	9	34, ♂	Unfall, kurz	nach ca. 4 Wochen Nackensteifigkeit	frontotemporal re., An. kirschkerngroß	epid. H. und An. entfernt, Heilung. Hist.: falsches An., organisierte Wand
PILLAS et al. (1964)	10	63, ♂	Kopftrauma, kurz	nach 10 Tagen Nackensteifigkeit	temporal re., An. linsengroß	nach 17 Tagen epid. H. entfernt; im Bereich der Fraktur eine transdurale Anastomose (?). An. geklipt; Heilung
PILLAS et al. (1964)	11	35, ♂	Sturz vom Moped; kurz	nach 2 Tagen Kopfschmerzen, Eintrübung, am 6. Tag Bradykardie	frontoparietal li., An. linsengroß	am 7. Tag epid. H. entfernt. An. geklipt und koaguliert, Heilung
MARTINEZ et al. (1966)	12	35, ♂	Sturz auf den Kopf, kurz	nach 4 Tagen Hemiparese und Aphasie, 6. Tag Angiographie	parietotemporal li., „ectasie anéurysmale"	Arterie koaguliert und geklipt; epid. H. entfernt; Wiederherstellung

Tabelle 32 (Fortsetzung)

Autor	Fall	Alter, Geschlecht	Trauma, bewußtlos	Verlauf	Fraktur, Aneurysma (An.)	Bemerkung
MARTINEZ et al. (1966)	13	26, ♂	Autounfall, Multiple Verletzungen, bewußtlos	semikomatös durch 5 Tage, am 6. Tag Angiographie	Fraktur nicht nachgewiesen An. parietofrontal	epid. H. entfernt, Arterie geklipt; Wiederherstellung
RAIMONDI et al. (1968)	14	73, ♂	Vorgeschichte nicht zu erhalten	tief bewußtlos	parietal. An. kirschkerngroß	epid. H. entfernt. An. festhaftend; am 8. Tag an Lungenembolie gestorben
HIGAZI et al. (1969)	15	22, ♂	Autounfall, kurz	4 Tage Kopfschmerzen, 11 Tage Semikoma und Hemiparese	parietookzipital li.	epid. H. durch Bohrloch entfernt, keine Besserung, 19 Tage nach Unfall An. entfernt, Heilung. Hist.: falsches An. organisiert
HANDA et al. (1970)	16	34, ♂	Sturz aus der Höhe, kurze Zeit	nach 1 Woche Sehstörungen re.	temporoparietal, 2. An. an der A. temporalis ex.	2 Wochen nach dem Unfall An. operativ versorgt; Heilung ohne weitere Folgen
SCHUGK et al. (1970)	17	17, ♂	Verkehrsunfall, bewußtlos eingeliefert	nach 5 Std. Karotisangiogramm: Kontusion und Hämatom temporal li., am 12. Tag An. nachgewiesen	Fraktur nicht erwähnt	keine Operation, Langsame Erholung. Nach 3 J. ohne neurologische Ausfälle

Tabelle 32 (Fortsetzung)

Autor	Fall	Alter, Geschlecht	Trauma, bewußtlos	Verlauf	Fraktur, Aneurysma (An.)	Bemerkung
SCHUGK et al. (1970)	18	24, ♂	Autounfall, keine weiteren Angaben	Verschlechterung nach 5 Tagen, temporale Kontusion	Fraktur nicht erwähnt, An. temporal li.	nur intratemporales H. entfernt; An. nach 2 Wochen nicht mehr darstellbar; Erholung, leichte Dyslexie
SCHUGK et al. (1970)	19	51, ♂	Sturz, alkoholisiert, schlechter Zustand	epid. H. nicht nachweisbar, jedoch 2 An. re. und später auch temp. H. li.	Fraktur und genauer Sitz der An. nicht angegeben	nur epid. H. entfernt, nach 2 Monaten nur noch das größere An. zu sehen. Tod an Pneumonie später
LAUN (1978)	20	46, ♂	Treppensturz, alkoholisiert, soporös	Psychosyndrom über 4 Tage	parietookzipital, An. kirschkerngroß	subd. und epid. H. entfernt. Duraverletzung versorgt. An. reseziert: Heilung

einer epiduralen Blutung gewöhnlich nicht weiter darauf geachtet. Klinisch sind angiographisch nicht selten Kontrastmittelextravasate zu beobachten.

XXXV. Traumatische Aneurysmen der A. vertebralis

Traumatische Aneurysmen der A. vertebralis wurden mitgeteilt von MATAS (1893), KÜTTNER (1917), MENSCHEL (1922), PERRIG (1932), SPÄTH (1938), 9 Fälle, HEIFETZ (1945), LUNN (1947), KILLIAN (1951), LIVINGSTON (1971, 1972), LORENZ u. VOGELSANG (1972), DAVIDSON et al. (1975), PAUL et al. (1980), KEWALRAMANI et al. (1982), KRAULAND (1982).
PERRIG, der 1932 die Literatur sichtete, fand 67 traumatische Aneurysmen der A. vertebralis, SPÄTH (1938) fügte 9 weitere Fälle hinzu. KILLIAN (1950) konnte 125 Beobachtungen sammeln.

Die traumatischen Aneurysmen können Folge stumpfer und auch penetrierender Gewalteinwirkungen sein. Unter den stumpfen Gewalteinwirkungen können auch die Folgen chiropraktischer Eingriffe genannt werden (LIVINGSTON 1971, 1972; LORENZ u. VOGELSANG 1972; DAVIDSON et al. 1975; KEWALRAMANI et al. 1982). Als penetrierende Gewalteinwirkungen können Schußverletzungen (LUNN 1947) oder Stichverletzungen vorkommen.

Auf die topographisch-anatomischen Beziehungen von Aneurysmen der A. vertebralis am Abgang der A. cerebellaris post inf. auf die Hirnnerven IX, X und XI hat KEMPE (1986) hingewiesen (Abb. 64).

Bei dem Patienten, über den PAUL et al. (1980) berichteten, trat die Ruptur des traumatischen Aneurysma der A. vertebralis erst nach 3 Wochen auf. Der 8jährige Junge war aus einer Höhe von 7,60 m herabgefallen. Drei Wochen nach dem Unfall traten zwei Episoden von subarachnoidaler Blutung auf, an denen der Patient verstarb. Es wurde *autoptisch* ein rupturiertes traumatisches Aneurysma der rechten A. vertebralis nachgewiesen.

Die folgende Kasuistik stammt von KRAULAND (1982):
Fall 10.5. Subakutes traumatisches Aneurysma falsum der A. vertebralis, 21 Tage alt (Abb. 65, PAUL et al. 1980).

8 Jahre, m., Sturz 25 Fuß von einem Baum auf rechten Arm und rechte Kopfseite: Bewußtlos.
Befund bei der Einlieferung: Komatös, keine Herdzeichen; offene Fraktur des rechten Humerus; Hämaturie.
Verlauf: Nach 2 Tagen geistig wiederhergestellt, nach 9 Tagen ohne neurologische Ausfälle entlassen; klagte jedoch über Kopfschmerzen. In der folgenden Woche kurze Episoden von Doppelsehen (10–15 s); am 17. Tag plötzlich heftiger Kopfschmerz und Erbrechen.
Neuaufnahme: Meningismus, blutiger Liquor, Bettruhe. Noch vor Arteriographie Verwirrtheit, Koma, Atemstörungen, Pupillenstarre und Augenmuskellähmungen, im *CT* zeigte sich eine Ventrikelblutung. *Tod* 21 Tage nach dem Unfall.
Obduktion: Kein Schädelbruch; basale subarachnoidale Blutung; sackförmiges Aneurysma (5 mm) an der lateralen Seite der rechten A. vertebralis neben dem Abgang der A. cerebelli post. inf.
Histologie: Das Aneurysma fand sich 90–120° seitlich vom Abgang der A. cerebelli post. inf., leichte Fibrose der Intima in der Umgebung. Entsprechend dem Ursprung des Aneurysma bestand ein Riß der Elastica int. und der Media, während die gedehnte Adventitia einen Teil der Aneurysmawand bildete; unmittelbar distal vom Aneurysma ein zweiter Riß der Elastica int. Von den Rupturstellen aus war es zu intramuralen Blutungen zwischen der gerissenen Media und Adventitia gekommen. Proximal vom Aneurysma fand sich ein geschichteter Verschlußthrombus in der A. vertebralis.

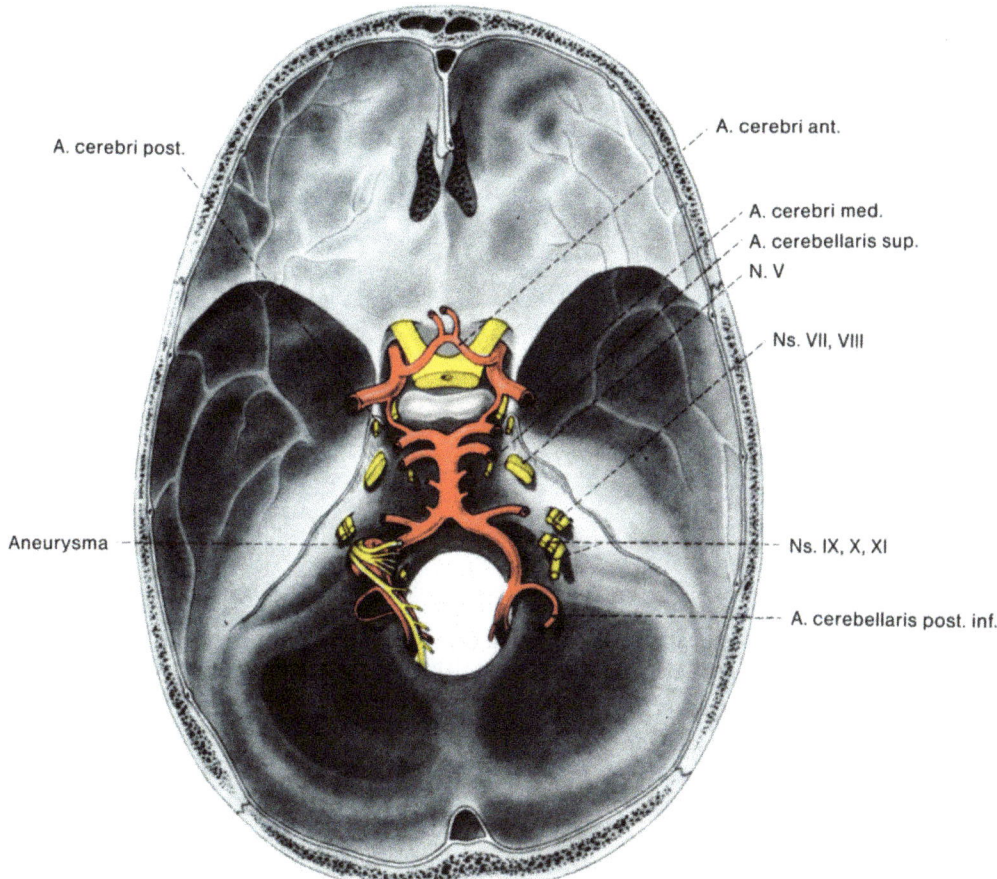

Abb. 64. Anatomisch-topographische Demonstration eines Aneurysmas der linken A. vertebralis am Abgang der A. cerebellaris post. inf. Beachte die Beziehungen des Aneurysmas zu den Hirnnerven IX, X und XI. (Aus KEMPE 1970)

Epikrise: Es handelt sich um ein falsches Aneurysma. Trotz des Fehlens einer Schädelverletzung sprechen die mehrfachen Wandrisse der A. vertebralis, die mit dem Zeitablauf von 21 Tagen übereinstimmen, für die traumatische Entstehung. Traumatische und congenitale Aneurysmen der Schlagadern am Hirngrund scheinen nach ihrem makroskopischen Befund identisch zu sein. Da der Beweis für das Vorhandensein oder das Fehlen eines Aneurysmas vor dem Trauma oder gar die spätere Entwicklung unabhängig von einem Trauma gewöhnlich nicht zu führen ist, sind nach Ansicht der Autoren folgende Kriterien zu prüfen: Trauma in der Vorgeschichte; Sitz; Alter des Patienten und der histopathologische Befund.

XXXVI. Traumatische Aneurysmen der A. basilaris

Traumatische Aneurysmen der *A. basilaris* wurden veröffentlicht von HEIFETZ (1945), SHAW u. ALVORD (1972), BANK et al. (1978), KRAULAND (1982).

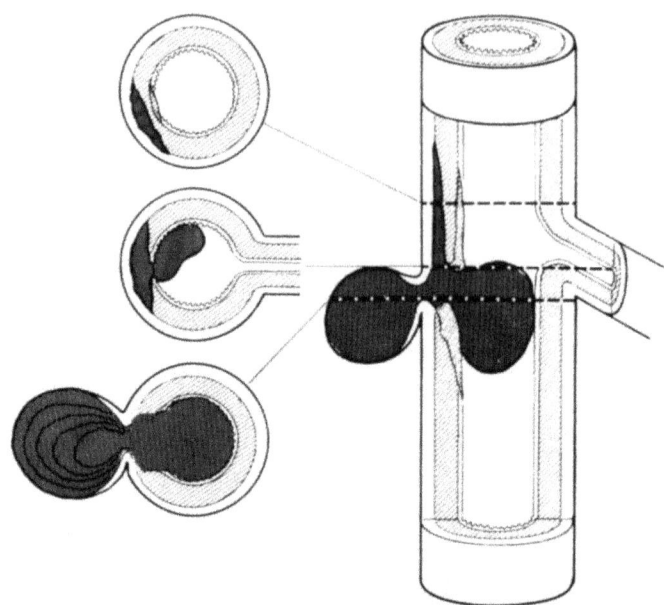

Abb. 65. Subakutes traumatisches Aneurysma der rechten A. vertebralis neben dem Abgang der A. cerebelli post inf. (Schemata rekonstruiert nach einem Fall von PAUL et al. 1980). *Dunkler Raster* intramurale Blutung an der Rißstelle und Thrombose; *heller Raster* Fibrose. – Fall 10. 5: 8 Jahre, männlich; Sturz vom Baum, zunächst 2 Tage komatös, 9 Tage psychisch und neurologisch ohne Ausfälle, nur Kopfschmerz, nach 21 Tagen an subarachnoidaler Blutung gestorben, kein Schädelbruch. (Aus KRAULAND 1982)

SHAW u. ALVORD (1972) beschrieben die Autopsiebefunde eines Patienten mit einem rupturierten Aneurysma der A. basilaris, gleichzeitig bestand ein Aneurysma der A. cerebri post.

BANK et al. (1978) veröffentlichten die Befunde eines 44jährigen Mannes, der als Folge einer Schrotschußverletzung eine subarachnoidale Blutung erlitten hatte; im Mittelteil der A. basilaris fand sich ein kleines traumatisches Aneurysma.

KRAULAND (1982) bezeichnete seinen Fall (10.11:15 Jahre, m.) als ein Unikum, bei dem ein obliteriertes, verknöchertes, sackförmiges Aneurysma an der A. basilaris gefunden wurde, das von der Seitenwand ausgegangen war. Nach verheilten Elasticarissen auch an anderen Gefäßregionen war es als traumatisch anzusehen (Abb. 66). Allerdings blieben Nachforschungen für eine Gewalteinwirkung in der Vorgeschichte erfolglos; ein Geburtstrauma war in den Kreis der Betrachtungen einzuschließen, vgl. S. 253.

XXXVII. Traumatische Aneurysmen der A. cerebellaris superior

Ein *traumatisches Aneurysma der A. cerebellaris sup.* wurde von COCKRILL et al. (1977) mitgeteilt. FERRY u. KEMPE (1972), die über zwei traumatische intrakranielle Aneurysmen nach penetrierenden orbitofazialen Wunden berichteten, beschrieben in ihrer zweiten Beobachtung die Kombination einer traumatischen Carotis-cavernosus-Fistel mit einem traumatischen Aneurysma der linken A. cerebellaris sup., vgl. auch S. 227.

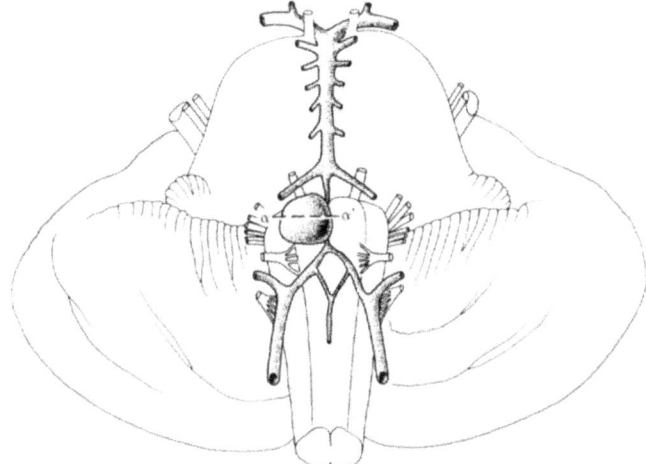

Abb. 66. Situationsskizze von der Lage des Aneurysmas im unteren Drittel der A. basilaris. Atrophie der Schlagaderstrecken zwischen den Aa. cerebelli inf. post. und den Aa. cerebelli inf. ant. Basilaris dazwischen obliteriert. Fall 10. 11: 15 Jahre, männlich; nach Bergaufstieg und Alkoholisierung unter zunehmender Atemnot verstorben. Zunächst Verdacht auf Kinderlähmung (KRAULAND 1949). (Aus KRAULAND 1982)

XXXVIII. Traumatische Aneurysmen der A. cerebellaris posterior inferior

Beobachtungen von *traumatischen Aneurysmen der A. cerebellaris post. inf.* wurden von WORTZMAN et al. (1980) sowie TANI et al. (1982) mitgeteilt. Das letztgenannte Aneurysma wurde 35 Tage nach der Verletzung nachgewiesen. Ein entsprechendes Aneurysma wurde von MEGURO u. ROWED (1985) bei einer Fraktur des Clivus veröffentlicht.

XXXIX. Zur Frage der akuten und subakuten traumatischen intrazerebralen Aneurysmen

Nur sehr wenige Beobachtungen wurden in der Literatur makroskopisch und vor allem feingeweblich derart sorgfältig und kenntnisreich untersucht, daß eine derartige Einteilung, die m. E. durchaus angebracht ist, erfolgen kann. Diese Beobachtungen, deren Technik bei der feingeweblichen Aufarbeitung im wesentlichen von KRAULAND und seinen Schülern entwickelt und angewandt wurde, werden detailliert dargestellt, da sie als beispielhaft für weitere Untersuchungen zu gelten haben.

Bei den akuten und subakuten traumatischen intrakraniellen Aneurysmen kommen die folgenden Beobachtungen in Betracht (MENSCHEL 1922; KRAULAND 1942; KRAULAND u. MAXEINER 1980; PAUL et al. 1980; WEILER et al. 1980). Die ausführlichen Kasuistiken finden sich bei KRAULAND (1982). Bei der Besprechung der Ergebnisse folge ich den Ausführungen dieses Autors.

Bei den 7 Fällen handelte es sich 3mal um Kinder von 2, 7 und 8 Jahren, 4mal um Erwachsene von 27, 30, 35 und 55 Jahren. Die Gewalteinwirkung gegen den Schädel war durchwegs als schwer zu bezeichnen (4mal Verkehrsunfälle, einmal Sturz vom Baum, einmal Unfall beim Spielen, einmal Schlägerei; nur in 3 Fällen war der Schädel unverletzt geblieben). Größere Prellungen oder Quetschungen des Hirngewebes scheinen mit Ausnahme eines Falles nicht bestanden zu haben. In den anderen Fällen war allein die primäre Verletzung der Schlagadern für den Verlauf entscheidend. Je zweimal saßen die Aneurysmen an der A. carotis cerebralis, A. vertebralis und A. basilaris, einmal an der A. cerebri ant.

Nach dem *neurologischen Befund* waren es nach den Angaben von KRAULAND (1982) „falsche" Aneurysmen, die von mehr oder weniger vollständigen Wandrupturen ausgegangen waren. Diese Rupturen waren nur in einem Fall an den Abgängen von Seitenzweigen gelegen, in den anderen Fällen handelte es sich um Längs- oder Querrisse seitlich von Gefäßabgängen. Die Aneurysmen selbst stellten sich als rundliche bis ovale, höckerige, dickwandige „Knoten" von 5–20 mm Durchmesser dar, nach der äußeren Form konnte man sie als sackartig bezeichnen.

Nach den Angaben von KRAULAND (1982) fanden sich jeweils 2 Aneurysmen und weitere unvollständige Innenschichtrisse an den betroffenen Gefäßstrecken in 3 Fällen. In allen Fällen bestanden ausgedehnte basale subarachnoidale Blutungen, die letzten Endes für den tödlichen Ausgang verantwortlich waren. Vor allem bei den längeren Überlebenszeiten ergaben sich Anzeichen dafür, daß die primäre Blutung unmittelbar nach der Verletzung zunächst geringfügig gewesen war und erst nach einiger Zeit eine tödliche Nachblutung erfolgte. Neben den subarachnoidalen Blutungen fanden sich als Folge von Zirkulationsstörungen durch Thrombosen und Hirnembolie von kleineren Seitenzweigen im Bereich der Rupturstellen Erweichungen im Hirnstamm, die ebenfalls erst im Verlauf das Krankheitsbild modifizierten. In einem Fall bestimmte vor allem eine ausgedehnte Erweichung im Gebiet der linken A. cerebri med. und ant. den Verlauf. Diese Befunde stimmen, wie KRAULAND (1982) hervorhob, mit den Berichten in den Krankheitsgeschichten überein. In 2 Fällen waren die Betroffenen nach dem Abklingen der primären traumatischen Hirnschädigung soweit wieder hergestellt, daß eine Entlassung aus dem Krankenhaus ärztlicherseits vertretbar erschien. In 2–6 Tagen traten jedoch abermals schwere Symptome auf, die bis zum Tode anhielten. Auch bei den meisten anderen Fällen nahmen die neurologischen Ausfälle von zeitweisen Aufhellungen unterbrochen, allmählich zu. Offensichtlich betrafen die primären Rupturen nur die inneren Wandschichten, wobei das Netz der gedehnten Adventitia durch Fibrin so abgedichtet war, daß die Blutströmung zunächst nicht entscheidend gestört wurde. Diese reparativen Vorgänge konnten jedoch dem Blutdruck nicht standhalten, so daß es letztlich zu tödlichen subarachnoidalen Blutungen kam. Durch die histologische Untersuchung ließ sich gut die Entwicklung der traumatischen Aneurysmen ablesen, zumal sich die Überlebenszeiten der Fälle ziemlich gleichmäßig verteilten (20 h, 5, 10, 23, 17, 21 und 29 Tage). Als Kriterien für die Differenzierung zwischen einem akuten und einem subakuten traumatischen Aneurysma der Schlagadern am Hirngrund kann man die beginnende bindegewebige Organisation aus der zwiebelschalenförmig geschichteten Faserstofflamellen bestehenden dicken Aneurysmawand ansehen. Hinsichtlich weiterer wichtiger Einzelheiten verweise ich auf KRAULAND (1982).

Bei den *chronischen Aneurysmen* handelt es sich ebenfalls um sackförmige Gebilde (HEDINGER 1917; HARBITZ 1932; JUNGMICHEL 1932; KRAULAND 1949; SORGO u. PILZ 1977). Ich verweise auf die detaillierten Kasuistiken dieser Beobachtungen, die bei KRAULAND (1982) eingehend dargestellt werden. Ich folge diesem Autor auch bei der Besprechung der Ergebnisse.

Das kürzeste Zeitintervall zwischen Gewalteinwirkung und Tod liegt beim Fall von JUNGMICHEL (75 Tage) vor, etwa vergleichbar dem Fall von SORGO u. PILZ (78 Tage), doch sind histologische Befunde nicht vergleichbar dokumentiert. Bei 2

Fällen waren die Bedingungen für traumatische Aneurysmen nach der Schwere der primären Gewalteinwirkung durchaus gegeben, doch handelte es sich um Intervalle von 4 1/2–4 3/4 Jahren.

Ein ungewöhnlicher Fall war von KRAULAND (1949) mitgeteilt worden:

Fall 10.11: Chronisches obliteriertes Aneurysma der A. basilaris. Trauma unbekannt. Ein 15jähriger Bauernsohn aus Tirol war nach einem anstrengenden Almaufstieg (Alkoholgenuß) unter den Erscheinungen zunehmender Atemnot und Paresen gestorben. Der Verdacht auf Kinderlähmung bestätigte sich aufgrund der histologischen Untersuchung nicht.

Nachuntersuchung des Gehirns: An der A. basilaris fand sich ein rundliches, solides Knötchen mit einem Durchmesser von rund 12 mm und ziemlich glatter Oberfläche, das knapp oberhalb des Zusammenflusses der beiden hypoplastischen Aa. vertebrales fest mit ihrer Wand verbunden war. Distalwärts war die A. basilaris bis zum Abgang der beiden Aa. cerebellaris post. inf. verödet. Trotz der *Serienschnitte* blieben die Verhältnisse am Aneurysmahals unübersichtlich. Jedenfalls war die Wand der A. basilaris an der einen Seite bereits aufgerissen und in die Wand des Aneurysmasackes aufgenommen, von der Media fehlten Reste.

Epikrise: Diese Befunde konnten den eigenartigen Krankheitsverlauf und den Tod erklären. Nach der *histologischen Untersuchung* handelte es sich um ein obliteriertes, z. T. verknöchertes Aneurysma. Irgendwelche Hinweise für eine chronischen Entzündung (z. B. Tbc) waren weder hier noch anderswo nachweisbar. In den beiden Aa. carotides cerebrales fanden sich aber bei der systematischen Untersuchung der großen Hirnschlagadern an Serienschnitten abgeheilte Elastikarisse, die an traumatische Zerrung dieser Gefäßstrecken denken ließen und ebenso alt sein konnten wie das Aneurysma selbst. Demnach war eine traumatische Entstehung des Aneurysma in Betracht zu ziehen. Allerdings fehlten am Gehirn Hinweise für Rindennarben, ebenso wie eine alte Schädelverletzung. Nach der Hypoplasie der linken Circulushälfte war mit einer frühkindlichen Schädigung zu rechnen, möglicherweise sogar mit einer Geburtsschädigung; Nachforschungen blieben allerdings erfolglos, vgl. Abb. 66, S. 251.

Die traumatischen intrakraniellen Aneurysmen rupturieren am häufigsten in der 2.–3. Woche nach dem Unfallereignis (LAUN 1978). Dieser Autor stellte 73 Beobachtungen aus der Literatur zusammen, es handelte sich dabei 20mal um Aneurysmen der A. meningea med. und 35mal um periphere Äste von Hirnschlagadern.

Es ist nicht zulässig, Vergleiche mit der sog. Bollinger-Spätapoplexie anzustellen (vgl. FLEISCHER et al. 1975). Hier handelt es sich um Blutungen aus geborstenen traumatischen zerebralen Aneurysmen. Eine Beziehungsetzung eines solchen Syndroms mit der sog. Bollinger-Spätapoplexie ist weder statthaft noch notwendig. An der Existenz einer Ruptur traumatischer zerebraler Aneurysmen ist nicht zu zweifeln, dagegen an der sog. Bollinger-Spätapoplexie.

Läßt sich die *Blutungsquelle* bei *Lupenbetrachtung* auffinden, so ist bei *histologischer Untersuchung* ein *traumatischer Riß* der *Gefäßwand* von der *Ruptur* eines *sackförmigen Aneurysma* leicht abgrenzbar. KRAULAND (1982) bezweifelte, daß die Reste eines Aneurysmasackes nach der Ruptur durch die Blutung weggespült werden könnten, wie dies verschiedentlich vermutet wird.

Für den *Gerichtsmediziner* ist der Hinweis von großer Wichtigkeit, daß eine *Ruptur eines Aneurysma* durch *Gewalteinwirkung gegen den Kopf* bei einer *Schlägerei* erfolgt sein kann. KRAULAND (1982) teilte hierzu eine interessante Beobachtung mit:

Ein 67jähriger Mann geriet beim Würfelspiel in einer Gaststätte in Streit und versetzte seinem Partner Schläge in das Gesicht. Dieser will den Angreifer nur mit den Händen zurückgeschoben haben, wobei er angeblich nur dessen Brustkorb berührte. Der Angreifer sei darauf unvermittelt zu Boden gefallen und sei mit dem Kopf gegen Einrichtungsgegenstände gestoßen. Zeugen waren nicht vorhanden, doch fand man den Gestürzten unmittelbar danach tief bewußtlos auf. Der Tod trat schon nach einer Stunde im Krankenhaus ein.

Die *Todesursache* war eine basale subarachnoidale Blutung. Blutunterlaufene Schürfungen fanden sich im Gesicht (Kinn und Wangen) und am Hinterhaupt, aber keine Quetschungen der Lippen, wie man sie nach Faustschlägen beobachten kann. Der Schädel und die HWS waren unverletzt. Es bestanden ferner eine erhebliche Verkalkung der Herzkranzschlagadern und Schwielen im Herzmuskel; die Blutalkoholkonzentration betrug rund 2,14‰.

Nach der *Vorgeschichte* dachte KRAULAND zunächst an eine traumatische Ruptur einer Hirngrundschlagader. Die *Präparation* deckte jedoch ein kleines zartwandiges, trichterförmiges Aneurysma des linken Ramus communicans post. auf, dessen Kuppe 1 mm weit aufgerissen war. Das *Aneurysma* war nach der *histologischen Untersuchung* an *Serienschnitten* aus der Medialücke hervorgegangen, seine Wand bestand nur aus wenigen Bindegewebsfasern mit geringer Spindelzell- und lymphozytären Reaktion, am „Hals" des Aneurysma war die Elastika unterbrochen und zeigte außerdem eine typische „Fragmentation". KRAULAND folgerte, daß man somit der Meinung sein konnte, saß die Ruptur zu jeder Zeit eintreten konnte. Anzeichen für vorangegangene Rupturen oder vorübergehende Durchlässigkeiten der Aneurysmawandung ergaben sich nicht; dies sprach für einen Zusammenhang mit der tätlichen Auseinandersetzung. Als auslösende Ursache kann sowohl eine mechanische Einwirkung, als auch eine spontane Ruptur der hochgradig verdünnten Aneurysmawand infolge einer Blutdruckkrise während des Streits in Betracht kommen. Es lag nahe, die Blutunterlaufungen am Hinterkopf mit einem Aufschlagen am Boden zu erklären. Die Frage, wie die Blutunterlaufungen im Gesicht entstanden waren, blieb offen; sie waren auch zu geringfügig, um die Behauptung des Spielpartners zu widerlegen, er habe den Angreifer nur abgewehrt und zurückgeschoben, aber nicht geschlagen. Nach Darlegungen dieser Verhältnisse wurde das Ermittlungsverfahren eingestellt. Ich stimme KRAULAND voll zu, daß dieser Fall ein wichtiges Beispiel dafür ist, welche Bedeutung die klare Darstellung der Blutungsquelle in solchen Fällen haben kann.

XL. Häufigkeit der traumatischen Aneurysmen

Die traumatischen Aneurysmen machen nach den Angaben von BENOIT u. WORTZMAN (1973) 0,5 % (1 %?) aller zerebralen Aneurysmen aus.

1. Geschlechtsverteilung

Das Verhältnis zwischen Männern und Frauen beträgt 3:1, ableitbar aus der größeren Unfallgefährdung von Männern.

2. Klinische Diagnose

Die *klinische Diagnose* eines *traumatischen Aneurysma* der *Gehirnarterien* beruht auch heute noch auf der *angiographischen Darstellung*. Ein negativer angiographischer Befund darf jedoch nicht so gedeutet werden, daß ein Aneurysma nicht vorliegt. Die *Computertomographie*, die für die Diagnose der traumatischen Hirnschäden so wesentliche Beiträge geliefert hat, wird bei der Auffindung der Blutungsquelle jedoch kaum eine Rolle spielen.

Sie ist aber von Wert bei der Darstellung der Folgeerscheinungen, nämlich der Darstellung intra- und extrazerebraler Blutungen oder Hämatome, Einbrüchen von Blutungen in das Ventrikelsystem oder in den Subarachnoidalraum.

XLI. Rupturen von traumatischen Aneurysmen

Die *traumatischen Aneurysmen* rupturieren bevorzugt in der *2.–3. Woche nach der Gewalteinwirkung* (LAUN 1978). Bei entsprechenden Beobachtungen von WEILER et al. (1980) trat der Tod einmal 12 Tage (Fall 1) und einmal 18 (Fall 3) nach der Gewalteinwirkung ein. Dieses bevorzugte Intervall bei der Gefäßruptur kann wohl mit dem Resorptions- und Organisationsvorgängen in der Gefäßumgebung erklärt werden. Phagozyten dringen sowohl in die Gefäßwand als auch Gefäßumgebung ein, also in die primäre Abdichtungszone. Diese wohl auf den mobilen Abbau zurückzuführenden pathomorphologischen Veränderungen an der primären Abdichtungszone führen dann zur erneuten Blutung.

Es kann nicht genug darauf verwiesen werden, daß nur eine eingehende feingewebliche Untersuchung der Rupturstelle die Abgrenzung eines traumatischen von einem kongenitalen Aneurysma ermöglicht. Verstirbt ein Patient an den Folgen eines rupturierten Aneurysma, so muß eine eingehende histologische Untersuchung vorgenommen werden. Eine ausgeprägte und ausgedehnte Fibrose der Wand des Aneurysma stellt den wohl wichtigsten Befund für die Diagnose eines rupturierten traumatischen dar. Die kongenitalen sackförmigen Aneurysmen weisen kaum fibrotische Veränderungen auf.

XLII. Differentialdiagnostische Abgrenzung eines traumatischen von einem kongenitalen sackförmigen Aneurysma

Bei differentialdiagnostischer Abgrenzung eines traumatischen von einem kongenitalen sackförmigen Aneurysma muß zunächst die Vorgeschichte berücksichtigt werden; es ist nämlich der Nachweis zu führen, daß eine Gewalteinwirkung gegen den Kopf stattgefunden hat. Während die differentialdiagnostische Abgrenzung bei einer penetrierenden Verletzung von Kopf und Gehirn im allgemeinen unproblematisch ist, bereitet eine solche bei gedeckten oder geschlossenen Schädel-Hirn-Verletzungen erhebliche Schwierigkeiten.

Eine Gewalteinwirkung gegen den Kopf kann nicht zur Entwicklung eines sog. sackförmigen oder auch „berry"-Aneurysma führen. Denn diese auch als Forbus-Aneurysmen genannten Bildungen entstanden aus Wandschwächen der Muskelschicht von intrakraniellen Arterien vor allem an Abzweigstellen, sie sind also als kongenitale Bildungen aufzufassen.

Die Differentialdiagnose zwischen *traumatischen* und *spontanen* Rupturen von intrakraniellen Arterien kann auch die Lokalisation des Aneurysma berücksichtigen. Der Lokalisation der Verletzungsstelle wurde eine besondere Aufmerksamkeit gewidmet. Es unterliegt jedoch keinem Zweifel, daß auch in den Stammganglien, die als Prädilektionsstellen für spontane Rupturen auf dem Boden von Gefäßerkrankungen gelten, besonders die Massenblutungen bei Hypertonie, auch traumatische Gefäßrupturen vorkommen können.

Weiterhin muß die Frage nach Gewalteinwirkung gegen den Kopf und der Bildung von traumatischen intrakraniellen Aneurysmen gestellt werden. Hier wird die Gewalteinwirkung als der wesentliche ätiologische Faktor bei der Bildung des traumatischen Aneurysma angesehen. Es handelt sich hierbei also nicht um die Frage, ob einwirkende Gewalt ein bereits präexistierendes kongenitales Aneurysma zum Rupturieren gebracht hat.

Die Literatur aus den letzten 40 Jahren unterscheidet in vielen Fällen nicht zwischen diesen beiden Entitäten. Viele Zusammenstellungen und Vergleiche von Beobachtungen aus der Literatur sind daher wertlos.

XLIII. Dissezierende Aneurysmen intrakranieller Arterien

1. Einführung

Beobachtungen von dissezierenden Aneurysmen von Hirnarterien wurden mitgeteilt von HASSIN (1937), DE VEER u. BROWDER (1942), DRATZ u. WOODHALL (1942), BIGELOW (1955), RITCHIE (1961), DUMAN u. STEPHENS (1963), CRUE (1965), SIMEONE u. GOLDBERG (1968), NEW u. MOMOSE (1969), DUTTON u. ISHERWOOD (1970), 5 Fälle, CAPLAN et al. (1988). Eine Literaturübersicht wurde von NEDWICH et al. (1963) vorgelegt. Befallen waren die A. carotis und/oder die A. cerebri med.

Dissezierende Aneurysmen ("dissecting aneurysms") können sich an allen extra- und intrakraniellen Arterien finden. Eine Öffnung des Endothels und umgebender Wandschichten erlaubt dem Blut zwischen die Schichten der Arterienwand zu dringen und damit verschiedene anatomische Strukturen der Gefäßwand zu trennen. Im eigentlichen Sinne handelt es sich bei diesen Gefäßveränderungen nicht um eigentliche Aneurysmen, sondern richtig wäre, von einem *„dissezierenden intramuralen Hämatom"* zu sprechen. Es handelt sich demnach um *intramurale Hämatome* einer Arterie. Sie sind die *Folge von arteriellen Gefäßverletzungen*, bei denen sich eine *Blutung infolge Verletzung innerer Gefäßanteile longitudinal entlang der Achse des Gefäßes laminär nach oben und unten ausdehnt* und damit das *Gefäß in 2 Anteile aufteilt*. Der neugeschaffene falsche Kanal kann erneut an einer anderen Stelle in das Gefäßlumen eindringen oder aber nach Durchdringung der gesamten Gefäßwand nach außen dringen. Wesentlich ist der Hinweis, daß bei mikroskopischer Untersuchung das neugebildete Lumen der Blutung nicht von einer Endothelschicht ausgekleidet ist, sondern von den Geweben, die auseinandergedrängt und disseziert sind.

2. Verletzungsmechanismen

Gewalteinwirkungen in der Hals-/Nackenregion sind *häufige Ursachen* für *dissezierende Aneurysmen in diesem Bereich*. Auch können sie im *Bereich der Endäste der A. carotis int.* vorkommen, weniger häufig dagegen an den Aa. vertebrales (WEIR 1985).

Wichtig ist der Hinweis, daß sich dissezierende intramurale Hämatome der A. carotis int. sowohl spontan entwickeln können (BOSTRÖM u. LILIEQUIEST (1967) als auch Folge traumatischer Gewalteinwirkungen sein können (BOYD u. WATSON 1956; LITTLE et al. 1969).

Dissezierende Aneurysmen können iatrogen entstanden sein, etwa nach direkter perkutaner Punktion der A. carotis bei einer Angiographie.

Entsprechende Beobachtungen von dissezierenden Aneurysmen der A. carotis int. wurden auch als Folge einer *schweren Strangulation* von NORTHCROFT u. MORGAN (1944/1945) beschrieben.

Man kann 2 Hauptgruppen unterscheiden: (1) Solche *lamellären Blutungen*, bei der die *Blutung* durch einen *Defekt* in der *Elastica int.* der *Arterie* sich zwischen sie und die *Media* ergießt, die Elastica int. in Richtung zum Gefäßlumen verlagert und damit zu einer *Verengung* oder gar *völligem Verschluß* des *Gefäßlumens* führt, und (2) solche *lamellären Blutungen*, die die Elastica int. nicht nur durchdringen, sondern auch die Media und sich zwischen *Media* und *Adventita* ergießen. Sie können aber auch von Verletzungen der Vasa vasorum entstehen. In den großen Arterien des Körpers und der Aorta finden sich nach Nekrosen der Media, die eine Kommunikation mit dem Gefäßlumen eingehen.

3. Häufigkeit

Mehr als die Hälfte der intrakraniellen dissezierenden intramuralen Hämatome finden sich im Ausbreitungsgebiet der A. cerebri med. (WOLMAN 1959; SPUDIS et al. 1962; NEDWICH et al. 1963; SHAW u. FOLTZ 1968).

Das Vorkommen von dissezierenden intramuralen Hämatomen an der A. vertebralis ist sehr viel seltener beschrieben worden (BOSTRÖM u. LILIEQUIST 1967). Sie sind in diesem Bereich wohl kaum seltener, sie werden, da die A. vertebralis routinemäßig nicht untersucht wird, deshalb wohl auch weniger häufig mitgeteilt.

Dissezierende Aneurysmen der intrakraniellen extrazerebralen Gefäße kommen selten vor. SATO et al. (1971) konnten aus dem Schrifttum 31 Beobachtungen zusammenstellen. Neunmal lag eine Gewalteinwirkung in der Vorgeschichte vor, STEHBENS (1972), dem wir eine weitere Zusammenstellung verdanken, faßte in einer Tabelle 24 Beobachtungen zusammen. Um eine traumatische Verursachung nachweisen zu können, muß ein zeitlicher Zusammenhang zwischen Gewalteinwirkung mit nachfolgenden Brückensymptomen gefordert werden.

Bei *makroskopischer Betrachtung* des befallenen Gefäßabschnittes stellt sich diese Zone etwas erweitert dar, dunkelrot bis bräunlich verfärbt; Autoren verweisen darauf, daß sie im Aussehen frischen Thromben gleichen. Anteile der befallenen Gefäßwand sind hämorrhagisch verändert. Infarkte im Ausbreitungsgebiet des befallenen Gefäßes sind häufig.

Feingeweblich findet sich die „Dissektion" der Gefäßwand häufig zwischen der Elastica int. und der Media. Die verdickte Intima ist zur Gegenseite verdrängt, so daß das Gefäßlumen erheblich eingeengt oder völlig verschlossen ist. Es ist zwingend, Serienschnitte herzustellen, um ein zuverlässiges Bild an der dem Prozeß beteiligten Gefäßstrecken zu erhalten.

4. Differentialdiagnostische Abgrenzung traumatischer von spontanen dissezierenden intrakraniellen Aneurysmen

Wir verdanken KRAULAND (1982) wichtige Beiträge „*traumatische*" von „*spontanen*" *dissezierenden Aneurysmen* abzugrenzen. Diese Unterscheidung ist von erheblicher rechtsmedizinischer Bedeutung. Eine Zusammenstellung findet sich in Tabelle 33 und 34.

Tabelle 33. Aneurysmata dissecantia der großen Hirnschlagadern mit Trauma in der Vorgeschichte (Auswahl aus dem Schrifttum). (Aus KRAULAND 1982)

Nr. Autor Jahr	Alter Geschlecht	Anamnese	Intervall	Verlauf (im Krankenhaus)	Überlebenszeit	Befunde, Gefäßabschnitt
1 DRATZ u. WOODHALL (1947)	21, ♀	VU, als Radfahrerin von Auto erfaßt, in Windschutzscheibe geraten	„Semikomatös"	Pupillenreaktion lebhaft, schlaffe Lähmung re. Arm und Bein. Trepanation ⌀	12 h	Keine äußeren Verletzungen am Kopf, Schürfungen an den Extremitäten. A. carotis int., Aa. cerebri ant. und med. li.
2 BIGELOW (1955)	46, ♀	Operation eines beerenförmigen Aneurysma an der rechten A. cerebri med.	Koma postoperativ	Tod am folgenden Tag	~24 h	Erweichung der rechten Hemisphäre, A. cerebri med. re. distal von der Abtragung des Aneurysma, 1,3 cm lang, anschließend Verschlußthrombus
3 BRENNER u. WASL (1960)	19, ♂	Sturz auf den Kopf beim Faustballspiel, spielt weiter, plötzlich Bewußtseinsstörung	Leichte Besserung	Schädelröntgen ⌀. Nach 30 h Hemiparese li. Karotisangiographie: Stop	~4 Tage	Keine Angaben über äußere Verletzungen. A. cerebri med. re. Risse der Elastica int., intramurales Hämatom
4 LINELL u. TOM (1959)	58, ♂	Sturz im Rausch, Kopf angeschlagen	Nach 1 h somnolent	Bewußtlos, Hemiplegie re., Probebohrung, Schädelröntgen ⌀	~2 Tage	Kein Anhalt für äußere Verletzungen. A. carotis int. und A. cerebri med. li. Klaffender Riß der Elastica int., durch frischen Thrombus ausgefüllt

Tabelle 33 (Fortsetzung)

Nr. Autor Jahr	Alter Geschlecht	Anamnese	Intervall	Verlauf (im Krankenhaus)	Überlebenszeit	Befunde, Gefäßabschnitt
5 DUMAN u. STEPHENS (1963)	21, ♂	2 Stürze beim Wasserskifahren innerhalb von 4 Tagen	Nach 1. Sturz Kopfschmerz kurz nach dem 2. bewußtlos	Nicht ansprechbar, Hemiplegie rechts Karotisarteriographie: Stop	16 Tage bzw. 12 Tage	Keine äußeren Spuren für Kopftrauma. A. cerebri med. re. über 1 cm, mit intramuralem Hämatom
6 FÖDISCH u. KLOSS (1966)	15, ♂	Mehrmalige Kopfbälle beim Fußballspiel. „Stich" im re. Scheitelbereich, weitergespielt	~1 h	Bewußtseinsstörung. Hemiplegie li. Karotisangiographie re.: Stop	~9 Tage	Erweichung, Hirndruck, kein Schädelbruch. A. carotis int. und A. med. dextra. Intimaverletzung. Thrombose in der Cerebri med. fortgesetzt. Elastica abgelöst
7 SATO et al. (1971)	6, ♂	Nicht geklärt. Aus der Schule taumelig nach Hause gekommen	~3 Tage	„Semikomatös". Unfähig zu sprechen. Arteriographie: Stop	~7 Tage	„Blaues Auge" Schwellung li.; Erweichung de li. Schläfenlappens. A. cerebri med. li. über 1 cm

Tabelle 34. Aneurysmata dissecantia der großen Hirnschlagadern ohne klares Trauma in der Vorgeschichte (Auswahl aus dem Schrifttum). (Aus KRAULAND 1982)

Nr. Autor Jahr	Alter, Geschlecht	Anamnese	Verlauf (im Krankenhaus)	Tod am	Befunde, Gefäßabschnitt, Ätiologie
1 STERN (1933)	24, ♂	Nach anstrengender Wanderung bei Hitze Ohnmachtsanfall, Bewußtlosigkeit	RR 130/90, zunehmende Verschlechterung	5. Tag	Schädelbruch und Dura o. B. Hirngefäße zart; A. basilaris, A. cerebri post. bds., A. cerebelli sup. bds., A. chorioidea li. Insolation, Gefäßerweiterung, Druckanstieg, Gefäßkrampf
2 SINCLAIR (1953)	27, ♀	Migräne seit Jahren. Nach schwerem „Anfall" Parästhesien; 16 h danach Einweisung, kein Trauma	Lethargisch und verwirrt. Zunehmende Tiefe der Bewußtlosigkeit	4. Tag	A. cerebri med. re. über 2 cm. Keine Mediannekrose, keine Hämosiderose. Örtliche Gefäßschädigung bei Migränesyndrom
3 WOLMAN (1959)	16, ♂	nach schwerer Arbeit Kopfschmerzen, Erbrechen, „eingeschlafen", nicht erweckbar	Somnolent, Hemiplegie li. Karotisangiographie: Stop	4. Tag	A. carotis cerebralis re., Reruptur in A. cerebri ant. Kongenitaler Defekt, kein Anahlt für Trauma oder Meningitis
4 WOLMAN (1959)	33, ♀	In der U-Bahn kollabiert	Bewußtlos, reagiert auf Schmerzreize, Verschlechterung	7. Tag	Prellung am Gesäß, kein Anhalt für Kopf- oder Halstrauma. A. basilaris, A. cerebri post. bds. und cerebri sup. re., Thrombose, Kongenitaler Defekt

Tabelle 34 (Fortsetzung)

Nr. Autor Jahr	Alter, Geschlecht	Anamnese	Verlauf (im Krankenhaus)	Tod am	Befunde, Gefäßabschnitt, Ätiologie
5 NEDWICH et al. (1963)	30, ♀	Nach Alkoholgenuß bewußtlos zusammengebrochen, langer „Schlaf", Erbrechen	Somnolent, Hemiparese, Arteriographie re.: Stop. Kraniotomie: ⌀	3. Tag	A. cerebri med. re. über 2 cm, Thrombose, Mediadefekt, kein Anhalt für Mediadegeneration, Ätiologie unklar
6 ROBERT et al. (1964)	20, ♀	„Weinanfall" nach psychischem Trauma	Somnolent, Fazialisparese li. und Hemiparese re., Karotisangiogramm re.: Stop	3. Tag	A. cerebri med. re., ½ des Gefäßumfangs, Ätiologie dunkel
7 WALB et al. (1967)	30, ♀	Krank aufgefunden, gestürzt, erbrochen, Verschlechterung. Vor 11 J. Gehirnerschütterung, Kopfschmerz	Dezerebration, tiefe Bewußtlosigkeit, Fazialislähmung re.	7. Tag	A. vertebralis sin., kranial fortgesetzt in A. basilaris. Arteriosklerose

Die 14 Fälle haben, wie sich aus KRAULANDS Auswertung ergibt, viel Gemeinsames. Zunächst handelt es sich primär durchwegs um klinische Beobachtungen, ein Zeichen dafür, daß die Veränderungen sich allmählich entwickelten. Die zerebralen Lähmungen nahmen rasch an Intensität zu, bei den meisten Fällen war schon klinisch durch Arteriographie ein Gefäßverschluß zu erkennen, der infolge ausgedehnter Erweichung des Hirngewebes letztlich zum Tode geführt hatte. Die Überlebenszeit schwankte zwischen 12 h und 12 Tagen bei der traumatischen und zwischen 3 und 7 Tagen bei der spontanen Gruppe.

In der traumatischen Gruppe waren wie KRAULAND (1982) zusammenfaßte, die Versorgungsgebiete in der einen vorderen Circulushälfte betroffen, in der spontanen Gruppe ebenfalls 4mal, 3mal aber Abschnitte des Vertebralis- oder Basilarisgebietes. In allen Fällen konnten Aneurysmata dissecantia aufgedeckt werden. Bei der Sektion sprach der Befund zunächst für eine primäre Thrombose oder sekundäre Thrombose nach Embolie. Erst die histologische Untersuchung deckte den morphologischen Sachverhalt auf. Aus den Abbildungen und Beschreibungen war zu entnehmen, daß die Intima samt der Elastica int. durch einen geronnenen, einem Thrombus ähnlichen Bluterguß, in einem weiten Umfang abgewühlt und dadurch die ursprüngliche Gefäßlichtung auf einen schmalen Spalt verengt wurde (Abb. 67a–d). KRAULAND (1982) konnte durch Serienuntersuchungen in einzelnen Fällen Intimarisse feststellen, so daß der Weg der Blutung von der Gefäßlichtung her und wieder zurück zu rekonstruieren war. Die Elastika war dabei manchmal zusammengeschoben und stückweise verlagert. Nur selten war die Blutung auch in die Media eingedrungen.

5. Dissezierende Aneurysmen mit einer Gewalteinwirkung in der Vorgeschichte

a) Dissezierende Aneurysmen der A. carotis interna

NORTHCROFT u. MORGAN (1944) berichteten über einen 31jährigen Patienten, der in der Hals-/Nackenregion von einem Seil, das von einem vorbeifahrenden LKW herabhing, getroffen wurde. Er wurde zu Boden geworfen, das Seil löste sich von selbst, ohne den Patienten mitzuschleifen. Abgesehen von geringfügigen Hautabschürfungen lag lediglich Benommenheit vor; der Patient konnte noch zu Fuß den Arzt aufsuchen. Er fühlte sich für den Zeitraum von 24 h wohl, bis er plötzlich das Bewußtsein verlor und verstarb.

Die *postmortale Untersuchung* ergab ein dissezierendes Aneurysma des proximalen Anteils der A. carotis int. mit einem vollständigen Verschluß des Lumens durch ein verlagertes Stück von Intima und Media. An dieser Stelle fand sich ein Thrombus.

In den 7 Fällen der traumatischen disszezierenden Aneurysmen (vgl. Tab. 33) – ich folge KRAULANDS Ausführungen – ist eine Gewalteinwirkung hinreichend belegt. Nur im Falle des 6jährigen Jungen, der mit einem „blauen Auge" aus der Schule nach Hause gekommen war, ließ sich der Vorfall nicht klären. Die zerebralen Erweichungen, die schließlich zur Hemiplegie führten, machten sich entweder alsbald oder nach kurzer Zeit bemerkbar. Anhaltspunkte für eine Verletzung des Schädels lagen nicht vor. Das Alter der histologischen Veränderungen deckte sich mit dem jeweiligen Zeitablauf von 12 h bis 12 Tagen. Soweit aus den Abbildungen und den Beschreibungen entnommen werden konnte, waren bei der histologischen Untersuchung zusätzliche krankhafte Befunde in der Gefäß-

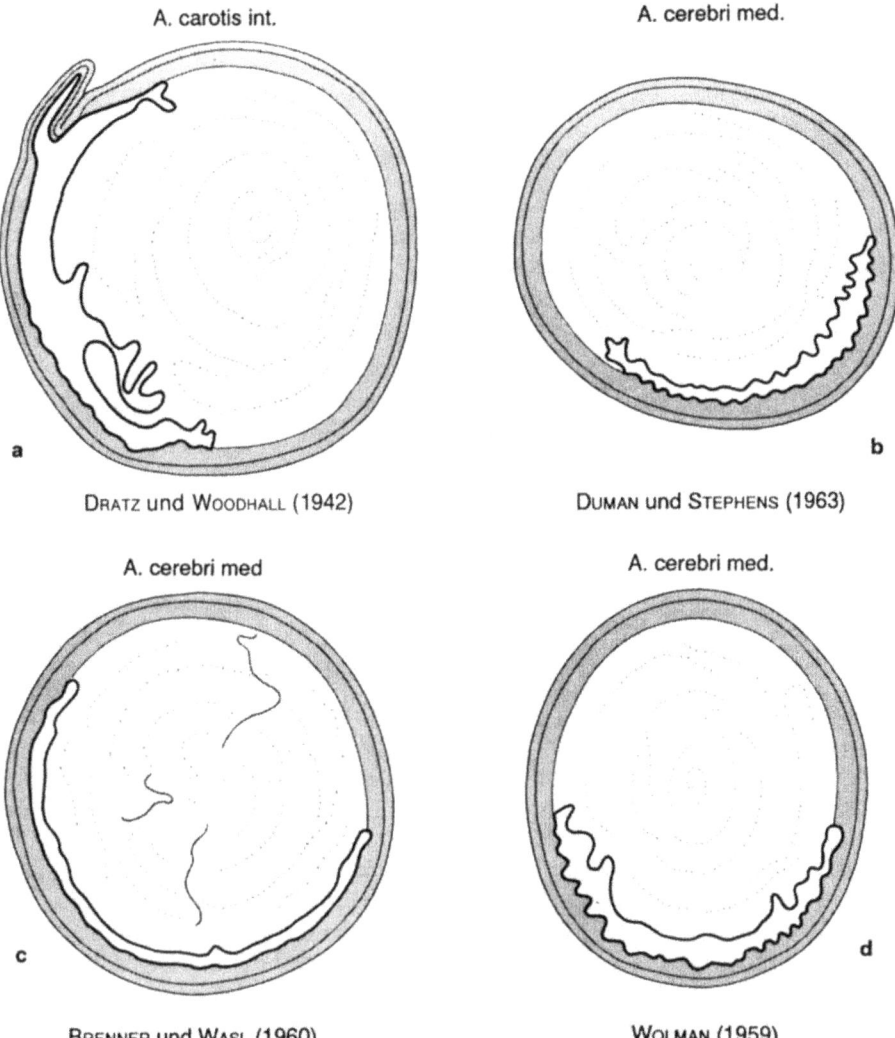

Abb. 67a–d. Beispiele von dissezierenden Aneurysmen der Schlagadern am Hirngrund. Zwischen Media und der abgelösten Elastica int. thrombenartig organisierte Blutergüsse, die Restlichtung jeweils frei; **c** im intramuralen Bluterguß Bruchstücke der von peripher eingeschwemmten Elastika. **a–c** mit Trauma, **d** ohne Trauma in der Vorgeschichte (Zeichnungen nach den Abbildungen in den Originalarbeiten. (Aus KRAULAND 1982)

wand nicht zu finden. Der intramurale Bluterguß zeigte gelegentlich strömungsbedingte Gerinnungsstrukturen und distal vom Aneurysma dissecans war eine Thrombose zu beobachten (BIGELOW 1955).

b) Dissezierende Aneurysmen der Aa. vertebrales

Ein dissezierendes Aneurysma beider Aa. vertebrales (die Autoren sprachen von einem dissezierenden Hämatom) nach einer Hyperextensionsverletzung der Halswirbelsäule wurde von SIMEONE u. GOLDBERG (1968) mitgeteilt. Als Unfallmechanismus wurde von den Autoren eine Überstreckung beider Vertebralarterien über die Knochenkante des Foramen costotransversarium von C6 angesehen.

Ein traumatisches dissezierendes Aneurysma im Bereich der atlantoaxialen Region nach einer stumpfen nichtpenetrierenden Gewalteinwirkung wurde von NEW u. MOMOSE (1969) beschrieben.

Ein dissezierendes Aneurysma des intrakraniellen Anteiles der A. vertebralis beschrieben CAPLAN et al. (1988).

6. Dissezierende Aneurysmen ohne Gewalteinwirkung in der Vorgeschichte

a) Einführung

Bei den nichttraumatischen Vorgeschichten oder spontanen Fällen (vgl. Tabelle 34) – ich folge wieder der Darstellung von KRAULAND (1982) – war der Beginn der zerebralen Erscheinungen zeitlich meist nicht mit der zuletzt ausgeübten Tätigkeit zu bestimmen. Es handelte sich um körperliche Anstrengungen, einen Migräneanfall, Alkoholisierung, Weinanfall, Kollaps und um einen fraglichen Sturz. Hinsichtlich des Verlaufs und der anatomischen und histologischen Befunde bestehen praktisch gegenüber den traumatischen Fällen keine Unterschiede. Anhaltspunkte für eine längere Dauer der Veränderungen oder für spezielle krankhafte Wandveränderungen lagen in keinem der Fälle vor. In vielen Fällen bleibt die Pathogenese unbekannt.

b) Spontane dissezierende Aneurysmen der A. carotis

Spontane dissezierende Aneurysmen der extrakraniellen Verlaufsstrecke der A. carotis sind in zunehmendem Maße als Ursache für Hirninfarkte bei jüngeren Erwachsenen beschrieben worden. Vermehrt sind aber auch triviale Traumen angeschuldigt worden (HART u. EASTON 1983; MOKRI et al. 1986).

Ein ungewöhnliches und dabei gar nicht so unerwartetes dissezierendes Aneurysma des extrakraniellen Anteils der A. carotis als Folge von „Alkoholkonsum" beschrieben TROSCH et al. (1989):

Eine gesunde rechtshändige junge Dame nahm an einem „Trinkwettbewerb" teil, sie trank mehrere Gläser Whiskey in schneller Folge, dabei warf sie ihren Kopf in einer abrupten peitschenschlagartigen Bewegung zurück. (Das wurde von ihr zunächst verschwiegen, s. weiter unten!)

Im englischen nennt man das „bottoms up" („Hoch die Gläser", eigentlich „Hoch den Boden der Gläser"). Im Rheinland ist dieser Vorgang schon lange bekannt: „man gießt sich einen hinter die Binde", wenngleich dieses durchaus nicht seltene Syndrom dort unerwarteterweise nicht zuerst beschrieben wurde.

Am nächsten Morgen klagte die Patientin über Kopfschmerzen über beiden Schläfenregionen, die nicht auf einen „Kater" zurückgeführt wurden! Innerhalb der nächsten 5 Tage entwickelte sich eine rechtsseitige Hemiparese, eine motorische Aphasie; weiter bestand ein Tinnitus. Ausgedehnte Untersuchungen in der bekannten Yale Universität, einschließlich eines Computertomogrammes und eines magnetischen Resonanztomogrammes am Aufnahmetag, waren insgesamt unauffällig. Die Wiederholung der Computertomographie nach einer Woche zeigte multiple Läsionen von geringer Dichte im Marklager der Frontal- und Parietallappen, die auf eine distale Embolie hindeuteten. Eine 2 Wochen danach vorgenommene Angiographie zeigte eine Verschmälerung der linken A. carotis int., die auf ein dissezierendes Aneurysma hinwies. Weiter bestanden in den Ästen der A. cerebri med. multiple Füllungsdefekte. Eine Angiographie, die 6 Monate später vorgenommen wurde, zeigte ein fast vollständiges Verschwinden der Verengerung des Gefäßlumens.

Ob ein echtes spontanes dissezierendes Aneurysma der A. carotis int. auftreten kann, ist m. E. durchaus streitig. Das Wissen um solch scheinbar triviale Abläufe, die aber einen Verletzungsmechanismus darstellen, ist von Wert. Es ist unverkennbar, daß viele Krankengeschichten ohne Zweifel „triviale Traumen" enthalten. Ich ziehe hier den Ausdruck „triviales Trauma" dem des „Bagatelltraumas" vor. HART u. EASTON (1983) sowie TROSCH et al. (1989) haben eine Zusammenstellung solcher trivialen Verletzungsmechanismen gegeben. Gemeinsam ist allen diesen Gewalteinwirkungen, daß sie einen gemeinsamen Mechanismus enthalten, der zu einer Schädigung der Gefäßwand führt. Ich hebe hier hervor, daß, wenn von einem trivialen Trauma die Rede ist, jede stumpfe oder penetrierende Gewalteinwirkung gegen den Hals ausgeschlossen ist. Der wesentliche Verletzungsmechanismus besteht in plötzlicher, abrupter und ausgeprägter Hyperextension der HWS, dabei wird, wie ich bereits eingehend ausgeführt habe (vgl. S. 44), die A. carotis int. gegen die Querfortsätze von Atlas und Axis gedrückt (Abb. 68). Oft werden diese Mechanismen von Patienten für unbedeutend gehalten, so daß die Gefahr besteht, daß zu häufig „spontane" dissezierende Aneurysmen angenommen werden. TROSCH et al. (1989) geben an, daß die Patienten oft zu beschämt sind, derartige Mechanismen zuzugeben, wie beispielsweise die „rechtshändige kerngesunde Gespielin", die erst nachdem sie immer wieder befragt wurde, schließlich nach 6 Monaten, den genauen Vorgang gestand, nämlich an einem „Trinkwettbewerb" teilgenommen zu haben, so daß die Diagnose von „spontanem dissezierenden Aneurysma der A. carotis int." in „traumatisches dissezierendes Aneurysma der A. carotis int." geändert werden konnte.

Obwohl Alkoholkonsum als Ursache für Infarkte angeschuldigt wurde (GILL et al. 1986), scheint nicht so sehr der Alkoholkonsum, sondern die Art und Weise des Trinkens von Wichtigkeit zu sein. Trinken von Mineralwasser oder Fruchtsaft in der gleichen Technik, „hoch die Gläser", hat die gleiche Wirkung!

Unter Verwendung der Zusammenstellung von HART u. EASTON (1983) und TROSCH et al. (1989) wurden folgende *triviale Verletzungsmechanismen* diskutiert: *Essen* (FISHER et al. 1978), *Husten* (HART u. EASTON 1983), *Naseputzen* (HART u. EASTON 1983), *Rasieren* (FISHER et al. 1978), *Zähneputzen* (HART u. EASTON 1983), *Gebären* (WIEBERS u. MOKRI 1985), *Kopfdrehung bei Voranschreiten in einer Parade*

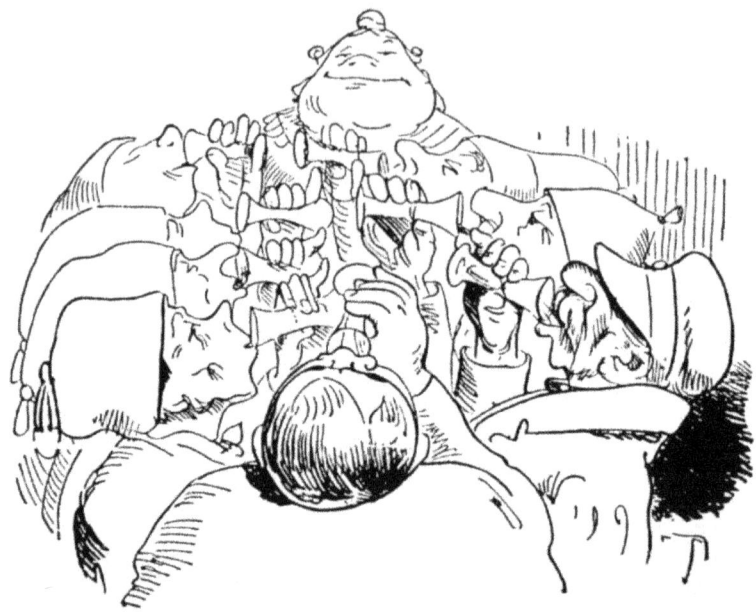

Abb. 68. Eine klassische Darstellung der „Gläser-hoch" Bewegung und des Unfallmechanismus, der zu einem traumatischen thrombotischen Verschluß der A. carotis int. durch die abrupte Rückwärtsbewegung von Kopf und Wirbelsäule führt, findet sich bei Wilhelm Busch. „Und grad kommt Herr Apotheker Pille... Nun ist Euch allen wohlbekannt der Busenfreund, den ich erfand, der segensreiche Labetrank, der, sei man munter oder krank, erwärmend dringt bei hoch und nieder durch Kopf, Herz, Magen und die Glieder... Wie wär es, hochverehrte Freunde, wenn man im Namen der Gemeinde ein Dutzend Flaschen oder so... „Ja, ja man to! Ja, ja man to!! So tönt es laut im treuen Kreise der Männer und der Mümmelgreise. Und jeder ruft: „He, Mutter Köhmen! Up düt will wi noch Einen nöhmen!!" Gesagt, getan – Für Mutter Köhm ist dies natürlich angenehm." (W. BUSCH)

(HART u. EASTON 1983), *Beugen des Halses bei Ermahnen des Kindes* (WAESPE et al. 1988), *Aufrichten nach Niederbeugen* (FISHER et al. 1978), *abrupte Kopfbewegung bei „rock and roll" Tanzen* (JACKSON et al. 1983), *Heben von schweren Gegenständen* (LIESCHKE et al. 1988), *nach Gleiten und Rutschen von Kraftfahrzeugen auf vereister Straße ohne Kollision* (O'CONNELL et al. 1985), *nach sog. Whiplashverletzungen* (HART u. EASTON 1983), *bei Trampolinübungen* (HART u. EASTON 1983), *Getroffenwerden von einem Baum, ohne daß eine Hals-/Nackenverletzung vorliegt* (WAESPE et al. 1988), *nach Kopfsprüngen in Wasser* (FISHER et al. 1978), *beim Basketballspiel* (O'CONNELL et al. 1985), *beim Tennisspiel* (HART u. EASTON 1983), *beim Skilaufen* (HART u. EASTON 1983), *beim Volleyballspiel* (HART u. EASTON 1983), *beim Polo* (O'CONNELL et al. 1985), *beim amerikanischen Fußball* (HART u. EASTON 1983) und *beim Kegeln* (HART u. EASTON 1983).

XLIV. Traumatische arteriovenöse Fisteln in der Hals-/Nackenregion und innerhalb der Schädelkapsel im Gehirnbereich

1. Einführung

Intrakranielle arteriovenöse Fisteln sind fast sämtlich traumatisch bedingt. Die seltenen nichttraumatischen arteriovenösen Fisteln finden sich gewöhnlich im Sinus cavernosus und treten im allgemeinen sekundär nach spontaner Ruptur eines intrakavernösen Aneurysma der A. carotis int. auf.

2. Einteilung

Traumatische arteriovenöse Fisteln der *Hals-/Nackenregion* werden zweckmäßigerweise eingeteilt in solche, die (1) die A. carotis und (2) solche, die die A. vertebralis betreffen.

3. Arteriovenöse Fisteln der A. carotis communis, A. carotis interna (besonders die sog. Carotis-cavernosus-Fisteln) und der A. carotis externa

Zu (1): *Arteriovenöse Fisteln* der *A. carotis* können im Bereich (a) der *A. carotis comm.*, (b) der *A. carotis int.* (besonders die sog. Carotis-cavernosus-Fisteln) und (c) der *A. carotis ext.* vorkommen.

Zu (2): *Arteriovenöse Fisteln* zwischen der *A. vertebralis* und *Vv. vertebrales (Plexus vertebralis)* werden am häufigsten in ihrem zweiten Abschnitt gefunden, dann folgt der dritte Abschnitt; am wenigsten beteiligt ist der erste Abschnitt. Außerdem können *arteriovenöse Fisteln* zwischen der *A. vertebralis* und der *V. jugularis int.* bestehen.

Außer dem Vorkommen dieser Fisteln im Halsbereich können entsprechende auch im *Gehirnbereich innerhalb der Schädelkapsel* vorkommen. Unter Benutzung einer Zusammenstellung von KRAYENBÜHL u. YASARGIL (1972) ergeben sich folgende Möglichkeiten:

A. carotis int. – V. jugularis int. (FINKEMEYER u. HECK 1957; BODECHTEL 1963; DOST u. KÜMMERLE 1963; BERGLEITER 1964; ROTHMAN et al. 1974; TANDON et al. 1982).

GRAF (1970) berichtete über 2 Patienten mit arteriovenösen Fisteln zwischen einer A. carotis und dem basilären Plexus auf dem Clivus. Sie waren jeweils durch eine Fraktur des Clivus verursacht worden.

Fall 1: Ein 42jähriger Telefonarbeiter stürzte aus einer Höhe von 6 m ab und schlug mit der linken Gesichts- und Kopfseite auf. Es ist nicht bekannt, ob er bewußtlos war, er entwickelte jedoch eine traumatische Amnesie für eine Periode von einer Woche nach dem Unfall. *Röntgenologisch* bestand eine Fraktur der linken Mandibula.

Etwa 3 Wochen nach dem Unfall bemerkte er ein ziehendes Geräusch im Kopf, rechts stärker als links. Es konnte auch von Anderen gehört werden. Das Geräusch ließ sich durch Druck auf die A. carotis jeder Seite aufheben. *Beidseitige Arteriographien der A. carotis* zeigten eine arteriovenöse Fistel zwischen der A. carotis int. und dem basilaren venösen Plexus.

Fall 2: Eine 65jährige Patientin rutschte auf Eis aus, fiel nach vorne und schlug mit der linken frontotemporalen Area des Kopfes auf. Sie war nicht bewußtlos. Sechs Stunden später nahm sie ein zischendes Geräusch wahr, das sie in den linken oberen Abdominalquadranten lokalisierte. Nach 2–3 Tagen glaubte sie, daß das Geräusch im linken Ohr war. Druck auf die linke A. carotis ließ das Geräusch abrupt enden.

Ein *Arteriogramm der linksseitigen A. carotis* zeigte eine arteriovenöse Fistel zwischen der A. carotis int. und dem basilaren Venenplexus.

Frakturen des Clivus sind bei Patienten mit ausgedehnten Schädelbasisfrakturen nicht ungewöhnlich. Die meisten dieser Verletzungen werden aber nicht überlebt, so daß arteriovenöse Fistelbildungen in diesem Bereich zu den Seltenheiten gehören. So überrascht es nicht, daß trotz häufiger und ausgeprägter Schädelbasisfrakturen arteriovenöse Fistelbildungen zwischen einer A. carotis und angrenzendem Venenplexus außerordentlich selten sind.

ESCAMILLA u. MOWLEM (1965) beschrieben eine traumatische arteriovenöse Fistel zwischen einer A. carotis comm. und der V. jugularis int. Der Patient hatte eine Schußwunde am Hals durch einen Revolver vom Kaliber 0.38 erhalten. Das Geschoß drang an der linken Halsseite ein. *Röntgenologisch* fand sich das Geschoß unter der Haut oberhalb der rechten Scapula. Der neurologische Befund war normal. Eine *Tracheotomie* wurde unmittelbar vorgenommen. Vier Stunden nach der *Aufnahme* entwickelte sich eine rechtsseitige Hemiparese und Hemihypästhesie. Zwölf Stunden nach der Verletzung wurde eine Wundrevision vorgenommen. Es bestand eine arteriovenöse Fistel zwischen der linken A. carotis comm. und der V. jugularis int. Ein Venenstück wurde benutzt um den Defekt der Arterie zu überbrücken. Die Verletzung der A. carotis comm. hinterließ keinen neurologischen Befund.

Die A. carotis und die V. jugularis int. verlaufen in enger Nachbarschaft zur A. vertebralis im oberen Zervikalbereich. So kann beispielsweise bei dem Versuch die A. carotis perkutan zu punktieren, die Nadel in die A. vertebralis gelangen. Weiterhin ist es möglich, daß ein Geschoß sowohl die Gefäßscheide der A. carotis int. in diesem Bereich auch die A. vertebralis verletzen kann.

In einer Falldarstellung, über die ROTHMAN et al. (1947) berichteten, kam ein Geschoß im Foramen transversum von C2 zur Ruhe. Die A. vertebralis war in diesem Bereich verschlossen. Der 19jährige Patient hatte eine Ptosis des linken Augenlides. *Arteriographisch* ließ sich ein traumatisches Aneurysma im Bereich der linken A. carotis an deren Bifurkation nachweisen. Es bestanden zwei arteriovenöse Verbindungen zwischen dem Aneurysma und der linken V. jugularis. Es bestand weiterhin eine Verbindung zwischen der V. jugularis und der A. vertebralis.

A. carotis int. – basilares Venensystem (GRAF 1970, 2 Fälle). Beide Beobachtungen, die GRAF (1970) mitteilte, waren die Folge von Frakturen im Clivusbereich, vgl. S. 267.

A. vertebralis – V. jugularis int. (E. REHN 1918, 1943; MOQUOT 1917; ENDERLEIN u. JUSTI 1920; KILLIAN 1950; DOST u. KÜMMERLE 1963; TANDON et al. 1982).

A. vertebralis – Plexus venosus vertebralis (JEFFERSON et al. 1956; SUTTON 1962; OLSON et al. 1963; JAMIESON 1965; GARLAND et al. 1965; CHOU u. FRENCH 1966; LESTER 1966; NEWTON u. DARROCH 1966; SHER et al. 1966; SUTTON u. PRATT 1971; BUSCAGLIA u. CROWHURST 1979).

A. meningea med. – verschiedene Venen und venöse Sinus:

A. meningea med. – V. meningea med. (MARKHAM 1961; LESLIE et al. 1962; WILSON u. CROWNIC 1964, 2 Fälle; JACKSON u. DU BOULAY 1964; KRAYENBÜHL u.

YASARGIL 1965; LUDIN u. MÜLLER 1965; NAKAMURA et al. 1966; HANDA et al. 1970; SICAT et al. 1975; ISHII et al. 1976; HOLBACH u. WASSMANN 1978; INAGAWA et al. 1984).

Eine Zusammenstellung einiger arteriovenöser Fisteln der A. meningea med. und ihrer begleitenden Venen zeigt Tabelle 35.

Zwei klinische Beobachtungen von arteriovenösen Fisteln zwischen einer A. meningea med. und ihren begleitenden Venen veröffentlichten WILSON u. CRONIC (1964).

Fall 1: 34jähriger Patient hatte anläßlich einer Schlägerei einen Schlag mit einem Stuhl gegen die rechte Frontoparietalregion erlitten. Der Patient war bei der stationären Aufnahme nicht bewußtlos, jedoch verwirrt.

Röntgenologisch ließ sich eine Frakturlinie nachweisen, die die Sutura sagittalis überkreuzte. Drei Tage nach der *stationären Aufnahme* trat eine Verschlechterung des klinischen Bildes auf und am 7. Tag nach der Klinikaufnahme ergab ein *Karotisarteriogramm* eine arteriovenöse Fistel zwischen der A. meningea med. und ihren begleitenden Venen, die in den Sinus sagittalis sup. drainierte. Gleichzeitig bestand eine epidurale Blutung, die operativ (50 ml) entfernt wurde. Dabei wurde die arteriovenöse Fistel unterbunden. Es trat eine weitgehende Besserung ein.

Fall 2: 78jähriger Patient, Sturz mit Gewalteinwirkung gegen den Kopf. Keine Bewußtlosigkeit, zunehmende Verwirrtheit nach längerem freiem Intervall. Sechs Tage vor der *stationären Aufnahme* traten geringfügige Sprachstörungen auf. *Röntgenologisch* ließ sich eine Fraktur im Schädeldach nachweisen. Die *Karotisarteriographie* zeigte eine arteriovenöse Fistel zwischen der linken A. meningea med. und ihren begleitenden Venen, jedoch lag keine epidurale Blutung vor. Es erfolgte eine bemerkenswerte Besserung des Befundes, ohne daß ein operativer Eingriff vorgenommen wurde. Er wurde 36 h später entlassen. Bei einer Kontrolluntersuchung nach 4 Wochen war eine arteriovenöse Fistel nicht mehr zu erkennen.

INAGAWA et al. (1984) berichteten über eine solche Fistel nach einer 3-Punkt-Fixierung des Kopfes mit einer Schädelklammer, um den Kopf für einen operativen Eingriff bei einem Aneurysma der A. communicans ant. zu fixieren.

Eine traumatische arteriovenöse Fistel der A. meningea med. mit einem epiduralen Hämatom beschrieben HOLBACH u. WASMANN (1978). Vergleiche auch den im vorhergehenden bereits aufgeführten Fall 1 von WILSON u. CRONIC (1964).

Ein 48jähriger Mann, der unter Alkoholeinfluß stand, stürzte auf dem Bürgersteig und war für etwa 10 min bewußtlos. Er hatte links temporal eine Schürfwunde und ein linksseitiges Monokelhämatom, aber sonst keine neurologischen Ausfälle. Drei Tage später verschlechterte sich seine Bewußtseinslage und er wurde von einem auswärtigen Krankenhaus in eine neurochirurgische Klinik überwiesen.

Die *Röntgenaufnahmen* des *Schädels* zeigten eine frontotemporale Schädelfraktur links.

Ein *linksseitiges Arteriogramm* über die *A. carotis comm.* ergab Zeichen einer links temporobasalen intrakraniellen Raumforderung.

Bei der sofort durchgeführten *Operation* fand sich links frontotemporal ein 2 cm dickes epidurales Hämatom durch eine Blutung aus der A. meningea med. und eine kleinere intradurale Blutung, die gleichfalls ausgeräumt wurde.

Die *histologische Untersuchung* der *exzidierten Dura mater* zeigte, daß keine angiomatöse Mißbildung vorlag, sondern eine sich unregelmäßig ausbreitende Blutung zwischen die Durablätter.

Differentialdiagnostisch hat KRAULAND (1982) auf *arteriovenöse Mißbildungen der Dura mater* (KOSNICK et al. 1974) hingewiesen.

A. meningea med. – und „dorsalen Venen", die in den Sinus sagittalis sup. einmünden (SUWANWELA 1966):

A. meningea med. – Sinus sphenoparietalis (PAKARINEN 1965).

Tabelle 35. Die tabellarische Zusammenstellung zeigt einige der arteriovenösen Fisteln der A. meningea med. und ihren begleitenden Venen. (Aus NAKAMURA et al. 1966)

Autor, Jahr Geschlecht Alter	Vorgeschichte	Geräusche	Röntgenologische Untersuchung	Arteriographie
FINCHER (1951), ♀, 24 Jahre	Verkehrsunfall. Schädel-Hirn-Verletzung. 3tägiges Koma. Nach 30 Tagen Geräusch im linken Ohr. Linksbetonte leichte Kopfschmerzen. Geräusch hielt 6 Jahre an.	Ein hochtoniges Geräusch mit systolischer Akzentuierung konnte mit dem Stethoskop gehört werden, am intensivsten in der Area zygomatica.	Fraktur der Schädelbasis	Nach 6 Jahren: Gewundene A. meningea med., die mit dem hypertrophischen Sinus petrosus maj. kommunizierte.
MARKHAM (1961), ♀, 19 Jahre	Keine Vorgeschichte vor Schädel-Hirn-Verletzung. Geräusch im rechten Ohr nahm ständig zu. Dumpfe rechtsseitige Kopfschmerzen.	Lautes systolisches Geräusch mit Maximum inf. und ant. zum rechten Ohr. Konnte in beiden Temporalregionen u. beiden Orbita gehört werden.	Keine	Nach 9 Monaten: Fistel zwischen rechter A. meningea med. und Sinus petrosus maj.
LESLIE et al. (1962)	Schädel-Hirn-Verletzung, keine Details gegeben.	Keine	Längsfraktur über der Furche der A. meningea med.	Doppelte Säule von Kontrastmittel entlang der A. meningea med., die durch ein extradurales Blutkoagulum nach innen verlagert wurde.
WILSON u. CRONIC (1964) Fall 1, ♂, 23 Jahre	Schädel-Hirn-Verletzung. Motorische Aphasie. Zunehmend bewußtseinsgetrübt nach 12 h	Keine	Längsfraktur über Sutura sagittalis. Eine bei der Frakturen, die erst bei der Operation sichtbar wurde, kreuzte die Furche der A. meningea med.	Nach 7 Tagen: Fistel zwischen A. carotis ext. mit Kommunikation zum Sinus sagittalis sup., mit extraduraler Masse.

Tabelle 35 (Fortsetzung)

Autor, Jahr Geschlecht Alter	Vorgeschichte	Geräusche	Röntgenologische Untersuchung	Arteriographie
WILSON u. CRONIC (1964) Fall 2, ♂, 28 Jahre	Verkehrsunfall, Schädel-Hirn-Verletzung, Xanthochromer Liquor. Schwere Kopfschmerzen, verwaschene Sprache. Kurze Perioden von Bewußtlosigkeit für 8 Tage.	Keine	Feine koronare Längsfraktur	Nach 9 Tagen: Fistel sichtbar nahe dem Pterion, nach beiden Seiten drainierend. Spontaner Verschluß nach 35 Tagen
JACKSON u. DU BOULAY (1964) ♀, 56 Jahre	Schädel-Hirn-Verletzung. „Steifer Nacken". Blutiger Liquor	Keine	Ungewöhnlich große diploische Vene in der linken Parietalregion. Fraktur dehnt sich in die Furche der A. meningea med. aus.	Große diploische Vene nahe der A. meningea med. Spontaner Verschluß nach 5 Monaten
NAKAMURA et al. (1966) ♂, 64 Jahre	Verletzung der rechten Parietotemporalregion. Leichte Kopfschmerzen. Erbrechen	Keine	Keine	Arteriovenöse Fistel zwischen A. meningea med. und V. meningea med.

A. meningea med. – Sinus petrosus (FISCHER 1951; MARKHAM 1961; POOL u. POTTS 1965).

A. meningea med. – V. LABBÉ (IRACI u. CARTER 1965). Die Labbé-(französischer Chirurg, 1832–1916)Vene verbindet den Sinus lateralis mit dem Sinus sagittalis sup., sie wird auch V. anastomotica sup. bezeichnet.

A. meningea med. – Vena diploica (JACKSON u. DU BOULAY 1964).

A. ophthalmica – V. ophthalmica (KRAYENBÜHL u. YASARGIL 1965).

A. carotis ext. – Sinus cavernosus (HAYES 1963; MINGRINO u. MONRO 1967).

A. carotis int. – Sinus cavernosus:

In früheren Arbeiten wurde noch nicht zwischen einem Aneurysma und einer arteriovenösen Fistel unterschieden. Leider gibt es aber auch heute noch Autoren, die diesen Unterschied nicht kennen. Der Gebrauch inadäquater Nomenklatur führt zu Mißverständnissen und Verwirrung.

4. Traumatische arteriovenöse Fisteln einer A. vertebralis und seines venösen Sinus oder Plexus

a) Anatomische Vorbemerkungen

Der längs verlaufende *venöse Sinus* oder *Plexus vertebralis* verläuft in anterioren Anteilen des Canalis vertebralis, lateral zum Lig. longitudinale post., hinter den Zwischenwirbelscheiben und vor den Nervenwurzeln. Der Plexus oder die venösen Sinus kommunizieren lateral mit dem venösen Plexus, der um die Aa. vertebrales verläuft, durch die Vv. intervertebrales. Es muß hervorgehoben werden, daß die Vertebralarterien fast vollständig von dem venösen Gefäßkomplex umgeben sind (GREITZ et al. 1962).

b) Verletzungsmechanismus

Eine *partielle Gefäßwandschädigung*, manchmal auch eine *vollständige Durchstechung des Gefäßes (Angiographie)*, kann zu einem Hohlraum führen, der mit dem Gefäßlumen in Verbindung bleibt, und in den sich ein Extravasat von Blut ausdehnen und ein *Aneurysma spurium*, ein *traumatisches, falsches oder Pseudoaneurysma* formen kann, das unter dem Bild eines *pulsierenden Hämatoms* auftritt und möglicherweise rupturieren kann.

Werden eine *Arterie und* eine *benachbarte Vene* zu *gleicher Zeit geschädigt*, so kann der *Sack* des *Aneurysma* mit *beiden Gefäßlumina* kommunizieren und damit eine *arteriovenöse Fistel* bilden.

Die Zahl der Autoren, auch solche aus der neueren Literatur, die nicht zwischen einem Aneurysma und einer arteriovenösen Fistel unterscheiden, ist erstaunlich groß. Das ist eine merkwürdige Nachlässigkeit, eine unentschuldbare Unart. Auch die englische Sprache hat ein Wort für Fistel, nämlich fistula, so daß eine adäquate Nomenklatur durchaus möglich ist.

c) Auswahl aus in der Literatur mitgeteilter Kasuistiken

Traumatische arteriovenöse Fisteln der *A. vertebralis* wurden bisher als sehr seltene Vorkommnisse angesehen. RUDOLPH MATAS, der 1893 die traumatischen

Schäden der Vertebralarterien in seiner bekannten Veröffentlichung „*Traumatisms and Traumatic Aneurysms of the Vertebral Arteries*" ausführlich abhandelte, erwähnte sie nicht.

Kasuistiken und Serien über arteriovenöse Fisteln einer A. vertebralis und der Vv. bzw. Plexus vertebralis veröffentlichten E. REHN (1918, 1943), KÜTTNER (1917), MOQUOT (1917), ENDERLEIN u. JUSTI (1920), PERRIG (1932), DE BAKEY u. SIMEONE (1946), ELKIN u. HARRIS (1946), 10 Fälle, SHUMACKER (1947), KILLIAN (1950), ZIPERMAN (1954), JEFFERSON et al. (1956), ARONSON (1961), FAITH u. DUCKER (1961), SUTTON (1962), JAVID (1963), DOST u. KÜMMERLE (1963), OLSON et al. (1963), JACKSON u. DU BOULAY (1964), BERGLEITER (1964), CHOU u. FRENCH (1965), JAMIESON (1965), GARLAND et al. (1965), BJORK (1966), LESTER (1966), NEWTON u. DARROCH (1966), 5 Fälle, SHER et al. (1966), 3 Fälle, SHUMACKER et al (1966), BERGSTRÖM u. LODIN (1966), POTONDI et al. (1966), CHOUX et al. (1967), MORELLI (1967), CLOETE et al. (1968), HINZ u. TAMASKA (1968), TSUJI et al. (1968), SHAPIRO u. POLIFRONE (1969), DUTTON u. ISHERWOOD (1970), LINDE et al. (1970), GREENBERG (1970), VENKEN (1970), BERGQUIST (1971), LEAPE u. PALAVIOS (1971), McDOWELL (1971), CONTOSTAVLOV (1971), SUTTON u. PRATT (1971), HEILBRUN u. RATCHESON (1972), R. C. SCHNEIDER et al. (1972). SHERK et al. (1974), AVELLANOSA et al. (1977), GLASAUER u. AVELLANOSA (1977), NAGASHIMA et al. (1977), ROSSI et al. (1978), BUSCAGLIA u. CROWHURST (1979), VANEZIS (1980).

Eine Übersicht über die Literatur gab HEIFETZ (1945) der über 100 Beobachtungen von arteriovenösen Fisteln zwischen einer A. vertebralis und dem Plexus vertebralis zusammenstellte; fast alle waren Folgen von Schuß- oder Stichwunden. Eine weitere Übersicht über diese in der Weltliteratur veröffentlichten arteriovenösen Fisteln gab VANEZIS (1980).

Als *Verletzungsmechanismus* wurden *penetrierende Verletzungen*, wie *Stichverletzungen* im Bereich der *Hals-/Nackenregion* (SUTTON u. PRATT 1971), *Granatsplitterverletzungen* (LINDE et al. 1970) und *Schußverletzungen* (SHERK et al. 1974) angeführt. Sie kommen vor bei *Fraktur* der *Massa lateralis* des *Atlas* (s. weiter unten), weiter bei der *Angiographie* der *A. vertebralis* und bei *nichtpenetrierenden Verletzungen* – in sehr seltenen Fällen nach *Stürzen* (ARONSON 1961; FAITH u. DUCKER 1961), nach *Kfz-Unfall* (AVELLANOSA et al. 1977) sowie bei einer *Sportverletzung* beim *Rugbyspiel* (ROSSI et al. 1978) und bei *Fraktur* der *HWS* (GLASAUER u. AVELLANOSA 1977). Penetrierende Verletzungen sind bei weitem die häufigste Ursache.

Iatrogene traumatische arteriovenöse Fisteln einer *Vertebralarterie* und des *Plexus vertebralis* nach *perkutaner Arteriographie* wurden von JEFFERSON et al. (1956), PHILIPSSON u. KARNELL (1956), SUTTON (1962), CHOU et al. (1967), OLSON et al. (1963), GARLAND et al. (1965), JAMIESON (1965), CHOU u. FRENCH (1965), BERGSTRÖM u. LODIN (1966), BJORK (1966), LESTER (1966), NEWTON u. DARROCH (1966), PERRETT u. NISHIOKA (1966), SHER et al. (1966), CHOU et al. (1967), DUTTON u. ISHERWOOD (1970), 5 Fälle, SUTTON u. PRATT (1971), BUSCAGLIA u. CROWHURST (1979) beschrieben.

Die perkutane Punktion der A. vertebralis erfolgt normalerweise bei C5/C6. Nach vertebraler Angiographie können vorübergehende Störungen der Funktionen der Okzipitallappen mit Gesichtsfelddefekten auftreten (SILVERMAN et al. 1961).

JEFFERSON et al. (1956) bemerkten, daß sie 2 oder 3 unpublizierte Fälle beobachtet hatten.

Der erste arteriographische Nachweis einer arteriovenösen Fistel zwischen A. vertebralis und Plexus vertebralis erfolgte durch ARONSON (1961). Eine weitere Beobachtung stammt von SUTTON (1962). Es handelt sich um eine 62jährige Patientin, die mehreren Versuchen einer *rechten perkutanen Arteriographie* der *A. vertebralis* unterzogen worden war. Bei der *Operation* wurde eine Fistel im Bereich von C1/C2 gefunden, die

A. vertebralis wurde darüber und darunter ligiert. Die Wiederherstellung war komplikationslos.

SUTTON bemerkte, daß dieses der einzige Fall in einer Serie von 10000 Arteriographien von allen Seiten gewesen sei.

OLSON et al. (1963) veröffentlichten die Kasuistik einer 67jährigen Patientin, bei der eine *rechtsseitige Angiographie* der *A. vertebralis* durchgeführt wurde, ohne daß pathologische Prozesse aufgedeckt werden konnten. Drei Wochen später traten Schmerzen in der Hals-/Nackenregion auf. Ein erneutes *Angiogramm* zeigte eine arteriovenöse Fistel zwischen der A. vertebralis und dem venösen Plexus vertebralis auf der rechten Seite.

JAMIESON (1965) berichtete über einen 29jährigen Patienten, bei dem eine *linksseitige perkutane Angiographie* der *A. vertebralis* wegen Vorliegen neurologischer Befunde durchgeführt wurde. Es war ein normales Angiogramm. Unmittelbar nach der Arteriographie klagte der Patient über pulssynchrone Geräusche, die durch Kompression der A. carotis nicht unterdrückt werden konnten. Eine *erneute Arteriographie* zeigte eine arteriovenöse Fistel bei C4/C5 auf der linken Seite mit dem venösen Plexus vertebralis.

GARLAND et al. (1965) berichteten über eine 37jährige Patientin, die an multipler Sklerose litt und bei der dennoch entschieden wurde, eine *perkutane rechtsseitige Angiographie* der *A. carotis* und eine *bilaterale direkte Angiographie* der *Aa. vertebrales* durchzuführen, um einen möglichen vaskulären Ursprung für ihre Symptome auszuschließen. Die Angiographie der A. vertebralis war ergebnislos und die Patientin entwickelte 5 Tage nach der Angiographie Zeichen für eine Fistel, die etwa im Bereich von C4 lag.

Traumatische arteriovenöse Fisteln nach *perkutaner Arteriographie* der *A. carotis*, bei der anscheinend die *A. vertebralis* und ihr *Venenkomplex* durchstochen wurden, wurden von BERGSTRÖM u. LODIN (1966) sowie MORELLI (1967) veröffentlicht.

Der Hinweis ist angebracht, daß keine Fisteln der A. carotis nach perkutaner Punktion dieser Arterien beschrieben wurden. Zwei Gründe sind dafür verantwortlich zu machen: 1. hat die A. carotis keinen venösen Plexus, der die Arterie umgibt, und 2. wird die Arterie nach der Punktion durch Fingerdruck komprimiert, ein Manöver, das die Öffnung in der Gefäßwand verschließt.

DUTTON u. ISHERWOOD (1970) teilten 5 Kasuistiken von arteriovenösen Fisteln einer A. vertebralis und dem Plexus vertebralis mit, die stark gekürzt wiedergegeben werden:

Fall 1: 37jährige Frau erlitt bei Bodenübungen eine Verletzung des rechten Plexus brachialis. Sie hatte später einen Reitunfall. Wegen starker Kopfschmerzen, die einige Jahre später auftraten, wurde eine *linksseitige Arteriographie der A. carotis* und *A. vertebralis*, einige Tage später ein *rechtsseitiges Karotisangiogramm* vorgenommen. Es entwickelte sich ein Geräusch im Halsbereich, hauptsächlich rechts. Es wurde eine arteriovenöse Fistel der A. vertebralis mit dem Plexus vertebralis diagnostiziert.

Fall 2: 48jährige Frau war 3 Jahre vor der stationären Aufnahme beim Niederbücken plötzlich für 30 min bewußtlos gewesen. Ein *rechtsseitiges Arteriogramm* der *A. carotis* und *A. vertebralis* zeigte keine Auffälligkeiten. Zwei Tage später trat Rauschen im linken Halsbereich auf. Sie wurde nach einem Monat erneut stationär aufgenommen und ein *Arteriogramm der linksseitigen A. vertebralis* zeigte eine arteriovenöse Fistel mit dem Plexus vertebralis bei C1/C2.

Fall 3: Die 49jährige Frau klagte über plötzlich einsetzende Kopfschmerzen. Sie vermochte noch nach Hause zu gehen, wo sie kollabierte. *Bilaterale Angiogramme der A. carotis* waren unauffällig. Der Versuch einer linksseitigen perkutanen Angiographie der A. vertebralis war zunächst erfolglos, ein erneuter Versuch zeigte eine arteriovenöse Fistel mit dem Plexus vertebralis bei C4/C5.

Fall 4: 57jährige Frau mit Hypertension, Kardiomegalie und einer Retinopathie hatte eine plötzlich einsetzende Episode von Kopfschmerzen, Verwirrtheit und vorübergehender Dysphagie, der eine weitere folgte. Eine bilaterale Arteriographie zeigte ein rudimentäres Aneurysma der linken A. carotis int., nahe dem Abgang der A. communicans post. Eine ähnliche Abnormalität fand sich auch rechts.

Vier Tage später wurde eine doppelseitige perkutane Arteriographie der Vertebralarterien versucht, die aber erfolglos verlief. Nach Entlassung erfolgte erneute Aufnahme. Eine *arteriovenöse Fistel der rechten A. vertebralis mit dem Plexus vertebralis bei C2* wurde dargestellt. Zusätzlich wurde ein dissezierendes Aneurysma der linksseitigen A. carotis comm. an der Stelle der früheren Arteriographie entdeckt.

Fall 5: Der 44 Jahre alte Mann hatte 4 Tage vor der stationären Aufnahme plötzlich einsetzende Hinterkopfschmerzen, die von einem Verwirrtheitszustand und Bewußtseinstrübung gefolgt waren. *Bilaterale Karotisangiographien* zeigten keine Auffälligkeiten. Bei der am nächsten Tag durchgeführten *Vertebralisangiographie* konnte linksseitig keine Arterie gefunden werden. Die Arteriographie der rechtsseitigen A. vertebralis ergab keine Auffälligkeiten. Nach der Entlassung hatte der Patient Ohnmachtsattacken ohne Bewußtlosigkeit. Er hatte den Eindruck, daß diese Attacken – wir können sie wohl als synkopale Anfälle auffassen, vgl. das synkopale zervikale Vertebralissyndrom (UNTERHARNSCHEIDT 1956) – durch eine scharfe Kopfdrehung nach links ausgelöst werden konnten. Eine arteriovenöse Fistel der A. vertebralis mit dem Plexus vertebralis bei C3/C4 konnte rechtsseitig dargestellt werden.

LINDE et al. (1970) berichteten über ein 7jähriges vietnamesisches Kind, das eine Verletzung von einem Granatsplitter erlitten hatte, der durch die rechte mittlere Hals-/Nackenregion eingedrungen war. Es entwickelte sich eine arteriovenöse Fistel der linken A. vertebralis in ihrem ersten Verlaufsabschnitt. Zusätzlich lag eine Rückenmarksverletzung vor.

Die arteriovenöse Fistel der A. vertebralis mit dem Plexus vertebralis bei der ersten Patientin war die Folge eines Versuches, die A. carotis zu punktieren.

Eine *traumatische arteriovenöse Fistel der A. vertebralis* wurde nach einer *Granatsplitter-* und *Schußverletzung* des Atlas beschrieben (LINDE et al. 1970; SHERK et al. 1974).

SHERK et al. (1974) veröffentlichten die Kasuistik eines 45jährigen Patienten, der eine Schußverletzung mit einer 30 kal. Faustfeuerwaffe erlitt. Das Geschoß drang unterhalb des linken Os zygomaticum in den Schädel ein, verlief unterhalb der Schädelbasis, frakturierte den linken Atlasbogen und endete unterhalb der Haut in der Subokzipitalregion. Der Patient war bewußtseinsklar und ging selbst zu einem Notaufnahmeraum. Es lagen keine neurologischen Befunde vor.

Drei Tage nach der Verletzung klagte der Patient über subokzipitale Kopfschmerzen, Schwindel und Nausea. Unter der linken Seite des Okziput entwickelte sich eine pulsierende Masse. Eine vertebrale Angiographie zeigte eine arteriovenöse Fistel der A. vertebralis im Bereich des linken Atlasbogens.

Eine *traumatische arteriovenöse Fistel der A. vertebralis* nach *Fraktur des Atlas* wurde von JEFFERSON et al. (1956) mitgeteilt. In einzelnen Fällen entstanden sie durch Autounfälle. SHERK et al. (1974) beschrieben den Fall eines 45jährigen Mannes, der eine Fraktur der linken Massa lateralis des Atlas davontrug, nachdem er mit einer 0.38 Kaliber-Pistole angeschossen worden war. Er erlitt auch eine Lazeration der linken A. vertebralis, die sich 3 Tage nach der Verletzung in eine Fistel entwickelte.

AVELLANOSA et al. (1977) beschrieben einen Fall, der im Zusammenhang mit einer zervikalen HWS-Fraktur bei einer 54jährigen Frau auftrat, die in einen Autounfall verwickelt war. Die Fraktur nahm den hinteren Bogen des Atlas ein und betraf beide Pedikel von C2. Die Fistel lag in distalen Anteilen der rechten A. vertebralis nahe der Fraktur des Atlas.

Traumatische arteriovenöse Fisteln der A. vertebralis wurden nach *schweren Hyperextensionsverletzungen* oder bei Bestehen von Osteophyten bei Vorliegen einer zervikalen Spondylosis deformans beschrieben (HINZ u. TAMASKA 1968; LINDE et al. 1970; R. C. SCHNEIDER et al. 1972).

Eine *traumatische arteriovenöse Fistel* der A. vertebralis nach *stumpfen Gewalteinwirkungen* gegen den *Kopf* oder die *Hals-/Nackenregion* wurden beschrieben von GREENBERG (1970) sowie HEILBRUNN u. RATCHESON (1972).

ROSSI et al. (1978) berichteten über den ersten dokumentierten Fall einer traumatischen arteriovenösen Fistel der A. vertebralis beim Rugby-Spiel. Der Patient setzte seinen Sport für mehrere Monate fort. Etwa 3 Monate nach der Verletzung hörte er ein systolisches Geräusch im linken Ohr. Eine große arteriovenöse Fistel der linken A. vertebralis konnte durch Angiographie in Höhe von C2/C3 nachgewiesen werden.

Traumatische arteriovenöse Fisteln der *A. vertebralis* als *Folge* einer *direkten Gewalteinwirkung* gegen oder *penetrierenden Verletzungen* der *Subokzipitalregion* wurden mitgeteilt von: MATAS (1893), DE BAKEY u. SIMEONE (1946), ELKIN u. HARRIS (1946), ZIPERMAN (1954), ARONSON (1961), CHOU u. FRENCH (1966), JAVID (1968), POTONDI et al. (1966), SHER et al. (1966), CLOETE et al. (1968), LINDE (1970), MCDOWELL (1971).

CHOU u. FRENCH (1966) teilten die Krankengeschichte eines 14jährigen Jungen mit, der bei einem Jagdunfall im Bereich der hinteren Kopf- und Nackenregion von einem Blast aus einer 12gängigen Schrotflinte aus 20 m Entfernung getroffen wurde. Der Patient war bewußtseinsklar und orientiert. Es fanden sich zahlreiche Perforationen durch Schrotkörner. Es lag eine parese der oberen linken Extremitäten vor. Keine Fraktur der HWS. Im Kopf fanden sich zahlreiche Schrotkugeln. Später wurde eine arteriovenöse Fistel der rechten A. vertebralis und des rechten Truncus thyreocervicalis aufgedeckt.

SUTTON u. PRATT (1971) diagnostizierten eine Verletzung der A. carotis ext. Dieses Gefäß wurde ligiert. Es fand sich keine Besserung der Symptome und ein Jahr später wurde die rechte A. carotis ligiert. Der Patient entwickelte darauf eine linksseitige Hemiplegie. Schließlich wurde in einem anderen Krankenhaus eine Arteriographie der A. carotis und vertebralis durchgeführt, die eine arteriovenöse Fistel in der rechten A. vertebralis aufzeigte und möglicherweise auch der rechten A. occipitalis.

BESINGER et al. (1979) berichteten über einen 49jährigen Patienten, der eine Stichverletzung im Nacken davongetragen hatte. Die entstehende arteriovenöse Fistel wurde versorgt von einem anomalen Blutgefäß, das aus der linken A. subclavia entsprang und proximal als die A. vertebralis verlief. Das Gefäß drang in den Canalis cervicalis im Bereich des 5. Halswirbels.

Traumatische arteriovenöse Fisteln der *A. vertebralis* nach *stumpfer Schädel-Hirn- oder Hals-/Nackenregionverletzung* sind sehr selten (ARONSON 1961; CHOU u. FRENCH 1965; CHOU et al. 1967; LKIN u. HARRIS 1946).

Unter 67 arteriovenösen Fisteln konnten TSUJI et al. (1968) nur 6 finden, bei denen eine stumpfe Gewalt eingewirkt hatte.

ARONSON (1961) teilte die Kasuistik eines 23jährigen Patienten mit, der von einem LKW fiel und mit der linken Halsseite gegen die scharfe Kante einer Kiste schlug. Der Patient nahm sofort ein zischendes Geräusch im linken Ohr wahr.

FAITH u. DUCKER (1961) berichteten über eine 60jährige Patientin, die als Folge eines Sturzes eine Kompressionsfraktur des 12. Burstwirbelkörpers und eine leichte Gehirnerschütterung erlitt. Obwohl keine Verletzung der HWS nachweisbar war, entwickelte sich eine arteriovenöse Fistel der A. vertebralis.

AVELLANOSA et al. (1977) berichteten über eine 54jährige Patientin, die einen Kfz-Unfall erlitten hatte; es bestanden ausgedehnte Weichteilverletzungen des Gesichtes und der Kopfhaut. Die *Röntgenuntersuchung* ergab eine Fraktur des hinteren Atlasbogens und beider Pedikel von C2. Es bestand auch eine Luxation des Wirbelkörpers von C2 in Beziehung zu C3. Es war das Bild einer Henkersfraktur. Eine *Arteriographie* zeigte eine arteriovenöse Fistel zwischen distalen Anteilen der rechten A. vertebralis und dem venösen Plexus in der Atlasgegend. Die A. basilaris war kaum gefüllt.

5. Spontane arteriovenöse Fisteln der A. vertebralis

Es ist darauf hinzuweisen, daß *spontane arteriovenöse Fisteln* in diesem Bereich auftreten können. Spontane arteriovenöse Fistel zwischen einer A. vertebralis und dem Plexus vertebralis wurden beschrieben von OGILVY (1941), GOODY u. SCHECHTER (1960), CHOU et al. (1967). ROBLES (1968) berichtete über eine arteriovenöse Fistel bei einer 59 Jahre alten Patientin mit *zervikaler Spondylosis*. In dem Fall von MARKHAM (1969) fand sich ebenfalls keine besondere Vorgeschichte für eine Gewalteinwirkung der HWS.

Kongenitale vertebrale arteriovenöse Fisteln sind außergewöhnlich selten (FAITH u. DUCKER 1961; SVOLOS et al. 1965; TORI u. GARUSI 1961). Der erste Fall wurde von NORMAN et al. (1950) bei einem 6 Monate alten Mädchen beschrieben. Es konnte jedoch eine Geburtsverletzung und eine angiomatöse Mißbildung nicht ausgeschlossen werden, da in diesem Fall keine Angiographie ausgeführt worden war. Erosionen der Gefäßwand bei Abszessen in der Hals-/Nackenregion können ebenfalls Fistelbildungen verursachen.

6. Spontane Verschlüsse von arteriovenösen Fisteln einer A. vertebralis mit dem venösen Sinus oder Plexus

Spontane Verschlüsse von arteriovenösen Fisteln der A. vertebralis sind mehrfach beschrieben worden (FAITH u. DUCKER 1961; GOODY u. SCHECHTER 1960; NEWTON u. DARROCH 1966; SHER et al. 1966; ZILKHA u. SCHECHTER 1969).

ZILKHA u. SCHECHTER (1969) berichteten über einen 24jährigen Patienten, der 3 Wochen vorher durch eine Schere hinter und unterhalb des rechten Ohres verletzt worden war. Es fand sich eine große arteriovenöse Fistel lateral, posterior und superior zum Atlas.

Differentialdiagnostisch müssen *intraspinale Blutungen*, die nach *Antikoagulantientherapie* auftreten, abgegrenzt werden (SCHICKE u. SEITZ 1970; KOHLI et al. 1974; PETROV et al. 1979).

7. Klinische Befunde

Patienten mit einer *arteriovenösen Fistel* der *A. carotis* im Halsbereich klagen gewöhnlich über ein pulssynchrones Geräusch. Auskultation an der verletzten Stelle ergibt einen anhaltenden „Murmur" mit systolischer Akzentuation. Eine Pulswelle kann über der Stelle gefühlt werden. Mit Kompression der *A. carotis* hören die Symptome auf, falls die arteriovenöse Fistel sich dort befindet, bleiben aber bestehen, falls sie sich an der *A. vertebralis* befindet. Diese Regel wird nur von wenigen Ausnahmen gebrochen, denn Kompression der A. carotis kann in einzelnen Fällen auch zu einem Verschwinden der Symptome der A. vertebralis führen (ZILKHA u. SCHECHTER 1969). Patienten mit arteriovenöser Fistel im Bereich der A. vertebralis verlieren das Gefäßgeräusch häufig momentan bei bestimmten Kopfdrehungen oder bei Hyperextension des Halses. Sie weisen gewöhnlich auch klinische Zeichen der Insuffizienz der A. basilaris auf. Patienten mit arteriovenösen Fisteln der A. carotis zeigen nach Kompression des Gefäßes in einigen Fällen einen *Abfall der Pulsfrequenz* (positiver Branham-Test). Weitere Beschwerden sind Kopfschmerzen, Kollapsneigung, Störung der Seh- oder Hörfunktion sowie Hemiparesen. Bei größeren arteriovenösen Fisteln der A. carotis kann sich eine kardiale Dekompensation entwickeln (ANTON u. COOPERMAN 1950). Die Diagnose der arteriovenösen Fistel im Halsbereich bereitet gewöhnlich keine Schwierigkeiten, jedoch ist eine Arteriographie zur genaueren Feststellung von Lokalisation und Ausdehnung notwendig (Details s. ZILKHA u. SCHECHTER 1969).

8. Traumatische arteriovenöse Fisteln zwischen einer A. vertebralis und V. jugularis interna

Neben den traumatischen arteriovenösen Fisteln der A. vertebralis und dem venösen Venenplexus oder kleinen Halsvenen kommen auch solche zwischen einer A. vertebralis und einer V. jugularis int. vor. Es handelt sich hierbei um eine arteriovenöse Kommunikation zwischen zwei verschiedenen Gefäßsystemen. Diese arteriovenösen Fisteln sind sehr viel seltener als diejenigen zwischen einer A. vertebralis und Plexus bzw. Sinus vertebralis. Es handelt sich hierbei also um eine arteriovenöse Fistel zwischen der verletzten Arterie und der dazu mehr oder minder parallel verlaufenden herzwärts führenden Vene.

Hervorzuheben ist, daß diese arteriovenösen Fisteln zwischen einer A. vertebralis und V. jugularis int. präoperativ im allgemeinen irrtümlich als Aneurysmen der A. carotis diagnostiziert worden waren. Daraus ergeben sich für den Operierenden oft überraschende Befunde (REHN), wenn erst in situ die richtige Diagnose erkannt werden konnte.

Beobachtungen von *arteriovenösen Fisteln* zwischen *A. vertebralis* und *V. jugularis:*

REHN (1917) operierte einen durch Granatsplitter verletzten Soldaten einen Tag nach seiner Verwundung. Der Splitter hatte die A. vertebralis und die V. jugularis in Höhe von C4 durchdrungen. Es war zur Ausbildung eines beginnenden arteriovenösen Aneurysma gekommen. Der Patient genas nach Unterbindung von Arterie und Vene.

MOQUOT (1917) hatte einen Patienten 17 Tage nach einer Granatsplitterverletzung im oberen HWS-Bereich operiert. Es bestand eine arteriovenöse Fistel zwischen A. vertebralis und V. jugularis. Nach Unterbindung der V. jugularis int., A. mammaria int., Truncus brachiocephalicus und A. subclavia verstarb der Patient am folgenden Tag.

ENDERLEIN u. JUSTI (1920) berichteten über einen Fall eines Aneurysma zwischen der A. vertebralis und V. jugularis, der von TIETZE operiert worden war. Die Vene war unterbunden und reseziert worden. Die arterielle Blutung ließ sich nicht durch Unterbindung stillen. Der arterielle Aneurysmaanteil konnte jedoch mit Muskulatur plombiert werden; Heilung.

REHN operierte 1943 einen weiteren Patienten, der knapp 2 Jahre nach einer Granatsplitterverletzung eine arteriovenöse Fistel zwischen A. vertebralis und V. jugularis int. hatte. Es trat Heilung nach Unterbindung von Arterie und Vene zentral und peripher der Fistel ein.

KILLIAN (1950) veröffentlichte die Beobachtung eines Patienten, der ein Aneurysma zwischen A. vertebralis, Truncus thyreocervicalis und V. jugularis int. hatte.

DOST u. KÜMMERLE (1963) veröffentlichten die Krankengeschichte eines 35jährigen Patienten, der einen Messerstich von hinten in die rechte Halsseite erhalten hatte. Seit Abschluß der Wundheilung verspürte der Patient ein pulssynchrones Rauschen hinter dem rechten, aber auch schwächer hinter dem linken Ohr. Schließlich wurde klinisch die Diagnose einer arteriovenösen Fistel im Bereich der A. carotis gestellt. Bei der anschließenden *Angiographie* zeigte sich das Karotissystem erstaunlicherweise unauffällig. Eine weitere Gefäßdarstellung erbrachte die Diagnose einer arteriovenösen Fistel zwischen A. vertebralis und V. jugularis int. rechts in Höhe des Zwischenwirbelloches C4/C5 mit enormer Erweiterung der V. jugularis. Der Patient wurde 5 Monate nach der Verletzung operiert. Nach dem Verletzungsmechanismus ist es unwahrscheinlich, daß beide Gefäße verletzt wurden. Man muß vielmehr annehmen, daß nur die A. vertebralis verletzt wurde, und daß es zu einem pulsierenden Hämatom kam, welches später die V. jugularis arrodierte und dadurch die arteriovenöse Fistel hervorrief.

BERGLEITER (1964) berichtete über einen 35jährigen Patienten mit einer traumatischen arteriovenösen Fistel zwischen einer A. vertebralis und V. jugularis in Höhe von C4/C5 nach einer Messerstichverletzung. Die Diagnose konnte nach Angiographie der Karotiden und der A. vertebralis von der A. subclavia aus gestellt werden und der Patient einer erfolgreichen Operation zugeführt werden.

TANDON et al. (1982) veröffentlichten eine arteriovenöse Fistel zwischen einer A. vertebralis und der V. jugularis nach Schußverletzung.

Es handelte sich um einen 38jährigen Mann, der infolge einer Schrotschußverletzung im Schulter-Hals-Bereich eine Quadriplegie und eine Lähmung des rechten XII. Hirnnerven erlitten hatte. Frakturen konnten nicht nachgewiesen werden. Sechs Monate nach konservativer Behandlung entwickelte sich eine arteriovenöse Fistel zwischen Ästen der linken A. carotis ext. und dem vertebralen Venenplexus. Eine Ligatur der A. carotis ext. brachte Erfolg. Nach symptomfreien 9 Monaten hatte sich indes eine angiographisch nachgewiesene linksseitige arteriovenöse Fistel zwischen der A. vertebralis und V. jugularis entwickelt.

Sämtliche der hier mitgeteilten Beobachtungen hatten eine perforierende Verletzung der Hals-/Nackenregion mit Beteiligung der A. vertebralis und V. jugularis erlitten, es handelte sich um Granatsplitter-, Schrapnell- und Messerstichverletzungen.

XLV. Traumatische arteriovenöse Fisteln zwischen A. carotis interna und Sinus cavernosus, die sogenannten Carotis-cavernosus-Fisteln

1. Einführung

„The story of carotid cavernous aneurysms – the clinical ensemble, the variations and the capricious results in treatment has been told and retold, and most admirably. Medical literature can scarcely claim more accurate and thorough studies than those upon this subject. The future can only add a better knowledge of detailed pathology and involvement in treatment" (DANDY 1937). Dieser Aussage DANDYs muß man zustimmen, besonders im Hinblick auf detaillierte pathologische Untersuchungen.

2. Anatomische Vorbemerkungen

Arteriovenöse Verbindungen im *Bereich des Sinus cavernosus* bestehen in Form der *Carotis-cavernosus-Fisteln*. Die intrakavernösen Segmente der A. carotis int. liegen innerhalb eines bilateralen Plexus von venösen Gefäßen in dem extradural gelegenen parasellären Sinus cavernosus. Zwischen beiden im Sinus cavernosus gelegenen Aa. carotides bestehen ausgedehnte arterielle Anastomosen, die ebenfalls Verbindungen mit einem meningealen arteriellen System eingehen, die aus den Aa. carotides ext. und Aa. vertebrales stammen.

Die 3 Hauptäste der A. carotis int. im Sinus cavernosus sind (1) der Truncus meningohypophysealis, (2) die A. sinus carotis inf. und (3) die A. hypophysealis sup.

Die Venen entstammen der Gesichtsregion, nämlich Vv. frontales und Vv. angulares und münden über die V. ophthalmica sup. in den Sinus cavernosus. Der venöse Komplex im Sinus cavernosus entleert sich nach dorsal über den Sinus petrosus sup. und inf. und den Plexus basalis in die V. jugularis int.

In einer sorgfältigen Studie untersuchte TEUFEL (1964) den Einbau der A. carotis int. in den Canalis caroticus unter Berücksichtigung des transbasalen Venenabflusses. Danach ist die A. carotis von mehreren Hüllen im etwa 7 mm

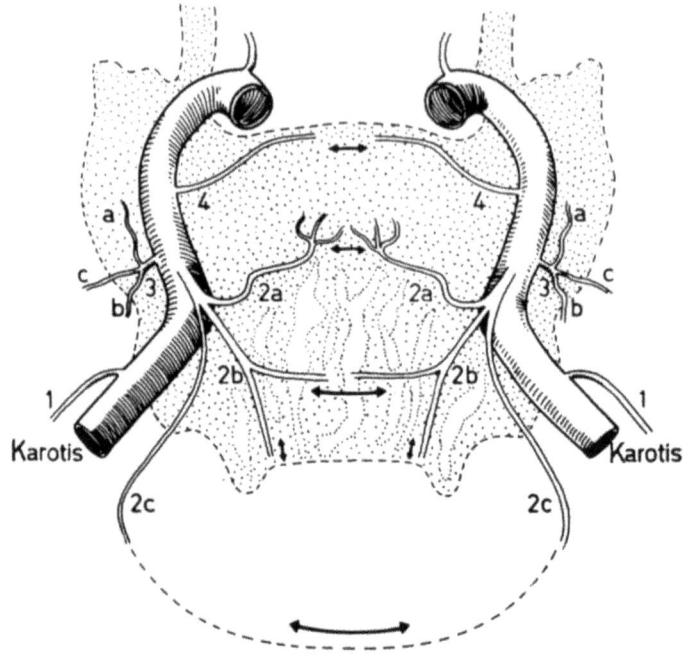

Abb. 69. Pars cavernosa der A. carotis int. (Nach PARKINSON 1964).
1 R. caroticotympanicus ⎫ extrakavernöse Äste.
   R. canalis pterygoideus ⎭
2 Meningohypophyseale Arterie.
  a R. hypophyseos inf. (hinterer Hypophysenlappen, Dura des Processus clinoideus post.).
  b A. meningea dorsalis (Dorsum sellae, Clivus u. N. abducens).
  c A. tentorii marginalis.
3 A. Sinus cavernosus inf.
  a Ast für N. oculomotorius, N. trochlearis und N. abducens.
  b Ast für das Ganglion trigeminale (Gasseri).
  c Anastomose mit einem Ast der A. menigea med.
  d A. capsularis (Sellaboden).
    (Aus KRAYENBÜHL u. YASARGIL 1972)

weiten Canalis caroticus umgeben. Zwischen dem Periost des Schädelknochens und der äußeren Gefäßhülle liegt ein längsverlaufendes Venennetz. Im vertikalen Verlauf des Gefäßes finden sich zahlreiche bindegewebige Züge, die den gesamten Raum durchziehen. Im transversalen Verlauf ist die A. carotis int. von einem venösen Gefäßgeflecht umgeben, das schließlich den Sinus cavernosus bildet (Abb. 69). Hervorzuheben ist, daß das Gefäß nirgends direkt mit dem umgebenden Schädelknochen Kontakt hat. Allerdings besteht eine feste Verbindung mit der Dura mater beim Durchtritt in die Schädelhöhle, dadurch ist das Gefäß mit seiner Umgebung fest verbunden. Die A. carotis int. verläuft in einer Furche der lateralen Wand des Keilbeinkörpers beiderseits der Sella. Das Gefäß ist durch das Diaphragma sellae von der Hypophyse getrennt. Die anatomischen Besonderheiten der A. carotis im Sinus cavernosus wurden von FUCHS (1924/1925), PLATZER (1956, 1957) sowie TEUFEL (1964) beschrieben.

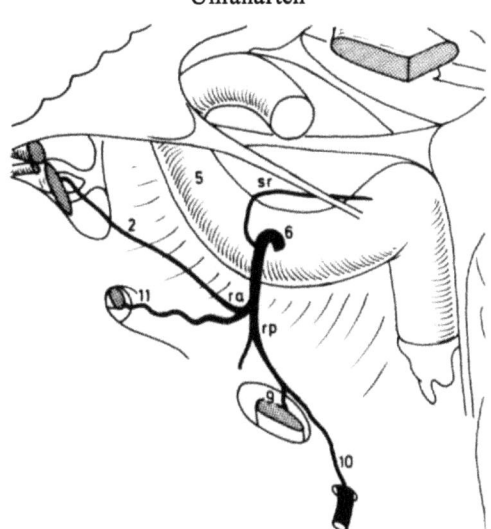

Abb. 70. Schematische Darstellung der Carotis-cavernosus-Gegend. Aus dem C4 Anteil der A. carotis int. (5), dem sog. Syphon, entstammt der inferolaterale Truncus (ILT) (6), der sich unmittelbar in 3 Äste aufteilt: *sr* ramus sup. oder tentorii, *rp* ramus post.; *ra* ramus ant. Diese Äste anastomosieren mit der A. ophthalmica durch die tiefe A. ophthalmica recurrens (2), mit der A. maxillaris int. durch die Arterie des Foramen rotundum (11), mit der A. meningea accessoria (9) und dem Ramus cavernosus der A. meningea med. (10).
(Aus LASJAUNIAS et al. 1977)

Die A. carotis int. gibt im Sinus cavernosus Gefäßzweige zur Hypophyse (M. C. CONNELL 1953), zum Ganglion Gasseri und zum Diaphragma sellae ab. Eingehende Studien widmeten PARKINSON (1964, 1965, 1979) sowie LANG u. SCHÄFER (1976) diesen Gefäßabzweigungen. Die beiden folgenden schematischen Darstellungen der Carotis-cavernosus-Gegend sind den anatomischen Untersuchungen von LASJAUNIAS et al. (1977) entnommen. Abbildung 70 zeigt die Region in superolateraler und Abb. 71 in superoposterolateraler Ansicht. Die Lage der A. carotis int. und der Gefäßabzweigungen im Sinus caroticus zeigt Abb. 72.

3. Unfallarten

Von den 44 Patienten in der Serie von FRIEDMANN et al. (1970) traten die Carotis-cavernosus-Fisteln 36mal nach einer schweren Schädel-Hirn-Verletzung auf (25mal Verkehrsunfall, 4mal Sturz aus größerer Höhe, 14 Bergwerksunfälle, und 3 Stich- und Schußverletzungen). Bei den verbleibenden 8 Fällen ließ sich aus der Vorgeschichte nur die Angabe einer leichten Gewalteinwirkung entnehmen, wobei 6 Patienten im Alter von 45–63 Jahren bei einem als belanglos anzusehenden Sturz mit dem Kopf aufgeschlagen waren, während bei zwei Jungen im Alter von 4 und 12 Jahren die Fistel Folge eines Schlages ins Gesicht bzw. Kopfballabwehr beim Fußballspiel war.

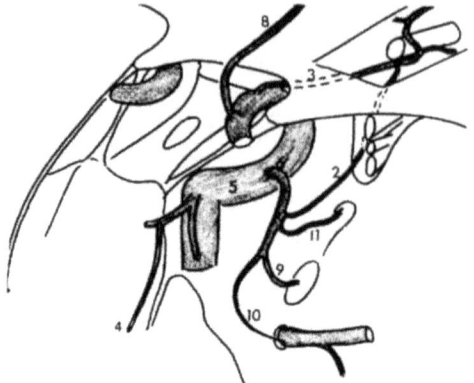

Abb. 71. Superoposterolaterale Ansicht der Sinus cavernosus Gegend. Schematische Darstellung eines menschlichen Erwachsenen. *1* A. supraorbitalis; *2* A. ophthalmica dorsalis; *3* A. ophthalmica; *4* A. pharyngea asc.; *5* A. carotis int.; *6* inferolateraler Stamm; *7* A. meningea med.; *8* A. cerebri ant.; *9* A. meningea acces.; *10 Cavernosusast der A. meningea med.*; *11* A. des Foramen rotundum. (Aus LASJAUNIAS et al. 1977)

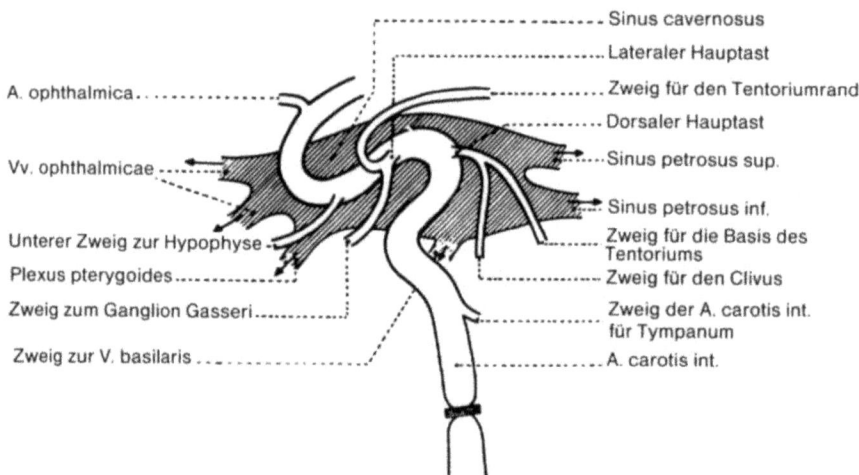

Abb. 72. Die schematische Darstellung basiert auf den Dissektionen von SCHNÜRER u. STATTIN (1963), sie zeigt sowohl die Zweige des intrakavernösen Teils der A. carotis int. als auch die abfließenden venösen Gefäße des Sinus cavernosus. (Aus KRAYENBÜHL 1967)

4. Entstehung traumatischer Carotis-cavernosus-Fisteln

Nach mechanischer Durchtrennung aller Schichten der arteriellen Gefäßwand und gleichzeitiger Verletzung der begleitenden Venen oder der die Arterie umgebenden Venengeflechte können sich arteriovenöse Fisteln bilden. Die arteriovenösen Fisteln der A. carotis int. und der V. jugularis wurden an anderer Stelle bereits besprochen, vgl. S. 267. Eine offene Verbindung zwischen A. carotis int. und dem

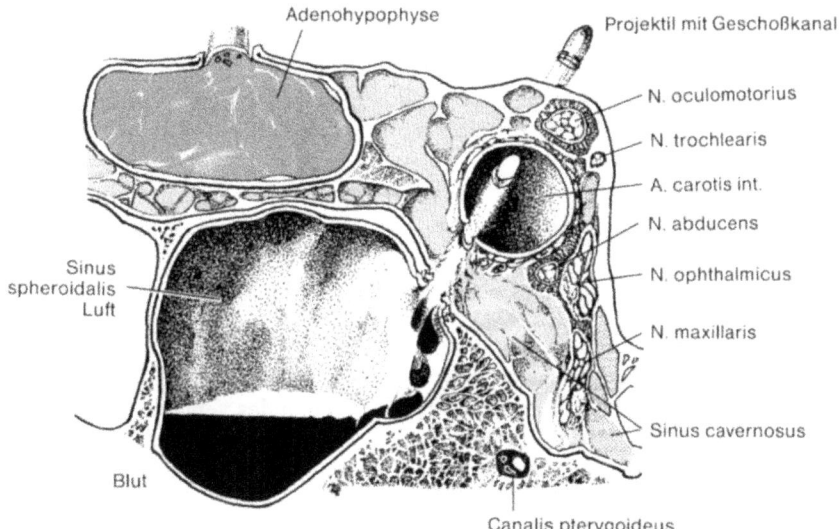

Abb. 73. Darstellung des Mechanismus zur Bildung einer Carotis-cavernosus-Fistel mit tödlicher Blutung durch den Sinus sphenoidalis nach einer Schußverletzung. (Aus WILSON u. MARKESBERY 1966)

Sinus cavernosus kommt bei Frakturen des Felsen- oder Keilbeines vor, so daß arterielles Blut in den Sinus cavernosus fließt. Es kann dabei zu Absprengungen kleinerer Knochensplitter kommen, die die A. carotis int. und den Sinus cavernosus eröffnen (NELATON 1873; SATTLER 1920; DANDY 1935, 1937; MONIZ 1940; SUNDER-PLASSMANN u. TIWISINA 1952; KRAYENBÜHL u. RICHTER 1952; WOLINETZ 1953; PIA 1954, 1956; JAEGER 1955; SERFLING u. PARNITZKE 1956; GROTE u. SCHIEFER 1959; SIEGERT 1960; HELLNER 1962; GERLACH et al. 1963; DAVID et al. 1964/1966; FRANCOIS et al. 1965; ISFORT u. ESCH 1965; HAMBY 1966; KRAYENBÜHL 1966; FRIEDMANN et al. 1970; STERN 1976). Weitere Verletzungsfolgen können die Folgen von Messerstichen (KNOSP et al. 1986) oder Schußverletzungen (SBEIH u. LAOIRE 1984) sein. Abbildung 73 zeigt die Darstellung des Mechanismus einer Carotis-cavernosus-Fistel mit einer tödlichen Blutung durch die Keilbeinhöhle nach einer Schußverletzung.

Jedoch können auch bei stumpfer Gewalteinwirkung ohne Knochenfraktur zuweilen Einrisse der Gefäßwand auftreten (HAHN 1925; JUNGMICHEL 1932; WALCHER 1933).

Eine solche arteriovenöse Fistel im Sinus cavernosus kann denselben völlig verschließen. Die begleitende Thrombose des Sinus vermag weitere Symptome zu erzeugen. Druck und Pulsation eines solchen Aneurysma schädigt benachbart liegende Hirnnerven, vor allem den N. opticus, falls das Aneurysma weiter nach oral reicht.

5. Iatrogene Fisteln im Bereich des Sinus cavernosus

Iatrogene Fisteln im Bereich des Sinus cavernosus wurden nach einer *Reihe von chirurgischen Eingriffen* beschrieben, wie *transsphenoidalen Eingriffen an der Hypophyse* (PAULLUS et al. 1979), wie *Eingriffen am Ganglion Gasseri* (SEKHAR et al. 1979), *Endarterektomien der A. carotis* (BAKER et al. 1968; KUSHNER 1981) sowie *chirurgischen Eingriffen am Sinus ethmoideus* (PEDERSON et al. 1981), vgl. auch TAKAHASHI et al. (1969).

6. Ruptur von Carotis-cavernosus-Fisteln

Die Ruptur eines solchen Gebildes war von WOHLWIL (1931) in klassischer Weise geschildert worden: „Durch diese Rißstelle ergießt sich das Aneurysmablut in den Sinus und verhindert dadurch das Einströmen des venösen Blutes aus der Orbita in diesen. Es kommt zu Rückstauung des Blutes in die der Klappen entbehrende V. ophthalmica und ihrer Wurzeln, die sich stark erweitern und allmählich eine erhebliche Verdickung der Wand *(Arterialisation, Sattler)* erfahren, weiterhin zu Exophthalmus, Lidödem, Chemosis und in den Fällen, in denen die V. centralis retinae nicht etwa abnormerweise in die V. ophthalmica inf. mündet, zu einseitiger Stauungspapille (Sattler). Allmählich gleicht sich die Drucksteigerung infolge von Erweiterung der Anastomosen mit den Gesichtsvenen wieder aus, und nunmehr dringt das arterielle Blut in die Orbitavenen ein und führt so oft erst einige Tage bis zu 3 Wochen nach der Ruptur zum Auftreten eines *pulsierenden Exophthalmus*. Auch hier kann durch Vermittlung des R. circularis Ridleyi nach einem Intervall von wenigen Tagen bis zu mehreren Monaten *auf dem anderen Auge dieselbe Affektion* auftreten. Durch Wirbelbildungen wird die Entstehung einer meist von den Orbitalvenen ausgehende Thrombose begünstigt, die die abnorme Kommunikation zwischen Arterie und Vene zu verlegen vermag, was eine Art Selbstheilung darstellt".

Darstellungen des *Exophthalmus pulsans* wurden vorgelegt von: SATTLER (1920), SEYFARTH (1920), SAUERBRUCH (1927), DANDY (1937), LÖHR (1938), WOLFF u. SCHMIDT (1939), SUNDER-PLASSMANN u. TIWISINA (1952), TÖNNIS u. SCHIEFER (1959), PARKINSON (1963, 1979), PETERS (1969), KESSEL (1969).

7. Spontanverschlüsse von Carotis-cavernosus-Fisteln

Bei einigen Patienten mit Carotis-cavernosus-Fisteln kann es zu spontanen thrombotischen Verschlüssen in diesem Bereich kommen; der Prozentsatz von spontanen thrombotischen Verschlüssen wird in der Literatur in einem weiten Bereich von 10–60% angegeben (KELTNER et al. 1987). Da nur wenige Carotis-cavernosus-Fisteln lebensbedrohend sind, scheint eine Entscheidung, ob ein operativer Eingriff vorgenommen werden soll, nur von Individuum zu Individuum getrennt empfehlenswert (GLASER 1990).

8. Spontanverschluß einer traumatischen Carotis-cavernosus-Fistel

Ein *Spontanverschluß* einer *traumatischen Carotis-cavernosus-Fistel* kann vorkommen (STAMPFEL 1984).

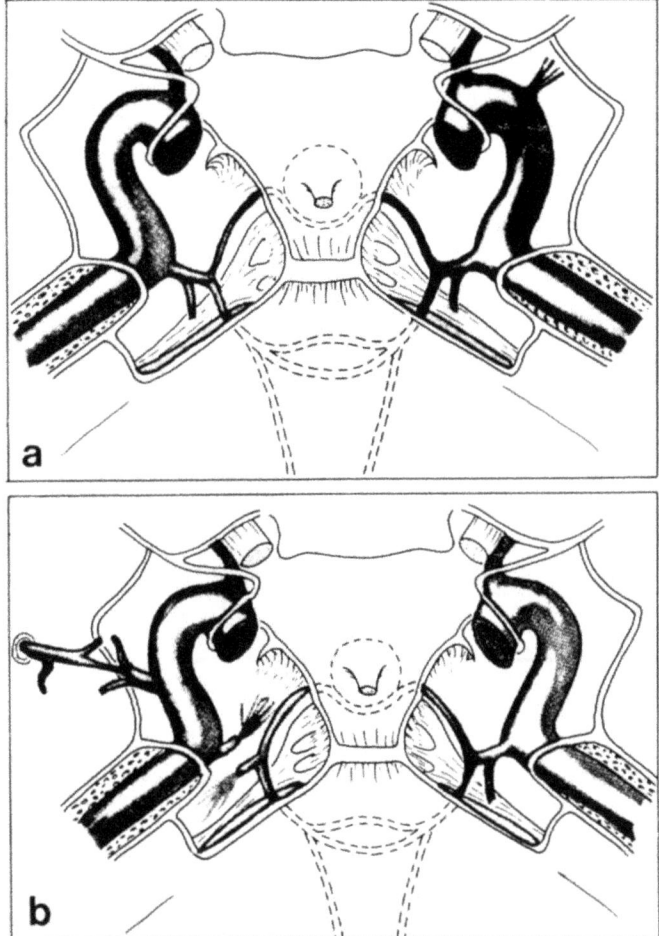

Abb. 74a, b. Anastomosen der A. carotis int. im Sinus cavernosus mit der Gegenseite und dem Stromgebiet der A. carotis ext. (Nach PARKINSON 1979). **a** Einfache „Fistel" nach Ruptur an der Curvatura ant., **b** doppelte „Fistel" nach Ruptur des Truncus meningohypophysialis. (Aus KRAULAND 1982)

9. Mechanogenese und formale Pathogenese

Die A. carotis int. ist bei Gewalteinwirkungen im Canalis caroticus und im Sinus cavernosus besonders durch *Frakturen im Bereich der Schädelbasis* (Abb. 74a, b) und bei *Schuß-* und *Stichverletzungen in diesem Bereich* (WHITE et al. 1958; KNOSP et al. 1986) mitbetroffen. Die Carotis-cavernosus-Fisteln sind die Folge traumatischer oder spontaner Risse der A. carotis int. oder deren Verzweigungen oder aus dem duralen System der A. carotis ext. Da die beiden Sinus cavernosus miteinander arterielle Anastomosen eingehen, können pathologische Prozesse auf beiden Seiten vorliegen. Als grundlegende Verletzungsmechanismen kommen direkte Gewalteinwirkungen durch scharfe Frakturspalten, direkte

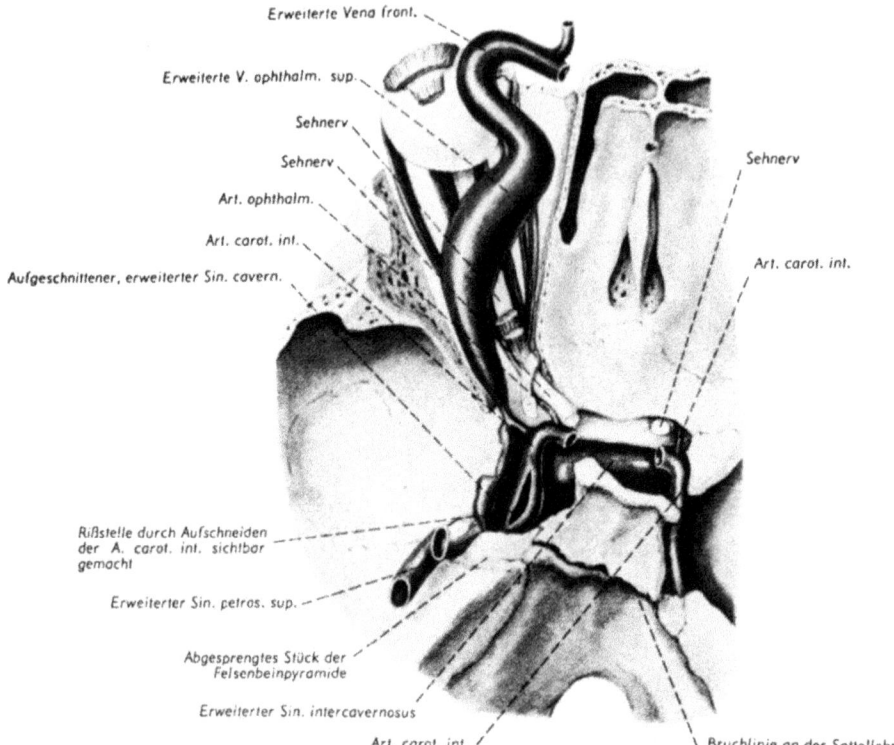

Abb. 75. Sektionsbefund einer Carotis-cavernosus Fistel. (Nach DELENS 1870). Man erkennt deutlich den erweiterten Sinus cavernosus (von oben geöffnet), der die A. carotis int. enthält, die oben aufgeschnitten ist, so daß man die Perforationsöffnung im unteren äußeren Winkel sieht. Der abgesprengte Splitter der Felsenbeinpyramide, der dem Felsenbein noch anliegt und dessen Spitze gegen den Sinus cavernosus gerichtet ist, sowie die Bruchlinie an der Sattellehne sind deutlich sichtbar. Während die A. ophthalmica keine Abweichung von der Norm zeigt, ist die V. ophthalmica sup. hochgradig erweitert, ebenso der Sinus petrosus sup. (Aus KESSEL et al. 1969)

Verletzungen durch Überdehnung oder Zerrung oder eine Kombination der beiden erstgenannten Mechanismen in Frage. Solche Voraussetzungen finden sich besonders bei frontobasalen Schädel-Hirn-Verletzungen (DIETZ 1970; KRAULAND 1982). Bei diesen Verletzungstypen sind der Stiel der Hypophyse sowie die in der Wand des Sinus cavernosus verlaufenden Nerven in verschiedenem Ausmaß mitverletzt. Es besteht allgemein eine direkte Beziehung zwischen der Schwere der Verletzung und damit auch des Klaffens der Frakturspalte mit den traumatischen Schäden an der Arterie. Es können alle Grade von Schäden vorliegen, von Abriß von Seitenzweigen bis zu schweren Ein- oder vollständigen Durchrissen der A. carotis int. selbst; oft liegen multiple Gefäßschäden vor.

PARKINSON (1965, 1967, 1979) unterscheidet 2 Formen von Carotis-cavernosus-Fisteln (Abb. 74): (1) Die *einfachen Fisteln*, wenn lediglich ein Einriß der Wand der A. carotis int. vorliegt, und (2) die *doppelten Fisteln* nach Abriß eines

Seitenastes. Es blutet hierbei wegen der Anastomosen mit der Gegenseite aus beiden Stümpfen. Vgl. auch den Sektionsbefund einer Carotis-cavernosus-Fistel in Abb. 75.

Im folgenden erfolgt aus der reichen Kasuistik eine kurze Auswahl von Veröffentlichungen: DANDY (1935, 1937, 1939), BROWDER (1937), GURDJIAN (1938), DANDY u. FOLLIS (1941), RÖTTGEN (1948), ALPERS et al. (1951), FALCONER u. HOARE (1952), RUGGIERO u. CASTELLANO (1952), SUNDER-PLASSMANN u. TIWISINA (1952), RAMOS u. MOUNT (1953), POTTER (1954), TAMLER (1954), ABRAHAMSON u. BELL (1955), CLARKE et al. (1955), WALKER u. ALLEGRE (1956), SERFLING u. PARNITZKE (1956), HYES (1958, 1963), RETIF et al. (1958), WHITE et al. (1958), ECHOLS u. JACKSON (1959), GEETS et al. (1960), JAMIESON et al. (1960), LAZORTHES (1960), COLAS et al. (1961), TAPTAS (1962), HELLNER (1962), GERLACH et al. (1963), PARKINSON u. RAMSAY (1963), DAVID et al. (1964/1966), HAMBY (1964), 32 Fälle, HAMBY u. DOHN (1964), 36 Fälle, ISBY (1965), FRANCOIS et al. (1965), FROMM u. HABEL (1965), KLAR u. PIOTROWSKI (1966), WILSON u. MARKESBERRY (1966), ISFORT (1967), GINDI u. ANDREW (1967), STERN et al. (1967), STROOBANDT et al. (1968), TAKAHASHI et al. (1969), BUTLER et al. (1970), FRIEDMANN et al. (1970), MADSEN (1970), 18 Fälle, LOVE u. MARSON (1974), PANITZ et al. (1975), BARNES et al. (1978), BRIHAYE (1979), PARKINSON (1980), BERGER u. HOSOBUCHI (1984), SBEIH u. O'LAOIRE (1984), STAMPFEL (1984), LIU et al. (1985), KNOSP et al. (1986) etc.

KNOSP et al. (1986) berichteten über eine traumatisch enstandene Carotis-cavernosus-Fistel durch einen Messerstich.

STEMPFEL (1984) berichtete über 2 Patienten, bei denen sich nach einer schweren Schädel-Hirn-Verletzung mit apallischem Syndrom eine Carotis-cavernosus-Fistel entwickelt hatte. Die Diagnose erfolgte in beiden Fällen angiographisch. In beiden Fällen zeigte sich bei einer einige Wochen später durchgeführten Kontrollangiographie ein Verschluß der Fistel. Anstelle der Fistel fand sich bei beiden Patienten ein sackförmiges Aneurysma der A. carotis int. Zur Genese des Fistelverschlusses stellte der Autor die Hypothese auf, daß eine Thrombose des Sinus cavernosus durch die Verwendung gefäßreizender Kontrastmittel begünstigt wird.

LIU et al. (1985) berichteten über 5 Fälle von posttraumatischen intrakavernösen Karotisaneurysmen, die sich jeweils einige Monate nach einer schweren Schädel-Hirn-Verletzung eingestellt hatten. Bei allen 5 Patienten lag schweres rezidivierendes Nasenbluten vor. Zusätzlich lagen ophthalmologische Störungen vor. Einer dieser Patienten verstarb infolge einer schweren Blutung.

10. Häufigkeit von Carotis-cavernosus-Fisteln bei frontobasalen Verletzungen

Der prozentuale Anteil von Carotis-cavernosus-Fisteln bei frontobasalen Verletzungen liegt zwischen 1 und 5% (ZELLER 1911; VOGL 1926; LEWIN u. CAIRNS 1951; HAMBY 1952; KRAULAND 1954; SERFLING u. PARNITZKE 1956; WALKER u. ALLEGRE 1956; PIA 1961; SCHIMA 1961; ISFORT 1965).

11. Vorliegen von Schädelfrakturen

SATTLER (1920) hatte unter 214 Beobachtungen 175mal Frakturen verschiedener Lokalisation gefunden, zusätzlich waren sie 19mal Folgen von Schußverletzungen und bei 20 weiteren Kranken lagen perforierende Verletzungen durch andersartige Objekte vor.

Bei sämtlichen Patienten mit einer Carotis-cavernosus-Fistel, über die DANDY (1937) berichtete, lag ein Schädelbasisbruch vor, bei 8 von 17 Patienten, deren Befunde HELLNER (1962) veröffentlichte, lagen Frakturen der Schädelkalotte oder

der Schädelbasis vor. Bei 30 der 44 Patienten aus der Serie von FRIEDMANN et al. (1970) lagen Frakturen vor. Hervorzuheben ist, daß Frakturen der Schädelbasis röntgenologisch oft nicht erfaßbar sind.

12. Spätbefunde im Sellabereich

Im Sellabereich können Spätbefunde röntgenologisch erfaßt werden. Sie sind Folge der Pulsationen und Druckerscheinungen der genannten Komplikation. Sie haben nach FRIEDMANN et al. (1970) große Ähnlichkeit mit Bildern, wie sie von primären Sellaveränderungen bei Hypophysentumoren oder sellanahen Prozessen anderer Genese bekannt sind. Diesen morphologischen Veränderungen ist bisher in der Literatur nur sehr wenig Beachtung geschenkt worden.

13. Häufigkeit von Carotis-cavernosus-Fisteln

Die traumatischen Carotis-cavernosus-Fisteln sind insgesamt relativ seltene Komplikationen auf die Gesamtzahl der Schädel-Hirn-Verletzungen bezogen. Trotz des Ansteigens der Zahl schwerer Schädel-Hirn-Verletzungen ist überraschenderweise keine Zunahme dieser Komplikation zu verzeichnen (HELLNER 1962; FRIEDMANN et al. 1970).

Eine Zusammenstellung der hierher gehörenden Literatur, die HARKNESS (1930) vorlegte, enthielt bereits 621 Fälle. Davon waren ¾ traumatischer Herkunft, während ¼ arteriosklerotischer Herkunft waren. BAUER (1939) nannte bereits etwa 800 veröffentlichte Beobachtungen.

Die von FRIEDMANN et al. (1970) mitgeteilte Serie von Carotis-cavernosus-Fisteln entstammt einem Krankengut von 1500 schweren Schädel-Hirn-Verletzungen, das entspricht einem Prozentsatz von 2,2%, auf alle von diesen Autoren beobachteten Schädel-Hirn-Verletzungen bezogen, ergibt sich jedoch eine Häufigkeit von nur 0,4%.

14. Geschlechtsverteilung

In der Serie von FRIEDMANN et al. (1970) von 44 Patienten mit traumatischen Sinus-cavernosus-Fisteln waren 30 männlich und 14 weiblich. Die „spontanen" Sinus-cavernosus-Fisteln sind dagegen bei Frauen häufiger.

15. Altersverteilung

Von den 44 Patienten in der Serie von FRIEDMANN et al. (1970) waren 28 Patienten 20–30 Jahre, 9 Kranke 30–50 Jahre, 4 zwischen 50 und 60 Jahren und 3 mehr als 60 Jahre alt. HELLNER (1962) sah einen Häufigkeitsgipfel um das 30. und 35. Lebensjahr.

16. Klinische Befunde

An *subjektiven Beschwerden* liegt ein *intrakraniell lokalisiertes Geräusch* vor.

Bewußtseinsstörungen

Die Dauer der Bewußtlosigkeit zeigt eine Beziehung zur Schwere der Schädel-Hirn-Verletzung. In der Serie von FRIEDMANN et al. (1970) bestand in 7 Fällen eine Bewußtlosigkeit bis zu einer Stunde, 7mal bis zu 12 h und 3mal bis zu 24 h. Sieben Verletzte blieben 8, zwei sogar bis zu 14 Tage bewußtlos. Einmal hielt eine Bewußtlosigkeit fast 4 Wochen an. Bei 7 Fällen war die Dauer nicht exakt zu ermitteln.

Der Prozeß ist im allgemeinen unilateral, er kann jedoch bei Vorliegen einer Kommunikation zwischen dem rechten und linken Sinus cavernosus auch bilateral sein. Derartige Verbindungen zwischen beiden Sinus cavernosus stellen einen normalen anatomischen Befund dar, und sind gewöhnlich jedoch sehr eng (DANDY 1937; HAMBY 1966).

In wenigen Fällen kann sich bei einer Carotis-cavernosus-Fistel ein kontralateraler Exophthalmus entwickeln (DAVID et al. 1964; GRAHAM 1966; BYNKE u. EFSINA 1970).

Unilateraler Exophthalmus mit Pulsation des Auges, und synchron mit dem Herzschlag, ein lautes Geräusch auf der gleichen Seite oberhalb der Orbita.

Ein *pulsierender Exophthalmus* hat gewöhnlich seine Ursache in einer abnormen Verbindung zwischen der A. carotis int. und dem Sinus cavernosus. Diese Läsionen sind die Folge von schweren Schädel-Hirn-Verletzungen, besonders solchen, die mit solchen der Schädelbasis einhergehen, bei denen die A. carotis int. bei ihrem Verlauf durch den Sinus cavernosus verletzt wird. Verletzungen der A. carotis int. führen zu Eindringen von arteriellem Blut in den Sinus cavernosus, von dort in die Venen, die Verbindungen zur Orbita haben.

Der Exophthalmus benötigt zu seiner Ausbildung wenige Tage (FRIEDMANN et al. 1970), zwei Wochen (HELLNER 1962), manchmal aber auch Monate oder Jahre (FRIEDMANN et al. 1970).

Die ausgeprägte Hyperämie des Sinus cavernosus und der Vv. orbitales zeigt sich auch in den Venen der Conjunktiva und einem Lidödem. Oft sind die Augenbewegungen eingeschränkt. Besonders stehen Paresen der Augenmuskeln im Vordergrund. Gelähmt sind am häufigsten der N. oculomotorius und der N. abducens.

In einer Serie von FRIEDMANN et al. (1970) von 44 Patienten bestand 9mal eine *traumatische Schädigung des N. olfactorius*, bei 36 Patienten fanden sich *Lähmungen einzelner oder mehrerer Augenmuskeln*, bei 27 Patienten lagen *Schäden am N. opticus* vor.

Die Einschränkung der Augenbewegung ist jedoch häufig rein mechanischen Ursprungs als Folge des ausgeprägten orbitalen Ödems. Die Sehfähigkeit kann eingeschränkt sein und es kann eine Atrophie des N. opticus bestehen.

Eine *Protrusio beider Bulbi oculi* tritt gar nicht so selten auf. Sie wurde von SATTLER (1920) in 20% der traumatischen und 8% der spontanen Beobachtungen gesehen.

Am Fundus können erweiterte Venen, Ödem der Papillen, Blutungen in der Retina etc. vorliegen (SPENCER et al. 1973; PHELPS et al. 1982; KUPERSMITH et al. 1986; KELTNER et al. 1987).

Eine *gefährliche Komplikation* besteht in einer Blutfülle der Venen der Nasenhöhlen mit der Folge von schwerer und manchmal tödlicher Epistaxis.

Spontane thrombotische Verschlüsse von Carotis-cavernosus-Fisteln können in seltenen Fällen auftreten (KNUDTZON 1950). Bei einem Teil darf man wohl nicht von „spontanen" Verschlüssen sprechen, da sie sich nach einer Angiographie entwickeln. Die Angaben von spontanen Thrombosen in 10% von DANDY aus dem Jahre 1937 ist nach Meinung von MADSEN (1970) zu hoch.

Zwei derartige Fälle wurden von STAMPFEL (1984) mitgeteilt. Die beiden Patienten hatten nach einer schweren Schädel-Hirn-Verletzung mit apallischem Syndrom eine Carotis-cavernosis-Fistel entwickelt, die in beiden Fällen angiographisch gesichert wurden. Bei beiden Patienten zeigte sich bei einer einige Wochen später durchgeführten Kontrollangiographie ein Verschluß der Fistel. An deren Stelle fand sich ein sackförmiges Aneurysma der A. carotis int. Der Verfasser vertritt die Meinung, daß eine Thrombose des Sinus cavernosus durch die Verwendung gefäßreizender Kontrastmittel begünstigt wird. Es muß aber auch daran gedacht werden, daß die Kompression der A. carotis int. über eine Minderung des Durchflusses durch die Fistel sowie über eine Senkung des Blutdrucks infolge der erforderlichen Narkose von Bedeutung sein kann.

Carotis-cavernosus-Fisteln können in einzelnen Fällen klinische Erscheinungen auf der Gegenseite der Läsion verursachen.

RAMOS u. MOUNT (1953) teilten die Krankengeschichte eines 54jährigen Patienten mit, der eine rechtsseitige Carotis-cavernosus-Fistel hatte, die durch anteriore Anteile des Sinus circularis in den linken Sinus cavernosus und die linke V. ophthalmica sup. einen venösen Abfluß hatte. Die *klinischen Befunde* wiesen auf eine Fistel auf der linken Seite hin.

Der *kontralaterale Exophthalmus* kann auch als Folge einer Thrombosierung, eines Risses oder eine Anomalie der homolateralen Vv. ophthalmicae (DAVID et al. 1964) auftreten. Das Blut fließt dann über die Sinus intercavernosi.

17. Doppelseitiger Exophthalmus

Ein *doppelseitiger Exophthalmus* kann, das soll noch einmal hervorgehoben werden, durchaus bei einseitigem Befall, aber auch, daran sollte man immer denken, bei doppelseitigen Carotis-cavernosus-Fisteln bestehen. Aus der Literatur konnten SELTZER u. HURTEAU (1957) 10 Beobachtungen zusammenstellen; lediglich zwei von ihnen waren intra vitam diagnostiziert worden.

FRIEDMANN et al. (1970) berichteten über eine entsprechende Kasuistik:

Die 60jährige Patientin wurde 1952 von einem Radfahrer angefahren und kam in bewußtlosem Zustand zur *stationären Aufnahme*. Die Bewußtseinslage besserte sich rasch; die Untersuchung ergab eine Schädelbasisfraktur und einen Sehverlust des linken Auges, der vorher nicht bestanden hatte; 24 h nach der Gewalteinwirkung klagte die Patientin über ein pulssynchrones Geräusch, das sie zunächst nur links, später im ganzen Schädel hörte. In den folgenden Monaten kamen eine langsam sich entwickelnde Protrusio bulbi und eine Sehstörung des rechten Auges hinzu. Der *ophthalmologische Befund* lautete: Amaurose links nach Sekundärglaukom, Gesichtsfeld und Sehschärfe rechts durch Glaskorrektur ausgleichbar, Caput medusae links, beginnend auch rechts, vermehrte Füllung und Schlängelung der Netzhautvenen mit positivem Venenpuls, links stärker als rechts.

Das pulssynchrone Geräusch konnte nur nach Drosselung beider Karotiden zum Schwinden gebracht werden. Etwa 3 Jahre nach dem Unfall traten Funktionsstörungen der rechtsseitigen Augenmuskeln auf; es kam zu Stauungsblutungen in der rechten Netzhaut mit weiterer Verschlechterung des Sehvermögens und einer Stauungspapille von 2–3 Dioptrien. Der beidseitige Exophthalmus betrug nur 18 mm.

Bei der *ersten Klinikaufnahme*, 13 Jahre nach der erlittenen Gewalteinwirkung, zeigte der ophthalmologische Befund keine wesentliche Progredienz. *Röntgenologisch* konnte eine deutliche Entkalkung der Pyramidenspitzen nachgewiesen werden. Die Angiographie erbrachte den Nachweis eines doppelseitigen Carotis-cavernosus-Aneurysma. Wegen der sehr ausgedehnten Gefäßveränderungen, des umfangreichen Kollateralkreislaufes und des Alters der Patientin verbot sich ein operativer Eingriff.

In den Sinus cavernosus mündet die V. cava sup., die V. frontalis, der Sinus petrosus und die V. maxillaris ein. Infolge der arteriovenösen Kommunikation ändert sich die Strömungsrichtung in diesen Venensystemen, man kann von einer Stromumkehr sprechen (Abb. 76). Die dabei auftretenden Besonderheiten des Kollateralkreislaufs sind von WOLFF u. SCHMIDT (1939) umfassend untersucht worden. Es bestehen vor allem die folgenden Abflußsysteme: Der Abfluß von Sinus cavernosus kann über die V. ophthalmica, die V. angularis und die V. facialis zur V. jugularis verlaufen. Es bestehen Verbindungen vom Sinus cavernosus zum Sinus petrosus und basalen Venengeflechten, solche aus dem Sinus cavernosus in die V. basalis und den Sinus rectus und noch eine letzte Möglichkeit, nämlich eine Verbindung zwischen Sinus cavernosus und V. cava sup. (Trolard-Vene), die eine Verbindung zum Sinus sagittalis sup. herstellt.

18. Angiographische Befunde

Angiographisch zeigt sich eine *unmittelbare Kurzschlußverbindung* zwischen der *A. carotis int.* und *dem Sinus cavernosus*, so daß *gleichzeitig eine Füllung beider Gefäßsysteme vorliegt, die sich so schnell abspielt, daß das Kontrastmittel unmittelbar im Sinus cavernosus ist.*

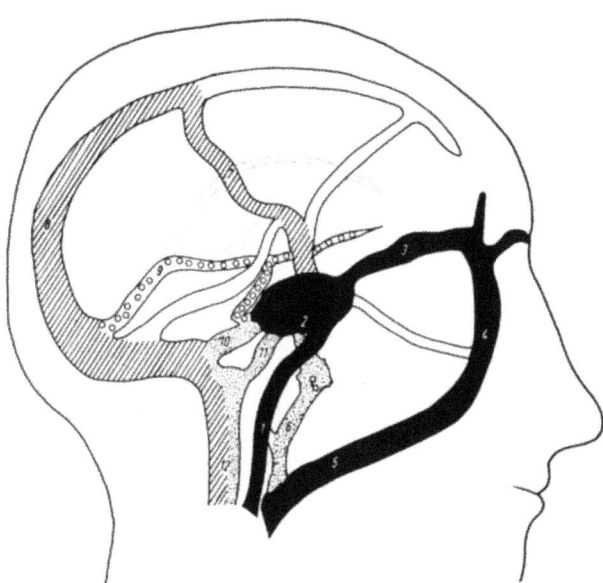

Abb. 76. Schematische Darstellung der Abflußwege des Sinus cavernosus, die bei einer Fistel desselben erweitert werden. *1* A. carotis int., *2* Sinus cavernosus, *3* V. ophthalmica, *4* V. angularis, *5* V. facialis, *6* Basale Blutleiter und abführende Venen, *7* Trolardsche Vene, *8* Sinus saggittalis sup. *9* Sinus rectus, *10* und *11* Sinus petrosus sup. und inf., *12.* V. jugularis int. (Nach WALKER u. ALLEGRE 1956, aus KESSEL et al. 1969)

19. Ergebnisse von Gefäßunterbindungen zur operativen Behandlung der Carotis-cavernosus-Fisteln

POOL u. POTTS (1965) veröffentlichten ausgezeichnete detaillierte Statistiken über die Ergebnisse von Gefäßunterbindungen. KESSEL (1969) hat diese Ergebnisse von konservativer und operativer Behandlung von Carotis-cavernosus-Fisteln in der folgenden Tabelle 36 zusammengefaßt. Die Behandlung der Carotis-cavernosus-Fisteln ist ausführlich bei FRIEDMANN et al. (1970) abgehandelt worden, eine Darstellung, auf die ich verweise.

20. Differentialdiagnose

Differentialdiagnostisch müssen von den *traumatischen Carotis-cavernosus-Fisteln* die *spontanen* oder *idiopathischen* abgegrenzt werden. Angaben über die Häufigkeit der traumatischen im Verhältnis zu den spontanen Fisteln schwanken; SATTLER (1930) setzt es 3:1, ähnlich in der Literaturzusammenstellung von HARKNESS (1930), der berichtete, daß 3/4 der Beobachtungen traumatischer Herkunft waren.

Es können *traumatische Aneurysmen* der *A. carotis int.* vorkommen *ohne gleichzeitige Verletzung* des *Sinus cavernosus.*

Zwei derartige Beobachtungen wurden von SCHLOSSHAUER u. VOSTEEN (1954) veröffentlicht.

Tabelle 36. Ergebnisse der konservativen und operativen Behandlung von Carotis-cavernosus-Fisteln. (Nach POOL u. POTTS 1965, mod., aus KESSEL et al. 1969)

Behandlungsmethode	Zahl der Fälle	Geheilt od. gebessert (%)	Mortalität (%)
Keine Behandlung	83	3,7	9,6
Digitale Kompression der Karotis	125	28	–
Karotisligatur:			
A. carotis communis	245	66	5,7
A. carotis int.	131	72	5
Beiderseitige Ligatur:			
A. carotis communis	37	62	19
A. carotis int.	1	100	–
„Trapping operation":			
A. carotis int.	9	100	–
A. carotis int. mit Verschluß der A. ophthalmica	58	93	1,6

Fall 1: Es ließ sich klinisch ein Abriß des Processus clinoideus ant. und Bruch des Keilbeins nachweisen, Befunde, die für schwere Verletzungen in der Umgebung der A. carotis int. sprachen. Interessanterweise ließ sich angiographisch lediglich eine Einengung des Lumens der A. carotis int. im Syphonbereich aufdecken. Der Patient verstarb infolge einer nichtstillbaren Blutung aus der Nase. Bei der *Obduktion* ließ sich eine Ruptur des traumatischen Aneurysma in die Keilbeinhöhle nachweisen.

Fall 2: Auch hier lagen erhebliche traumatische Schäden am Keilbeinkörper vor. Das traumatische Aneurysma der A. carotis int. war mit Hilfe einer Angiographie diagnostiziert worden. Nach der operativen Unterbindung der A. carotis int. und der Umlagerung des Aneurysmas mit Muskelstückchen bildete sich eine Hemiplegie aus. Es entwickelte sich ein thrombotischer Verschluß der A. carotis int. mit tödlichem Ausgang.

Differentialdiagnostisch wurden weiterhin von DANDY (1937) *kavernöse Angiome* und *arteriovenöse Rankenangiome* der *Orbita* angeführt, die einen Exophthalmus, aber kein Kopfgeräusch verursachen können. Es handelt sich um kongenitale Bildungen, die meist im frühen Alter ohne ein Unfallereignis auftreten.

Es muß weiter noch an die seltenen *Aneurysmen* der *A. ophthalmica* gedacht werden (GERLACH et al. 1962).

21. Beidseitige Carotis-cavernosus-Fisteln

Beidseitige Carotis-cavernosus-Fisteln sind sehr selten; sie wurden von MASON et al. (1954), HAMBY (1966), DONNELL et al. (1978) sowie SBEIH u. LAOIRE (1984) u. a. beschrieben.

SBEIH u. LAOIRE (1984) teilten eine Beobachtung einer beidseitigen traumatischen Carotis-cavernosus-Fistel nach intrakavernöser Durchtrennung der A. carotis mit:

Ein 16jähriges Mädchen erlitt eine Schußverletzung des Schädels. Posttraumatisch kam es zur Entwicklung einer beidseitigen Carotis-cavernosus-Fistel. Angiographisch ließ sich linksseitig eine riesige Fistel nachweisen, die das gesamte Blut aus der A. carotis int. abzog. Der Kollateralkreislauf war gut ausgeprägt. *Operativ* erfolgte nach vorheriger Freilegung der A. carotis am Hals die *temporale Kraniotomie* mit Darstellung des Sinus cavernosus von lateral. Dieser bestand, wie von PARKINSON beschrieben, aus mehreren großen Venen, die die direkte Darstellung der A. carotis erlaubten. Es wurde eine komplette Durchtrennung der Arterie mit arteriovenöser Fistel in je eine obere und untere Vene des Sinus cavernosus nachgewiesen. Die gute kontralaterale Blutversorgung erlaubte die Klippung beider Karotisenden. Der postoperative Verlauf war komplikationslos. Die Symptome bildeten sich weitgehend zurück, wobei die linksseitige posttraumatische präoperative Blindheit bestehen blieb.

Eine *spontane bilaterale Carotis-cavernosus-Fistel* bei einem Ehlers-Danlos-Syndrom wurde von SCHOOLMAN u. KEPES (1967) beschrieben.

22. Sogenannte spontane Carotis-cavernosus-Fisteln

Etwa ⅓ – ¼ aller Cartotis-cavernosus-Fisteln sind spontan (HAMBY 1966; STERN et al. 1967; SANDERS u. HOYT 1969), die restlichen ⅔ – ¾ sind traumatischen Ursprungs. Es wurden Fälle dieser Fisteln bei unkomplizierten Schwangerschaften beschrieben (TOYA et al. 1981).

An anderer Stelle wurde ausführlich dargestellt, daß der Begriff „spontan" durchwegs unangebracht ist. Man sollte in jedem einzelnen Fall die Pathogenese zu klären suchen. *Es unterliegt keinem Zweifel, daß einige der sog. „spontanen" Fisteln die Folge einer Ruptur eines bis dahin nicht diagnostizierten Aneurysma der intrakavernösen Verlaufsstrecke der A. carotis int. sind.*

23. Obduktionstechnik

KRAULAND (1982) hob mit Recht hervor, daß man bei der *Obduktion* vorsichtig vorgehen müsse. Das Sichtfeld ist oft durch direkte Blutgerinnsel verdeckt. Durch Verschieben der scharfen Bruchränder im Keilbeinkörper können leicht zusätzliche Risse entstehen oder bereits vorhandene erweitert werden. Dieser Autor empfiehlt deshalb, nach Besichtigung des Schädelgrundes das Dach des Sinus cavernosus zu spalten und seine seitliche Wand samt dem gekappten Processus clinoideus ant. nach außen zu klappen. Dadurch erzielt man einen guten Überblick über den ganzen intrakraniellen Teil der A. carotis int. und die Hirnnerven im Sinus cavernosus.

Bei der Darstellung der traumatischen Schäden der Gefäßwand folge ich den Erfahrungen und Ausführungen von KRAULAND (1982): Danach weisen Blutunterlaufungen in der Adventitia auf Schäden in der Gefäßwand hin; nach Spaltung derselben lassen sich Risse der Innenschicht noch in situ zur Darstellung bringen, wenn man nicht eine histologische Untersuchung an Serienschnitten vorzieht. Bei klaffenden Schädelbasisbrüchen sind gelegentlich beide Karotiden vollständig durchgerissen. Es kommen aber alle Übergänge bis zu einfachen Innenschichtrissen vor. Andererseits hebt KRAULAND hervor, daß man immer wieder erstaunt sei, daß die Schädelgrundbrüche mit Beteiligung des Türkensattels die Aa. carotides ohne größere Schäden geblieben sind. Es ist zu beachten, daß vollständige Ein- oder Abrisse des Gefäßrohres klaffend verbleiben, da die Gefäßwand durch die Bindegewebsstränge im Sinus cavernosus fixiert ist, so daß für den Blutstrom freie Bahn in den Sinus cavernosus, und, wenn dessen Wand im Verlauf von Schädelbrüchen gerissen ist, in die Nebenhöhlen besteht. Bei schweren Fällen führt der Blutverlust durch Nase, Mund und Ohren in kurzer Zeit zum Tode. *Spärliche Totenflecke und hochgradige Blässe der Haut der Leiche* weisen darauf hin, daß *Verblutung die unmittelbare Todesursache* gewesen ist (MAXEINER 1925).

Gleichzeitig kommt es häufig auch zu einer *ausgedehnten Bluteinatmung*, so daß man gelegentlich geradezu von „*Ertrinken im eigenen Blut*" sprechen kann (CAMERER 1943). In seltenen Fällen findet sich auch in den *Magen verschlucktes Blut* (WALCHER 1933).

Bei Leichenöffnungen wird im allgemeinen eine makroskopische Beschreibung der traumatischen Schäden der A. carotis int. gegeben. Histologische Untersuchungen bilden die Ausnahme. Es liegen jedoch ausführliche und gediegene histologische Untersuchungen an Serienschnitten von KRAULAND (1982) vor.

KRAULAND (1982) verwies auf den Umstand, daß, falls die traumatische Hirnschädigung oder der Blutverlust nicht unmittelbar zum Tode führen, Risse der A. carotis int. im Sinus cavernosus offensichtlich leicht durch Gerinnsel abgedichtet werden, begünstigt durch den begleitenden Venenplexus und durch die Kammern des Sinus. Als Beispiel wird eine Beobachtung von KRAULAND (1982) angeführt.

Ein 20jähriger Mann hatte bei einem Verkehrsunfall eine schwere frontobasale Schädel-Hirn-Verletzung erlitten und war rund 4 h danach infolge des Blutverlustes aus Mund und Nase verstorben. Schräg durch den Türkensattel verlief ein querer Riß durch das Diaphragma sellae, es war aber nicht zu einer nennenswerten subduralen Blutung gekommen. Die *histologische Untersuchung* deckte in beiden Karotiden mehrfache Risse auf, die zum größten Teil auf die Scherwirkung der durch den Türkensattel verlaufenden Sprünge zurückzuführen waren. Außerdem waren auch mehrere kleine Seitenzweige am Ursprung gezerrt worden, alles Zeichen der Verschiebung im Augenblick der Gewalteinwirkung. Die kleineren Risse waren durch Thrombozythengerinnsel fast völlig abgedichtet, während sich bei den größeren im Sinus cavernosus aneurysmaähnliche Gerinnsel gebildet hatten. Bezeichnenderweise war bei den größeren Rissen an den Rändern die Kernfärbbarkeit der Media verloren gegangen.

XLVI. Traumatische zerebrale Venen- und Sinusthrombosen

1. Historisches

Die ersten Beschreibungen von Thrombosen der Hirnvenen stammen von Giovanni Battista MORGAGNI (1761) sowie John Hughlings JACKSON; in beiden Beobachtungen handelte es sich um puerperale Thrombosen. LEBERT konnte 1856 bereits auf 18 eigene Beobachtungen zurückgreifen und hob die Bedeutung veränderter Blutgerinnung und prädisponierender Krankheiten für die Entstehung hervor. Er beschrieb neben posttraumatischen, auch otogene und spontane Thrombosen.

Experimentelle Untersuchungen gehen auf FERRARI (1882) zurück, der nach experimentellem Verschluß einzelner und auch sämtlicher Sinus des Hundes keine Ausfallserscheinungen nachweisen konnte. A. DÖRR (1902), der Hunden wuchtige Hammerschläge auf den mit einer Lederkappe geschützten Hinterkopf verabfolgte, fand bei 3 von 6 Tieren eine Thrombose des Sinus sagittalis sup. und eines Sinus lateralis. Lediglich 2 Hunde hatten Schädelbrüche. Der Autor zog die richtige Schlußfolgerung, daß Sinusthrombosen auch nach leichteren Gewalteinwirkungen, wie Schädelprellung und Commotio cerebri, ohne Frakturen auftreten können. Der Autor vermutete eine traumatische Schädigung des Endothels der Sinus.

Die *Thrombose* der *Hirnvenen* und *venösen Sinus* stellt nicht eine eigene selbständige Krankheitseinheit dar, sondern sie ist eine Komplikation zahlreicher

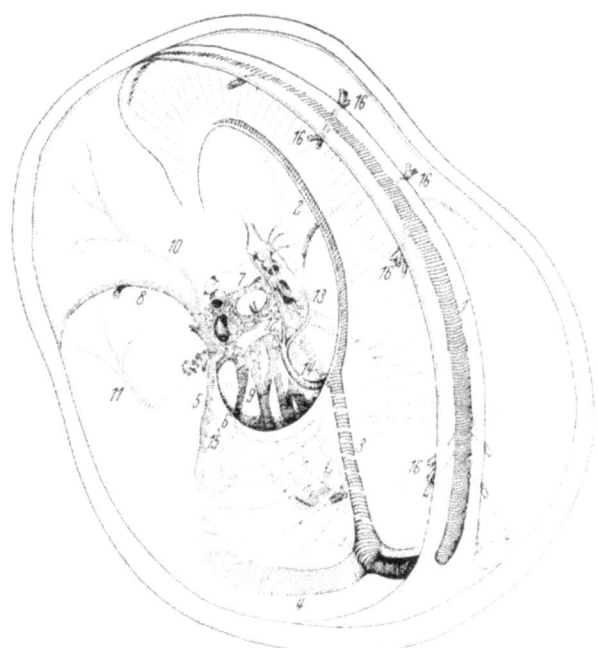

Abb. 77. Schema der intrakraniellen venösen Räume. *1* Sinus sagittalis sup., *2* Sinus sagittalis inf., *3* Sinus rectus, *4* Sinus transversus, *5* Sinus petrosus sup., *6* Sinus petrosus inf., *7* Sinus cavernosus, *8* Sinus sphenoparietalis, *9* Plexus basialis, *10* V. ophthalmica, *11* V. meningea med., *12* V. cerebri int., *13* V. basalis, *14* V. cerebri magna, *15* V. petrosa, *16* Vv. ascententes cerebrales. (Aus GÄNSHIRT 1983)

anderer auch nichtzerebraler Prozesse. Die Thrombose schränkt den Blutabfluß aus dem Schädelinnern ein (Abb. 77). Die Folge sind Mängel bei der Sauerstoff- und Nährstoffversorgung, Permeabilitätsstörungen und Erweichungen, die meistens hämorrhagischer Natur sind. Intrakranielle Drucksteigerungen sind fast immer vorhanden.

Die *septischen*, auch *sekundären Thrombosen* sind die *Folge* von *entzündlichen Prozessen*. Uns interessieren hier im wesentlichen die *traumatisch bedingten*. Die Pathogenese von 91 Fällen intrakranieller venöser Thrombosen ist in der folgenden Abb. 78 dargestellt. Gewalteinwirkungen gegen den Kopf stehen im Hinblick auf ihre Häufigkeit an 3. Stelle.

2. Lokalisation und klinische Symptomatik

Die *klinische Symptomatik* hängt natürlich sehr von der Lokalisation der Thrombosen ab.

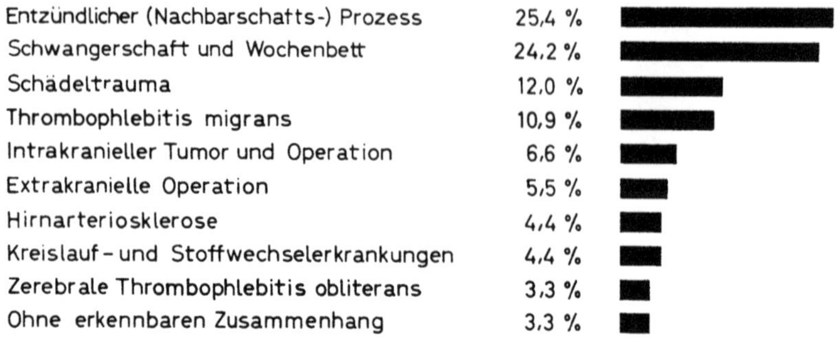

Entzündlicher (Nachbarschafts-) Prozess	25,4 %
Schwangerschaft und Wochenbett	24,2 %
Schädeltrauma	12,0 %
Thrombophlebitis migrans	10,9 %
Intrakranieller Tumor und Operation	6,6 %
Extrakranielle Operation	5,5 %
Hirnarteriosklerose	4,4 %
Kreislauf- und Stoffwechselerkrankungen	4,4 %
Zerebrale Thrombophlebitis obliterans	3,3 %
Ohne erkennbaren Zusammenhang	3,3 %

Abb. 78. Die Pathogenese bei intrakraniellen venösen Thrombosen: 91 Fälle. (Aus HUHN 1965)

3. Syndrom des Sinus sagittalis superior

a) Historisches

HERSHEY (1895, zit. nach DOYLE 1927) beschrieb die Kasuistik eines 8jährigen Mädchens, das eine Gewalteinwirkung gegen die Vertexregion erlitten hatte; dabei hatte ein dreieckiges Knochenfragment den Sinus sagittalis sup. verletzt.

WHARTON (1901) teilte die Befunde einer Serie von 70 Patienten mit Verletzungen des Sinus sagittalis und anderer Sinus mit. Die meisten dieser Patienten hatten Impressionsfrakturen des Schädels über dem Sinus sagittalis sup. erlitten.

HOLMES u. SARGENT (1915) beschrieben die klinischen Befunde einer Serie von 70 verletzten Soldaten aus dem 1. Weltkrieg. Zunächst lagen schlaffe Paresen vor, die von spastischen gefolgt waren. Bei 20 dieser Patienten waren sämtliche Extremitäten befallen, bei 31 beide Beine und ein Arm und bei 16 nur die unteren Extremitäten. Bei allen Patienten bestanden Zeichen einer intrakraniellen Druckerhöhung. Die Autoren nahmen an ihren Patienten keine operativen Eingriffe vor. Sie berichteten nicht über Autopsiebefunde.

CUSHING (1918) bemerkte zu dieser Studie, daß das Syndrom des Sinus sagittalis sup. auch ohne Thrombose desselben, lediglich durch eine Kontusion des Vertex vorkommen könne. Wir würden heute sagen, daß Verletzungen vom Impressionstyp am Vertex vorliegen.

CAIRNS et al. (1947) fanden bei Autopsien von Soldaten, die ihren Hirnverletzungen im 2. Weltkrieg erlegen waren, bei einem hohen Prozentsatz thrombotische Verschlüsse der venösen Sinus.

b) Symptomatologie bei thrombotischem Verschluß des Sinus sagittalis superior in Abhängigkeit von der Stelle des Verschlusses

Ein *Verschluß* des *Sinus sagittalis sup.* in seinem vorderen Drittel kann völlig symptomlos verlaufen. Ein blander Verschluß des mittleren und hinteren Drittels führt zu Zeichen gesteigerten intrakraniellen Druckes, die sich allerdings über Wochen oder gar Monate entwickeln können. Greift der thrombotische Prozeß auf die kortikalen Hirnvenen über, so können kontralaterale Paresen des Beines auftreten. Ferner können sich hemianopische und aphasische Störungen ausbilden, wie auch eine neurogene Blasenstörung. Greift der Prozeß auf die Brückenvenen über, so liegen weitere Störungen vor, die auf S. 302 beschrieben werden.

4. Syndrom des Sinus transversus

Es können *blande ein-* und auch *doppelseitige Verschlüsse* des *Sinus transversus* ohne jegliche klinische Befunde oder mit spärlichen vorkommen. Schwerere

Krankheitserscheinungen bilden sich erst bei Übergreifen des Prozesses auf den Confluens sinuum oder auf die kortikalen Venen. Bei *Beteiligung* des *Bulbus jugularis* entwickelt sich das *Syndrom* des *Foramen jugulare* (einseitige Lähmung der Hirnnerven IX, X und XI), Anschwellen der Weichteile am hinteren Rand des Mastoid *(Griesinger-Zeichen)* und Schmerzhaftigkeit der V. jugularis am Hals. Kommt es zu einer Beteiligung der Venen der Hirnoberfläche, so treten Krampfanfälle und eine brachialbetonte Hemiparese auf, und bei Kranken, bei denen die dominante Hirnhemisphäre betroffen ist, auch eine Aphasie.

5. Syndrom des Sinus cavernosus

Die *Thrombose* des *Sinus cavernosus* ist meist septisch. Entzündliche Prozesse greifen von Nasen- und Oberlippenfurunkeln via V. angularis auf die Vv. ophthalmicae über und werden so fortgeleitet. Ebenso können entzündliche Prozesse ihren Ausgang von den Nasennebenhöhlen nehmen. Das *klinische Bild* zeigt eine Protrusio bulbi, Lidödem, Chemosis, Injektionen der Konjunktiva, Papillenödem und/oder Stauungspapille. Die Nerven der Augenmuskeln können das Bild einer kompletten Ophthalmoplegie zeigen. Der 1. und 2. Ast des N. trigeminus, jedoch nicht der 3. Ast, können ausgeschaltet sein. Setzt sich die septische Thrombose in die intrakraniellen Venen fort, so kommt es zu zunehmender Bewußtseinstrübung, Fieberanstieg etc.

6. Syndrom des Sinus sigmoideus

Eine *traumatische Thrombose* des *Sinus sigmoideus* bei Schädelfraktur beschrieb DIXON (1926).

7. Syndrom des thrombotischen Verschlusses kortikaler Venen

Thrombose der *Brückenvenen* führt zu motorischen Mono- oder Paraparesen mit Blasenstörung. Bei Ausdehnung des krankhaften Prozesses in die Parietal- und Okzipitalregion bestehen beinbetonte Hemi- oder Tetraparesen, zu denen aphasische und hemianoptische Störungen hinzutreten können. Die *Herdausfälle können alternieren*, die *Lähmungen können die Seiten wechseln („hémiplégie à bascule")*.

8. Syndrom des thrombotischen Verschlusses der V. cerebri posterior

Beim *Syndrom* des *thrombotischen Verschlusses* der *V. cerebri post.* treten Sehstörungen, Photopsien und Gesichtsfeldausfälle auf. Die V. cerebri post. begleitet die gleichbenannte Arterie. Kommt es zu einem Übergreifen des thrombotischen Prozesses auf die Venen des Kleinhirnmantels, so tritt eine zerebelläre Symptomatik hinzu.

9. Syndrom des thrombotischen Verschlusses der inneren Hirnvenen

Der *thrombotische Verschluß* der *inneren Hirnvenen* hat Infarzierungen im Bereich der Stammganglien zur Folge. Die gelähmten Beine zeigen eine rigorartige

Steigerung des Tonus, oft begleitet von Trismus und Hypersalivation, Streckkrämpfen und Bewußtseinstrübungen.

In der Literatur wurde hervorgehoben, daß jeweils Thrombosen der Sinus und solche der Hirnvenen gemeinsam aufgefunden wurden (BAGLEY 1923; HIRSCH 1938; MARTIN 1944, 1955; CARRIE u. JAFFE 1954; LECHINSKY 1959; HENSELL 1961).

10. Häufigkeit

Die *traumatisch ausgelösten Venenthrombosen* stehen in KRÜCKES Material an dritter Stelle. Zu den häufigsten Grundkrankheiten gehören metastasierende Karzinome (mit oder ohne ZNS-Metastasen) sowie Hirntumoren. An zweiter Stelle findet sich die Kombination von Arteriosklerose und Hypertonie mit venösen Thrombosen. Außerdem können sich iatrogene Hirnvenenthrombosen während der Therapie mit Antikoagulantien und Fibrinolytica entwickeln, *die makroskopisch das Bild einer Massenblutung vortäuschen können!*

Von 36 Gehirnen, die HUHN (1965) neuropathologisch untersuchte, war in 24 Fällen (⅔) der Sinus sagittalis sup. am häufigsten thrombosiert. Lediglich in einem Fall war der Längsblutleiter allein verschlossen. In 5 weiteren Fällen von isolierter Längssinusthrombose waren von den Hirnvenen zumindest die Piavenen und Brückenvenen am Prozeß beteiligt. Die Thrombosierung betraf in 19 Fällen auch die seitlichen Sinus, davon in 14 Fällen beide Seiten. Viermal waren die lateralen Sinus isoliert thrombosiert. Der Verschluß der übrigen Blutsinus (Sinus sagittalis inf., Sinus petrosus und Sinus rectus) war selten. Mit Ausnahme einer eitrigen Thrombose war der Sinus cavernosus immer gemeinsam mit anderen Sinus sowie zerebralen Venen thrombosiert. Eine isolierte nichteitrige Thrombose des Sinus cavernosus kommt demnach nach Ansicht von HUHN, der auch in der Literatur keinen überzeugenden Fall fand, nicht vor.

Unter den zerebralen Venen fand HUHN (1965) die Venen der Konvexität in 34 Fällen als häufigsten Sitz der Thrombose. In lediglich 3 dieser Fälle zeigten sich die Venen allein über einer Hemisphäre verschlossen. Von 31 Fällen mit beidseitiger Thrombosierung der Konvexitätsvenen war die Verteilung in 16 Fällen trotz erheblicher Ausdehnung des Prozesses deutlich asymmetrisch. In 7 Fällen waren die oberflächlichen Rindenvenen ohne Beteiligung von Sinus thrombosiert. Die *V. cerebri magna* zeigte sich 7mal gemeinsam mit Venen der Konvexität und Abschnitten der großen Blutleiter verschlossen. Der *primäre Ort der Thrombosierung* ist häufig nicht mehr festzustellen, worauf HUHN (1965) erneut hinwies.

11. Thrombotische Verschlüsse nach offenen Schädel-Hirn-Verletzungen

Bei *offenen Schädel-Hirn-Verletzungen* kann jeder der *Sinus beteiligt* sein. Bei *geschlossenen Schädel-Hirn-Verletzungen* sind im *allgemeinen* der *Sinus sagittalis sup.* und der *Sinus lateralis* betroffen. Risse der letztgenannten Gruppe treten wohl kaum ohne Schädelbrüche auf, sieht man von den Geburtstraumen ab.

Impressionsfrakturen des *Schädeldaches* führen oft zu *Verletzungen* der *venösen Sinus*. Folgende Komplikationen sind zu erwarten: (1) *Massive foudroyante Blutungen*, (2) *Gefahr* von *Luftembolie* und (3) *Entwicklung* von *traumatischen Thrombosen* zu einem *späteren Zeitpunkt*.

Massive Blutungen aus diesen Sinusverletzungen stellen lebensbedrohende Komplikationen dar. Eine vollständige Durchtrennung eines Sinus longitudinalis sup. oder Sinus transversus wird durchwegs nicht überlebt (ISFORT 1965).

Setzt sich bei traumatischen Verletzungen des Sinus sagittalis sup. die Blutung in die Schädelhöhle fort, so liegt meist die Kombination einer epiduralen Blutung mit einem akuten raumfordernden subduralen Hämatom vor. Die Blutung kann sich auch in den subarachnoidalen Raum ausdehnen. Die Schädigung des vorderen Drittels des Sinus sagittalis sup. führt zu weniger schweren Ausfällen als die der hinteren ⅔. Ist lediglich das vordere Drittel des Sinus sagittalis sup. betroffen, so können klinische Symptome durchaus fehlen, da die Drainagevenen der Frontallappen gewöhnlich zunächst nach rückwärts verlaufen, ehe sie in Höhe der Zentralregion in den Sinus einmünden. Thrombose innerhalb der hinteren ⅔ des Sinus sagittalis sup. führt zu hämorrhagischen Nekrosen in Hirnrinde und weißer Substanz entlang der Mantelkante in beiden Großhirnhemisphären.

Thrombose des *Sinus lateralis* führt zu ähnlichen Gewebsalterationen im Schläfenlappen und/oder Hirnödem mit gesteigertem Hirndruck.

Aus dem 1. Weltkrieg berichteten HOLMES u. SARGENT (1915) über 70 Beobachtungen von traumatischen Sinusthrombosen, vgl. auch S. 296. Die einwirkende Gewalt hatte meist den Schädel tangential getroffen, und dabei Impressionsfrakturen verursacht. In einigen Fällen bestanden feine Fissuren der Tabula int. auf der Schädelhöhe, die zu Einrissen der Sinuswand geführt hatten. Nach Ansicht von HOLMES u. SARGENT spielen die durch den Sinus ziehenden Trabekel eine bedeutende Rolle für die Entstehung von Gerinnungsthromben. BROWDER (1949) berichtete über ähnliche Erfahrungen aus dem 2. Weltkrieg.

Eine Zusammenstellung der Wunden der Sinus der Dura mater aus dem Koreakonflikt zeigt Abb. 79.

HUHN berichtete 1965 über eine Gruppe von 4 Patienten, bei denen die venösen Thrombosen nach Zerreißung der Gefäßwände auftraten (Tabelle 37). Drei der Patienten hatten einen Verkehrsunfall erlitten, bei einem Neugeborenen folgte die Thrombosierung einem Riß der V. terminalis.

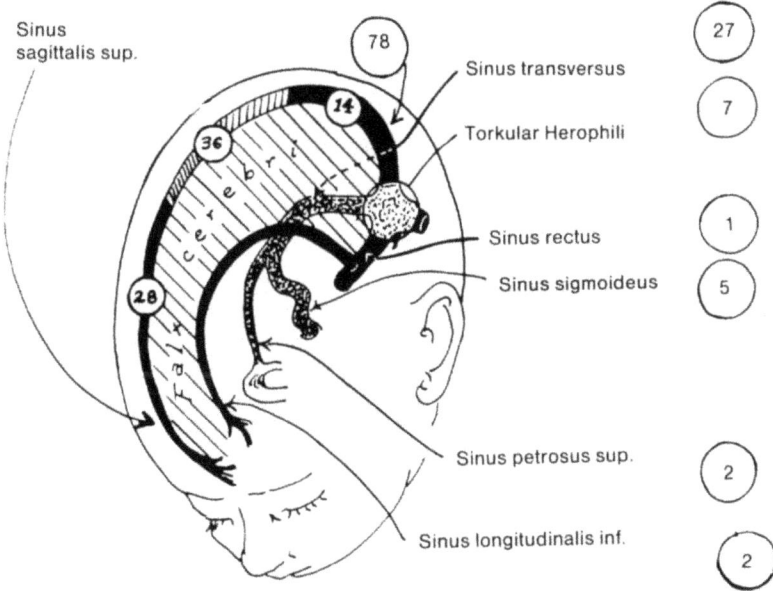

Abb. 79. Wunden der Sinus der Dura mater, US Army, Korea, die Zahlen zeigen die Anzahl von Fällen von September 1950 bis August 1952. (Aus MEIROWSKY 1953)

Tabelle 37. Zerebrale Phlebothrombosen nach offenen Verletzungen der Sinus und Hirnvenen. (Aus HUHN 1965)

Nr.	Name	Alter	Grundprozeß	Intervall	Psychische Störungen	Anfälle	Neurologische Symptome	Fundus	Liquor	Phlebogramm	Verlauf
78	Are.	76 ♂	Schädelfraktur mit Zerreißung des Sinus sigmoideus li.	½ Tg.	Initial nur 5 min bewußtlos, nach Intervall wieder bewußtseinsgetrübt	general.	Babinski bds.	o. B.	Blutig	+++	3. Tag †
79	Rei.	76 ♂	Schädelfraktur temporookzipital	1 Wo.	Verwirrt, zunehmend bewußtseinsgetrübt		Okulomotoriusparese, Hemiparese	o. B.	Blutig (Contusio!)		4. Tag †
80	Dor.	53 ♂	Schädelfraktur, Zerreißung des Sinus sag. sup.	2 Tg.	Initial 1 h bewußtlos, nach Intervall zunehmend bewußtseinsgetrübt	fokal	Anisokorie, Okulomotoriusparese, geringe Hemiparese	o. B.	Blutig		9. Tag †
81	Sch.	8 Tg. ♀	Geburtstrauma, Riß der V. terminalis li.	3 Tg.	Zunehmend bewußtseinsgetrübt.	general.	Abduzensparese	o. B.	Blutig		6. Tag †

Bei einem 76 Jahre alten rüstigen Patienten, der 2 Tage vor der Aufnahme als Fußgänger angefahren worden war, bei dem eine Bewußtlosigkeit von einigen Minuten mit anschließender Benommenheit und Desorientiertheit vorgelegen hatte, trat nach einem freien Intervall von mehreren Stunden erneut Bewußtseinstrübung auf. Die *Röntgenaufnahmen* ließen klaffende Frakturspalten in beiden Felsenbeinen erkennen. Der Patient *verstarb* 80 h nach dem Unfall. Es fand sich bei der *Autopsie* ein Einriß des Sinus sigmoideus mit einer ausgedehnten Sinus- und Hirnvenenthrombose. Die Thrombosierung hatte sich vom Sinus sigmoideus ausgehend sehr rasch in die beiderseitigen Venen fortgesetzt, und es entwickelten sich ausgedehnte subdurale und subarachnoidale Blutungen.

Auf einen weiteren Mechanismus wies HUHN erneut hin, nämlich Thrombosierung von Pia- oder Brückenvenen als Folge von Impressionsfrakturen.

Bei einem 52 Jahre alten Patienten waren – wie sich bei der Operation, die unter dem Eindruck eines intrazerebralen Hämatoms vorgenommen worden war, herausstellte – zwei größere temporale Piavenen in den Frakturspalt eines imprimierten Knochenstückes eingeklemmt worden. Die in dieser Weise verletzten Venen waren innerhalb weniger Stunden thrombosiert. Die Thrombose griff dann offenbar in den unverletzten Sinus sagittalis sup., ferner in den Sinus lateralis über. Der Patient verstarb 28 Tage nach dem Unfall.

12. Thrombotische Verschlüsse nach gedeckten Schädel-Hirn-Verletzungen ohne Knochenverletzung

Mitteilungen über *Verletzungen des Sinus sagittalis* nach *nichtpenetrierenden geschlossenen Verletzungen* wurden von BAGLEY (1934), CARRIE u. JAFFÉ (1954), MARTIN (1955) sowie HESSELBROCK et al. (1985) veröffentlicht. Diese Verletzungen führen zu thrombotischen Verschlüssen des Sinus sagittalis sup., sie sind selten.
Nachstehend folgen einige Kasuistiken:

A. DÖRR hatte bereits 1902 zeigen können, daß Intimarisse an Venen ohne Frakturen entstehen können. Anscheinend führt die Druckeinwirkung oder Überdehnung allein zu Intimarissen, die zu Thrombusbildung Anlaß geben.
BAGLEY (1934) berichtete über einen thrombotischen Verschluß des Sinus sagittalis sup. ohne Vorliegen einer penetrierenden Verletzung und ohne Schädelfraktur.
Der 9jährige Junge war bei einem PKW-Unfall verletzt worden. Er war sofort bewußtlos und hatte generalisierte zerebrale Krampfanfälle. Der Patient starb am 10. Tag nach dem Unfall. Die *Autopsie* ergab eine Erweiterung der Venen, die in den Sinus sagittalis sup. führten und einen thrombotischen Verschluß des Sinus vom Torkular nach hinten etwa ⅔ seines Lumens einnehmend. Es lag keine Schädelfraktur vor. Es bestanden frühe Organisationsvorgänge im Thrombus.

CARRIE u. JAFFÉ (1954) teilten 2 Fälle von thrombotischem Verschluß des Sinus sagittalis sup. nach einer nichtpenetrierenden Gewalteinwirkung auf den Kopf mit.

Fall 1: Ein 10jähriger Junge wurde von einem PKW angefahren, die Geschwindigkeit des Fahrzeuges betrug etwa 30 Meilen/h. Bei der Aufnahme war er bewußtlos und zyanotisch. Über der linken Frontalregion waren Hautabschürfungen und ein Hämatom im Bereich der linken Maxilla sichtbar. Der zunächst normale neurologische Befund des Patienten verschlechterte sich sehr schnell. Es bestand eine leichte Erweiterung der linken Pupille. Der rechte Arm und das rechte Bein wurden weniger bewegt. Etwa 36 h nach der Aufnahme hatte der Patient weite Pupillen und verstarb, ehe die Vorbereitungen für Bohrlöcher abgeschlossen werden konnten.
Ein fester Thrombus verschloß das Lumen des Sinus sagittalis sup. in dessen ganzer Länge, jedoch war der Confluens sinuum nicht beteiligt.

Die Hirnwindungen waren abgeplattet, es lag eine ausgeprägte Schwellung des Hirnstammes und des Pons vor.

Fall 2: Ein 4jähriger Junge lief in einen PKW und wurde zu Boden gestoßen. Bei der stationären Aufnahme am nächsten Tag war er bewußtlos. Es lag eine ausgeprägte Schwellung der rechten Temporalregion vor. Das rechte Bein zeigte eine spastische Tonuserhöhung, der rechte Arm eine schlaffe Lähmung. *Röntgenaufnahmen des Schädels* zeigten keine Frakturen. Die rechte Pupille war jetzt erweitert und reaktionslos, es bestand eine Cheyne-Stokes-Atmung. Bohrlöcher wurden nach 5 Tagen angelegt ohne Anhalt für epidurale oder subdurale Blutung. Der Patient starb am 7. Tag infolge Atemstillstandes.

Bei der *Autopsie* fanden sich oberflächliche Hautabschürfungen an der Nasenwurzel und über dem rechten Auge.

Es lag eine diffuse subdurale und subarachnoidale Blutung, besonders über der rechten Großhirnhemisphäre vor. Das Hirngewicht betrug 1530 g. Die Hirnwindungen waren abgeflacht. Es bestanden multiple kortikale Kontusionen im Bereich des rechten Okzipitallappens. Nach Zerlegung des Gehirns wurde eine ausgeprägte Schwellung des Hirnstammes und des Pons sichtbar. Der Sinus sagittalis sup. war in seiner gesamten Ausdehnung durch einen der Wandung anhaftenden Thrombus ausgefüllt.

In beiden Fällen lagen schwere stumpfe Gewalteinwirkungen gegen den Kopf vor, die zum Tode führten. Bei beiden Patienten bestanden kleine fleckförmige Blutungen in der Wandung des Sinus. Sie waren am zahlreichsten im superior gelegenen Sinusabschnitt und waren die Folge von Rupturen von Sinusoiden, die die Fortsetzung der Brückenvenen darstellen. In vielen Bereichen hatten diese kleinen Blutungen das Lumen des Sinus eingeengt und Läsionen der Endothelschicht verursacht.

Böhler u. Streli (1958) konnten in einem Jahr in einem Unfallkrankenhaus unter 304 Schädelfrakturen 34mal (14%) okzipital-temporale Nahsprengungen nachweisen. Bei 3 dieser Patienten kam es zu tödlich ausgehenden Sinusthrombosen.

Bei 7 von 11 mitgeteilten Beobachtungen von Huhn (1965) war eine Schädelfraktur nicht nachzuweisen, ebenso fehlte ein Hinweis auf eine sog. Hirnkontusion (Tabelle 38). Viermal hatte lediglich eine Schädelprellung stattgefunden. Bei 3 Patienten hatte es sich um leichte bis mittelschwere Gehirnerschütterungen gehandelt. Die Richtung der einwirkenden Gewalt richtete sich immer gegen die Seite der Schädelkonvexität. Huhn hob hervor, daß die Tatsache, daß es bei den anatomisch untersuchten Fällen nicht gelang, größere Schäden der duralen Blutleiter oder der Venenscheiden nachzuweisen, an der Untersuchungstechnik gelegen haben könne.

13. Pathomorphologie

Neuere Arbeiten, die sich mit *neuropathologischen Veränderungen* befassen, stammen von Huhn (1957, 1961, 1965), Courville (1958), Escola (1962), Noetzel u. Jerusalem (1965), Krücke (1971) sowie Kalbag (1976).

Die Gewebeschäden erstrecken sich über größere Areale beider Großhirnhemisphären, je nach der Ausdehnung der Venenthrombosen. Obwohl die gesamte Großhirnrinde beteiligt sein kann, fanden sich die ausgeprägtesten Schäden parasagittal, besonders bifrontal.

In dem Material von Huhn fand sich eine abnehmende Häufigkeit der Ausbreitung der Gewebeschäden an der parietotemporalen, parietofrontalen und parietookzipitalen Konvexität.

Tabelle 38. Zerebrale Phlebothrombosen nach gedeckten Schädeltraumen (ohne Fraktur). (Aus HUHN 1965)

Nr.	Name	Alter	Grundprozeß	Intervall	Psychische Störungen	Anfälle	Neurologische Symptome	Fundus	Liquor	Phlebogramm	Verlauf
82	Lie.	51 ♂	Schädelprellung	5 h	Wechselnd bewußtseinsgetrübt	General.	Hemiparese	StP bds.	blutig	+++	42. Tag†
83	Dro.	45 ♀	Schädelprellung	3 Tg.	Depressives Durchgangssyndrom, später bewußtseinsgetrübt	Myoklonien	Deviation conjuguée	o. B.	Ery.		41. Tag†
84	Wis.	52 ♀	Schädelprellung im epil. Anfall		Bewußtlos	Fokal	Hemiparese	o. B.	Ery.	o. B.	3. Tag†
85	Pra.	40 ♀	Schädelprellung u. leichte Commotio	5 h	Bewußtseinsgetrübt	Fokal	Hemiparese	?	?	+++	6 Wochen, nach 9 Jahren Hemiparese. Wesensänderung epil. Anfälle
86	Gen.	30 ♀	Scheitelplatzwunde	1 Tg.	Bewußtseinsgetrübt	Fokal	Hemiparese	StP bds.			2 Wochen, nach 5 Jahren epil. Anfälle
87	Cou.	41 ♂	Schädelprellung, Commotio	3 Tg.	Delirant	Fokal bds.	Hemiparese, Tetraspastik	o. B.	o. B.	+++	6 Wochen, nach 7 Jahren Kopfschmerzen, Hemiparese
88	Gro.	27 ♂	Schädelprellung im epil. Anfall	1 Tg.	Bewußtseinsgetrübt		Anisokorie, Babinski bds.	Papillen unschärfe		+++	6 Wochen. geheilt

Es ist HUHN durchaus zuzustimmen, wenn er ausführt, daß der Mantelkantenbereich in einem Teil der Fälle relativ verschont sein kann. Offenbar vermag ein Kollateralkreislauf über den Sinus rectus, sowie ein solcher über innere Hirnvenen ein Verschontbleiben mantelkantennaher Abschnitte zu bewirken.

Für Ausbreitung und Ausmaß der Gewebeschäden ist nicht so sehr der Abschnitt des thrombosierten Sinus entscheidend, als vielmehr Verlauf und Befallensein der beteiligten Hirnvenen. In leichteren Fällen ist lediglich das Rindenband befallen, das das Bild einer hämorrhagischen Infarzierung zeigt. Bei schweren Fällen dehnen sich diese hämorrhagischen Infarzierungen über das subkortikale Marklager bis ins tiefe Großhirnmarklager aus. In dem Beobachtungsgut von HUHN waren neunmal Abschnitte der Stammganglien (Nucleus caudatus, Capsula int.) und das Centrum semiovale einbezogen, jedoch waren in zwei dieser Fälle die V. cerebri magna und deren Zuflüsse frei.

Der *Thrombus* im *Sinus* ist je nach seinem *Alter* im *akuten Stadium* rotbraun bis rotgrau, locker und geschichtet, und im *chronischen Stadium* fest, graurot, organisiert und mit der Sinuswandung fixiert. Die Wandung des Sinus zeigt in Abhängigkeit vom Alter des Prozesses eine entzündliche Reaktion, vgl. hierzu jedoch KRÜCKE (1971).

Die entsprechenden *topographischen* und *venösen Verteilungsmuster* wurden von NOETZEL u. JERUSALEM (1956) anhand ihrer Befunde dargestellt, auf die ich verweise.

KRÜCKE fand im eigenen Material keinerlei entzündliche Veränderungen an der Innenwand der Sinus oder Venen; die klinische Diagnose Thrombophlebitis oder Thrombophlebitis migrans findet also in den pathologisch-anatomischen Befunden keine Stütze. Im *histologischen Bild* überrascht immer wieder der Kontrast zwischen den makroskopischen Befunden einer obturierenden Thrombose und der Seltenheit von Thromben, die das Lumen vollständig ausfüllen. Meist sind weite Räume ausgespart, und der Thrombus kann bei der Organisation reich an neugebildeten sinusartigen Gefäßen sein. *Spätstadien* sind bei *Erwachsenen* selten, im Gegensatz zu den Befunden im Kindesalter, über die HALLERVORDEN (1939) berichtete. Dieser Autor sah in der *Porenzephalopathie des Markes* einen Spätschaden durch Thrombose der inneren Hirnvenen, und in der *lobulären Ulegyrie* (hauptsächlich in der Rinde) einen Spätschaden durch Thrombose des Sinus sagittalis sup. und der Hirnvenen der Konvexität.

Die venösen Blutungen im Hirnstamm, die ohne Beteiligung der Sinus oder Hirnvenen vorkommen und Folgen eines gesteigerten Schädelinnendruckes sind, werden auf S. 381 behandelt. Die Alterationen in den Okzipitallappen nach venöser Kompression, sog. hämorrhagische Infarkte, wurden auf S. 391 besprochen.

Bei venöser Thrombose spielt weniger die Oligämie als die Stauung im venösen Bereich die entscheidende Rolle; die morphologischen Veränderungen (Abgesehen von den Blutungen) sind daher das Ergebnis der Ödemfolgen, nicht so sehr des Sauerstoffmangels. Die Funktion der Bluthirnschranke ist sehr stark gestört, mit massivem Durchtritt von zelligen Blutbestandteilen und Plasma. *Diese zunächst diapedetischen Blutungen können nach dem Konfluieren makroskopisch das Bild einer Massenblutung vortäuschen.* In Einzelfällen können die Blutungen auch in den Subarachnoidalraum und in das Ventrikelsystem einbrechen. In der Regel gelingt die Abgrenzung mit Hilfe der histologischen Untersuchung. Sie zeigt im ersten Stadium der Blutung und Nekrosen, daß es sich bei den „Massenblutungen" um diapedetische Blutungen handelt, die intaktes Gewebe regelrecht durchsetzen. Dies ist im Gegensatz zu den verdrängenden Blutungen bei arterieller Ruptur, die eine völlige Zerstörung des Gewebezusammenhanges nach sich ziehen. Auch die topographische Ausbreitung, den venösen Drainagesystemen folgend, kann ein wertvolles Unterscheidungsmerkmal gegenüber arteriell bedingten Läsionen darstellen. Doppelseitige symmetrische Veränderungen in Rinde und Mark sprechen im allgemeinen für die Folge venöser Thrombosen. Nach KRÜCKE beruhen ausgesprochene ischämische Gewebeschäden auf anderen pathogenetischen Faktoren, die von der Thrombose unabhängig oder von ihr ausgelöst, als unspezifisch anzusehen sind (vgl. auch MEESSEN u. STOCHDORPH 1957). Unter den Beobachtungen von KRÜCKE hatte kein Patient die ausgedehnten Blutungen der großen Infarkte überlebt, so daß sich für die histopathologische Auswertung der Befunde im zweiten oder Resorptionsstadium nur mittelgroße und kleine Herde fanden. KRÜCKE verweist auf die höhere Mortalität bei den großen Infarkten durch Venen- und Sinusthrombose, die auf der meist größeren Ausdehnung der Herde, den rezidivierenden Blutungen und den erheblichen Permeabilitätsstörungen beruhen. Während sich bei der anämischen und hämorrhagischen Erweichung ein großer Teil der Gefäße von der anoxischen Schädigung erholt, gehen bei der nekrotisierenden Läsion im venösen Blutungs- und Nekroseherd die Gefäße vollständig zugrunde, und die Resorption kann nur vom Rande her erfolgen. Damit findet sich eine ausgeprägte Demarkationszone mit zahlreichen Fettkörnchenzellen, teilweise mit Blutpigment, um den Herd herum. In der Umgebung schließen sich an diesen relativ gut abgrenzbaren Bereich zahlreiche kleinere Blutungs- und Erweichungsherde verschiedenen Alters an, die sich demgemäß in verschiedenen Stadien der Resorption befinden und eine scharfe Demarkation vermissen lassen.

Das *dritte* oder *Endstadium* der *Narben- und Zystenbildung* wird bei Erwachsenen nur selten gesehen, ist aber von den Venenthrombosen im Kindesalter bekannt (HALLERVORDEN 1939; KRÜCKE 1971).

E. Traumatische intrazerebrale und intrazerebelläre Blutungen und Hämatome

I. Einführung

Zu den *traumatischen intrazerebralen* und *intrazerebellären Hämatomen* zähle ich nur die größeren Blutungen aus Arterien und Venen. Die kleineren stecknadelkopf- bis kirschkerngroßen Blutungen werden an anderer Stelle, bei den zentralen traumatischen Großhirnschäden, besprochen. Diese Einteilung ist ohne Zweifel künstlich und hat willkürliche Züge, aber würde ich auch kleinere traumatische Blutungen in diesem Kapitel besprechen, so würde die Darstellung den wirklich größeren Blutungen nicht gerecht werden.

II. Traumatische intrazerebrale Blutungen und Hämatome

Traumatische intrazerebrale Hämatome wurden mitgeteilt von BAILEY (1904), KOLISKO (1911), PARISOT u. MORIN (1923), 2 Fälle, SCHWARZENBACHER (1924), MARTLAND u. BELING (1929), BETTINGER (1933), HARBITZ (1934), GRUNNAGLE (1946), FRIEDMAN (1949), JAMES u. TURNER (1951), FEREY et al. (1952, 1955), PETERS (1955), McLAURIN u. BRIDE (1956), 16 Fälle, GURDJIAN u. WEBSTER (1960), FRIEDMANN et al. (1960), ARSENI u. GRIGOROVICI (1961), SCOVILLE et al. (1961), 7 Fälle, COURVILLE (1962), SAMIY (1962), AFRA u. VIDOVSKY (1963), COOK (1963), DE NUNNO et al. (1964), LARSON u. MITTELPUNKT (1965), KRAUEL (1966), METZEL u. UMBACH (1966), JAMIESON u. YELLAND (1972), GURDJIAN u. THOMAS (1974), JELLINGER (1977), REDING u. LANG (1977), BROWN et al. (1978), BRATZKE u. KRAULAND (1978), KRETSCHMER (1979), 88 Fälle, KRAULAND u. BRATZKE (1980), PARKINSON et al. (1980), FROWEIN u. HAMEL (1980), GUILLERMAIN et al. (1982), 38 Fälle, MACPHERSON et al. (1986).

LEOPOLD (1977) fand in seiner Serie von Obduktionen 60 traumatische intrazerebrale Hämatome, das entspricht 4% der Schädel-Hirn-Verletzungen. Die Größe der intrazerebralen Blutungen reichte von Walnuß- bis Apfelgröße. Von diesen Blutungen lagen 33 (= 36%) temporal, 28 (= 30%) parietal und 24 (= 26%) frontal. Sieben Hämatome lagen okzipital, zwei weitere im Kleinhirnmarklager und 5 in der Pons (Abb. 80, Tabelle 39). Vierunddreißig von 60 Hämatomen hatten sich auf der Seite der Fraktur entwickelt. Diese Hämatome gingen von Kontusionsherden der Großhirnrinde aus.

Multiple traumatische intrazerebrale Hämatome im Großhirnmarklager und in den Stammganglien sind stets mit weiteren traumatischen Schäden des Gehirns, wie sog. Rindenprellungsherde und Blutungen in die umgebenden Häute, wie subarachnoidale Blutungen. Derartige Hirnverletzungen werden im allgemeinen nur kurz überlebt, wie die Beobachtung Abb. 81 zeigt.

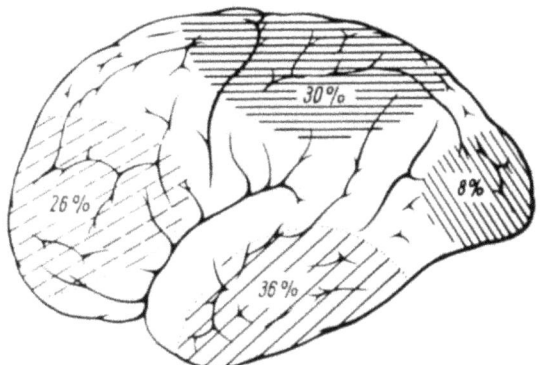

Abb. 80. Lokalisation der nachgewiesenen traumatischen intrazerebralen Hämatome. (Aus LEOPOLD 1977)

Tabelle 39. Lokalisation der intrazerebralen Hämatome. (Aus LEOPOLD 1985)

Hämatomsitz	Anzahl
Frontal	6
Frontotemporal	14
Frontoparietal	3
Temporal	32
Temporoparietal	10
Parietal	30
Parietookzipital	5
Okzipital	9
Zerebellar	5

III. Häufigkeit von traumatischen intrazerebralen Blutungen in der Gesamtgruppe der Patienten mit Schädel-Hirn-Verletzungen

Die *Häufigkeit* von *traumatischen intrazerebralen Blutungen* in der Gesamtgruppe der Patienten mit Schädel-Hirn-Verletzungen wurde in einer repräsentativen Studie, die sich über einen Zeitraum von 4 Jahren erstreckte, im Health Sciences Center der Universität von Manitoba in Winnipeg in Canada durchgeführt.

In der gesamten Gruppe von 4400 stationär behandelten Schädel-Hirn-Verletzten nahmen solche durch Kfz-Verkehrsunfälle etwa 33 % und bei tätlichen Angriffen etwa 27 % ein, mit Alkoholisierung als einem Faktor in beiden Gruppen von mehr als 70 % (Tabelle 40). Die übrigen Verletzungen waren die Folgen von Haushalts- und Sportverletzungen. Etwa ein gleicher Prozentsatz in der Untergruppe der intrazerebralen Hämatome waren das Ergebnis von Kfz-Unfällen, jedoch spielte Alkohol nur in weniger als einem Viertel dieser Unfälle eine Rolle.

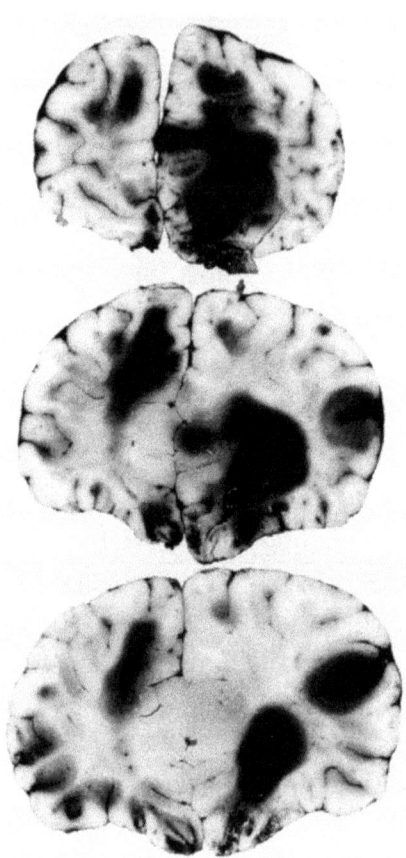

Abb. 81. Mensch. Großhirn. Multiple intrazerebrale Blutungen in beiden Großhirnhemisphären. 72jähriger Patient der bewußtlos im Stall liegend aufgefunden wurde. Monokelhämatom rechts, Wunde an rechter Stirn, Schwellung im Bereich des rechten Scheitelbeines, seit 2 Jahren Ohnmachtanfälle. Bis zum Tode bewußtlos, 8 Tage überlebt. Schädeltrepanation, keine wesentlichen Blutungen. Makrofoto. (Sammlung MPI für Psychiatrie, München)

Stürze von nicht mehr als Körpergröße im Stehen waren die Ursache für nahezu 2/3 der Fälle in der Untergruppe von intrazerebralen Hämatomen, wobei Alkoholisierung in etwa der Hälfte dieser Fälle eine Rolle spielte.

IV. Geschlechtsverteilung

Das Verhältnis von männlichen zu weiblichen Patienten in dieser Serie mit traumatischen intrazerebralen Hämatomen betrug 3:1, verglichen mit nahezu 2:1 in der gesamten Gruppe von Schädel-Hirn-Verletzten (Tabelle 41).

Tabelle 40. Vergleich der Gesamtgruppe von Schädel-Hirn-Verletzten mit der Untergruppe von Patienten mit intrazerebralen Hämatomen. (Aus PARKINSON et al. 1980)

	Kraft- fahrzeug- verkehrs- unfälle	Stürze	Tätliche Angriffe	Sport- verletzungen	Andere	Unter Alkohol- einfluß[a]
Aufgenommene Schädel-Hirn- Verletzungen	33%	30%	27%	7%	3%	60%
Intrazerebrale Hämatome	34%	60%	5%	–	–	35%

[a] Alkoholeinfluß war ein Faktor bei 70% der Kfz-Unfälle der gesamten Gruppe von Schädel-Hirn-Verletzten, bei weniger als 25% in der Untergruppe mit intrazerebralen Blutungen, und bei nahezu 50% der Stürze in der Untergruppe mit intrazerebralen Hämatomen ($p > 0.05$).

Tabelle 41. Serie von Schädel-Hirn-Verletzten, die in einem Zeitraum von 4 Jahren im Health Sciences Center der Universität von Manitoba, Winnipeg, Canada, behandelt wurden, sowie die Untergruppe von intrazerebralen Hämatomen. (Aus PARKINSON et al. 1980)

	Zahl	Durchschnitts- alter	Mann : Frau	Extrazerebrale Hämatome
Aufgenommene Schädel-Hirn- Verletzungen	4400	30–40	2:1	177
Intrazerebrale Hämatome	70	56	3:1	27

V. Traumatische intrazerebrale Hämatome nach penetrierenden und geschlossenen Schädel-Hirn-Verletzungen

Lage und Ausdehnung von 27 autoptisch erfaßten traumatischen intrazerebralen Hämatomen gibt Abb. 82 wider.

Traumatische intrazerebrale Hämatome werden nach *penetrierenden* und *geschlossenen Hirnverletzungen* gefunden.

Bei *penetrierenden oder auch perforierenden Hirnverletzungen* finden sich die *traumatischen intrazerebralen Hämatome* oft an der dem Einschuß gegenüberliegenden Seite (MATSON u. WOLKIN 1946). Die Blutungen vermögen sich nicht zu entleeren und führen zu raumfordernden Hämatomen.

Akute und subakute Verlaufsformen

Die *Scheidung* der *posttraumatischen intrazerebralen Hämatome* in *akute* und *subakute Verlaufsformen* (LOEW u. WÜSTNER 1960), mit der Trennungslinie etwa

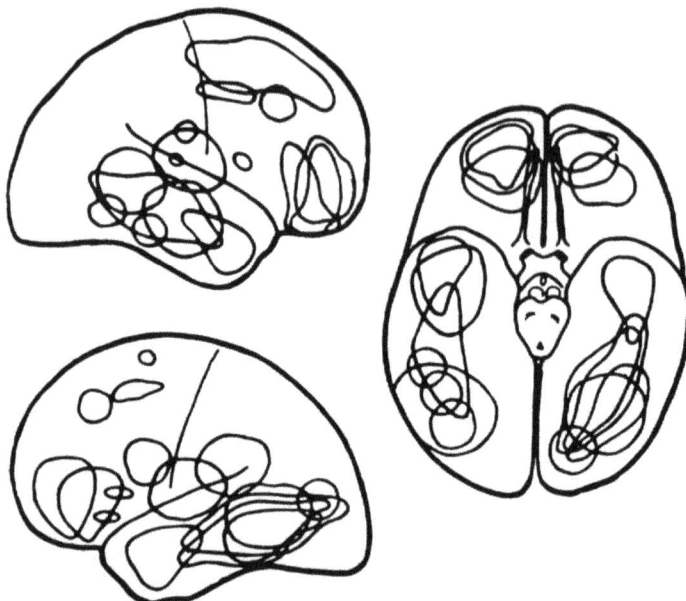

Abb. 82. Lage und Ausdehnung von 27 autoptisch festgestellten traumatischen intrazerebralen Hämatomen. (Aus COURVILLE 1957)

12 h nach dem Unfallereignis, ist aus prognostischen Gründen wertvoll, da die akuten Formen durchwegs nicht überlebt werden.

VI. Einteilung der traumatischen intrazerebralen Blutungen und Hämatome aufgrund ihrer Lokalisation

Die *traumatischen intrazerebralen Hämatome* lassen sich nach ihrer *Lokalisation* in solche (1) der *Großhirnrinde*, (2) des *Marklagers* des *Großhirns* und (3) der *Stammganglien* einteilen.

1. Traumatische Blutungen und Hämatome in der Großhirnrinde

Traumatische Blutungen und Hämatome in der Großhirnrinde sind häufig *Begleitverletzungen* von sog. *Rindenprellungsherden* oder *Quetschungen* der *Hirnoberfläche*. Sie sind im allgemeinen kleinere Blutungen, häufig multipel, und haben nur in wenigen Fällen Kirschkern-, Kirsch- oder Pflaumengröße. So wie sog. *Rindenprellungsherde* auch das subkortikale Marklager einnehmen können, so können auch dort diese Blutungen vorkommen.

Bei sog. Rindenprellungsherden können die kleinen Aa. corticales mitverletzt sein. Es können aber auch die von der Oberfläche des Großhirns in das Marklager ziehenden Aa. medullares beteiligt sein.

Da diese Blutungen Begleitverletzungen von sog. Rindenprellungsherden sind, bestehen keine differentialdiagnostischen Schwierigkeiten, denn es gibt keine spontanen Blutungen mit denen sie verwechselt werden können.

In einigen Fällen von schweren und sehr schweren Schädel-Hirn-Verletzungen können die sog. Rindenprellungsherde mit ihren Begleitverletzungen einen ganzen Hirnlappen einnehmen, besonders häufig sind die Schläfenlappen beteiligt, oft auch beidseitig. Doppelseitige traumatische Hämatome beider Schläfenlappen wurden von BRÜGGER (1963) mitgeteilt. Ich verweise auf die Pathomorphologie der sog. Rindenprellungsherde, bei der dieser Verletzungstyp eingehend besprochen worden ist; vgl. Bd. 13/VI. A, S. 387.

2. Traumatische Blutungen und Hämatome im Marklager des Großhirns

Die *traumatischen Blutungen und Hämatome* im *Marklager* des *Großhirns* können *einzeln* oder *multipel* auftreten. *Multiple traumatische Blutungen* teilten CASASSA (1924) sowie STROOBRANDT et al. (1967) mit. Finden sich andere traumatische Läsionen im Gehirn, so ist ihre Abgrenzung von spontanen Blutungen leicht. SCHWARZACHER (1924), der an die Untersuchungen von KOLISKO (1911) anknüpfte, ist der Meinung, daß es sich bei der Marklagerblutung nicht um eine Hirnruptur, sondern um vielfache Rupturen kleinerer Gefäße an der Stoß- und Gegenstoßprellherden handelt. Man sollte aber auch berücksichtigen, daß Arterien infolge Zugwirkung (Überdehnung oder Zerrung) reißen können und daß dadurch intrazerebrale Blutungen auftreten können. Bei diesem Autor heißt es, daß „bei traumatischen Markblutungen niemals anatomische Veränderungen vermißt werden, die durch die Einwirkung einer stumpfen Gewalt entstanden sind", weiter heißt es „eine Mehrzahl von Blutungsherden wohl immer für ein traumatische Entstehung spricht".

Es bietet sich eine Hilfe, wenn man bei ihrer Beschreibung die Stoßrichtung der einwirkenden Gewalt berücksichtigt. Je nach ihrem Sitz lassen sich die traumatischen Marklagerblutungen nach den Untersuchungen von KRAULAND u. BRATZKE (1980) in *3 Gruppen* einteilen: (a) *Blutungen* im *Bereich* der *Stoßstelle*, (b) *Blutungen* im *Bereich* der *Gegenstoßstelle* und (c) *solche an mehreren Stellen*.

KRAULAND u. BRATZKE (1980) wählten aus dem gerichtsmedizinischen Sektionsgut der letzten 20 Jahre 18 Fälle mit traumatischen Marklagerblutungen aus, deren wesentliche Daten und morphologischen Befunde sie darstellten. Diese Serie ist für den Kliniker insofern wichtig, weil sich interessante Vergleiche mit computertomographischen Befunden ergeben, da die Schnittführung des Gehirns („Flechsig-Schnitt") mit der mittleren Schnittebene des Computertomogrammes vergleichbar ist.

Aus diesen Befunden ergibt sich, daß diese Blutungen in aller Regel von Prellungen und Quetschungen der Hirnrinde ausgehen, sie können – allmählich größer werdend – ausgedehnte Bezirke im Marklager der Stirn-, Scheitel- bzw. Hinterhauptlappen einnehmen und schließlich auch in die Hirnkammern einbrechen. Hervorzuheben ist, da die primäre Schädigung oft an „stummen" Regionen sitzt, daß gelegentlich freie Intervalle vorkommen, so daß die klinische Differentialdiagnose gegenüber den sub- und epiduralen Blutungen zu stellen war (wie in Fall 3, 6, 8, 10 und 15).

Die Einführung der Computertomographie hat nach Ansicht der Autoren hier einen entscheidenden Wandel gebracht, da ohne größeren Aufwand Verlaufskontrollen möglich wurden und zudem durch genaue Lokalisation der Blutungen wichtige Indikationen für ein chirurgisches Eingreifen gestellt werden konnten (Fall 5 und 11).

Die großen bis zur Rinde reichenden Marklagerblutungen sind einer chirurgischen Intervention eher zugänglich, während die traumatischen Verletzungen in den Stammganglien und in deren verbindenden Fasermassen – die nach KRAULAND u. BRATZKE (1980) als primäre Risse im Hirngewebe mit nachfolgender Blutung aufzufassen sind – kaum je erfolgreich angegangen werden können (Fall 3, 6 und 12). Der Erklärungsversuch, die letztgenannten Blutungen aus primären Rissen im Hirngewebe mit nachfolgender Blutung aufzufassen ist zweifellos interessant, muß aber noch durch weitere Befunde gesichert und erhärtet werden.

Die 18 Fälle, über die KRAULAND u. BRATZKE (1980) berichten, wurden in 3 Gruppen eingeteilt, die wichtigsten Daten werden im folgenden zusammenfassend dargestellt (Abb. 83, 84).

Gruppe 1: Blutungen im Bereich von Gegenstoßprellungsherden
(Abb. 83, Fall 1–9)

Fall 1: 20 Jahre, w., *Überlebenszeit:* rund 4 Tage, freies Intervall 2 Tage. *Umstände:* Verkehrsunfall, PKW-Insassin bei Zusammenstoß mit anderem PKW. Zunächst bewußtlos, nach Operation (Milz-Leber-Blasen-Ruptur) zunächst wieder ansprechbar, einfache Fragen wurden beantwortet. Am 2. Tag zunehmende Eintrübung, Krampfneigung, Schocklunge, terminales Nierenversagen. *Befunde:* Schädelfraktur der Schläfe rechts, 5,5 × 2,5 cm große Marklagerblutung Stirnhirn links und Schläfenlappen links, ausgedehnte Rindenprellungen links, basaler Stirnpol. Rechtsverschiebung. Geringe subdurale Blutung, Brückenvenenzerrung. Hirnstamm o. B., Polytraumatisierung.

Fall 2: 30 Jahre, m., Kellner, *Überlebenszeit:* 4 Tage, freies Intervall 2 Tage. *Umstände:* Sturz auf der Straße gegen „Verteilerkasten", alkoholisiert. *Zunächst Krankenhaus*, dann Ausnüchterung (Polizei), dann nach Hause. Einen Tag später „benommen", nach einem weiteren Tag *erneute Krankenhausaufnahme*, dort 2 Tage später gestorben. *Befunde:* Schädelfraktur Hinterhaupt links, Hühnereigroße Marklagerblutung Stirnhirn rechts, Rindenquetschung, Linksverschiebung um 1,5 cm. Hirndruck. Rechtsseitige Trepanation. *Nebenbefunde:* Fettleber, Pankreasfibrose. „Blutungsbereitschaft".

Fall 3: 34 Jahre, m., Arbeiter, *Überlebenszeit:* 9 1/2 Tage, kein freies Intervall. *Umstände:* Am Arbeitsplatz bewußtlos aufgefunden. Sturz? *Befunde:* Schädelfraktur Schläfe rechts. 7 × 4 cm große Marklagerblutung Scheitel links, Rindenprellungen. Rechtsverschiebung um 0,5 cm. Hirndruck. Hirnstamm o. B. Trepanation links, epidurale Blutung rechts, subdurale Blutung links (75 ml). *Nebenbefunde:* Fettleber (3000 g).

Fall 4: 34 Jahre, w., *Überlebenszeit:* 4 Tage, freies Intervall nicht bekannt. *Umstände:* Unklar, wegen angeblicher Tablettenintoxikation *Krankenhauseinlieferung;* weiterer Verlauf nicht bekannt. *Befunde:* Zahlreiche alte Kopfnarben, kein Schädelbruch. Kleinapfelgroße Marklagerblutung Hinterhaupt rechts, Rindenprellungen. Linksverschiebung um 1,5 cm. Ventrikeltamponade. Hirnstammblutung. *Nebenbefunde:* Fettleber. „Blutungsneigung".

Fall 5: 37 Jahre, m., Arbeiter, *Überlebenszeit:* 7 Wochen, freies Intervall 10 Tage. *Umstände:* Nach Wirtshausschlägerei bewußtlos auf der Straße aufgefunden (Sturz?). Im *Krankenhaus* zunächst somnolent, dann delirant. Zunehmende Aufhellung unter dehydrierender Therapie. Nach 11 Tagen wieder bewußtlos. Anisokorie (rechts > links), Trepana-

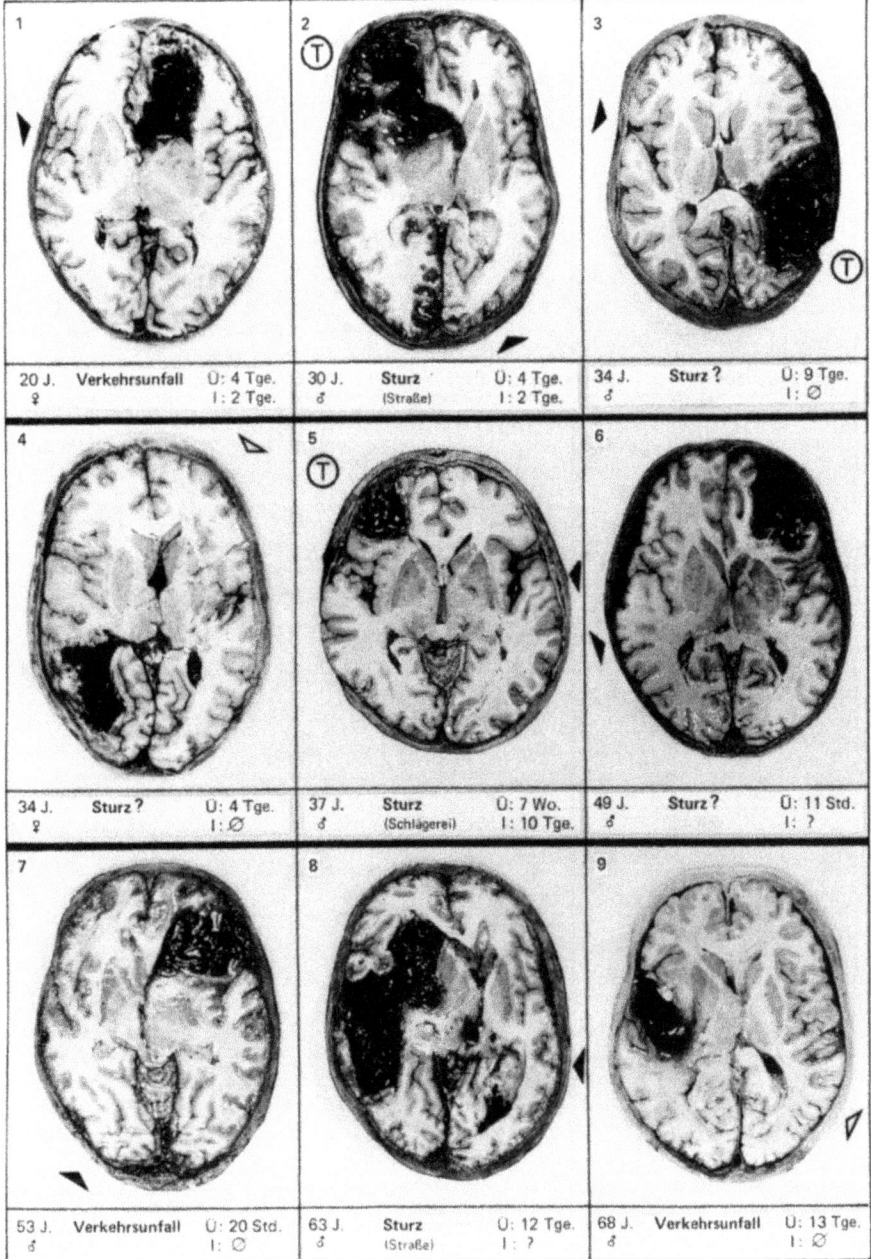

Abb. 83. 9 Fälle mit Marklagerblutungen im Bereich von sog. Gegenstoßprellherden. Richtung der Gewalteinwirkung ▶ Zentrum des Schädelbruchs, ▷ Lage von Wunden, Ⓣ Trepanation, *Ü* Überlebenszeit, *I* freies Intervall, (alle Abb. seitenverkehrt, da obere Hirnhälfte in der Kalotte). (Aus KRAULAND u. BRATZKE 1980)

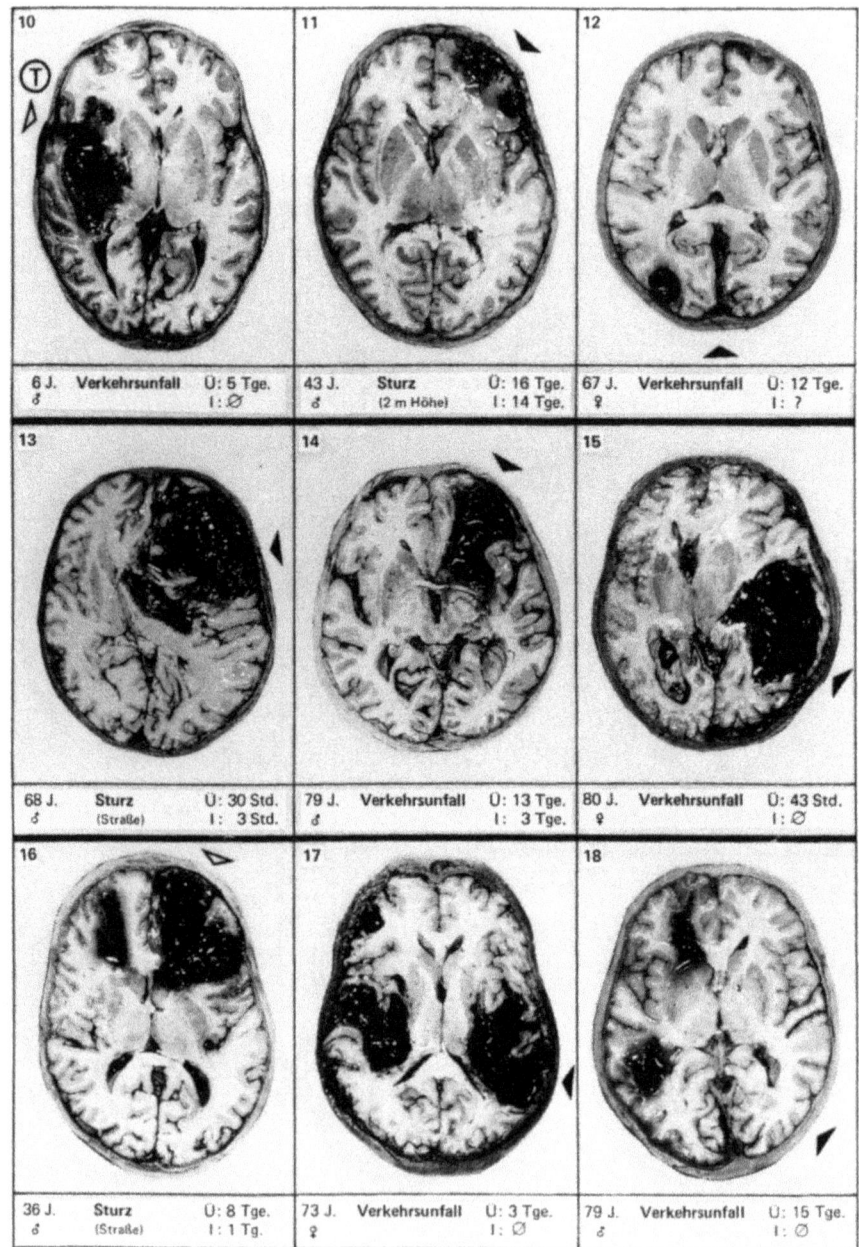

Abb. 84. 6 Fälle mit Marklagerblutungen im Bereich der Anstoßstelle (Fall 10–15), 3 Fälle mit mehreren Marklagerblutungen (Fall 16–18). Richtung der Gewalteinwirkung: ▶ Zentrum des Schädelbruches. ▷ Lage von Wunden, Ⓣ Trepanation, *Ü* Überlebenszeit, *I* freies Intervall (alle Abb. seitenverkehrt, da obere Hirnhälfte in der Kalotte). (Aus KRAULAND u. BRATZKE 1980)

tion rechts; Rindenkontusion mit 2–3 mm dicker subduraler Blutung. Nach 2 Wochen Spontanatmung, nach weiteren 2 Wochen wieder Schmerzreize feststellbar, 7 Wochen nach Trauma „zentraler Tod". *Befunde:* Schädelfraktur Scheitel links. Weitgehend resorbierte 5 × 3 cm große Marklagerblutung Stirnpol rechts. Basaler Prellungsherd Stirnlappen rechts und rechter Schläfenlappen außen. Subdurale Blutungsreste. Hirnstammerweichung. Kleinhirnrindenquetschung links; Pneumonie.

Fall 6: 49 Jahre, m., *Überlebenszeit:* 11 h, fragliches freies Intervall. *Umstände:* Vorgeschichte unklar, im Lokal morgens bewußtlos aufgefunden, „Schaum vor dem Mund". Im *Krankenhaus* Atemlähmung. *Befunde:* Schädelfraktur Scheitel rechts, 4 × 5 cm große Marklagerblutung Stirn links, Prellungsherde. Hirndruck. Rechtsseitige subdurale Blutung. Pneumonie. Blutalkoholbestimmung negativ.

Fall 7: 53 Jahre, m., *Überlebenszeit:* 20 h, kein freies Intervall. *Umstände:* Verkehrsunfall, Sturz auf das Pflaster, alkoholisiert. *Befunde:* Schädelbruch Hinterhaupt rechts, 4,5 × × 3,5 cm große Marklagerblutung Stirn links, Prellungsherde. Hirnstammblutung, Ventrikeltamponade, geringe epidurale Blutung.

Fall 8: 63 Jahre, m., Rentner, *Überlebenszeit:* 12 Tage (?), fragliches freies Intervall. *Umstände:* In Wohnung tot aufgefunden. 12 Tage vorher Sturz auf der Straße, alkoholisiert. „Platzwunde" rechte Augenbraue, im Krankenhaus versorgt. Krampfanfälle bei früherer traumatischer Hirnschädigung. *Befunde:* Frische Fraktur im alten Schädelbruch linke Scheitelseite. Faustgroße Marklagerblutung Stirn- und Scheitellappen rechts, Rindenprellung, Linksverschiebung. Hirnstammblutung, subdurale Blutung rechts (ca. 50 ml). *Nebenbefunde:* Duramembranen linke Schläfenscheitelseite und Stirnpol (BAK 0,58‰).

Fall 9: 68 Jahre, m., Rentner, *Überlebenszeit:* 13 Tage, kein freies Intervall. *Umstände:* Verkehrsunfall (Fußgänger/PKW), im Krankenhaus Beatmung, Kreislauf instabil. Im *EEG* rechtsseitiger Herd. Wegen Transportunfähigkeit keine neurochirurgische Intervention. *Befunde:* Kein Schädelbruch, Lockerung der Kranznaht. Blutunterlaufung und Quetschung der Kopfschwarte Scheitel links, 6 × 2 cm große Marklagerblutung, rechter Schläfenlappen. Rindenprellung, weitere Prellung Hinterhaupt rechts Brückenvenenzerrung. Dünne subdurale Blutung rechts, Balkenblutung, Hirnstamm o.B. *Nebenbefunde:* Zerebralsklerose, Fettleber, Rippen- und Femurfraktur. Pneumonie.

Gruppe 2: Blutungen im Bereich der Anstoßstelle (Abb. 84, Fall 10–15)

Fall 10: 6 Jahre, m., *Überlebenszeit:* 5 Tage, kein freies Intervall. *Umstände:* Verkehrsunfall (rollendes Kind/PKW). *Befunde:* Kein Schädelbruch, Blutunterlaufung Stirnhöcker rechts, Brillenhämatom. Schädeltrepanation rechts. Enteneigroße Marklagerblutung rechts, Stirnscheitellappen im Anschluß an die Trepanationsstelle. Linksverschiebung um 0,5 cm. Hirnstammblutung. Ventrikeltamponade. Reste einer subduralen Blutung an rechter Mantelfläche. Prellungsherde Schläfenpole beiderseits und rechter Stirnpol.

Fall 11: 43 Jahre, m., Lagerverwalter, *Überlebenszeit:* 16 Tage, freies Intervall. *Umstände:* Arbeitsunfall, Sturz aus unklarer Ursache aus 2 m Höhe auf Betonfußboden. Im *Krankenhaus* Schädeloperation, zunehmende Besserung, nach einer Woche gesprochen, volle Orientierung. Nach 2 Wochen plötzlich Verschlechterung. Liquorrhö. Ventrikeldrainage. Verdacht auf Meningitis. Herzstillstand. Atemlähmung. *Befunde:* Stirnhirnquetschung links mit Blutung tief in das Marklager hinein. Operativ versorgte Trümmerfraktur Stirnscheitelbein links, Durarisse im Augenhöhlendach. Hypophysenquetschung. Hirndruck. Beginnende Bronchopneumonie.

Fall 12: 67 Jahre, w., Rentnerin, *Überlebenszeit:* 12 Tage, freies Intervall nicht bekannt. *Umstände:* Verkehrsunfall (Fußgängerin/LKW). *Befunde:* Schädelfraktur Hinterhauptsmitte. Kirschgroße Marklagerblutung, Hinterhaupt rechts. Prellungsherde rechte Stirn- und Schläfenlappen, z.T. bräunlich erweicht. Hirndruck. *Nebenbefunde:* Leberverfettung (2420 g). Pneumonie.

Fall 13: 68 Jahre, m., Rentner, *Überlebenszeit:* 30 h, freies Intervall 3 h. *Umstände:* Hilflose Person auf der Straße, alkoholisiert (Sturz?). Vom *Krankenhaus* aus zunächst Entlassung nach Hause, dort Selbstgespräche geführt, schlafen gegangen; 24 h später nicht erweckbar, *Krankenhausaufnahme. Lumbalpunktion:* Blutiger Liquor. Verdacht auf apoplektischen Insult. Angabe im Leichenschauschein: „Natürlicher Tod". Bei *pathologischer Sektion* Schädelfraktur festgestellt. *Befunde:* Anseziert Leiche. Schädelfraktur, linke Schläfenscheitelseite, Durariß. 7 × 6,5 cm große Marklagerblutung links. Stirnlappen. Prellung links Stirnpol sowie rechts Stirn- und Schläfenlappen. Rechtsverschiebung um 2,5 cm. Zentrale Blutung links; Hirnstammblutung. Ventrikeltamponade. *Nebenbefund:* Leberverfettung. Alkoholbestimmung: Venenblut 0,02‰, Harn 0,01‰, intrazerebrale Blutung 0,52‰. Allgemeine Arteriosklerose. Herzschwielen.

Fall 14: 79 Jahre, m., Rentner, *Überlebenszeit:* 13 Tage, freies Intervall 3 Tage. *Umstände:* Verkehrsunfall (Fußgänger/PKW) Bei *Krankenhauseinlieferung* bewußtlos. Erbrechen, 12 h später ansprechbar, keine Orientierung. Weitere Besserung bis zum 3. Tag, zeitlich und örtlich orientiert. Ab 10. Tag therapieresistente Kreislaufdysregulation (Puls 140, RR 200/90 mm Hg). *Befunde:* Impressionfraktur Stirn rechts, Durariß. Kleinapfelgroße (3 × 4 cm) Marklagerblutung Stirnhirn links. Prellungsherde basale Stirnlappen beiderseits. *Nebenbefunde:* Leberfibrose. Allgemeine Arteriosklerose. Pneumonie.

Fall 15: 80 Jahre, w., Rentnerin, *Überlebenszeit:* 43 h, kein freies Intervall. *Umstände:* Verkehrsunfall (Fußgänger/PKW). *Befunde:* Schädelfraktur linker Scheitelbeinhöcker. Durariß. Handinnenflächengroße Marklagerblutung linker Scheitellappen. Prellungsherde basale Stirnlappen beidseits; Rechtsverschiebung. Ventrikeltamponade. Starker Hirndruck. Rindenquetschung Hinterhaupt links, Kleinhirn links; Sinusriß. Subdurale Blutung links (ca. 50 ml). *Nebenbefund:* Leberzirrhose.

Gruppe 3: Blutungen an mehreren Stellen (Abb. 84, Fall 16–18)

Fall 16: 36 Jahre, m., Kaufmann, *Überlebenszeit:* 8 Tage, freies Intervall ein Tag. *Umstände:* Sturz, alkoholisiert Aufschlag linke Kopfseite, zunächst nur benommen, einen Tag später *Krankenhausaufnahme*, weiterer Verlauf nicht bekannt. *Befunde:* Kein Schädelbruch. Schürfung am linken Augenober- und -unterlid, Blutunterlaufung. Enteneigroße (7 × 5 cm) Marklagerblutung Stirnhirn links, ca. 50 ml. 4 × 0,8 cm große streifenförmige bräunlich-verfärbte Marklagerblutung Stirnhirn rechts; Rechtsverschiebung um 0,5 cm. Erbsgroße zentrale Blutung links (äußere Kapsel), hasennußgroße Brückenhaubenblutung rechts; subdurale Blutung (ca. 20 ml). Hirndruck. *Nebenbefund:* Fettleber (2440 g), Pneumonie.

Fall 17: 73 Jahre, w., Rentnerin, *Überlebenszeit:* 3 Tage, kein freies Intervall. *Umstände:* Verkehrsunfall (Fußgängerin/PKW). *Befunde:* Schädelfraktur linker Scheitelbeinhöcker. Durariß. 5 × 9 cm große Marklagerblutung Scheitel links 5 × 6 cm großer Marklagerblutung Scheitel rechts, Prellungsherde rechts und links, Hirnstamm verzogen, ohne Blutungen. *Nebenbefunde:* Leberzirrhose, Schenkelhalsfraktur links, Fettembolie + +, Pneumonie.

Fall 18: 79 Jahre, m., Kaufmann, *Überlebenszeit:* 15 Tage, kein freies Intervall. *Umstände:* Verkehrsunfall Hinterhaupt links, schlitzförmige Marklagerblutung Stirn rechts, 3 × 2 cm große Marklagerblutung Scheitel rechts; Rindenprellung und -quetschung. Hirndruck. *Nebenbefunde:* Leberfibrose, Rippenfraktur.

a) Auswertung der 18 Fälle von KRAULAND u. BRATZKE

13 Männer, 5 Frauen; *Altersverteilung:* bis 20 Jahre: 2; 21–50 Jahre: 7; über 50 Jahre: 9 Fälle.

Umstände: Verkehrsunfälle (9), Sturz aus der Höhe (1), Sturz auf der Straße (3). In 5 Fällen waren die Umstände unklar, nach den Befunden dürfte es sich aber auch hier um Stürze zu ebener Erde gehandelt haben.

Überlebenszeit: 2mal bis 24 h, 3mal bis 48 h, in 4 Fällen 3–7 Tage, in 6 Fällen 8–14 Tage, 3mal über 2 Wochen. Kürzeste Überlebenszeit 9 h, längste 7 Wochen. In 8 Fällen war ein freies Intervall verzeichnet, es betrug je 2mal bis 24 h, bis 48 h, bis zu 3 Tagen und bis zu einer Woche.

In 4 Fällen (Fall 4, 9, 10, 16) war kein Schädelbruch nachzuweisen. Bei den übrigen lag das Schädelbruchzentrum im Stirnbereich (3mal), im Scheitel-Schläfen-Bereich (7mal) bzw. am Hinterhaupt (4mal). Acht Schädelbrüche lagen an der linken Seite, 5 an der rechten und einer in der Mitte.

Lokalisation der Marklagerblutung: Stirnbereich (12, davon 5 rechts, 7 links), Scheitelbereich (7, davon 4 rechts, 3 links) und Hinterhauptsbereich (2, jeweils rechts). In 3 Fällen waren 2 Blutungen im Marklager vorhanden.

Weitere traumatische Verletzungen am Gehirn: Ventrikeltamponade (5mal), Hirnstammblutung (7mal), zentrale Blutung (2mal), subdurale Blutung (8mal), epidurale Blutung (2mal), Hypophysenquetschung und Balkenquetschung (je einmal). In 10 Fällen war der tödliche Ausgang in erster Linie auf Hirndruck mit Hirnstammblutung und Ventrikeltamponade zu beziehen, in den anderen Fällen letztlich auf eine Bronchopneumonie.

Achtmal war nach der Vorgeschichte eine Alkoholisierung zum Zeitpunkt der Verletzung anzunehmen, Blutalkoholbestimmungen waren angesichts der langen Überlebenszeit in der Regel nicht durchgeführt worden. Im Fall 13 lag die Alkoholkonzentration in der Marklagerblutung bei 0,5‰, während im Venenblut und Harn kein Alkohol nachzuweisen war.

Es zeigten sich häufig Leberveränderungen, wie Fettleber (7mal), Fibrose (2mal), Zirrhose (2mal), in 2 Fällen ist eine Blutungsbereitschaft erwähnt worden. Fortgeschrittene arteriosklerotische Veränderungen waren in 3 Fällen nachzuweisen.

Über den Krankheitsverlauf ist nur in wenigen Fällen etwas Genaueres bekannt geworden, 4mal (Fall 2, 3, 4, 10) wurde eine Trepanation durchgeführt. Im Fall 13 wurde die Marklagerblutung nach dem neurologischen Status diagnostiziert und für einen apoplektischen Insult gehalten. Die Schädelfraktur wurde erst bei der Sektion bemerkt.

Schwerwiegendere Nebenverletzungen waren nur in 4 Fällen festzustellen (Fall 1, 9, 17, 18).

Diese 18 Beobachtungen von KRAULAND u. BRATZKE (1980), bei denen davon auszugehen war, daß eine schwere Schädel-Hirn-Verletzung die unmittelbare Ursache für die Entstehung der Marklagerblutung war, wurden aus dem traumatischen Sektionsgut des Institutes für Rechtsmedizin der FU Berlin ausgewählt. Im Zeitraum von 16 Jahren (1960–1975) kamen bei 9053 Sektionen insgesamt 1163 Schädel-Hirn-Verletzungen zur Sektion, darunter waren 230 Marklagerblutungen. Diese Fälle wurden in einer Dissertation von RUTKOWSKI (1978) nach verschiedenen Gesichtspunkten ausgewertet, wesentliche Ergebnisse dieser Analyse sind in Tabelle 42 zusammengestellt.

Bemerkenswert ist, daß unter diesen 230 Fällen nur ca. 14% als raumbeengend anzusehen waren (über „enteneigroß" = 100 ml), 13% ohne Schädelbruch aufgetreten waren und bei 18 Fällen (7,8%) ein „freies Intervall" beobachtet worden war.

Der Vergleich der 18 Fälle von KRAULAND u. BRATZKE (1980) mit der großen Statistik (vgl. Tabelle 42) zeigt eine gute Angleichung in den wesentlichen Gesichtspunkten, so daß die Beispiele für raumbeengende Marklagerblutungen als repräsentativ angesehen werden können.

Bei den Fällen von KRAULAND u. BRATZKE (1980) gelang der Versuch, die primären Blutungsquellen aufzudecken, vor allem bei den massiven Blutungen,

Tabelle 42. Statistische Auswertung von 230 Marklagerblutungen bei 1163 Schädel-Hirn-Verletzten (1960–1975), Institut für Rechtsmedizin der FU Berlin. (Nach RUTKOWSKI 1978, aus KRAULAND u. BRATZKE 1980)

Geschlecht				
♂ 77%			♀ 23%	
Alter				
bis 10	10–30	31–50	51–70	über 70 J.
2,6%	15,7%	20%	39,1%	22,6%
Umstände				
Verkehrsunf.	Sturz (Straße)	Sturz (Höhe)	Körperverl.	versch. Ang.
58%	22%	4%	4%	12%
Überlebenszeit				
–	bis 60 min	1–24 h	1–7 Tage	1 Woche +>
11,3%	5,2%	23,4%	51,7%	4,4%
Schädelfraktur (n = 200), Lokalisation				
Stirn	Scheitel	Schläfe	Hinterhaupt	Basis
17%	31,5%	18%	28,5%	5%
Marklagerblutung, Größe				
„punktförmig"	„Walnuß"	„Hühnerei"	„Entenei" +>	ung. Ang.
46,5%	20%	15,2%	13,9%	4,2%
Marklagerblutung, Lokalisation				
frontal	temporal	parietal	okzipital	ung. Ang.
39,6%	22,6%	19,1%	7,8%	10,9%
Hirnverletzungen (Auswahl)				
Rindenprellg.	-quetschung	Subd. Bltg.	Subarachn. Bltg.	Hirnstammbltg.
68,3%	30%	59%	27%	33%
Nebenverletzungen (z. T. mehrf. Ang.)				
Organruptur	Rippenfrkt.	WS-Fraktur	Beckenfrkt.	Extr.-Fraktur
8,3%	24,8%	4,3%	10,4%	28,7%

kaum je, und es ergaben sich die gleichen technischen Schwierigkeiten, wie sie auch bei den spontanen Massenblutungen bekannt sind.

Vom Sitz der Blutung und vom Lebensalter her wäre bei ihrem Fall 15, wie die Autoren (1980) bemerken, auf den ersten Blick an eine spontane Massenblutung zu denken gewesen, dagegen sprach aber, daß die 80jährige Frau bei einem Verkehrsunfall als Fußgängerin von einem PKW niedergestoßen wurde und bis zum Tode, 43 h später, bewußtlos war.

Etwas anders lag die Situation beim Fall 8 von KRAULAND u. BRATZKE (1980), bei dem die Blutung sowohl im Marklager als auch im Gebiet der großen Vene lag. Der Fall ist auch noch dadurch kompliziert, daß sich ein ausgedehnter, verteilter Schädelbruch an der linken Schläfenscheitelseite fand, der bei einer neuerlichen Einwirkung gebrochen war. Es handelte sich um einen nicht beobachteten Sturz in alkoholisiertem Zustand, und es war nur soviel in Erfahrung zu bringen, daß sich der 63jährige Mann 12 Tage vor seinem Tod mit einer Riß-Quetsch-Wunde an der rechten Augenbraue in ambulante ärztliche Behandlung begeben hatte. Eine klare Entscheidung war nachträglich nicht mehr möglich. Diese Überlegungen der Autoren zeigen, daß Marklagerblutungen bei alten Leuten trotz eines Schädelbruches sehr sorgfältig auf ihre Genese hin überprüft werden müssen.

Wegen der Besonderheiten war RUTKOWSKI (1978) bei 5 Fällen mit raumbeengenden Blutungen den Begleitumständen nachgegangen. Die Verletzten waren alle primär zur Versorgung in ein Krankenhaus gekommen, 3 waren mit der Diagnose „Alkoholrausch" zunächst wieder entlassen worden (davon Fall 2 und 8 von KRAULAND u. BRATZKE), bei einem anderen Fall war während der Krankenhausbehandlung die Blutung, in einem weiteren Blutung und Schädelbruch nicht diagnostiziert worden. Es zeigt sich somit, daß auch bei den Marklagerblutungen, ähnlich wie bei den sub- und epiduralen Blutungen, mit freien Intervallen zu rechnen ist.

Der interessanten Frage, ab welcher Menge mit Raumbeengung zu rechnen sei, gingen KRAULAND u. BRATZKE nach; sie hängt vom Lebensalter des Betroffenen ab. Bei jüngeren Individuen ist schon bei kleineren Blutungen (ca. 30–40 ml) mit schwereren Wirkungen zu rechnen, bei Erwachsenen wird man erst ab 75 ml mit tödlichen Komplikationen zu rechnen haben.

Die Altersverteilung bei den 230 Fällen in der Berliner Serie zeigte bis auf einen ersten kleineren Gipfel in den jüngeren Lebensjahren eine im wesentlichen gleiche Verteilung wie bei den subduralen Blutungen (BRATZKE u. KRAULAND 1978), mit deutlicher Bevorzugung des höheren Lebensalters, die bei den 67 größeren Marklagerblutungen noch ausgeprägter war (58,3% älter als 60 Jahre, dagegen nur 47,4% bei den 230 Marklagerblutungen).

Ich habe die im vorhergehenden aufgeführten Untersuchungen deshalb so ausführlich dargestellt, weil sie als beispielgebend auch für weitere Studien gelten können. Die Auswertung der zu diesem Thema reichen Literatur ergibt keine Studie, die derartig überzeugende Ergebnisse bringt. Es wird deshalb auf die Diskussion dieser Literatur verzichtet.

Traumatische intrazerebrale Blutungen und Hämatome können in allen Hirnregionen vorkommen, es fällt jedoch das häufige Befallensein der Schläfenlappen mit etwa 90% auf (DAVIS 1946). Manchmal finden sie sich auch in den Stirnlappen und außerordentlich selten an anderer Stelle (HAMBY 1945; VAN HOYTEMA 1951; LAZORTHES 1956; MCLAURIN 1956; ISFORT 1965 u.a.).

ISFORT (1965) sah in 21 Beobachtungen 18 Hämatome in einem Schläfenlappen, 3 in einem Frontallappen, letztere bei 16- bis 19jährigen Jugendlichen. Ihr vorzugsweises Auftreten in den Schläfenlappen bzw. ihr fast völliges Fehlen in den übrigen Hirnregionen ist unerklärt. Sie sind selten in den Stammganglien. Gelegentlich brechen sie in das Ventrikelsystem ein und verursachen eine *Ventrikeltamponade*.

Da traumatische Marklagerblutungen vor allem wegen der manchmal sehr schwierigen Abgrenzung von spontanen Blutungen eine wichtige Rolle einnehmen, ist die folgende Arbeit von BRATZKE (1979) sehr wichtig, der detaillierte Untersuchungen über 6 zentrale Hirnverletzungen vorlegte.

Fall 1: Eine 40 Jahre alte Hausfrau stürzte sich einige Tage nach einer Nierenoperation (Gefäßplastik) aus dem 4. Stock des Krankenhauses. Sie schlug mit der linken Gesichtsseite (Schürfung und Blutunterlaufung) auf den Boden. Der Schädelknochen blieb intakt. Die von Anfang an bestehende Bewußtlosigkeit dauerte bis zum Tode (60 h nach dem Sturz) an. An der Schnittfläche des Gehirns zeigte sich zunächst nur eine kleine Blutung im linken Putamen mit einem Durchmesser von ca. 1 cm, sie setzte sich aus mehreren kleinsten Blutungen zusammen und erstreckte sich ca. 1 cm nach basal.

Die Schwere der Gewalteinwirkung, die sich aus den anderen festgestellten Verletzungen (Rippenserienfrakturen rechts 2.–11. Rippe, links 3.–5. Rippe, Sprengung des Ileosakralgelenkes rechts) ableiten ließ, dokumentierte sich erst bei der frontalen Zerlegung des fixierten Gehirns. Fünf voneinander unabhängige Blutungen im Marklager, teils mit, teils ohne Beziehung zur Rinde, fanden sich im Stirn- und Scheitellappen sowie am rechten unteren Schläfenpol.

Im 2. und 3. Fall ist die Schwere der Gewalteinwirkung durch Schädelbrüche hinreichend belegt, doch sind diese Fälle – wie auch der Fall 4 – deshalb bemerkenswert, weil bei dem Lebensalter (15 Monate, 7 und 10 Jahre) altersbedingte Prozesse außer Acht gelassen werden können. Auch bedeutsame Vorerkrankungen waren in keinem dieser Fälle bekannt.

Fall 2: Während kurzer Abwesenheit der Eltern war der Säugling auf einer Kellertreppe gefallen. Aufschlagstelle rechte Stirnseite. Beim Eintreffen des Krankenwagens, ca. 10 min später, konnte nur mehr der *Tod* festgestellt werden.

Sektionsbefund: An der rechten Scheitelstirnseite über einem ausgeprägten Schädelbruchsystem war die Dura mater z. T. weit aufgerissen und die Rinde tiefgreifend gequetscht. Im Putamen rechts und links zeigten sich mehrere kleine Blutungen. Der rechte Gyrus hippocampi war geprellt. *Weitere Befunde:* Leberruptur, 120 ml Blut in der Bauchhöhle. Massive Bluteinatmung. Stauchungsfraktur des linken Handgelenkes.

Fall 3: Ein 10 Jahre alter Schüler wurde auf seinem Fahrrad beim Überqueren einer Kreuzung von einem rechts einbiegenden LKW erfaßt und überrollt (Profilabdruck am Rücken). Bei der *Krankenhauseinlieferung* des bewußtlosen Jungen waren noch träge Reaktionen auf Schmerzreize festzustellen, die zunächst engen Pupillen wurden weit und lichtstarr. Das *Computertomogramm* ließ ein diffuses Hirnödem mit Kompression der Ventrikel und Zisternen erkennen, aber keine abgrenzbare Blutung. Der *Tod* trat 3 h nach dem Unfall trotz intensiver Wiederbelebungsmaßnahmen ein.

Hirnbefund: Die Blutung im rechten Putamen erstreckte sich bis zum oberen Rand des Kernes. Zur Basis hin waren auch histologisch keine Blutungen vorhanden. Als Hinweis für die Heftigkeit der Gewalteinwirkung fand sich ein ausgedehntes Biegungs-, Berstungs- und Bruchsystem an der linken Stirnscheitelseite mit Basisbeteiligung, die Hirnrinde war oberhalb des Schädelbruches gequetscht, am Hinterhaupt rechts war es zu Gegenstoßprellungsherden gekommen. *Weitere Verletzungen:* Rippenserienfrakturen mit Lungenanspießung, Leberruptur und Sprengung beider Ileosakralgelenke.

Fall 4: Ein 7 Jahre alter Schüler war zwischen parkenden Fahrzeugen plötzlich auf die Fahrbahn gelaufen und von einem PKW erfaßt worden. Er war sofort bewußtlos bis zum Tode – 25 h nach dem Unfall.

Befunde: Flächige, verschmutzte Schürfung an der rechten Wangenseite. Kein Schädelbruch, auch keine Nahtlockerung. Die frontale Zerlegung des Gehirns zeigte neben den bereits an der Schnittfläche festgestellten Blutungen im Thalamus links sowie der mandelkerngroßen Blutung in der Capsula int. rechts ausgedehnte Blutungen im hinteren Teil des Balkens sowie des N. caudatus. *Weitere Verletzungen:* Zentrale Leberruptur, Zerreißung der rechten Nebenniere.

Die kurzen Überlebenszeiten (wenige Minuten, 3 h, 25 h) bei diesen Fällen sprechen in erster Linie für eine primäre Entstehung der Blutungen.

Im Fall 5 dagegen (Überlebenszeit von 10 Tagen) läßt das Ausmaß der Blutung daran denken, daß es hier zu sekundären Nachblutungen und Erweichungen gekommen ist:

Fall 5: Ein 40 Jahre alter Maschinenschlosser war beim Überqueren der Fahrbahn an der linken Körperseite von einem PKW erfaßt und ca. 8–10 m durch die Luft geschleudert worden. Bei der *Krankenhausaufnahme* waren bei tiefer Bewußtlosigkeit zunächst noch Streckkrämpfe bei Berührung aufgetreten, die rechte Pupille war kleiner als die linke. Puls 120, RR 100/70 mm Hg. Spontanatmung. 1 cm lange Wunde am rechten Jochbogen. Tod 10 Tage nach dem Unfall, ohne das Bewußtsein wiedererlangt zu haben.

Sektionsbefund: Zirka 3 cm lange und bis 8 mm breite spaltförmige Blutungshöhle rechts entlang der äußeren Linsenkerngrenze. Nußgroße Blutungen im rechten Linsenkern und linken Thalamus. Prellungen im linken Gyrus hippocampi und unteren Schläfenpol. Kein Schädelbruch, fragliche haarfeine Fissur im Tegmen tympani links. *Weitere Befunde:* keilförmige Unterschenkelfraktur beidseits, Bronchopneumonie.

Fall 6: Eine 25 Jahre alte kaufmännische Angestellte saß ungesichert im Fond eines PKW, dessen alkoholisierter Fahrer frontal mit einem entgegenkommenden PKW zusammenstieß. Die Frau war von Anfang an bewußtlos, auf Schmerzreize erfolgten zunächst noch gezielte Abwehrbewegungen, allerdings nur auf der linken Seite. Die Pupillen waren eng, mit träger Lichtreaktion. Die *computertomographischen Befunde* des *Schädels* zeigten eine ausgedehnte intracerebrale Blutung links. Ein *neurochirurgischer Eingriff* wurde nicht mehr vorgenommen, die Feststellung des Hirntodes erfolgte 25 h nach dem Unfall.

Bei der *Sektion* war an äußeren Verletzungen lediglich eine geringfügige Schwellung der rechten Ohrmuschel sowie eine fünfmarkstückgroße Blutunterlaufung im rechten Schläfenmuskel festzustellen, der Schädelknochen war intakt. Die spaltförmige, 7 cm lange und bis 3 cm breite Blutungshöhle (ca. 50 ml locker geronnenes Blut) reichte vom vorderen Marklager bis zur Sehstrahlung und war seitlich durch die äußere Kapsel bzw. durch die Wände des linken Seitenventrikels begrenzt. Im Balken zeigten sich zahlreiche kleine Blutaustritte, der Hirnstamm war von ausgedehnten Blutungen und Erweichungen durchsetzt (sekundär). Sonst waren keine traumatischen Verletzungen am Gehirn, insbesondere keine Prellungsherde oder Brückenvenenzerrungen festzustellen. Das Gefäßsystem war zartwandig bei mittelweiter Lichtung.

Bei der *histologischen Untersuchung* konnten keine krankhaften Gefäßveränderungen aufgedeckt werden, auch kein Aneurysma. Am Rande der Blutungshöhle zeigten sich zahlreiche abgerissene kleine Gefäße, z.T. mit lebhafter leukozytärer Reaktion.

Mit BRATZKE (1979) stimme ich voll überein, daß die kleinen umschriebenen Blutungen im Putamen in den ersten 3 Fällen sowie die ausgedehnten Blutungen im Fall 4 und 5 sich nicht so ohne weiteres in die bekannten Schemata einordnen. Die Mechanogenese dieser traumatischen Blutungen ist noch weitgehend ungeklärt.

Man wird gut daran tun, diese Schäden zunächst pathomorphologisch genau zu beschreiben um ihre Beziehung zu bestimmten Gefäßsystemen zu erfassen. Weiter sollte eine Inbeziehungssetzung zur Stoßrichtung der einwirkenden Gewalt erfolgen, soweit Angaben erhältlich sind. Vorstellungen und Theorien über ihre Entstehung sind durchaus angebracht und erwünscht. Die Vorstellungen von BRATZKE (1979) gehen dahin, daß vor allem bei den ausgedehnten Zerstörungen für die Entstehung solcher Blutungen neben einer Rotationsbewegung auch eine Stauchung des Schädelgrundes eine Rolle spielt, ohne daß die Elastizitätsgrenze überschritten wird. Vor allem bei Gewalteinwirkungen aus vorderer und seitlicher Richtung kann das Gehirn nach der Vorstellung von BRATZKE (1979) gegen die Felsenbeine schlagen und kleine Gefäße durch Druck und Zerrung zerreißen. Man muß dabei davon ausgehen, daß bei solchen Unfallabläufen erhebliche Deformationen des Schädelknochens auftreten, die natürlich auch eine kurzdauernde Verformung des Gehirns zur Folge haben muß. Diese Mechanismen sind vom Unfallanalytischen her, kaum zu erfassen. Es handelt sich dabei um primärtraumatische Verletzungen; die Blutungen im Putamen (Fälle 1, 2, 3 von BRATZKE) liegen im Versorgungsgebiet der von der A. cerebri med. ausgehenden Rr. striati, während bei den thalamischen Blutungen (Fall 4 und 5) die A. chorioidea ant. bzw. post. in Frage kommt. Die letztgenannten Blutungen wurden von MOSBERG u. LINDENBERG (1959) auf Abscherungen durch den Tentoriumsrand zurückgeführt.

BRATZKE (1979) ist hier mit Recht kritisch und es ist dem voll zuzustimmen, daß solche Überlegungen natürlich nur einen Versuch darstellen, anhand morphologischer Befunde biomechanische Abläufe nachzuvollziehen.

Im Fall 6 von BRATZKE (1979) liegen andere Bedingungen vor, zu dessen Auffassung sich die Blutung nur dadurch erklären läßt, daß es infolge einer heftigen Rotationsbewegung zu Relativverschiebungen zwischen den Hirnschichten gekommen ist, wobei kleinere und größere Gefäße im Hirngewebe abgerissen sind.

Vom *gutachtlichen Standpunkt* aus gesehen, ergeben sich nach Ansicht von BRATZKE (1979) in den beschriebenen Fällen keine Schwierigkeiten, da aufgrund der Vorgeschichte die Gewalteinwirkung hinreichend gesichert war und die Nachuntersuchungen keine unabhängigen krankhaften Gefäßprozesse erkennen ließen.

Wie schwierig aber mitunter die Abgrenzung sein kann, zeigte BRATZKE (1979) an zwei weiteren Fällen:

Fall 7: Eine 36 Jahre alte Alkoholikerin war mit vielen älteren und frischen Blutunterlaufungen am gesamten Körper, insbesondere am Kopf und im Gesicht, *tot aufgefunden* worden, so daß an fortgesetzte Mißhandlungen gedacht werden mußte.

Die nach *Eröffnung* der *Schädelhöhle* festgestellte ca. 8 × 5 cm große Blutung im Gebiet der Stammknoten links ließ zunächst an eine nicht traumatische Genese denken, zumal der Schädelknochen unversehrt war, Prellungsherde am Gehirn fehlten und Hinweise für einen Hypertonus vorlagen (Schrumpfnieren, Linksherzhypertrophie).

Die *histologische Untersuchung*, die sich wegen der massiven Blutung technisch als sehr schwierig erwies, sprach aber für eine traumatische Genese, offensichtlich mit protrahiertem Verlauf. In der A. carotis int., am Rande der Blutung, zeigten sich an mehreren Stellen über kurze Strecken Elastikarisse mit lebhafter Rundzellinfiltration. Die eigentliche Blutungsquelle konnte nicht gefunden werden, insbesondere kein Aneurysma.

Solche Elastikarisse sprechen für eine mechanische Schädigung des Gefäßabschnittes (KRAULAND 1955, 1973), so daß eine traumatische Blutung angesichts der älteren Blutunterlaufungen im Gesicht, insbesondere an den Lippen, durchaus in Betracht zu ziehen gewesen wäre. Da die Blutungsquelle nicht aufzufinden war, konnte der Sachverhalt nicht mehr geklärt werden.

Fall 8: Einfacher lag der letzte Fall einer 42jährigen tot aufgefundenen Frau, bei der sich an der Schnittfläche des Gehirns eine braunrote, offensichtlich ältere, 3,5 × 1 cm große Blutung im Claustrumbereich rechts gezeigt hatte. Die *histologische Untersuchung* deckte als Quelle der Blutung ein ausgedehntes arteriovenöses Angiom mit frischeren und älteren Blutungen auf. Nach der Vorgeschichte sollen seit ca. 1 Jahr „epileptische Anfälle" bestanden haben. Hinweise für eine ältere oder frische Gewalteinwirkung waren nicht vorhanden.

In einem solchen Fall läßt sich leicht vorstellen, daß es bei neuerlicher Blutung und fraglichem Trauma zu Fehlschlüssen kommen könnte, wenn man sich nur auf den äußeren Aspekt verläßt und nicht routinemäßig eine exakte Nachuntersuchung des gehärteten Gehirns anschließt.

3. Traumatische Blutungen und Hämatome in den Stammganglien

Traumatische Blutungen in den Stammganglien bieten *differentialdiagnostisch die größten Schwierigkeiten*, sie von spontanen abzugrenzen. *Es unterliegt keinem Zweifel, das sollte man sich immer vor Augen halten, daß traumatische Blutungen im Großhirn häufiger auch an den Prädilektionsstellen der Massenblutungen in den Stammganglien vorkommen.* Unglücklicherweise ist die Zahl der Studien, die sich mit neuropathologischer Untersuchung dieser Blutungen befassen, sehr gering.

MOSBERG u. LINDENBERG (1959) gelang es in einer großen Anzahl zentral gelegener Blutungen im linken Thalamus, einen Riß der A. chorioidea ant. in Serienschnitten darzustellen. Bei der retrospektiv vorgenommenen Durchsicht des Materials des Chief Medical Examiner, im amerikanischen Bundesstaat Maryland, konnten diese Autoren 20 Fälle von traumatischen Pallidumblutungen finden, die eine ähnliche Ausbreitung zeigten, wie die aus Ästen der A. chorioidea ant. auch aus begleitenden Venen entwickelt hatten.

Die A. chorioidea ant. zweigt von der A. carotis int. dicht hinter der Abzweigung der A. communicans post. ab. Sie verläuft an der ventrolateralen Oberfläche des Tractus opticus und folgt demselben in caudolateraler Richtung, bis die Endäste die rostralen Anteile des Corpus geniculatum lat. erreichen. In seinem Verlauf gibt dieses Gefäß mehrere Äste ab, die ventrale Hirnteile versorgen. Verschiedene Zweige versorgen auch das Pallidum.

Die Autoren glauben, daß bei einer von oben her einwirkenden stumpfen Gewalt, die die Großhirnhemisphären nach unten verschiebt, auch die genannten Gefäße gezerrt wurden. Multiple kleinere Blutungen von Präkapillaren oder kleineren Venen finden sich an der zur Mitte gelegenen Spitze des Pallidum. Wenn größere intrazerebrale Äste der A. chorioidea ant. betroffen sind, so können sich raumfordernde Hämatome entwickeln. Dies intrazerebralen Hämatome nehmen zuerst das Pallidum ein und dehnen sich dann nach oben in die innere Kapsel und lateral oder kraniolateral in das Putamen aus. Drei der 20 Hämatome lagen nur im Putamen.

MACPHERSON et al. (1986) fanden mit der Computertomographie unter 2000 Schädel-Hirn-Verletzungen bei 61 Patienten (3%) eine Blutung in den Stammganglien. Es handelte sich vorwiegend um Verkehrsunfälle. Die Prognose der traumatischen intrakraniellen Hämatome ist schlechter als die der übrigen; 68% der Patienten mit solchen Hämatomen der Stammganglien verstarben oder waren schwer geschädigt.

VII. Differentialdiagnose der traumatischen Hirnblutungen von den spontanen Massenblutungen

Die *nichttraumatischen intrazerebralen Blutungen*, besonders die im *Striatumbereich* finden sich bei Patienten mit Gefäßerkrankungen (Arteriosklerose bzw. Hyalinose) oder bei Patienten mit einer Hypertonie (man spricht dann von einer *hypertonischen Massenblutung*. Lipoproteidhaltige Substanzen „sickern" in die Gefäßwand ein und bilden Atherome oder eine *disruptive Angiopathie*. Diese disruptiven Angiopathien der kleinen intrazerebralen Arterien sind der Ausgangspunkt von Massenblutungen des Gehirns (SPATZ 1939; ANDERS u. EICKE (1940). Bei diesen pathomorphologischen Prozessen sind bevorzugt Patienten im 5., 6. und 7. Lebensjahrzehnt betroffen. *Das klinische Bild setzt „apoplektiform" ein*, es besteht meist Bewußtlosigkeit. Diese Blutungen kommen durchwegs einzeln vor, es fehlen am Gehirn und dessen Umhüllungen andere Läsionen, die auf eine Gewalteinwirkung zu beziehen sind.

Die *Lokalisation dieser Massenblutungen*, hauptsächlich in den Stammganglien, aber auch im Großhirnmarklager und auch im Kleinhirn und im Pons kann zur Abgrenzung von traumatischen nicht benutzt werden, denn auch traumatische Blutungen können in diesen Bezirken vorkommen, wie im vorhergehenden bereits ausgeführt wurde. Es entwickelt sich in kurzer Zeit ein Hämatom, das zur Verlagerung von Hirnstrukturen im Bereich der Mittellinie zur gegenüberliegenden Seite führen kann. Eine gefürchtete Komplikation ist das Einbrechen dieser Blutungen in das Ventrikelsystem mit einer meist tödlichen Ventrikeltamponade. Man spricht davon, daß sich diese Massenblutungen durch das umgebende Gehirngewebe „vorwühlen", ehe sie in das Ventrikelsystem einbrechen.

Die Frage ist noch umstritten, ob nicht eine vorgeschädigte intrazerebrale Arterie durch eine akute Blutdruckkrise allein bersten kann, oder ob Vorschädigungen, wie eine Hyalinose der Gefäßwand oder miliare Aneurysmen vorliegen müssen.

Bisher wurde die Differentialdiagnose der sog. „spontanen" Hämatome des Großhirns von den traumatischen in der Altersgruppe der Patienten von 60 Jahren und älter besprochen. Besonders bei jüngeren Patienten wird als Blutungsquelle oft eine angiomatöse Mißbildung angegeben (RICHARDSON u. EINHORN 1963). Diese Mißbildungen sind wegen ihrer Kleinheit schwer nachzuweisen. Das war wohl der Grund, warum CRAWFORD u. RUSSELL (1956) den Namen „*cryptic*" vorschlugen. RUSSELL (1954) fand in einer Serie von 461 spontanen intrakraniellen Blutungen 21 Fälle (41,5%) dieser kryptischen Hämatome. GERLACH u. JENSEN (1960, 1961) nannten diese Mißbildungen *Mikroangiome*.

KRAYENBÜHL u. SIEBENMANN (1965) veröffentlichten eine Serie von 24 Fällen, von denen in 15 Beobachtungen die Läsion, die die massive intrazerebrale Blutung verursacht hatte, angiographisch, bei einer Operation oder bei der Autopsie nachgewiesen werden konnte. In 9 Fällen ließ sich die Blutungsquelle nicht nachweisen, die Autoren nahmen an, daß der Gefäßprozeß bei der Blutung zerstört worden war.

KRAYENBÜHL u. SIEBENMANN (1965) fanden 3 Gruppen: (1) *Kavernöse Hämangiome*, (2) *aneurysmatische arteriovenöse Angiome* und (3) ein *arterielles Angioma racemosa*.

(1) *Kavernöse Hämangiome* liegen nach den Angaben von RUSSELL u. RUBINSTEIN (1963) meist subkortikal in der Regio Rolandica, in den Stammganglien und weniger häufig auch in anderen Hirnregionen.

(2) *Aneurysmatische arteriovenöse Angiome* stellen Gefäßmißbildungen dar, die sowohl Arterien als auch Venen enthalten. Sie können so groß sein, daß die Fisteln bereits arteriographisch dargestellt werden können. Diese Gefäßmißbildungen können andererseits sehr klein sein und arteriographisch oder auch autoptisch sehr schwer oder gar nicht darstellbar sein.

(3) Das *arterielle Angioma racemosum* besteht aus vergrößerten und gewundenen Arteriengeflechten, die umschrieben in der Pia und im umliegenden Hirngewebe liegen.

Wie soll man die im folgenden von LEE u. CLOUGH (1990) mitgeteilte Hirnblutung einstufen? Sie ist wohl die Folge der multiplen, gehäuften ruckartigen Bewegungen verschiedener Körperteile, eine Art von „Schütteltrauma", wie es bei Säuglingen und Kleinkindern als „Whiplash-shaken-infant-Syndrom" bekannt ist. Bei diesem kommt es infolge Abrisses von Brückenvenen zu subduralen Blutungen, auch doppelseitigen. Sie fehlen bei diesem Patienten, dagegen liegt ein okzipitales intrazerebrales Hämatom vor.

LEE u. CLOUGH (1990) berichteten über einen 27jährigen, der bei einer Neujahrsparty am sog. „Break-Tanzen" teilnahm, obwohl er keine vorherigen Erfahrungen mit dieser „Tanzform" hatte. Diese sehr moderne „Tanzform" besteht in abrupten Beugungen und Streckungen des Oberkörpers und der HWS und damit auch Bewegungen des Kopfes und Hinwerfen auf den Boden mit Drehbewegungen und plötzlichem Aufspringen danach. Der Patient konsumierte eine gehörige Menge alkoholischer Getränke, verneinte jedoch Drogenmißbrauch. Er litt nicht an einer Hypertonie.

Mehrere Stunden später, bereits im Bett, traten rechtsfrontale pochende Kopfschmerzen auf und eine Blindheit in seinem linken Gesichtsfeld. Die frontalen Kopfschmerzen hielten an, und er mußte erbrechen. Bei der *stationären Aufnahme* war der Patient ansprechbar und bewußtseinsklar, sein Blutdruck betrug 110/70 mm Hg. Der einzige *neurologische Befund* bestand in einer linksseitigen homonymen Hemianopsie. Das *Computertomogramm* zeigte ein okzipitales intrazerebrales Hämatom auf der rechten Seite. Die *Angiographie* ergab normale Blutgefäße. Der Gesichtsfelddefekt bildete sich innerhalb einer Woche zurück.

Noch einige Bemerkungen zum Begriff „spontan". In der Literatur werden die intrazerebralen Blutungen, die nicht traumatischen Ursprungs sind, auch als *„spontane intrazerebrale Hämatome"* bezeichnet. Man sollte mit diesem Terminus jedoch zurückhaltend sein. Dieser Terminus wird meines Erachtens zu häufig und gedankenlos gebraucht. Hinter „spontan" verbergen sich sicherlich viele Prozesse, deren Ursachen uns noch unbekannt geblieben sind. *Besser wäre deshalb anstatt von spontanen Blutungen von solchen unbekannter Ätiologie* zu sprechen. Je mehr unser Wissen um die Ursachen von Hirnblutungen zunimmt, desto weniger wird wohl der Begriff „spontan" angewendet werden. Im entsprechenden Kapitel über die sog. spontanen thrombotischen Verschlüsse der A. carotis, vgl. S. 264, habe ich ebenfalls darauf verwiesen, daß viele der bisher als „spontan" aufgefaßten thrombotischen Verschlüsse der A. carotis in Wirklichkeit Folge bestimmter, mehr und mehr bekannt gewordener Schädigungsfolgen sind.

Darauf wurde auch von GERLACH u. JENSEN (1961) zu Recht verwiesen. Diese Autoren schlugen vor, die Bezeichnung „spontane intrazerebrale Hämatome" fallen zu lassen und die Gruppe in Krankheitseinheiten nach ihrer Ätiologie geordnet aufzulösen. Soweit die Ätiologie noch nicht ermittelt sei, sollte man besser von *ungeklärten* als von *spontanen intrazerebralen Hämatomen* sprechen.

Es heißt bei GERLACH u. JENSEN (1961) weiter: „Das Kausalitätsbedürfnis macht bei solchen Schwierigkeiten der Einsicht in das pathologische Geschehen in einem quasi-entschuldigenden Zusatz bemerkbar, dem Zusatz „spontan". Die Bezeichnung, die ihren Ursprung auf philosophischem und nicht auf biologischem Gebiet hat, besagt: „selbsttätig, ohne auslösende Ursache."

Nicht nur in diesem Falle, sondern allgemein sollte man bestrebt sein, den Terminus „spontan" als fehl am Platze nicht zu benützen. Es steht den Bemühungen um eine genauere Klärung der Pathophysiologie und Ätiologie der intrazerebralen Blutungen hinderlich im Wege. In jedem Falle ist der Ursachen- und Bedeutungskomplex einer intrazerebralen Blutung aufzuklären.

Um nur einige Beispiele aus der Literatur der letzten Jahre zu nennen, füge ich eine kurze Liste sog. „spontaner" intrazerebraler Hämatome an, die in Wirklichkeit sicherlich nicht spontan auftraten, sondern Folge der verschiedensten Krankheitsprozesse und ursächlich mit diesen verknüpft waren. Intrazerebrale Blutungen und Hämatome können bestehen: (1) Bei Drogenmißbrauch (LOWENSTEIN et al. 1987), (2) nach chirurgischen Eingriffen am Gehirn (HAINES et al. 1978), (3) bei Ausgesetztsein von Kälte (CAPLAN et al. 1984), (4) bei schweren Zahnschmerzen (BARBAS et al. 1987), (5) bei Migräneattacken (COLE u. AUBÉ 1987) und (6) nach „Break dancing" (LEE u. CLOUGH).

Intrazerebrale Blutungen bei *Vorliegen* von *Neoplasmen* wurden von SCOTT (1975), 8 Fälle eingehend dargestellt.

Differentialdiagnostische Schwierigkeiten bereiten lediglich jene traumatischen intrazerebralen Blutungen, die einzeln und ohne weitere traumatische Hirnschäden vorkommen. Es ist zu prüfen, ob es bestimmte Lokalisationen gibt, in denen sie vorkommen, das heißt, sind bestimmte Gefäßabschnitte bevorzugt befallen. Es kann generell festgestellt werden, daß das Auffinden der Blutungsquellen traumatischer Verletzungen intrazerebraler Arterien nach stumpfer Gewalteinwirkung durchwegs noch schwieriger ist als die der entsprechenden arteriellen Verletzungen an der Hirnbasis. Bei den letztgenannten läßt sich die Blutungsquelle oft schon direkt auffinden, während sie bei den erstgenannten im Gehirn verborgen ist und bleibt. Die oft gleichzeitig vorhandene ischämische Erweichung des Hirngewebes infolge von Kreislaufstörungen kann die Suche nach der primären Blutungsquelle erschweren oder gar unmöglich machen.

VIII. „Straßenförmige" Blutungen im Marklager des Großhirns

Bei der Zerlegung von Gehirnen in Frontalscheiben von Patienten mit tödlichen gedeckten Schädel-Hirn-Verletzungen sieht man *gelegentlich im Marklager einer* oder *beider Großhirnhemisphären multiple Blutungen von „straßenförmiger" Anordnung*. Man spricht von „straßenförmiger" Anordnung dieser *multiplen Blutungen wohl fälschlicherweise bei Nichtbeachtung der dritten Dimension* (Abb. 85a, b). Bei räumlicher Betrachtung handelt es sich jedoch nicht um eine zweidimensional „straßenförmige" Anordnung, sondern bei räumlicher dreidimensionaler Betrachtung handelt es sich um eine *walzenförmige oder zylindrische Anordnung der Blutungen*. Viele dieser Patienten hatten eine Schädel-Hirn-Verletzung in sagittaler Stoßrichtung erlitten. Diese Blutungen haben in der Literatur bisher keine Beachtung gefunden. Eine Deutung ihres Entstehungsmechanismus ist bisher noch nicht erfolgt. Man kann aus dem Stoßablauf bei sagittaler Gewalteinwirkung lediglich gesichert feststellen, daß sich der Längsdurchmesser von Schädel und Gehirn verkleinert, der seitliche dagegen vergrö-

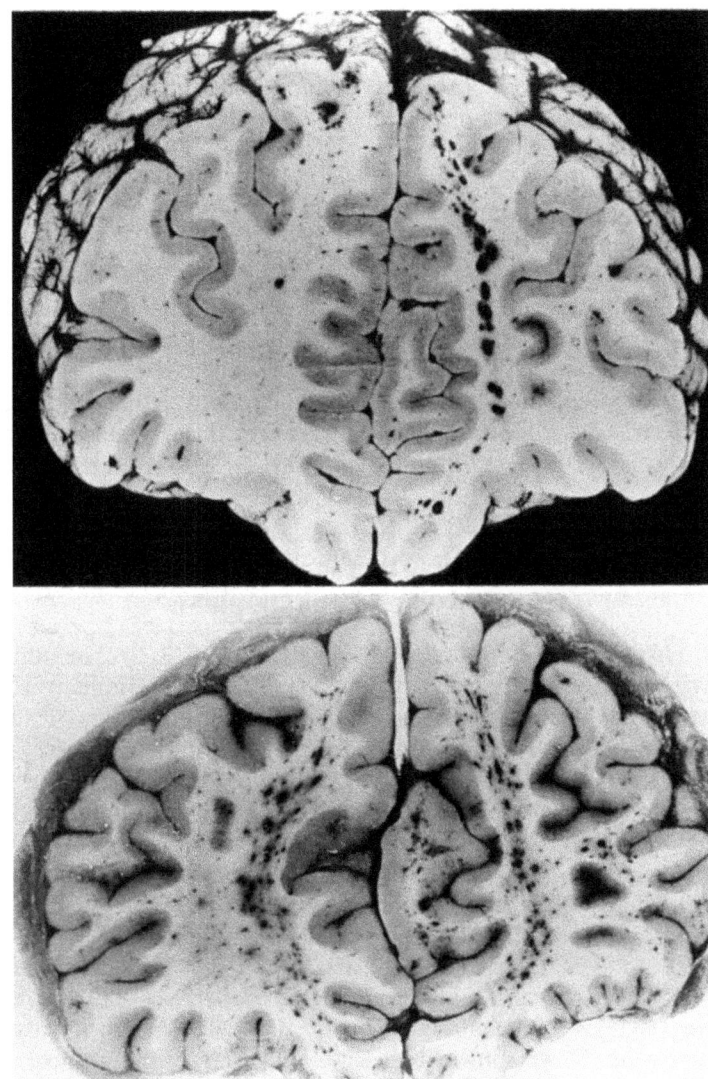

Abb. 85a. Gedeckte Hirnverletzung. Großhirn. „Straßenförmige" Anordnung der Blutungen im Marklager des linken Stirnlappens zeigt sich nur bei Nichtbeachtung der dritten Dimension. Bei räumlicher Betrachtung handelt es sich wohl um Läsionen von walzenförmiger oder zylindrischer Ausdehnung. Ansicht von vorn auf das Gehirn. Makrofoto.
b Gedeckte Gehirnverletzung. Großhirn. Stoßrichtung von vorn. Auch hier ergibt sich die „straßenförmige" Anordnung der Blutungen im Marklager beider Stirnhirnlappen nur bei Nichtbeachtung der dritten Dimension. Bei räumlicher Betrachtung handelt es sich wohl um Läsionen von walzenförmiger oder zylindrischer Ausdehnung. Makrofoto

ßert. Wie dieser Mechanismus, der mit einer erheblichen Deformation des knöchernen Schädels und damit auch Verformung des Gehirns einhergeht, diese Blutungsformen entstehen läßt, bleibt vorläufig noch ungeklärt.

Außerdem können die etwas mehr laterodorsal liegenden Äste der Aa. lenticulostriatae beteiligt sein, so daß sich eine größere Blutungszone breitflächig von der Basis von Pallidum und Putamen nach oben ausdehnt.

Ausgedehnte primärtraumatische Blutungen im Marklager des Großhirns und in den Stammganglien werden durchwegs nicht lange überlebt, deshalb nicht, weil primärtraumatische Läsionen im Innern des Gehirns, worauf ich weiter oben hinwies, im allgemeinen andere mehr oder weniger ausgedehnte intrakranielle Läsionen traumatischen Ursprungs voraussetzen, meist auch Schädelbrüche.

In der großen Serie von PETERS (1970) von etwa 300 Patienten, die eine stumpfe Schädel-Hirn-Verletzung um Jahrzehnte überlebt hatten, sah dieser Verfasser nie Endzustände größerer Blutungen, die man als Folge primärtraumatischer Läsionen im Marklager oder in den Stammganglien hätte auffassen können.

IX. Zum Begriff der sogenannten „traumatischen Frühapoplexie"

ERNST THEODOR MAYER et al. (1967) beschrieben 9 Beobachtungen von Patienten mit Schädel-Hirn-Verletzungen nach stumpfer Gewalteinwirkung mit verschieden großen, nicht immer raumfordernden Blutungen bzw. Hämatomen der Stammganglien in den Arealen, die bevorzugt spontane Massenblutungen erleiden. Zwischen Gewalteinwirkung und klinischen Zeichen des intrazerebralen Hämatoms lagen wenige Minuten bis 28 h. In diesen Fällen konnte die spontane Entstehung ausgeschlossen und die Gewalteinwirkung gegen den Kopf als Ursache angesehen werden. Alle 9 Verletzten hatten erhebliche Gewalteinwirkung erlitten, mit Schädeldach- und Schädelbasisbrüchen, sog. Rindenprellungsherden, und kombinierten epi- und subduralen Hämatomen.

Entsprechend dem Begriff der „posttraumatischen Spätapoplexie" haben MAYER et al. (1967) den der „*traumatischen Frühapoplexie*" anhand der oben mitgeteilten 9 eigenen Beobachtungen geprägt und hervorgehoben, daß das freie Intervall zwischen Gewalteinwirkung und klinischer Manifestation zwischen wenigen Minuten und 24 h lag. Die Bezeichnung dieser traumatischen intrazerebralen Hämatome als „posttraumatische Frühapoplexie" ist insofern auch unglücklich, als das Vorkommen der sog. „Bollinger-Spätapoplexie" keineswegs gesichert ist. Die Tatsache der klinischen Manifestation, die zwischen wenigen Minuten und 24 h lag, besagt, daß die Blutung eben diesen Zeitraum brauchte, um sich so weit auszubreiten, daß sie klinisch manifest wurde.

Eine kritische Stellungnahme erfolgte auch von KRAULAND u. BRATZKE: „Dem Begriff der ‚Spätapoplexie' haben MAYER et al. (1967) den der ‚traumatischen Frühapoplexie' gegenübergestellt und anhand von 9 eigenen Fällen belegt, bei denen das freie Intervall zwischen Trauma und klinischer Manifestation zwischen wenigen Minuten und 24 h lag. Bei der Überprüfung zeigt sich aber, daß weder die Fälle der Spätapoplexie noch die der Frühapoplexie exakt der „Marklagerblutung" zuzuordnen waren."

Die oben von MAYER et al. (1967) vorgetragenen Beobachtungen stützen unsere Ansicht, daß *zentrale primärtraumatische Gewebeschäden* praktisch immer mit erheblichen primärtraumatischen Schäden oberflächlicher Hirnanteile verbunden sind, oder, wenn primärtraumatische Schäden nicht an der Oberfläche zu finden sind, braucht man sie erst gar nicht in zentralen Hirnanteilen zu erwarten; vgl. auch die ausgesuchten Fallmitteilungen von KRAULAND u. BRATZKE (1980), s. S. 311.

MINAUF u. SCHACHT hatten bereits 1966 unter einer größeren Zahl von schweren gedeckten Schädel-Hirn-Verletzungen auf kleinere rhektische Blutungen in der laterobasalen Claustrum-Putamen-Region hingewiesen. Man kann die Gefährdung der Gefäße mit Stoßrichtung und Eigentümlichkeiten des Verlaufs in Verbindung bringen. Diese wichtigen und gediegenen histologischen Untersuchungen werden im folgenden Kapitel eingehend besprochen. In Fällen mit nur kleineren Blutungen zeigten MAYER et al. (1967) besonders gut den Ausgangspunkt dieser Blutungen. Es ist schwieriger, die traumatische Entstehung solcher Blutungen in nicht-jugendlichen Verletzten nachzuweisen. Wir bezweifeln, daß der Nachweis der traumatischen Entstehung eines intrazerebralen Hämatoms nach Überschreiten einer willkürlichen Altersgrenze von 45 Jahren (BAY 1949) nicht möglich ist. Mit der Abwägung klinischer und morphologischer Befunde wird der Beweis auch im höheren Alter von Fall zu Fall möglich sein.

X. Pathomorphologie

Die Pathomorphologie bietet bei jenen Fällen von traumatischen intrazerebralen Blutungen im Großhirnmarklager und in den Stammganglien differentialdiagnostisch keine Hinweise für eine Abgrenzung von den spontanen Massenblutungen. Von KRAULAND (1982) wurde hervorgehoben, daß spaltförmige und rundliche Blutungsherde nebeneinander vorkommen, und daß sie in einem Bereich liegen, in dem auch spontane Massenblutungen ihren Ausgang nehmen können.

Neben der morphologischen Untersuchung liefern die Vorgeschichte, die Lokalisation, das Alter des Patienten – vor allem bei jugendlichen Individuen, bei denen allgemein krankhafte Veränderungen an den Hirngefäßen fehlen – wesentliche Hinweise zur Abgrenzung.

Diesen traumatischen Blutungen und ihrer Abgrenzung von spontanen Massenblutungen muß morphologisch eine viel größere Beachtung geschenkt werden. Es bieten sich hier auch besonders vergleichende computertomographische und morphologische Untersuchungen an.

Die bisher veröffentlichten Arbeiten von REUTER (1927), MEIXNER (1932), PHILIP SCHNEIDER (1935) sowie COURVILLE u. BLOMQUIST (1940) lassen sichere differentialdiagnostische Kriterien vermissen.

XI. Operierte traumatische intrazerebrale Hämatome

Die operierten traumatischen intrazerebralen Hämatome werden getrennt von den übrigen Serien besprochen, weil es sich bei ihnen sicherlich um ein ausgelesenes Material handelt: Die Hämatome sind groß, durchwegs einzeln und liegen Hirnoberflächennahe, eine Voraussetzung für eine operative Entfernung.

Ich füge im folgenden die zusammengefaßten Befunde von zwei größeren Serien operierter traumatischer intrazerebraler Hämatome an:

STÖWSAND et al. (1973) gingen anhand eines Krankengutes von 119 operierten traumatischen intrakraniellen Hämatomen der Frage nach, ob man aus der Lokalisation von äußerer Verletzung und Schädelbruch Schlüsse auf den Sitz der intrakraniellen Blutung ziehen konnte. Bei den epiduralen Hämatomen waren Aufschlagstelle und Schädelbruch immer auf der gleichen Seite wie das Hämatom anzutreffen. Die anderen Hämatomformen bestanden in etwa der Hälfte der Fälle kontralateral zur Aufschlagstelle und zum Schädelbruch. Da auch die neurologische Symptomatik häufig keine zuverlässige Hämatomlokalisation erlaubt, wird in diesen Fällen eine angiographische Diagnostik für unerläßlich gehalten.

KRETSCHMER (1979) berichtete über eine Serie von 88 traumatischen intrazerebralen Hämatomen, die innerhalb eines Zeitraumes von 10 Jahren operativ behandelt worden waren. Das Durchschnittsalter betrug 46,4 Jahre. Als Unfallursachen lagen häusliche Unfälle und Verkehrsunfälle vor. Vielfach spielte übermäßiger Alkoholgenuß eine Rolle. In der neurologischen Symptomatik dominierten ein- oder doppelseitige Pupillenerweiterung und Bewußtseinsstörungen. In den weiteren Fällen bestand ein freies Intervall mit sekundärem Bewußtseinsverlust. Nach dem Verlauf waren akute von subakuten Formen zu unterscheiden, von denen die letzteren eine eindeutig bessere Prognose hatten. Zur Diagnostik wurde routinemäßig die Karotisangiographie durchgeführt, in jüngster Zeit die Computertomographie. Die Hämatome waren überwiegend in Frontal- und Temporallappen lokalisiert. Die Gesamtmortalität war mit 52,3 % hoch.

Tabelle 43. Mortalitätsquoten bei intrazerebralen Hämatomen. (Aus KESSEL et al. 1969)

Verfasser	Zahl der Fälle	Mortalität %
FEREY et al. (1955)	36	30
MCLAURIN u. MCBRIDE (1956)	16	6
GURDJIAN u. WEBSTER (1958)	38	55,2
LOEW u. WÜSTNER (1960)	22	68
AFRA u. VIDOVSKY (1963)	14	43

Tabelle 44. Mortalität und Lokalisation von 70 traumatischen intrazerebralen Hämatomen. Die Gesamtzahl ist größer als 70 als kombinierte Lokalisation in der untersten Reihe zusammengefaßt sind. (Aus PARKINSON et al. 1980)

Lokalisation	Total	Todesfälle	%
Temporal	34	5	15
Frontal	16	9	56
Zerebellar	10	10	100
Ventrikulär	12	8	66
Andere	10	5	50

Die *Operationsmortalität* der intrazerebralen Hämatome ist hoch, sie betrug nach den Angaben von KESSEL (1969) über 60% (36 Beobachtungen); vgl. Tabelle 43.

Auf die Beziehungen zwischen Mortalität und Lokalisation von traumatischen intrakraniellen Hämatomen geht Tabelle 44 ein.

Wesentliche diagnostische Hilfen und Einsichten in die Entwicklung und Ausbreitung der traumatischen Hirnblutungen sind in Zukunft durch die Computertomographie mit Verlaufskontrollen zu erwarten.

XII. Doppelseitige traumatisch intrazerebrale Hämatome

Doppelseitige traumatische intrazerebrale Hämatome sind selten; sie wurden in den Schläfenlappen beschrieben (BRÜGGER 1963).

XIII. Häufigkeit der traumatischen intrazerebralen Blutungen und Hämatome

Die Häufigkeit von traumatischen intrazerebralen Hämatomen wurde *vor Einführung* der *Computertomographie* mit etwa 1%, *nach dessen Einführung* mit 1,5% angegeben (PARKINSON et al. 1980). Aus der Ära vor Einführung der Computertomographie fand ECHLIN (1949) sie in seiner Serie in 1%, GURDJIAN u. WEBSTER (1958) in 1,6%. JAMIESON (1972) berichtete über 63 unter 11 000 Schädel-Hirn-Verletzungen (0,6%) und PIA et al. (1978) über 127 unter 5583 Schädel-Hirn-Verletzungen (2,3%). Aus der Ära nach Einführung der Computertomographie fanden PARKINSON et al. (1980) unter 1100 Schädel-Hirn-Verletzten, die pro Jahr stationär aufgenommen wurden, in einer Periode von 4 Jahren traumatische intrazerebrale Hämatome (6,4%).

XIV. Altersverteilung

Die Patienten waren zwischen einem und 93 Jahren alt, das Durchschnittsalter lag etwas über 56 Jahre. Mit Ausnahme eines Kindes, das ein Babysitter fallen ließ, so daß es mit dem Kopf aufschlug, liegen keine Beobachtungen im ersten Lebensjahrzehnt vor. Das Durchschnittsalter der Bevölkerung betrug 39 Jahre, das der aufgenommenen Schädel-Hirn-Verletzten 30 Jahre.

XV. Geschlechtsverteilung

Das Verhältnis des Vorkommens bei Männern und Frauen ist 3:1, verglichen mit einem Verhältnis von 2:1 bei allen Schädel-Hirn-Verletzten. Der typische Fall ist ein 56jähriger Patient, der unter Alkoholeinfluß aus keiner größeren Höhe stürzt als einer Körperhöhe entspricht.

XVI. Klinische Befunde

Diese Blutungen ahmen gewöhnlich das Bild subduraler und epiduraler Hämatome nach. In der Hälfte der Fälle traten sie zusammen mit epi- oder subduralen Hämatomen auf (MOSBERG u. LINDENBERG 1959).

XVII. Mortalität

Die *Mortalität* wird bei *traumatischen intrazerebralen Hämatomen* wie folgt angegeben: BROWDER u. TURNEY (1942) 72%; LOEW u. WÜSTNER (1960) 68%. Aus diesen Angaben kann entnommen werden, daß die Mortalität erheblich abgenommen hat.

XVIII. Historisches zum Begriff der Apoplexie

Bevor die *Differentialdiagnose* der *traumatischen Blutungen* und der *spontanen Massenblutungen* abgehandelt wird, müssen einige Termini, die häufig gebraucht werden, oft inädäquat, diskutiert werden. Die Termini *„Apoplexie"*, der *„Apoplex"*, *„apoplektischer Insult"*, *„Schlaganfall"* oder *„Hirnschlag"* stellt eine *klinische Diagnose* dar, bei der akute Bewußtseinsstörungen und zerebrale Herdsymptome im Vordergrund stehen.

Apoplexie war schon den griechischen Ärzten bekannt, die unter dieser Diagnose alle jene Prozesse zusammenfaßten, bei denen es zu einer plötzlich einsetzenden Lähmung kam. HIPPOKRATES wußte, daß als Prodromalerscheinungen Sensibilitätsstörungen auftreten konnten. Zunächst wurden sicherlich mehr Prozesse unter der Diagnose Apoplexie zusammengefaßt, denn es erfolgte keine Aufgliederung nach verschiedenen pathologischen Prozessen. Der erste, der sich um eine weitere Aufgliederung des krankhaften Geschehens bemühte, war MORGAGNI (1761), der einen „sanguinen" von einem „nichtsanguinen" Typ unterschied. Unter der letztgenannten Form verstand er Erweichungen des Gehirns, die er mit Gefäßveränderungen an den Arterien in Beziehung brachte. Weitere wesentliche Beiträge stammen von ABERCROMBIE (1828), der die Erweichung des Gehirns auf einen ischämischen Prozeß infolge Gefäßverengerung, vor allem bei älteren Individuen zurückführte. Der Ausdruck Arteriosklerose wurde von dem Straßburger Pathologen Jean George Chrétien Frédéric Martin LOBSTEIN (1777–1835) im Jahre 1833 geprägt, der übrigens auch atheromatöse Veränderungen in der Gefäßwand der Aa. vertebrales beschrieb. Von LOBSTEIN stammt auch die Beobachtung, daß atheromatöse Wandveränderungen an der Bifurkation der A. carotis comm. ausgeprägt sein können, während die A. carotis int. oft von pathomorphologischen Veränderungen frei bleiben kann.

Der Begriff „Apoplex" leitet sich vom griechischen Verb ἀποπλήκτειν = „zu Boden schlagen", „betäubt oder ohnmächtig werden" ab. Der Begriff ist, wie Werner SCHEID mit Recht hervorhebt, sehr mißverständlich, da er im klinischen Sprachgebrauch für sich plötzlich entwickelnde Folgeerscheinungen von zerebralen Gefäßprozessen mit Durchblutungsstörungen angewandt wird. Oft wird mit diesem Terminus eine „Massenblutung" gemeint. Der Ausdruck Massenblutung ist eindeutig vorzuziehen.

Die griechische Beziehung „Apoplex" oder „Apoplexie" und auch das deutsche Wort „Schlaganfall" besagt lediglich, daß das betroffene Individuum, „betäubt" oder „ohnmächtig zu Boden stürzt". Dabei ist mit diesem klinischen Begriff oft leider nicht entschieden, ob eine Massenblutung, eine Erweichung, eine funktionelle oder organische Durchblutungsstörung, ein entzündlicher, degenerativer, toxischer Prozeß oder ein Neoplasma (etwa ein apoplektiform beginnendes Glioblastoma multiforme) vorliegt. Nochmals, der Hirnschlag oder Schlaganfall ist demnach ein rein klinisches Syndrom, das nichts über dessen Ursache aussagt. Wir verstehen unter einem solchen Insult einen Vorgang, der mit akuten Bewußtseinsstörungen und zerebralen Herdbefunden vergesellschaftet ist. Der Begriff gehört der Geschichte der Medizin an und sollte diagnostisch in der modernen Medizin vermieden werden.

Die *Massenblutung* besteht in einer *Rhexisblutung* in das *umgebende intakte Hirngewebe* meist auf dem Boden einer *hypertonischen Gefäßerkrankung*, dessen morphologisches Substrat von SCHOLZ in einer Hyalinose der Gefäße, bzw. einer Arteriosklerose (LOBSTEIN, ASCHOFF u. RÜHL) beschrieben worden war. Besonders häufig erfolgen Blutungen aus Einrissen der Aa. lenticulostriatae. Prädilektionsstellen dieser Blutungen sind die Region von Putamen und Claustrum, die Marklager der Großhirnhemisphären und des Pons. Neben der Massenblutung bei der Hypertonie sieht man vereinzelt aber auch Massenblutungen bei normalen Blutdruckwerten und normalen Gefäßen.

XIX. Differentialdiagnostische Abgrenzung traumatischer von nichttraumatischen intrazerebralen Blutungen und Hämatomen

Bei jeder größeren intrazerebralen Blutung in den Stammganglien und im Großhirnmarklager muß die differentialdiagnostisch wichtige Frage geprüft werden, ob die Blutung die Ursache eines Unfallereignisses ist, oder aber ob es sich dabei um die Folgen eines Unfalles mit einer Gewalteinwirkung handelt. Das ist nicht nur von akademischem Interesse, sondern von größter forensischer Bedeutung. Im folgenden werde ich die verschiedenen Möglichkeiten aufführen:

(1) Eine *größere Blutung*, es handelt sich hier um eine solche vom Typ der sog. *Massenblutungen in den Stammganglien oder im Großhirnmarklager, kann die Ursache für einen Unfall sein*. Die unmittelbar einsetzenden klinischen Störungen, besonders die anfallsweise auftretende Bewußtlosigkeit und morphologischen Schäden sind die direkte Folge der Massenblutung. Man kann hier auch von einer spontanen Massenblutung sprechen.

(2) Eine stumpfe *Gewalteinwirkung, die zu einem gedeckten Hirnschaden führt, ist die Ursache für das Auftreten einer größeren traumatischen Blutung in den Stammganglien* oder *im Großhirnmarklager*. Diese kann isoliert oder, was viel wahrscheinlicher ist, von weiteren traumatischen Hirnschäden begleitet sein. Man spricht dann von kombinierten Blutungen oder Verletzungen. Nur bei der erstgenannten, der isolierten Form der traumatischen Stammganglien- oder Marklagerblutung, bestehen differentialdiagnostische Probleme gegenüber spontanen Massenblutungen in den Stammganglien oder im Großhirnmarklager.

(3) Ein *kongenitales Aneurysma* kann *ohne Gewalteinwirkung spontan rupturieren*, die Blutung kann sich ins Gehirn „einwühlen", so daß eine größere intrazerebrale Blutung vorliegt.

(4) Ein *kongenitales Aneurysma* kann *infolge einer meist stumpfen Gewalteinwirkung gegen den Kopf rupturieren*, die Folge kann eine größere Blutung in den Stammganglien oder im Großhirnmarklager sein.

(5) Ein *traumatisches Aneurysma*, Folge einer vorhergegangenen Gewalteinwirkung, kann *spontan rupturieren und eine größere intrazerebrale Blutung nach sich ziehen*, die häufig fälschlich als eine sog. „traumatische Spätapoplexie" aufgefaßt wird.

334 Traumatische intrazerebrale und intrazerebelläre Blutungen und Hämatome

(6) Ein *traumatisches Aneurysma*, Folge einer vorhergegangenen Gewalteinwirkung, kann *infolge einer erneuten Gewalteinwirkung rupturieren* und eine größere intrazerebrale Blutung zur Folge haben, die wiederum oft fälschlicherweise als eine sog. „traumatische Spätapoplexie" aufgefaßt wird.

(7) Die *Blutung erfolgt in einen Hirntumor*, meist ein *nekrotisches Areal*, beispielsweise eines *Glioblastoma multiforme*, entweder spontan oder nach einem Bagatelltrauma. Man spricht von einem *apoplektiformen Beginn* der klinischen Erscheinungen. Bei neuropathologischer Untersuchung ist diese Diagnose einfach zu stellen. Die Voraussetzung einer solchen Diagnose ist aber die Durchführung einer Obduktion und einer neuropathologischen Untersuchung des Gehirns.

(8) Ein *Patient* kann eine *Massenblutung* erleiden, er *stürzt beispielsweise vom Fahrrad, schlägt mit dem Hinterkopf auf dem Straßenbelag auf (Stoßrichtung I nach* SPATZ*),* erleidet ein *Verzögerungstrauma mit Berstungsbrüchen des Schädels im Bereich der Okzipitalregion* und sog. *Rindenprellungsherden im Contrecoupbereich* an den Stirn- und Schläfenpolen und den Unterflächen der Stirn- bzw. Schläfenlappen. Hier liegt also eine *Kombination einer spontanen Massenblutung vor*, nach *der noch zusätzlich traumatische Contrecoupläsionen aufgetreten sind*.

(9) Theoretisch ist noch eine weitere Möglichkeit zu diskutieren. Ein *Patient* kann infolge einer *stumpfen Gewalteinwirkung* eine oder mehrere *traumatische intrazerebrale Blutung(en)* erleiden. An der Unfallstelle, während des Transportes ins Krankenhaus oder kurz nach der stationären Aufnahme kann *zusätzlich* eine *spontane Massenblutung in den Stammganglien* oder dem *Marklager des Großhirns auftreten*, so daß auch hier eine Kombination einer traumatischen oder auch mehrerer mit einer spontanen Blutung vorliegt, allerdings sind die Blutungen zu verschiedenen Zeitpunkten aufgetreten.

Das sind die 9 Grundkonstellationen, die ich im vorhergehenden angeführt habe. Es gibt aber noch Kombinationen, die, wie ich zeigen werde, nicht nur von theoretischer, sondern von größter praktischer Bedeutung sind.

Ich beginne mit einem Beispiel: Ein 25jähriger Radfahrer erleidet auf der Straße radfahrend eine Massenblutung, stürzt auf die Straße und wird von einem PKW erfaßt. Er wird verletzt in ein Krankenhaus gebracht und verstirbt dort. Es handelt sich also um einen Patienten, der in die Kategorie (1 oder 8) gehört.

Hier bieten sich verschiedene alternative Möglichkeiten: (a) Der Patient erleidet lediglich eine Massenblutung, sowohl der Sturz von seinem Fahrrad auf die Fahrbahn als auch der Anprall gegen den PKW hat nicht zu weiteren traumatischen Hirnschäden geführt. Ob die Bewußtlosigkeit die Folge der Massenblutung oder eines Kommotionssyndroms wegen eines Verzögerungstraumas beim Aufschlag auf den Straßenbelag oder eines Beschleunigungstraumas durch den PKW, oder gar Folge von beiden Gewalteinwirkungen ist, kann nicht entschieden werden. (b) Der Patient erleidet eine Massenblutung und nur infolge Sturzes vom Fahrrad mit Aufschlag auf den Straßenbelag weitere traumatische intrakranielle Schäden. (c) Der Patient erleidet eine Massenblutung, weitere traumatische intrakranielle Schäden nur als Folge der Kollision mit dem PKW. (d) Der Patient erleidet eine Massenblutung und weitere traumatische intrakranielle Schäden, sowohl als Folge des Sturzes vom Fahrrad auf den Straßenbelag als auch durch die Kollision mit dem PKW.

Eine weitere Konstellation ist zumindest theoretisch möglich, praktisch jedoch keineswegs von der Hand zu weisen:

Ein 75jähriger Patient wird von einem PKW gestreift und zu Boden geworfen: (a) Er erleidet ein Kommotionssyndrom, ohne daß primärtraumatische Läsionen am Gehirn nachweisbar sind, und später, während der klinischen Behandlung, eine Läsion vom Typ der Massenblutung. (b) Er hat als Folge des Unfallereignisses primärtraumatische Schäden am Großhirn erlitten und erleidet später, während der klinischen Behandlung, eine Läsion vom Typ der Massenblutung. Hier ergeben sich wieder zwei Möglichkeiten, es kann eine einzelne traumatische Blutung vorliegen, oder eine solche kann mit anderen traumatischen Läsionen kombiniert sein.

Derartige differentialdiagnostische Erwägungen werden in der Literatur kaum vorgenommen. *Sie zeigen aber, daß es unumgänglich ist, bei jedem tödlich verletzten Verkehrsteilnehmer eine forensische Autopsie vorzunehmen. Ihre Unterlassung stellt einen Kunstfehler dar!*

XX. Die nichttraumatischen intrazerebralen Blutungen und Hämatome

Bei den *spontanen intrakraniellen Blutungen* kann es sich einmal um solche vom Typ der *Massenblutungen* handeln. *Spontane Blutungen* können aber auch aus *rupturierten kleinen angiomatösen Mißbildungen* entstehen.

Sie werden auch *Mikroangiome* (GERLACH u. JENSEN 1960, 1961), *kapilläre Angiome, kryptische Angiome* oder „*cryptic hemangiomas*" (CRAWFORD u. RUSSELL 1956) genannt.

Pathologisch lassen sich diese Mißbildungen in *3 Gruppen* unterteilen: (1) *Kavernöse Hämangiome*, (2) *arteriovenöse aneurysmatische Angiome* und (3) das *arterielle Angioma racemosum*.

DOROTHY RUSSELL (1954), die eine Autopsieserie von 461 Fällen von spontanen intrakraniellen Blutungen auswertete, fand sie in 21 Fällen (4,5%). Sie wies darauf hin, daß die Blutung die Mißbildung zerstören kann. Auch RICHARDSON u. EINHORN (1963) hoben hervor, daß diese kleinen angiomatösen Mißbildungen in der Blutung nicht mehr nachweisbar sind. Nach Ruptur und Blutung kann die Mißbildung thrombosieren, wie sich aus mikroskopischer Untersuchung ergab (DAVIDOFF 1958).

MARGOLIS et al. (1951) konnten in einer postmortalen Studie von 6 Fällen, bei 4 tödlich ausgehenden Blutungen als Ursache eine vaskuläre Mißbildung nachweisen.

KRAYENBÜHL u. YASARGIL (1958) berichteten über eine Serie von 155 Fällen mit den klinischen Zeichen einer Subarachnoidalblutung, bei denen trotz doppelseitiger Karotis- und Vertebralisangiographie keinerlei Gefäßveränderungen gefunden wurden. Ohne Zweifel handelte es sich bei den meisten dieser Fälle um sehr kleine Gefäßmißbildungen, die vorwiegend nahe der Hirnoberfläche lagen, so daß bei ihrer Ruptur das Blut sich in die Liquorräume ergießen konnte.

GERLACH u. JENSEN (1960) beobachteten eine Gruppe von Patienten, bei denen derartige kleine Gefäßmißbildungen in der Tiefe der Hirnlappen bestanden und nach ihrer Ruptur zu einem intrazerebralen Hämatom führten. Diese Autoren beobachteten 21 derartige Gefäßmißbildungen, die sie wegen ihrer Kleinheit *Mikroangiome* nannten; die frühere Bezeichnung „kapilläre Angiome" sollte aufgegeben werden, um der histologischen Einordnung nicht vorzugreifen. Es zeigte sich nämlich bei der histologischen Untersuchung, daß es sich bei 8 histologisch gesicherten Angiomen nur in zwei Fällen um ein *Angioma racemosum capillare ectaticum* gehandelt hatte, in einem Fall um ein *Angioma cavernosum*, in einem weiteren Fall um ein *Angioma aneurysmaticum*. Bei 3 weiteren Fällen war eine sichere Eingliederung in die morphologischen Gruppen nicht möglich.

Das Durchschnittsalter der Patienten von GERLACH u. JENSEN betrug 29 Jahre. Bei Fehlen von Blutdruck- und Gefäßerkrankungen war die Abgrenzung gegenüber Massenblutungen nicht schwer.

FISHER (1961) vertrat die Ansicht, daß die Mikroangiome keineswegs selten sind; er konnte 17 solche Mißbildungen auffinden, von denen sich 8 in der Hirnrinde, 5 im Kleinhirn, 2 in der Pons, eine im frontalen Marklager und eine im Kopf des Nucleus caudatus fanden.

KRAYENBÜHL u. SIEBENMANN (1965) veröffentlichten eine Serie von 24 Patienten mit Mikroangiomen, die eine massive intrazerebrale Blutung verursacht hatten. In 15 dieser Fälle konnte das Angiom durch Angiographie, bei der Operation oder Autopsie festgestellt werden. In den übrigen 9 Fällen konnte eine nachweisbare Quelle für die Blutung weder durch Angiographie noch bei der Operation nachgewiesen werden. Es wurde angenommen, daß die Mißbildung durch die expandierende Blutung zerstört wurde. Daß diese Annahme wohl korrekt ist, belegen die Autoren mit der Bemerkung, daß in der Gruppe der nachgewiesenen Fälle die kleinen Gefäßmißbildungen durch die Blutung zum Verschwinden gebracht wurden. Das Alter der Patienten betrug zwischen 8 und 62 Jahren, das Durchschnittsalter 33 Jahre. Die Blutungen fanden sich im Großhirnmarklager, temporal in 8 Fällen, frontal in einem, frontoparietal in 6, parietal in 4, parietookzipital in 3, und okzipital in 2. Die Blutungen waren in 3 Fällen in die Seitenventrikel eingebrochen.

YAMADA u. MINCKLER (1977) fanden innerhalb von 6 Monaten 3 dieser Gebilde bei Erwachsenen mit subkortikalen intrazerebralen Blutungen. Die Gebilde hatten einen Durchmesser von 3–5 mm, und konnten als pulsierende Massen wahrgenommen werden; sie wurden mit Hilfe eines Operationsmikroskopes entfernt. Entsprechende Fälle wurden RUSSELL (1956), KRAYENBÜHL (1957) und GERLACH u. JENSEN (1960, 1961).

Eine interessante Krankengeschichte eines 31 Jahre alten Berufskraftfahrers, der kurz nach einem Verkehrsunfall verstorben war, wurde von WINDUS u. TRÖGER (1986) mitgeteilt.

Die von der Polizei veranlaßten Unfallrekonstruktionen zeigten später, daß der von dem Fahrer gesteuerte Lastkraftwagen während einer Autobahnfahrt für eine Zeitdauer von mindestens einer halben Minute mehrfach von der Fahrbahn nach rechts abgewichen war. Dabei hatte das Fahrzeug etliche Fahrbahneinrichtungen gestreift, zwischendurch mehrfach wieder die Fahrspur erreicht und war letztlich auf dem Fahrbahnrand zum Stehen gekommen. Der Polizeiunfallarzt sowie der erstversorgende Notarzt beschrieben beim

Auffinden des Verunglückten eine Bewußtlosigkeit. Unter der Annahme innerer Schädigungen des Brust- und Bauchraumes erfolgte der Transport in eine *Universitätsklinik*. Dort verstarb der Patient 9 h nach dem Unfallereignis unter dem Bild eines dissoziierten Hirntodes bei Hirnmassenblutung mit Ventrikeleinbruch auf einer Neurochirurgischen Intensivstation.

Die zunächst zuständige Staatsanwaltschaft hatte keinen Zweifel daran, daß die zum Tode führende Blutung ursächlich auf das Unfallgeschehen zurückzuführen war. Sie äußerte keine Bedenken gegen die Entnahme von Organen zu Transplantationszwecken und verfügte die Freigabe der Leiche.

Bei der wenige Tage nach dem Tode im Rechtsmedizinischen Institut aus klinisch-wissenschaftlichem Interesse durchgeführten *Obduktion* wurden insbesondere im Bereich des Kopfes, aber auch der Gliedmaßen und des Rumpfes keine dem Unfallgeschehen zuzuordnende Verletzungen oder Unterblutungen von Weichteilen gefunden.

Die *Sektion* des zunächst in Formalin asservierten Gehirns brachte eine intrazerebrale Massenblutung im Bereich der vorderen Stammganglien links zu Tage. Die Blutung war in das Hirnkammersystem eingebrochen und hatte dieses bis zum Sylvius-Aquädukt hin austamponiert. In der Hirnsubstanz fehlten nachweisbare primärtraumatisch bedingte Veränderungen. Nach dem *feingeweblichen Bild* bestanden keine Gefäßmißbildungen oder generalisierte Wandschäden in der Art, wie sie z. B. bei degenerativen Mediaveränderungen, Hirntumoren, chronisch-entzündlichen Vorgängen oder bei Stoffwechselstörungen zu erwarten waren. Da auch klinischerseits zunächst der Unfall im Vordergrund der Diskussion stand, wurde der erhobene neuropathologische Befund trotz nicht sicher nachweisbarer Kontusionsblutungen zunächst ebenfalls in Richtung einer traumatischen Genese interpretiert. Erst nach dem Hinweis auf das auffällige Verkehrsverhalten, das sich zwanglos unter die z. B. von KRAULAND (1978) zusammengefaßten, für den plötzlichen natürlichen Tod im Straßenverkehr typischen Auffälligkeiten einreihen läßt, erfolgte die

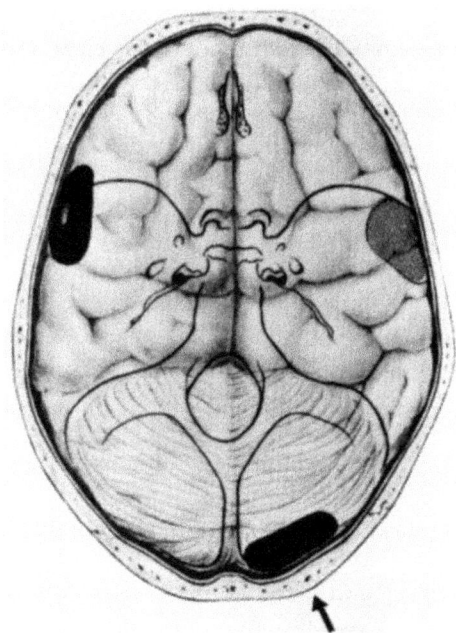

Abb. 86. Intrazerebelläres Hämatom; durch Contrecoup verursachtes intrazerebrales (temporales) Hämatom; Kontusion des rechten Schläfenlappens. *Pfeil:* Richtung der einwirkenden Gewalt. (Aus SCHNEIDER et al. 1953)

abschließende gutachterliche Stellungnahme in der Form, daß nicht eine primärtraumatische, sondern vielmehr eine spontane Massenblutung zugrunde zu legen sei. Als Blutungsquelle war eine intrazerebral gelegene aneurysmatische Mißbildung der die vorderen Stammganglien versorgenden Äste der A. cerebri med. anzunehmen.

Dieser von WINDUS u. TRÖGER (1986) veröffentlichte Beitrag kann als erneute Untermauerung der Notwendigkeit dienen, solche Todesfälle immer durch eine Leichenöffnung abzuklären, um „dadurch zum einen auch die Belange der Strafrechtspflege und zum anderen die Interessen von Versicherungsgruppen und Einzelpersonen ausreichend würdigen zu können". Das ist besonders wichtig im Hinblick auf die hohen Zahlen der zu Tode kommenden Verkehrsteilnehmer und der dadurch entstehenden versicherungspflichtigen Probleme (KAUTZKY u. SCHEWE 1965).

XXI. Traumatische intrazerebelläre Blutungen und Hämatome

Traumatische intrazerebelläre Blutungen und *Hämatome im Kleinhirn* und der *hinteren Schädelgrube* wurden veröffentlicht von BONNAL (1951), R. C. SCHNEIDER et al. (1953), GROSS (1955), FISHER et al. (1958), SCOVILLE et al. (1961), 7 Fälle, GIROUX u. LEGER (1962), 3 Fälle, STROOBRANDT (1965), WRIGHT (1966), KIENE u. GIERCKE (1968), BEKIER et al. (1970), WEIMAN u. MUTTUKUMARU (1970), PARADAKIS et al. (1976), SOKOL u. ROWED (1978), ALTHOFF et al. (1982), POZZATI et al. (1981, 1982). In den von R. C. SCHNEIDER et al. (1953) mitgeteilten Fälle lagen zusätzlich primärtraumatische Veränderungen supratentoriell im sog. Contrecoupbereich vor (Abb. 86). *Schußverletzungen im Kleinhirnbereich* wurden von HOLMES (1917) sowie LANDAU (1937) veröffentlicht. Eine zusammenfassende Darstellung gab JAMIESON (1976).

Eine Blutung in einem Kleinhirntumor nach einer Gewalteinwirkung beschrieb BRAGE (1968).

F. Kombinierte traumatische intrakranielle Blutungen und Hämatome

I. Einführung

Unter *kombinierten intrakraniellen Blutungen und Hämatomen* wird das *gleichzeitige Vorkommen verschiedenartiger Hämatome* verstanden, nicht das bilaterale Vorliegen eines bestimmten Hämatoms. Man findet sie oft unter dem Namen des Hämatoms mit der größten Ausdehnung. Diagnostische und prognostische Erwägungen machen eine gesonderte Besprechung der kombinierten intrakraniellen Hämatome notwendig.

II. Häufigkeit

Kombinierte intrakranielle Hämatome sind häufiger als gemeinhin angenommen. LOEW u. WÜSTNER (1960) fanden unter 181 Beobachtungen traumatischer Blutungen 9 kombinierte Hämatome. ISFORT (1965) sah unter 153 isolierten epiduralen, subduralen und intrazerebralen Hämatomen 35 kombinierte Formen. Darunter war 18mal die Kombination von epiduralen mit subduralen, neunmal mit intrazerebralen Blutungen. In 4 Fällen traten diese 3 Blutungen zusammen auf. In 6 Fällen waren die Blutungen doppelseitig. Alle Patienten mit akuten Verlaufsformen starben.

III. Auswahl aus in der Literatur mitgeteilten Kasuistiken und Serien

Weitere Mitteilungen von meist gleichseitigen und einigen doppelseitigen kombinierten epiduralen und subduralen Blutungen stammen von KENNEDY u. WORTIS (1936), LEWIN (1949), SIROIS (1952), HOLUB (1958), FARAGO (1959), McKISSOCK et al. (1960) sowie BRENNER (1972).

Im folgenden werden einige Möglichkeiten von kombinierten traumatischen intrazerebralen Hämatomen besprochen: Gleichzeitiges Vorkommen einer subduralen Blutung der hinteren Schädelgrube mit einer Blutung im Kleinhirn (ARSENI u. MARETSIS 1972) und gleichzeitiges Vorkommen eines epiduralen Hämatoms über einer und eines akuten subduralen Hämatoms über der anderen Großhirnhemisphäre (HOLUB 1956).

In der Serie von STÖWSAND et al. (1973) fanden sich 9 Verletzte mit kombinierten intrakraniellen Hämatomen. Dabei lagen bei 7 ein epidurales und ein akutes subdurales Hämatom auf der gleichen Seite vor. Bei einem weiteren Patienten war das kombinierte Hämatom bilateral, mit einem epiduralen Hämatom linksseitig und einem akuten subduralen Hämatom rechtsseitig. Der neunte Patient hatte schließlich gleichzeitig 3 Hämatome: Ein epidurales Hämatom links, ein akutes subdurales Hämatom rechts und ein intrazerebrales Hämatom rechts. Äußere Verletzungen waren bei 7 der 9 Patienten vorhanden, davon homolateral zum epiduralen Hämatom bei 5 und kontralateral bei 2 Patienten.

Eine mitteilenswerte Beobachtung wurde von BRENNER (1972) veröffentlicht: Riesiges, akutes Subduralhämatom über der einen Seite und winziges, arteriell pulsierendes Meningealhämatom (mit Kontrastmittelaustritt) der anderen Seite. Nach Entleerung des subduralen Hämatoms Anwachsen des epiduralen Hämatoms zu massiver Raumforderung.

G. Zentrale traumatische Großhirnschäden einschließlich der Balkenläsionen

I. Einführung

Die großen traumatischen intrazerebralen Blutungen und Hämatome wurden bereits im vorhergehenden Kapitel besprochen. Im folgenden sollen einige Serien von histologisch gut untersuchten Gehirnen von Patienten mit Schädel-Hirn-Verletzungen verschiedenen Schweregrades, im allgemeinen jedoch schweren Schädel-Hirn-Verletzungen mit nachfolgender Bewußtlosigkeit ausführlicher besprochen werden, die zentrale traumatische Großhirnschäden aufwiesen (STRICH 1956, 1961; SCHACHT u. MINAUF 1965; OPPENHEIMER 1968; CLARK 1974).

II. Pathomorphologische Befunde aus Serien der Literatur

Gewebliche Veränderungen im Sinne einer diffusen Achsenzylinderschädigung („diffuse axonal injury") als eine primärtraumatische Läsion des Gehirns waren erstmals von Sabine STRICH (1956) mitgeteilt worden.

SABINE STRICH hatte die Gehirne von 20 Patienten untersucht, die Unfälle mit schweren Gewalteinwirkungen für einige Monate überlebt und klinisch eine schwere Demenz gezeigt hatten. Die Gehirne waren atrophisch und wiesen durchaus keine makroskopisch sichtbaren Blutungen oder Lazerationen auf. Die Autorin, die vor allem die Marchimethode anwandte, konnte zahllose kleine Gewebeschäden im Hirnstamm, im Großhirnmarklager und in den Stammganglien nachweisen. Sie hob auch das Vorliegen von gliösen Sternchen in einigen Präparaten hervor.

In dieser mikrogliösen Proliferation kann eine unspezifische phagozytäre Reaktion gesehen werden, die außer bei Gewalteinwirkungen bei den verschiedensten Typen von Parenchymschädigung gesehen werden kann. Sie sind die Folgen von traumatisch bedingten Durchtrennungen von Achsenzylindern oder von petechialen Blutungen.

OPPENHEIMER (1968) untersuchte mikroskopisch 59 Fälle von Schädel-Hirn-Verletzungen mit klinischen Bildern, die von leichter Gehirnerschütterung bis zu schwerster Dezerebration reichten.

Der Autor hob hervor, daß er seine Aufgabe nicht in einer statistischen Auswertung des Materials sah. Beobachtungen mit größeren Blutungen und schweren, makroskopisch sichtbaren Gewebeschäden wurden ausgeschlossen, ebenso Patienten mit Überlebenszeiten von weniger als 12 h. OPPENHEIMER, der die Weil-Davenport-Technik zur Darstellung von Mikro- und Oligodendroglia anwandte, fand Anhäufungen von proliferierten mikrogliösen Zellen, die von etwa 50 µ bis zu mehreren Millimetern Durchmesser aufwiesen, und die schon makroskopisch als kleine Erweichungen auffielen. Dieser Typ von Gewebsalterationen bestand in etwa ¾ aller Fälle, wobei hervorzuheben ist, daß lediglich ein oder zwei Blöcke je Gehirn untersucht wurden. Die kürzeste Überlebenszeit, nach der OPPENHEIMER diese Alterationen sah, betrug 15 h. Bei 24–48 h Überlebenszeit nahmen Größe und Zahl der Mikrogliazellen zu. Einige dieser mikrogliösen Knötchen traten in der Nachbarschaft von kleineren petechialen Blutungen auf, andere nicht. Am Ende dieser Periode waren bereits leichtere fleckförmige Entmarkungsherdchen sichtbar, jedoch ohne oder nur mit geringer astrogliöser Reaktion. Innerhalb der ersten beiden Wochen nahm die Größe der mikrogliösen Elemente zu und sie zeigten ausgeprägte pseudopodienähnliche Fortsätze. Sie entwickelten sich stärker in der Umgebung von petechialen Blutungen, transformierten jedoch nicht in Phagozyten, mit Ausnahme von Stellen, wo nekrotisches Gewebe vorlag. Nach 3 Wochen konnten astrogliöse Reaktionen in den größeren und mehr diffusen Läsionen wahrgenommen werden, jedoch nicht in den kleinen umschriebenen Läsionen. In der 6. Woche waren geschwollene Astrozyten ebenso wie sudanophiles Material in den größeren Herden sichtbar. In dieser Zeit lag auch eine diffuse mikrogliöse Proliferation vor, wahrscheinlich als Reaktion auf die sekundäre Achsenzylinderdegeneration. OPPENHEIMER hob hervor, daß er wegen der geringen Zahl der untersuchten Blöcke wenig über die Ausbreitung dieser Gewebealterationen auszusagen vermöge. Sie fanden sich im Corpus callosum, an einer oder der anderen Seite der Mittellinie, und wurden manchmal auch in angrenzenden Anteilen des Centrum ovale und im Nucleus caudatus gefunden. Im oberen Hirnstamm waren sie häufiger im Tegmentum und in den Brachia conjunctiva als in den Pedunculi und basalen Anteilen der Pons. Sie fanden sich häufig auch entlang kleinerer Gefäße, dagegen nur selten in der Großhirnrinde.

Die meisten der von OPPENHEIMER histologisch untersuchten Gehirne stammten von Patienten, die eine schwere Hirnverletzung erlitten, meist auch an zerebraler Anoxie infolge kardiopulmonaler Komplikationen gelitten hatten und an deren Folgen verstorben waren. Der Autor hob jedoch hervor, daß bei 5 Patienten der Unfall leicht gewesen war und nur eine Bewußtlosigkeit von wenigen Minuten bestanden hatte. Die Todesursache in diesen Fällen war Fettembolie oder Pneumonie.

Der Autor diskutierte die Möglichkeiten der Entstehung dieser Gewebeschäden, die nach Beschleunigungs- oder Verzögerungstraumen auftraten. Kleinere Gefäße können nach seiner Ansicht überdehnt werden und reißen, so daß Blutungen verschiedener Größe auftreten. Nervenfaserbündel können gleichfalls überdehnt werden und reißen, ohne daß dabei Blutungen auftreten. Die Gewebsalterationen, besonders im Corpus callosum und Brachium conjunctivum, sind wahrscheinlich hier zuzurechnen.

CLARK (1974) untersuchte 12 Gehirne von Patienten, die ihren Schädel-Hirn-Verletzungen erlegen waren. Auch er wandte u. a. die Weil-Davenport-Methode an und untersuchte in jedem Fall Corpus callosum, Capsula int. und Hirnstamm. Mikrogliöse Zellenanhäufungen wurden in 11 der 12 Fälle beschrieben. Sie fanden sich im Corpus callosum homolateral zur Seite der einwirkenden Gewalt. Dieses Ausbreitungsmuster der Gewebeschäden war das gleiche in allen Fällen. CLARK erklärte diese Veränderungen mit Hilfe eines bestimmten Musters von Scherkräften, das zu Unterbrechungen von Achsenzylindern führt. Nach seiner Meinung sind diese Scherbewegungen die Folge von Rotationsbeschleunigung des Schädels im Verhältnis zu Schädelhülle und Dura mater und dem Großhirn.

CLARK, der sich mit der Mechanogenese dieser Gewebeveränderungen eingehend auseinandersetzte, nahm an, daß eine Scherbewegung entsteht, wenn der Hirnstamm am Tentorium reibt oder zurückgehalten wird. Aber CLARK betont, daß ein Teil der mikrogliösen Veränderungen durch die Kontinuitätstrennung von Nervenfasern durch petechiale Blutungen bedingt wurde.

Die von STRICH, OPPENHEIMER und CLARK mitgeteilten Gewebealterationen sind einander sehr ähnlich oder gar identisch. Sie treten in einem sehr hohen Prozentsatz von Schädel-Hirn-Verletzten auf, bei denen die einwirkende Gewalt groß genug war, um eine Bewußtlosigkeit hervorzurufen. Daß diese Gewebeschäden die Folge von traumatischen Kontinuitätstrennungen von Nervenfasern sind, konnte CLARK mit Hilfe der Holmes-Methode zeigen.

PILZ (1983) fand bei histologischer Untersuchung von 324 unausgewählten Fällen von tödlichen Schädel-Hirn-Verletzungen an 100 Beobachtungen Hinweise für Achsenzylinderschäden. Die Regionen, die histologisch untersucht wurden, schwankten von Fall zu Fall, in jeder Beobachtung wurden jedoch wenigstens zwei Gewebeblöcke aus dem Hirnstamm untersucht. Es ist nicht angegeben, aus welchem Areal des Hirnstammes die Blöcke entnommen wurden. Auch fehlen Angaben, welche histologische Technik angewandt wurde.

Der Autor fand Hinweise auf Achsenzylinderschäden bei 100 der 324 Fälle, sie waren ausgeprägt in 64 und leicht bei 36. Das Corpus callosum war in 79%, das Großhirnmarklager in 52%, die innere Kapsel in 89%, das Mittelhirn in 76%, die Pons in 92% und die Medulla oblongata in 15% befallen. In 48 Fällen war sowohl das Großhirn (Corpus callosum und/oder Großhirnmarklager) und der Hirnstamm (hier Capsula int. und/oder Mittelhirn, Pons und Medulla oblongata) beteiligt. In 10 Fällen waren die Achsenzylinderschäden nur im Hirnstamm nachweisbar, sie waren jedoch in keinem Fall nur in den Großhirnhemisphären allein nachweisbar. Die Veränderungen wurden in allen Altersgruppen gefunden, sie waren jedoch selten in der Altersgruppe unter 2 Jahren.

Leider sind der Mitteilung von PILZ keine Abbildungen beigefügt.

IMAJO u. ROESSMAN (1984) berichteten anhand von 5 Beobachtungen schwerster Schädel-Hirn-Verletzungen über diffuse traumatische Axonschädigungen. Die Autoren halten diese pathomorphologischen Veränderungen für primär- und nicht sekundärtraumatische Schäden. Sie unterlassen es aber leider, ihre Auffassung über die primärtraumatische Entstehung dieser Schäden zu begründen.

Die histologische Untersuchung weiterer Serien sollte unter standardisierten Bedingungen durchgeführt werden. Ein auf das Projekt zugeschneidertes Spielmeyer Sortiment sollte definiert und angewendet werden, ebenso eine Kombination von weiteren histologischen Techniken. Meines Erachtens sollte auch Verletzungstypen und den Stoßrichtungen der einwirkenden Gewalt mehr Beachtung geschenkt werden. Ein Beschleunigungs- oder Verzögerungstrauma mit einer mehr oder minder durch das Zentrum des Gehirns verlaufenden Stoßachse zeigt wohl andere Verletzungsmuster im Hinblick auf Qualität und Ausbreitung der Läsionen als ein Rotationstrauma mit einer Winkelbeschleunigung. Ein Impressionstrauma wird wohl auch andere Verletzungsmuster bringen. Man sollte nicht mehr „Schädel-Hirn-Verletzungen" untersuchen – ein Verletzungsmuster dafür kann nicht existieren – sondern sollte von bestimmten wohldefinierten Typen unter Beachtung der Stoßrichtung und Stoßachse ausgehen. Ich bin überzeugt, daß sich erhebliche Unterschiede im Ausbreitungsmuster für die verschiedenen Traumaformen, Stoßrichtungen und Stoßachsen ergeben.

Noch einige generelle Worte zu Imprägnationsmethoden. Man kann auf sie nicht verzichten. Man muß sich aber der Gefahr bewußt sein, daß hier eine enge Beziehung zwischen einer intravital entstandenen Läsion (im Äquivalentbild) und einem Färbungsartefakt besteht. Die Deutung und Interpretation dieser Techniken erfordert viel Erfahrung. Die Gefahr, Artefakte zu beschreiben, ist groß. Diese Imprägnationstechniken sollten auch nicht allein angewendet werden, sondern es sollten in jedem Fall auch Nisslfärbungen zur Auswertung der andersartigen traumatischen Läsionen vorliegen.

III. Prädilektionsstellen von primärtraumatischen zentralen Gewebeschäden

Prädilektionsstellen der von SCHACHT u. MINAUF beschriebenen primärtraumatischen zentralen Gewebeschäden sind die *ventrikelnahen Anteile* des *Großhirnmarklagers* und der *Stammganglien* sowie das *Corpus callosum*, dessen *ventrikelnahe Seiten gewöhnlich stärker befallen* sind als die ventrikelfernen. *Vergleicht man die Ventrikelform mit den ausgebreiteten Flügeln eines Schmetterlings, so liegen die kleineren primärtraumatischen Blutungen ventrikelnahe an den Außenrändern der Flügel.* Ich bezeichnete deshalb diese Läsionen wegen ihrer Anordnung als *Blutungen vom Schmetterlingstyp*. Die *sekundärtraumatischen Gewebeschäden* dagegen zeigen nicht die enge Bezogenheit auf ventrikelnahe Hirnanteile; sie sind auch in tieferen Anteilen von Großhirnmarklager und Stammganglien anzutreffen. Einzelheiten zu den morphologischen Befunden werden in den folgenden Abschnitten dargestellt.

In der Literatur wird vielfach darauf verwiesen, daß sich die kleinen traumatischen Marklagerblutungen an der Grenze zwischen grauer und weißer Substanz finden, wo auch nach den Angaben von KRAULAND (1982) „Hirnrupturen" nicht ungewöhnlich sind. Sie können mehrere Zentimeter lang sein und reichen in extremen Fällen, vor allem im Bereich der äußeren Kapsel, vom Marklager des Stirnhirns bis in den Hinterhauptslappen (ZAAIJER 1893; KOCHER 1901; DITTRICH 1906; KOLISKO 1911; COURVILLE u. BLOMQUIST 1940; KRAULAND 1950; PETERS 1955; MINAUF u. SCHACHT 1966; JELLINGER 1967; BRATZKE 1979).

IV. Traumatische Gewebeschäden in der Hippocampusformation

Posttraumatische Gewebeschäden in der Hippocampusformation können in Blutungen und in ischämisch-hypoxischen Gewebealterationen bestehen. Posttraumatische Blutungen im Hippocampus sind nicht selten (NEUBUERGER 1929; STRICH 1970).

Posttraumatische Gewebeschäden vom ischämisch-hypoxischen Typ kommen in der Ammonshornregion häufig vor, da vor allem die Nervenzellen des Ammonshornbandes als sehr vulnerabel gegen Sauerstoffmangelzustände gelten.

NEUBUERGER (1929) untersuchte die Ammonshornformation bei 7 Patienten nach frischen Hirnschußverletzungen mit Überlebenszeiten von wenigen Stunden (maximal 9–10 h). Er fand bei allen Beobachtungen umschrieben ischämische Zellveränderungen im Sommer-Sektor (h_1), die er als Folgeerscheinung von Kreislaufstörungen auffaßte. Der Autor verwies noch auf den Umstand, daß der Zellschaden bei einem Patienten bereits nach einer Stunde färberisch erkennbar war.

GERHARD u. BÖLSCH (1970) untersuchten bei 40 Patienten, die nach Schädel-Hirn-Verletzungen verstorben waren, den basalen Schläfenlappen und Gyrus hippocampus histologisch und konnten nur in 2 Beobachtungen sichere Gewebsveränderungen nachweisen. Sie äußerten weiter: „ daß die elektive Parenchymnekrose am Ammonshorn oder generalisierte hypoxische Schäden an Nervenzellen in Form disseminierter ischämischer Nervenzellveränderungen bzw. Nervenzelluntergang verhältnismäßig selten sind. Im Gegensatz dazu finden sich fast regelmäßig Veränderungen an Ammonshorn und basaler Schläfenlappenrinde, die als Ausdruck von gefäßabhängigen Störungen in Gestalt von Ödem, Blutung und Nekrose in Erscheinung treten. Diese Gewebeschäden entsprechen teilweise vollständig den Rindenprellungsherden an anderen Orten." Einige Untersuchungen, besonders auch experimentelle (UNTERHARNSCHEIDT 1963) ergaben, daß die verschiedenen Sektoren des Ammonhorns bei traumatischen Schäden sehr häufig und ausgeprägt beteiligt sind. Es handelt sich bei den beschriebenen Gewebeveränderungen eben nicht um Veränderungen, wie sie denen bei sog. Rindenprellungsherden entsprechen. Es handelt sich um Folgen von Kreislaufstörungen, bedingt durch die Schnürfurchenbildung des Uncus gyri hippocampi um den Rand des Tentorium cerebelli bei gesteigertem supratentoriellem Hirndruck und nicht um primärtraumatische Veränderungen im Sinne der sog. Rindenprellungsherde.

Zu den Auseinandersetzungen und gegensätzlichen Auffassungen zwischen WALTER SPIELMEYER sowie CÉCILE u. OSKAR VOGT hinsichtlich der Ammonshornschäden als *„atopistische"* oder *„topistische" Erkrankungen* sind von beiden Seiten beachtenswerte und auch überzeugende histologische Befunde vorgelegt worden. Diese jetzt historische Kontroverse, bei der es um die Frage ging, ob Besonderheiten der Vaskularisation bzw. Vasoarchitektonik oder die Pathoklise ein ort- oder formbestimmender Faktor bei den Erkrankungen der Ammonshornformation darstellen, ist von WILLIBALD SCHOLZ aufgrund eingehender Untersuchungen dahingehend beantwortet worden, daß „*zur Frage vasaler* oder *systematischer Faktor*" nicht ein *entweder-oder*, sondern ein *sowohl-als-auch* besteht.

Bei *experimentellen Untersuchungen* über die *gedeckten Schäden* des *Gehirns* nach *stumpfer Gewalteinwirkung* auf den *Schädel* von Katzen und Kaninchen mit verschiedenen Intensitäten, einmalig, wiederholt und gehäuft, über die ich an anderer Stelle ausführlich berichtete (UNTERHARNSCHEIDT 1963), lagen bei 5 Katzen und Kaninchen Schäden in der Ammonshornformation vor, über die im folgenden berichtet wird:

Versuchsanordnung und Methodik: Bei insgesamt 59 Katzen und Kaninchen wirkte eine stumpfe Gewalt aus Stoßrichtung 5 (von oben nach SPATZ) und bei 5 Tieren eine solche aus Richtung 1 (von hinten) ein. Wenn die Tiere, die nur ganz kurz überlebten bzw. unmittelbar nach dem Versuch ad exitum kamen, herausgenommen werden, da bei ihnen ja mit dem Auftreten sekundären kreislaufbedingten Gewebeschäden nicht zu rechnen ist, so bleiben

Tabelle 45. Zusammenfassende Darstellung der Schäden in der Ammonshornformation. (Aus UNTERHARNSCHEIDT 1963)

Tier	Intensität der einwirkenden Gewalt in m/s bzw. km/h	Gesamtzahl der Gewalteinwirkungen	Überlebenszeit ab		Tiere, die spontan ad ex. kamen
			erster	letzter	
			Gewalteinwirkung		
D 8	8,3 m/s = 30,0 km/h	3	84 h	48 h	+
D 37	10,5 m/s = 37,0 km/h	31	80 Tage	15 Tage	
D 28	12,2 m/s = 44,0 km/h	5	108 Tage	63 Tage	
D 16	12,2 m/s = 44,0 km/h	68	282 Tage	60 Tage	
D 40	15,9 m/s = 54,0 km/h	4	12 Tage	4 Tage	+

46 Tiere übrig. Fünf dieser Tiere zeigten eindeutig Gewebeschäden der Ammonshornformation.

Um die jeweilige Gewalteinwirkung unter immer gleichen Bedingungen mit einer exakt dosierbaren Intensität vornehmen zu können, wurde die von FOLTZ et al. (1953) angegebene *„concussion-gun"* angewandt, eine *Gasdruckkanone*, bei der ein geschlossener Zylinder mit einem bestimmten Gasdruck beschickt werden kann, der nach Lösen eines Hebelzuges auf einen in einem Führungsrohr liegenden Bolzen bekannter Masse einwirkt, diesen über die Rohrmündung hinaustreibt und ihm dabei eine bestimmte Geschwindigkeit (sog. v_0) erteilt.

Die Gewalt wirkte auf den frei beweglichen, nicht fixierten Schädel ein, es handelt sich also um ein Beschleunigungstrauma („acceleration-concussion") nach DENNY-BROWN u. RUSSELL. Die Gewalteinwirkung auf den Schädel erfolgte mit Geschwindigkeiten von 7,1–18,3 m/s, entsprechend 25,0–66,0 km/h. Da eine Geschwindigkeitsangabe allein wertlos ist, weil sich die Beschleunigung durch das zwischen beiden Stoßkörpern befindliche Material wesentlich ändern kann, wurde auch die Beschleunigung mit Hilfe von Beschleunigungsgebern am Kopf experimentell ermittelt.

Bei 5 Tieren (1 Kaninchen D 8 und 4 Katzen D 37, D 28, D 16 und D 40), die Gewebeschäden in der Ammonshornformation aufwiesen, wirkte die folgende Intensität und Zahl der einwirkenden Gewalt ein (Tabelle 45). Die pathomorphologischen Schäden sind von UNTERHARNSCHEIDT (1963) detailliert in monographischer Darstellung beschrieben und abgebildet worden.

V. Traumatische Schäden des Corpus callosum

1. Einführung

Im *Balkenbereich* können *Blutungen, Balkenzerreißungen* (GERLACH et al. 1959) und *Balkenzertrümmerung* (KARSCH 1931) vorkommen.

Über *Läsionen* und *Blutungen im Balkenbereich* berichteten INFIELD (1902), LINDENBERG et al. (1955), Lore SCHACHT u. Margarete MINAUF (1965), HILGERMANN u. SOLCHER (1967), ROESSMAN u. FRIEDE (1968), SCHEWE (1969), KOMATSU et al. (1979), KIRKPATRIK u. DE LACOSTE-UTAMSING (1981), SHIGEMORI et al. (1986), BRATZKE u. FRANZ (1988).

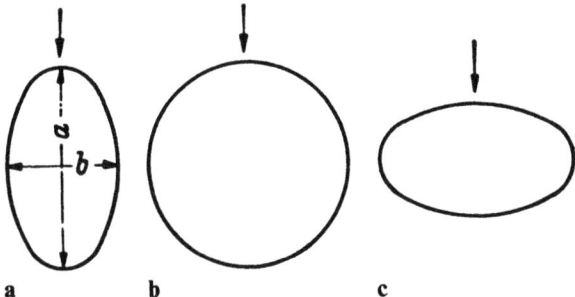

Abb. 87a–c. Volumenveränderung verschiedener Hohlkörper beim Stoß: **a** Ellipsoid in der langen Halbachse gestoßen: Achse a wird kürzer, b länger. Es ergibt sich eine Volumensvermehrung; **b** Kugel ergibt relativ zum Ellipsoid bei Verformung keine Volumenänderung; **c** Ellipsoid in der kurzen Halbachse gestoßen. Es erfolgt eine Volumenminderung (Extremes Beispiel: flüssigkeitsgefüllter Spalt). (Aus SELLIER u. UNTERHARNSCHEIDT 1963)

2. Zur Biomechanik der traumatischen ventrikelnahen Blutungen (subependymäre und Balkenblutungen)

Die Beschreibung der Pathomorphologie der traumatischen ventrikelnahen Blutungen (subependymäre und Balkenblutungen) werden einige Bemerkungen zur Physik vorausgeschickt.

Bei einer Stauchung einer Hülle in der Stoßrichtung tritt eine Volumenänderung derselben auf. Drei Fälle sind möglich (Abb. 87a–c):

1. Der große Durchmesser a liegt in Stoßrichtung; 2. beide Durchmesser sind gleich; 3. der kleine Durchmesser b fällt in Stoßrichtung.

Im 1. Fall resultiert beim Kleinerwerden von a (und damit Größerwerden von b) eine Volumenvermehrung.

Im 2. Fall bleibt das Volumen etwa konstant.

Im 3. Fall erfolgt bei der Deformation in Richtung der kleinen Achse eine Volumenverminderung.

Beide Effekte, die Deformation der Hülle und ihre Volumenänderung bleiben nicht ohne Folgen für das Gehirn. Betrachtet man Fall 1, so erkennt man, daß mit der Verkleinerung von a eine Vergrößerung von b einhergeht. Für das Hirngewebe tritt in Richtung Stoßachse Kompression, quer dazu Dilatation auf – Bewegungen, die besonders in der Mitte zu erheblichen Dislokationen führen müssen (Abb. 88a, b). Nun ist das Gehirn nicht homogen, sondern es wird in Richtung der Achse a von länglichen, flüssigkeitsgefüllten Hohlräumen durchzogen. Dadurch kann sich die oben geschilderte Deformation nicht so auswirken, als wenn der gesamte Innenraum homogen wäre. Durch die Ventrikel kann sich das Gehirn in Querrichtung ohne wesentliche Verletzungen ausdehnen und sich den veränderten Raumverhältnissen anpassen (wenn die Deformation des Schädels nicht zu groß war). Da die Ventrikel sich nur quer ausdehnen, nimmt ihr Rauminhalt zu. Die normale Menge des Liquors ist zur Füllung zu gering, in der kurzen Zeit des Stoßes kann auch kein Liquor nachströmen. Daher kommt es zu Unterdruck im

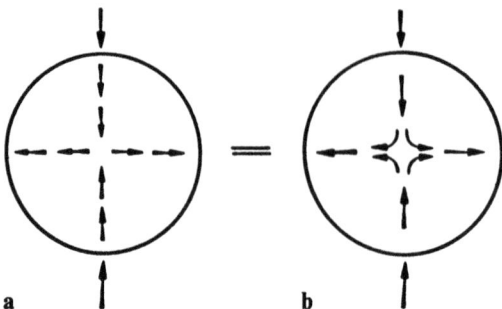

Abb. 88a, b. Modell für die Belastungsmöglichkeiten der Hirnsubstanz bei Querverformung durch Stoß oder Pressung. Die auf der Stoßachse liegenden Gewebeteile (**a**) rücken wegen der Achsverkürzung zur Mitte hin (*Pfeile*), die Teile auf einer dazu senkrechten Achse rücken vom Zentrum weg (*Pfeile*), die resultierende Verrückung zeigt (**b**). Dadurch treten im Zentrum der Hirnsubstanz Scherkräfte auf, die Zerstörungen herbeiführen. (Aus SELLIER u. UNTERHARNSCHEIDT 1963)

Ventrikelraum. So können die Blutungen in der Ventrikelwand (sog. subependymäre Blutungen) zustande kommen. Deren Genese ist die gleiche wie die der „Contrecoup"-Verletzungen.

Die isolierten zentralen Blutungen sind hervorgerufen durch den Dehnungs-Stauchungsmechanismus, der gerade im Zentrum sich maximal auswirkt, während er in der Peripherie zu vernachlässigen ist (Prinzip der Herstellung nahtloser Rohre: Mannesmann-Verfahren). Der durch die Volumenvermehrung entstehende Unterdruck überlagert die dynamisch entstandenen Drücke. Im allgemeinen erhält man damit einen verstärkten Unterdruck. Nicht leicht abzuschätzen ist ein gegenteiliger Effekt, der Überdruck hervorruft: Die lokale Eindellung am Ort der Gewalteinwirkung, die den Unterdruck durch Volumenvermehrung mildert oder gar aufhebt.

Fall 2 soll nicht abgehandelt werden.

Fall 3 entspricht dem Stoß in bitemporaler Richtung. Wie erwähnt, tritt dabei Volumenminderung auf, damit allgemein Überdruck, der noch vermehrt wird durch lokale Eindellung an der Auftreffstelle. Mechanismen, die Blutungen in den Wänden der Ventrikel hervorrufen könnten, treten nicht auf, zentrale Blutungen sind möglich, bei quantitativer Betrachtung der Verhältnisse jedoch sicher seltener.

Diese Regeln werden kompliziert durch die Verhältnisse am Schädelknochen. So kann z.B. die Dicke der Schädelknochen an verschiedenen Stellen sehr unterschiedlich sein und damit auch die Festigkeit der Hülle in verschiedenen Richtungen. Jeder Fall wird anders liegen. Aber mit Hilfe der hier aufgestellten allgemeinen Grundsätze wird es leichter sein, das Besondere jedes Einzelfalles zu erfassen.

Die subependymären Blutungen im Ventrikelbereich sind demnach nicht mit der „normalen" Unterdrucktheorie zu erklären, die besagt, daß die maximalen Wirkungen an der Hirnoberfläche stattfinden. Zur Erklärung der supependymären Blutungen muß die Deformation des Schädels mit herangezogen werden. Wie bereits ausgeführt wurde, kommt es beim sagittalen Stoß (und nur dann!) bei längsovalem Schädel zu Volumenvermehrung der spaltförmigen Ventrikelräume und zu starken Scherkräften. Dies bedeutet gleichzeitig eine starke Vergrößerung des Rauminhaltes der zunächst spaltförmigen Ventrikel. Da der Liquor in der kurzen Zeit des Stoßes den vergrößerten Ventrikelraum durch Nachströmen nicht ausfüllen kann, kommt es auch hier zu einem Unterdruck („innerer Contrecoupeffekt"). Wir haben diesen Terminus später durch den treffenderen „zentralen Contrecoupeffekt" ersetzt.

Unter dem gleichen Gesichtspunkt sind auch die Balkenblutungen zu betrachten. Bei noch größerer Intensität der einwirkenden Gewalt und folglich größerer Deformation des Schädels treten Balkenrupturen auf. Es bestehen nur quantitative Unterschiede.

Je größer nämlich die Intensität der einwirkenden Gewalt ist, desto mehr tritt der Unterdruck gegenüber einer allgemeinen Deformation des Gehirns (Scherung, Quetschung) als Schädigungsfaktor zurück. Neben der Intensität der einwirkenden Gewalt ist auch das Alter des Verletzten entscheidend, denn je jünger ein Patient, desto elastischer und deformierbarer ist sein Schädel, je älter, desto starrer und weniger deformierbar ist sein Schädel.

3. Balkenzerreißungen bei gedeckten Schädel-Hirn-Verletzungen

a) Einführung

Balkenzerreißungen bei gedeckten Schädel-Hirn-Verletzungen sind relativ selten (KOCHER 1901; DEGE 1920; HÄMÄLÄINEN 1929; KARSCH 1931; JUNET 1938; KRAULAND 1950; LINDENBERG et al. 1955; PETERS 1955; GERLACH et al. 1959).

b) Auswahl aus der bisher mitgeteilten Literatur

HÄMÄLÄINEN (1929) berichtete über einen 29jährigen Mann, der sich aus einem Fenster im 2. Stockwerk eines Hauses hinausgestürzt hatte und auf dem *Transport ins Krankenhaus* verstarb. Es lag eine Platzwunde an der linken Schläfe vor, eine Berstungsfraktur im Bereich der Kranznaht, die sich an der Schädelbasis bis zur Sella turcica fortsetzte. Kleine Blutungen sind in der Insula Reilii und in der Spitze des rechten Schläfenlappens zu erkennen. Das Corpus callosum war in seinem mittleren Anteil in der Längsrichtung geborsten, fast wie mit einem Messer geschnitten. Die Ventrikel waren mit einer blutigen Flüssigkeit gefüllt.

Der Autor nahm an, daß sich der Schädel als ganzes abgeplattet habe. Die Ruptur war demnach die Folge der plötzlichen Formveränderung, der das Gehirn als ganzes infolge der Abplattung des Schädels ausgesetzt war. Er sah in der Balkenverletzung eine Berstungsruptur desselben infolge plötzlicher Seitwärtsverschiebung der Großhirnhemisphären.

KARSCH (1931) veröffentlichte die Befunde eines 36jährigen Patienten, der bei einem Unfall aus dem Beiwagen eines Motorrades geschleudert worden war. Er war bei der *Aufnahme* tief bewußtlos. An der rechten Gesichtsseite fanden sich ausgedehnte Hautabschürfungen. Die Gegend des rechten Jochbeines und der untere Schläfenbereich waren geschwollen. Am rechten Auge entwickelte sich ein Lidödem. Der rechte Bulbus oculi schien vorgetrieben. Der Patient verstarb am gleichen Tag.

Die *Autopsie* zeigte keine Verletzungen am knöchernen Schädel. Es lag ein dünnes subdurales Hämatom vor. Im vorderen Anteil des Balkens wurden bei Auseinanderziehen der Großhirnhemisphären kleinere punktförmige Blutungen im Balkengewebe sichtbar. In mittleren und hinteren Anteilen war der Balken erweicht, das erweichte Gewebe war von zahlreichen kleinen punktförmigen Blutungen durchsetzt. Beim Einschneiden zeigte sich, daß der Balken in seinen vorderen Anteilen eingerissen war und in der Umgebung des etwas unregelmäßig längsverlaufenden Risses fanden sich punktförmige Blutungen. In den hinteren Zweidritteln war der Balken vollständig zertrümmert. An den Rändern des Balkenrisses lagen rote, breiige, von punktförmigen Blutungen durchsetzte Massen.

JUNET (1938) berichtete über eine Zerreißung des Balkens ohne Verletzung der Schädelknochen nach einem Sturz auf den Kopf, eine Verletzung, die der Patient 3 Tage überlebt hatte. Der Autor postulierte eine Berstung des Daches der Seitenventrikel infolge plötzlicher Drucksteigerung. Der plötzliche Anstieg des intraventrikulären Druckes presse den Balken gegen die Falx cerebri.

KRAULAND (1950) sah 4 Fälle von Balkenruptur:

Fall 1: Eine 74jährige Frau wurde nach einem Verkehrsunfall in bewußtlosem Zustand in einem *Krankenhaus eingeliefert*. Sie verstarb am nächsten Tag. Bei der *Autopsie* lag in der Mitte des Balkens ein etwa 2 cm längsverlaufender Riß und weiter nach hinten ein zweiter oberflächlicher Einriß vor.

Außerdem fanden sich Gegenstoßherde an der Außenseite des linken Schläfenlappens, in deren Umgebung kleinere Blutungen im Marklager mit Einbruch in das Unterhorn sichtbar waren. Es bestand eine fingernagelgroße Quetschung des linken Gyrus hippocampi, entsprechend dem Tentoriumrand. Es lag eine subdurale Blutung nach Zerrung der Vv. ascendentes vor. Es bestand eine Abschürfung an der rechten Stirn-Schläfen-Gegend; es war keine Schädelfraktur nachweisbar.

Fall 2: Ein 20jähriger stand auf der Plattform eines LKW der mit hoher Geschwindigkeit gegen einen Baum fuhr. Der Patient war sofort bewußtlos und starb 6 h später.

Bei der *Autopsie* fand sich keine Schädelfraktur. Es lagen Rindenläsionen an der Unterseite der Stirnlappen, besonders in der Tiefe der Sylvi-Furche, in den Gyri cinguli entsprechend der Falx cerebri und in den Unci gyri hippocampi, entsprechend dem Tentoriumrand vor. Weiterhin bestanden kleine Blutungen im Balken mit einem unbedeutenden Balkeneinriß in den Columnae fornicis und weiteren Anteilen des ZNS.

Fall 3: Ein 21jähriger Mann wurde von einem PKW angefahren und war sofort bewußtlos. Nach Anheben einer Impressionsfraktur an der linken Schädelseite wurde er wegen starker Bewegungsunruhe in eine *psychiatrische Klinik* verlegt, wo er 4 Tage später, ohne das Bewußtsein wiedererlangt zu haben, verstarb.

Bei der *Autopsie* wurde ein längsverlaufender 4 cm langer Riß im Balken sichtbar, der sich weiter hinten auf die linke Seite wendete. Beiderseits des Risses war das Balkengewebe verquollen, erweicht und von zahlreichen punktförmigen Blutungen durchsetzt. Auf der rechten Seite im Uncus gyri hippocampi bestand eine geringfügige Schnürfurche durch den Tentoriumrand.

Die Impressionsfraktur auf der linken Kopfseite betraf Teile des Stirnbeines, des Scheitelbeines und der Schläfenschuppe. Es bestand ein epidurales Hämatom, welches einen großen Teil des linken Augenhöhlendaches zu beiden Seiten eines Sprunges, der vom Einbruchsgebiet quer über das Stirnbein zog, bedeckte. Der Sinus sphenoidalis und der vordere Ast der A. meningea med. waren zerissen.

Fall 4: Ein 62jähriger Mann erlitt einen ungeklärten Verkehrsunfall, bei dem er sofort bewußtlos war und wenige Stunden später verstarb. Bei der *Autopsie* lag eine Hirnruptur im Putamen, weiterhin ein Längsriß des Balkens mit geringer Blutung in die Hirnkammern vor. Der Balken war offenbar ganz durchgerissen, denn beim Herausnehmen des Gehirns fielen die beiden Großhirnhemisphären auseinander.

In der Wand des 3. Ventrikels fand sich eine münzengroße flache Blutung im Bereich des linken Thalamus. Es lag eine rinnenförmige Quetschung beider Gyri hippocampi am Tentoriumrand vor. Kleinere Blutaustritte wurden in der Hirnrinde der rechten Insel wahrgenommen. Es bestand eine beträchtliche Schwellung des Gehirns. Abschürfungen lagen an der rechten Kopfseite mit einer Wunde in der rechten Schläfengegend, es bestand kein Schädelbruch.

GERLACH et al. (1959) berichteten über einen 21jährigen Mann, der nach dem Besuch einer Weinstube mit seinem Motorrad bei hoher Geschwindigkeit auf ein parkendes Fahrzeug auffuhr. Er flog etwa 10 m durch die Luft und schlug mit seinem Kopf auf die Windschutzscheibe eines entgegenkommenden PKW auf. Er war sofort bewußtlos. Es bestanden eine vertiefte, rasselnde Atmung und tonische Anfälle mit vorwiegender

Streckung der Extremitäten. Die Füße standen in Spitzfußstellung. Die Augen standen in Divergenzstellung. Die Pupillen waren übermittelweit und reagierten nicht auf Licht. Es fand sich eine 3 cm lange Platzwunde am Hinterkopf links. Die Röntgenaufnahmen des Schädels ergaben keinen Anhalt für eine Schädelfraktur. Der Patient verstarb am Tage nach dem Unfall.

Bei der *Autopsie* fand sich ein kleinhandtellergroßes Schwartenhämatom im Bereich des linken Hinterhauptes mit einer 3 cm langen Rißquetschwunde. Über beiden Großhirnhälften, links mehr als rechts, lag ein ausgebreitetes dünnes subdurales Hämatom. Totaler Riß des Balkens in der Längsrichtung. In den Seitenventrikeln war geronnenes Blut nachweisbar. Im Bereich der Windungskuppen nahe der linken Mantelkante bestanden Blutungen.

Versucht man die Unfallmechanismen bei den dargestellten Balkenrupturen zu analysieren, so scheint es sich um Verzögerungstraumen zu handeln, bei denen der Kopf mit großer Wucht auf andere Objekte aufschlug und plötzlich verzögert wurde. Die auf den Kopf einwirkende kinetische Energie muß als erheblich bezeichnet werden. Ob die Richtung der einwirkenden Gewalt mehr in sagittaler Richtung oder auf den Vertex einwirkte, läßt sich wegen unzureichender Angaben zum Unfallhergang nicht immer sicher entscheiden. Die Einwirkung erheblicher Kräfte bewirkte sicher eine ausgeprägte Deformation des knöchernen Schädels, die wiederum zu einer Verformung des Gehirns führte. Ein überraschender und bemerkenswerter Befund besteht darin, daß nur bei 2 der 8 Patienten ein Schädelbruch nachgewiesen werden konnte, so in der Beobachtung von HÄMÄLÄINEN (1929), bei der eine Berstungsfraktur im Bereich der Kranznaht bestand, die sich an der Schädelbasis zur Sella turcica fortsetzte und im Fall 3 von KRAULAND (1950), bei dem eine Impressionsfraktur im linken Stirnbeinbereich und der Schläfenbeinschuppe bestand. Bei den übrigen 6 oder 8 Patienten wurde das Vorliegen von Schädelfrakturen explizite verneint. Eine Erklärung dafür, warum Balkenzerreißungen sehr viel häufiger ohne Schädelfraktur als mit einer solchen einhergehen, kann meines Erachtens im Augenblick noch nicht gegeben werden.

Aus der Analyse des Stoßablaufes bei sagittaler Einwirkung der Gewalt ergibt sich, daß sich der Längsdurchmesser des Schädels verkürzt und daß sich infolge der Deformation des Gehirns auch dessen Längsdurchmesser verkürzen muß. Die Deformation des längsovalen Schädelknochens führt zu einer Verschiebung von Hirnanteilen in einer zur Stoßachse queren, bitemporalen Richtung und bewirkt eine Volumenvermehrung. Der Balken liegt etwa in der Mitte des sich seitwärts ausdehnenden Systems, die Voraussetzungen zu Einrissen oder Rissen sind damit gegeben. HÄMÄLÄINEN (1929) sprach von einer „*Berstungsruptur*", eine ähnliche Auffassung vertrat auch KRAULAND (1950).

Auch die Theorie von JUNET (1936), daß während des Stoßablaufes eine erhebliche Druckerhöhung im Liquor auftritt, die die Balkenruptur verursacht, erklärt nicht, warum nicht auch andere ventrikelnahe Hirnanteile betroffen sind, falls wirklich eine Druckerhöhung stattfindet.

Balkenrisse, die im Augenblick der Gewalteinwirkung als Folge primärtraumatischer Prozesse entstanden, müssen von solchen Balkenläsionen bei ausgedehnten Nekrosen, besonders hämorrhagischen Nekrosen, abgegrenzt werden. Bei den von OPPENHEIMER gesehenen Gewebeschäden des Balkens fanden sich die Veränderungen nicht an der der Falx zugewandten Seite des Balkens, sondern in der Tiefe, besonders in den unteren Abschnitten. Letztere entstehen wohl als

Artefakte bei der Herausnahme des Gehirns aus der Schädelhöhle, wenn durch die Manipulation das hämorrhagisch-nekrotische Gewebe reißt.

Eine weitere Möglichkeit der Balkenschädigung muß noch erwogen werden. Kann der Balken durch die Falx cerebri, die wie eine stumpfe Messerschneide, besonders auf hintere Balkenanteile einwirkt, in seiner Längsrichtung verletzt werden? GERLACH et al. (1959) schrieben dazu: „In unserem Fall spricht vor allem die glatte Schnittfläche der Balkenverletzung für eine schneidende Wirkung des Falxrandes." In ähnlicher Weise hatte bereits 1949 ROWBOTHAM die Ansicht vertreten, daß Balkenläsionen durch Anprall dieser Struktur gegen die Falx cerebri verursacht werden können. Sicherlich können Läsionen in hinteren Balkenanteilen so erklärt werden, da die Falx cerebri hier nahe zum Balken liegt, während er in den übrigen Anteilen weiter von der Balkenformation entfernt liegt.

Eine andere Schädigung oder Läsion der Balkenregion beschrieben ROESSMAN u. FRIEDE (1968). Diese Autoren fanden oberflächliche Balkenläsionen bei 17 von 168 (10%) laufend untersuchter Gehirne. Es bestanden keine Beziehungen zu klinischen Symptomen oder den Körperobduktionsbefunden. Die Morphologie und Beziehungen dieser Läsionen zu den Nachbarstrukturen lassen sie als eine Folge mechanischer Balkenschädigung interpretieren, doch ist, worauf die Verfasser verweisen, ihr genauer Entstehungsmechanismus bisher noch ungeklärt.

Die Läsionen des Corpus callosum waren bei äußerlicher Betrachtung des unzerlegten Gehirns nicht sichtbar, konnten jedoch nach der Zerlegung in Frontalscheiben sofort gesehen werden. Sie stellten sich als leicht eingedrückte, grauverfärbte, weiche Rinnen in der Oberfläche des Balkens dar. Die durchschnittliche Tiefe der Läsionen betrug 2 mm, einige der Läsionen waren rund mit einem Durchmesser von 2–3 mm, die Mehrzahl von ihnen war länglich und erstreckten sich in der Sagittalachse des Corpus callosum. In einigen Fällen bestanden multiple Läsionen. Sie fanden sich vom Areal des Genu corporis callosi bis zum Splenium. Vierzehn der Läsionen fanden sich genau in der Mittellinie, 4 etwas nach lateral gelegen, etwa 3 mm von der Mittellinie entfernt. In einem Fall erschienen zwei Läsionen nebeneinander. Sämtliche Läsionen wurden an der vorderen Hälfte des Balkens gefunden.

Bei *mikroskopischer Betrachtung* erschienen die Läsionen als eine scharf abgegrenzte abgeblaßte Zone unter der Pia. Das Gewebe war eingeschmolzen, aber die Gewebskontinuität war nicht unterbrochen. Die Gewebsreaktion war minimal, lediglich einige reaktiv gewucherte Astrozyten wurden in einigen Fällen gesehen. Zwischen den verbleibenden Fasern wurden einige weit verstreute Makrophagen gesehen. Die Markscheidentechniken zeigten eine vollständige Entmarkung dieser Läsionen. Die Bodiantechnik ergab entweder einen vollständigen Verlust von Achsenzylindern oder nur noch vereinzelte vorhandene Achsenzylinder. Am Rande der Läsionen konnte man einige Schwellungen der Achsenzylinder wahrnehmen. In 4 Fällen hatte die Läsion eine V-Form mit intakten Markscheiden in einer kleinen zentral gelegenen subpial gelegenen Insel von Fasern ausgespart.

Fünf der Läsionen zeigten eine deutliche Beziehung mit dem Hauptast oder Verzweigungen der A. cerebri ant., die entweder über der Läsion lag oder in sie hineingepreßt war. Nur einer der Patienten hatte eine Gewalteinwirkung erlitten.

Die Autoren hoben hervor, daß die Deutung dieser Läsionen als Artefakte ausgeschlossen werden konnte. Die bestehenden Gewebsreaktionen sprachen dagegen. Auf die Schwierigkeit das Alter dieser Läsionen zu bestimmen wurde hingewiesen. Läsionen vom Marchiafava-Bignami-Typ konnten ausgeschlossen werden. Mechanische Faktoren bei der Entstehung der Läsionen schienen den Autoren am wahrscheinlichsten zu sein. Entweder werden sie durch Druck des Corpus callosum gegen die Falx oder gegen Arterien verursacht.

Massive traumatische Hämatome des Corpus callosum wurden computertomographisch bei 5 Patienten von SHIGEMORI et al. (1986) beschrieben. Straßenverkehrsunfälle waren mit einer Ausnahme der Ursache. Die Stoßachse erfolgte von frontal oder okzipital und verlief nahe der Mittellinie. Es lagen keine Schädelfrakturen vor. Die Blutungen lagen hauptsächlich im Corpus callosum. Sie waren begleitet von Läsionen umgebender Hirnregionen; außerdem lagen subarachnoidale und intraventrikuläre Blutungen sowie solche in den Stammganglien vor. Die Mortalität war mit 80% sehr hoch. Lediglich ein Kind überlebte die Verletzungen. Leider finden sich keine Angaben über Autopsiebefunde.

c) Traumatische Läsionen im Corpus callosum in einer großen Serie

α) Pathomorphologische Befunde

LORE SCHACHT u. MARGARETE MINAUF (1965) veröffentlichten in einer klassischen Studie die Ergebnisse umfangreicher histologischer Untersuchungen einer Serie von 150 Fällen von tödlichen Schädel-Hirn-Verletzungen nach stumpfer Gewalteinwirkung im Hinblick auf Balkenläsionen.

Hervorzuheben ist, daß es sich nicht nur um eine große repräsentative Serie handelt, sondern daß in allen Fällen zahlreiche Gewebeblöcke entnommen wurden, die in Zelloidin eingebettet und in Stufenserien aufgearbeitet wurden. Bei den Stufenserien wurde zunächst jeder 5. Schnitt nach van Gieson-Elastika tingiert und, wenn die mikroskopische Untersuchung die Notwendigkeit einer lückenlosen Serie ergab, wurden die dazwischenliegenden Schnitte nachgefärbt. Sowohl die Nissl-, H.-E., van Gieson-Elastika- und Markscheidentechniken wurden angewandt.

Die Autorinnen bemühten sich besonders, der Möglichkeit einer Abgrenzung der primär- von den sekundärtraumatischen Blutungen nachzugehen.

Unter den 150 Beobachtungen fanden sich 29mal, in fast 20%, Läsionen im Balken, dabei waren 13mal die Stammganglien und 9mal der Hirnstamm mitbetroffen. In den übrigen 121 Fällen war der Balken bei der makroskopischen Betrachtung frei von Alterationen.

Von den 29 Patienten starben 9 sofort bzw. innerhalb der ersten Stunde, die übrigen 20 Verletzten Stunden, Tage oder Wochen nach der Gewalteinwirkung. Auch die Mehrzahl der Patienten, die länger als eine Stunde überlebten, blieben bis zum Tode tief bewußtlos. In 16 der 29 Beobachtungen lagen Schädelbrüche vor, und zwar 12mal Schädelbasisfrakturen, zum Teil gleichzeitig mit Konvexitätsfrakturen und 4mal isolierte Schädeldachbrüche. Primärtraumatische Veränderungen im Sinne von subarachnoidalen Blutungen sahen SCHACHT u. MINAUF in allen 29 Fällen, während sog. Rindenprellungsherde 15mal, Markblutungen 13mal, subdurale Blutungen 9mal und epidurale Blutungen zweimal beobachtet wurden.

αα) *Makroskopische Befunde*

Bei 24 Beobachtungen lagen Blutungen und hämorrhagische Nekrosen, bei den übrigen 5 Fällen anämische Nekrosen im Balken vor. Eine Balkenruptur sahen die Verfasserinnen nicht. Die Blutungen lagen bevorzugt im vorderen und hinteren Balkendrittel, und zwar vorwiegend ventrikelnahe lokalisiert. Nur in 3 Beobachtungen waren sie vom Genu bis zum Splenium corporis callosi durchgehend zu verfolgen, wobei in einem Fall auch das Rostrum corporis callosi mitbetroffen war. In der Mehrzahl der Fälle handelte es sich um punktförmige, vereinzelte Blutungen, nur in 5 Fällen lagen solche von ca. Reiskorngröße vor. Während die Blutungen im vorderen und hinteren Balkendrittel lokalisiert waren, bleiben die anämischen Nekrosen auf die beiden vorderen Balkendrittel beschränkt.

ββ) *Mikroskopische Befunde*

Bei mikroskopischer Betrachtung der 9 Fälle, bei denen der Tod entweder unmittelbar nach der Gewalteinwirkung an der Unfallstelle oder während des Krankenhaustransportes eintrat, sind bei der Fragestellung nach der Möglichkeit der Differenzierung zwischen primären und sekundären Verletzungsfolgen deshalb besonders aufschlußreich, weil infolge dieser kurzen Überlebenszeit sekundärtraumatische Gewebsveränderungen weitgehend ausgeschlossen werden können. In diesen Fällen fanden SCHACHT u. MINAUF frische Blutungen besonders zahlreich im ventrikelnahen Balken subependymär, insbesondere am Übergang zum Septum pellucidum und beidseits lateral im Gebiet der sog. Steiner-Wetterwinkel, während die dorsale Balkenetage weniger betroffen ist (Abb. 89). Die innerhalb der Blutungen gelegenen Gefäße zeigen häufiger lamelläre Aufsplitterung bzw. durchgehende Zerreißungen der Gefäßwände.

Bei der ersten Form der Gefäßläsion sind die Wandschichten aufgelockert. Zwischen den Faserschichten liegen Erythrozyten. Die Wände kleinerer Gefäße können netzartig aufgelockert sein, während die der größeren das Bild des Aneurysma dissecans bieten. Die Untersuchung eines derart veränderten Gefäßes in verschiedenen Schnitthöhen läßt zuweilen den Einriß der äußeren, sehr ausgedehnten Wandlamelle erkennen (Abb. 90a, b). Während eine solche Aufsplitterung der Gefäßwände gleichermaßen bei Arterien und Venen angetroffen wird, lassen sich Gefäßwandrisse im Balken ausschließlich an den Venen nachweisen, die Arterien bieten keine entsprechenden Befunde. Die Enden der gerissenen Wand sind entweder ausgefranst und aufgerollt oder sie brechen stumpf ab. Dabei ist mehrmals im Bereich der Läsion die Manschettenblutung keulenförmig gegen das umliegende Gewebe vorgedrungen, so als habe das Gefäß hier unter einem erhöhten Druck gestanden (Abb. 91a, b).

Unter den *Blutungen lassen sich drei Formen unterscheiden: Perivaskuläre Blutungen* (mantel-, hülsen-, kugelförmig), *kapilläre Blutungen* und *unscharf begrenzte Hämorrhagien*, die nicht immer eindeutig mit einem alterierten Gefäß in Zusammenhang gebracht werden können. Bei den perivaskulären Blutungen, die quergetroffen runde oder ovale Form haben, liegen die von dichten Erythrozytenmänteln umgebenen Gefäße kollabiert und zerknittert entweder randständig oder zentral. Ihre Wandung ist durch den Druck der ausgetretenen roten Blutkörper-

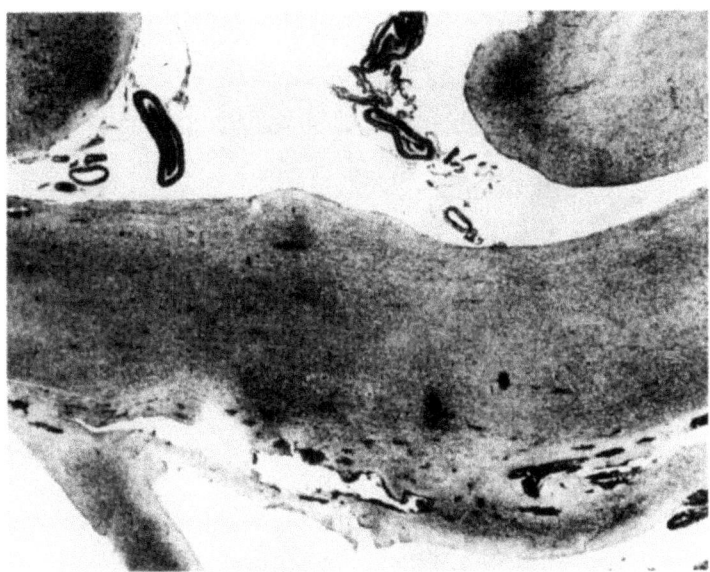

Abb. 89. Gedeckte Schädel-Hirn-Verletzung. Verkehrsunfall. Überlebenszeit: wenige Minuten. Balken. Bevorzugte Lokalisation der frühen Blutungen in Ventrikelnähe. Van Gieson-Elastika, ×8. (Aus SCHACHT u. MINAUF 1965)

chen komprimiert (Abb. 92). Obwohl die Erythrozyten, die den perivaskulären Raum ausfüllen, im allgemeinen das umliegende Gewebe verdrängen, kann man immer wieder auch einmal einen Übertritt in das Hirngewebe registrieren. Die subependymär lokalisierten, perivaskulären Balkenblutungen sind regelmäßig median und paramedian anzutreffen und erstrecken sich in der Mehrzahl der Fälle, dem Verlauf der längsgetroffenen zentralen Gefäße folgend, streifenförmig parallel zur Ventrikelwand. Bei größerer Ausdehnung können sie raumfordernd und verdrängend das benachbarte Gewebe papillenförmig gegen den Ventrikel vorwölben. Dabei ist durchweg der Ependymbelag in der Umgebung dieser Blutung unterbrochen und die Erythrozyten, die das subependymäre Gewebe in breiter Front durchsetzen, sind bis zum Ventrikel durchgehend anzutreffen. Im Gegensatz zu der relativ scharfen Begrenzung der perivaskulären Blutungen haben sich bei den zahlreichen, über Höhe und Breite des Balkens verstreuten kapillären Blutungen die ausgetretenen Erythrozyten regelmäßig in die präformierten Gewebsspalten vorgedrängt und bedingten bei Konfluenz das Bild horizontaler, dem Faserwerk folgender spindelförmiger Hämorrhagien (Abb. 93). Die unscharf begrenzten, meist ausgedehnteren Blutungen zeigen eine Tendenz zur Konfluenz. Sie werden vorwiegend in der mittleren Balkenetage gefunden. In einer Beobachtung gelang es den Autorinnen, durch lückenlose Serienuntersuchung als Quelle einer solchen Blutung mehrere kleine zerrissene Gefäße aufzufinden.

Außer den beschriebenen Blutungen kam es in mehreren Fällen in der dorsalen Balkenetage median, unterhalb der Falx, zu einer Zerstörung und Dehiszenz der

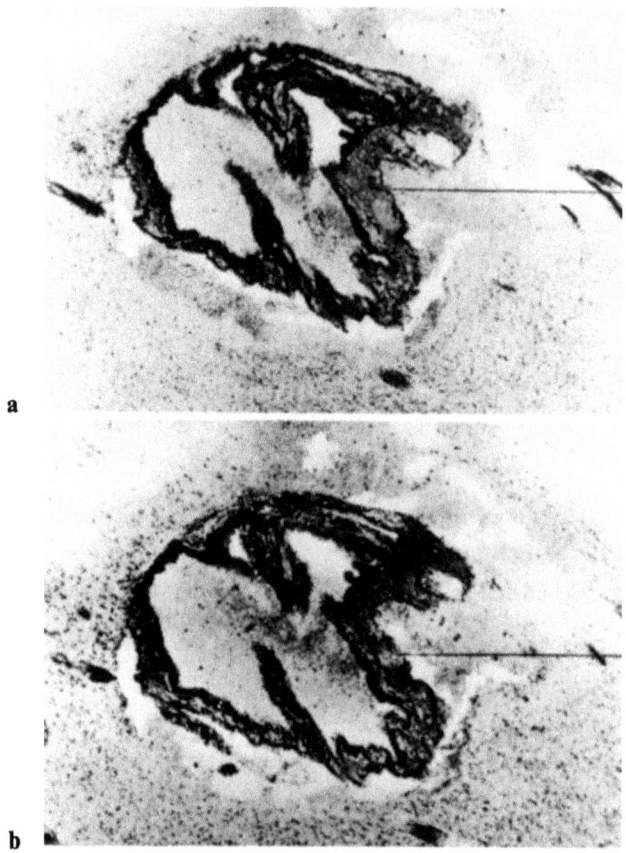

Abb. 90 a–b. Gedeckte Schädel-Hirn-Verletzung. Verkehrsunfall. Patient verstarb während des Krankentransportes. Überlebenszeit 15 min. Oberes Septum pellucidum. Vene mit lamellär aufgesplitterter Wand. **a** Serienschnitt 10, äußerste Wandschicht bei a noch erhalten, **b** Serienschnitt 20, bei b eingerissen; van Gieson-Elastika, ×16 Nachvergr. ×3,5.
(Aus SCHACHT u. MINAUF 1965)

oberen Faserschichten an umschriebener Stelle mit kleineren Hämorrhagien in der Umgebung (Abb. 94).

Als Reaktion auf die traumatische Gefäßwandzerstörung finden sich nach einer mehrstündigen Überlebenszeit vermehrt Leukozyten, weniger diffus über die Blutungen verteilt als vielmehr dem Maschenwerk der aufgesplitterten Gefäßwände an- oder eingelagert. Bei einer Überlebensdauer von 1½ Tagen besteht eine massive Ansammlung von Leukozyten außer- und innerhalb der gerissenen Gefäßwände. Dabei zeigen auch die Wände der Gefäße selbst eine deutliche Veränderung: Von nur mehr schattenhafter Kontur und schmutzigbrauner Farbe bei der Methode von van-Gieson-Elastika, lassen sich vereinzelt geschwollene Endothelkerne erkennen. Die ausgetretenen Erythrozyten erscheinen ausgelaugt und zusammengesintert. Leukozyten werden in Fällen mit längerer Überlebensdauer auch in der Umgebung der Gewebeeinrisse im dorsalen medianen Balken gefunden.

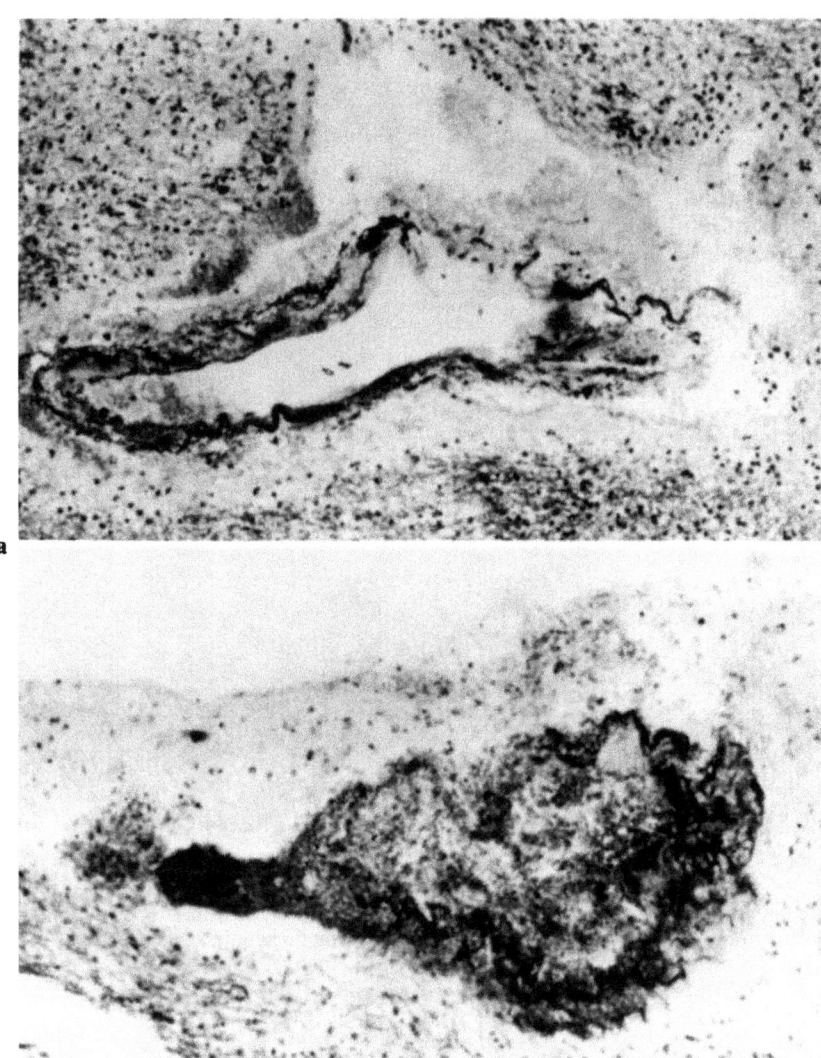

Abb. 91 a, b. Gedeckte Schädel-Hirn-Verletzung. Verkehrsunfall, Patient verstarb während des Krankenhaustransportes. **a** Ruptur einer Vene in Ventrikelnähe, Gefäßwandfragmente; van Gieson-Elastika, × 40; Nachvergrößerung × 3,5. **b** Gleicher Patient. Riß einer ventrikelnahen Vene. Blutung keulenförmig in das umgebende Gewebe vordringend. Lamelläre Auflockerung der Gefäßwand; van Gieson-Elastika, × 40; Nachvergr. × 3,5. (Aus Schacht u. Minauf 1965)

Zum Unterschied von den bisher geschilderten pathomorphologischen Veränderungen ist bei den Fällen mit längerer Überlebensdauer eine andere Lokalisation der geweblichen Alterationen auffallend. Waren in den Fällen mit kurzer Überlebenszeit das subependymäre Gewebe und die ventrikelnahen Teile des Balkens, insbesondere die Wetterwinkel, Prädilektionsstellen der rhektischen Blutungen bzw. der primärtraumatischen Veränderungen, so finden sich als

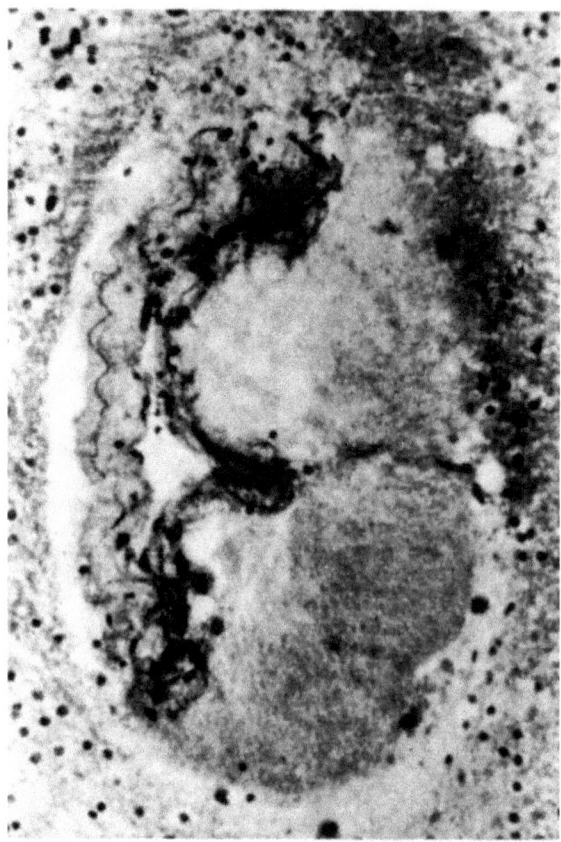

Abb. 92. Gedeckte Schädel-Hirn-Verletzung. Verkehrsunfall, Patient verstarb während des Krankenhaustransportes, Überlebenszeit: 15 min. Ventrikelnahe Balkenregion. Perivaskuläre Blutung mit randständigem Gefäß, dessen Wandung durch die ausgetretenen Erythrozyten komprimiert ist. Van Gieson-Elastika, ×51; Nachvergr. ×5,5. (Aus SCHACHT u. MINAUF 1965)

sekundäre bzw. reaktive Alterationen aufzufassende Nekrosen und Ringblutungen unregelmäßig über Breite und Höhe des Balkens verteilt. Die fast ausschließlich anämischen Nekrosen, entsprechend der Überlebenszeit in verschiedenen Stadien vorliegend, finden sich jeweils an umschriebener Stelle auf die dorsale oder ventrale Balkenetage beschränkt oder seltener über die gesamte Höhe des Corpus callosum ausgedehnt. Bei einer Überlebenszeit von 5 Tagen und mehr sieht man Ringblutungen verschiedenen Alters in unregelmäßiger Verteilung und oft so dicht gedrängt, daß ihre Blutringe ineinander übergehen.

d) Zusammenfassung der Befunde

Die von SCHACHT u. MINAUF (1965) in 20% ihrer Serie von schweren Schädel-Hirn-Verletzungen aufgedeckten primär- bzw. sekundärtraumatischen Läsionen im Balken kommen den Angaben von LINDENBERG et al. (1955), die bei analogen

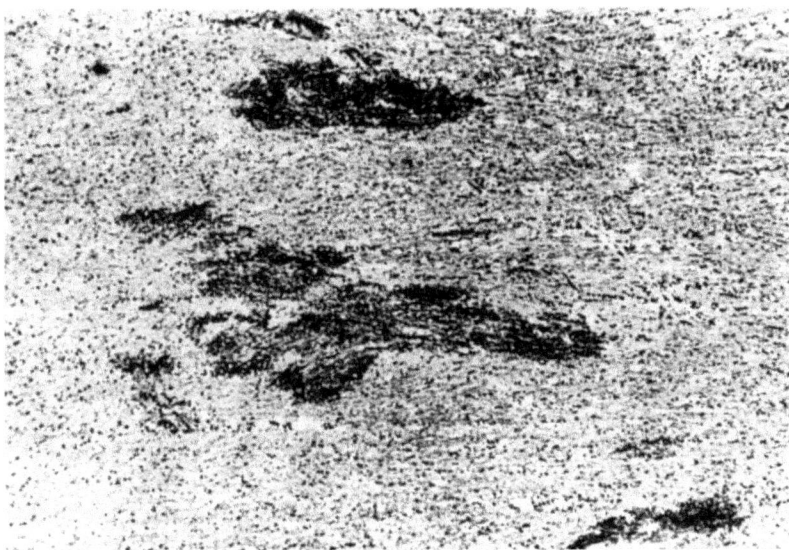

Abb. 93. Gedeckte Schädel-Hirn-Verletzung. Verkehrsunfall. Patient verstarb während des Krankenhaustransportes, Kapilläre, dem horizontalen Faserverlauf angepaßte Blutungen. Van Gieson-Elastika, ×16; Nachvergr. ×3,5. (Aus SCHACHT u. MINAUF 1965)

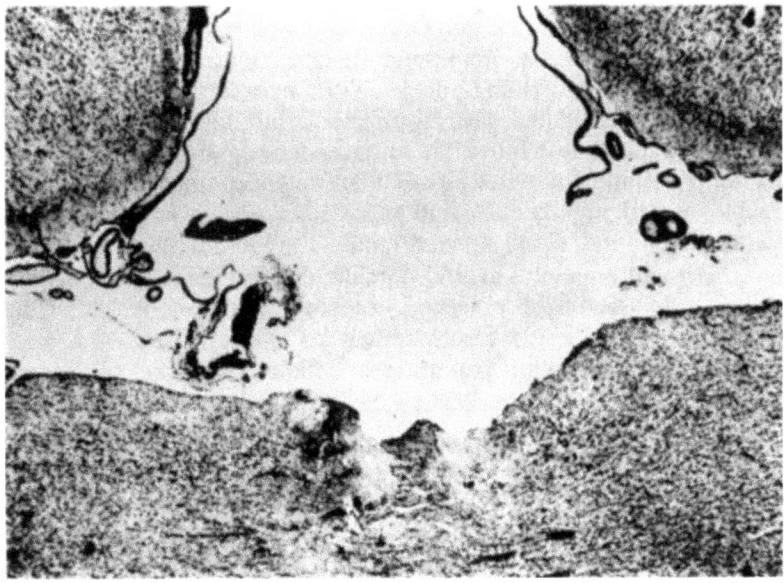

Abb. 94. Gedeckte Schädel-Hirn-Verletzung. Verkehrsunfall. Patient verstarb 30 min nach der Nothilfeaufnahme. Unterhalb der Falx gelegener Balkenteil mit Einriß der oberen Faserschichten; van Gieson-Elastika, ×27; Nachvergr. ×3,5. (Aus SCHACHT u. MINAUF 1965)

Untersuchungen den Balken in 16% alteriert fanden, nahe. Primärtraumatische Alterationen in Serien von frischen Blutungen mit Gefäßrupturen und Gewebeeinrissen beobachteten SCHACHT u. MINAUF fast ausschließlich in den Fällen mit kurzer Überlebenszeit. SPATZ sowie PETERS (1955) konnten, wie ich im entsprechenden Kapitel, Bd. 13/VI. A S. 401, bereits ausgeführt habe, innerhalb von sog. Kontusionsherden Gefäßwandveränderungen wahrnehmen, die nicht anders als Risse zu deuten waren. Daß auch innerhalb von zentralen Hirnregionen Gefäßrisse auftreten können, war schon von KOLISKO (1911), SCHWARZACHER (1924), PHILIPP SCHNEIDER (1935) beschrieben worden. KRAULAND (1949, 1950) fand entsprechende Gefäßrupturen in den Stammganglien, im Hirnstamm und im ventrikelnahen Balken.

Im Hinblick auf die Mechanogenese dieser traumatisch bedingten intrazerebralen Gefäßrisse wurden eine Reihe von Überlegungen vorgebracht, die nicht alle auf einer soliden physikalischen Basis stehen. SCHWARZACHER (1924) vermutete, daß bei Blutungen im Marklager infolge stumpfer Gewalteinwirkung auf den Kopf gerichtete Kräfte auftreten, die parallel zum Gefäß gerichtet sind, wobei es zu einer „Summation dynamischer Einflüsse" komme. MEIXNER (1925, 1932) erklärte die Blutungen in der Umgebung der Vorderhörner der Seitenventrikel auf in verschiedene Richtung laufende Faserzüge, die Verschiebungen des Gewebes begünstigen würden. Allen diesen Interpretationen liegt die Vorstellung zugrunde, daß es bei Einwirkung einer stumpfen Gewalt zu einer erheblichen Zerrung der Gefäßwände komme.

SELLIER u. UNTERHARNSCHEIDT (1963) haben nach mehrjährigen physikalischen Modellversuchen darauf verwiesen, daß neben einem Reißen des Gefäßes infolge Zerrung, ein Gefäß auch infolge Druckwirkung geschädigt werden könne. Der auf die Gefäßwand einwirkende Druck leitet sich aus der Differenz zwischen Innen- und Außendruck ab. Bei einem Beschleunigungstrauma infolge einer breitflächigen Gewalteinwirkung auf den Kopf entsteht an dem der Stoßstelle gegenüberliegenden Hirnbereich ein reduzierter Druck oder ein Sog. Die in diesem Bereich bei genügend hoher Intensität auftretenden negativen Drücke führen zur Bildung von Kavitationen. Diese plötzlich auftretenden und wieder kollabierenden Gasblasen wirken sich auf die Wand kleiner Gefäße wie ein zusätzlicher Innendruck aus, so daß die Gefäßwand reißt.

Die Übertragung dieser Theorie, nämlich die Entstehung der Rindenprellungsherde an den dem Stoß gegenüberliegenden Gehirnarealen durch Kavitationswirkung im reduzierten Druckbereich zu erklären, läßt sich auch zur Erklärung rhektischer Blutungen an der Balkenunterfläche anwenden. Die bevorzugte Lokalisation dieser rhektischen Blutungen an der Balkenunterseite, wie die Untersuchungen von KRAULAND (1950) sowie SCHACHT u. MINAUF (1965) ergaben, ist durch folgende Mechanismen zu erklären. Bei sagittal angreifender Gewalt, es war dies auch die Stoßrichtung in der Mehrzahl der Beobachtungen von SCHACHT u. MINAUF, liegt die Richtung der einwirkenden Gewalt im größten Schädeldurchmesser. Dabei tritt auch eine Deformation der Schädelhüllen mit einer Vergrößerung der bitemporalen Achse ein. Die Hirnventrikel werden dabei noch in seitlicher Richtung ausgeweitet, was eine Vergrößerung ihres Rauminhaltes zur Folge hat. Der Liquor vermag in der kurzen Stoßzeit nicht nachzuströmen, um den plötzlich vergrößerten Ventrikelraum mit Liquor aufzufüllen. Dadurch kommt es zu einem reduzierten Druck im Ventrikelsystem, der ähnlich wie bei den sog. Rindenprellungsherden im Contrecoupbereich zu Kavitationen führt. SELLIER u. UNTERHARNSCHEIDT (1963) sprachen zunächst vom *„inneren Karitationseffekt"*, den sie später mit dem präziseren Terminus *„zentraler Karitationseffekt"* ersetzten.

Ventrikelnahe Balkenanteile wie auch die Ufer der Hirnventrikel, die ja im wesentlichen von den auftretenden rhektischen Blutungen betroffen sind, liegen in direkter Umgebung der Zone des „zentralen Karitationseffektes".

Zusätzlich zu den ventrikelnahen rhektischen Blutungen fanden sich in 7 Beobachtungen der Serie von SCHACHT u. MINAUF auch Geweberisse median in der oberen, unterhalb der Falx gelegenen Balkenetage. Diese Gewebsläsionen sind auf die oberen Faserschichten des Balkens beschränkt. Sie besitzen nicht das Ausmaß von Rupturen des Balkens, wie sie schon von KOCHER (1901), DEGE (1920), HÄMÄLÄINEN (1929), KARSCH (1931), KRAULAND (1950), LINDENBERG (1955) beschrieben worden waren. Sie stellen jedoch Befunde dar, die hinsichtlich der Frage ihrer Entstehung zu Überlegungen anregen, wie bei partiellen oder vollständigen Rupturen des Balkens. Bei Einwirkung stumpfer Gewalt in sagittaler Richtung treten, wie bereits ausgeführt, seitlich gerichtete Zugkräfte auf, der Querdurchmesser des Schädels wird vergrößert und die Balkenformation so einer Dehnung in diesem Durchmesser ausgesetzt. Noch etwas weiteres kommt hinzu. Im Augenblick der Gewalteinwirkung wird der Balken so verlagert, daß er in einigen Bereichen an die Falx cerebri stoßen kann, wie es ROWBOTHAM (1949) bereits vorgebracht hatte. Ein solcher Mechanismus ist jedoch nur im Bereich hinterer Balkenanteile möglich.

ERNST THEODOR MAYER (1967) beschrieb in einer Serie von 100 Schädel-Hirn-Verletzungen, bei denen Schäden am Hirnstamm bestanden, und in 31 Beobachtungen (31 %), bei denen Balkenverletzungen hervorzuheben sind, daß in diesen beiden Studien ausgedehnte Stufenserien feingeweblich untersucht wurden nach Einbettung in Zelloidin.

Die Abgrenzung sekundärtraumatischer Gewebeschäden von den primärtraumatischen ließ sich bei den Fällen mit längerer Überlebenszeit durchführen: Die für rhektische Blutungen so typischen ventrikelnahen Gebiete waren ausgespart.

SHIGEMORI et al. (1986) berichteten über 5 Beobachtungen mit massiven Blutungen im Corpus callosum nach stumpfer Gewalteinwirkung auf den Kopf. Neben diesen traumatischen Schäden fanden sich als häufige Begleitverletzungen intraventrikuläre und subarachnoidale Blutungen oder kleine Blutungen in den Stammganglien oder im Thalamus, die mit Hilfe der Computertomographie diagnostiziert werden konnten. Die Gewalteinwirkungen erfolgten jeweils frontal und okzipital, nahe der Mittellinie und etwa oberhalb der Ebene des Corpus callosum.

BRATZKE u. FRANZ (1988) unternahmen eine retrospektive epidemiologische Auswertung des Sektionsgutes des Instituts für Rechtsmedizin der FU Berlin aus den Jahren 1960–1982. Unter den 13461 Sektionen fanden sich 2089 Schädel-Hirn-Verletzungen (15,5 %), von denen 6,9 % mit einer Balkenläsion einhergingen. Von diesen 144 registrierten Balkenläsionen waren etwa $\frac{2}{3}$ (n = 91) als primärtraumatisch einzustufen. Bei den übrigen 53 Fällen war eher an eine sekundäre Genese, vor allem durch Massenverschiebung zu denken.

Die Gewalteinwirkungen waren nahezu regelmäßig schwerer Natur, meist Verkehrsunfälle (76 Fälle = 83,5%), der Rest verteilte sich auf Stürze zu ebener Erde und aus der Höhe (8,8%), Arbeitsunfälle und Suizide (4,4%), sowie 3 Tötungsdelikte. Bei der Altersverteilung waren mit leichter Betonung der mittleren und älteren Jahrgänge nahezu alle Altersklassen vertreten. Aufgrund der Alkoholuntersuchungen und der Gesamtumstände war davon auszugehen, daß in 44% eine Beeinflussung durch Alkohol zum Unfallzeitpunkt vorlag.

Bei primärtraumatischen Balkenverletzungen trat der Tod überwiegend innerhalb der ersten 24 h ein (40%), innerhalb der ersten Woche waren 75% verstorben; die längste Überlebenszeit betrug 4 Monate. Todesursächlich waren meist weitere schwere Verletzungen am Gehirn, insbesondere Verletzungen im Bereich der Stammganglien. Wesentlich ist der Hinweis der Autoren, daß nur in 6 Fällen eine *isolierte Balkenverletzung* vorlag.

Es handelte sich bei den Läsionen in der Serie von BRATZKE u. FRANZ überwiegend um Blutungen, 6mal um vollständige und 4mal um unvollständige Rupturen. Die Blutungen waren über die verschiedenen Balkenabschnitte verteilt, mit Bevorzugung der Genua. Die in einzelnen Fällen durchgeführten feingeweblichen Untersuchungen zeigten, daß es sich überwiegend um perivenöse, z. T. auch periarterielle Blutungen kleiner und kleinster Gefäße handelte, die mit zunehmender Überlebenszeit konfluierten. Erwähnenswert ist auch, daß in dieser Serie eine Verletzung der A. pericallosa oder ihrer Äste in keinem Fall nachzuweisen war. Vereinzelt zeigten sich die für Axonzerreißungen typischen „*retraction balls*".

In der Serie von BRATZKE u. FRANZ (1988) gingen ⅔ der Balkenverletzungen mit einer Schädelfraktur einher. „Aufgrund der Lokalisation der Schädelbrüche, der Verletzungen am Gehirn und dem Unfallablauf war in der Mehrzahl der Fälle von einer Translationsbewegung auszugehen, die zu einer längsverlaufenden Balkenruptur führte." Die Richtung der einwirkenden Gewalt verlief in etwa einem Drittel der Fälle von vorn nach hinten, bzw. von vorn seitlich nach hinten, während die okzipital ansetzenden Einwirkungen vergleichsweise seltener vorkamen (24%). In etwa 22% der Fälle hatte eine rotatorische Gewalteinwirkung vorgelegen.

„Daraus könnte vereinfacht die Vorstellung abgeleitet werden, daß es im Augenblick der Gewalteinwirkung durch die Verkürzung des Schädeldruckmessers und damit auch des Balkens bei gleichzeitiger Verbreiterung des Querdurchmessers zu Zugspannungen kommt und damit am Balken (ähnlich wie bei den Schädelberstungsfrakturen) Längsrisse entstehen" (BRATZKE u. FRANZ 1988).

Einen wichtigen Hinweis geben BRATZKE u. FRANZ (1988), daß bei allen Fällen mit primärtraumatischer Balkenläsion eine sofortige Bewußtlosigkeit bestand und ein freies Intervall nie beobachtet wurde.

Ein einfacher Versuch am isolierten Leichengehirn mit maximaler Verkürzung des Schädeldurchmessers und damit auch des Balkens bei gleichzeitiger Verbreiterung des Querdurchmessers zeigt, daß es zu Zugspannungen kommt und damit am Balken (ähnlich wie bei den Schädelberstungsfrakturen) Längsrisse entstehen.

e) Häufigkeit von traumatischen Schäden der Balkenregion

Zusammenstellungen von traumatischen Schäden der Balkenregion zeigen, daß je nach Autor Werte von 0,17% (SCHIMA 1961) bis zu 100% (PEERLESS u.

Tabelle 46. Zusammenstellung von Balkenläsionen bei Schädel-Hirn-Verletzungen in den Serien verschiedener Autoren. Diese Tabelle zeigt, wie sehr die Prozentzahl der Balkenverletzungen von der Auswahl des Autopsiematerials abhängt. Größere Serien von unausgelesen schweren gedeckten Schädel-Hirn-Verletzungen ergeben eine Beteiligung des Balkens zwischen etwa 16 und 25%. (Aus BRATZKE u. FRANZ 1988)

Autor(en) Jahr	SHT	Balkenverletzungen		Bemerkungen
PEERLESS u. REWCASTLE (1967)	37	37	(100%)	Ü: 24 h bis 243 Tage
PETERS u. ROTHEMUND (1977)	20	20	(100%)	Alter: 9–53 J., Ü: 3 Wo.–7 J.
ADAMS u. GRAHAM (1972)	o. A.	o. A.	(80%)	
JELLINGER u. SEITELBERGER (1969)	53	28	(53%)	Fälle mit langem Koma
JELLINGER (1977)	80	40	(50%)	Fälle mit apallischem Syndrom
KOMATSU (1979)	46	18	(39%)	Ü: 2 h bis 735 Tage, Alter: 4 Mon.–83 J.
OGURA et al. (1982)	o. A.		(16–39%)	
ADEBAHR (1963)	45	16	(35%)	Fälle mit langem Koma
MAYER (1967)	100	31	(31%)	Fälle mit Hirnstammverletzung
FREYTAG (1963)	1367	368	(27%)	Keine Trennung von Balken- und Stammganglienverletzungen
KIRKPATRICK u. LACOST-UTAMSING (1981)	29	8	(27%)	
PILZ (1983)	324	79	(24%)	Unselektierte Fälle
JELLINGER (1967)	415	92	(22%)	Ü: wenige min.–301 Tage
LEOPOLD (1977)	1345	338	(22%)	
SCHACHT u. MINAUF (1965)	150	29	(20%)	
JELLINGER u. SEITELBERGER (1969)	575	106	(18%)	
SCHEWE (1967)	110	18	(16%)	Ü: <1 Tag–2 Monate
LINDENBERG et al. (1955)	319	51	(16%)	
ROWBOTHAM (1961)	50	8	(16%)	
KATZENSTEIN (1956)	81	11	(13%)	
MINAUF u. SCHACHT (1966)	150	20	(13%)	Ü: max. 1 h
KIRKPATRICK (1983)	55	5	(9%)	nur Männer zwischen 16 u. 30 J.
KIRKPATRICK u. PEARSON (1978)	71	6	(8,5%)	Alter: >61 J.
KRAULAND u. BRATZKE (1980)	18	1	(5%)	Fälle mit traumatischen Marklagerblutungen
DEGE (1920)	220	7	(3%)	
LESSER (1892)	75	1	(1,3%)	
SCHIMA (1961)	571	1	(0,17%)	Fälle mit Schädelbasisfraktur

REWCASTLE 1967, PETERS u. ROTHEMUND 1977) angegeben wurden (Tabelle 46). Um diesen Statistiken einigen Sinn zu geben, sollten jedoch nur unausgelesene Serien von stationär behandelten und verstorbenen Schädel-Hirn-Verletzungen, möglichst nach gedeckten und offenen Schädel-Hirn-Verletzungen getrennt, verwertet werden. Größere Serien von unausgelesenen schweren gedeckten Schädel-Hirn-Verletzungen lassen eine Beteiligung des Balkens zwischen etwa 16 und 25% erkennen.

Von den traumatischen Balkenblutungen sind jene Blutungen aus rupturierten Aneurysmen der A. pericallosa zu trennen, die zu einer massiven Blutung in das Corpus callosum mit dessen Zerstörung sowie Einbruch der Blutung in das Ventrikelsystem vergesellschaftet sein können (HOUDART u. LE BESNERAIS 1963; PERRET u. NISHIOKA 1966; MILHORAT 1970; BECKER u. NEWTON 1979; LAU et al. 1984; BRATZKE u. FRANZ 1988).

f) Blutungen in Tumoren der Balkenregion

Blutungen können in *Tumoren* der *Balkenregion einbrechen*, besonders in die sog. *Schmetterlingsglioblastome* der *Mittellinie*, die auch den *Balken* einnehmen. Die sich in der Balkenregion findenden Lipome, manchmal auch mit partiellen Agenesien des Corpus callosum vergesellschaftet, gehen nicht mit Blutungen in das Neoplasma einher (UNTERHARNSCHEIDT et al. 1968).

In zukünftigen Untersuchungen wird man Serien von verstorbenen Schädel-Hirn-Verletzten unter standardisierten Bedingungen – im Hinblick auf die Zahl und Auswahl der Gewebeblöcke und verschiedener Färbetechniken – unter Berücksichtigung verschiedener Unfallmechanismen und Vektorrichtungen der einwirkenden Gewalt untersuchen und die traumatischen Läsionen im Balken mit den anderen bestehenden traumatischen Hirnschäden korrelieren müssen.

VI. Traumatische Schäden in den Stammganglien

1. Einführung

Die Literatur über traumatische Schäden in den Stammganglien – abgesehen von den größeren Blutungen in dieser Region – ist außerordentlich spärlich. Es gibt nur eine Untersuchung zu diesem Thema, die wegen ihrer umfangreichen und soliden histologischen Untersuchungen als beispielhaft zu bezeichnen ist.

MARGARETE MINAUF u. LORE SCHACHT (1966) untersuchten in der gleichen Serie auch die Läsionen in den Stammganglien. Sie fanden bei 43 der 150 (= 28%) Fälle von Schädel-Hirn-Verletzungen nach stumpfer Gewalteinwirkung traumatische Gewebeschäden in diesem Bereich.

Bei 13 der 43 Beobachtungen waren die zentralen Alterationen nur auf den Stammganglienbereich beschränkt; in den übrigen 30 Fällen waren auch angrenzende Hirnregionen mitbetroffen, und zwar 13mal Balken und Hirnstamm zugleich, je 10mal noch der Hirnstamm und je 7mal noch der Balken. In der Mehrzahl der Beobachtungen handelte es sich um Verletzungen nach Verkehrsunfällen. Mehr als die Hälfte der Verunglückten (23) überlebten den Unfall nicht länger als eine Stunde, sie verstarben nach den vorliegenden Angaben „sofort", „an der Unfallstelle" oder auf dem Transport ins Krankenhaus. Auch in den 20 Fällen, in denen die Überlebenszeit mehr als 60 min (2 h bis zu 22 Tagen) betrug, bestand überwiegend eine tiefe, bis zum Tode anhaltende Bewußtlosigkeit. Nur bei 7 Patienten hatte entweder ein anfängliches freies Intervall vorgelegen oder es kam intermittierend zu geringgradiger Aufhellung der Bewußtseinslage.

Bei 34 der 43 Beobachtungen lagen Schädelfrakturen vor. Dabei handelte es sich 19mal sowohl um Basis- als auch Konvexitätsbrüche, während 12mal nur die Basis und 3mal nur das Schädeldach betroffen waren. Epidurale Blutungen fanden sich 5mal und subdurale 12mal. Subarachnoidale Blutungen bestanden mit Ausnahme von zwei Fällen in allen 43 Beobachtungen. Sogenannte Rindenprellungsherde wurden in 37 Fällen gesehen, Markblutungen 33mal.

Bei allen 23 Beobachtungen mit kurzer Überlebenszeit fanden sich primärtraumatische Veränderungen in Form von subarachnoidalen Blutungen, bis auf 2 Fälle waren auch in allen Beobachtungen dieser Gruppe sog. Rindenprellungsherde nachweisbar.

2. Makroskopische Befunde

Bei 43 der zugrundegelegten 150 Fälle fanden sich Blutungen bzw. hämorrhagische Nekrosen im Bereich der Stammganglien. Verglichen mit den relativ kleinen Hämorrhagien im Balken, die auch ein recht einheitliches Muster bilden, variieren die Blutungen in den Stammganglien bezüglich Ausdehnung, Form und Lokalisation erheblich. Dennoch lassen sich bei ihnen doch gewisse Formen und bevorzugte Lokalisationen erkennen. In 17 Fällen mit ausgedehnten Hämorrhagien kann man kugel- und spaltförmige oder unregelmäßig begrenzte Blutungen unterscheiden, die ausdehnungsmäßig zwischen Reiskorn- und Zwetschgengröße wechseln, bzw. in ihrem Durchmesser bis zu 2–3 cm erreichen (Abb. 95). In den übrigen 26 Fällen erkennt man makroskopisch nur stecknadelspitz- bis -kopfgroße Blutpunkte, die bei der Betrachtung mit bloßem Auge mitunter auch nur als erweiterte Gefäße gedeutet werden könnten. Auffallend ist die bevorzugte Lokalisation der kugelförmigen Blutungen in den Kerngebieten, während in der weißen Substanz entlang den Faserbahnen spaltförmige Hämorrhagien überwiegen. Neben den beschriebenen ausgedehnteren Blutungen finden sich oftmals zahlreiche kleine Hämorrhagien, punkt-, bzw. spritzerförmig, völlig regellos über den Stammganglienbereich wie hingesät (Abb. 96), wobei einige Male besonders die Regio hypothalamica betroffen ist. Wenn auch das Verteilungsmuster der Blutungen im Stammganglienbereich unregelmäßig erscheint, lassen sich doch *zwei Prädilektionsstellen* hervorheben, nämlich die *ventrikelnahen Gebiete* und der *laterobasale Rand des Putamen*. Weiter sind in einigen Fällen die Regionen zwischen grauen Kernen und Faserbahnen bevorzugt. In vereinzelten Fällen finden sich isolierte größere Hämorrhagien im Nucleus amygdalae, einmal auch im Nucleus ruber und einige Male sind die seitlichen Teile der Stammganglien in ausgedehnte Markblutungen einbezogen.

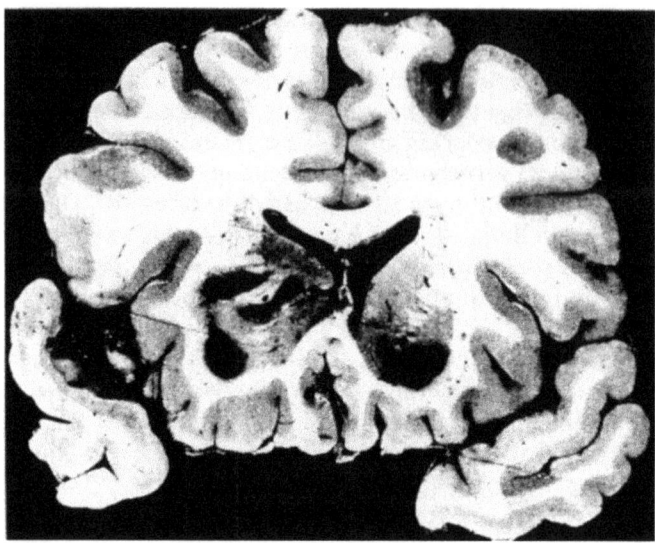

Abb. 95. Gedeckte Schädel-Hirn-Verletzung. Als Fußgängerin von PKW auf die Fahrbahn geschleudert, während des Krankenhaustransportes verstorben. Ausgedehnte Kugel- und spaltförmige Blutungen im Striatum beidseits. Makrofoto. (Aus MINAUF u. SCHACHT 1966)

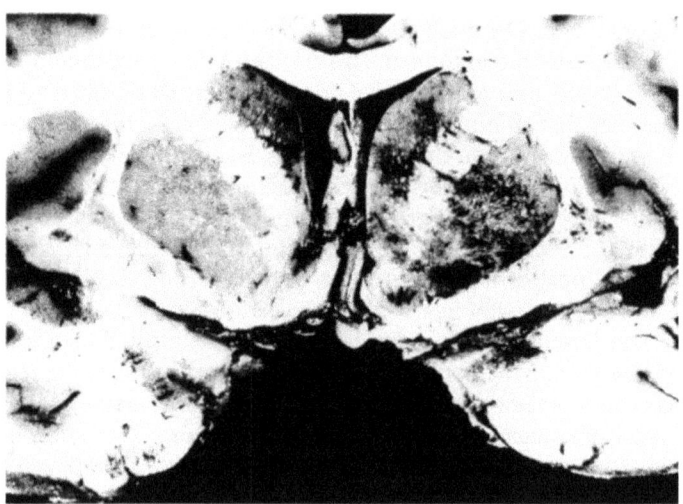

Abb. 96. Gedeckte Schädel-Hirn-Verletzung. Verkehrsunfall, sofortiger Tod. – Multiple, diffus verstreute unregelmäßige kleine Blutungen im Striatum, rechts stärker als links. Makrofoto. (Aus MINAUF u. SCHACHT 1966)

3. Mikroskopische Befunde

Bei den 23 Beobachtungen mit nur kurzer Überlebenszeit ist es außer zu Blutungen auch des öfteren zum Austritt von Plasma ins Gewebe gekommen, wobei mitunter eine Schichtung der Plasmaseen in unterschiedlich intensiv angefärbte dichtere oder mehr lockere Bezirke zu erkennen ist. Meist finden sich in den relativ scharf begrenzten Blutungsherden dicht beisammenliegende Erythrozyten und angeschnittene Gefäße, doch lassen sich auch Hämorrhagien mit einem nur homogenen verwaschenen Zentrum oder auch mit unscharfer Begrenzung unterscheiden. Während die beschriebenen kugelförmigen Blutungen bevorzugt im Gebiet der grauen Kerne anzutreffen sind, überwiegen innerhalb der Faserbahnen oder im Grenzgebiet zwischen grauer und weißer Substanz Hämorrhagien spaltförmiger Konfiguration: Das Gewebe erscheint hier häufig wie durch die Erythrozyten entlang präformierter Strukturen auseinandergeschoben, ohne daß sich regelmäßig ein längs- oder quergetroffenes Gefäß innerhalb dieser Hämorrhagien erkennen ließe. In manchen kleineren Blutungen liegt zentral ein Gefäß, das von einer Manschette dicht gedrängter Erythrozyten umgeben ist. Oft handelt es sich um kapilläre oder auch zu größeren Blutungen konfluierende, häufig subependymär gelegene Hämorrhagien. Neben den mehr kugel- und streifenförmigen, relativ scharf begrenzten Blutungen gibt es auch solche von unscharfer Begrenzung und unregelmäßiger Form, die gehäuft subependymär lokalisiert sind. Sie reichen des öfteren bis unmittelbar an die Ventrikelwand heran, breiten sich flächenartig unter dem Ependym aus oder wölben sich keulenförmig gegen den Ventrikel vor. Mitunter ist im Bereich einer solchen Blutung die Kontinuität des Ependymbelags unterbrochen und die Ventrikelwandung von einem dünnen Blutbelag bedeckt, so daß man annehmen darf, daß hier die Blutung in das Ventrikellumen durchgebrochen ist (Abb. 97). Solche subependymären Blutungen entlang der Wand des 3. Ventrikels sind in einigen Fällen in der Regio hypothalamica besonders zahlreich.

In Übereinstimmung mit entsprechenden Befunden primärtraumatischer Alterationen im Balken finden sich auch in der Stammganglienregion lamelläre Gefäßwandaufsplitterung und Gefäßwandrupturen. Gefäßrisse wurden vor allem an den ventrikelnahen Venen größeren oder kleineren Durchmessers festgestellt, während die Ruptur einer intrazerebralen Arterie nur einmal nachgewiesen wurde. Anhand der Serienschnitte läßt sich recht eindrucksvoll der Übergang der rupturierten Gefäßpartie zu den beidseits sich anschließenden unverletzten Gefäßabschnitten verfolgen (Abb. 98a–d, 99). Neben diesen eindeutigen Befunden von Gefäßrupturen bestand außerdem häufig der Verdacht auf einen Gefäßwandriß, ohne daß auch bei Serienuntersuchungen der sichere Beweis einer Ruptur an der betreffenden Stelle erbracht werden konnte.

In fast allen Beobachtungen mit kurzer Überlebenszeit finden sich Gefäßwandveränderungen in Form lamellärer Aufsplitterung ihrer Wandung (Abb. 100). Mitunter lassen sich auch nur noch Gefäßwandreste innerhalb einer Blutung erkennen (Abb. 101). Daneben sieht man mehrfach das Bild intramuraler Hämatome mit Abhebung der Adventitia. In dieser Weise sind sowohl Venen als auch Arterien, häufig am laterobasalen Putamenrand, alteriert. Bevorzugt finden

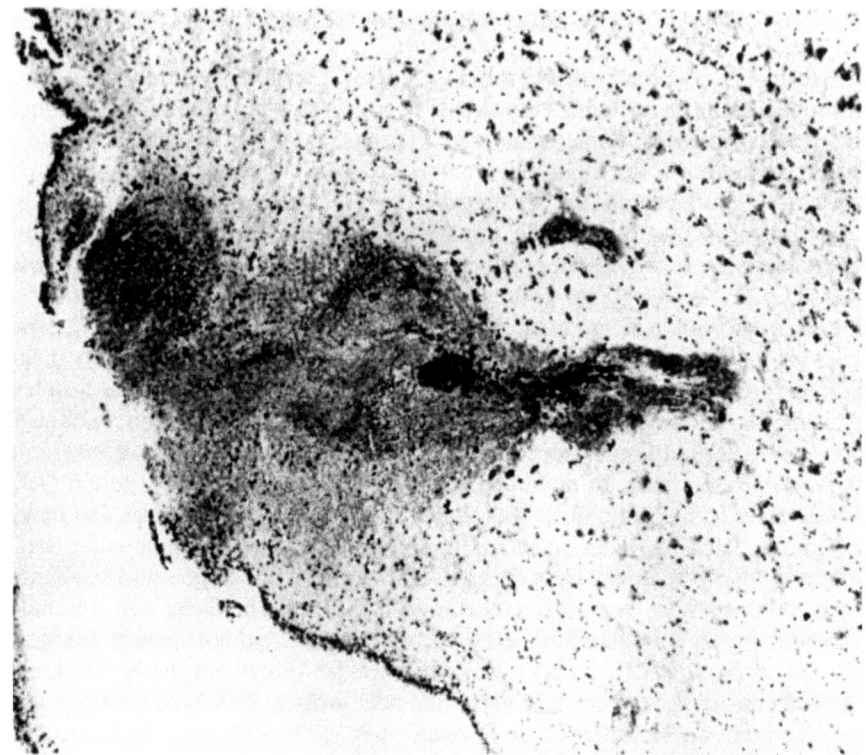

Abb. 97. Gedeckte Schädel-Hirn-Verletzung. Als Fußgängerin von PKW angefahren, sofort tot. Subependymäre Blutung mit Einbruch in den Ventrikel, Serie I, Schnitt 6, van Gieson-Elastika, ×25; Nachvergr. ×3,5. (Aus MINAUF u. SCHACHT 1966)

sich in dieser Region auch ausgedehntere Blutungen, in deren Mitte mehrere Gefäße zugleich angetroffen werden.

Ein zunächst nicht sicher erklärbares Bild bot sich den Autorinnen immer wieder in unmittelbarem Zusammenhang mit den intramuralen Blutungen: In nächster Nähe der wie bei einem Aneurysma dissecans abgespaltenen Adventitia liegt, mit dieser allerdings nicht in sichtbarem Zusammenhang stehend, scheinbar isoliert, ein kleines Gefäß bzw. eine Kapillare. Dieser Befund ließ MINAUF u. SCHACHT vermuten, daß es sich dabei möglicherweise um den Abriß kleinerer Gefäße oder Kapillaren handeln könnte; diese Vermutung ließ sich auch bestätigen (Abb. 102 a–d): Man sieht mehrfach, daß das kleine Gefäß zwar mit der Adventitia des größeren noch in direktem Zusammengang steht, von den inneren Gefäßwandschichten aber abgetrennt ist. Infolge des Abrisses kommt es also zu einer direkten Kommunikation zwischen dem Lumen des Gefäßes und dem intramuralen, mit Erythrozyten ausgefüllten Raum (Abb. 103). (Ein solcher Befund ist nach Erfahrungen von MINAUF u. SCHACHT nur in lückenlos gefärbten Serien an jeweils 2–3 aufeinanderfolgenden Schnitten zu erkennen.)

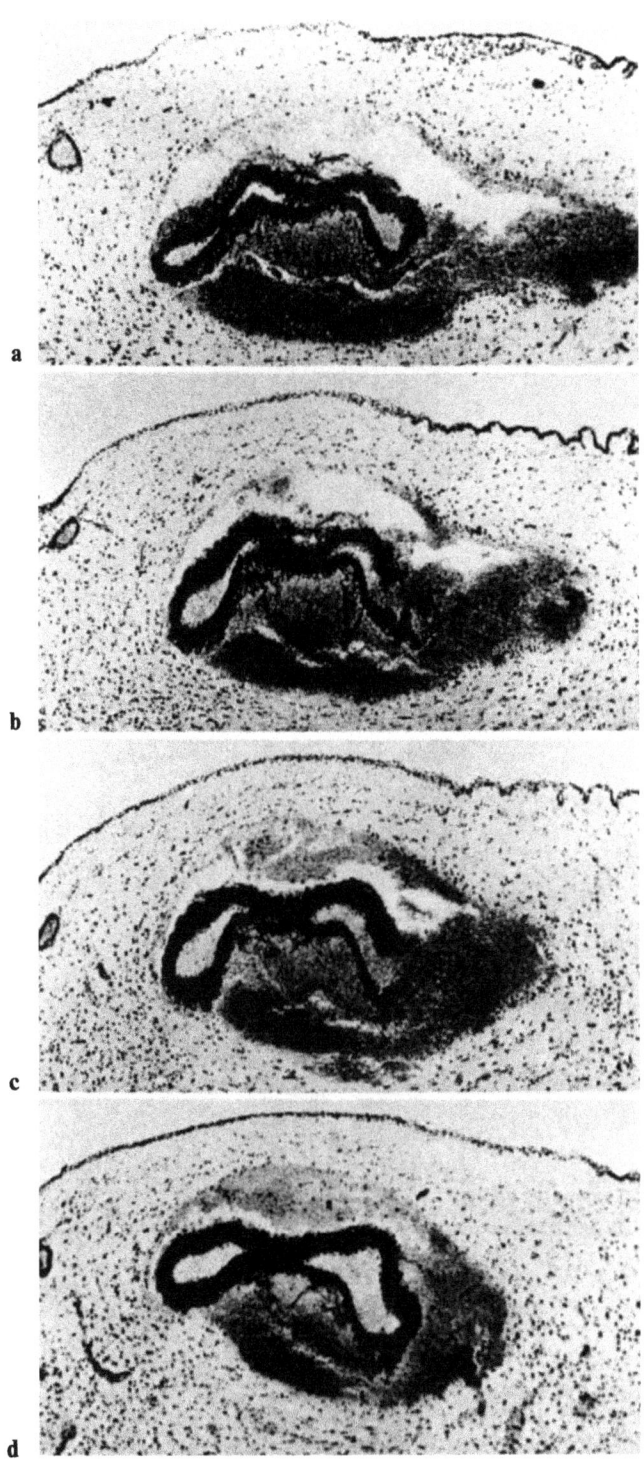

Abb. 98a–d.
Gedeckte Schädel-Hirn-Verletzung. Verkehrsunfall. Tod an der Unfallstelle, Überlebenszeit weniger als 15 min, Ruptur einer ventrikelnahen Vene; **a** Vene mit perivaskulärer Blutung bei intakter Gefäßwand, Serie I, Schnitt 151; **b** Ruptur der Gefäßwand, Serie I, Schnitt 156; **c** Gefäß noch offen, Serie I, Schnitt 161; **d** Gefäß wieder geschlossen, Serie I, Schnitt 166; van Gieson-Elastika, ×20; Nachvergr. ×2,5. (Aus MINAUF u. SCHACHT 1966)

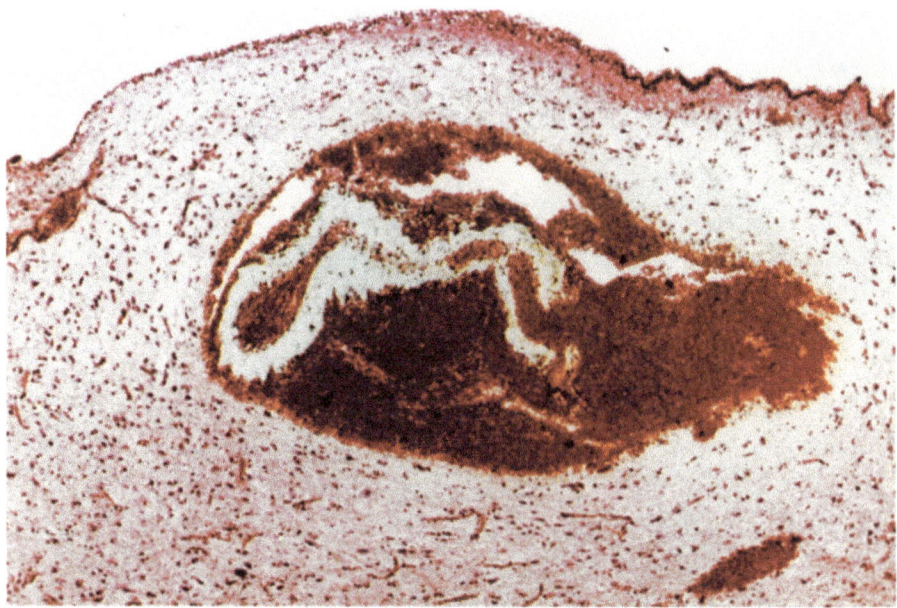

Abb. 99. Mensch. Gedeckte Schädel-Hirn-Verletzung. Großhirn. Gerissenes Gefäß im subependymären Marklager mit Aufsplitterung der Gefäßwand. Die ependymäre Zellschicht ist intakt. Masson-Goldner

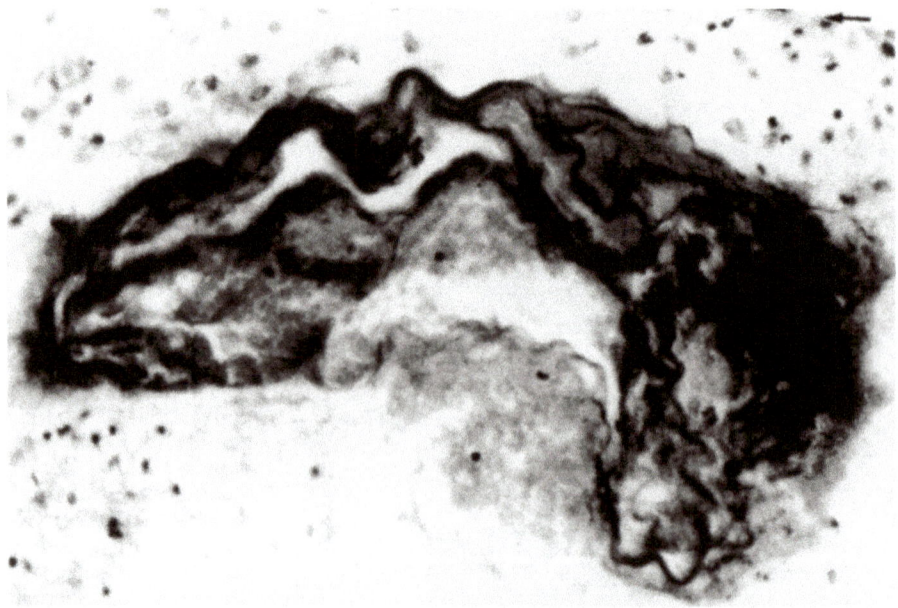

Abb. 100. Gedeckte Schädel-Hirn-Verletzung. Als Fußgängerin von PKW angefahren, während des Krankenhaustransportes verstorben. Aufgesplitterte Wandung eines ventrikelnahen Gefäßes, intramurale und perivaskuläre Blutung (← = Ependym). Serie III, Schnitt 61, van Gieson-Elastika. ×100; Nachvergr. ×5,5. (Aus MINAUF u. SCHACHT 1966)

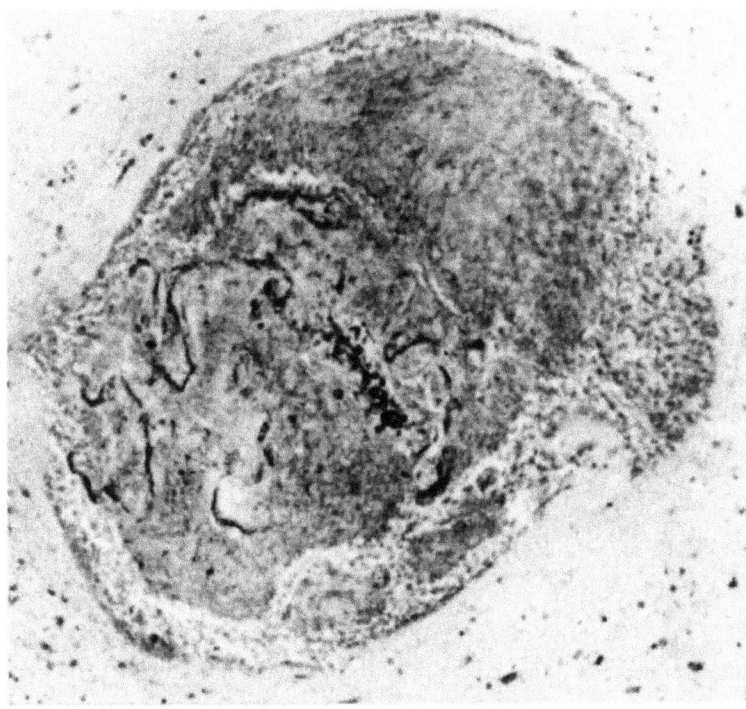

Abb. 101. Gedeckte Schädel-Hirn-Verletzung. Patient wurde von PKW überfahren, auf der Straße liegend aufgefunden, etwa 30 min nach dem Unfall verstorben. Kleine kugelige Blutung mit Gefäßwandresten ventrikelnah im Thalamus. Serie I, Schnitt 6, van Gieson-Elastika, × 51; Nachvergr. × 6,5. (Aus MINAUF u. SCHACHT 1966)

Bei *mehrstündiger Überlebensdauer* finden sich innerhalb der größeren Blutungen Zusammenballungen von Leukozyten, vielfach um abgeblaßte Gefäßwandreste und Fibrinlamellen angeordnet oder auch als vereinzelte pfropfartige Leukozytenansammlungen unmittelbar der Gefäßwand anliegend. In direkter Umgebung der größeren Blutungen weisen die Ganglienzellen bei dieser Überlebensdauer Veränderungen auf: Sie sind plattgedrückt, parallel zum Blutungsrand angeordnet, teilweise schwach tingiert und enthalten vereinzelt Vakuolen. In einem Fall mit einer Überlebensdauer von 5 h besteht das ungewöhnliche Bild geschwollener Ganglienzellen mit hochgradig geblähten Kernen neben stark ischämisch veränderten Nervenzellen. Als weitere Alteration finden sich in den Fällen mit längerer Überlebensdauer Nekrosen unterschiedlichen Alters und Ausmaßes, sowie typische, unregelmäßig verstreute Ringblutungen. Weiter sieht man auch perivaskuläre bzw. intramurale Hämorrhagien mit den Zeichen beginnender oder fortgeschrittener Organisation und zwar mehrmals an den Prädilektionsstellen der oben beschriebenen frischen Blutungen, das heißt in Ventrikelnähe und am laterobasalen Putamenrand.

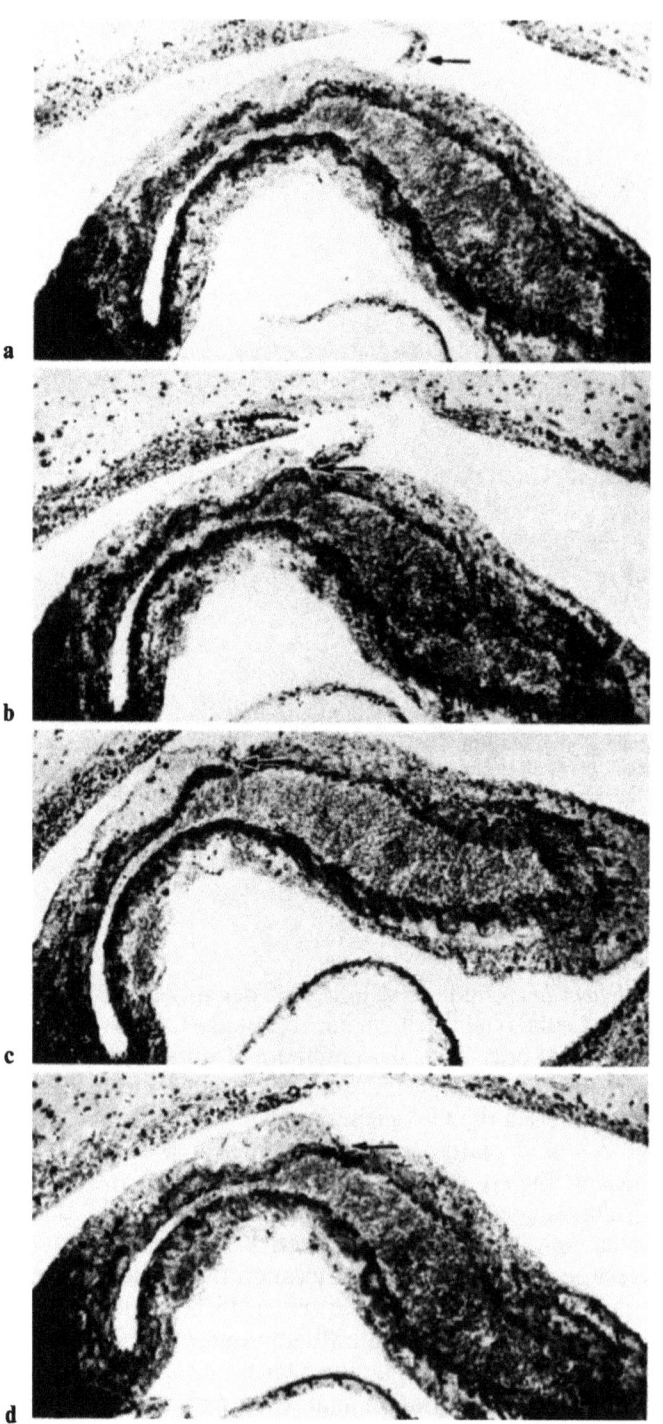

Abb. 102a–d. Gedeckte Schädel-Hirn-Verletzung. Als Fußgänger einem PKW in die Fahrbahn gelaufen, sofort tot. Abriß einer Venole: **a** Intramurale Blutung unter die Adventitia einer größeren Vene am lateralen Putamenrand, Venole in der Nähe (←) Serie I, Schnitt 114; **b** Wand der Venole setzt sich links in die Adventitia des Gefäßes fort, ohne Zusammenhang mit Intima, Gefäßlumen und intramuraler Raum in offener Verbindung (←) Serie I, Schnitt 115; **c** Nur noch Rest der Venole erkennbar, Verbindung zwischen Gefäßlumen und Blutung unter der abgehobenen äußeren Gefäßlamelle durch Intimalücke (←), Serie I, Schnitt 116; **d** Intima wieder geschlossen, Einziehung der Adventitia an Verzweigungsstelle des kleinen Gefäßes (←), Serie I, Schnitt 117. Van Gieson-Elastika, × 40; Nachvergr. × 2,5. (Aus MINAUF u. SCHACHT 1966)

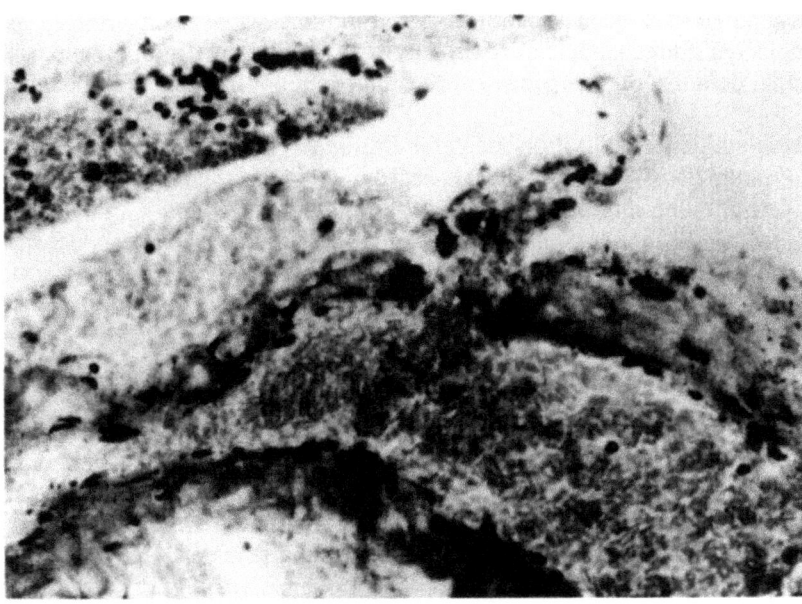

Abb. 103. Gedeckte Schädel-Hirn-Verletzung. Ausschnittvergrößerung aus Abb. 102b, Serie I, Schnitt 115, van Gieson-Elastika, ×100; Nachvergr. ×3,5. (Aus MINAUF u. SCHACHT 1966)

4. Zusammenfassung der Befunde

Unter den 150 Beobachtungen der Serie von MINAUF u. SCHACHT von Schädel-Hirn-Verletzungen nach stumpfer Gewalteinwirkung fanden sich in 43 Fällen (28%) traumatische Alterationen im Bereich der Stammganglien. Berücksichtigt man, daß es sich nur in 17 Fällen, also in 11,3%, um größere Blutungen handelte, so kommt dieses Ergebnis dem von PETERS (1943) nahe, der in 10,2% der gedeckten und in 7,5% der offenen Hirnverletzungen nach stumpfer Gewalteinwirkung von vorne makroskopisch sichtbare Stammganglienblutungen unterschiedlicher Ausdehnung fand.

Bei den zentralen Blutungen im Bereich der Stammganglien handelt es sich meist um solche größerer Ausdehnung (PARISOT u. MORIN 1923, 1924; SCHWARZACHER 1924; REUTER 1927; STRASSMANN 1931; CALO 1929; P. SCHNEIDER 1935; JUNET 1936; KALBFLEISCH 1940; KATZENSTEIN 1956; TOMLINSON 1964).

KRAULAND (1950) fand bei 124 Obduktionen von tödlichen Schädel-Hirn-Verletzungen nach stumpfer Gewalteinwirkung auf den Kopf 17 intrazerebrale Blutungen im Stammganglienbereich, darunter mehrere Fälle von kleineren und 5 mit gröberen Läsionen. Bei den letzteren handelt es sich 2mal um spaltförmige Risse an der Außenseite des Putamen, einmal im Bereich der inneren Kapsel und je einmal um Blutungen im Globus pallidus und im Sehhügel.

MINAUF u. SCHACHT fanden unter den primärtraumatischen Schäden in den Stammganglien Gewebezertrümmerungen und Blutungen verschiedener Form, Ausdehnung und Lokalisation. Die größeren, mehr rundlichen Blutungen lagen vorwiegend in den grauen Kerngebieten und die mehr spaltförmigen meist innerhalb der Faserbahnen oder im Grenzgebiet zwischen grauer und weißer Substanz, Befunde, die weitgehend mit denen von KRAULAND (1950) übereinstimmen.

Bezüglich der Lokalisation kleinerer Blutungen hoben MINAUF u. SCHACHT *zwei Prädilektionsstellen* besonders hervor: die *unmittelbare Umgebung des Ventrikels* und den *laterobasalen Rand des Putamens*.

Ventrikelnahe, in den Stammganglien gelegene Blutungen, fanden sich in fast allen Fällen, sie bestanden ja auch in der *unteren Balkenetage* (SCHACHT u. MINAUF 1965). MINAUF u. SCHACHT (1966) sahen Blutungen auch in der Umgebung der Vorder- und Hinterhörner der Seitenventrikel. Die meisten Blutungen lagen in der ventrikelnahen Zone, es waren fast ausschließlich Venen betroffen.

MINAUF u. SCHACHT (1966) erklären die Entstehung der subependymären Blutungen mit dem von SELLIER u. UNTERHARNSCHEIDT (1963) eingeführten „zentralen Kavitationseffekt". In der Mehrzahl der von den Autorinnen mitgeteilten Beobachtungen handelt es sich um Verkehrsunfälle. Soweit sich aus der Rekonstruierung des Unfallablaufes ableiten ließ, hatte in der Mehrzahl der Fälle die Gewalt im sagittalen Durchmesser (Typ I oder II von SPATZ) eingewirkt.

Am laterobasalen Putamenrand sahen MINAUF u. SCHACHT makroskopisch in einem Teil der Fälle eindeutige Blutungen, während mehrmals nur größere Blutpunkte zu erkennen waren, die differentiadiagnostisch auch als erweiterte Gefäße gedeutet werden konnten. Bei mikroskopischer Betrachtung jedoch erwiesen sich diese, zunächst als Blutpunkte imponierenden Befunde, als perivaskuläre bzw. intramurale Hämorrhagien. Blutungen in dieser Lokalisation ließen sich in allen 23 Beobachtungen mit maximal einstündiger Überlebenszeit nachweisen. Bei mehrtägiger bzw. wochenlanger Überlebensdauer konnten die Autorinnen an diesen Blutungen mehrmals Zeichen von Organisation feststellen.

5. Frei in Ventrikelblutungen befindliche Ependymanteile und subependymäres Marklager

Es liegen nicht nur primärtraumatische Blutungen in der direkten Umgebung der Seitenventrikel und am Unterrand des Corpus callosum vor, sondern man sieht auch mechanisch bedingte Ependymbreschen. *Teile des Ependyms mit subependymalem Marklager können völlig aus dem Gewebsverband gelöst sein und finden sich frei „schwimmend" in den in die Seitenventrikel eingebrochenen Blutungen* (Abb. 104). Man sieht manchmal Bilder, die an den Stapellauf von Schiffen erinnern. Die losgelösten ventrikelnahen Gehirnanteile finden sich in den Blutungen, von ihnen völlig umgeben. Diese Bilder sind gar nicht so selten. In der Literatur wurde ihnen bisher keine Beachtung geschenkt. Beteiligt sind, wie schon weiter oben ausgeführt wurde, die ventrikelnahen Gewebeschichten, also Teile des Ependyms mit subependymärem Marklager.

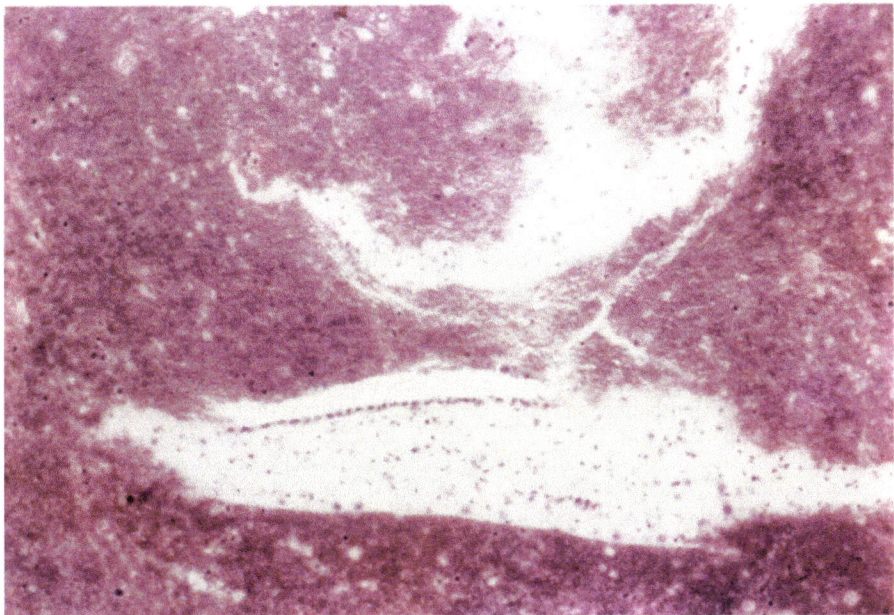

Abb. 104. Gedeckte Schädel-Hirn-Verletzung. Teile von Hirngewebe finden sich in einer Blutung, die in das Ventrikelsystem eingebrochen ist. Das untere Gewebestück enthält eine Lage von Ependymzellen mit subependymärem Gewebe. Hämatoxylin-Eosin

6. Differentialdiagnose

Differentialdiagnostisch müssen diese traumatischen Rupturen kleinerer Gefäße im Marklager aufgrund ihrer histologischen Morphologie von den arteriosklerotischen Rupturen kleinerer Gefäße bei Arteriosklerose und Hypertonie abgegrenzt werden. Die letztgenannten sind die Quelle für spontane Massenblutungen (NORDMANN 1936; ANDERS u. EICKE 1940; SPATZ 1939; ZÜLCH 1961; ROSENBLUM 1977).

H. Traumatische Hirnstammschäden

I. Historisches und frühe Arbeiten

Beobachtungen von *traumatischen Hirnstammschäden* wurden erst in der 2. Hälfte des 19. Jahrhunderts mitgeteilt. Sie waren alle Folgen penetrierender Verletzungen.

KOERBER (1889) veröffentlichte den Fall eines Patienten mit Berstungsbrüchen der Schädelbasis und Lazeration des Chiasma opticum sowie beider Hirnschenkel.

Weitere Veröffentlichungen über traumatische Hirnstammschäden stammen von ATTWATER (1911), KOLISKO (1911), DEGE (1917), LE COUNT u. APFELBACH (1920), WILSON u. WINKELMAN (1926), VANCE (1927), BERNER (1930, 1931, 1936), ROSENHAGEN (1930, 1932), HARBITZ (1931, 1934), HOCHMAN u. KRAMER (1935), COURVILLE (1937), MOORE u. STERN (1938), NEUGEBAUER (1938), DAHL (1938), ARNAUD et al. (1941), CANNON (1951), BRANDENBURG (1956), PIA (1957), WOJAHN (1963), TANDON (1964), Ernst Theodor MAYER (1966, 1967), ADEBAHR u. FROMM (1969), MIZOI et al. (1969), GERSTENBRAND u. LÜCKING (1970, 1983), CROMPTON (1971), DIRNHOFER (1975), DIRNHOFER u. PATSCHEIDER (1977).

Eine frühe ausgezeichnete Studie veröffentlichte ATTWATER, der 1911 über 67 Beobachtungen von Brückenblutungen berichtete, die in den 36 Jahren seit 1875 im Guy-Hospital zur Beobachtung gekommen waren. In einigen seiner Fälle fand sich ein Unfall in der Vorgesichte. Nach Ansicht des Autors besteht kein Zweifel, daß eine Gewalteinwirkung von ausreichender Intensität gegen den Kopf zu Ponsblutungen führen kann, beispielsweise wie sie bei den damals häufigen Unfällen mit Kutschen auftraten. Die traumatischen Ponsblutungen, die nach Gewalteinwirkung gegen den Schädel gefunden wurden, waren durchwegs multipel und gleichmäßig in der gesamten Region verteilt, sie fanden sich in 12% des Materials. ATTWATER war aufgefallen, daß in etwa 30% der Fälle eine kleine, wie er es nannte, sekundäre Ponsblutung, mit einer größeren primären Blutung, die die innere Kapsel des Großhirns einnahm, gleichzeitig vorlag. Diese Ponsblutungen können demnach, wie ATTWATER fortfuhr, sekundär auftreten nach großen Blutungen überall im Großhirn; wie etwa in den Frontallappen oder nach einer Subarachnoidalblutung.

Ein besonders interessanter Fall war der eines Patienten, dessen Orbita und Siebbeinhöhle durch eine Schirmspitze durchbohrt war, mit einer massiven Blutung in der vorderen und mittleren Schädelhöhle und mit einer sekundären Blutung im Pons.

Mitteilenswert ist noch die Angabe ATTWATERS, daß die große Mehrzahl der Patienten mit Ponsblutungen bereits nach kurzer Zeit sterben, daß aber Zeichen für ältere Blutungen in der Brücke in einzelnen Fällen durchaus gesehen werden können. Es findet sich auch explizite ausgesprochen, daß das Alter der Gewebealterationen im Großhirn durchwegs größer ist als das der Gewebeschäden in der Brücke.

DEGE (1917) sah bei einem abgestürzten Flieger eine traumatische Schädigung beider Hirnschenkel.

LE COUNT u. APFELBACH (1920) erklärten die Hirnstammschäden durch den Contrecoupeffekt, durch Verlagerung der Großhirnhemisphären vom stärker fixierten Hirnstamm und durch Störung in der Blutversorgung von Pons und Medulla oblongata mit der Möglichkeit von Infarkten. Diese Autoren hoben die relativ große Zahl von Hirnstammblutungen bei Frakturen der hinteren Schädelgrube und bei ausgedehnten Berstungsbrüchen der Schädelbasis, vor allem bei Stoßrichtung von hinten, hervor.

WILSON u. WINKELMAN (1926) fanden unter 129 Fällen von verschiedenartigen raumfordernden intrakraniellen Prozessen in 9,9% Gewebeschäden im Pons. Sie vertraten die Ansicht, daß der erhöhte Schädelinnendruck den Pons gegen die Schädelbasis presse und damit zu Durchblutungsstörungen in den kleinen Ästen, die von der A. basilaris abzweigen, führe.

VANCE (1927) wies auf das häufige kombinierte Auftreten von Brückenblutungen und ausgedehnten Frakturen von dorsalen Anteilen des Schädels hin.

COURVILLE (1937) hob den Einfluß der durch Rindenprellungsherde ödematös geschwollenen Temporallappen hervor, die eine komprimierende Wirkung auf das Mittelhirn besaßen. Er fand unter 33 gedeckten Schädel-Hirn-Verletzungen in etwa 11,5% der tödlichen Fälle traumatische Schäden des oberen Hirnstammes.

MOORE u. STERN (1938) fanden bei verschiedenartigen raumfordernden intrakraniellen Prozessen in 9,3% Blutungen im Pons.

ARNAUD et al. (1941) sowie NELSON (1942) wiesen auf den Einfluß von raumfordernden subduralen Blutungen auf den Hirnstamm hin, bedingt durch die Hernienbildung von Teilen des Gyrus hippocampi.

TANDON (1964) fand unter 132 Patienten mit tödlichen Schädel-Hirn-Verletzungen in 49 Fällen (37%) Blutungen im Hirnstamm. Die Prädilektionsstellen dieser Blutungen waren entweder im Pons oder im Zusammenhang mit solchen in Mittelhirn, Thalamus und Hypothalamus. Der Autor sah niemals Blutungen in der Medulla oblongata, und nur selten im unteren Drittel des Pons. Diese Blutungen waren in der Regel multipel, in einer Größe zwischen punktförmig bis zur Größe eines Streichholzkopfes. Ein Teil dieser Blutungen konfluierte mit dem Ergebnis einer massiven Zerstörung des Pons. TANDON hob hervor, daß diese Blutungen pathogenetisch durch eine Reihe von Prozessen erklärt werden können.

II. Einteilung der Hirnstammverletzungen

Bei der *Besprechung* der *traumatischen Hirnstammschäden* werden im folgenden im einzelnen dargestellt: (1) Die *direkten Verletzungen* des *Hirnstammes*, (2) die *primärtraumatischen Hirnstammschäden*, (3) die *sekundärtraumatischen Hirnstammschäden*, (4) die *primär-* und *sekundärtraumatischen Schadensmuster* in der Substantia nigra, (5) das traumatische „*locked-in syndrome*", (6) die *traumatischen Hirnstammschäden* nach *Hyperextensionsverletzungen* der *HWS*, (7) der Begriff der sog. *Hirnstammkontusion*, (8) die *Hirnstammrisse*, soweit sie *isoliert außerhalb* von *atlantookzipitalen Abrissen* auftreten, (9) die Problematik der sog. *Duret-Berner-Blutungen*, (10) die *traumatischen Achsenzylinderschäden* im *Hirnstamm* und (11) die *traumatischen Hirnschäden* nach *Überlebenszeiten* von *mehr als 4 Wochen*.

Bevor mit der Besprechung der oben genannten einzelnen Syndrome und Begriffe begonnen wird, müssen einige allgemeine Angaben zu den traumatischen Hirnstammschäden vorangestellt werden.

Der *Hirnstamm* besteht aus *Zwischenhirn, Mittelhirn, Pons* und *Medulla oblongata*, es sind die Strukturen, die nicht zum Großhirn mit den Stammganglien und zum Kleinhirn gehören (vgl. Abb. 128).

III. Häufigkeit von traumatischen Hirnstammschäden

Die Angaben über die Häufigkeit von traumatischen Hirnstammschäden schwankt je nach Untersuchungsgut und Auswertungskriterien nach den Angaben von BRATZKE (1981) zwischen 9 und 88% (Tabelle 47). Im Computertomogramm wurde eine Häufigkeit primärer traumatischer Hirnstammschäden von 14,5% gefunden (GEORGE et al. 1981).

IV. Neuere Serien von traumatischen Hirnstammschäden

LORE SCHACHT u. MARGARETE MINAUF (1965) und MINAUF u. SCHACHT (1966) haben die zentralen Hirnschäden nach Einwirkung stumpfer Gewalt gegen den Kopf anhand einer Serie von 150 Fällen untersucht (hinsichtlich Einzelheiten s. S. 353 u. 364). ERNST THEODOR MAYER untersuchte 100 Fälle des gleichen Beobachtungsgutes im Hinblick auf traumatische Schäden am Hirnstamm. Alle Verletzten waren nach der Gewalteinwirkung bewußtlos, 71 davon bis zum Tod. Mit Ausnahme von 3 Fällen mit maximal prolongiertem posttraumatischem Koma lagen die Überlebenszeiten zwischen wenigen Minuten und 20 Tagen.

Von den 100 Beobachtungen hatten 60 Hirnstammveränderungen (Tabelle 48). Bei der histologischen Aufarbeitung wurden lückenlose Serienschnitte hergestellt, jeder 5. Schnitt und wenn es sich bei der histologischen Untersuchung als notwendig erwies, auch noch die dazwischenliegenden Schnitte gefärbt.

Zur Beschreibung der primärtraumatischen Läsionen wurden 25 Fälle mit Überlebenszeiten von weniger als einer Stunde herangezogen, zur Beurteilung der sekundären Veränderungen Fälle mit längerer Überlebenszeit. Hauptgesichtspunkte bei der Untersuchung waren: Stoßrichtung der einwirkenden Gewalt, Lokalisation (Schadensverteilungsmuster), Herkunft, Form und Schweregrad der Veränderungen.

V. Pathomorphologische Befunde

1. Makroskopische Befunde

Hervorzuheben ist, daß sich bei den 25 Fällen mit Hirnstammblutungen mit einer Überlebenszeit von weniger als einer Stunde 23mal Subarachnoidalblutungen, 14mal Rindenprellungsherde, 6mal Lazerationen, 18mal Stammganglienblutungen (mit Prädilektion im laterobasalen Putamen-Claustrum-Gebiet) und 5mal Balkenblutungen fanden. *Mit anderen Worten, alle primärtraumatischen Hirnstammschäden waren mit weiteren primärtraumatischen Gewebeschäden in anderen Hirnanteilen kombiniert.*

Tabelle 47. Hirnstammläsionen bei tödlichen Schädel-Hirn-Traumen. (Aus BRATZKE 1981)

Autor, Jahr	Zeitraum	Art	SHT	Hirnstamm-läsionen		Bemerkungen
WELTE (1948)	–	Pathol. Sektionen	100	9	9,0%	Max. Überl.-Zeit 24 h
HOCHMANN u. KRAMER (1935)	20 Mon.	Forens. Sektionen	138	13	9,4%	Prim. nicht überl. Bltg.
PETERS (1943)	–	Forens. Sektionen	–	–	10,2%	Frontobasale Traumen
LECOUNT u. APFELBACH (1920)	–	–	504	57	11,3%	nur mit Schädelbruch
ADAMS et al. (1977)	1968–1972	Pathol. Sektionen	151	19	12,6%	
KRAULAND (1964)	1972	Forens. Sektionen	109	14	12,8%	
JOACHIM (1978)	1973–1975	Forens. Sektionen	485	108	14,3%	Pons Bltg./Verkehrsunf.
MINAUF u. SCHACHT (1966)	–	–	150	23	15,3%	
REDING u. LANG (1971)	10 Jahre	Forens./Path. Sekt.	1345	218	16,2%	
ADEBAHR u. FROMM (1969)	1965–1968	Forens. Sektionen	400	68	17,0%	Rostraler Hirnstamm
WILSON u. WINKELMANN (1926)	–	Pathol. Sektionen	26	5	19,3%	
RÖHR (1976)	1970–1975	Forens. Sektionen	410	80	19,5%	
GILLNER (1972)	–	Forens. Sektionen	517	101	19,5%	
WOJAHN (1963/64)	1960–1961	Forens. Sektionen	159	32	20,1%	davon 75% „primär"
COHEN u. ARONSON (1968)	–	Pathol. Sektionen	132	27	20,5%	bei subd. Bltg.
ARGIROPULOS (1978)	1960–1975	Forens. Sektionen	1163	59	25,3%	bei subd. Bltg.
NEUGEBAUER* (1938)	–	–	192	50	26,0%	* zit. bei JELLINGER
RUTKOWSKI (1978)	1960–1975	Forens. Sektionen	1163	63	27,4%	bei Marklager-Bltg.
KIRKPATRICK (1978)	1973–1977	Forens. Sektionen	71	21	29,6%	über 61 Jahre
TANDON (1964)	1950–1957	Klinik (3000 SHT)	132	49	37,1%	Überl. 20 Tage
JELLINGER (1966/1967)	1957–1966	Pathol. Sektionen	451	178	43,5%	davon 7% „primär"
FREYTAG (1963)	1951–1960	Forens. Sektionen	1367	645	47,2%	davon 48,1% „primär"
JELLINGER u. SEITELBERGER (1970)	1957–1968	Pathol. Sektionen	576	285	49,5%	
			104	86	82,7%	bei langem Koma
TURAZZI et al. (1975)	1973–1974	2600 Kopfverltzg.	390	240	52,6%	
SEKULOVIC u. CERAMILAC (1979)	–	Pathol. Sektionen	507	301	59,4%	
BERNER (1936)	–	Forens. Sektionen	–	–	60,0%	
E. Th. MAYER (1967)	–	Pathol. Sektionen	100	60	60,0%	
MIZOI et al. (1969)	–	Forens. Sektionen	90	73	81,1%	Pons-Bltg.
BRICCOLI u. RIZZUTO (1976)	–	–	25	21	84,0%	
CROMPTON (1971)	–	–	106	92	86,8%	
MATSUOKA et al. (1967)	–	–	25	22	88,0%	davon 34,9% „primär"
BRATZKE (1981)	1960–1979	Forens. Sektionen	1781	387	21,7%	

Tabelle 48. Aufschlüsselung der 100 Fälle nach verschiedenen Kriterien (*Ordinate*) und verschiedenen Überlebenszeiten (*Abszisse*). Die normalen Ziffern bezeichnen die Fälle ohne, die **fetten** mit Hirnstammläsionen. Aus der linken Kolumne ersieht man die jeweiligen Summen. (Aus MAIER 1967)

100 Fälle insgesamt		Stoßrichtung der einwirkenden Gewalt	weniger als 1 h		mehr als 1 und weniger als 18 h		von 1 Tag bis zu 5 Tagen		über fünf Tage	
40	**60**		13	**25**	6	**10**	3	**13**	18	**12**
		a) Typ I								
–	**4**	von hinten (sagittal)	–	**4**	–	–	–	–	–	–
–	**6**	von hinten seitlich links	–	**1**	–	**1**	–	**3**	–	**1**
–	**4**	von hinten seitlich rechts	–	**2**	–	**2**	–	–	–	–
		b) Typ IIb								
6	**8**	von vorne oben (sagittal)	4	**4**	1	**2**	–	**2**	1	–
–	**4**	von oben seitlich links	–	**2**	–	**1**	–	**1**	–	–
2	**8**	vorne oben seitlich rechts	–	**4**	1	**1**	–	**2**	1	**1**
		c) Typ Va								
–	**4**	von oben vorn (sagittal)	–	**3**	–	–	–	**1**	–	–
		d) Typ Vb								
–	**3**	von oben hinten (sagittal)	–	**1**	–	–	–	–	–	**2**
		e) Typ III								
10	**9**	von seitlich links	2	–	2	**1**	1	**1**	5	**7**
		f) Typ IV								
16	**4**	von seitlich rechts	5	**1**	2	**1**	2	**1**	7	**1**
6	**6**	Unklare Fälle	2	**3**	–	**1**	–	**2**	4	–
		Schädelfrakturen								
33	**42**	insgesamt	11	**20**	3	**10**	3	**10**	16	**2**
29	**40**	a) Basisfrakturen	10	**18**	2	**10**	2	**10**	15	**2**
21	**27**	b) Dachfrakturen	7	**15**	1	**4**	1	**6**	12	**2**
3	**17**	Wirbelkörperfrakturen	2	**15**	1	–	–	**2**	–	–
22	**36**	Sonstige Frakturen	6	**20**	3	**5**	1	**4**	12	**7**
12	**8**	Epidurales Hämatom	1	–	2	**4**	1	**4**	8	–
22	**19**	Subdurales Hämatom	2	**3**	3	**5**	2	**7**	15	**4**
		Traumabedingte Hirnveränderungen								
37	**54**	a) Subarachnoidealblutungen	11	**23**	6	**10**	3	**10**	17	**11**
34	**42**	b) Rindenprellungsherde	9	**14**	6	**10**	3	**11**	16	**7**
14	**19**	c) Lazerationen	3	**6**	–	**3**	2	**6**	9	**4**
13	**37**	d) Stammganglienblutungen	8	**18**	–	**5**	–	**6**	5	**8**
9	**22**	e) Balkenblutungen	4	**5**	1	**2**	–	**6**	4	**9**
14	**30**	f) Marklagerblutungen	6	**9**	3	**5**	1	**7**	4	**9**
24	**28**	g) Hirnödem	4	**2**	4	**2**	2	**13**	14	**11**
25	**41**	h) Hirndruckzeichen	5	**12**	5	**9**	–	**11**	15	**9**
19	**17**	i) Venöse Abflußstörungen	2	**1**	5	**7**	8	**7**	4	**2**

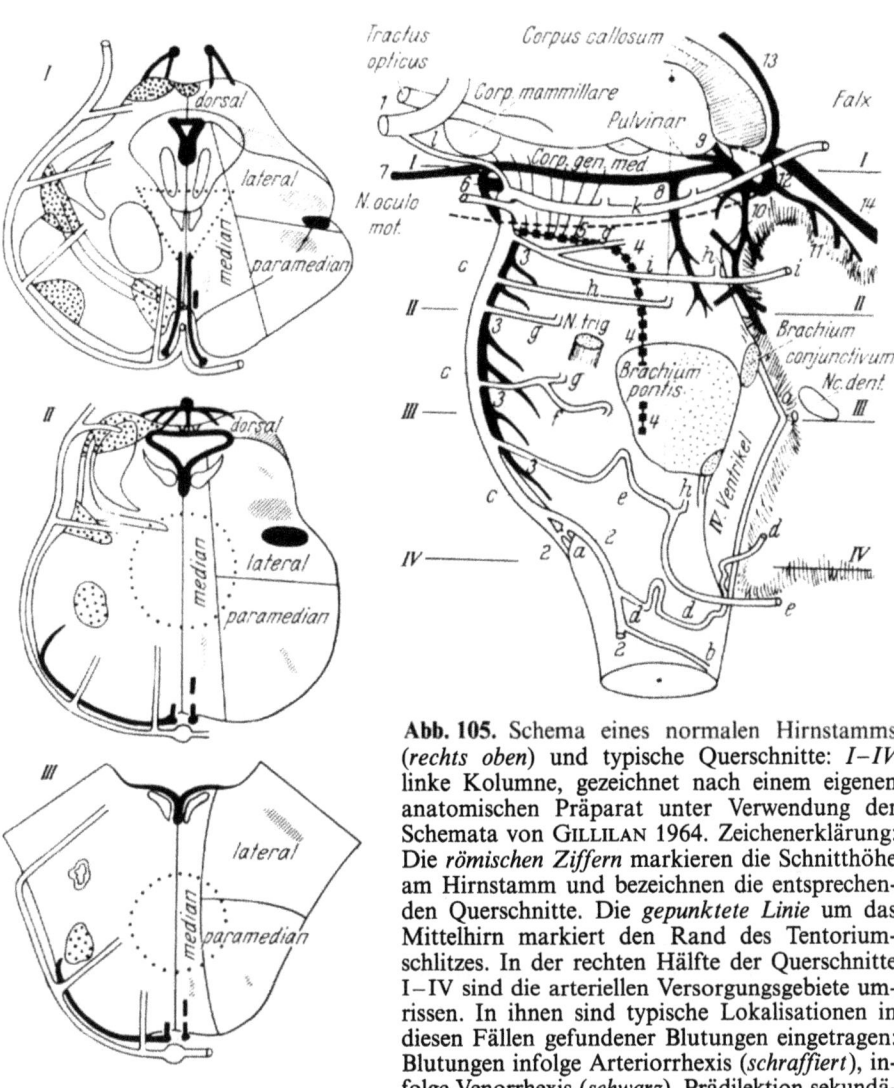

Abb. 105. Schema eines normalen Hirnstamms (*rechts oben*) und typische Querschnitte: *I–IV* linke Kolumne, gezeichnet nach einem eigenen anatomischen Präparat unter Verwendung der Schemata von GILLILAN 1964. Zeichenerklärung: Die *römischen Ziffern* markieren die Schnitthöhe am Hirnstamm und bezeichnen die entsprechenden Querschnitte. Die *gepunktete Linie* um das Mittelhirn markiert den Rand des Tentoriumschlitzes. In der rechten Hälfte der Querschnitte I–IV sind die arteriellen Versorgungsgebiete umrissen. In ihnen sind typische Lokalisationen in diesen Fällen gefundener Blutungen eingetragen: Blutungen infolge Arteriorrhexis (*schraffiert*), infolge Venorrhexis (*schwarz*), Prädilektion sekundärer Veränderungen (Stauungsblutungen *schwarzgepunktet*) sog. „Venensumpf" (*schwarze Punktumrandung*). Die arabischen Zahlen sowie die kleinen römischen Buchstaben bezeichnen die Gefäße: *1* A. carotis int.; *2* Aa. vertebrales, *a* A. spinalis ant., *b* A. spinalis post., *c* A. basilaris, *d* A. cerebellaris post., *e* A. cerebellaris inf. ant., *f* A. labyrinthi, *g* A. circumferens brevis, *h* A. circumferens longa, *i* A. cerebell. sup., *k* A. cerebri post., *l* A. communicans post. *3* Vv. pontis superficiales, *4* Vv. pontis centrales, *5* Vv. intercrurales (kaudale Gruppe), *6* Vv. intercrurales (dorsale Gruppe). *7* Vena basalis Rosenthali, *8* Vv. sulci lateralis, *9* V. cerebri interna, *10* V. praecentralis cerebellaris, *11* Vv. cerebell. sup., *12* V. magna Galeni, *13* Sinus sagittalis inf., *14* Sinus rectus. Im Querschnitt I sind an der Haube kleinste Zuflußvenen zu den Vv. cerebri int. eingezeichnet und in der Mittelhirnraphe Vv. intercrurales (dorsale Gruppe). Im Querschnitt II ebenfalls an der Haube kleinste Zuflußvenen der V. praecentr. cerebellaris. Im Querschnitt II und III Zuflußvenen der Vv. pontis superficiales. (Aus MAYER 1967)

Die Blutungen im Hirnstamm nahmen von kaudal nach rostral und von ventral nach dorsal zu. Hauptsächlich betroffen waren die Querschnitte I und II (Abb. 105).

Zehn Fälle mit Hirnstammblutungen mit Überlebenszeiten von 1–18 h hatten ebenfalls Subarachnoidalblutungen und Rindenprellungsherde, daneben 5mal Stammganglienblutungen und 2mal Balkenblutungen. Viermal fanden sich ein Epidural- und 5mal ein Subduralhämatom. Die Blutungen im rostralen Hirnstamm nahmen zum Unterschied von den Fällen mit Überlebenszeiten bis zu einer Stunde an Ausdehnung peripherwärts zu.

In allen 35 Fällen (25 Fälle mit Überlebenszeiten bis zu einer Stunde und den 10 Fällen mit Überlebenszeiten von 1–18 h) bestanden Schädelfrakturen (17mal Schädeldach- und Basisfrakturen) und/oder Halswirbelkörperfrakturen (15mal bei den ersten 25 Fällen). Die Stoßrichtung der Gewalteinwirkung war fast immer sagittal und zumeist von vorn oben (Typ II b, vgl. Bd. 13/VI. A, dieser Reihe, Abb. 138, S. 376).

In 25 Fällen mit Hirnstammläsionen mit Überlebenszeiten von 1 bis zu 20 Tagen fanden sich 4mal Epidural- und 11mal Subduralblutungen. Nur in 12 Fällen lagen Schädelfrakturen vor. Eine sagittale Stoßrichtung wurde in 13 Fällen, seitliche in 10 Fällen angenommen, bei zwei war die Stoßrichtung nicht zu klären. Blutungen und Nekrosen lagen vor allem in der Haube von Mittelhirn und rostraler Brücke, aber auch zentral (im Mittelhirn von keilförmiger und in der rostralen Brücke von kreisrunder Form, s. Abb. 100). Viermal fanden sich halbkreisförmige Blutungen in den Hirnschenkeln im Areal der kortikospinalen Bahnen. Diese Veränderungen glichen den bei raumfordernden Prozessen in der Schädelhöhle beschriebenen Hirnstammalterationen.

2. Mikroskopische Befunde

Bei den 25 Fällen mit kurzer Überlebenszeit sah der Autor im wesentlichen primärtraumatische Blutungen an der äußeren und inneren (periventrikulären) Hirnstammoberfläche. Als Quelle der Blutungen wurden an der äußeren Oberfläche, in einigen mm Tiefe, vorwiegend Arterienrisse aufgedeckt (in 9 Fällen), an der inneren Oberfläche fast ausschließlich Venenrisse (in 15 Fällen). Die *Blutungen infolge Arteriorrhexis* folgten dem Verlauf von Zweigen der den Hirnstamm von ventral nach dorsal umgreifenden Zirkumferenzäste der A. basilaris (s. Abb. 105, 106a–d). Haupsächlich waren die Blutungen in der Tiefe des Sulcus lateralis mesencephali lokalisiert (9mal), an zweiter Stelle in der Haube (6mal) und erst an dritter Stelle ventral im Versorgungsgebiet der Intercruraläste der A. basilaris (2mal). In einigen Fällen waren senkrecht von Arteriolen abgehende Kapillaren abgerissen. Querrisse von Arterien mit Verschlußpfropf, wie KRAULAND (1950) sie beschreibt, konnten ebenfalls beobachtet werden. Häufig waren Blutungen nach Art eines Aneurysma dissecans unter laminärer Gefäßwandaufsplitterung in den perivaskulären Raum und von hier keulen- oder pilzförmig ins Gewebe vorgedrungen.

Bei 11 Beobachtungen fand sich darüber hinaus ein keilförmiger Gewebsdefekt in der Tiefe des Sulcus lateralis mesencephali (knapp ventral vom Lemniscus lateralis gelegen). Diese Gewebsdefekte folgten dem Gefäßverlauf, zeigten mit der Keilspitze nach zentral und waren mit frischem Blut angefüllt (s. Abb. 106a).

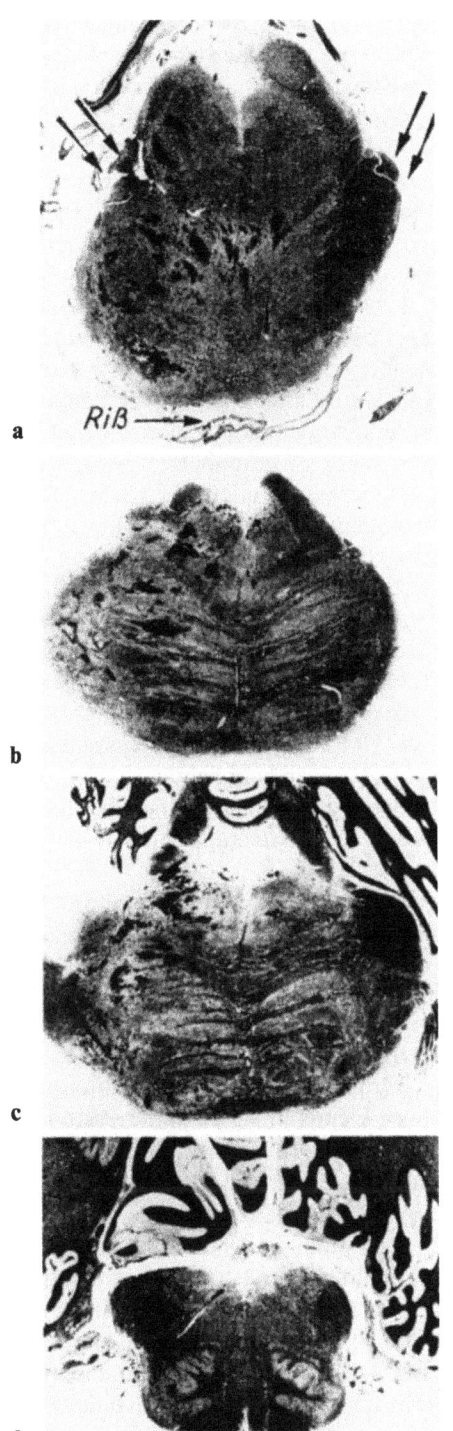

Abb. 106 a–d. Überlebenszeit: Sofort tot. Vier Hirnstammquerschnitte mit primärtraumatischen Blutungen an der äußeren und inneren Oberfläche. Querriß der A. basilaris, Serienschnitt Nr. 26, (s. *Pfeil*) und primärtraumatische (keilförmige) Gewebedefekte in der Tiefe des Sulcus lateralis mesencephali (s. *Doppelpfeil links* und *rechts*). „Abriß" des Kleinhirnbindearmes links und Abriß des N. trigeminus rechts. (Aus MAYER 1967)

Blutungen infolge Venorrhexis fanden sich an der äußeren Oberfläche im Bereich der Zuflußvenen zu den Vv. sulci lateralis mesencephali (7mal), in der Mittellinie von Mittelhirn (3mal) und rostraler Brücke (2mal), am nach kaudal spitz zulaufenden Boden der Fossa interpeduncularis. Periventrikuläre Blutungen hatten alle Fälle mit Überlebenszeiten von weniger als eine Stunde (s. Abb. 105, 107a, b). In 15 Fällen wurden hier Venenrisse festgestellt. Die Blutungen lagen an den lateralen und ventralen Ventrikelufern, besonders oft aber zwischen dem linken und rechten Fasciculus longitudinalis medialis. Als nahezu sicheres Zeichen einer Venorrhexis wurden verdickt erscheinende Venenwände gefunden, die sich nach van Gieson leuchtend rot färbten (jedoch nicht fibrotisch waren) und die bei höherer Auflösung wellenförmig gelagerte Wandlamellen zeigten. Wurden diese Venen in stufenlosen Serienschnitten untersucht, so ließen sich fast immer Venenrisse aufdecken (s. Abb. 107b). Darüber hinaus fanden sich in 19 Fällen Ependymbreschen vorwiegend an den lateralen und ventralen Ufern von Aquädukt und IV. Ventrikel, vor allem aber im Bereich des Schütz-Bündels (Fasciculus longitudinalis dorsalis). Schon bei 12 Fällen mit Überlebenszeiten von höchstens 15 min wurden um arterio- und venorrhektische Blutungen perifokale Ödeme, um arterielle Blutungen ausgedehnter als um venöse, festgestellt.

Bei den 35 Fällen mit Hirnstammläsionen und Überlebenszeiten von mehr als einer Stunde sah MAYER vorwiegend sekundärtraumatische Veränderungen. Die perifokalen Ödeme nahmen mit der Dauer der Überlebenszeit zu und dehnten sich zentralwärts aus. Ferner fanden sich Stauungsblutungen in der Tiefe der Mittelhirnraphe von oft keilförmiger Gestalt, wobei die Keilspitze zur Peripherie zeigte (Fossa interpeduncularis – s. Abb. 109). Bei 10 Fällen mit Überlebenszeiten bis zu 18 h wurden ausgedehnte, zentral gelegene Blutungen beobachtet, sie waren dort lokalisiert, wo bei den 25 Fällen mit einer Überlebenszeit von weniger als eine Stunde ein zentrales Ödem gesehen wurde (Abb. 105, Venensumpf der Brücke – ORTHNER 1953).

Rostral beginnt der Venensumpf in der Umgebung des nach kaudal spitz zulaufenden Bodens der Fossa interpeduncularis. Hier münden die zwischen Haube und Basis in der Mittellinie senkrecht verlaufenden zentralen Ponsvenen in die kaudale Gruppe der Vv. intercrurales. Das kaudale Ende des „Venensumpfes" im unteren Drittel der Brücke befindet sich in Höhe eines wichtigen arteriellen Grenzversorgungsgebietes (Grenzzone zwischen der A. cerebellaris sup., der A. basilaris und den Aa. circumferentes einerseits, wie der beiden unteren Kleinhirnarterien und der A. vertebralis mit ihren kleineren Ästen andererseits).

Bei Überlebenszeiten von mehr als einem Tag waren Hirnstammläsionen ausschließlich sekundär bedingt, ihre hauptsächlichsten Lokalisationen sind in der Abb. 105 als schwarzgepunktete Areale angegeben. Ventral in der Mittelhirnraphe wurden keilförmige Stauungsblutungen 8mal gesehen. Einmal war zusätzlich das mediale Areal der Substantia nigra einer Seite betroffen, zweimal fanden sich Stauungsblutungen nur im medialen Areal der Substantia nigra, einmal bis in den Nucleus ruber reichend. Im Bereich der Stauungsblutungen sah man Reste von nekrotischen Gefäßwänden. Bei 4 Fällen fanden sich in einem halbkreisförmigen Bereich in den Hirnschenkeln (im Areal der kortikospinalen Bahnen) zumeist ringförmige Stauungsblutungen (s. Abb. 108d). Solcherart lokalisierte Blutungen wurden von KERNOHAN u. WOLTMANN (1929) erstmalig

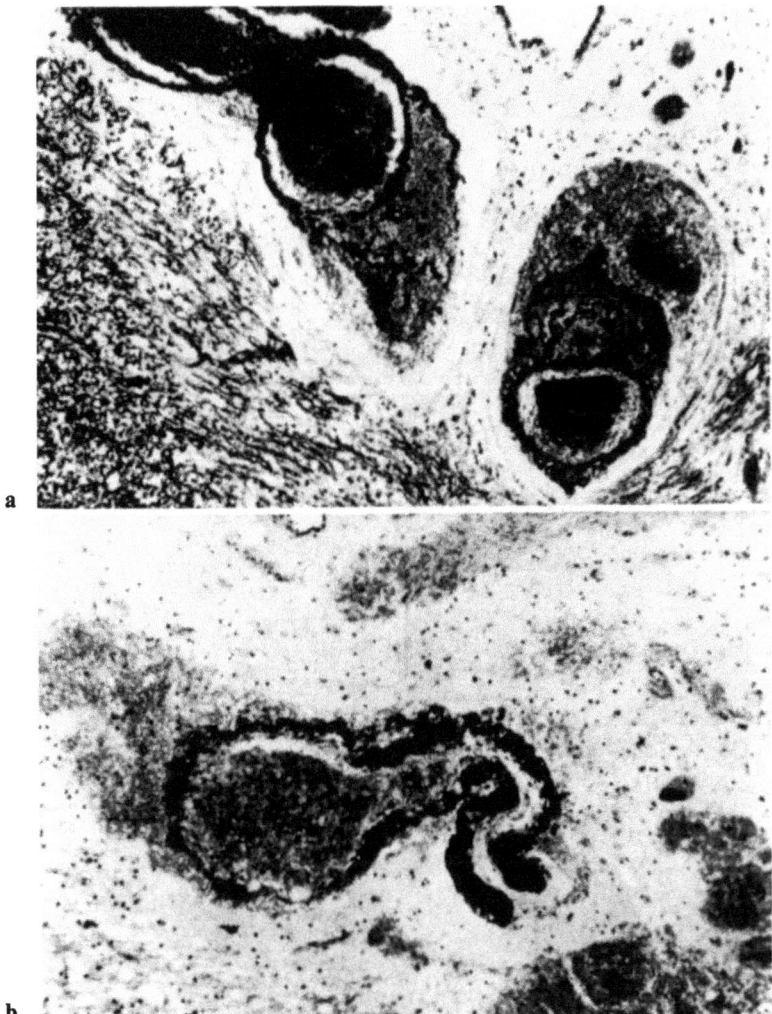

Abb. 107 a, b. Blutungen infolge Venorrhexis an der inneren subependymären Oberfläche (ventrale Ventrikelufer der Brücke). **a** Überlebenszeit: Sofort tot. Ventrikelnahe Venorrhexis. Serienschnitt Nr. 21. **b** Überlebenszeit: Sofort tot. Serienschnitt Nr. 8. Wellenförmige Lagerung der Wandlamellen als Kavitationseffekt. (Aus MAYER 1967)

beschrieben und sind in der Literatur als „*Kernohan notch*" bekannt; sie entstehen durch Einpressen des freien Tentoriumrandes in die Hirnschenkel. Bei diesen 4 Fällen bestand ein erhebliches Hirnödem mit Hirndruckzeichen. Bei dem Fall Abb. 108 d fanden sich sogar beiderseits symmetrisch „Kernohan notches", daneben Stauungsblutungen im Uncus gyri hippocampi und im Kleinhirnoberwurm (Tentoriumschnürfurche!) sowie in Rinde und Mark an der medialen Mantelkante (im Einzugsgebiet dorsolateraler Piavenen). In der Haube des rostralen Hirnstamms fanden sich 2mal anämische Nekrosen im Okulomotoriuskerngebiet, 4mal ausgedehnte Stauungsblutungen im Bereich der Kleinhirnbinde-

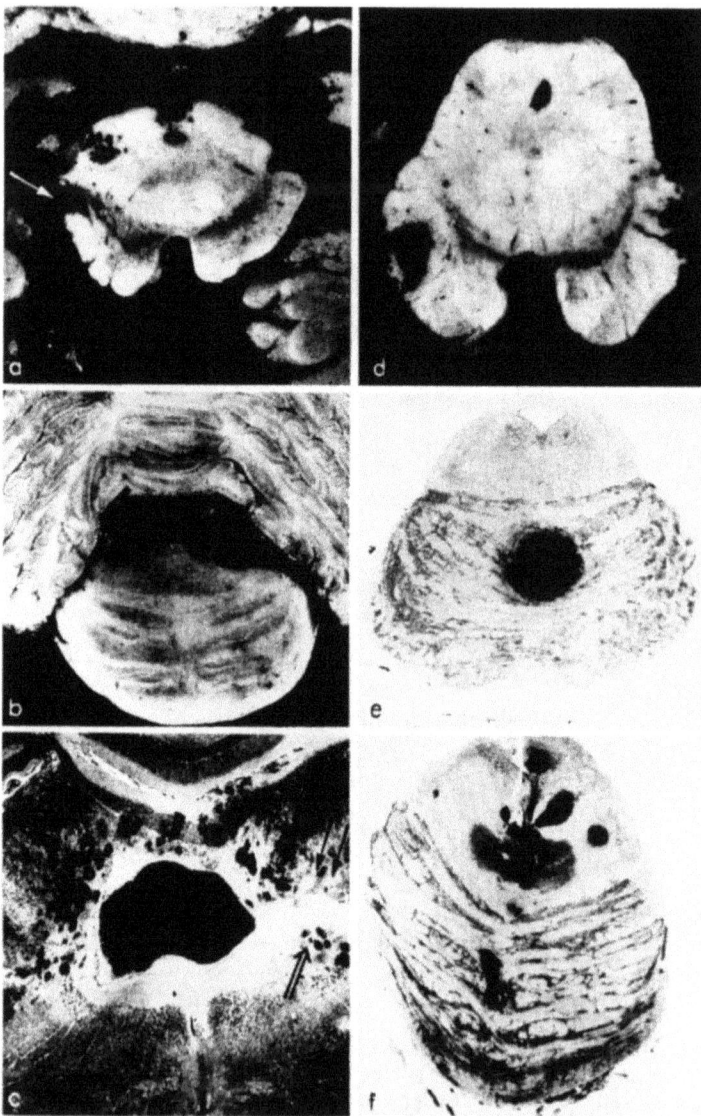

Abb. 108 a–f. Ausschließlich sekundärtraumatische Blutungen infolge Hirnödem mit Massenverschiebung. **a–c** Überlebenszeit 5 Tage, **a** Makrofoto von Stauungsblutungen im Einzugsgebiet von Zuflußzweigen zu den Vv. cerebri int. und zur V. sulci lateralis im lateralen Areal der Substantia nigra (s. *Pfeil*). **b** Makrofoto von Stauungsblutungen im Einzugsgebiet der Vv. praecentrales cerebellaris (Huang) bei Verquellung der Cisterna ambiens. **c** Mikrofoto von **b** mit ringförmigen Stauungsblutungen in den Kleinhirnbindearmen bds. und Tamponade des Aquäduktes mit geronnenem Blut. Sekundärer „Abriß" des rechten Kleinhirnbindearmes infolge hämorrhagische Einreichung. **d** Überlebenszeit 3½ Tage. Beiderseits symmetrisch Kernohans notch in den Hirnschenkeln paramedian (Makrofoto). **e** Überlebenszeit 5 h, Stauungsblutung im „Venensumpf" der rostralen Brücke (Makrofoto), **f** Überlebenszeit 36 h. Einbruch einer perivaskulären Blutung in ein lokales Ödem und in den Aquädukt. (Aus MAYER 1967)

arme (s. Abb. 108 b, c) und des Velum medullare anterius (3mal anämische Nekrosen in diesem Bereich – s. Abb. 110). Diese Läsionen entstehen durch Verquellung der Cisterna ambiens bei Hirndruck und nachfolgender Stauung im Einzugsgebiet der V. praecentralis cerebellaris (HUANG 1964 u. WOLF 1964), einem Zuflußzweig der V. Galeni magna. Die Blutungen (aber auch die anämischen Nekrosen) können die Kleinhirnbindearme so alterieren, daß diese bei der Herausnahme des Gehirns aus der Schädelhöhle abreißen (s. Abb. 108 c), aber auch primäre Blutungen in diesem Gebiet können zu einem artefiziellen Abriß der Kleinhirnbindearme führen, wie zwei der Fälle mit kurzer Überlebenszeit lehren.

Zusammenfassung: Als Ursache primärtraumatischer Hirnstammblutungen wurden 17mal Arterien- und 21mal Venenrisse nachgewiesen. Die arteriorhektischen Blutungen lagen zumeist an der äußeren, die venorhektischen überwiegend an der inneren Oberfläche des Hirnstamms, d. h., periventrikulär um Aquädukt und IV. Ventrikel. Zentral lagen selten primär-traumatische Blutungen. Dagegen waren bei längerer Überlebenszeit sekundäre Blutungen zentral anzutreffen, sie nahmen mit zunehmender Überlebenszeit an Ausdehnung von zentral nach peripher zu (Stauungsblutungen im sog. „Venensumpf der Brücke").

3. Zusammenfassung der morphologischen Befunde

Zusammenfassend stellte ERNST THEODOR MAYER (1967) fest, daß sich die Prädilektionsstellen primärtraumatischer Hirnstammblutungen infolge Arterio- und auch Venorhexis an der äußeren Hirnstammoberfläche befinden, vor allem das Gebiet in der Tiefe des Sulcus lateralis mesencephali (s. Abb. 105). Die keilförmigen Gewebedefekte in diesem Gebiet machen ebenfalls einen Zerrungsmechanismus als Folge von Rotationsbewegung sehr wahrscheinlich, besonders da die Gewebsdefekte von rostral nach kaudal stark abnehmen.

Je mehr der Winkel zwischen Hirnstammarterie und Hirnstammachse sich nach MAYER (1967) einem rechten nähert, umso eher reißen die in den Hirnstamm senkrecht abgehenden Zweige der Zirkumferenzarterien, die dann auch Gewebsteile keilförmig mit herausreißen. Je schräger ein Gefäß und je spitzwinkeliger es zur Hirnstammachse verläuft, desto weniger leicht reißen die Arteriolen der in den Hirnstamm abgehenden Arterienzweige (s. Abb. 105). Von den Hirnstammarterien (Äste der A. basilaris) verlaufen die rostralen nahezu senkrecht zur Hirnstammachse um den Hirnstamm. Die beiden unteren Kleinhirnarterien aber verlaufen schräg zur Hirnstammachse. Die Aa. cerebellares inf. ant. haben meistens sogar eine Schlaufe (Aa. cerebellares med. – BRAUS-ELZE 1960). Die Aa. cerebellares inf. post. haben ebenfalls an der Lateralseite des Hirnstamms eine Schlaufe und zudem noch weiter dorsal gelegene Biegungen (s. Abb. 105, rechts oben). Die Biegungen in den beiden unteren Kleinhirnarterien wirken nach MAYER im Sinne einer „Zugsicherung", mit der er erklärt, daß Blutungen infolge Arteriorrhexis im kaudalen Abschnitt der Brücke und in der Medulla oblongata nur selten beobachtet werden. Da die Vv. basales (ROSENTHAL 1825) in gleicher Weise den Hirnstamm von ventral nach dorsal umgreifen und senkrecht zur Hirnstammachse verlaufen, sind die aus dem Hirnstamm kommenden, knapp ventral vom Lemniscus lateralis verlaufenden und in die Vv. sulci lateralis einmündenden Venenzweige mit den in den Hirnstamm eintretenden Zweigen der

Aa. circumferentes zu vergleichen (was die mechanische Entstehung primärtraumatischer Hirnstammblutungen in diesem Bereich betrifft). Oft begleiten die Zweige der V. sulci lateralis paarig die Zweige der Aa. circumferentes, bisweilen liegen sie etwas weiter ventral im Hirnstamm aber immer in unmittelbarer Nachbarschaft der Arterien und können also auch mit diesen herausgezerrt werden. Die nach MAYERs Befunden wahrscheinlich gemachten Rotationsbewegungen um die Ohrenachse müssen bei sagittalen Stoßrichtungen (und zusätzlichem Hyperextensionstrauma der HWS) besonders ausgiebig sein. Bei den Fällen von MAYER mit primärtraumatischen Hirnstammblutungen lag ganz überwiegend sagittale Stoßrichtung, und zwar von vorn oben vor, 15mal kam es dabei auch zu Halswirbelkörperfrakturen.

Dagegen fanden sich bei 13 Fällen ohne Hirnstammläsionen mit Überlebenszeit von ebenfalls weniger als eine Stunde Schädelbrüche zwar 11mal, Wirbelkörperfrakturen nur 2mal. Bei 7 dieser 13 Fälle (im Unterschied zu den 25 Fällen mit Hirnstammläsionen) lag seitliche Stoßrichtung der einwirkenden Gewalt vor (nur 4mal sagittale Stoßrichtung und 2 unklare Fälle).

Bei Verkehrsunfällen liegt meist Gewalteinwirkung von vorn oben vor. Bei einer auf die senkrechte Achse von Hirnstamm und HWS mehr oder minder spitzwinkelig verlaufenden Stoßrichtung ist mit Verletzungen des Hirnstamms und der HWS zu rechnen (s. Kapitel über kombinierte Schädelhirn- und HWS-/Rückenmarkschäden, s. Bd. 13/VI.C dieser Reihe).

Nur 5 der Beobachtungen von MAYER mit primärtraumatischen Hirnstammblutungen hatte keine Schädelfraktur und keine Rindenprellungsherde oder Lazerationen, jedoch Halswirbelkörperfrakturen. Dies läßt daran denken, daß neben der Rotationsbewegung auch eine Zugwirkung von unten her bei der Entstehung primär-traumatischer Hirnstammläsionen eine Rolle spielen kann. Bei ruckartiger, übermäßiger Beugung oder Streckung der HWS werden nach Ansicht von MAYER der Hirnstamm und damit die Zirkumferenzarterien vom Halsmark her gezerrt. Nach den Befunden von MAYER ist es bezüglich des Hirnstamms unerheblich, ob es primär zu einem Ante- oder Retroflexionstrauma gekommen ist.

Hinsichtlich der Entstehung primärtraumatischer Hirnstammverletzungen ergeben sich aufgrund der Befunde von MAYER folgende mechanische Ursachen: Eine erhebliche Gewalt muß den frei beweglichen Schädel in sagittaler Stoßrichtung treffen (dabei den Schädel in seiner bitemporalen Achse kurzfristig erheblich verbreitern) und zusätzlich oder auch allein – zu einem Hyperextensionstrauma der HWS führen. Bei der Deformierung des Ventrikelsystems kann der Liquor nicht schnell genug nachströmen, die periventrikulären Venen reißen infolge Unterdrucksog und es kommt zu primärtraumatischen Periventrikulärblutungen. Beim Zurückschnellen des Schädels in seine ursprüngliche Konfiguration kommt es dann nach Ansicht von MAYER zu „langsamer" ablaufenden Rotationsbewegungen, die den rostralen Hirnstamm und die basalen Stammganglien (laterobasales Putamen-Claustrum-Gebiet) treffen.

Unter den *sekundär-traumatischen Hirnstammläsionen* fanden sich periventrikuläre, „sog. Duret-Berner-Blutungen" (DAHL 1936) bei allen Fällen mit Überlebenszeiten von mehr als einem Tag. Sie werden nach MAYERS Befunden bei längerer Überlebenszeit als Folge von Hirnödem und agonalen Kreislaufstörun-

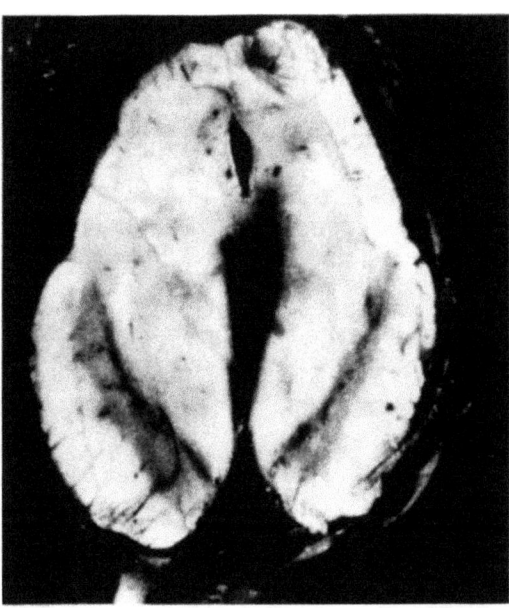

Abb. 109. Sekundärtraumatische Blutung im Mittelhirn. Überlebenszeit 36 h. Keilförmige Stauungsblutung infolge Mittelhirneinklemmung. Beachte seitliche Abflachung des Mittelhirns, Verstreichen des Sulcus lateralis mesencephali links und Quetschung des N. oculomotorius mit Einkerbung. Makrofoto. (Aus MAYER 1967)

gen aufgefaßt. Je länger eine Agonie – besonders bei jungen Verletzten – dauert, desto eher sind solche Periventrikulärblutungen nach MAYER zu erwarten. Bei der agonalen Verschiebung des Blutes von den Arterien in die Venen (Herztod zumeist in Systole!) werden die Venen überfüllt, es kommt zu perivaskulären Blutaustritten und bisweilen sogar zum Bersten der Venen. Der auch nach SELLIER u. UNTERHARNSCHEIDT (1963) unbrauchbare Begriff „Duret-Berner-Blutungen" beinhaltet primär- und sekundärtraumatische Veränderungen und sollte durch „Periventrikulärblutungen" ersetzt werden; bei kurzer Überlebenszeit konnte der Autor anhand von Serienschnitten sie als primärtraumatisch erkennen.

Außer den periventrikulären Blutungen fand MAYER Stauungsblutungen in der Mittellinie des Mittelhirns, ventral von keilförmiger (s. Abb. 109), in der rostralen Brücke von runder, stiftförmiger Gestalt (s. Abb. 108e), in den Hirnschenkeln paramedian (s. Abb. 108d), in der Tiefe des Sulcus lateralis mesencephali (s. Abb. 108a) und in der Haube von Mittelhirn und rostraler Brücke (s. Abb. 108a–c). Bei den Fällen mit prolongiertem Koma und denen mit sog. posttraumatischen apallischem Syndrom waren die Schäden hauptsächlich in der Haube von Mittelhirn und rostraler Brücke lokalisiert (Lamina quadrigemina, Brachium conjunctivum – s. Abb. 110). Es wurden nur bei einigen Fällen primärtraumatische Veränderungen in der Hirnrinde (Rindenprellungsherde), jedoch keine primärtraumatischen Hirnstammalterationen registriert. Immer bestand ein posttraumatisches Hirnödem mit ausgeprägten Hirndruckzeichen,

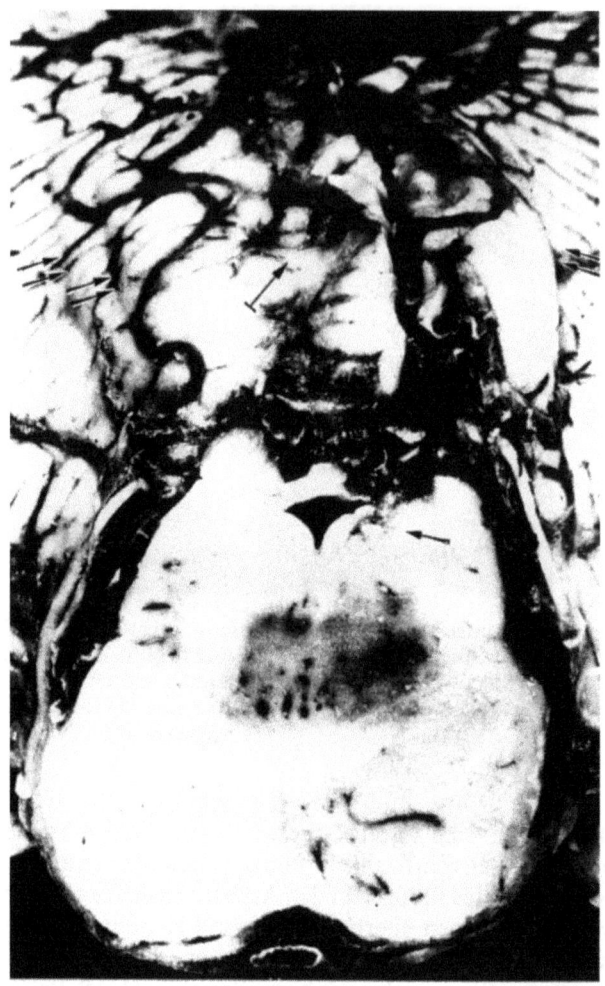

Abb. 110. Überlebenszeit 24 Tage (sog. posttraumatische apallisches Syndrom – prolongiertes Koma). Zustand nach Mittelhirneinklemmung mit Prolaps des Oberwurmes durch den Tentoriumschlitz in die mittlere Schädelgruppe mit Schnürfurchen in beiden Kleinhirnhemisphären (s. *Doppelpfeile*). Nekrose im II.–III. Stadium in der rostralen Brückenhaube in Höhe des Colliculus inf. links (s. *Pfeil*) und in Culmen und Declive vermis cerebelli (s. *Streckenpfeil*). Zentrales Ödem in der Brücke. Makrofoto. (Aus MAYER 1967)

4mal ein epidurales und 11mal ein subdurales Hämatom. Das posttraumatische Hirnödem und die intrazerebrale Raumbeschränkung infolge der epi- und/oder subduralen Hämatome, verursachten Stauuungsblutungen, Gefäßwandnekrosen und schließlich große sekundäre Hirnstammblutungen, die dann rasch zum Tode führten. Oder es kam zu anämischen Nekrosen, die längere Zeit überlebt wurden (s. Abb. 110). Häufig fanden sich auch hier noch Residuen eines stattgehabten Hirndrucks im Uncus gyri hippocampi und im Kleinhirnoberwurm.

Die sekundärtraumatischen Hirnstammveränderungen in den Fällen von MAYER mit Überlebenszeiten von mehr als einem Tag gleichen den Hirnstammveränderungen bei raumfordernden Prozessen in der Schädelhöhle (vgl. DILL u. ISENHOUR 1939; SCHEINKER 1945; CANNON 1951; LINDENBERG 1955; JOHNSON u. YATES 1955; YATES u. JOHNSON 1955; PIA 1956, 1957; SUNDERLAND 1958; ZÜLCH 1959; KLINTWORTH 1966; FRIEDE u. ROESSMANN 1966). Als Hauptursache ist die Mittelhirneinklemmung im Tentoriumschlitz anzunehmen. Eine Mittelhirneinklemmung mit konsekutiven Stauungsblutungen oder anämischen Nekrosen, die nach MAYERS Befunden überwiegend durch venöse Abflußstörungen entstanden, fand sich bei 12 seiner Fälle als das anatomische Substrat eines klinisch festgestellten Mittelhirnsyndroms (Pupillenstörungen, Streckkrämpfe), das sich schon in der ersten Stunde nach dem Unfall manifestieren kann. Zu Unrecht werden wie MAYER hervorhebt, die mit als Hirnstammkontusion etikettierten Bilder auf primärtraumatische Veränderungen zurückgeführt. Nach seinen Befunden liegen vielmehr sekundärtraumatische Alterationen dem Mittelhirnsyndrom zugrunde.

Gewebsveränderungen infolge Abklemmung großer Arterienstämme konnten an dem Untersuchungsgut von MAYER nicht nachgewiesen werden. Ebensowenig fanden sich Sehrindennekrosen nach dem Arteria-cerebri-posterior-Muster, jedoch hämorrhagische Nekrosen in mediobasalen Bereichen der Hinterhauptslappen beiderseits der Fissura calcarina, die mit PIA (1956, 1957) und NOETZEL u. JERUSALEM (1965) auf venöse Abflußstörungen infolge Abklemmung der V. occipitalis int. (V. calcarina-zisternale Venen, s. STOCHDORPH 1966) bezogen werden konnten.

Nach MAYERS Befunden wird man auch in seltenen Fällen, in welchen ein posttraumatischer Parkinsonismus ernsthaft diskutiert werden muß, als Ursache sekundärtraumatische Veränderungen der Substantia nigra annehmen müssen, die der Autor in Form von Stauungsblutungen und/oder anämischen Nekrosen in 5 Fällen fand. Im Gegensatz zu LINDENBERG (1964) hält MAYER es für ganz unwahrscheinlich, daß primärtraumatische Alterationen der Substantia nigra, umso weniger als sie fast stets mit anderen Hirnstammläsionen kombiniert sind und schnell letal verlaufen, das Substrat eines posttraumatischen Parkinsonismus bilden können.

Eine verdienstvolle Studie, bei der eine Serie von 68 Fällen mit Blutungen und Erweichungen im ventralen Hirnstamm ausgewertet wurde, legten ADEBAHR u. FROMM (1969) vor. Das Untersuchungsgut bestand aus 17% der 400 vom 1.1.1965 bis 30.4.1968 obduzierten Fälle mit Schädel-Hirn-Verletzungen.

Die nach *kurzer Überlebenszeit im ventralen Hirnstamm gefundenen Blutungen* lagen bevorzugt nahe der äußeren Oberfläche und im Mittelhirn in der Umgebung des Aquäduktes. Sie waren in den dorsalen Anteilen des Hirnstamms zahlreicher als in den ventralen. In zwei Fällen jedoch zeigten sie eine irreguläre Verteilung. Die nahe der äußeren Oberfläche gelegenen Blutungen waren fast ausschließlich durch verletzte kleine Arterien verursacht, während die tiefer im Gewebe liegenden Blutungen aus eingerissenen kleinen Venen stammten, ein Befund, der von MAYER (1968) bereits eingehend beschrieben worden war.

In Fällen mit längerer Überlebenszeit, etwa einem Tag und mehr, war das Mittelhirn oft durch den Hirndruck stark deformiert. Es erschien schlanker, gestreckt und seitlich abgeflacht. Der Sulcus lateralis mesencephali war verstrichen, die Haube zugespitzt. Schon 2 ¾ h nach der Gewalteinwirkung waren vereinzelt in zentralen Anteilen des Mittelhirns streifenförmige, keilförmige oder ovale, in der ventralen Brücke rundliche Blutungen vorhanden. Die Blutungen erreichten im Mittelhirn die Größe eines Mandelkerns, in der ventralen Brücke Walnußgröße. Manchmal waren die Blutungen ineinander übergegangen. Auf einer Seite oft etwas größere, meist jedoch linsengroße Blutungen, fanden sich in Höhe des Sulcus lateralis mesencephali und im Brachium conjunctivum. Die Mittelhirnhaube und die ventrale Brückenhaube waren in mehreren Fällen fast in ihrer ganzen Ausdehnung von Blutungen durchsetzt. Blutungen medial von der Substantia nigra kamen selten vor. Die beschriebenen Blutungen waren nicht scharf begrenzt. Sie entsprachen in ihrer Lokalisation einem venösen Verteilungsmuster. Die mikroskopische Untersuchung deckte bis zur Wandnekrose geschädigte kleine Venen auf.

In 5 Fällen mit einer Überlebenszeit von mehreren Tagen wurden anämische Nekrosen in der Mittelhirnhaube festgestellt.

ADEBAHR u. FROMM (1969) bestätigten die Angaben aus der früheren Literatur, daß primärtraumatische Blutungen im Hirnstamm selten länger als eine Stunde überlebt werden (UNTERHARNSCHEIDT 1963; JELLINGER 1967; MAYER 1968). Es handelte sich dabei, wie weiter oben bereits dargelegt wurde, vorwiegend um oberflächennahe, arterielle Blutungen. ADEBAHR u. FROMM heben hervor, es sei zu berücksichtigen, daß die schweren, mit Scherkräften und Schleuderwirkung einhergehenden Gewalteinwirkungen, die zu direkten traumatischen Blutungen im Hirnstamm führen, gleichzeitig das Gehirn als Ganzes schwer schädigen.

Die in der Regel erst nach Stunden auftretenden, einem venösen Schadensmuster entsprechenden Blutungen im ventralen Hirnstamm sind nach ADEBAHR u. FROMM ursächlich auf den inzwischen entstandenen Hirndruck zurückzuführen.

Dafür spricht auch die Tatsache, daß bei 49 der 62 Fälle mit längerer Überlebenszeit noch andere, durch gesteigerten Schädelinnendruck verursachte Veränderungen vorlagen, vor allem Blutungen in Windungstälern der Hirnrinde. Die durch Hirndruck verursachten Blutungen im ventralen Hirnstamm können nach ADEBAHR u. FROMM längere Zeit überlebt werden, wenn die Formatio reticularis weder direkt durch Blutungen, noch indirekt durch ein Ödem geschädigt ist (MAYER 1968). So werden auch entfärbte Blutungen und anämische Nekrosen in der Mittelhirnhaube oder der Brücke bei langen, klinisch mit apallischem Syndrom einhergehenden Überlebenszeiten beobachtet.

VI. Autoptische Untersuchungen über Verletzungen des Hirnstammes und des Tentorium cerebelli mit Hilfe einer besonderen Sektionstechnik

Einen wesentlichen Fortschritt für das Verständnis der formalen Genese von traumatischen Hirnstammschäden nach Rotationsbeschleunigung des Kopfes hat die Studie von DIRNHOFER u. PATSCHEIDER (1977) gebracht. Diese Autoren untersuchten nicht nur den Hirnstamm, sondern nahmen eine genaue Inspektion des Tentorium cerebelli vor. Es liegen uns zwar einige Untersuchungen über Form und Größe des Tentorium vor – sie sind in einem gesonderten Kapitel, Bd. 13/ VI. C, dieser Reihe, besprochen worden –, jedoch ist die Literatur der Verletzungen des Tentorium cerebelli beim Erwachsenen recht spärlich (BENEKE 1912; WERKGARTNER 1935; KATZENSTEIN 1956). BENEKE hatte schon im Jahre 1912 auf kleine Einrisse im Tentorium cerebelli aufmerksam gemacht, „die vielleicht häufiger vorkommen, aber infolge ungenauer Inspektion bei der Gehirnentnahme übersehen wurden, weil dem Tentorium nicht genügend Beachtung geschenkt wird."

Zur Klärung der formalen Genese traumatischer Blutungen im Hirnstamm untersuchten DIRNHOFER u. PATSCHEIDER (1977) ein Autopsiematerial von 17 Fällen von Blutungen im Hirnstamm ohne Schädelbruch unter dem Gesichtspunkt der Rotationsbeschleunigung des Kopfes. Zum Studium der Entstehung dieser Hirnstammverletzungen entwickelten diese Autoren eine besondere Obduktionstechnik bei der Schädelsektion, so daß einerseits keine zusätzlichen Verletzungen bei der Präparation gesetzt wurden und andererseits eine genaue Inspektion des Tentoriums in situ möglich war.

Als Indikator für möglicherweise stattgefundene Relativbewegungen zwischen Groß- und Kleinhirn sowie dem Hirnstamm bot sich das Tentorium cerebelli an, da es durch seine Fixierung am Schädel gleichzeitig mit diesem mitbewegt wird, während das Gehirn anfangs infolge seiner Trägheit noch in Ruhe verbleibt, so daß durchaus Verletzungen an den beteiligten Strukturen auftreten können. Die bei den Autopsien erhobenen Befunde bestätigen diese Annahme. Es fanden sich sowohl ein- und beidseitige Risse als auch Blutungen im Tentorium cerebelli. Gleichzeitig bestanden subarachnoidale Blutungen über dem Oberwurm des Kleinhirns sowie subdurale über der Kleinhirnoberfläche. In sämtlichen Fällen zeigte der Hirnstamm Blutaustritte im Isthmus cerebri und in mehreren Fällen lagen solche auch in den Kleinhirnbindearmen. Die Autoren führten sie auf eine Zugbeanspruchung im Rahmen von Relativbewegungen zwischen Tentorium cerebelli und diesen Hirnabschnitten zurück. Bei gleichzeitigem Vorliegen von Tentoriumschäden und Blutungen im Isthmus cerebri dürfen die gefundenen Hirnstammläsionen als primär entstanden angesehen werden.

Mit freiem Auge waren bei 4 Fällen deutlich erkennbare ein- oder beidseitige Einrisse in den mittleren und vorderen Abschnitten des oberen Blattes des Kleinhirnzeltes zu erkennen, deren Längsachsen mehr oder minder schräg nach vorne lagen. In 8 Fällen bestanden schon makroskopisch erkennbare Blutungen, die sich zwischen den Tentoriumblättern, ebenfalls vorwiegend in den medialen Anteilen, ausbreiteten. Das *histologische Bild* zeigte dabei eine Aufsplitterung der Bindegewebefasern, zwischen die sich ausgetretenes Blut ergossen hatte. Im weiteren befand sich unter diesen Beobachtungen ein Fall mit 6tägiger Überlebenszeit, bei dem neben den Blutaustritten im Tentorium cerebelli auch reichlich hämosiderinspeichernde Makrophagen nachzuweisen waren.

Am Kleinhirn beobachteten diese Autoren ein relativ konstantes Verletzungsmuster, wobei in allen Fällen über dem Kleinhirnoberwurm intermeningeale Blutungen, die ausschließlich auf diesen Bereich beschränkt blieben, vorhanden waren. In 13 Fällen fanden sich über der Oberseite des Kleinhirns deutlich erkennbare, sehr dünne subdurale Blutauflagerungen und in 10 Fällen bestanden kräftige subarachnoidale Blutungen im Sulcus cerebelli, ferner bei 8 Verstorbenen am Margo ant. der Kleinhirnhälften traumatische Subarachnoidalblutungen.

An der Mantelkante des Großhirns waren in 3 Fällen sämtliche Brückenvenen abgerissen. Nur teilweise Brückenvenenabrisse wurden in 11 Fällen gefunden. Sämtliche Fälle mit Brückenvenenabrissen zeigten einen zarten subduralen Blutfilm über den Großhirnhälften, nie aber eine massive Blutung.

Die Hippocampusregion wies in 6 Fällen ein- oder beidseitige traumatische Subarachnoidalblutungen auf. In einem Fall waren auch regelrechte Zerreißungen der Arachnoidea mit Zerstörungen der Rinde in der Hippocampusregion nachweisbar.

Die Analyse des Verletzungsherganges aufgrund der Obduktionsbefunde und der Unfallsituation zeigt, daß in 11 Fällen eine Rotation in vorwiegend sagittaler Richtung erfolgt war. Bei 6 Verunglückten konnte die für eine bestimmte Rotationswirkung ausschlaggebende Stoßrichtung nicht sicher geklärt werden. Bedeutsam schien den Autoren weiter das Vorliegen von Zerrungsblutungen in der Nacken- und vorderen tiefen Halsmuskulatur, sowie von Verletzungen der Kopfgelenksbänder. Diese bei 14 Leichen gefundenen Läsionen beweisen, daß eine heftige Schleuderbewegung des Kopfes durch die Gewalteinwirkung stattgefunden haben muß. In allen Beobachtungen bestanden in jenem Stammhirnanteil, der die Verbindung zwischen den subzerebellären und dem subzerebralen Stammhirngebiet herstellt, dem Isthmus cerebri (Pernkopf), Blutaustritte unterschiedlichen Ausmaßes. Dabei lagen sowohl in den Hirnschenkeln als auch im Haubengebiet und in der Lamina quadrigemina derartige Herde. In einem Fall enthielt auch das Velum medullare ant. traumatische Blutungen. Soweit sich dies aus der geringen Zahl der Beobachtungen ergab, scheint jener Anteil der Haube besonders häufig betroffen zu sein, der kaudalwärts in die Brückenhaube übergeht und die Bindearme des Kleinhirns aufnimmt.

Es wäre wünschenswert, daß weitere Serien von traumatischen Hirnstammschäden unter Berücksichtigung von Größe, Weite und Form der Tentoriumsöffnung und entsprechenden Läsionen in dieser Struktur bei bestimmten wohldefinierten Unfalltypen mit bestimmter Vektorrichtung durchgeführt würden. Routineautopsietechniken helfen uns hier nicht weiter, es müssen spezielle Techniken entwickelt werden und das Untersuchungsgut muß unter standardisierten Bedingungen aufgearbeitet werden. Weiter wäre es wünschenswert, traumatische Schäden in diesem Bereich mit solchen nichttraumatischer Natur in größeren Serien unter standardisierten Bedingungen zu vergleichen.

VII. Autoptische Serie von BRATZKE im Hinblick auf traumatische Hirnstammschäden

BRATZKE (1981) wertete das Sektionsgut des Institutes für Rechtsmedizin der FU Berlin (1960–1979) mit über 11 591 gerichtlichen Leichenöffnungen und 1781 Schädel-Hirn-Traumen (15,4%) im Hinblick auf traumatische Hirnstammschäden aus. Unter den 1781 Schädel-Hirn-Verletzungen fanden sich 387 Fälle mit Hirnstammläsionen (21,7% der Schädel-Hirn-Verletzungen). Der Autor ging in einer statistischen und morphologischen Studie den Bedingungen nach, die für die Entstehung der primären und sekundären Läsionen von Bedeutung waren.

Diese Untersuchungen sind nicht nur wegen der großen Zahl der ausgewerteten Beobachtungen von Bedeutung, sondern besonders, weil dieses Untersuchungsgut unter standardisierten Bedingungen einheitlich ausgewertet wurde. Hervorzuheben ist weiter der Umstand, daß solide feingewebliche Untersuchungen betrieben wurden. Die Befunde und Folgerungen, die aus dieser wegweisenden Studie gezogen wurden, sind daher von besonderer Wichtigkeit und werden deshalb im folgenden eingehend besprochen. Man kann morphologische Untersuchungen dieser Art als beispielhaft hervorheben. Es stimmt traurig, zu erfahren, daß kein Herausgeber und Verlagshaus diese monographische Darstellung mit den beigefügten Abbildungen von höchster Qualität zur Drucklegung übernahm.

Nach den Angaben von BRATZKE (1981) waren in Übereinstimmung mit anderen Untersuchern Männer in 68,8% betroffen, die Altersverteilung zeigte eine gleichmäßige Häufigkeit vom 3.–8. Lebensjahrzehnt, mit geschlechtsspezifischem Gipfel bei über 60jährigen Frauen. Bei den Ursachen dominierten Verkehrsunfälle (54%), Stürze zu ebener Erde (16,3%) sowie Fenster- und Treppenstürze (16,5%); 36mal (9,3%) lag eine Tötung vor. Die Überlebenszeit betrug bis zu eineinhalb Jahren, in 17,5% der Fälle trat der Tod kurz nach der Gewalteinwirkung ein. BRATZKE hebt mit Recht hervor, daß sich bei klinischen Untersuchungen begreiflicherweise eine andere Verteilung finden muß, da die unmittelbar am Ort Verstorbenen nicht erfaßt werden. Fast ausschließlich bestand von Anfang an eine bis zum Tode andauernde Bewußtlosigkeit; freie Intervalle kamen nur in wenigen Fällen (insgesamt 8) bei sub- und epiduralen Blutungen mit sekundären Hirnstammläsionen vor. 40% der Verunglückten waren alkoholisiert, die Alkoholwerte lagen meistens über 2‰.

Der tödliche Ausgang wurde in der Serie von BRATZKE (1981) aufgrund der pathologisch-anatomischen Befunde meist auf eine „schwere allgemeine Hirnschädigung" bezogen (55,9%), gefolgt von tödlichem Hirndruck bei intrakraniellen raumfordernden Blutungen (24,5%). In 14,7% ist die Hirnstammblutung als alleinige bzw. überwiegende Todesursache eingestuft worden. Pneumonien, Lungenfett- und Thromboembolien sowie Polytraumen kamen als Todesursachen seltener vor (0,5–1,5%). Bei den Gewalteinwirkungen auf den Kopf handelte es sich, in Übereinstimmung mit Literaturangaben, meist um stumpfe Gewalteinwirkungen (84,8%), nahezu regelmäßig in Verbindung mit einem Schädelbruch (79,6%). Die Stoßrichtung verlief überwiegend von hinten nach vorn (Typ I nach SPATZ, 51,2%), seitliche Einwirkungen (Typ III und IV) kamen in 30,9%, frontale Einwirkungen (Typ II) in 17,9% vor. Die Hirnstammläsionen waren vorwiegend im Ponsbereich lokalisiert (51,7%); im Mesenzephalon 10,9%. Isolierte Blutungen in der Medulla oblongata bildeten die Ausnahme (3mal); in 33,8% war eine genaue topographische Zuordnung aufgrund der Sektionsbeschreibung nicht möglich.

Die Blutungen waren meist multipel, punktförmig ausgeprägt (67,5%), seltener streifenförmig (10,3%) oder massiv (13,5%). Bei längeren Überlebenszeiten (> 2 Wochen) waren nur mehr Erweichungsherde zu erkennen (33 Fälle). Biomechanisch lagen in der Regel Translations- (71,8%), seltener isolierte Rotationstraumen (8,5%) vor. Eine Beziehung zwischen der Lokalisation der Hirnstammblutung und der Seite bzw. dem raumfordernden intrakraniellen Prozeß konnte BRATZKE (1981) nicht herstellen. Als Begleitverletzungen kamen Frakturen des Skelettsystems in 82,1% sowie Organverletzungen in 62,5% vor.

Im folgenden erfolgt eine Auswahl von 15 Beobachtungen der 56 von BRATZKE (1981) wegen ihrer besonderen Aussagen oder Problemstellungen in Kasuistiken ausführlicher mitgeteilten Fälle:

Fall 1: 17 Jahre, Schüler, *Überlebenszeit:* keine. *Umstände:* Suizid, Sturz aus dem 3. Stockwerk in den Vorgarten. *Schädel- und Hirnbefund:* Imprimierte, ca. 11 × 13 cm große Biegungs-, Berstungsfraktur Scheitelbereich rechts (Aufschlagstelle). Ringfraktur um Foramen occipitale magnum mit Ausläufern in sagittaler Richtung zum Stirnhirn. Ausgedehnte Durarisse und Rindenquetschungen. Zahllose flohstichartige Blutaustritte im Thalamus und Striatum rechts, einzelne auch in Capsula int. und ext. (Abb. 111a, b). *Hirnstamm:* In Mesenzephalon und Pons im Haubenbereich rechts sowie in der Mittellinie kleine Blutungen (Abb. 111 c, d), auch in der Medulla oblongata noch einzelne Blutaustritte. *Histologisch:* Ausgedehntere Blutungen um kleine Schlagaderzweige (Abb. 111 e, g). Die Adventitia vielfach aufgesplittert, daneben auch kleinere Venen zerissen, mit davon ausgehenden Blutungen (Abb. 111). In der Brückenhaube ein Riß in einem kleinen Schlagaderzweig, an der Rißstelle Blutserumabschichtung (Abb. 111 e, f). *Weiterer Befund:* Massive Bluteinatmung. Spärliche Totenflecke. Geringe Lungenfettembolie. Alkohol und Toxikologie negativ. *Epikrise:* Die massive Kompression an der rechten Scheitelseite hat nicht nur zu zahllosen kleinsten Blutaustritten in den großen Kernen geführt, es war auch in Mesenzephalon, Pons, Medulla oblongata zu kleinen Blutungen gekommen, die überwiegend in der Haube rechts sowie in der Mittellinie lokalisiert waren. Der Riß der kleinen Schlagader ist offensichtlich vitaler Natur, die Aufsplitterung in den kleinen Arterien und Venen sind ebenfalls als primäre Verletzungen durch Rhexis aufzufassen. Die massive Bluteinatmung und geringe Fettembolie sprechen dafür, daß es nicht unmittelbar nach dem Aufprall zum Kreislaufstillstand gekommen ist.

Fall 2: 32 Jahre, Kosmetikerin. *Überlebenszeit:* keine. *Umstände:* Nach Lokalbesuch (Alkoholkonzentration zum Todeszeitpunkt im Blut 2,61‰, im Harn 3,36‰) sexuelle Annäherungen ihres Begleiters abgewiesen, zu Boden geschlagen worden und angeblich bewußtlos liegengeblieben. Danach Tötung durch mehrmaliges Fallenlassen eines 65 kg schweren Steins aus ca. 1 m Höhe auf den Kopf der Frau (Abb. 112a). *Schädel- und Hirnbefund:* Zertrümmerung des Gesichts- und Hirnschädels, mehr als 20 Bruchstücke. Eintreibung von Knochen, insbesondere an der linken Kopfseite (Einwirkungszentrum). Ausgedehnte Durarisse und Rindenquetschungen. Kleine Blutungen im Thalamus links, subdurale Schmierblutung. Felsenbeine und Hinterhauptsschuppe noch weitgehend intakt. Ausgedehnte Quetschungen der basalen Stirnpole, Brücke rechts basal tiefgreifend zerstört (Abb. 112 b). *Hirnstamm:* Von oral nach kaudal an Intensität zunehmend kleinste Blutungen, insbesondere im mittleren Ponsbereich (Abb. 112c–f). *Histologisch:* In Serienschnitten vielfache Aufsplitterung und Ruptur von kleinen Venen, größere Schlagaderzweige aber nirgendwo zerissen (Abb. 112d, e, f). Keine Zellreaktionen. *Weitere Befunde:* Ausgeprägte Blutarmut. Bluteinatmung. Geringfügige Fettembolie. Rippenfrakturen rechts und links, Klavikulafraktur. Ösophagus- und Leberruptur. *Hirn-Nebenbefund:* Mehrere perivasale Rundzellinfiltrate. *Epikrise:* Die isolierte, mehrfache, heftigste Kompression des Gehirns hat zu intensiven Blutaustritten im Hirnstamm geführt. Am bemerkenswertesten ist die Ausprägung im mittleren Brückenbereich. Hier waren die dorsalen Abschnitte von zahllosen kleinsten Blutungen durchsetzt, während es im Brückenfuß nur zu einzelnen Blutaustritten gekommen ist. Dieses Phänomen ist vor allem auf die unterschiedliche venöse Drainage zurückzuführen. Die Zerreißung der Venen ist mechanisch bedingt durch plötzlich massiven Anstieg des Gefäßinnendruckes, die Arterien dagegen halten solchen Belastungen weitgehend stand. Trotz der schwersten Schädel- und Hirnverletzung hat der Kreislauf noch über einen kürzeren Zeitraum funktioniert, wie die Ausblutung und die geringe Fettembolie zeigen.

Fall 3: 39 Jahre, Gastwirt. *Überlebenszeit:* keine. *Umstände:* Raubmord, erschlagen im eigenen Lokal aufgefunden worden. *Tatwerkzeuge:* Barhocker, Eisenrost. *Schädel- und Hirnbefund:* Schädelzertrümmerung linke Scheitelhinterhauptsseite mit Zerstörung der hinteren Schädelgrube, Zerquetschung des linken Hinterhauptslappens (Abb. 113a, b). Zahlreiche kleinere und größere Blutaustritte im Marklager und großen Kernen links (Abb. 113c). *Hirnstamm:* (Sagittalschnitt Abb. 113d). Makroskopisch einzelne Blutungen

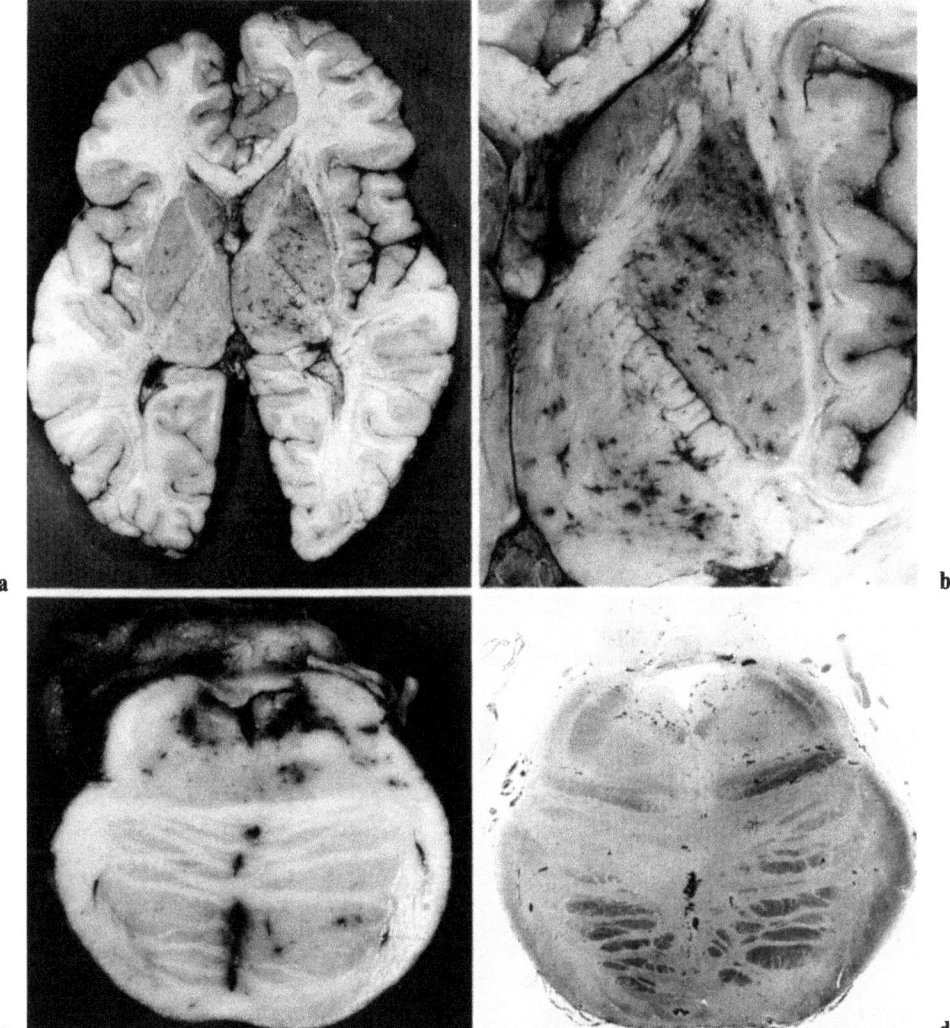

Abb. 111 a–h. Fall 1, L 170/77, 17jähriger Schüler, Suizid, Sturz aus dem 3. Stockwerk in Vorgarten. Schädelbruch, „Gleich tot". **a** Untere Hirnhälfte nach Fixierung. Blutungen im Kerngebiet rechts. **b** Große Kerne und innere Kapsel von flohstichartigen Blutaustritten durchsetzt. **c** Orale Pons mit kleinsten Blutaustritten in der Subst. grisea centr. und im medianen Brückenfuß. **d** Histologischer Schnitt von „c" in Höhe der Colliculus inf. Azan, ×3. Lokalisation der Blutungen von Abb. e–h. **e** Ruptur eines kleinen Schlagaderzweiges mit Blutung knapp rechts neben dem Aquädukt. Orcein, ×111. **f** Detail der Rupturstelle (*R*). Beginnende Gerinnselabscheidung. Orcein, ×382. **g** Periarterielle Blutung im medianen Brückenfuß, Aufsplitterung der Adventitia. Azan, ×111. **h** Detail der adventitiellen Aufsplitterung mit Durchsetzung von Erythrozyten. Azan, ×421. (Aus BRATZKE 1981)

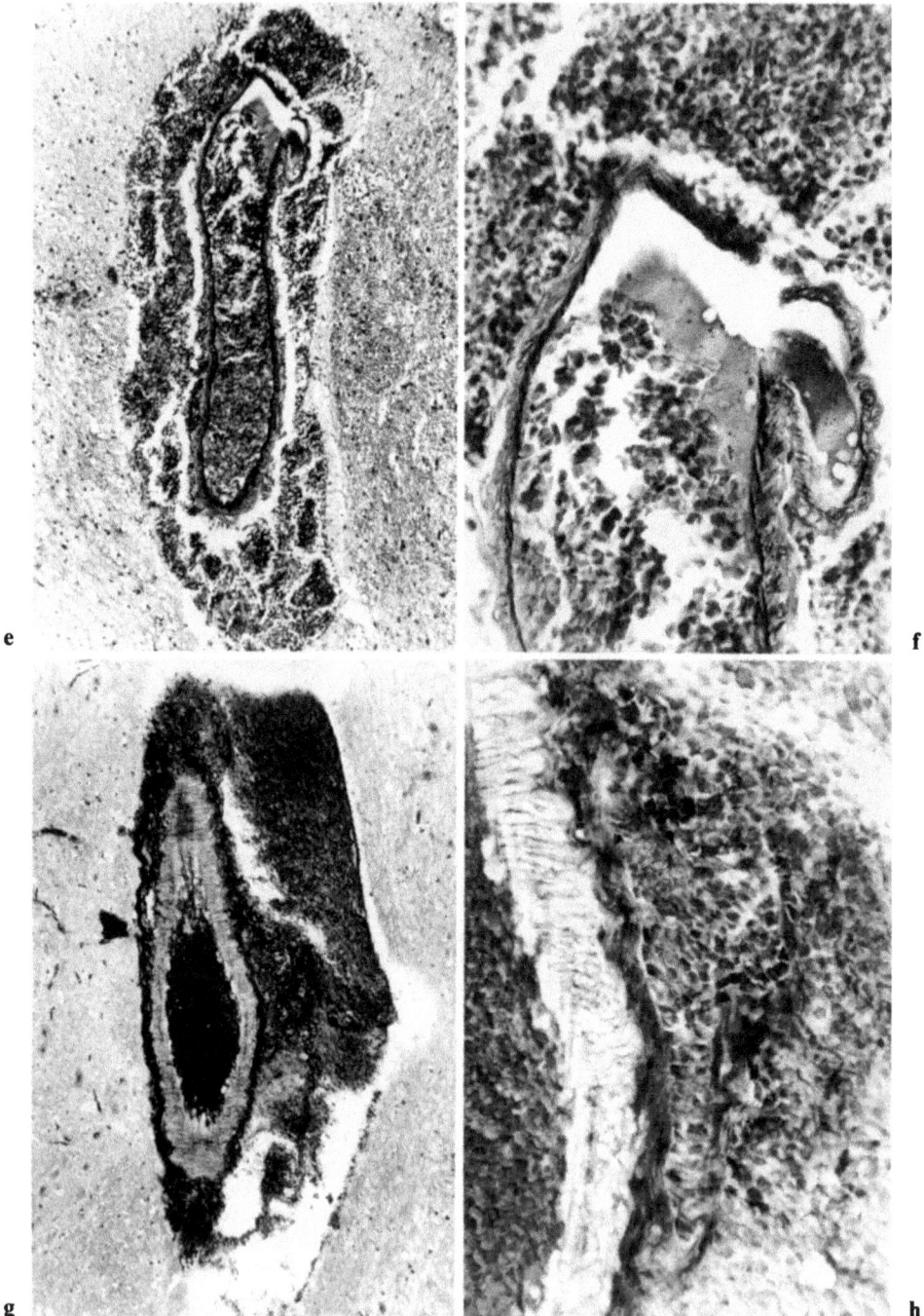

Abb. 111e–h

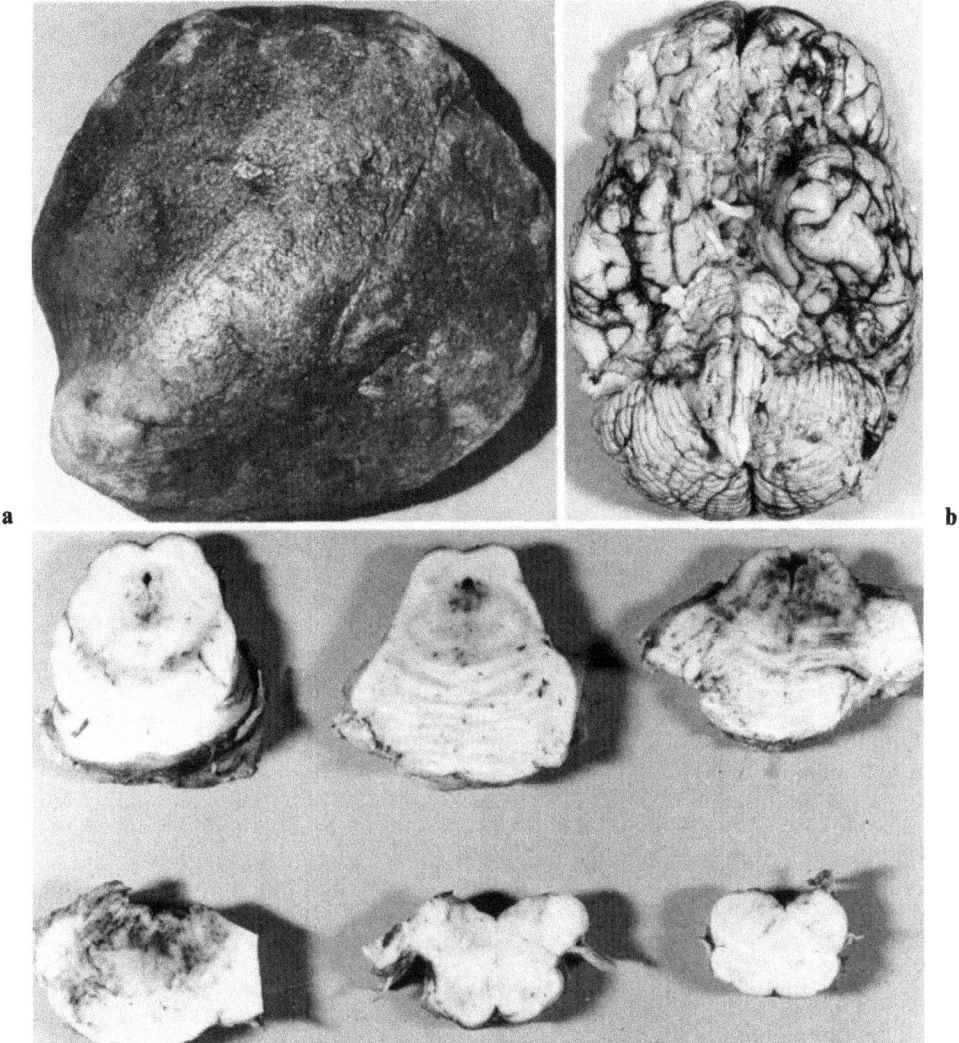

Abb. 112a–f. Fall 2, L 496/76, 32jährige Kosmetikerin, Tötung, Schädelbruch. „Gleich tot". Zerquetschung des Kopfes durch zwei- bis dreimaliges Fallenlassen eines 65 kg schweren Steines aus ca. 1 m Höhe auf den Kopf. Makrofoto. **a** Tatwerkzeug: 65 kg schwerer Steinbrocken. Makrofoto. **b** Basis der unteren Hirnhälfte mit tiefgreifender Zerstörung der Stirnbasis und rechten Hirnstammseite. **c** Lamellierter Hirnstamm, vordere Aufsicht. Ausgedehnte flohstichartige Blutaustritte in der Subst. grisea centr., Brückenhaube und lateralem Brückenfuß links einzelne Blutungen in der Medulla oblongata. **d** Pons, mittleres Drittel (entspricht Abb. c, untere Reihe links). Zahllose kleinste Blutaustritte, weitgehende Aussparung der medianen Anteile. Azan, × 7. **e** Aufgesplitterte Arteriole mit ausgedehnter perivasaler Blutung. Azan, × 117. **f** Vom kontralateralen Rand einstrahlende Vene mit Berstung und Blutung. Azan, × 117. (Aus BRATZKE 1981)

400 Traumatische Hirnstammschäden

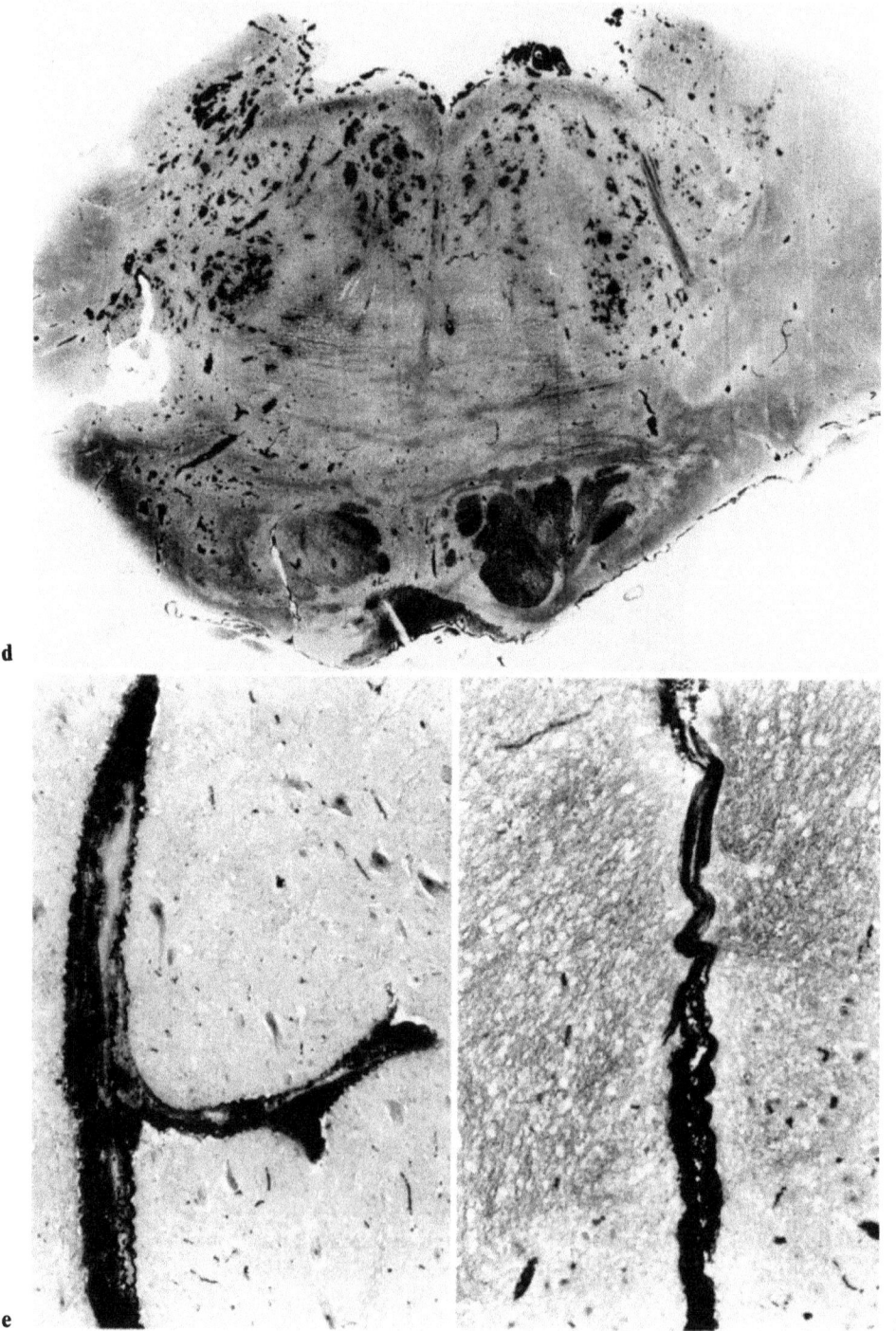

Abb. 112d–f

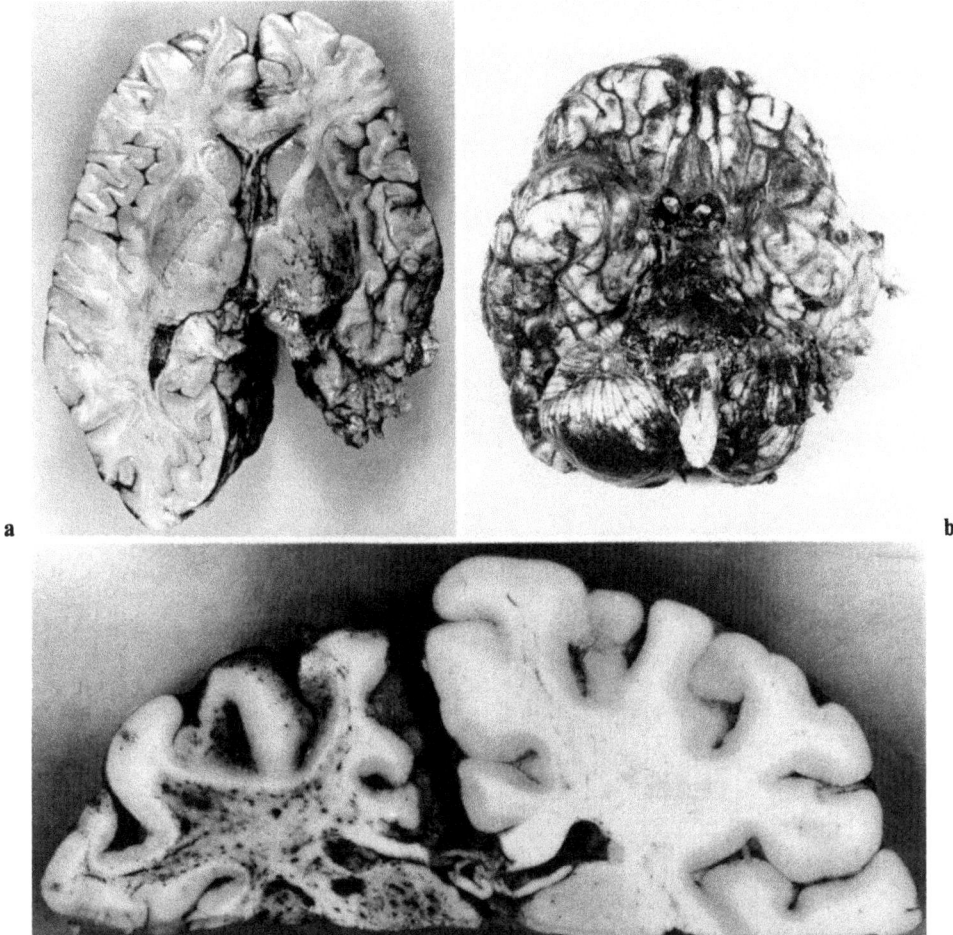

Abb. 113a–f. Fall 3, L 276/79, 39jähriger Gastwirt, Raubmord, Schädelbruch. „Gleich tot". **a** Obere, durchfixierte Hirnhälfte. Temperookzipitale Zerquetschung links. Makrofoto. **b** Hirnbasis. Massive subarachnoidale Blutung. Zerstörung des linken Schläfenlappens und der linken Kleinhirnhälfte. Makrofoto. **c** Frontaler Schnitt durch die obere Hirnhälfte (parietal, hintere Aufsicht). Ausgedehnte kleinste Blutungen im Marklager und Thalamus links. Nur geringe Hirnrindenblutungen. Makrofoto. **d** Sagittaler, paramedianer Hirnstammschnitt. Ventrale Ruptur zwischen Medulla oblongata und Pons, mit kleineren und größeren Blutungen in der Balkenstrahlung. **e** Ruptur einer kleinen Vene im dorsalen Brückenfuß mit wolkigen Fibrigerinnseln und Thrombozytenaggregaten. HE × 462. **f** Kleinere und größere perivenöse Blutungen am Boden der 4. Kammer im vorderen Winkel. HE × 28. (Aus BRATZKE 1981)

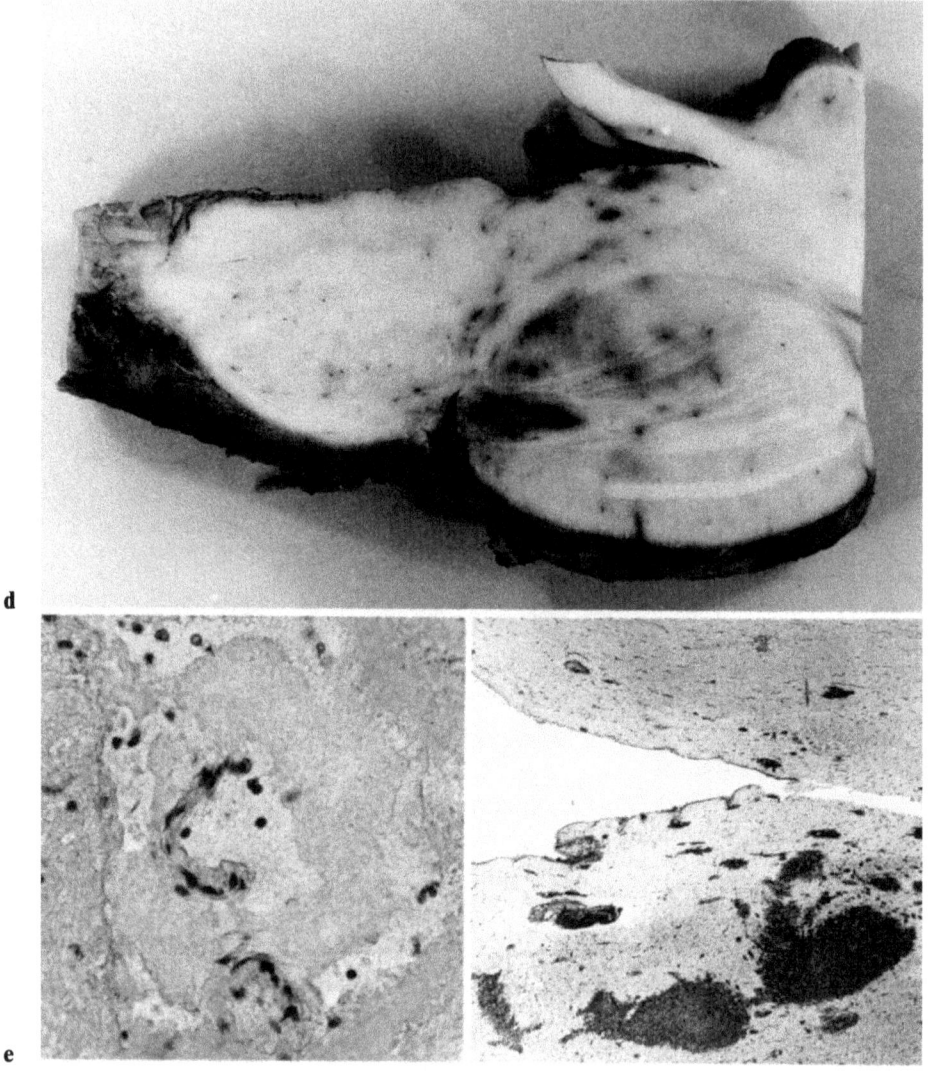

Abb. 113d–f

im mittleren und kaudalen Ponsbereich, tiefergehender Einriß basal zwischen Pons und Medulla oblongata. Perivenöse Blutaustritte am Boden der 4. Kammer (Abb. 113f), Ruptur kleiner Venen mit Fibringerinnseln und Thrombozytenaggregaten (Abb. 113e). *Weitere Befunde:* Spärliche Totenflecke, blasse innere Organe. Blutalkoholkonzentration: 1,35‰. *Hirn-Nebenbefund:* Lipofuszinablagerungen in den Leptomeningen des Hirnstammes, einzelne perivaskuläre Rundzellinfiltrate. *Epikrise:* Die massiven stumpfen Gewalteinwirkungen auf die linke Kopfseite haben zu zahllosen Blutungen unterhalb der Einwirkungsstellen im Hirngewebe geführt, dagegen war es, vor allem im Vergleich mit den Fällen 1 und 2, im Hirnstammm zu vergleichsweise geringfügigen Blutungen gekommen. Auch hier sprechen die Gewebsreaktionen und die Ausblutung dafür, daß der Kreislauf noch über kürzere Zeit intakt war.

Fall 4: 44 Jahre, Arbeiter. *Überlebenszeit:* keine. *Umstände:* Bei Abrißarbeiten von herabstürzendem, ca. 4 m langem und 35 cm dicken Holzbalken am Kopf vorn rechts getroffen. Im Arbeitsschutzhelm entsprechend der Aufschlagstelle tiefe Eindellung. *Schädel- und Hirnbefund:* Ausgedehntes Bruchsystem mit Zentrum im Stirnscheitelbereich rechts, Längsspaltung der Schädelbasis mit rinnenförmiger Rindenquetschung. Zahlreiche kleinste Blutaustritte im frontalen Marklager und Balken, besonders rechts (Abb. 114a). Chiasma opticum zerrissen, Hypophyse zerstört. *Hirnstamm:* Aquädukt blutgefüllt. Zahlreiche kleinste und einzelne große Blutaustritte von unterschiedlichem Verteilungsmuster in allen Abschnitten des Hirnstammes. In Höhe der oberen Vierhügel die Blutungen vor allem im Tegmentum, in dem oralen Pons mehr beiderseits der Mittellinie gelegen, hier z. T. konfluierend. Auch in der Medulla oblongata noch zahlreiche Blutaustritte links basal (Abb. 114b-e). *Histologisch:* Im Zentrum der Blutungen überwiegend kleine Schlagaderzweige, die Adventitia z.T. aufgesplittert, Rupturen aber nicht nachzuweisen. *Weitere Befunde:* Zertrümmerung des Nasenbeins, Oberkieferfraktur rechts. Blutaustritte in den Augenbindehäuten rechts. Ausgedehnte Bluteinatmung. *Nebenbefunde:* Cholelithiasis. Chronische Hepatitis, Milzschwellung (220 g). *Epikrise:* Die einmalige massive Kompression hat zu ausgedehntesten Blutaustritten in allen Abschnitten des Hirnstammes geführt. Die Medulla oblongata war in diesem Fall ebenfalls so stark betroffen, daß davon auszugehen ist, daß das Atemzentrum in Mitleidenschaft gezogen wurde. Allerdings kann die massive Bluteinatmung auch auf spinalen Reflexen beruhen.

Fall 13: 43 Jahre, Zeitungshändler. *Überlebenszeit:* 7 h. *Umstände:* Mopedfahrer von Kleinbus erfaßt, Sturz auf das Straßenpflaster. Sofort bewußtlos. Bei Krankenhausaufnahme zunächst keine Spontanatmung, später wieder spontane, aber vertiefte Atmung. Blutung aus dem rechten Ohr. Blutdruckanstieg auf 180/100 mm Hg. Lichtstarre weite Pupillen. Auf Schmerzreiz seitengleiche Streckkrämpfe aller Extremitäten, keine Spontanmotilität. Muskeldehnungsreflexe seitengleich gut auslösbar, Babinski beiderseits positiv. *Echo-EG:* mittelständig. *Karotisangiographie:* subdurale Blutung rechts. Kein operativer Eingriff wegen infauster Prognose. *O-Linien-EEG.* Hypotones Kreislaufversagen 7 h nach dem Unfall. *Schädel- und Hirnbefund:* Biegungs- und Berstungsfraktur mit Zentrum am rechten Scheitelhöcker, inkomplette Scharnierbruch durch rechtes Felsenbein. Durariß, Rindenquetschung rechter Schläfenlappen mit subduraler Blutung (ca. 30 ml). Keine subdurale Blutung rechts! Linsengroße Blutung im Hippocampus links. Starker Hirndruck, keine Mittellinienverschiebung. *Hirnstamm:* An der rechten Seite zwischen Haube und dorsalem Brückenfuß eine annähernd rundliche Blutung mit einem Durchmesser von ca. 5 mm, knapp neben der Mittellinie. Von der Blutung aus streifenförmige Fortsetzung zum lateroventralen Rand rechts (Abb. 115a). *Histologisch:* Die große Blutung setzt sich aus zwiebelschalenförmigen Fibrinbändern und Leukozyten zusammen (Abb. 115b), die von mehreren Zentren auszugehen scheinen. Am Rande der größeren Blutung ist eine kleinere, zusammengepreßte Schlagader zu erkennen (Abb. 115c). Im Verlauf der streifenförmigen Blutung ist mehrfach ein kleinerer Schlagaderzweig getroffen, eine Rupturstelle ist aber nicht zu erkennen. *Weitere Befunde:* Fraktur der 4. und 5. Rippe rechts. Lungenödem. *Epikrise:* Der klinische Verlauf mit initialer tiefer Bewußtlosigkeit und Atemstillstand spricht für eine primäre Hirnstammschädigung. Da die massive Gewalteinwirkung, die im rechten hinteren Scheitelhöcker angesetzt hatte, homolateral zur Blutung im Hirnstamm lag, kommt am ehesten eine Zerrung und Ruptur eines kleinen Schlagaderzweiges durch den Tentoriumrand in Frage, die Ruptur ist allerdings nicht am Rand, sondern in der Tiefe des Hirnstammes erfolgt. Die zu der großen Blutung hinführenden streifenförmigen Blutaustritte sprechen im übrigen dafür, daß es um den Schlagaderzweig herum auch zu Verschiebungen und Zerrungen gekommen ist. Die Hippocampusblutung an der linken Seite wäre auch primär durch den inneren Tentoriumrand zu erklären, eine einseitig wirkende Raumbeengung lag nicht vor.

Fall 16: 40 Jahre, Postangestellter. *Überlebenszeit:* 28 h nach Auffinden. *Freies Intervall:* 2 Tage? *Umstände:* Morgens auf Parkbank bewußtlos aufgefunden, Krankenhauseinlieferung. Im *CT* (Abb. 116c) intrazerebrale Blutung rechts, ca. 3–4 cm dick. Präoperativ beiderseits weite lichtstarre Pupillen, keine Schmerzreaktionen. Nach Anamnese und neurologischem Befund transtentorielle Herniation seit Stunden manifest. Während der Operation Blutungen aus allen Richtungen in den Subduralraum, am stärksten aus dem

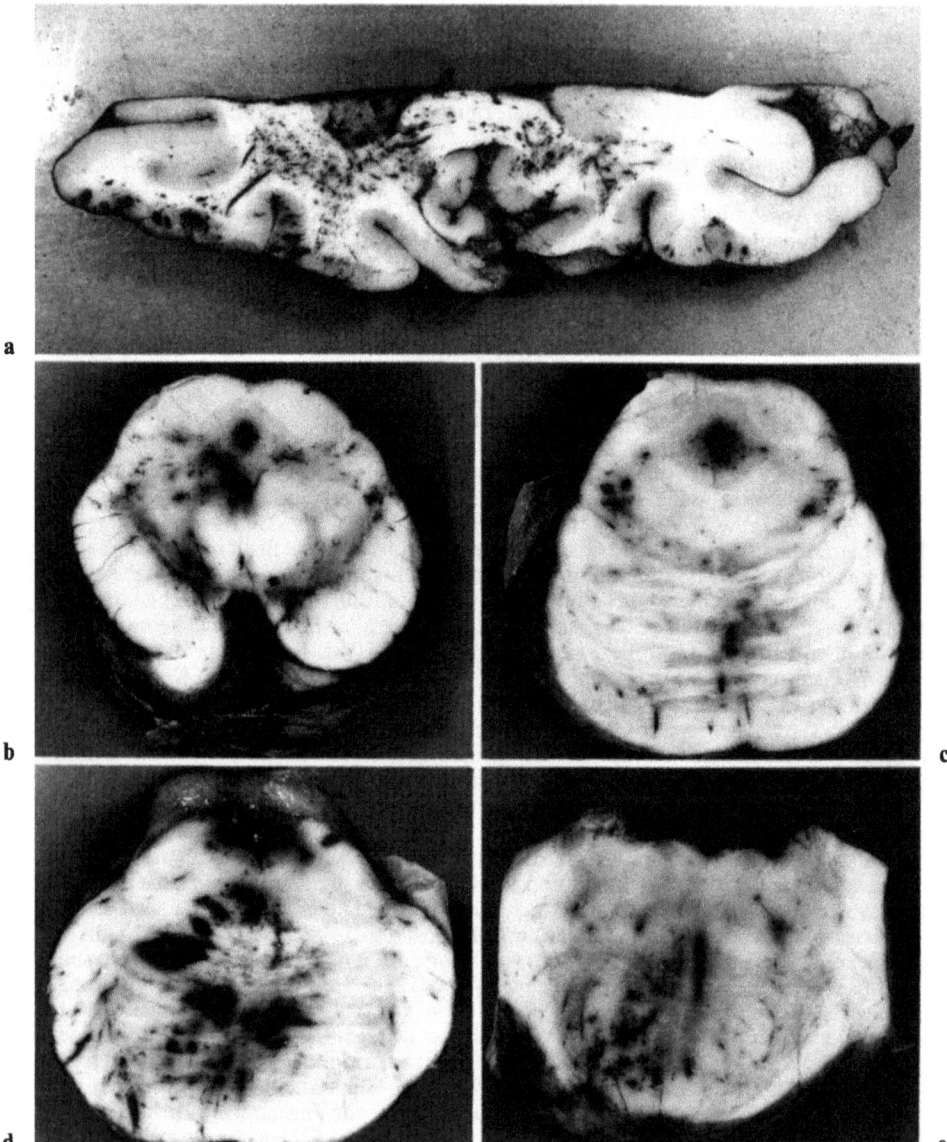

Abb. 114a–e. Fall 4, L 175/78, 44jähriger Arbeiter, Arbeitsunfall, Schädelbruch. „Gleich tot". **a** Stirnhirnbasis (frontaler Schnitt, hintere Aufsicht). Zahllose Blutaustritte im Marklager und Balken. Makrofoto. **b–e** Frontal lamellierter Hirnstamm (hintere Aufsicht) mit zahlreichen kleinsten und einzelnen größeren Blutungen in unterschiedlicher Ausprägung. Im Mesenzephalon (**b**) tegmental, in der Brücke (**c, d**) median und paramedian, am Übergang zur Medulla oblongata (**e**) links median und ventrolateral gelegen. Makrofotos. (Aus BRATZKE 1981)

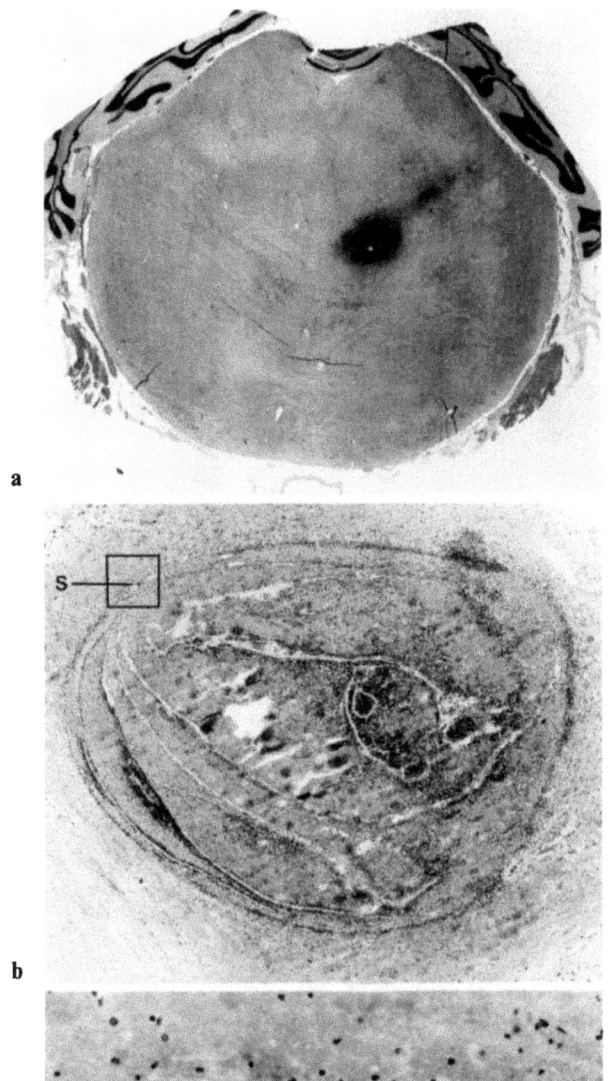
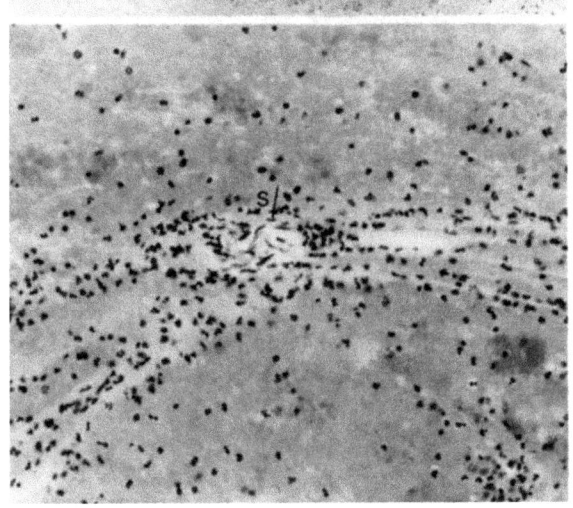

Abb. 115 a–c.
Fall 13, L481/74, 43jähriger Zeitungshändler, Verkehrsunfall, Schädelbruch. Überlebenszeit: 7 h. **a** Oraler Pons. Kompakte, paramediane Blutung im dorsalen Brückenfuß rechts, streifenförmige Fortsetzung zum dorsolateralen Rand. HE ×3. **b** Detail von a. Mehrere Blutungszentren, komprimierter Schlagaderzweig (*S*) im Zentrum der äußersten Gerinnselschichten. HE ×28. **c** Detail von b. Komprimierter, verquollener Schlagaderzweig (*S*), im Zentrum von Fibrinbändern und lebhafter Leukozytenreaktion. He ×185. (Aus BRATZKE 1981)

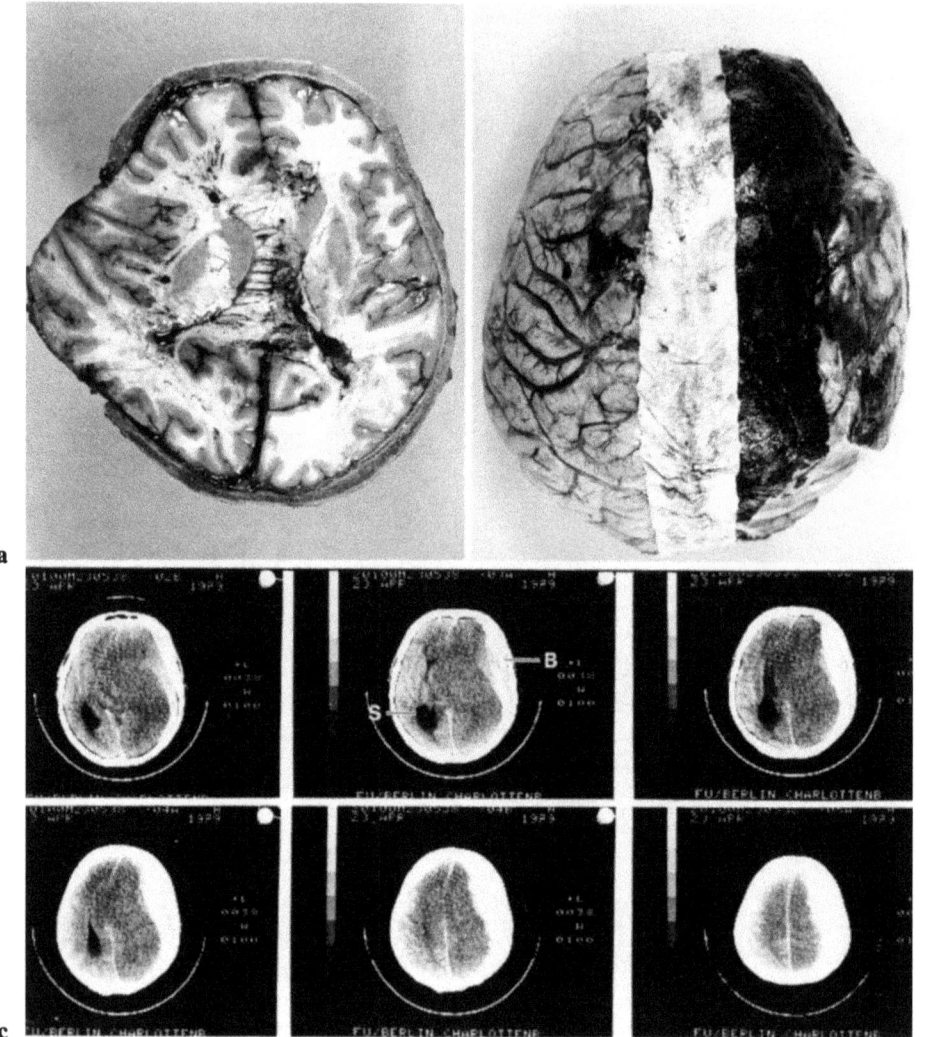

Abb. 116 a–g. Fall 16, L 229/79, 40jähriger Postangestellter, Tötung, Trepanation. Überlebenszeit: 28 h. **a** Obere Hirnhälfte in der Kalotte (daher seitenverkehrt). Mächtiger Prolaps aus Trepanationslücke rechts. Makrofoto. **b** Obere Hirnhälfte, Dura (außer Sinus sagittalis) entfernt. Subdurale Restblutung rechts, Brückenvenenzerrung rechts. Makrofoto. **c** Computertomographie vor Trepanation. Mächtige subdurale Blutung (*B*) rechts, mit Mittellinienverdrängung und kompensatorischer Erweiterung der linken Seitenkammer (*S*). **d** Pons, am Übergang zum Mesenzephalon mit ausgedehnten Blutungen. Azan, ×3. **e** Detail von d. Eröffnete Vene, durch Gerinnsel verschlossen. Azan, ×116. **f** Blutungen um Arterien und Venen, die vom lateralen Rand her einstrahlen. Azan, ×37. **g** Zerstörung des Aquäduktes mit tiefgreifender Gewebsruptur und intensiven Blutungen. Azan, ×17. (Aus BRATZKE 1981)

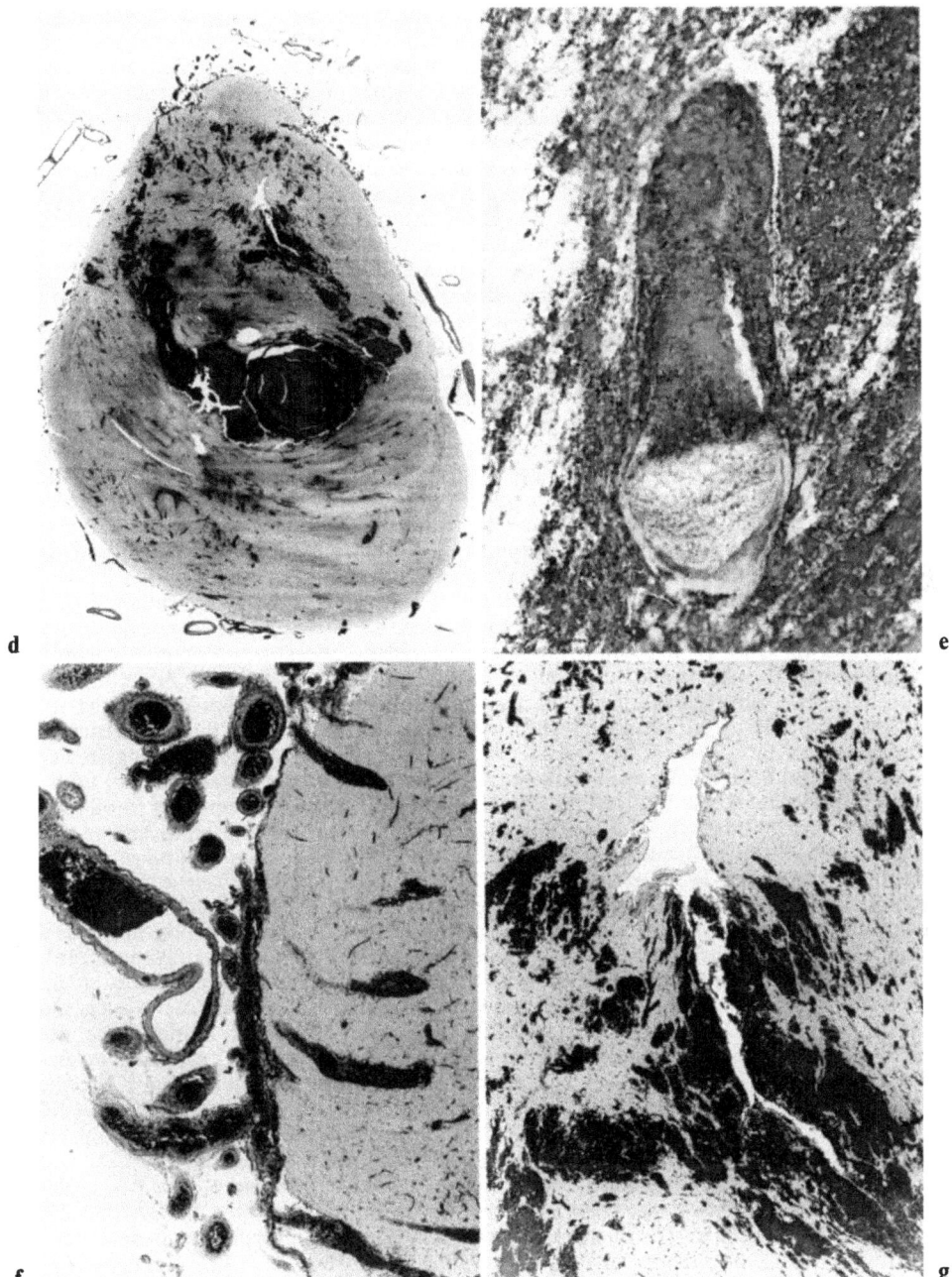

Abb. 116d–g

Bereich der Sylvii-Furche und parietal aus Sinusnähe. Labormäßig keine Blutgerinnungsstörungen. *Zur Vorgeschichte:* Ca. 2 Tage vor dem Auffinden bei Lokalschlägerei von Barhocker gerissen und mit dem Fuß in das Gesicht getreten worden, kurze Zeit bewußtlos. Nach ambulanter Krankenhausbehandlung auf eigenen Wunsch wieder entlassen, zu Hause Kopfschmerzen, Schläfrigkeit. In der Nacht vor dem Auffinden angeblich erneute tätliche Auseinandersetzung bei Lokalbesuch. Chronischer Alkoholmißbrauch. *Schädel- und Hirnbefund:* Knickung des rechten Nasenknorpels, Blutunterlaufung und Schürfung im Nasenrücken. Aufgeschlagene rechte Schleimhautunterlippe. Kein Schädelbruch. Rest einer subduralen Blutung rechts, massives Hirnödem mit Prolaps aus Trepanationslücke, Mittellinienverdrängung ca. 1,5 cm nach links (Abb. 116a, b). Blutungsquelle: parasagittale Brückenvenenruptur rechter Stirnlappen. Rupturstelle mit Fibrinbändern abgedichtet, lebhafte Leukozytenreaktion. Allgemeine Hirnerweichung, erweichte Kleinhirntonsillen in Rückenmarkskanal eingepreßt. *Hirnstamm:* Starke Verziehung, ausgedehnte Blutungen, Zerstörung des Aquäduktes (Abb. 116d, g). Eröffnung kleiner Venen mit Verschluß durch geschichtete Fibrinlagen (Abb. 116e), keine nennenswerte leukozytäre Reaktion. Ausgedehnte streifenförmige perivenöse Randblutungen (Abb. 116f). Blutaustritte im N. V. Keine krankhaften Gefäßveränderungen, Eisenreaktion negativ. *Epikrise:* Die ausgedehnten Hirnstammblutungen sind offensichtlich sekundären Ursprungs. Die Mächtigkeit der Blutung scheint mit den Zirkulationsstörungen zusammenzuhängen, die sich mit der klinischen Angabe eines „malignen Hirnödems" in Verbindung bringen läßt. Bemerkenswerter Weise waren die eröffneten Venen durch Fibrinschichten abgedeckt, leukozytäre Reaktionen waren dagegen kaum vorhanden. Auffallend sind die streifenförmigen Blutungen am Rande, die wohl auch sekundären Ursprungs sind.

Fall 21: 19 Jahre, Lehrling. *Überlebenszeit:* 7 Tage. *Umstände:* Motorradfahrer (mit Sturzhelm); Zusammenstoß mit plötzlich wendendem LKW. Bei *Krankenhauseinlieferung* bewußtlos. Im *Computertomogramm* massives Hirnödem. *Diagnose:* „Contusio cerebri". *Neurologisch:* Streckkrämpfe, angedeutete Innenrotation. Nach 5 Tagen Besserung des neurologischen Status, weiterhin nicht ansprechbar, Pupillen o. B., Spontanatmung (!). Präfinal Nierenversagen, maligne Hyperthermie (über 42 °C). Letztlich therapieresistentes Kreislaufversagen. *Schädel- und Hirnbefund:* Schürfung und Blutunterlaufung in der Kopfschwarte, Stirn-, Scheitel-Bereich links. Chirurgisch versorgte Frakturen des Ober- und Unterkiefers. Keine Fraktur des Hirnschädels. An der Schnittebene des Großhirns kleine intrazerebrale Blutung im Inselbereich dorsal links (Abb. 117a), starke Abflachung der Brücke, keine Rindenprellungsherde (Abb. 117b). Kleine Marklagerblutungen unterhalb von gerissenen Brückenvenen parasagittal rechts und links. *Hirnstamm:* An der Abtragungsebene zunächst nur kleinste Blutungen in der Mittelhirnhaube, annähernd symmetrisch (Abb. 117c), eine größere isolierte Blutung in der Brückenhaube links basal (Abb. 117g). Beim Aufschneiden des Mittelhirnblockes (Paraffin, von kaudal nach oral) nach ca. 5 mm außerordentliche Zunahme der Blutungen rechts und links (Abb. 117d). *Histologisch* findet sich als eine Blutungsquelle der auf der linken Mittelhirnseite gelegenen Blutung ein vom Rande her einstrahlender Schlagaderzweig, der in der Tiefe des Hirnstammes eröffnet ist (Abb. 117e, f). An der Rupturstelle haben sich pseudoaneurysmatisch geschichtete Gerinnsel ausgebildet, um den Schlagaderzweig herum liegen zahlreiche Makrophagen mit intensiver Eisenpigmentanfärbung. Bei der großen Blutung sind stellenweise größere Schlagaderzweige getroffen, deren Wandungen von Leukozyten durchsetzt sind. Es finden sich stellenweise auch Reste der Wandung mit Elastika- und Intimastrukturen, eine Rupturstelle selbst läßt sich aber nicht belegen. Am Rande der großen Blutung intensive Eisenpigmentablagerungen in Makrophagen. Im Bereich der isolierten Blutung in der Brückenhaube links ist eine größere, prall angespannte Vene eröffnet (Abb. 117h), darüber hinaus sind auch hier kleine Arterien mit Leukozytenpfröpfen und Wandveränderungen vorzufinden, ebenso zahlreiche eisenpositive Makrophagen. *Weitere Befunde:* Komplette Femurfraktur rechts. Handgelenksfraktur links. Bruch der 1. Rippe rechts. Schockorgane, stärkere Lungenfettembolie. *Epikrise:* Die Ruptur des vom Rande her einstrahlenden Schlagaderzweiges mit pseudoaneurysmatischer Gerinnselabdichtung ist als primäre Verletzung aufzufassen, ebenso die anderen Blutungen, auch wenn hier arterielle Rupturstellen nicht exakt belegt werden konnten. Für die primäre Genese sprechen bei einer Überlebenszeit von 7 Tagen auch die intensiven Eisenpigmentablagerun-

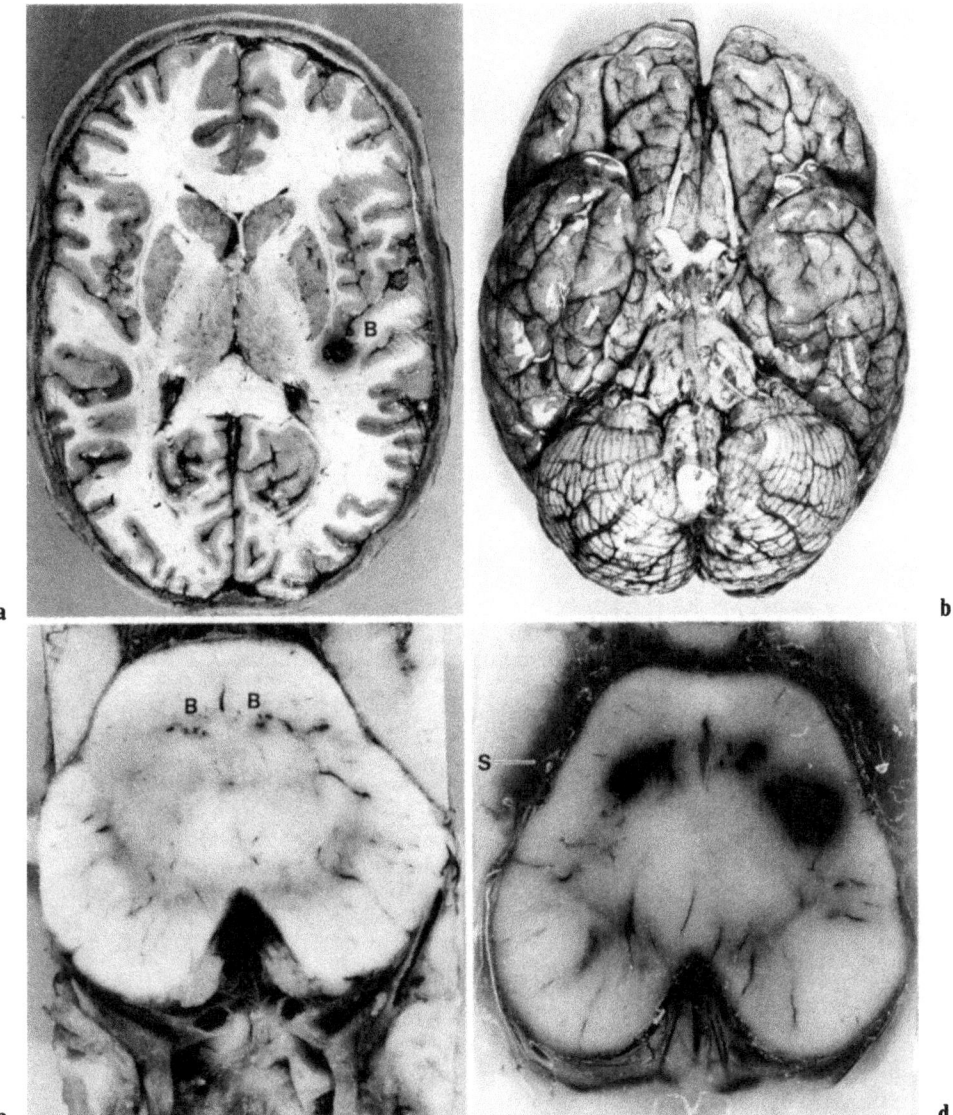

Abb. 117a–h. Fall 21, L 533/79, 19jähriger Lehrling, Verkehrsunfall. Überlebenszeit: 7 Tage. **a** Obere Hirnhälfte in der Kalotte (daher seitenverkehrt). Kleine Blutung (*B*) links, dorsal der Insel im Marklager. Keine Mittellinienverschiebung. Makrofoto. **b** Hirnbasis. Keine Prellungsherde, keine ausgeprägten Hirndruckzeichen. Makrofoto. **c** Mesenzephalon mit kleinen symmetrischen Blutungen in der dorsalen Haube (*B*). Makrofoto. **d** Gleicher Mittelhirnabschnitt wie „c", in Paraffin eingebettet, ca. 5 mm weiter nach oral geschnitten. Außerordentliche Zunahme der Blutungen. Rupturierter Schlagaderzweig (*S*), Detail s. Abb. 114f. Makrofoto. **e** Von der Cisterna ambiens einstrahlender Schlagaderzweig mit Blutung und Ruptur in der Tiefe (*R*). Die großen Arterien in der Zisterne ohne Beschädigungen. HE × 20. **f** Detail von e. Trichterförmig nach außen sich erweiternde Ruptur des kleinen Schlagaderzweiges mit pseudoaneurysmatischer Gerinnselabdichtung. Zahlreiche eisenpositive Makrophagen (*M*). **g** Fortsetzung der mesenzephalen Blutung bis in die orale Brückenhaube links. Makrofoto. **h** Detail von g. Maximal erweiterte, rupturierte Vene am Rand der Blutung. Zahlreiche eisenpositive Makrophagen. Hämatoxylin-Eosin, × 380. (Aus BRATZKE 1981)

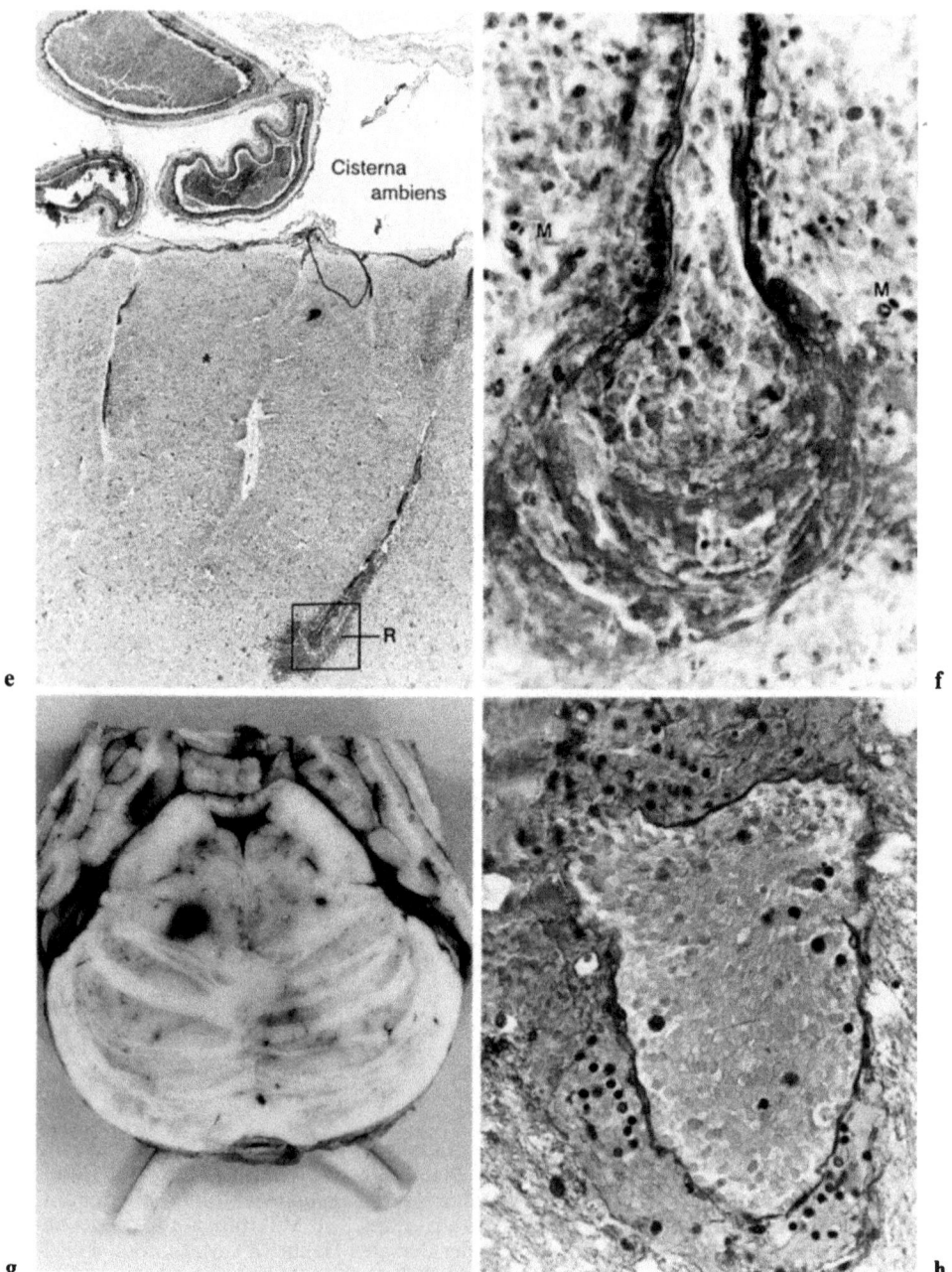

Abb. 117e–h

gen in Makrophagen, die am dichtesten im Bereich kleiner Schlagaderzweige vorzufinden waren. Ohne Zweifel ist es im Bereich der primären Verletzungen auch zu sekundären Veränderungen gekommen, die die Suche nach den Blutungsquellen außerordentlich erschwerten.

Diese primäre Hirnstammverletzung ist auf einen ungewöhnlichen Verletzungsmechanismus zurückzuführen. Die Kieferfrakturen weisen auf eine Angriffstelle im Gesicht hin, die beidseitigen parasagittalen Brückenvenenrupturen auf eine Translations-/Rotationsbewegung des Gehirns. Möglicherweise kommt noch eine Kompression bei Sturz auf das Pflaster hinzu, die durch den Sturzhelm zunächst verteilt wurde, so daß es nicht zum Schädelbruch gekommen ist.

Der Fall verdeutlicht darüber hinaus, daß Ausmaß und Lokalisation von Hirnstammblutungen sich nur nach Aufarbeitung des gesamten Hirnstammes exakt angeben lassen. Allerdings ist ein solch schroffer Übergang von ausgedehntesten Blutungen im Mittelhirn zu kaum eben erkennbaren Blutaustritten 5 mm weiter sehr selten, in der kaudalen Brücke dagegen ist dieses öfter zu beobachten.

Fall 23: 69 Jahre, Rentnerin. *Überlebenszeit:* 10 Tage. *Umstände:* Verkehrsunfall, als Fußgängerin von PKW an der linken Körperseite erfaßt. Krankenhauseinlieferung, bis zum Tode bewußtlos. *Schädel- und Hirnbefund:* Schädelberstungsfraktur linke Schläfenseite, Ausläufer in mittlere Schädelgrube. Ausgedehnte Gegenstoßprellungsherde rechte Schläfen- Stirn-Seite, dünne, bräunlich verfärbte, subdurale Blutung (Abb. 118a). Ca. 12 × 2 mm große Blutung im Hippocampus rechts, kleine Blutaustritte im Corpus callosum links. Keine Mittellinienverschiebung, mäßiges Hirnödem. *Hirnstamm:* Kleinste, keilförmige Blutaustritte im Tectum mesencephali und oraler Brücke, Basis ca. 6 mm breit, Keilspitze bis in die Substantia grisea centralis (Abb. 118b) links. *Histologisch:* Geschichtete, zwiebelschalenförmige Gerinnsel zwischen Leptomeningen und Mittelhirnoberfläche, von kleinen Schlagaderzweigen ausgehend (Abb. 118c–e). Im Hirnstammgewebe rundliche hämorrhagische Nekrosen. Lebhafte Eisenpigmentablagerungen, insbesondere auch an kleinen Schlagadern (Abb. 118f). Große Schlagadern in der Cisterna ambiens o. B. *Weitere Befunde:* Rippenserienfrakturen beiderseits, Beckenringfraktur, Femurfraktur beiderseits. Bronchopneumonie. *Nebenbefunde:* Zerebral- und Koronarsklerose. Cholelithiasis. *Epikrise:* Die Gewalteinwirkung hat an der linken Kopfseite angesetzt und zu ausgedehnten Gegenstoßprellungsherden an der rechten Hirnseite mit geringer subduraler Blutung geführt. Bei der Sektion war eine Verdrängung des Gehirns oder stärkere allgemeine Volumenzunahme nicht festzustellen. Die Blutungen im Mittelhirndach und Balken links sowie Hippocampus rechts sind offenkundig auf die primäre Einwirkung zurückzuführen.

Fall 24: 67 Jahre, Rentnerin. *Überlebenszeit:* 10 Tage. *Umstände:* Als Fußgängerin von PKW mit hoher Geschwindigkeit beim Überschreiten der Fahrbahn an der rechten Seite erfaßt. Bei der Krankenhausaufnahme tief bewußtlos, Spontanatmung. Keine Reaktion auf Schmerzreize, Streckkrämpfe des rechten Armes. Pupillen eng, rechts > links, schwache Lichtreaktion. Kornealreflexe erhalten. Babinski beiderseits positiv, ebenso Oppenheim und Gordon. RR 120/80, Puls 100.

Im *CT* (ca. eine Stunde nach dem Unfall, Abb. 119b) keine raumfordernde Blutung, Ventrikelsystem eng (Kontusionsödem). Verdacht auf Ventrikelblutung.

Nach einem Tag scheinbar wacher – gezielte Abwehr auf Schmerzreize. Weiterhin Spontanatmung. Babinski rechts positiv, Pupille rechts > als links. Am 2. Tag keine Kornealreflexe mehr, übrige Reflexe seitengleich. Im weiteren Verlauf unveränderter neurologischer Status. Zehn Tage nach dem Unfall Atemstillstand bei Hirnödem. *Klinisch-neurologische Diagnose:* „Mittelhirnsyndrom". *Schädel- und Hirnbefund:* Ärztlich versorgte Riß-Quetsch-Wunde an der rechten Stirn, kein Schädelbruch. Gegenstoßprellungsherde am linken Schläfen- und Scheitellappen. Zerrung der parasagittalen Brückenvenen, geringe subdurale Blutung. Keine Mittellinienverschiebung. Zirka 1 × 0,5 cm große hämorrhagische Erweichung in der vorderen Markstrahlung rechts. *Hirnstamm:* Zirka 1,5 × 1 cm große, annähernd keilförmige, aus zahlreichen kleinsten Blutaustritten zusammengesetzte Blutung in der Mittelhirnhaube links (Abb. 119a, c, d, e, f). *Histologisch:* Ablösung der äußersten Hirnstammschichten, zwiebelschalenförmige Gerinnselblutungen zwischen Hirnoberfläche und Leptomeningen (Abb. 119c–e). Lebhafte leukozytäre Reaktion und Eisenpigmentablagerungen im Bereich der Gefäßzerstörungen (Abb. 119e, f). *Weitere*

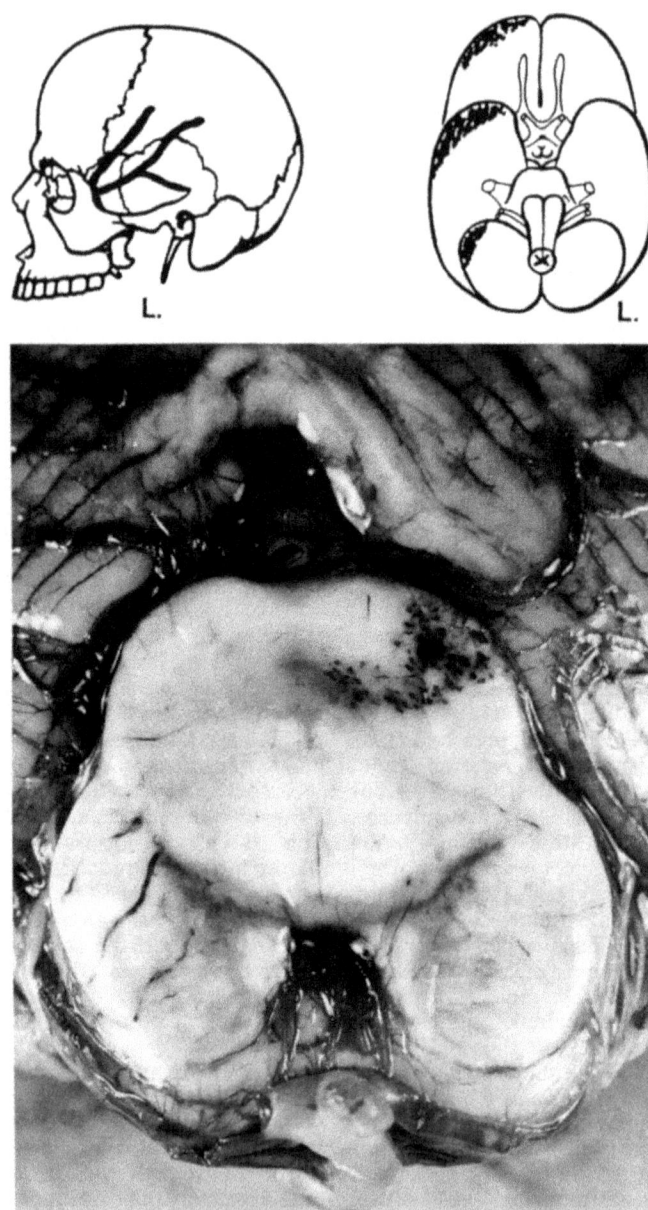

Abb. 118a–f. Fall 23, L 19/80, 69jährige Rentnerin, Verkehrsunfall, Schädelfraktur. Überlebenszeit: 10 Tage. **a** Lage des Schädelbruchzentrums (links) und der Gegenstoßprellungsherde an der Hirnbasis (rechts). **b** Mesenzephalon. Kleinste Blutaustritte im linken Colliculus inf. Makrofoto. **c** Detail von **b**. Geschichtete Gerinnsel im leptomeningialen Spalt, die oberen mesenzephalen Gewebsschichten eingerissen. In der Tiefe perivasale Blutungen und Nekrosen. Masson-Goldner, ×17. **d** Detail von **c**. Kugelförmiges Gerinnsel an der Durchtrittsstelle eines kleinen Schlagaderzweiges (*S*) durch die Leptomeningen. Masson-Goldner, ×117. **e** Konglomerat von kleinen Schlagadern über den Leptomeningen. Ein Seitenast (*SA*) einer Schlagader (*S*) ist an der Durchtrittsstelle durch die weichen Häute rupturiert (*R*). HE ×193. **f** Vom Rand der einstrahlende Schlagaderzweig im gleichen Gebiet mit zahlreichen eisenpositiven Makrophagen (*M*, Berliner Blau, ×300). (Aus Bratzke 1981)

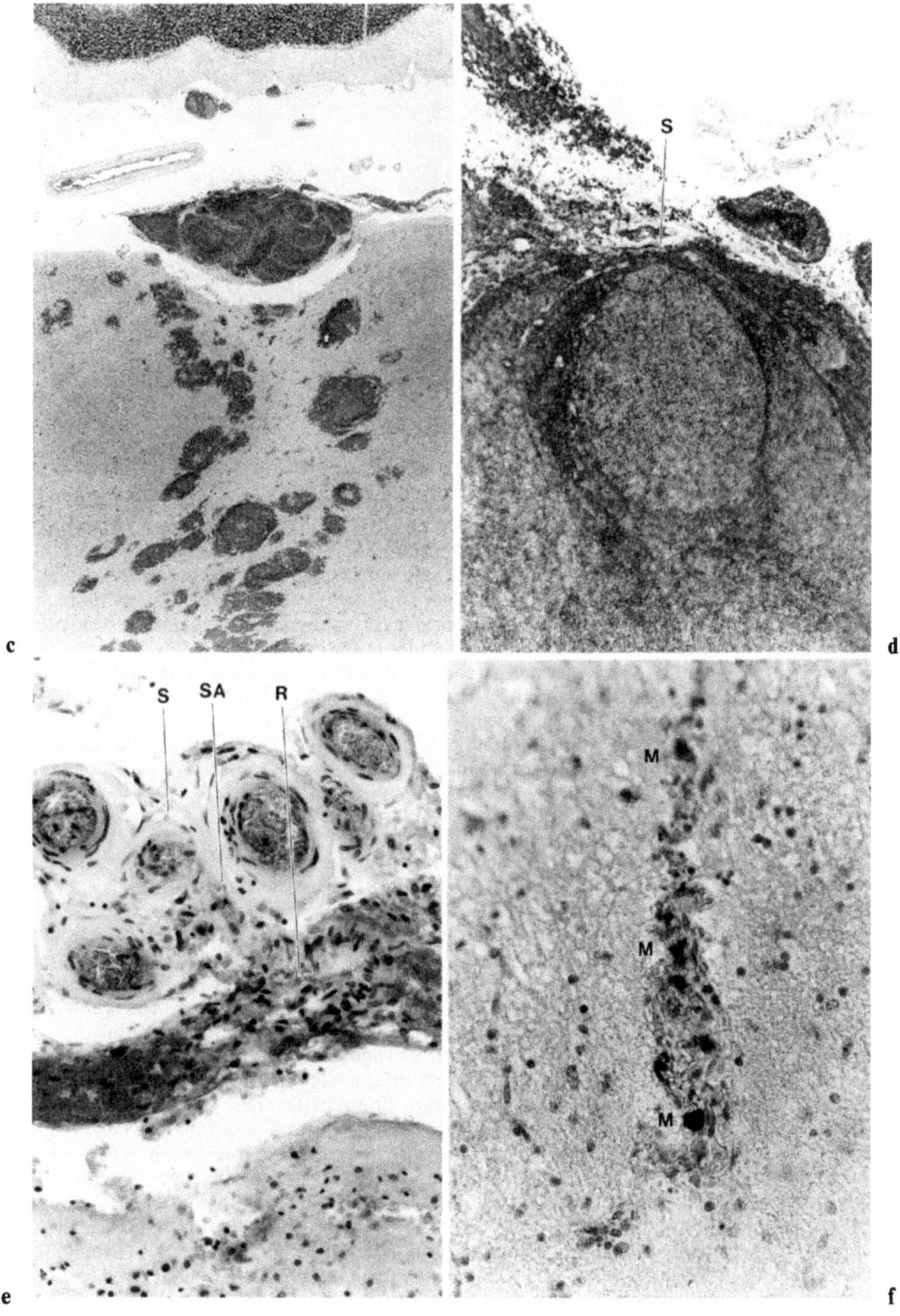

Abb. 118c–f

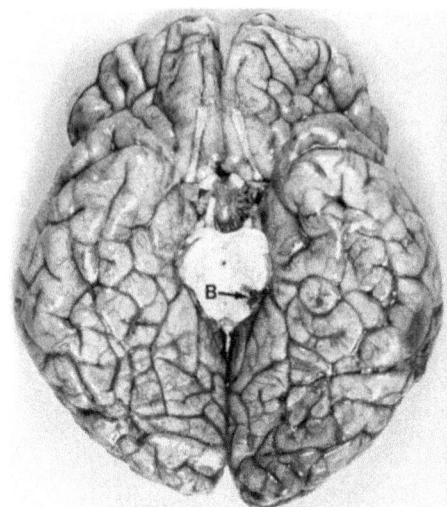
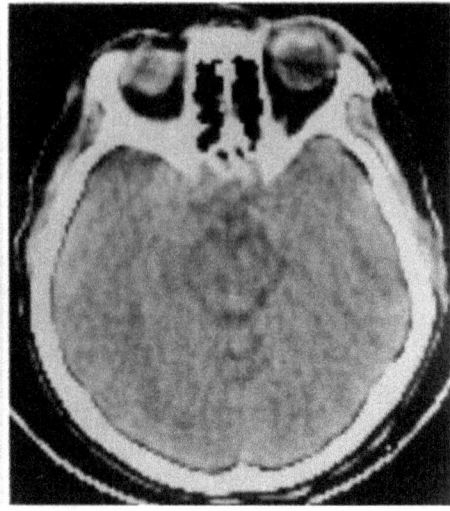

Abb. 119 a–f. Fall 24, L 455/79, 67jährige Rentnerin, Verkehrsunfall. Überlebenszeit: 10 Tage. **a** Hirnbasis nach Abtragung des Kleinhirnes. Keilförmige Blutungen (*B*) unterhalb des linken Colliculus inf. Makrofoto. **b** Computertomogramm, kurze Zeit nach dem Unfall. Keine raumbeengende Blutung, keine Mittellinienverschiebung. Zisternen unauffällig. **c** Histologischer Schnitt von „a", in Höhe der oralen Pons (HE × 3). Subarachnoidale Blutungen und Gerinnsel. Ausgedehnte, keilförmig ausgeprägte hämorrhagische Nekrose. **d** Detail von c. Kugelförmige subarachnoidale Gerinnsel und Abhebung der oberen Gewebsschichten (*A*) im Bereich einer ausgedehnten Gliazellwucherung und Neokapillarisierung (*G*). Ausgedehnte hämorrhagische Nekrosen. HE × 10. **e** Detail von **d**. Kugelförmiges, geschichtetes Gerinnsel von einer größeren rupturierten Vene ausgehend. HE × 23. **f** Detail von **e**. Größere Vene mit verquollenen Wänden, von Leukozytentrümmern umgeben. Rupturstelle (*R*) mit Fibringerinnseln abgedichtet. HE × 153. (Aus BRATZKE 1981)

Befunde: Symphysenfraktur rechts. Lungenödem, beginnende hypostatische Pneumonie. Subendokardiale Blutaustritte. *Nebenbefund:* Mäßige Leberverfettung, chronisches Lungenemphysem, Rechtsherzdilatation. Cholelithiasis. *Epikrise:* Die an der rechten Stirnseite ansetzende Gewalteinwirkung hat offenkundig zu einer außerordentlichen Rotationsbewegung des Gehirns geführt, die zu dem Ausriß in der Mittelhirnhaube, bedingt durch den Tentoriumrand, geführt hat. Eine einseitige Raumbeengung lag weder primär, noch zum Zeitpunkt des Todes vor. Die Atmung war bis zum Tode spontan. Die klinische Diagnose eines Mittelhirnsyndroms deckte sich mit dem morphologischen Befund.

Fall 25: 81 Jahre, Rentnerin. *Überlebenszeit:* 10 Tage. *Umstände:* Beim Überqueren der Fahrbahn von Kleinbus an rechter Körperseite erfaßt worden. Bei Krankenhauseinlieferung bewußtlos, Reflexe schwach auslösbar, Spontanatmung. Dann zunehmende Kreislaufverschlechterung, Einschränkung der Nierenfunktion. Asystolie 10 Tage nach dem Unfall. *Schädel- und Hirnbefund:* Chirurgisch versorgte Riß-Quetsch-Wunde am linken Stirnhöcker, darunter Farbabriebspuren im Schädelknochen. Kein Schädelbruch. Brückenvenenzerrung, keine intrakranielle Blutung. Geringe subarachnoidale Blutung links temporookzipital. Im Stirnbereich rechts keilförmige Marklagerblutung vom Prellungsherd ausgehend, kleine Marklagerblutung frontal rechts und links. Hirnödem, Druckfurchen in Hippokampus und Kleinhirnmandeln. Keine Mittellinienverschiebung. *Hirnstamm:* Keilförmige, aus kleinsten Blutaustritten zusammengesetzte Blutung im rechten Colliculus sup., mit Blutungen im Subarachnoidalspalt. Weiter kaudal in der Brückenhaube kleinere Blutaustritte am Rande (Abb. 120a). *Histologisch* ist die Blutung in Serienschnitten ausführlich aufgearbeitet worden. An der Blutungsstelle im Mittelhirn

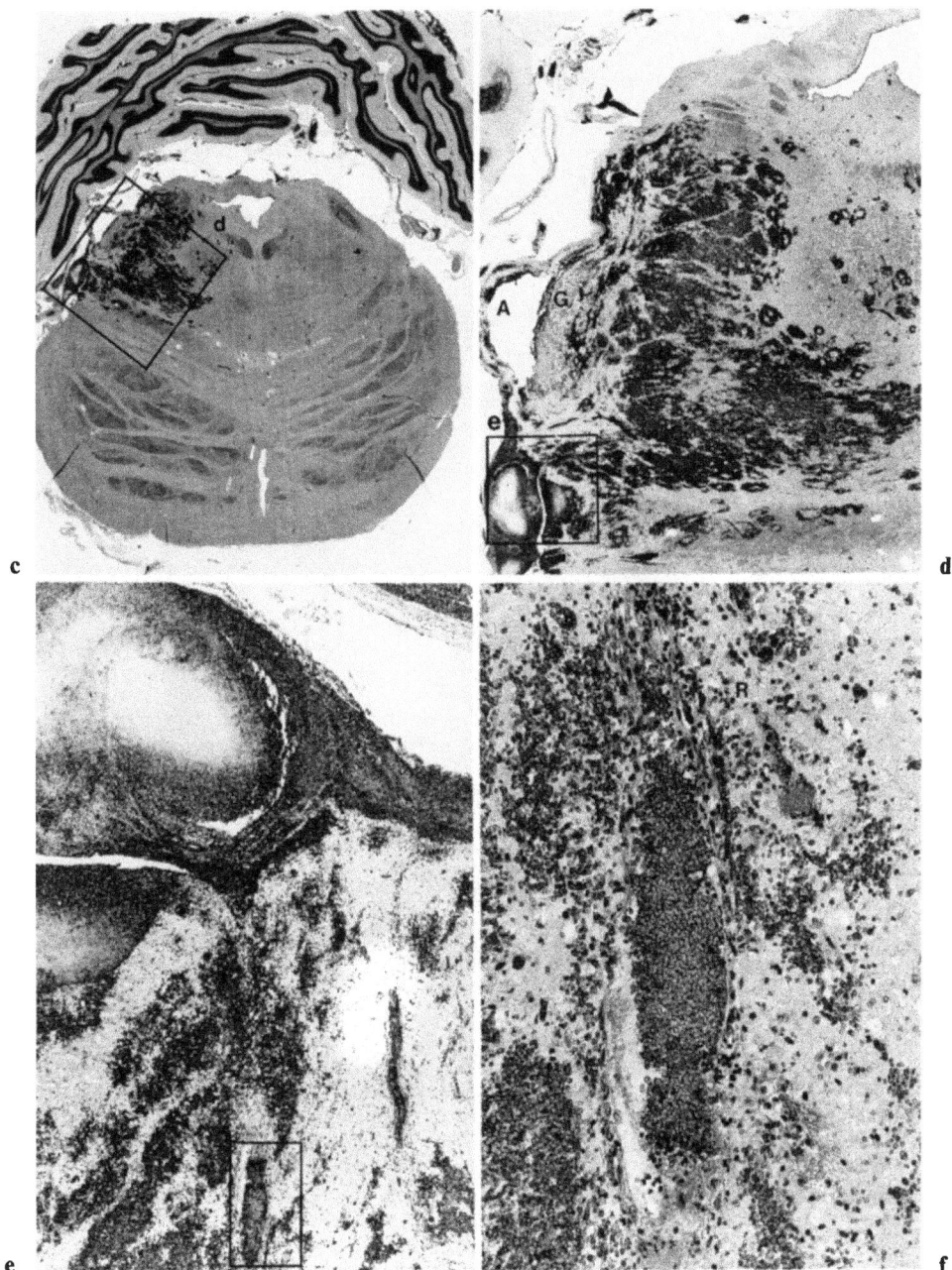

Abb. 119c–f

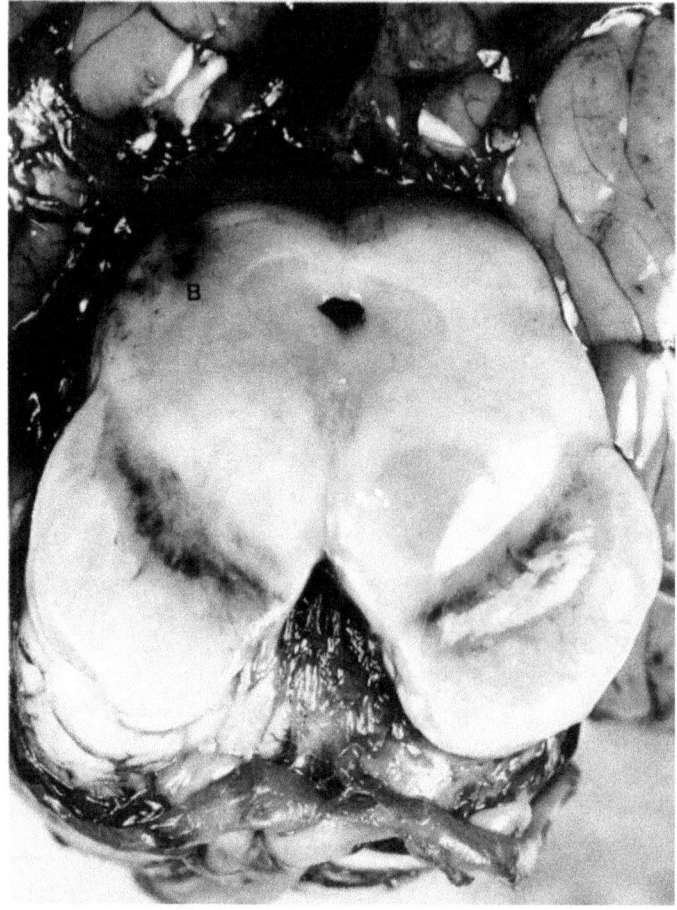

a

Abb. 120 a–g. Fall 25, L 532/79, 81jähriger Rentner, Verkehrsunfall. Überlebenszeit: 10 Tage. **a** Mesenzephalon mit keilförmiger Blutung (*B*) unterhalb des rechten Colliculus inf. Makrofoto. **b** (Linke untere Ecke hist. Schnitt der Blutung von Abb. 117. HE × 2). Einstrahlender Schlagaderzweig (*S*) mit mächtigem geschichteten Gerinnsel unterhalb der Meningen. In seinem Versorgungsgebiet ausgedehnte hämorrhagische Nekrose. Azan, × 46. **c** Abriß eines kleinen Schlagaderzweiges (*S*) unterhalb der Leptomeningen mit ausgedehnter Blutung und mit schnabelförmig geformten Fibrinbändern (*F*). HE × 100. **d** Pseudoaneurysmatische Abdichtung eines rupturierten Gefäßes (Schlagader?) unterhalb der weichen Hirnhäute. Wandungen verquollen, von Leukozyten und Makrophagen durchsetzt. HE × 116. **e** Ruptur eines Schlagaderseitenzweiges (*S*) im leptomeningialen Spalt, mit kelchförmig sich erweiternden Fibrinbanden (*F*). Weiter links größerer Schlagaderzweig (*S'*) mit ausgedehntem kugelförmigen, geschichtetem Gerinnsel (*G*). Orcein, × 117. **f** Größerer Schlagaderzweig unterhalb der Meningen mit kugelförmigem, geschichtetem Gerinnsel. HE × 185. **g** Ausgedehnte Gliazellwucherungen am Rande der hämorrhagischen Nekrose. Gomori, × 189. (Aus BRATZKE 1981)

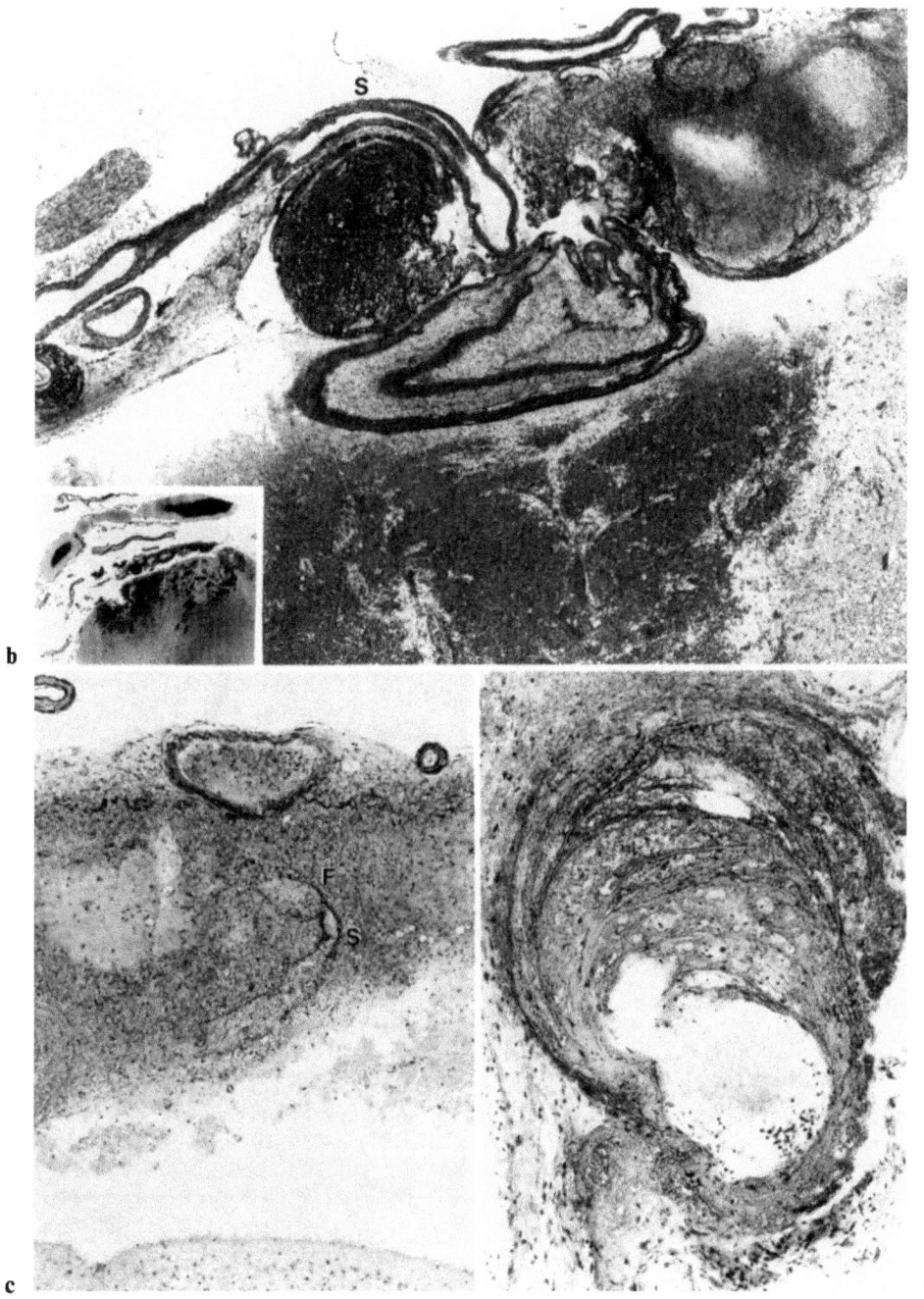

Abb. 120b–d

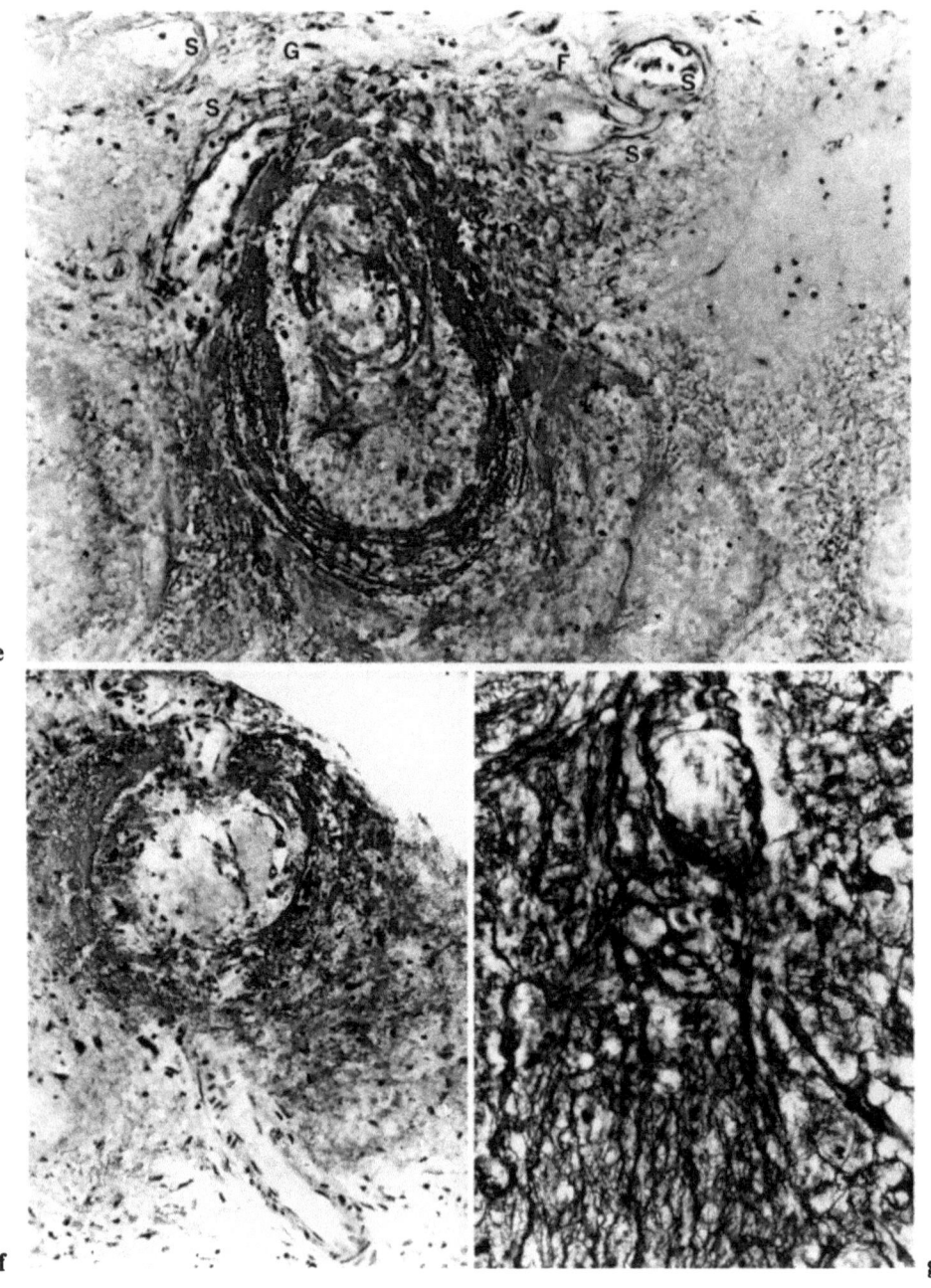

Abb. 120 e–g

zeigten sich zwischen Leptomeningen und Hirnstammoberfläche zahlreiche geschichtete Blutgerinnsel, das Zentrum überwiegend am inneren Rand der weichen Hirnhäute anliegend. Als Blutungsquelle einzelner dieser Gerinnsel ließen sich kleine Schlagaderzweige nachweisen (Abb. 120 b–f), an einem größeren, in das Mittelhirn einstrahlenden Schlagaderzweig hatte sich ein ausgedehntes, geschichtetes Gerinnsel gebildet (Abb. 120 b), die Rupturstelle selbst ließ sich hier aber nicht exakt belegen. Entsprechend dem Versorgungsgebiet dieser Gefäße war das Hirnstammgewebe von hämorrhagischen Nekrosen durchsetzt, es zeigten sich zahlreiche eisenpositive Makrophagen und eine lebhafte Gliazellproliferation (Abb. 120 g). Auch eine stärkere Neokapillarenbildung war bereits zu beobachten. *Weitere Befunde:* Blutunterlaufungen an der rechten Körperaußenseite, bimalleoläre Knöchelfraktur rechts. Subendokardiale Blutaustritte. Massive Fettembolie. *Nebenbefunde:* Fortgeschrittene allgemeine Arteriosklerose. Hirnatrophie. *Epikrise:* Trotz ununterbrochener Bewußtlosigkeit über 10 Tage waren die primären Verletzungen am Gehirn relativ gering ausgeprägt. Eine raumfordernde Blutung mit Seitenverschiebung lag nicht vor, auch kein Schädelbruch.

Der Angriffspunkt der Gewalteinwirkung war durch den Farbabrieb unter der Riß-Quetsch-Wunde an der linken Stirn belegt, offensichtlich ist es zu einer heftigen Rotation des Kopfes gekommen. Die keilförmige Blutung im Mesenzephalon lag kontralateral zur Gewalteinwirkung, die weiter kaudal gelegene Blutung in der Brückenhaube dagegen gleichseitig.

Der morphologische Befund spricht dafür, daß die kleinen Schlagadern und Venen direkt an der Durchtrittsstelle durch die Leptomeningen rupturiert sind, so daß einerseits die kugelförmigen Blutungen im Subarachnoidalraum entstanden, andererseits die hämorrhagischen Nekrosen im Hirngewebe.

Die Intensität der Eisenablagerungen, der Kapillarneusprossung und der glialen Reaktion spricht dafür, daß es sich um primäre Läsionen handelt, in diese Richtung weisen auch die klinischen Befunde.

Der Fall ist nahezu identisch mit Fall 24.

Fall 29: 53 Jahre, Polier. *Überlebenszeit:* 21 Tage. *Umstände:* Verkehrsunfall. Als LKW-Fahrer mit PKW zusammengestoßen, sofort bewußtlos. Im Krankenhaus neurologisch keine Ausfälle. Prompte Pupillenreaktion beiderseits. *Diagnose:* Commotio cerebri, Verdacht auf Fraktur des 2. HKW. Im weiteren Verlauf zunehmende Atemstörungen, Tracheotomie, Sehr oberflächliche Atmung. Zunehmende Verschlechterung des Allgemeinzustandes. Pneumonie. Sechs Tage nach dem Unfall steiler, medikamentös nicht beeinflußbarer Temperaturanstieg. 15 Tage später verstorben. *Todesursache laut Leichenschauschein:* „Herzkreislaufversagen". *Schädel- und Hirnbefund:* Reste einer Blutunterlaufung im rechten Schläfenmuskel, kein Schädelbruch. Zirka 2 mm dicke, membranöse, subdurale Blutung über dem linken Hinterhauptslappen, keine Mittellinienverdrängung. Hirnödem. *Hirnstamm:* Im linken Hirnschenkel ca. 10 × 3 mm große Blutung, die sich weiter nach kaudal fortsetzt zu einer ca. 2 × 3,5 cm großen Blutungshöhle in der Brückenhaube (Abb. 121 a). *Histologisch:* (Serienschnitte, Zelloidin): Im Randgebiet der Blutung ein breiter Saum von erweichtem Hirngewebe mit zahlreichen Fettkörnchenzellen, eisenpositiven Phagozyten, Kapillarsprossungen und Gliazellwucherung (Abb. 121 c). Knapp unterhalb des Aquäduktes rechts ein größerer, thrombosierter Schlagaderzweig mit verquollenen Wandungen (Abb. 121 b), Rupturstelle aber nicht auffindbar. *Weitere Befunde:* Frakturen der 1., 2., 4., 11. und 12. Rippe links sowie der 12. Rippe rechts, Bronchopneumonie. Wirbelsäule und Rückenmark ohne Verletzungen. *Epikrise:* Nach dem klinischen Verlauf und morphologischen Befund ist auszuschließen, daß diese massive Blutung von Anfang an bestanden hat. Vielmehr ist davon auszugehen, daß es sich um eine progrediente Blutung in dem traumatisch bedingten Erweichungsgebiet gehandelt hat. Krankhafte Veränderungen im Hirnstamm waren nicht nachzuweisen, die chronische subdurale Blutung sprach für die primäre schwere Hirnschädigung. Der exakte morphologische Beweis einer posttraumatischen Spätblutung war nicht zu führen, da die Blutungsquelle nicht lokalisiert werden konnte.

Fall 32: 7 Jahre, Schüler. *Überlebenszeit:* 3 Monate. *Umstände:* Verkehrsunfall; plötzlich auf die Straße gelaufen, von PKW erfaßt. Bei Krankenhauseinlieferung bewußtlos, Atemstörungen, Beugespasmus der Extremitäten. Nach beidseitiger Entlastungs-

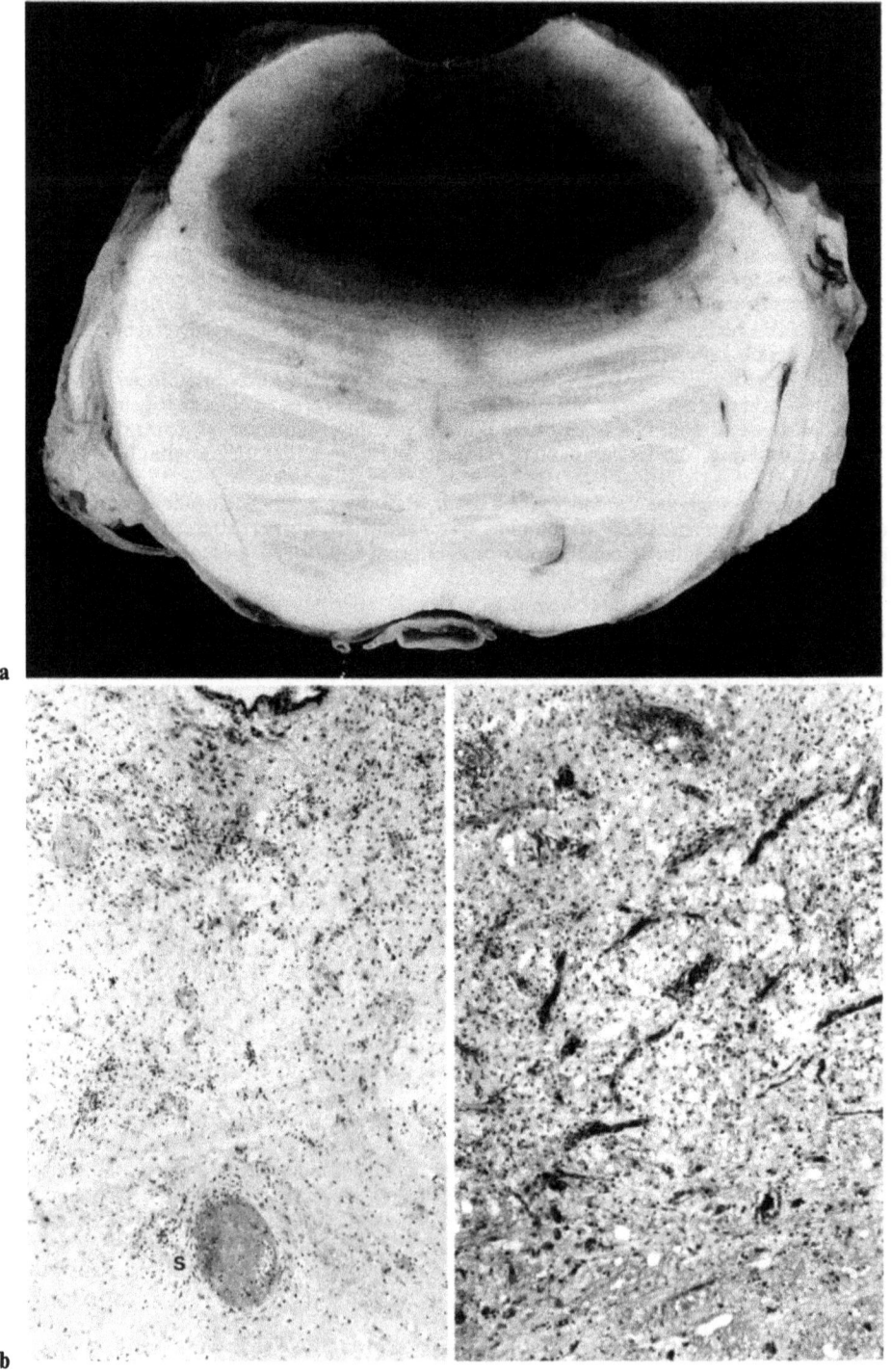

Abb. 121a–c

trepanation keine Besserung, Verlegung auf Pflegeabteilung. Hier wieder über längere Zeit Spontanatmung. Präfinal extremer Temperaturanstieg, Kreislaufversagen 85 Tage nach dem Unfall. *Schädel- und Hirnbefund:* Kleine Narben an der linken Stirnseite, kein Schädelbruch. Abgekapselte subdurale Restblutung rechts. Thrombosierter Brückenvenenriß links, parasagittal. Kleine Erweichungsherde im Thalamus und N. lentiformis links. Sinus sagittalis und rechter Sinus sigmoideus Thrombose. *Hirnstamm:* Größere Erweichungshöhle in der Mittelhirnhaube links (Abb. 122a), etwas kleinere Erweichung rechts. Ausgedehnte Erweichungen in der Brückenhaube, rechts > als links (Abb. 122b). *Histologisch:* Ausgedehnte Gliazellwucherung und Hämosiderinablagerungen. Dichte perivasale Zellinfiltrate. Einzeln abnorm große, vom Rande einstrahlende Venen (Abb. 112c, d). *Epikrise:* Der klinische Verlauf mit sofortiger Bewußtlosigkeit und Atemstörungen spricht für eine schwere, primäre Hirnstammschädigung. Ein Schädelbruch war nicht vorhanden, die gerissene Brückenvene spricht für ein Rotationstrauma. Die Erweichungsherde imponieren teils als große „leere" Höhlen, teils sind sie durch intensive Gliazellreaktionen geprägt. Sie sind durch Rupturen kleiner lateraler Venen und Arterien zu erklären.

Das Wiedereinsetzen der Spontanatmung spricht für eine partielle Reversibilität der Schädigungen.

Fall 33: 51 Jahre, Arbeiter. *Überlebenszeit:* 3 Monate. *Umstände:* Als Fußgänger in alkoholisiertem Zustand (BAK nicht bekannt) beim Überqueren der Fahrbahn von PKW erfaßt, Anstoß rechts. Sofort bewußtlos. Bei Krankenhausaufnahme ca. 30 min später Anisokorie, dann lichtstarre Pupillen beiderseits. Fokaler Anfall links. Im *CT* subdurales Hämatom links, Mittellinienverlagerung nach rechts. *Trepanation:* Ausräumung der ca. 2 cm dicken subduralen Blutung. Vermutliche Blutungsquelle: sinusnahe frontale Brückenvene. Bei der Operation Gehirn komprimiert, blaß, nicht pulsierend. Nach Hämatomentleerung Ausdehnung und leichte Pulsation. Zunächst kontrollierte Beatmung, nach 3 Wochen Spontanatmung. Hochdosierte Gabe von Kortikoiden und Diuretika. *Neurologischer Status:* Tiefe Bewußtlosigkeit, schwache Reaktion auf Schmerzreize, vereinzelt Streckbewegungen. Im *Kontroll-CT* (11 Tage nach Op.): subdurales Hygrom bzw. Hämatom links, zweimalige Punktion ohne Erfolg. *Klinisch* apallisches Syndrom, Tod nach 3 Monaten an hypostatischer Pneumonie. *Schädel- und Hirnbefunde:* Blasse Narben an der linken Stirn, darunter Beginn eines Schädelberstungsbruches, der weiter über das Schädeldach, knapp rechts neben der Pfeilnaht bis zur Hinterhauptsschuppe zieht. Hirnprolaps im Bereich der Trepanationsstelle links. Ausgedehnte Erweichungen und Zerstörungen im Stirnhirnbereich (Abb. 123a). Hämorrhagische Erweichung linker Hinterhauptslappen. Organisierte subdurale Blutung links. *Hirnstamm:* Leicht „S"-förmig geschwungene streifenförmige Erweichungszone vom rechten Colliculus inf., dem Lemniscus lat. folgend bis zum Lemniscus med. (Abb. 123b, c). Diese ca. 1 mm breite Erweichung setzt sich aus zwei blassen äußeren Zonen und einer zentralen dunkleren Zone zusammen. *Histologisch* entsprechen die dunkleren Zonen einer ausgedehnten Gliazellproliferation, während es sich bei den helleren Streifen um eine spongiöse Auflockerung handelt. Innerhalb der Gliazellproliferation zahlreiche neugebildete Riesenkapillaren. In der Eisenfärbung färbt sich das gesamte Gebiet schwach bläulich an, ausgesprochene Pigmentablagerungen sind aber nicht zu erkennen. Dagegen sind die Leptomeningen am Hirnstamm von zahlreichen Makrophagen mit granulär gespeichertem Eisenpigment durchsetzt, daneben auch reichlich Lipofuszinablagerungen. *Weitere Befunde:* Knöchern verheilte Symphysenfraktur rechts, Bronchopneumonie. *Nebenbefund:* Fettleber (1765 g). *Epikrise:* Die eigentümliche Anordnung der doppelstreifigen Erweichung mit Gliazellproliferation ist am ehesten durch Ruptur eines oder mehrerer kleiner Schlagaderzweige am laterodorsalen Mittelhirnrand zu erklären, der morphologische Nachweis gelang aber nicht. Nach dem klinischen Verlauf

Abb. 121a–c. Fall 29, L 264/70, 53jähriger Polier, Verkehrsunfall, Überlebenszeit: 21 Tage. **a** Orale Pons. Massive, ca 22 × 12 mm große Blutung in der Haube, bis dicht an den Boden der 4. Kammer. Makrofoto. **b** Detail von **a**. Verquollener Schlagaderzweig (*S*) mit intensiver leukozytärer Infiltration am oberen Rand der Blutung. Rupturstelle nicht getroffen. HE × 75. **c** Detail von **a**. Ausgedehnte Neokapillarisierung und Eisenpigmentablagerung am oberen Rand der Blutung. HE × 75. (Aus BRATZKE 1981)

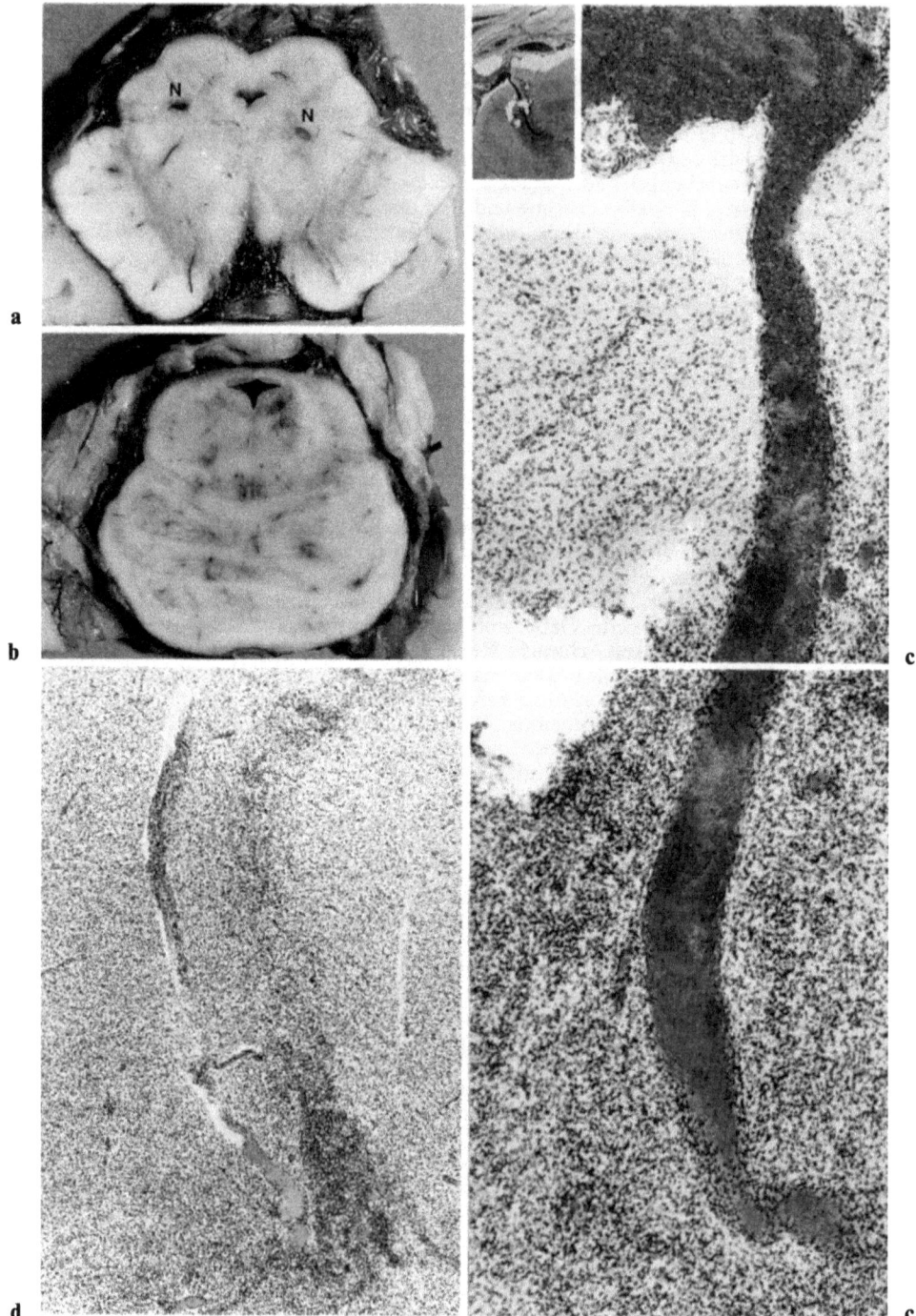

Abb. 122 a–d

und angesichts der ausgedehnten Eisenpigmentablagerungen, insbesondere in den Leptomeningen, spricht aber vieles für ein primärtraumatisches Geschehen.

Fall 40: 62 Jahre, Tankstellenpächter. *Überlebenszeit:* 42 h. *Umstände:* Raubüberfall. Im Toilettenraum aufgefunden, Tatwaffe (Fahrtenmesser mit ca. 12 cm langer Klinge) noch im Kopf (Abb. 124a). Bei Krankenhauseinlieferung noch ansprechbar. Antwort auf Frage nach dem Überfall: „Er war in der Toilette". Kurze Zeit später tief bewußtlos, Babinski beiderseits positiv. Sofortige Trepanation, Entfernung des Messers. Postoperativ stark schwankender Blutdruck, Reflexe erloschen, keine Spontanatmung. Anurie. Tod 42 h nach dem Überfall. *Schädel- und Hirnbefund:* Stichverletzung an rechter Schläfe durch großen Keilbeinflügel und rechte Großhirnhälte bis zum Hirnstamm im Bereich der Vierhügelplatte (Abb. 124b, c). Massive Blutung im Stichkanal, besonders Zentralregion rechts. Stichkanallänge ca. 8 cm. Massive Hirnschwellung, Tonsilleneinklemmung. *Hirnstamm:* Zirka 12 mm langer Stichgang durch rechten Großhirnschenkel bis knapp vor dem Aquädukt, dieser blutgefüllt. *Histologisch* im Bereich der Verletzungen kleinere Blutungen mit lebhafter leukozytärer Reaktion (Abb. 124d, e), größere Gefäße nicht getroffen. *Epikrise:* Trotz der nahezu vollständigen Durchtrennung der rechten Mittelhirnhälfte bestand für kurze Zeit noch Handlungsfähigkeit, es waren sogar noch adäquate Antworten möglich. Erstaunlich ist, daß diese ausgedehnte, sicher primäre Hirnstammverletzung noch 42 h überlebt wurde.

Fall 41: 33 Jahre, Lokalbesitzer. *Überlebenszeit:* 5 ½ Tage. *Umstände:* Von Angestelltem bei homosexueller Annäherung mit Axt in die rechte Schläfe geschlagen worden, Axt dort steckengeblieben. Kurze Zeit später Krankenhauseinlieferung, „Wimmmern", gezielte Abwehrbewegungen. Spontanatmung. Pupillen mittelweit. *Klinischer Verlauf:* Nach Abklemmung der A. carotis comm. rechts und Unterbindung der A. carotis ext. Entfernung der Axt, danach außerordentlich starke Blutung aus dem Gebiet der A. cerebri med. Tentoriumriß mit Sinuseröffnung. Nach der *Operation* heftige Reaktion auf Schmerzreize, Pupillen weiterhin seitengleich, mit Reaktionen auf Licht. Babinski beiderseits positiv. Zwei Tage später Verschlechterung, Schmerzreaktion nicht mehr so deutlich, Erweiterung der rechten Pupille. Bis zum Tode, 5 Tage und 8 h nach dem Axthieb, tief komatös. *Schädel- und Hirnbefund:* Weitgehende Erweichung der gesamten rechten Großhirnhälfte (Abb. 125a, b). Mit Clip verschlossene Durchtrennung der A. cerebri med. rechts. Erweichter Kleinhirndruckkonus. Thrombose des Sinus transversus, rectus und sigmoideus rechts. Geringfügige epidurale Blutung rechts frontal. Blutung in der Fossa interpeduncularis, Ventrikeltamponade. *Hirnstamm:* Keine direkten Verletzungen, A. basilaris und Aa. vertebrales unversehrt. *Histologisch:* In der Umgebung kleinerer Schlagaderzweige im rechten Hirnschenkel und lateralen Brückenfuß rundliche, zwiebelschalenartig aufgebaute Blutungen mit zahlreichen Leukozyten (Abb. 125d, e), auch kleinere Arterien eröffnet (Abb. 125e). Zahlreiche aufgeblähte Makrophagen, ohne Eisenpigment. *Epikrise:* Trotz der massiven Einwirkung ist es nicht zu einer primären Hirnstammblutung gekommen. Da nach 5 ½ Tagen noch keine eisenpositiven Makrophagen vorhanden waren spricht alles für eine sekundäre Genese. Hervorzuheben ist, daß es danach auch bei sekundären Blutungen zur Eröffnung von Schlagaderzweigen, und nicht nur von Venen kommen kann.

In einzelnen Fällen kann der Hirnstamm trotz Vorliegens schwerer und schwerster traumatischer Läsionen in den übrigen Hirnarealen makroskopisch und mikroskopisch nicht verletzt sein. Es können sowohl schwere traumatische Gewebeschäden als auch ausgeprägte klinische Befunde als Folge eines massiven Hirnödems mit Mittelhirneinklemmung vorliegen. Nach den Angaben von BRATZKE (1981) kommen solche Fälle gar nicht so selten vor, er berichtete eingehend über 3 entsprechende Beobachtungen.

Abb. 122a–d. Fall 32, L 537/71, 7jähriger Schüler, Verkehrsunfall, Trepanation. Überlebenszeit: 12 Wochen. **a, b** Mesenzephalon und orale Pons mit zystischen Nekroseherden im Haubenbereich bds. **c** Vom dorsolateralen Rand einstrahlende, deformierte Vene mit ausgeprägter perivasaler Gliazellproliferation und kleinzelligen Infiltraten. Ausgedehnte Erweichungen. HE × 180. **d** Intensive Gliazellwucherung mit Rundzelleninfiltraten am Rande zystischer Nekrosen. HE × 32. (Aus BRATZKE 1981)

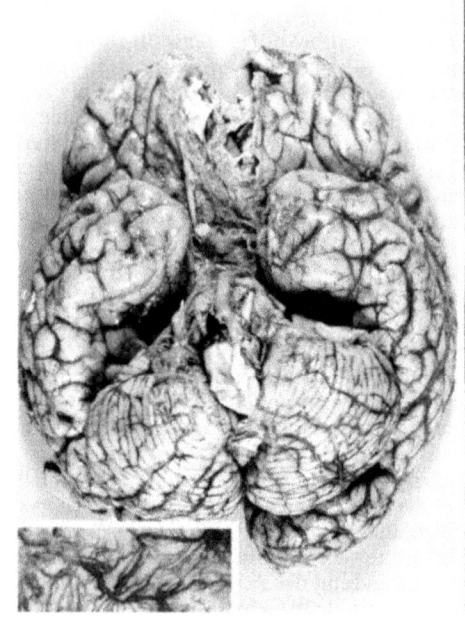
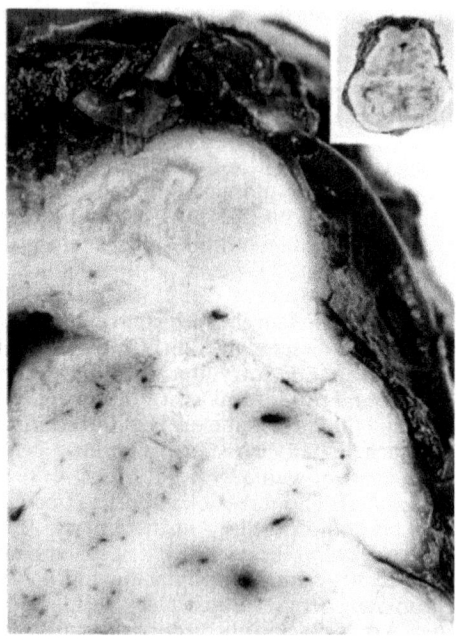
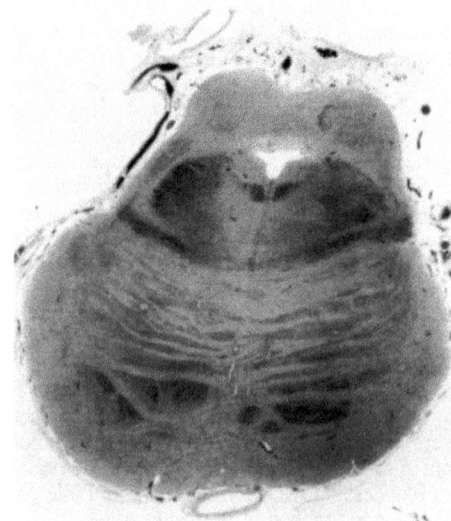

Abb. 123 a–c. Fall 33, L 718/78, 51jähriger Arbeiter, Verkehrsunfall, Schädelfraktur, Trepanation. Überlebenszeit: 3 Monate. **a** Hirnbasis mit tiefgreifenden Rindennarben im mittleren Stirnhirnbereich (*links unten:* Dura mit Neokapillarisierung und Membranen). Makrofoto. **b** Colliculus inf. rechts mit doppelstreifiger, s-förmig geschwungener Erweichung (*rechts oben:* Übersicht). Makrofoto. **c** Hist. von **b**. Stark verzogener Hirnstamm. Durch Gliazellproliferation gekennzeichnete Nekrosestreifen. Azan, × 3. (Aus BRATZKE 1981)

Fall 50: 38 Jahre, Hausfrau. *Überlebenszeit:* 31 Tage. *Umstände:* Chronischer Alkoholmißbrauch. Bewußtlos im Bett aufgefunden, Krankenhauseinlieferung, *Trepanation*, Ausräumung einer subduralen Blutung links, danach erweckbar, gezielte Abwehrreaktionen. Einen Tag später Nachblutung, *2. Operation*, Drainage. Danach nicht mehr ansprechbar, Jackson-Anfälle, minimale Reaktion auf Schmerzreize. Im *CT*, 17 Tage später, intrakranielles Hämatom und Ödem links, mit erheblicher Verlagerung der Mittellinie nach

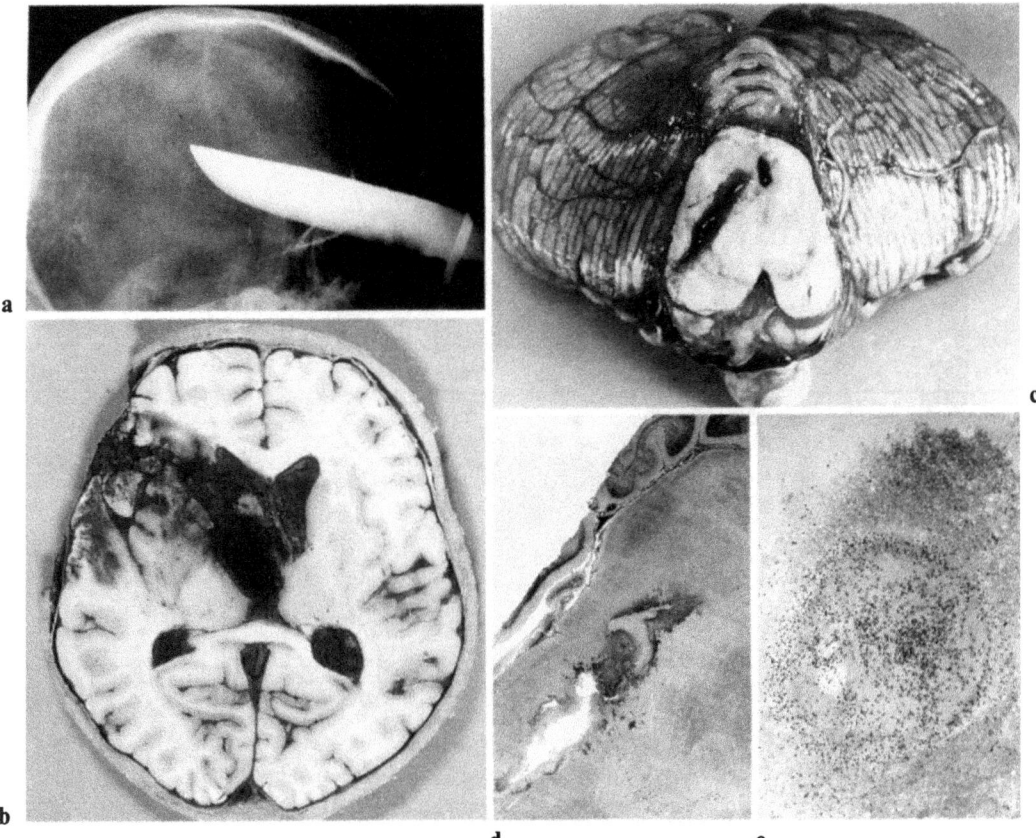

Abb. 124a–e. Fall 40, L 133/71, 62jähriger Tankstellenpächter, Tötung bei Raubüberfall, Trepanation. Überlebenszeit: 42 h. **a** Im Kopf steckendes Messer (Röntgenaufnahme zu Lebzeiten). **b** Obere Hirnhälfte in der Kalotte (daher seitenverkehrt). Stichgang von rechter Schläfenseite schräg nach hinten unten. Temporale Knochenschuppe bei Trepanation entfernt. Makrofoto. **c** Ca. 35 mm langer Stichkanal im Mesenzephalon rechts, vom lateralen Hirnschenkel bis zum Aquädukt. **d** Blutungen am Rande des Stichkanals. Hämatoxylin-Eosin × 6,7. **e** Detail von **d**. Rundliche, schalenförmig aufgebaute Gerinnsel mit zahlreichen Leukozyten. Hämatoxylin-Eosin × 80. (Aus Bratzke 1981)

rechts. Kompression des Ventrikelsystems. Langzeitbeatmung, Pneumonie, hyaline Membranen. Präfinal Kammerflattern, Herz-Kreislauf-Versagen 31 Tage nach der Aufnahme. *Schädel- und Hirnbefund:* Blasse Narbe an der rechten Stirn, kein Schädelbruch. Ausgedehnte Blutung und Erweichung im Inselgebiet links, Verdrängung der Mittellinie um ca. 1,5 cm nach rechts (Abb. 126a, b). Dünne subdurale Restblutung. Mit Fibrospum abgedeckte Prellungsherde im Trepanationsgebiet.

Die horizontale Lamellierung zeigte ausgedehnte Blutungen bis weit in das Marklager, der linke Großhirnschenkel ist flachgedrückt, das Mittelhirn stark nach rechts verschoben. Im etwas tiefer gelegenen Schnitt die Brücke wieder symmetrisch, keine Blutungen. *Histologisch* nur einzelne, minimale perivasale Blutaustritte. *Epikrise:* Trotz der massiven linksseitigen raumbeengenden Blutung mit außerordentlicher Verschiebung der Mittellinie ist es nicht zu sekundären Hirnstammblutungen gekommen, obwohl nach der Vorgeschichte auch ein Alkoholmißbrauch vorlag und klinischerseits eine „Hirnstammsymptomatik"

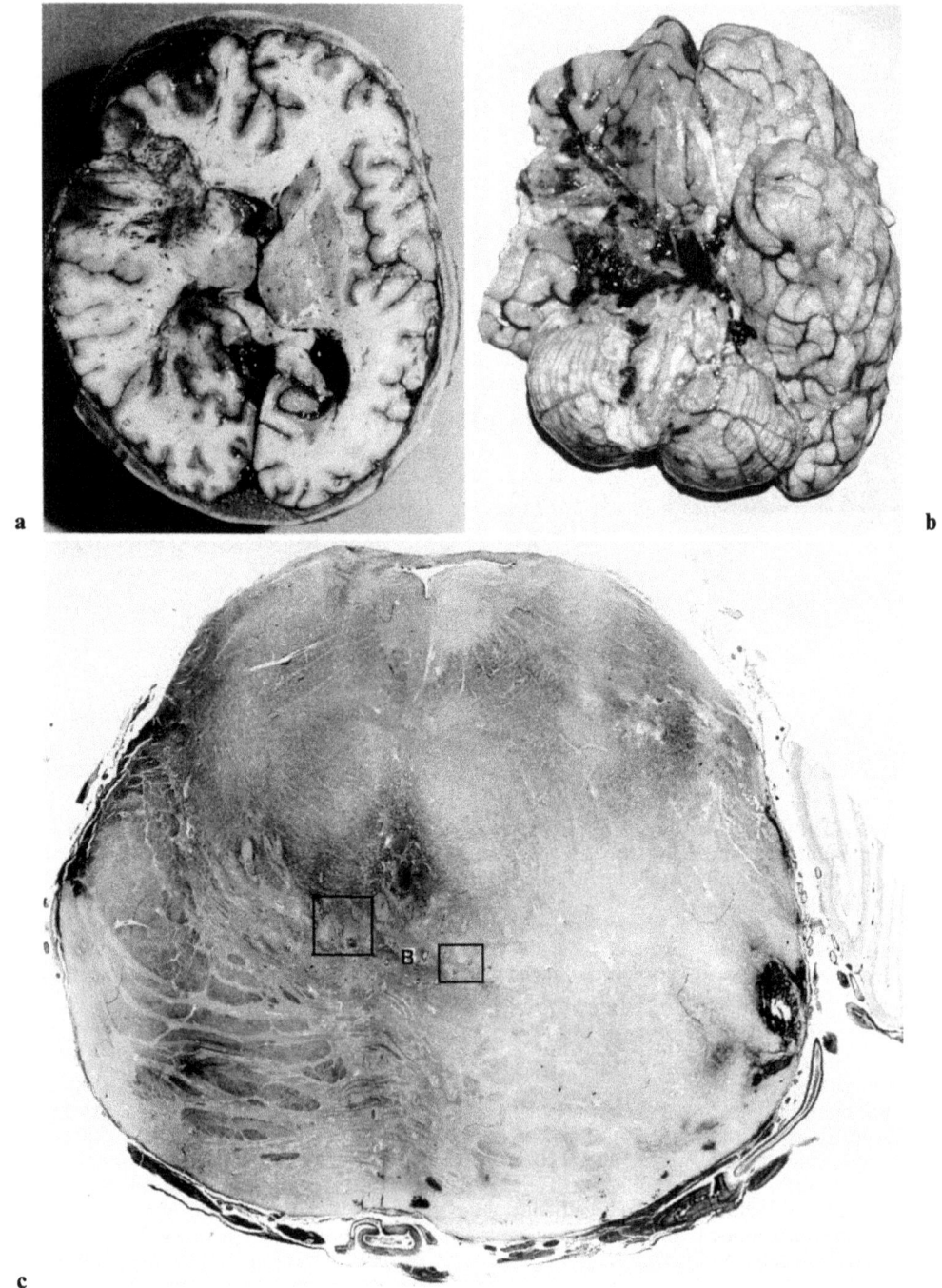

Abb. 125a–c

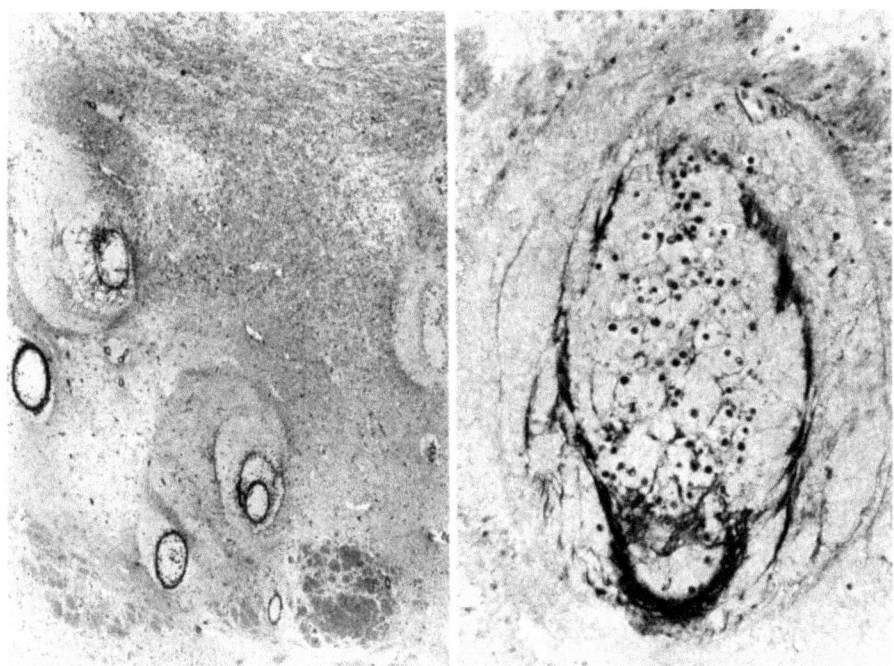

de

Abb. 125a–e. Fall 41 (148/73), 33jähriger Lokalbesitzer, Tötung, Verletzung durch Axt, Schädelfraktur, Trepanation. Überlebenszeit: 5 Tage. Makrofoto. **a** Obere Hirnhälfte in der Kalotte (daher seitenverkehrt), temporale Knochenschuppe bei Trepanation entfernt. Zerstörungskanal bis zum Vorderhorn des rechten Seitenventrikels. Makrofoto. **b** Tiefgreifende Zerstörung im rechten Scheitel- und Schläfenlappen, weitgehende Erweichung der gesamten rechten Großhirnhälfte. Makrofoto. **c** Oraler Pons mit ausgedehnten medianen Blutungen (*B*) und größeren Blutungen am lateralen Brückenfuß rechts. Azan, ×4. **d** Detail von c. Zahlreiche, z. T. eröffnete kleine Venen und Arterien mit schubförmigen Gerinnseln und pseudoaneurysmatischer Abdichtung. Strauchwerkartige Wucherung des adventitiellen Gewebes. Azan, ×35. **e** Weit eröffnete kleine Schlagader mit schalenförmiger, nicht mehr ganz frischer Gerinnselabdichtung. Zahlreiche aufgeblähte Makrophagen aber noch kein Fe-Pigment. Azan, ×185. (Aus BRATZKE 1981)

bestand. Dies dürfte funktionell durch die massive Kompression des linken Hirnschenkels bedingt sein.

In diesem Zusammenhang ist ein Kommentar von KRAULAND (1982) über die monographische Darstellung der traumatischen Hirnstammschäden durch BRATZKE (1981) bemerkenswert, der an einer Auswahl von 29 Fällen aus der Literatur zeigen konnte, „daß bei zunehmender Überlebenszeit die Neigung der Autoren, die vorgefundenen Schäden als sekundär einzustufen, zunimmt". Ein subjektiver Faktor scheint hier die Deutung des histologischen Befundes zu beeinflussen. KRAULAND (1982) faßt BRATZKE's (1981) Schlußfolgerungen so zusammen: „Es genügt nicht, nur die Blutungs- und Erweichungsherde im Hirnstamm sorgfältig histologisch zu untersuchen, sondern auch die Arterien und Venen im Subarachnoidalraum. Nur so können die primären Gefäßverletzungen und der Umfang der Zirkulationsstörungen einigermaßen genau abgeschätzt

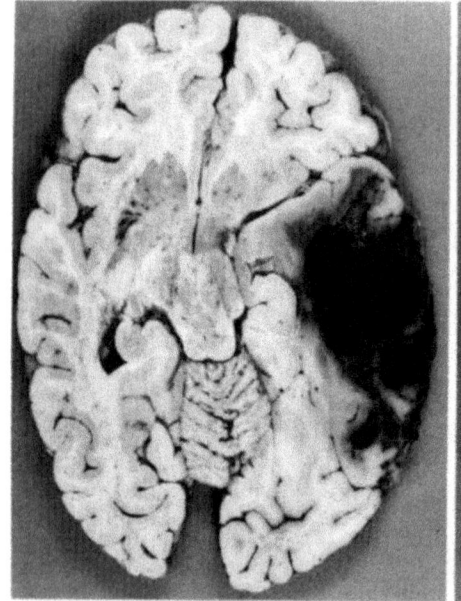 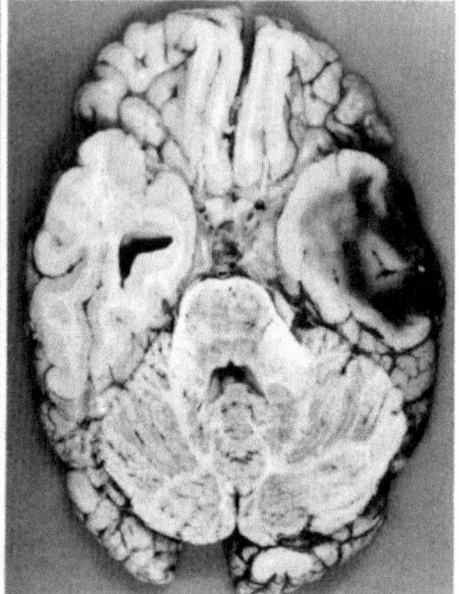

Abb. 126 a–c. Fall 50, L 61/80, 38jährige Hausfrau, chronischer Alkoholmißbrauch, Sturz? Trepanation, Überlebenszeit: 31 Tage. **a** Horizontale Lamellierung der unteren Hirnhälfte, untere Aufsicht. Mächtige, von Gegenstoßprellungsherden ausgehende Marklagerblutung links. Makrofoto. **b** Etwas tieferer Schnitt. Fortsetzung der Marklagerblutung zur Basis des Schläfenpoles. Pons und Kleinhirnbrückenarme nicht beeinträchtigt. Makrofoto. **c** Detail von a. Mesenzephalon. Außerordentliche Verschiebung der Mittellinie. Linker Hirnschenkel flachgepreßt. Ausgeprägte Gefäßstauung, aber keine Blutung. Makrofoto. (Aus BRATZKE 1981)

werden. Für die Beurteilung des Zeitablaufs sind ferner die Reaktionen am Gefäßbindegewebsapparat und der Glia zur Altersbestimmung unerläßlich."

Eine vergleichende Untersuchung von sekundären Läsionen des Hirnstammes, die infolge eines nichttraumatisch erhöhten intrakraniellen Druckes entstanden waren, mit solchen zweifellos primärtraumatischer Entstehung wurde von JANKOWSKI u. RASZEJA (1986) an einer Serie von 52 verstorbenen Patienten durchgeführt.

In der Gruppe 1 mit sekundären Hirnstammläsionen, die infolge eines nichttraumatisch erhöhten intrakraniellen Druckes entstanden waren, wurde mit Gruppe 2 verglichen, mit zweifellos primärtraumatischen Veränderungen bei Eintritt des Todes unmittelbar nach der Schädel-Hirn-Verletzung.

Die Patienten, die infolge eines erhöhten intrakraniellen Druckes nichttraumatischer Herkunft gestorben waren, zeigten Veränderungen in Form einer Nekrose der Gefäßwände mit Fibrinimprägnation und perivaskulärer Fibrinpenetration im Bereich der Hirnstammblutungen. Diese sekundären Hirnstammläsionen waren bereits von FRIEDE u. ROESSMAN (1963) sowie KLINTWORTH (1965) beschrieben worden.

Die von JANKOWSKI u. RASZEJA (1986) beobachteten Hirnstammveränderungen nach einiger Überlebenszeit nach der Gewalteinwirkung sprechen in erster Linie für sekundäre Hirnstammläsionen. Diese Veränderungen können als Folge der intrakraniellen Raumforderung und Verschiebung des Hirnstammes in Richtung auf die hintere Schädelgrube angesehen werden (FRIEDE u. ROESSMAN 1963; GOODMAN u. BECKRE 1973). In diesen Fällen ist der Hirnstamm nicht unmittelbar mechanisch geschädigt, sondern mittelbar nach einem epi- oder subduralen Hämatom und des anschließenden posttraumatischen Hirnödems. Diese Veränderungen treten erst mindestens 2 h nach Einsetzen der Hirnverlagerung auf.

VIII. Die verschiedenen Formen der Verletzungen des Hirnstammes

1. Direkte Verletzungen des Hirnstammes

Direkte traumatische Verletzungen des *Hirnstammes* können die Folge von *offenen Verletzungen* sein, bei denen *Fremdkörper* wie *Geschoßsplitter* (ESSER 1935; KLINE u. LE BLANC 1971; BRISMAN u. HARRINGTON 1975; BOLLER u. JACOBSON 1980), *Autoantennen* (CRESSMAN u. HAYES 1966) sowie *Knochensplitter* (NAGY u. SIPOS 1983) zum Gewebeschaden führten.

Schußverletzungen des *Hirnstammes* sind *gewöhnlich tödlich*. Es ist daher nicht verwunderlich, daß Serien von Schußverletzungen durch Kriegswaffen solche des Hirnstammes nicht enthalten, da die Verletzten gewöhnlich schon auf dem Schlachtfeld oder bevor sie den ersten Verbandsplatz erreicht haben sterben (HAYNES 1945; WEBSTER et al. 1948; LEWIN u. GIBSON 1956; SCHWARTZ u. ROULHAC 1958; MEIROWSKY 1965).

Die Zahl der Verletzten, die eine direkte Verletzung des Hirnstammes überlebten, ist gering (HUHN u. JAKOB 1970; KLINE u. LE BLANC 1971).

Eine Zusammenfassung einiger Kasuistiken folgt:

KRAL (1934): 25jähriger Patient, bei dem bei einem Unfall eine Heugabel durch die Orbita in die Fossa interpeduncularis eindrang. Zunächst Bewußtlosigkeit. Sechs Monate später bis auf Lähmung des N. oculomotorius und Schädigung der Pyramidenbahn wieder gebessert. DEVIC et al. (1945) sowie ROUGHIER (1961) berichteten über 3 Patienten, die Schußverletzungen der Lamina quadrigemina überlebten.

SCHWARTZ u. ROULHAC (1948) hatten über einen Soldaten berichtet, der eine linksseitige frontale und parietale Einschußwunde aufwies, und bei dem multiple Metallfragmente oberhalb des Tentorium cerebelli gefunden wurden. Ein Fragment befand sich in der Umgebung des Hirnstammes. Der Patient war komatös, *überlebte* jedoch *fast 2 Wochen*. Die *Autopsie* zeigte einen Schußkanal, der durch das Mittelhirn in den Pons verlief, wo sich ein metallisches Fragment fand, das von einer Blutung mit einem Durchmesser von 2 cm umgeben war.

WANKE (1948): 14jähriger Knabe, der von einem Kleinkalibergewehr in die rechte Schläfe getroffen wurde, das Geschoß blieb in dorsalen Abschnitten des Mittelhirns stecken. Tod erfolgte 3 Tage später an zentralem Kreislaufkollaps mit zentrogenen Lungenblutungen.

LEPOIRE et al. (1966) teilten die Beobachtungen von 2 Patienten mit zivilen Schußwunden des Mittelhirns, die überlebten, mit; sie zeigten ein Parinaud-Syndrom (vertikale Blickparese). Ein Versuch, das Geschoßfragment bei einem Patienten zu entfernen, verlief erfolglos.

CRESSMAN u. HAYES (1966): 34jähriger Patient, dem eine Autoantenne durch das linke Auge in den linken Pedunculus mesencephali eindrang; 15 Tage später Nachweis eines traumatischen Aneurysma der A. chorioidea ant. *Tod* 2 Tage später an Magenbluten.

KLINE u. LE BLANC (1971) berichteten über einen 39jährigen Taxifahrer, der nach einem Kfz-Unfall in bewußtlosem Zustand stationär aufgenommen wurde. Platz- oder Schnittwunden am Kopf wurden nicht gesehen. Zeitweise bestand eine Enthirnungsstarre. Es lag ein beidseitiger Babinski und Klonus vor, links ausgeprägter als rechts. Die Pupillen waren mittelweit. Die *Schädelübersichtsaufnahmen* ergaben mehrere kleinere Metallfragmente in den Weichteilen des Nackens bei C_1 und *ein größeres* metallisches Fragment, etwa 0,75 cm posterior des Clivus, etwa rechts der Mittellinie und etwas unterhalb der knöchernen Verbindung des Processus clinoideus post. und des Clivus. Bei der erneuten Untersuchung wurde jetzt eine kleine runde Wunde ohne Pulverschmauch an der Hinterseite des Nackens in der Mittellinie aufgedeckt.

Bei der *Operation* ergab sich, daß der Okzipitalknochen 1,5 cm oberhalb des Foramen occipitale magnum, etwas rechts der Mittellinie, perforiert war. Ein Schußkanal erstreckte sich durch den Vermis cerebelli, den Boden des IV. Ventrikels, etwas rechts der Mittellinie des Colliculus facialis, etwa 4 mm im Durchmesser. Ein größeres metallisches Fragment konnte aus etwa 2 cm Tiefe aus dem Pons entfernt werden. Eine Tracheotomie wurde vorgenommen.

Der Patient war zunächst komatös und zeigte eine Enthirnungsstarre. Die Atmung war spontan, jedoch irregulär, so daß er Respiratorbeatmung erhielt.

Während sich der Patient noch in Intensivbehandlung befand, ergaben die *Ermittlungen der Polizei*, daß Taxiinsassen bei einem Raubüberfall auf den Fahrer geschossen hatten und dann aus dem Taxi gesprungen waren. Das Taxi hatte dann den Mittelstreifen überquert und war mit einem anderen Kfz zusammengestoßen. Unfallzeugen hatten angenommen, der Fahrer habe beim Unfall eine Schädel-Hirn-Verletzung erlitten.

Der Patient wurde etwa 3 Wochen später von der Respiratorbeatmung genommen. Er konnte jetzt, auch im Schlaf, ohne Schwierigkeiten atmen. Er vermochte mit Hilfe zu gehen, war jedoch ataktisch und fiel zur rechten Seite. Sechs Wochen nach der Verletzung wurde er in ein Rehabilitationszentrum verlegt.

BRISMAN u. HARRINGTON (1975): 30jähriger Patient; Steckenbleiben eines Geschosses in dem kaudalen Pons. *Überleben* mit neurologischen Ausfällen.

CLARK et al. (1985) berichteten über einen Patienten mit einer Schußverletzung des Gehirns. Das Geschoß durchdrang die linke Kleinhirnhemisphäre und blieb in linken Anteilen der mittleren Ponsregion stecken. Die Autoren glauben zeigen zu können, daß eine

Läsion der lateralen Pons eine Seitenlähmung verursachen kann, ausgeprägter in den oberen Extremitäten, sie nehmen eine somatotopische Lokalisation der kortikospinalen Bahnen an, die bisher noch nicht beschrieben wurde.

Der von BRATZKE (1981) veröffentlichte Fall 40 gehört hierher, vgl. S. 423.

Neue neurophysiologische Befunde wurden in einer Serie von experimentellen Arbeiten am Primatenmodell von CROCKARD (1979) und CROCKARD et al. (1977, 1979) mitgeteilt. Die Einwirkungen auf den Hirnstamm nach experimentellen Geschoßverletzungen des Gehirns sind direkt proportional der Geschoßenergie. Der intrakranielle Druck war bereits 5 min nach der Schußverletzung erhöht. Rasante Geschosse führten zu einer schnelleren und größeren Druckerhöhung als matte Geschosse.

2. Primärtraumatische Hirnstammschäden

Bei Patienten, die unmittelbar oder innerhalb weniger Stunden nach einer Gewalteinwirkung sterben, sind Blutungen der einzige Hinweis für einen traumatischen Gewebeschaden. Die Blutungen können makroskopisch oder nur mikroskopisch sichtbar sein.

Die Wichtigkeit der Unterscheidung zwischen primär- und sekundärtraumatischen Gewebeschäden wurde von uns immer wieder hervorgehoben; in gleicher Weise wurden Begriffe wie Hirnstammkontusion und Duret-Berner-Blutungen kritisiert (SELLIER u. UNTERHARNSCHEIDT 1963; UNTERHARNSCHEIDT 1972), vgl. S. 445 u. 449.

Primärtraumatische Schäden am Hirnstamm verraten eine sehr große Intensität der einwirkenden Gewalt, die mit erheblicher Deformation von Schädel und Gehirn einhergehen, besonders wenn die Stoßrichtung sagittal ist. Einen weiteren Hinweis für die große Gewalteinwirkung liefern die gleichzeitig vorhandenen primärtraumatischen Gewebeschäden in anderen Hirnteilen, vor allem in der Rinde, in Form von sog. Rindenprellungsherden. Es ist eine Faustregel, daß diese Verletzungen gewöhnlich kaum eine Stunde lang überlebt werden, wie ERNST THEODOR MAYER (1967) und PETERS (1969) an einem großen Untersuchungsgut zeigten. Man kann cum grano salis sagen, daß ein Patient, der eine schwere Schädel-Hirn-Verletzung überlebt hatte, keine oder wenn doch, nur geringe primärtraumatische Hirnstammschäden erlitten hat. Es fehlen jegliche morphologische Substrate, wie PETERS (1959) an einem anderen Untersuchungsmaterial festgestellt hatte.

Daß kleinere primärtraumatische Gewebeschäden überlebt werden, zeigen die beiden Beobachtungen von HUHN u. JAKOB (1970). Die ausgezeichnete klinisch-anatomische Studie berichtet über 2 Beobachtungen von schwersten gedeckten Hirntraumen mit akuter initialer Mittelhirnsymptomatik und entsprechenden Läsionen im pontomesenzephalen Bereich, die 6 bzw. 32 Jahre überlebten. In der Diskussion der formalen Genese der Hirnstammherde zogen die Autoren im 1. Fall die Möglichkeit ihrer überwiegend primärtraumatischen Natur in Betracht, während im 2. Fall die Frage einer primärtraumatischen oder sekundärvasozirkulatorischen Entstehung infolge transtentorieller Herniation ganz offen bleiben mußte.

432   Traumatische Hirnstammschäden

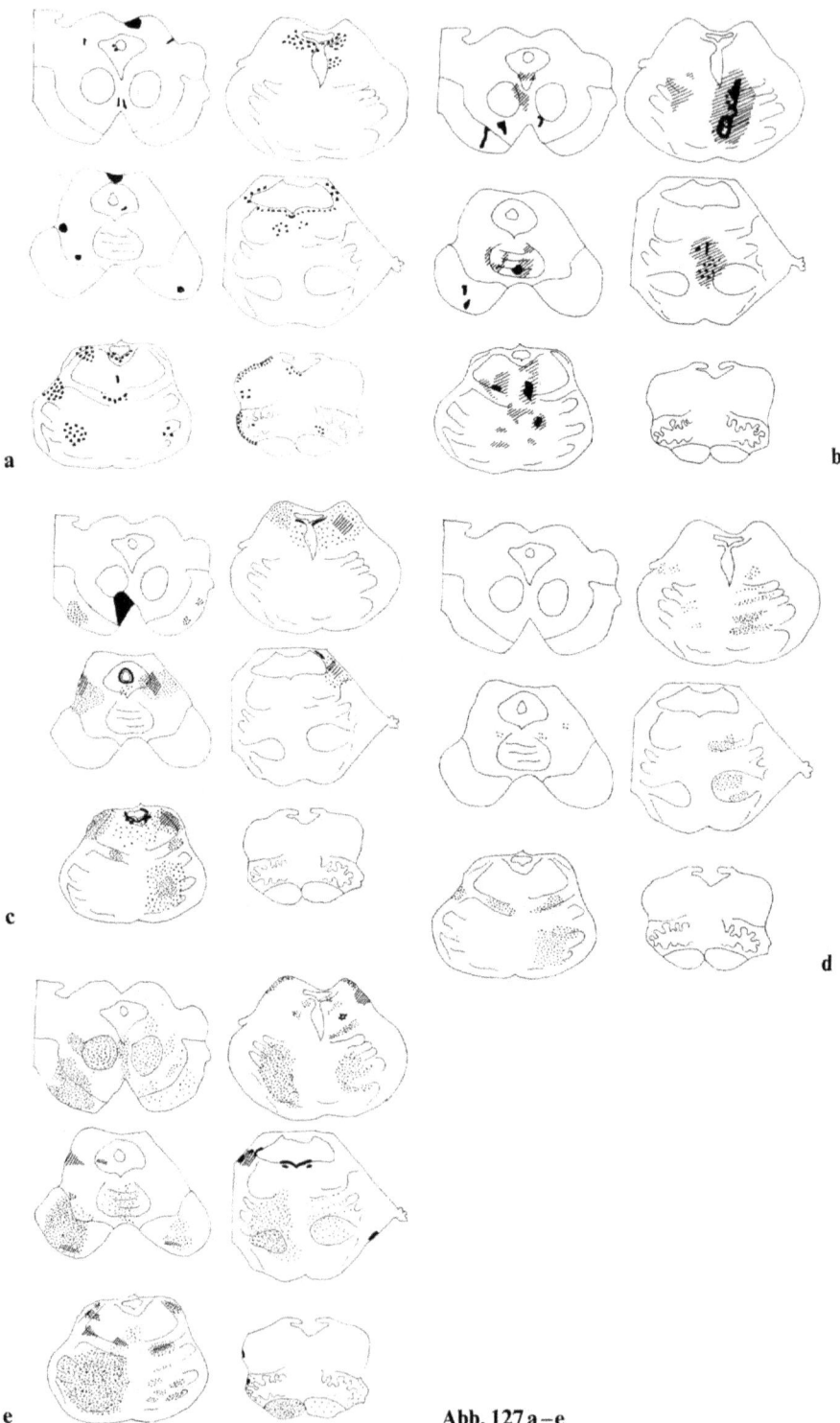

Abb. 127 a–e

Die primärtraumatischen Blutungen im Hirnstamm sind im allgemeinen klein, sie haben ein bestimmtes Verbreitungsmuster. Sie finden sich oft im subependymären Gewebe um den 3. und 4. Ventrikel und im periaquäduktären Grau, ein Befund, der von TOMLINSON (1970) bestätigt wurde. Oft sieht man, daß die Blutungen durch Ependymbreschen in die Ventrikel einbrechen. TOMLINSON (1970) weist auf das häufige Vorkommen in lateralen Anteilen des Hirnstammes, wie Gewebe nahe dem Sulcus mesencephali lat., den oberen zerebellären Pedunculi und der Vierhügelplatte hin (vgl. Abb. 127a-e).

Feingewebliche Untersuchungen zeigen, daß die *Blutungen periarteriell, perikapillär und perivenös sein können.* Jedoch können meist etwas größere Blutungen das Gewebe zerstören, ohne daß eine Beziehung zu einem bestimmten Gefäß hergestellt werden kann. Hier ist der Hinweis angebracht, daß MAYER (1967) hervorhob, daß die lateral gelegenen Blutungen vorwiegend arterieller und die nahe den Ventrikeln zentral gelegenen vorwiegend venöser Herkunft sind. Um die genauere Herkunft der Blutungen zu bestimmen, sind Serienschnitte notwendig. Der Autor fand Blutungen in allen seiner 25 Beobachtungen. So konnte MAYER (1967) in 17 Fällen Risse in Arterienwänden und in 21 seiner 25 Beobachtungen Risse in Venen nachweisen, die innerhalb einer Stunde nach der Gewalteinwirkung verstorben waren.

Im allgemeinen ist der rostrale Hirnstamm stärker befallen als die Medulla oblongata. Das Übergangsgebiet zwischen unterer Medulla oblongata und oberem Zervikalmark, etwa in der Gegend des Foramen occipitale magnum, ist in jenen Fällen beteiligt, in denen Frakturen und Dislokationen im atlantookzipita-

---

Abb. 127. a Schematische Darstellung des Verteilungsmusters primärtraumatischer Blutungen in Hirnstamm eines 15jährigen Mädchens, das innerhalb von 15 min nach einem Straßenverkehrsunfall verstarb. Eine Fraktur in der linken Okzipitalregion reichte bis in das Foramen magnum. Alle Blutungen in den 4 kaudalen Gewebeblöcken waren mikroskopisch. (Aus TOMLINSON 1970). **b** Schematische Darstellung von sekundärtraumatischen Blutungen in Hirnstamm eines 58jährigen Mannes, der ein bilaterales subdurales Hämatom ohne jegliche Vorgeschichte durch ein Trauma erlitten hatte. Die *schwarz* dargestellten Zonen repräsentieren Blutungen, und die *schraffierten*, ischämische Nekrosen. (Aus TOMLINSON 1970). **c** Schematische Darstellung von Hirnstammschäden bei einer 73jährigen Patientin, die nach siebentägigem Koma nach Schädel-Hirn-Verletzung verstarb. Es bestand kein Hinweis auf eine transtentorielle Hernie; das Gehirn wog 1080 g mit einem erheblichen Zwischenraum zwischen Schädelknochen und Gehirn. Es lag weder eine epidurale noch eine subdurale Blutung vor; es bestanden lediglich kleine Blutungen im Großhirn, besonders in Corpus callosum. Die *schwarz* dargestellten Zonen stellen Blutungen und die schraffierten ischämische Nekrosen dar, die *gepunkteten* repräsentieren Areale, in denen sog. „retraction bulbs" gefunden wurden. (Aus TOMLINSON 1970). **d** Schematische Darstellung der Verteilung von sog. „retraction bulbs" in Hirnstamm einer 83jährigen Patientin. Sie war nach einer Schädel-Hirn-Verletzung 4 Tage bewußtlos, ihr Befinden besserte sich soweit, daß sie am 14. Tag einfache Fragen zu beantworten vermochte; sie verstarb am selben Tag infolge einer Lungenembolie. (Aus TOMLINSON 1970). **e** Schematische Darstellung von Hirnstammläsionen bei einem 25jährigen Mann der 5 Monate nach einer Schädel-Hirn-Verletzung mit unmmittelbar danach auftretendem Koma mit nur geringfügiger klinischer Besserung verstarb. Die *gepunkteten* Zonen repräsentieren degenerierte Bahnen, die *dünnen Linien* ischämische Erweichungen und die *dicken schwarzen Linien* stellen Areale mit Ablagerungen von Hämosiderinpigment dar. (Aus TOMLINSON 1970)

len Übergangsbereich vorliegen, oder bei solchen Frakturen, die sich ins Foramen occipitale magnum erstrecken. Aber diese Gewebeschäden gehören nicht zu den traumatischen Hirnstammschäden sui generis.

3. Überstreckungen und Zerrungen des Gewebes des Hirnstammes bei direkten Gewalteinwirkungen auf den Kopf

Am Hirnstamm kann es bei bestimmten Vektorrichtungen der einwirkenden Gewalt zu Überstreckungen und Zerrungen des Gewebes mit Einreißen von Gefäßen kommen, nach Angaben von BRATZKE (1981) mit bevorzugtem Sitz im Bereich des Sulcus mesencephali, im Bereich des Tentoriumrandes. Die Belastungen wirken sich besonders am leptomeningealen Durchtritt der Gefäße in den Hirnstamm aus, die an dieser Stelle durch ihre Fixierung nur in geringem Maße beweglich sind und bei mechanischer Belastung an den Grenzflächen zerreißen. „Es kommt in typischer Weise zu keilförmigen hämorrhagischen Nekrosen, die sich gegenüber den sekundären Einkerbungen bei supratentorieller Raumbeengung abgrenzen lassen" (BRATZKE 1981).

Abrisse und Ausrisse von Gefäßen an und aus der ventralen Fläche des Hirnstammes von Rhesusaffen, die einer indirekten Beschleunigung von HWS und Kopf der $-G_x$ Vektorrichtung ausgesetzt waren, wurden von UNTERHARNSCHEIDT (1982, 1983, 1984, 1986) beschrieben. Sie fanden sich oberflächennah oder am leptomeningealen Durchtritt der Gefäße in den Hirnstamm. Sie ließen sich ebenfalls aufgrund ihrer Lokalisation und Qualität eindeutig von Gewebsveränderungen bei supratentorieller Raumbeengung abgrenzen.

KRAULAND (1982) macht auf den Befund aufmerksam, daß primärtraumatische Blutaustritte im Hirnstamm offensichtlich ganz ähnlich wie die Blutungen im Marklager bei etwas längerer Überlebenszeit an Umfang zunehmen. Er verweist auf die Fälle von DIRNHOFER (1975) sowie BRATZKE (1981) mit je einem 12 × 9 mm bzw. 12 × 22 mm großen Blutungsherd an fast identischen Stellen in der Brückenhaube. Die 54- bzw. 53jährigen Männer waren nach Verkehrsunfällen bis zu ihrem Tod 17 bzw. 21 Tage bewußtlos; nur in DIRNHOFERS Fall bestand ein Schädelbruch. Im Randgebiet der Blutungen waren in einem erweichten Bezirk Fettkörnchenzellen, Kapillarsprossen und Phagozyten mit positiver Eisenrekation festzustellen. Irgendwelche krankhaften Veränderungen waren aber nicht nachzuweisen. Die Blutungsherde reichten kranial bis in die Hirnschenkel. Da supratentorielle raumfordernde Prozesse nicht vorhanden und somit sekundäre Verschiebungen des Hirnstammes nicht erkennbar waren, wurden primärtraumatische Schädigungen angenommen.

Die *Computertomographie* hat wesentliche diagnostische Beiträge zur Diagnose von primärtraumatischen Hirnstammschäden geliefert, vor allem da diese nichtinvasive Methode Verlaufskontrollen ermöglicht. Das Auflösungsvermögen (< 1 mm) der neuen Generation von Computertomographen erlaubt bereits kurz nach einer Gewalteinwirkung Blutungen im Hirnstamm zu erkennen (LANKSCH et al. 1978; CLIFTON et al. 1980; TSAI et al. 1980; WACKENHEIM et al. 1980; GEORGE et al. 1981).

4. Sekundärtraumatische Hirnstammschäden

Über sekundärtraumatische Hirnstammschäden bei *expandierenden supratentoriellen Läsionen* berichteten POPPEN et al. (1952), JOHNSON u. YATES (1956), JANKOWSKI u. RASZEJA (1986).

Das Ausmaß der sekundärtraumatischen Hirnstammschäden hängt von Geschwindigkeit und Ausmaß der Volumenzunahme, von der Dauer der Hyp- und anoxischen Prozesse sowie der Qualität der Reperfusion ab (BRATZKE 1981).

Die erwähnte posttraumatische Mittelhirneinklemmung im Tentoriumschlitz – der Prozeß kann sich auch bei anderen supratentoriellen raumfordernden Prozessen, wie Massenblutungen und Hirntumoren entwickeln – bewirkt klinisch ein akutes Mittelhirnsyndrom. Der pathomorphologische Prozeß greift aber, wie bereits im vorhergehenden ausgeführt, auch auf anatomische Hirnstrukturen über, die sowohl proximal als auch distal vom Mittelhirn liegen, also Dienzephalon, Pons und Medulla oblongata.

Bei mechanischen Gewalteinwirkungen sind es jene Verletzungen, die zu traumatischen (raumfordernden) Hämatomen der Umhüllungen des Gehirns führen, also epidurale und subdurale Hämatome und des Gehirns selbst, auch raumfordernde Kontusionsherde, etwa einen ganzen Schläfenlappen einnehmend, oder um raumfordernde traumatische Hämatome der Großhirnhemisphären. Der raumfordernde Prozeß liegt in diesen Fällen einseitig, es kann sich nach schweren, mehr diffus verbreiteten traumatischen Läsionen im Großhirn jedoch auch ein generalisiertes Ödem mit einer beidseitigen Hernienbildung beider Unterflächen der Temporallappen (Uncus gyri hippocampi) ausbilden.

Patienten, die innerhalb der ersten Stunden nach Auftreten eines Mittelhirnsyndroms verstarben, wiesen charakteristische Stauungsblutungen im zentral gelegenen venösen Abflußbereich auf (MAYER 1967). Die gleichen Beobachtungen ließen als weitere typische Lokalisationen die Mittelhirn- und rostrale Brückenhaube (infolge ödembedingter Verquellung der Cisterna ambiens) sowie die Hirnschenkel paramedian infolge Einklemmung am Tentoriumsrand erkennen. Die Veränderungen an den Hirnschenkeln sind hämorrhagische Nekrosen, nach ihrem ersten Beschreiber *("Kernohan notches")* benannt. Die Taille von Mittelhirn und Brücke, der sog. Sulcus lateralis, ist flach und verstrichen.

5. Der Begriff des akuten Mittelhirnsyndroms

Der Begriff des akuten Mittelhirnsyndroms wurde von PIA (1957) bei Patienten mit supratentorieller Raumforderung durch Hirntumoren eingeführt. Es unterliegt keinem Zweifel, daß das Mittelhirn bei Patienten mit einem supratentoriellen raumfordernden Prozeß am stärksten beteiligt ist, es liegt in der Tat eine Einklemmung des Mittelhirns im Tentoriumspalt vor. Das Mittelhirn ist auch insofern eines der wichtigsten Areale des Hirnstammes, da in ihm die vorderen Zweihügel der Vierhügelplatte, die Kerne des N. oculomotorius, die beiden Nucleus ruber, die Substantia nigra und die Pyramiden liegen, um nur einige der wichtigsten anatomischen Strukturen zu nennen. Wenn hier das Mittelhirn eines der wichtigsten Areale des Hirnstammes genannt wird, so bedeutet das nicht, daß die übrigen Anteile des Hirnstammes, die Brücke und Medulla oblongata für unwichtig zu halten sind, denn sie enthalten ja die Hirnnerven 4–12 und beherbergen alle auf- und absteigenden Bahnsysteme.

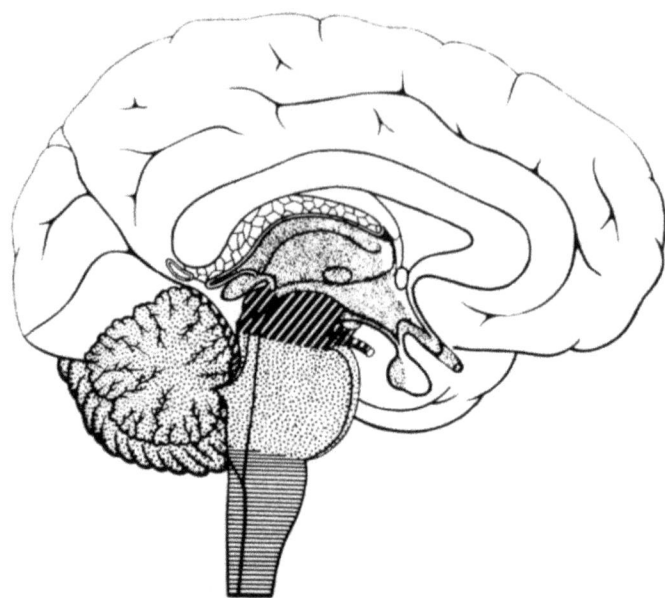

Abb. 128. Schematischer Medianschnitt durch das Gehirn des Menschen, Endhirn *weiß*, Zwischenhirn *dicht punktiert*. Mittelhirn schräg *schraffiert*. Brücke und Kleinhirn *punktiert*, Medulla oblongata *waagrecht schraffiert*. (Nach BENINGHOFF u. GOERTTLER 1967, aus KESSEL et al. 1969)

Sicherlich wirkt eine supratentorielle Raumforderung primär und direkt auf das Mittelhirn ein, denn das ist die Region, um die sich das Tentorium cerebelli spannt. Aber man darf nicht vergessen, daß der pathomorphologische Prozeß, der das Mittelhirn so ausgeprägt in Mitleidenschaft zieht, nach einem relativ kurzen Intervall auch auf proximal und dorsal gelegene anatomische Strukturen übergreift (Abb. 128). Nach proximal liegen das Dienzephalon und nach distal die Brücke und die Medulla oblongata, die am Prozeß beteiligt sind. Besonders ventrale Anteile der Brücke sind weitgehend beteiligt und müssen ebenfalls histologisch untersucht werden.

Aus dem oben Gesagten ergibt sich, daß mir der Terminus akutes Mittelhirnsyndrom zu eng scheint, denn es ist mehr als das eingeklemmte Mittelhirn beteiligt. Es sind große Teile des Hirnstammes beteiligt, so daß m. E. der Terminus akutes Hirnstammsyndrom treffender ist.

An sich könnte der Ausdruck akutes Mittelhirnsyndrom beibehalten werden, wenn jeder, der ihn benützt, sich der aufgezeigten Problematik bewußt ist.

Oft bestehen doppelseitige Gewebeschäden in den lateralen Anteilen der Substantia nigra. MAYERs Befund von ausschließlich sekundärtraumatischen Schäden im rostralen Hirnstamm entspricht der klinischen Beobachtung, daß das akute Mittelhirnsyndrom erst gewisse Zeit nach der Gewalteinwirkung auftritt. Das vorwiegend venöse Schadensmuster erklärt sich dadurch, daß mit wachsendem Hirndruck zuerst die Venen komprimiert werden. Sowie der rostrale Hirnstamm im Tentoriumschlitz stärker und wiederholt komprimiert wird, erscheinen auch arterielle Schadensmuster (MAYER 1967; vgl. ZÜLCH 1959; LINDENBERG 1964).

Die kürzesten Überlebenszeiten waren mit ausgedehnten Blutungen und Ödemschäden in zentralen Hirnstammanteilen verbunden, die eine Volumenvermehrung und folglich Einklemmungserscheinungen der Medulla oblongata im Foramen occipitale magnum hervorriefen. Die klinische Entsprechung des morphologischen Befundes besteht in einem irreversiblen Bulbärsyndrom. Die Gewebeschäden an der Peripherie des Hirnstammes, besonders der rostralen Hirnstammkante, stellen das anatomische Substrat eines hirnstammbedingten apallischen Syndroms dar (MAYER 1967).

TOMLINSON (1970) hob hervor, daß lateral gelegene Blutungen oder Nekrosen als Folge von halbseitiger Hernienbildung ohne gleichzeitig bestehende zentral gelegene Läsionen selten vorkommen.

Über die Pathogenese der traumatischen Mittelhirnschäden bei transtentorieller Hernienbildung sind die Meinungen geteilt. Venöse Abflußbehinderung wurden angenommen von SCHEINKER (1945), POPPEN et al. (1952), STROOBRANDT et al. (1967). Das Vorliegen erweiterter Venen und von perivenösen Blutungen spricht für diese Ansicht. Ischämische Nekrosen sprechen für eine Störung im arteriellen Stromgebiet (BLACKWOOD 1963). TOMLINSON (1970) verweist in diesem Zusammenhang auf die Befunde von JOHNSON u. YATES (1956), die mit Hilfe von Injektionsstudien gerissene kleine Arterien zeigen konnten, und auf die von HASSLER (1967), der eine erhebliche Verlagerung von Arterien zeigen konnte.

Das Ausmaß der Hirnstammblutungen scheint nach BRATZKE (1981) häufig mit Gerinnungsstörungen zusammenzuhängen. In seinem eigenen Material waren in 39,6% Leberveränderungen nachzuweisen, insbesondere Verfettungen, Fibrose und Zirrhose.

Die zellulären Reaktionen an Nervenzellen und Glia entsprechen denen, wie sie bei traumatischen Hirnschäden allgemein gesehen werden. Die Blutungen sind je nach ihrer Größe nach etwa 2–4 Wochen weitgehend resorbiert. Aber hier ist der Hinweis angebracht, daß die Resorption weitgehend von der Größe der Blutung abhängt. Diese Zahlen treffen wohl nur für die relativ kleinen Blutungen im Hirnstamm zu, die Zeiten für größere und große Blutungen in Großhirnrinde, Großhirnmark und Stammganglien folgen sicherlich anderen zeitlichen Abläufen.

Außer bei Schädel-Hirn-Verletzungen mit Hirnstammblutungen kommen sekundäre Blutungen auch bei Patienten mit nichttraumatischen raumfordernden supratentoriellen Prozessen, wie Hirntumoren und mit Massenblutungen im Großhirn vor.

Die Zeit, in der sich eine Blutung der Hüllen des Gehirns entwickelt, und ihre Größe spielen sicherlich eine entscheidende Rolle. ARONSON u. OKAZAKI (1963) hoben hervor, daß zerebrale Atrophie bei älteren Patienten extrazerebrale Blutungen von beachtlichem Ausmaß erlaubt, ohne daß schwere Folgeerscheinungen am Hirnstamm vorliegen müssen.

Viele der Patienten, bei denen sich ein akutes Mittelhirnsyndrom als Folge einer einseitigen raumfordernden Blutung entwickelt, sind zunächst nicht bewußtlos oder es besteht nur eine kurzfristige Bewußtlosigkeit, der ein luzider Intervall folgt. Ein großer Teil der klinischen und morphologischen Folgen dieser

Verletzungen ist durch frühzeitige neurochirurgische Intervention durch Entfernung der raumfordernden Blutungen vermeidbar.

Sicherlich spielt die Form und Größe des Tentorium cerebelli eine erhebliche Rolle bei der Entwicklung eines Hirnstammsyndroms.

Wir verdanken SUNDERLAND (1958) detaillierte anatomische Untersuchungen, auf die verwiesen wird. Die verschiedenen Variationen des Tentorium im Hinblick auf Größe und Form sind wohl deshalb von Bedeutung als sie dafür verantwortlich sind, ob Bewegungen des rostralen Hirnstammes hauptsächlich nach unten, nach seitwärts oder kombiniert erfolgen.

Die Folgen der Kompression oder Verlagerung des Mittelhirns können makroskopisch und mikroskopisch als Blutungen verschiedener Größe, als hämorrhagische Nekrose oder Nekrosen sichtbar gemacht werden. Auch hier ist der Hinweis wichtig, daß feingewebliche Untersuchungen angebracht sind, um vor allem frühe Stadien von Erweichungen zu erfassen. Die Blutungen selbst finden sich am häufigsten in der Mittellinie von Mittelhirn und Brücke, wenngleich sie sich nach lateral ausdehnen können. Die Blutungen können petechial oder flohstichartig sein, oder auch massiv, ein Teil von ihnen aus konfluierenden Blutungen entstanden. Die Blutungen können sich auch bis in die vorderen Zweihügel der Vierhügelplatte, die Nucleus ruber und die Substantia nigra ausdehnen. Oft sind diese Blutungen von hämorrhagischen Nekrosen begleitet, meist in ihrer direkten Umgebung. Hämorrhagische Nekrosen können jedoch auch ohne Blutungen vorkommen. Bei Überlebenszeiten von einigen Tagen können Axonauftreibungen (sog. „rectraction balls") gefunden werden.

In dem großen Untersuchungsgut von BRATZKE (1981) unter 11 591 Leichenöffnungen fanden sich 158 intrakranielle Blutungen aus krankheitsbedingter Ursache (1,4%) des Gesamtsektionsgutes. Darunter fanden sich 32 Fälle (0,27%) mit *spontanen Blutungen in den Hirnstamm*, davon waren 13 *primäre* und 19 *sekundäre Hirnstammblutungen bei supratentoriellen Massenblutungen im Großhirn*. Auch wenn es sich nur um wenige Fälle handelt, so ergaben sich doch bei der Auswertung der Vorgeschichte, der Personaldaten und der morphologischen Befunde eine Reihe von bemerkenswerten Besonderheiten. Hervorzuheben ist, daß nach den Angaben von BRATZKE, im Gegensatz zu den traumatischen Blutungen, Frauen doppelt so häufig betroffen sind als Männer. Diese Blutungen kommen fast ausschließlich erst im 6. und 7. Lebensjahrzehnt vor, nur 4 Frauen waren jünger als 50 Jahre und 2 Männer jünger als 40 Jahre. Die krankhaften Organbefunde zeigen eine außerordentliche Häufung von Erkrankungen des Herzens, der Niere und der Nebennieren, die in ihrer Gesamtheit in der Regel an einen Hypertonus zu Lebzeiten denken lassen. Auch fortgeschrittene arteriosklerotische Veränderungen, insbesondere an den Hirngefäßen (21,9%), fanden sich bei diesen Fällen.

6. Traumatische Hirnstammschäden bei Patienten, die nach längerem Koma verstarben

Traumatische Hirnstammschäden können bei *Patienten vorkommen*, die sich für *Wochen, Monate* oder *Jahre* im Koma befanden. Es handelt sich dabei um zystische Defekte, den Endstadien von ischämischen oder hämorrhagischen

Nekrosen. Diese Läsionen können in einzelnen Fällen sehr ausgedehnt sein, der Pons kann infolge Untergangs von zentral gelegenen Gewebeanteilen erheblich geschrumpft sein (TOMLINSON 1964). Gleichzeitig mit ihnen können Gewebeschäden auftreten, die auf absteigende Degeneration infolge von rostral gelegenen Nervenzellen aufgrund Unterbrechung ihrer Achsenzylinder zurückzuführen sind.

Häufig finden sich degenerative Veränderungen in den kortikospinalen und kortikopontinen Bahnen, in den Pedunculi cerebri, dem Pons und der Medulla oblongata, von allem nach länger dauernder Bewußtlosigkeit. Diese Gewebeveränderungen sind ohne weiteres mit Hämatoxylin-Eosinfärbung wahrnehmbar; sie bestehen aus vakuoligem Gewebe, das Makrophagen enthält, die mit Fettfärbemethoden positive Reaktionen ergeben. Sie zeigen bei Markscheidenfärbungen ausgeprägte Entmarkungen und typische Veränderungen im Marchi-Äquivalentbild. Bilaterales Vorkommen ist möglich, jedoch ist in der Regel eine Seite mehr oder gar ausschließlich befallen (STRICH 1956, 1961). Die gleiche Autorin vermochte nachzuweisen, daß der größere Teil der absteigenden Degeneration von supratentoriellen Gewebeschäden stammt, sich bis in die Capsula int. verfolgen läßt und damit die Folge von traumatischen Schäden von Großhirnhemisphären ist.

In einigen Fällen sind die absteigenden Degenerationen aber die Folge von lokalen Schäden des Hirnstammes. Für beide Typen ist die geringe gliöse Reaktion – einige wenige, proliferierte Astrozyten und geringgradige Gliasternchenbildung – bemerkenswert. In einzelnen Fällen besteht eine mehr diffuse Astrogliaproliferation mit einzelnen Makrophagen, in früheren Stadien mit protoplasmatischen astrogliösen Elementen, in späteren Stadien mit fibrillären astrogliösen Veränderungen, besonders gut sichtbar mit der Holzer-Technik.

Bei makroskopischer Betrachtung liegt eine mehr oder minder ausgeprägte Atrophie von Teilen des Hirnstammes oder des gesamten Hirnstammes vor, sowohl am unzerlegten als auch in Frontalscheiben zerlegten Gewebeblöcken.

7. Ischämische Nekrosen im Hirnstamm

Veränderungen im Sinne der *ischämischen Nekrosen* setzen eine Überlebenszeit von mindestens einigen Tagen voraus. Je nach Überlebenszeit finden sich verschiedene Stadien von beginnender Erweichung des Gewebes mit Demarkation, mobilem Abbau und als Endstadien kleinere zystische Defekte (totale Nekrosen), in deren Umgebung sich kleinere Zonen von partiellen Nekrosen finden können. Hier sind lediglich die Nervenzellen zerstört worden. Die lokale Glia reagiert mit Proliferation mit dem Ergebnis einer Glianarbe. Für Details s. DENNY-BROWN (1962), ZÜLCH (1966), JELLINGER u. SEITELBERGER (1969).

In der Umgebung von Axonenschwellung oder Axonkugeln finden sich kaum gliöse Reaktionen, oft fehlt eine solche vollständig. Die wohl auffälligste Gewebereaktion besteht in umschriebenen mikrogliösen Proliferationen, entweder in der Umgebung von Gefäßen, manchmal nahe kleineren Blutungen oder zerstörten Achsenzylindern, aber manchmal ohne jegliche Läsionen. Nach den Angaben von TOMLINSON (1970) schwankt ihre Größe zwischen 100 µ bis zu einem Millimeter im Durchmesser. Sie finden sich sowohl bei Patienten, die infolge

Tabelle 49. Ort der Gewalteinwirkung bei 32 Fällen mit primärtraumatischen Hirnstammveränderungen und bei 73 Fällen ohne solche Läsionen. (Aus CROMPTON 1971)

Lokalisation	Primärtraumatische Hirnstammläsionen	Keine primärtraumatischen Hirnstammläsionen
Frontal	5 (18%)	19 (26%)
Okzipital	13 (39%)	17 (23%)
Temporal	3 (10%)	16 (22%)
Parietal	5 (14%)	14 (19%)
Vertex	2 (6%)	6 (9%)
Kinn	1 (3%)	1 (1%)
Hals	3 (10%)	0

Tabelle 50. Häufigkeit und Verteilung von kortikalen Lazerationen und Kontusionen bei 32 Fällen mit und 74 ohne primärtraumatische Hirnstammläsionen. (Aus CROMPTON 1971)

Lokalisation	Primärtraumatische Hirnstammläsionen	Keine primärtraumatischen Hirnstammläsionen
Frontal	24 (72%)	54 (71%)
Temporal	26 (78%)	60 (80%)
Parietal	3 (10%)	12 (16%)
Okzipital	5 (14%)	6 (8%)
Zerebellär	17 (53%)	17 (23%)
Corpus callosum	4 (12%)	2 (3%)

schwerer Schädel-Hirn-Verletzungen sterben, als auch solchen mit relativ geringfügigen Verletzungen, die infolge anderer Prozesse verstarben. OPPENHEIMER (1968) hatte auf sie aufmerksam gemacht. Diese Alterationen sind im Gewebe weit verstreut.

Unterschiede zwischen primärtraumatischen und sekundärtraumatischen Hirnstammschäden wurden beschrieben von CROMPTON (1971).

CROMPTON (1971) fiel auf, daß bei Gewalteinwirkung gegen den Hinterkopf häufig primärtraumatische Gewebeschäden auftraten; ebenso fanden sich primärtraumatische Hirnstammschäden bei Gewalteinwirkungen gegen den Hals (Tabelle 49).

Unter 106 Patienten, die kurz nach geschlossenen Schädel-Hirn-Verletzungen verstorben waren, waren 32 primärtraumatische Hirnstammschäden und 63 sekundärtraumatische, insgesamt also 95 solcher Läsionen (Tabelle 50). Bei 3 Patienten traten primär- und sekundärtraumatische Gewebeschäden zusammen auf. Nur in 14 Fällen wurden keine posttraumatischen Hirnstammschäden wahrgenommen. Die 32 Patienten mit primärtraumatischen Hirnstammschäden gehörten meist jüngeren Altersgruppen – unter dem 40. Lebensjahr – an, die sekundärtraumatischen traten in gleicher Häufigkeit sowohl in der jüngeren als auch älteren Altersgruppe auf.

Die Häufigkeit der Frakturen der Schädelkapsel in den 3 basalen Schädelgruben von den 32 Fällen mit und den 74 ohne traumatische Hirnstammschäden wird

Tabelle 51. Häufigkeiten von Frakturen in den 3 Schädelgruben der Basis und der Schädelkonvexität, bei 32 Patienten mit und 74 Patienten ohne primärtraumatische Hirnstammveränderungen. (Nach CROMPTON 1971)

Lokalisation	Primärtraumatische Hirnstammläsionen	Keine primärtraumatischen Hirnstammläsionen
Vordere Schädelgrube	17 (53%)	33 (60%)
Mittlere Schädelgrube	22 (70%)	45 (60%)
Hintere Schädelgrube	12 (37%)	30 (39%)
Schädelkalotte	21 (65%)	45 (60%)
Keine Fraktur	3 (10%)	12 (16%)

in Tabelle 51 dargestellt. Es findet sich demnach kein signifikanter Unterschied in der Verteilung der Frakturen, aber es fanden sich mehr Frakturen, besonders solche der mittleren Schädelgrube, in den Fällen, die primärtraumatische Hirnstammschäden aufwiesen.

Vergleicht man die Länge der Überlebenszeit der 31 Patienten mit primärtraumatischen Hirnstammschäden mit den 74 ohne solche, so ergibt sich, daß die meisten Patienten mit den primärtraumatischen Gewebeschäden innerhalb der ersten 24 h verstarben, mit dem Maximum in den ersten 12 h. Die Gruppe ohne primärtraumatische Hirnstammschäden wies die höchste Sterberate innerhalb der ersten beiden Tage auf, mit dem Maximum in den zweiten 12 h. Wenige überlebten länger als 9 Tage. Diese Statistik zeigt, daß die Überlebenszeit bei den Patienten mit primärtraumatischen Hirnstammschäden eindeutig kürzer ist.

Ein *luzides Intervall*, bestehend in einer Wiederkehr des Bewußtseins nach einer initialen Bewußtlosigkeit als Folge von Gewalteinwirkung, wurde bei nur 2 der 31 Patienten mit primärtraumatischen Hirnstammschäden gesehen, während ein solches bei 28 von 74 Patienten ohne diese Schäden auftrat.

Nur ein Patient von den 32 mit primärtraumatischen Hirnstammschäden zeigte keine Rindenprellungsherde, während 8 ohne solche Schäden keinen Anhalt für traumatische Großhirnschäden zeigten. Im Hinblick auf die Lokalisation der primärtraumatischen Oberflächenschäden zeigte sich ein bevorzugtes Befallensein des Kleinhirns und weniger überzeugend von okzipitalen und Balkenschäden bei Patienten mit primärtraumatischen Hirnstammschäden.

8. Primär- und sekundärtraumatische Schäden in der Substantia nigra

Primärtraumatische Schäden in der *Substantia nigra* können vorkommen, daneben können sekundärtraumatische kreislaufbedingte Schäden der Substantia nigra einseitig oder beidseitig sich ausbilden und einen Gewebsausfall mit gliöser Reaktion nach sich ziehen. LINDENBERG (1964) wies auf einseitige, raumfordernde Prozesse im supratentoriellen Raum hin, die häufig die kontralaterle Substantia nigra durch Verschiebung des Mittelhirns gegen den kontralateralen Rand des Tentoriums schädigen. Bei beidseitiger Einklemmung des Mittelhirns bei Vorliegen einer ödematösen Schwellung beider Großhirnhemisphären bildet sich ein doppelseitiger Gewebeschaden aus.

9. Das traumatische „Locked-in" Syndrom

a) Einführung

„*Locked-in syndrome*" (PLUM u. POSNER 1966) ist eine *klinische Diagnose*. Die Autoren beschrieben eine „condition in which a patient is conscious but mute and totally paralyzed except for vertical eye movements and blinking which are used for communication". Dieses Syndrom setzt voraus, daß Hörfunktion, Verstehen und Intelligenz vorhanden sind.

Solch ein Zustand muß von Komazuständen und akinetischem Mutismus abgegrenzt werden, mit denen es verwechselt wurde. Im letzteren Fall handelt es sich um Patienten, die bewegungslos aber nicht gelähmt sind, sie erscheinen aufmerksam und zugewendet zu sein, sprechen jedoch nicht oder reagieren nicht freiwillig, und sind nicht in der Lage mit der Umgebung zu kommunizieren. Akinetischer Mutismus kann die Folge verschiedener pathologischer Prozesse sein, die die Frontallappen, die zentralen Kerngebiete oder den Hirnstamm betreffen.

Das „locked-in syndrome" kann in jedem Fall auf pathologische Prozesse im Hirnstamm bezogen werden. Die meisten Fälle von „locked-in syndrome" sind die Folge eines Gefäßverschlusses der A. basilaris bzw. A. vertebralis mit resultierendem Infarkt des ventralen Pons. Der Hauptbefund besteht in einer Unterbrechung der kortikospinalen und kortikobulbären Bahnen.

Augenbefunde bestehen in Lähmungen horizontaler Augenbewegungen, jedoch bleiben vertikale Augenbewegungen erhalten. Die verschiedenen klinischen Varianten des „locked-in syndrome" wurden von BAUER et al. (1979) kritisch besprochen; ich verweise auf diese Arbeit.

Beobachtungen von „*locked-in syndrome*" nach *Schädel-Hirn-Verletzung* wurden von FELDMANN (1971), BALDY-MOULINER et al. (1977), BRITT et al. (1977) mitgeteilt.

Differentialdiagnostisch kann dieses Syndrom vorkommen bei *Verschlüssen der A. vertebralis* (KEMPER u. ROMANUL 1967; NORDGREN et al. 1971; HAWKES 1974; MARKAND 1976), *Abszeß der Pons* (MURPHY et al. 1970), *zentraler pontiner Myelinolysis* (ADAMS et al. 1959; MESSERT et al. 1979), *Ponstumoren* (CHERRINGTON et al. 1976; HAWKES u. BRYAN-SMITH 1976), *vertebrobasilärer Insuffizienz* (MURPHY 1976), *multipler Sklerose* (FORTI et al. 1982), *Herzstillstand* (BOISEN u. SIEMKOWICZ 1976) und *Luftembolie* (NEWMAN u. MANNING 1980).

b) Pathomorphologie

Morphologisch untersuchte *Fälle* von „*locked-in syndrome*" sind selten mitgeteilt worden, oder sie wurden unter verschiedenen Diagnosen veröffentlicht, so daß es schwierig ist, sie zusammenzustellen. REZNICK (1983) berichtete über die klinischen und morphologischen Befunde bei 7 Patienten mit einem „locked-in syndrome" (Tabelle 52). Die Ausdehnung der morphologischen Veränderungen ist von Fall zu Fall verschieden (Abb. 129). Es liegen Erweichungen ventraler Anteile der Brücke mit verschiedener Ausbreitung in umliegende Gewebe vor. Im allgemeinen besteht eine beidseitige Nekrose der Basis des Pons mit Einbeziehung von rostralen und mittleren Segmenten dieser Struktur. In einzelnen Fällen kann sich der Gewebeschaden auch in das Tegmentum erstrecken (NORDGREN et al. 1971; DEHAENE u. MARTIN 1976; SEALES et al. 1981; REZNICK 1983). Ischämische

Tabelle 52. Zusammenfassung der neuropathologischen Befunde von 7 Beobachtungen von „Locked-in syndrome" und 3 Fälle von akinetischem Mutismus. (Aus REZNICK 1983)

Region	„Locked-in syndrome"														Akinetischer Mutismus						
	1		2		3		4		5		6		7		8		9		10	
	R[a]	L[a]	R	L	R	L	R	L	R	L	R	L	R	L	R	L	R	L	R	L
Stammganglien	0	0	0	0	0	0	0	0	0	0	0	0	0	0	0	0	0	++	++	++
Nucleus ruber	±	±	±	0	0	0	0	0	+	0	0	+	0	0	++	++	++	++	++	++
Substantia nigra	+	+	++	0	0	0	0	0	+++	+++	+++	+++	0	0	±0	+0	+++	+++	+++	+++
Locus ceruleus	+	+	0	0	0	0	0	0	0	0	±0	±0	0	0	0	0	0	+	0	++
Nuclei reticulous	+++	+++	+++	0	0	0	+	++	+	+	++	+++	+	+	0	0	+++	++	+++	+++
Lemniscus																				
medialis	+++	+++	++	0	0	0	++	++	0	0	0	+++	±0	±0	0	±	++	++	++	++
lateralis	+++	+++	0	0	0	0	0	+	0	0	0	+++	0	0	0	±	+	+	+	++
Hirnnerven																				
III	0	0	0	0	0	0	0	++	0	0	0	+	0	0	0	+0	+0	+0	++	++
IV	0	0	0	0	0	0	+	++	0	0	0	0	0	0	0	0	0	0	0	0
VI	++	++	0	0	0	0	+++	+++	0	0	0	0	0	0	0	0	0	0	0	0
VII	+++	+++	+0	+0	0	0	+++	+++	0	0	0	0	0	0	0	0	0	0	0	0
VIII	+	+	0	0	0	0	0	+0	0	0	0	++	0	0	0	0	0	0	0	0
Colliculus	0	0	+	0	0	0	0	+	±	0	0	0	0	0	0	±	0	0	0	0
Kortikospinale Bahn:																				
Mesenzephalon	0	0	+++	0	0	0	0	0	+++	+++	0	+++	0	0	0	+	0	+++	++	+++
Pons	+++	+++	+++	++	0	+	+0	+0	++	++	++	++	+++	+++	+0	+0	+0	++	+++	+++
Medulla	0	0	0	0	0	0	0	0	D	D	D D	D D	D	D	0	0	D	D	D	D
Oliven	0	0	0	0	0	0	0	0	0	0	0	H	H	H	0	0	H	H	H	H

* rechts oder links
Die Kombination der Intensität und Ausdehnung der Nekrose ist eingeteilt in: 0, ±, +, ++, +++.
D = Entmarkung, H = Degenerative Hypertrophie.

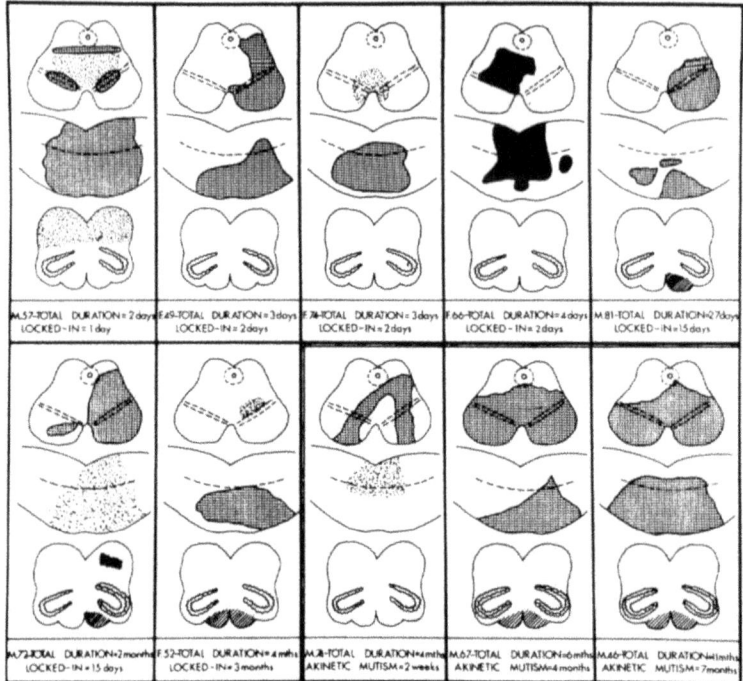

Abb. 129. Schematische Darstellung der Hirnstammläsionen. Von links nach rechts die Fälle 1 bis 5 im oberen Teil, und die Fälle 6 bis 10 im unteren Teil. ▓ Erweichung oder Nekrose, ▒ Ödem oder leichte Entmarkung, ▨ sekundäre Entmarkung, ■ frische Blutungen. (Aus REZNICK 1983)

Gewebeschäden an einem oder beiden Pedunculi cerebri wurden beschrieben (KARP u. HURTIG 1974; DEHAENE u. DOM 1982; REZNICK 1983). In seltenen Fällen betrifft die Erweichung paramediane Anteile des Pons (HAWKES 1974).

Bei allen geweblich untersuchten Fällen wurde das Freibleiben der Medulla oblongata hervorgehoben, die für die Aufrechterhaltung vitaler Funktionen notwendig ist. In chronischen Fällen (DEHAENE u. MARTIN 1976; REZNICK 1983) lagen schwere Entmarkungen beider Pyramiden und hydropische Degenerationen der unteren Olivenkerne vor.

Die Quadriplegie und Lähmungen der unteren Hirnnerven lassen sich mit der Unterbrechung der kortikospinalen, kortikopontinen und kortikobulbären Bahnen erklären.

Generell wird die Meinung vertreten, daß Freibleiben des Tegmentum von Pons und Mittelhirn für das Bestehenbleiben des Bewußtseins notwendig ist. Es besteht jedoch Unklarheit über die genaue Lage oder das Ausmaß der Hirnstammstrukturen, die funktionell ungestört bleiben müssen, um das Bewußtsein zu erhalten.

Die *Prognose* ist normalerweise infaust, mit Tod nach einem relativ kurzen Verlauf. Jedoch sind einige Fälle mit Überleben beschrieben worden (HALL u. KARP 1973; MCCUSKER et al. 1982; PECKET et al. 1982).

10. Die traumatischen Hirnstammschäden nach Hyperextensionsverletzungen der HWS

PILS (1981) teilte zwei gut untersuchte Fälle mit, bei denen es nach Hyperextension der HWS zu einer primären Gefäßverletzung am pontomedullären Übergang mit Ausprägung von traumatischen Aneurysmen und keilförmiger Erweichung im Parenchym gekommen war. Die Überlebenszeiten betrugen 8 bzw. 26 Tage.

Fall 1: 10jähriges Mädchen, als PKW-Insassin im Gebirge abgestürzt, bei *Aufnahme* im *Krankenhaus* bewußtlos, Krampfen, zeigte nur geringe Reaktion auf Schmerzreize. Aufhellung der Bewußtseinslage, vermochte nach 3 Tagen alle Extremitäten zu bewegen. *Tod* an Nierenversagen 8 Tage nach dem Unfall.
Kein Schädelbruch. Im Hirnstamm fand sich ein kleiner Einriß am Sulcus pontomedullaris, der von einer in Organisation befindlichen Nekrose umsäumt war.

Fall 2: 12jähriges Mädchen war von einem PKW erfaßt worden, im *Notarztwagen* gelang nach einem primären Atemstillstand zunächst die Reanimation. Tiefe Bewußtlosigkeit, ohne Reaktion auf Schmerzreiz, Abduzensparese links trat auf. Am 15. Tag Spontanatmung. *Tod* an Bronchopneumonie 26 Tage nach dem Unfall.
Kein Schädelbruch. Tiefer Einriß am Sulcus pontomedullaris, der bis ca. 0,5 cm an den 4. Ventrikel heranreichte. Im Bereich dieses Einrisses war eine keilförmige Nekrosezone ausgebildet, die reichlich eisenpositive Makrophagen enthielt. Etwas weiter kaudal waren an der Basis der Medulla oblongata einzelne kleinere Schlagadern rupturiert, die Rupturstellen waren durch schichtweise Gerinnsel abgedeckt. Es fanden sich zahllose Retraktionskugeln in den longitudinalen Fasersträngen des Hirnstammes.

Die *spindeligen* oder *kugeligen Achsenzylinderaufreibungen* („*retraction balls*") waren von RAMONY CAYAL (1928) als *Bolas* beschrieben worden.

Derartige Risse im Hirnstamm können auch ohne Vorliegen von Hyperextensionsverletzungen der HWS gefunden werden, vgl. S. 446.

11. Sogenannte Hirnstammkontusion

In diesem Zusammenhang muß die Diagnose der sog. *Hirnstammkontusion* (BUSCH 1961) geprüft werden, die in der klinischen und morphologischen Literatur erscheint. Es ist unklar, welche klinischen oder morphologischen Kriterien dieser Diagnose zugrunde liegen. Ist es die Vorstellung, daß die tiefe Bewußtlosigkeit auch eine Folge der Kontusion des tiefgelegenen Hirnstammes ist, so besteht ein Widerspruch zu den physikalischen und morphologischen Befunden bezüglich der Verhältnisse bei der Biomechanik des Unfallablaufes. SPATZ hatte schon 1951 hervorgehoben, daß die klinisch so wichtigen Hirnstammschäden nur ausnahmsweise einer Kontusion des Hirnstammes zugeordnet werden können. Ich stimme SPATZ zu und gehe so weit zu formulieren, daß makroskopische und feingewebliche Alterationen am Hirnstamm als Folge einer echten Kontusion nicht auftreten. In der Literatur habe ich keine Abbildung einer Hirnstammkontusion gesehen. Die Mechanogenese primärtraumatischer Schäden ist, wie erwähnt, durch Scher- und Zugbeanspruchung mit Gefäßrissen oder Stich- oder Schußverletzungen zu erklären (SELLIER u. UNTERHARNSCHEIDT 1963; UNTERHARNSCHEIDT u. HIGGINS 1969). Eine beachtenswerte Analyse der primär- und sekundärtraumatischen Schäden der beteiligten arteriellen und venösen Gefäße auf der Grundlage ihrer Versorgungsgebiete haben MAYER (1967, 1968) sowie BRATZKE (1981) vorgelegt. Zur Blutversorgung des Hirnstammes vgl. GILLILAN (1964).

12. Hirnstammein- und -abrisse, soweit sie isoliert außerhalb von atlantookzipitalen Zerreißungen und Dislokationen auftreten

Abrisse des Hirnstammes sind bei atlantookzipitalen Zerreißungen und Dislokationen beschrieben worden. Es gibt verschiedene Unfallmechanismen, die zu einem derartigen Schaden führen. Diese Schäden sind ausführlich in Bd. 13/VII, dieser Reihe, auf S. 122 dargestellt worden. Im folgenden sollen nur die isolierten Hirnstammein- und -abrisse besprochen werden, die Folge schwerer Schädel-Hirn-Verletzungen sind. Es muß aber zugegeben werden, daß es zwischen den verschiedenen Formen fließende Übergänge gibt.

Als Folge von schweren stumpfen Schädel-Hirn-Verletzungen sind Ein- und Durchrisse des Hirnstammes beschrieben worden. Sie können sowohl zwischen Mittelhirn und Brücke als auch zwischen Brücke und Medulla oblongata liegen (KRAULAND 1950; WUERMELING u. STRUCK 1965; BRATZKE 1981; PILZ et al. 1982).

Risse und *Blutungen* in den *Pyramiden* an der *Verbindung* von *Pons* und *Medulla oblongata* kombiniert mit *subarachnoidalen Blutungen* an der *Hirnbasis* sind bei Unfallabläufen mit übermäßiger Hyperextension des Kopfes beschrieben worden (LINDENBERG u. FREYTAG 1970). Bei feingeweblichen Untersuchungen stellten die Autoren zahlreiche frische Blutungen fest, die sich von der Rißstelle in tiefere Anteile des Pons erstreckten. Die Markscheiden waren fragmentiert und zerfallen, die Achsenzylinder ließen Risse und Schwellungen erkennen.

Wir folgen den Autoren in ihrer Verwendung der Bezeichnung „Kontusion" nicht, wenn sie schreiben: „Kontusionelle Blutungen in Brücke und Medulla oblongata als Folge stumpfer Gewalteinwirkung sind nicht selten. Sie können echte *„Contrecoupkontusionen"* sein, hervorgerufen durch den Anprall des Pons gegen den Clivus bei Sturz auf den Hinterkopf, *„Frakturkontusionen"*, hervorgerufen durch Verschiebung des Clivus oder der Kante des Foramen occipitale magnum, oder *„Herniationskontusionen"* in der Medulla oblongata, bedingt durch momentane Einpressung der Kleinhirntonsillen ins Foramen occipitale magnum durch Gewalteinwirkung. Gelegentlich können sogar *„kontusionelle Risse"* oder sogar Abrisse der unteren Medulla oblongata durch Dislokation oder Frakturen der oberen HWS verursacht werden."

Wir haben uns in dem genannten Hirnbereich niemals von echten Kontusionen, also Schäden durch Anprall des Gehirns an Knochenteile, überzeugen können. Primärtraumatische Verletzungen entstehen nur – wie wir oben ausführten – durch Zugbeanspruchung mit Rissen. Vor allem die „*Herniationskontusionen*" stellen u. E. keine Kontusion dar, sondern sind Schäden sekundärtraumatischer Natur, bedingt durch Druckwirkung bei Zunahme des Hirnvolumens. Auch der als *„Frakturkontusion"* bezeichnete Vorgang ist keine echte Kontusion. Bei diesem seltenen Unfallereignis werden momentan oberflächliche Hirnanteile, hauptsächlich Gefäße, in die Frakturspalten eingeklemmt. Diese Schäden wurden im Zusammenhang mit den oberflächlichen traumatischen Aneurysmen besprochen (s. S. 148). Der Ausdruck *„kontusionelle Risse"* ist ein Widerspruch in sich. Um auszudrücken, daß die Verletzung mechanisch bedingt ist und im Augenblick der Gewalteinwirkung auftritt, genügt es wohl, von einem primärtraumatischen Schaden oder von Ein- oder Abriß zu sprechen.

Hirnstammrisse wurden im Zusammenhang mit schweren anderweitigen Gehirnzerreißungen, beispielsweise bei Flugzeugunfällen oder Sturz aus großer Höhe mitgeteilt (PETERS 1942, 1955). Isolierte Hirnstammabrisse wurden beschrieben von PATSCHEIDER (1961) sowie WUERMELING u. STRUCK (1965). Das gemeinsame der Befunde der letztgenannten Autoren bestand in einer isolierten, ventral beginnenden, mehr oder minder vollständigen Zerreißung des Hirnstammes, die am Übergang der Brücke in die Medulla oblongata in Höhe der Austrittsstellen der 6. bis 8. Hirnnerven gelegen ist. Im ersten Fall war die Zerreißung an dieser Stelle komplett. Im zweiten Fall war zusätzlich das Gewebe des unteren vorderen Teiles der Brücke mehrfach eingerissen. In den beiden letzten Fällen war außer dem Einriß des Hirnstammes noch ein Abriß des Halsmarks zu beobachten. In diesen Fällen lagen keine typischen Schädelbasisbrüche, dagegen Abrisse im Atlantookzipitalgelenk bzw. zwischen Atlas und Epistropheus vor. Andere Läsionen oder Blutungen im Bereich von Groß- und Kleinhirn fehlten in allen diesen Beobachtungen. Der übereinstimmende feingewebliche Befund in den Fällen 1–3 besteht in multiplen petechialen Blutungen und Serumextravasaten in der Umgebung der Rißstellen.

Hinsichtlich ihrer Unfallmechanik stimmten diese von WUERMELING u. STRUCK mitgeteilten 4 Fälle weitgehend mit den von PATSCHEIDER beschriebenen überein. In allen Fällen handelte es sich um langsam bewegende Verkehrsteilnehmer, die von Kraftwagen mit hoher Geschwindigkeit von hinten angefahren worden waren. Dieser Mechanik entsprechend wurden in den beiden ersten Fällen auch die von PATSCHEIDER beschriebenen Ringbrüche der Schädelbasis gefunden. Im dritten Fall war es dagegen zu einer vollständigen Zerreißung der Bandverbindungen zwischen Wirbelsäule und Schädelbasis, im vierten Fall zu einem Abriß der HWS mit starker Dislokation gekommen.

PATSCHEIDER konnte experimentell nachweisen, daß die zur Verletzung führende Gewalt im Sinne einer Extension und nicht einer Kompression gewirkt haben mußte, obwohl die Knochenfragmente, wie auch in zwei der Fälle von WUERMELING u. STRUCK, im Inneren des knöchernen Schädels verlagert worden waren. Während PATSCHEIDER seine Schlußfolgerungen aufgrund der Untersuchungen der Knochenverletzungen ziehen konnte, kamen WUERMELING u. STRUCK aufgrund der Befunde am Hirnstamm, die nicht anders als durch eine ziehende Gewalt erklärt werden konnten, zu dem gleichen Ergebnis. Die glatte Fläche des Clivus, die in allen Fällen unverletzt vorgefunden wurde, konnte im Sinne einer direkten Gewalteinwirkung die querverlaufenden Verletzungen des Hirnstammes nicht hervorgerufen haben. Ebenso kommt eine durch den vorderen Rand des Foramen occipitale magnum ausgeübte scherende Gewalteinwirkung auf den Hirnstamm nicht in Frage, denn bei einer Überstreckung der oberen HWS und des Atlantookzipitalgelenkes würde nämlich der vordere Rand des großen Hinterhauptsloches nach vorn ausweichen und damit keineswegs in der Lage sein, eine Verletzung des Hirnstammes zu verursachen. Jede Form einer direkten Gewalteinwirkung von vorn müßte aber auch zu einer Verletzung der A. basilaris oder der A. vertebralis führen. Diese Gefäße waren bei allen Beobachtungen von WUERMELING u. STRUCK unverletzt vorgefunden worden. Diese Autoren vermochten mehrfach, ihren Befunden entsprechende Hirnstammabrisse dadurch zu reproduzieren, daß bei Obduktionen unverletzt Verstorbener das Gehirn nach

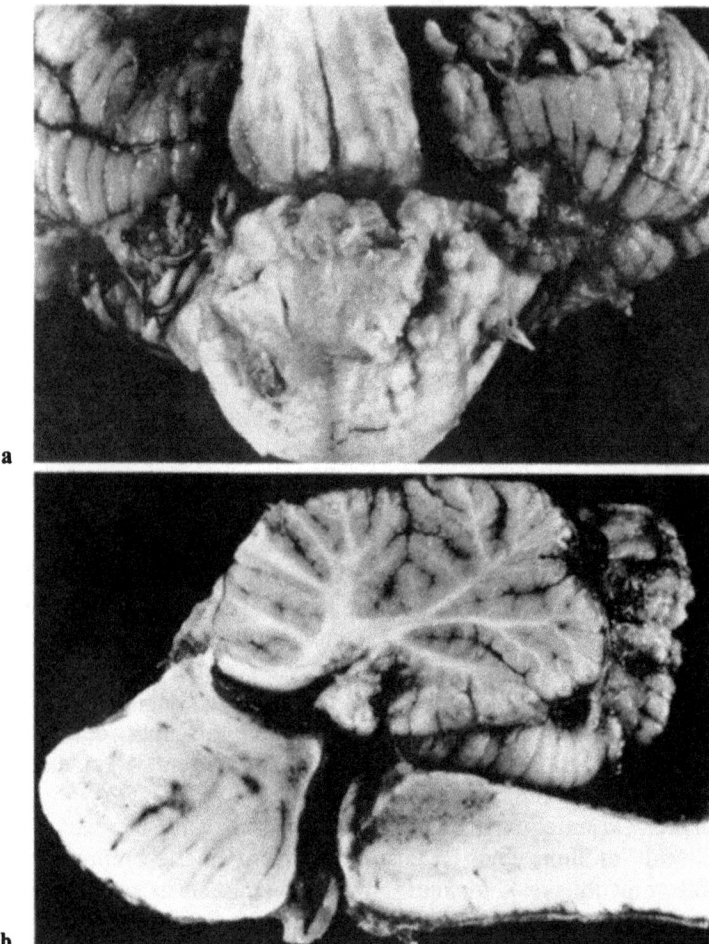

Abb. 130. a Totaler Abriß des Hirnstammes unterhalb der Brücke (Fall 1). Sagittalschnitt durch Hirnstamm und Kleinhirn. Die Kleinhirnwindungen im Bereich des Wurmes erscheinen auseinandergerissen, sind in Wirklichkeit aber nur auseinandergedrängt. **b** Einriß an der Ventralseite des Hirnstammes unterhalb der Brücke mit kleinen Gewebszerstörungen im Brückenfuß (Fall 2). Ansicht von ventral. Meningen und Gefäße sind abpräpariert.
(Aus WUERMELING u. STRUCK 1965)

Lösung des Tentorium zusammen mit dem Kleinhirn umfaßt und in axialer Richtung nach oben herausgezogen wurde. Dabei riß der Hirnstamm regelmäßig in Höhe des Foramen caecum ab (Abb. 130a, b). Die Durchtrennung des Zervikalmarks in den beiden letzten Fällen, nämlich denen mit Wirbelsäulenverletzungen, deuteten diese Verfasser als sekundäre Abquetschungen, da nach ihnen keine Art der Gewalteinwirkung vorstellbar ist, die Hirnstamm und Halsmark gleichzeitig an zwei Stellen abreißen.

Drei Beobachtungen von Rissen im Hirnstammbereich wurden von BRATZKE (1981) mitgeteilt.

Fall 37: 31 Jahre, Bankkaufmann. *Überlebenszeit:* keine. *Umstände:* Beifahrer bei Absturz eines PKW von Autobahnbrücke in die Tiefe, „gleich tot". *Schädel- und Hirnbefund:* Ablederungswunde Hinterhauptsmitte, Riß-Quetschwunde Schläfe rechts. Deckplatteneinbruch des 1. BWK, Einriß der Zwischenwirbelscheibe. Zerrung der Brückenvenen, ca. 50 ml Blut in der hinteren Schädelgrube. Balkenzerrung und Blutung. A. basilaris unversehrt, histologisch keine Elastikarisse. Kopfgelenk von 1. und 2. HWK o. B. *Hirnstamm:* Nahezu vollständige Ruptur zwischen Pons und Mesenzephalon, partielle Ruptur am unteren Brückenrandwulst. *Histologisch* im Bereich der Rißspalten zahlreiche kleine Blutungen um Venen und Arterien, Rupturen größerer Gefäße nicht aufzudecken. Ausgedehnter blutgefüllter Spaltraum am Boden der 4. Kammer. *Weitere Befunde:* Fraktur der 2. und 3. Rippe links, 1. und 5. Ripppe rechts, Radiusfraktur, Tibiafraktur links. Massive Fettembolie (!). *Epikrise:* Die Prädilektionsstellen bei Luxation des Kopfes liegen am Übergang der Brücke zum Mesenzephalon bzw. zur Medulla oblongata. Obwohl hier der Hirnstamm tief eingerissen war, ist die A. basilaris unversehrt geblieben. Trotz der schweren Schädigung ist der Kreislauf noch über kürzere Zeit intakt gewesen, so daß sich noch eine massive Lungenfettembolie entwickeln konnte.

Fall 38: 45 Jahre, Rentner. *Überlebenszeit:* keine. *Umstände:* Nach Alkoholgenuß und epileptischem Anfall auf der Straße liegend, von PKW überrollt und ca. 25 m mitgeschleift worden. Bei *Krankenhauseinlieferung Todesfeststellung. Schädel- und Hirnbefund:* Zerreißung der Atlantookzipitalgelenke. *Hirnstamm:* Nahezu komplete Ruptur zwischen Medulla oblongata und Pons. *Histologisch* im Bereich der Rupturstelle kleine periarterielle Blutungen. Sonst im Hirnstamm auffallend geringe Verletzungsspuren. *Weitere Befunde:* Brustkorbquetschung mit Rippenbrüchen und Anspießung der linken Lungen sowie der rechten Herzkammer. Tiefgreifende Bauchquetschung mit Zertrümmerung des Beckenringes. Herz-, Leber- und Nebennierenruptur. *Epikrise:* Wie in Fall 37 liegt die Ruptur zwischen Pons und Medulla oblongata, auch hier ist die A. basilaris unversehrt geblieben. Die Blutungen um die kleinen Arterien herum sind durch Überstreckung und Zerrung zu erklären.

Fall 39: 37 Jahre, Angestellter. *Überlebenszeit:* Keine. *Umstände:* Unglücksfall, alkoholisiert (BAK 0,6‰) bei Rangelei in unzureichend gesichertem Außenfahrstuhl mit Kopf und Oberkörper durch gläserne Außenwand gefallen, massive Zerrung am Rumpf durch weiterfahrenden Fahrstuhl. *Schädel- und Hirnbefund:* Ruptur der HWS zwischen 6. und 7. HWK, völlige Durchtrennung des Rückenmarks. Abriß der weichen Häute von der Basis der Medulla oblongata und Brücke. Basale Zisternen blutgefüllt. Keine gröberen Schlagaderverletzungen. *Hirnstamm:* Makroskopisch ohne Blutungen, histologisch nur minimale Blutaustritte im Randgebiet im Bereich kleiner, herausgerissener Gefäße. *Weitere Befunde:* Rupturen der Aa. carotis int. bds., Klavikulafrakturen bds., Rippenserienfrakturen rechts 1.–3., links 1.–7. Rippe. Kein Schädelbruch. *Epikrise:* Obwohl nahezu die gesamten weichen Häute mitsamt Gefäßen von der Medulla oblongata und Pons abgerissen worden waren, ließen sich im Gewebe keine nennenswerten Blutungen feststellen. Die massive Blutung in den basalen Zisternen spricht aber noch für eine kurze Kreislauftätigkeit.

Aus der Auswertung ergibt sich, daß die Prädilektionsstellen beim Menschen im Bereich der pontomesenzephalon und pontomedullären Übergangsregion liegen. Im Gegensatz dazu finden sich die Prädilektionsstellen beim Rhesusaffen bei indirekter Gewalteinwirkung von Kopf und Hals in der $-Gx$ und $+Gx$ Vektorrichtung an der Übergangsregion zwischen unterer Medulla oblongata und C1.

13. Problematik des Begriffes der sogenannten Duret-Berner-Blutungen

Noch in neueren Arbeiten ist häufig von *Duret-Berner-Blutungen* als pathomorphologischen Veränderungen die Rede, die man m. E. weder klinisch noch terminologisch miteinander verbinden soll. Ein Studium der Orginalarbeiten, auf die ich mich nachstehend kurz beziehe, rechtfertigt diese Auffassung.

DURET (1878) injizierte Versuchstieren nach Trepanation des Schädeldaches unter verschiedenen Drücken Flüssigkeit in den Epiduralraum. Er beschrieb ausgedehnte Gewebezerreißungen am Boden des IV. Ventrikels, Dilatation des Aquäduktes und des absteigenden Zentralkanals, hämorrhagische Herde um den Zentralkanal und am Boden des IV. Ventrikels. DURET glaubte, die Lokalisation entspreche den Stellen, wo der Liquor anpralle (Stellen mit plötzlicher Druckerhöhung). Falle die Druckrichtung mit der Achse des III. Ventrikels zusammen, so entstehe eine Druckwelle an den Ventrikelwänden, die am Boden des III. Ventrikels gehemmt werde; dieses Ereignis nannte er den *Choc cephalorachidien*. DURET schloß weiter, daß alle bei der Commotio cerebri entstandenen Läsionen durch Druck und Aufprall des Liquors gegen die Ventrikelwände verursacht würden. Er betont ausdrücklich, mit dieser Versuchsanordnung würden die gleichen Effekte erzielt, wie sie durch Gewalteinwirkung auf den intakten, geschlossenen Schädel entstehen. Diesem Erklärungsversuch von DURET muß entschieden widersprochen werden. DURET arbeitete experimentell mit einem offenen System, beim Kommotionssyndrom liegt ein geschlossenes System vor.

Die von BERNER (1930, 1936) beschriebenen Blutungen liegen in vorderen Anteilen der Umgebung des IV. Ventrikels von Patienten mit gedeckten Schädel-Hirn-Verletzungen.

DAHL (1938) wiederholte DURETS Versuche und kam zu der Ansicht, daß zwischen den Duret-Blutungen beim Tier und den Berner-Blutungen beim Menschen grundlegende Unterschiede bestanden. Er erklärte die Bernerschen Blutungen in der vorderen Hälfte des IV. Ventrikels durch banale agonale Kreislaufveränderungen.

Die *Technik der Versuchsanordnung*, ähnlich der von DURET, läßt sich wie folgt beschreiben (SELLIER u. UNTERHARNSCHEIDT 1963): Ein starrer dickwandiger Zylinder, in dem ein Stempel möglichst reibungsfrei gleiten kann, wird an dem unter Druck zu setzenden Körper befestigt. Der gesamte Hohlraum wird bis zur Stempelunterfläche mit Flüssigkeit gefüllt und die Gasbläschen werden entfernt. Es fällt ein Gewicht mit der Masse m (die wesentlich größer sein soll als die Stempelmasse) aus der Höhe h auf den Stempel, der maximal die Flüssigkeit um die Strecke x zusammendrückt. Die inkompressible Flüssigkeit dehnt die Wand des Hohlkörpers, das Volumen ändert sich um ΔV. Es ist ΔV proportional dem Druck und abhängig von der Größe des Hohlkörpers und seiner Wandstärke. Man kann nun die sog. Federsteife c der Anordnung berechnen. Sie ist das Verhältnis von angewandter Kraft auf den Stempel (der den Querschnitt F besitzt) zur Verschiebung x (analog bei einer Feder) vgl. Bd. 13/VI.A, dieser Reihe, S. 61 u. Abb. 46:

$$c = K/x = p \quad F^2 \Delta V, \quad \text{wo } x < \Delta V/F.$$

Die Maximalkraft errechnet sich damit zu $K = \sqrt{V m \cdot c}$

daraus
$$p = K/F = V/F \cdot \sqrt{m \cdot c}$$

Der Stoßverlauf ist wiederum etwa parabel- (oder sinus-)förmig, seine Zeitdauer ist

$$t_x = \pi \cdot \sqrt{m/c}.$$

Bei DURETs Blutungen handelt es sich um im Augenblick der Gewalteinwirkung entstandene rhektische Blutungen beim Tier, die vorzugsweise in der Umgebung des III. und IV. Ventrikels liegen und experimentell nach Trepanation des Schädeldaches infolge plötzlicher Druckerhöhung einer auf der Dura liegenden Flüssigkeitssäule erzeugt wurden. Es handelt sich also um ein offenes System, in dem die Druckerhöhung, deren *Anstiegszeit* (die nicht gemessen wurde) ein wichtiger Faktor ist, sehr umschrieben, fast punktförmig wirksam wird. Die Berner-Blutungen in der gleichen Region bestehen am Menschen, der eine geschlossene Schädel-Hirn-Verletzung erlitten hat. Diese Blutungen sind diapedetischer Art und sind die Folgen präterminaler und agonaler Veränderungen. Sie sind also nach formaler und kausaler Pathogenese von den Duretschen Blutungen verschieden.

Solche mikroskopisch kleinen diapedetischen Blutungen in der Umgebung des III. und IV. Ventrikels sind nach den Untersuchungen von HARBITZ (1939), ECK (1940), DAHL (1938), ELO (1942), u. ä. ein häufiger völlig unspezifischer Befund bei ganz unterschiedlichen Prozessen.

Nun gibt es auch rhektische Blutungen im Hirnstamm des Menschen bei intakter Dura mater nach stumpfer Gewalteinwirkung, also in einem geschlossenen System, die nicht durch einen Mechanismus wie DURETs erklärbar sind. Unsere Untersuchungen sowie die von anderen Autoren liefern zahlreiche Beispiele. Solche rhektischen Blutungen werden neben primärtraumatischen Gewebeschäden an den Großhirnhemisphären von Unfallverletzten gefunden, die „unmittelbar" oder bald nach schweren Gewalteinwirkungen, meist noch an der Unfallstelle verstarben (SPATZ 1936, 1950; PETERS 1943; WELTE 1948; SELLIER u. UNTERHARNSCHEIDT 1963). Solche Gewalteinwirkungen aus meist sagittaler Richtung gehen mit erheblicher Schädeldeformation einher. Die primärtraumatischen Blutungen im Hirnstamm sind m. E. hauptsächlich Scher- und Zugkräften zuzuschreiben, bedingt durch die starke Deformation des Schädels. Sie verursachen am und im Hirnstamm Gefäßeinrisse und -abrisse.

Vergleichbare Verhältnisse bestehen im Tierversuch mit verschiedenen Arten bei Anwendung hoher und meist unmittelbar tödlicher Intensität der Gewalteinwirkung (UNTERHARNSCHEIDT 1963, 1986). „Unmittelbar" bedeutet im Zusammenhang unserer Untersuchungen „nach wenigen Minuten verstorben." Alle Tiere hatten unüberbrückbare Atemlähmung, die Herzaktionen waren stets noch für mindestens einige Minuten bis zu 12 min feststellbar. Einen sofortigen Tod nur Sekunden nach der Gewalteinwirkung haben wir nach stumpfer Gewalteinwirkung im Tierversuch nie beobachten können. Er ist wohl nur bei Herz- oder Aortenruptur zu sehen.

Multiple rhektische Blutungen im Bereich von Mittelhirn, Pons und Medulla oblongata lassen vermuten, daß die Gewalt von sehr großer Intensität war und meist eine sagittale Stoßachse hatte. Diese Gewalteinwirkungen sind mit erheblicher Schädeldeformation verbunden.

PETERS, WELTE sowie SPATZ sahen ausgedehnte Blutungen in der Umgebung von III. Ventrikel, Aquädukt und Brücke nur bei Verletzten, die nach der Gewalteinwirkung an der Unfallstelle oder auf dem Transport ins Krankenhaus verstorben waren. PETERS betonte, daß diese Blutungen nur als rhektische zu erklären sind, weil das fehlende Intervall zwischen Gewalteinwirkung und Tod keine andere Bedeutung der Genese zulasse. Die Untersuchung von KRAULAND bestätigt die Annahme einer direkten Gefäßverletzung. WELTE (1948) beobachtete sie in 9%, PETERS (1943) in 10,2% der Verletzten.

Ich bezweifle, daß Patienten, die nach einer stumpfen Gewalteinwirkung in Stundenfrist verstarben, überhaupt *isolierte primärtraumatische Gewebeschäden am Hirnstamm* haben können. Wenn der Hirnstamm primärtraumatisch betroffen ist, müssen m.E. auch primärtraumatische Schäden im Großhirn und ganz besonders in der Rinde zu finden sein.

Einen völlig anderen *Entstehungsmechanismus* haben die *sekundärtraumatischen Hirnstammschäden*, die hauptsächlich Folgen partieller und totaler Nekrosen, auch hämorrhagischer Art sind. Sie entstehen, wenn durch die ödembedingte Hirnschwellung der Hirnstamm in den Tentoriumschlitz gedrängt und eingeklemmt wird und das klinische Bild des *akuten traumatischen Mittelhirnsyndroms* auftritt. Die lateralen Teile (Fissurae rhombencephali lat.) werden abgeflacht und lateral gelegene Nervenzellen der Substantia nigra werden zerstört. Diese sekundärtraumatischen Hirnstammschäden treten naturgemäß erst nach einer gewissen Zeit auf. Sie stellen sehr ernstzunehmende Komplikationen dar, die oft den Tod herbeiführen.

Es ist nichts dagegen einzuwenden, morphologische Befunde wegen ihrer signifikanten Lokalisation mit einer topographischen Beziehung zu belegen, wie im Falle der Hirnstammschäden. Das liegt in der Absicht einer genauen Beschreibung. Es ist aber unerläßlich, darüber hinaus durch gewissenhafte histologische Untersuchungen am Mikroskop festzustellen, welche Veränderungen primärer und welche sekundärer Natur sind. Wenn dies im Einzelfall nicht gelingt, sollte man von *traumatischen Hirnstammblutungen* (mit *genauer Angabe der feineren Lokalisation*) oder von *posttraumatischen Hirnstammschäden* sprechen. Die Bezeichnung Duret-Berner-Blutungen sollte in modernen Arbeiten nicht mehr benutzt werden, sondern in die Medizingeschichte eingereiht werden.

Daß es nicht angeht, in diesen Blutungen im Hirnstamm das somatische Substrat der Commotio cerebri zu sehen, wie es in vielen modernen Arbeiten noch geschieht, wird an anderer Stelle ausgeführt.

14. Traumatische Achsenzylinderschäden im Hirnstamm

Auf die *traumatischen Veränderungen* der *Achsenzylinder* hatte erstmalig Sabine STRICH (1956, 1961), vor allem in den Großhirnhemisphären hingewiesen. Diese Veränderungen können in den meisten Fällen schon mit Hilfe der Hämatoxylin-Eosintechnik gesehen werden. Die sog. Axonenschwellungen und Axonkugeln sind wohl durch Austritt von Axoplasma aus den gerissenen Axonen zu erklären. Befallen sind kortikospinale und kortikopontine Bahnen, sie können nach den Angaben von TOMLINSON (1970) sehr zahlreich in den pontozerebellären Bahnen vorkommen.

Der gleiche Autor hebt noch hervor, daß viele dieser Axonenveränderungen auf einem einzelnen histologischen Schnitt gesehen werden können, was dafür spräche, daß die Axone alle in der gleichen Ebene geschädigt worden seien. Schon wenige Millimeter oberhalb oder unterhalb konnten nur geringfügige oder gar keine Läsionen nachgewiesen werden, ein erneuter Hinweis für die streng umschriebene Axonschädigung. TOMLINSON (1970) hebt noch die häufig Beteiligung der lateralen spinothalamischen, spinotektalen und lateralen tektopontinen Bahnen, und den Lemniscus lat. hervor.

TOMLINSON schrieb schon 1970, daß eine vollständige Beschreibung von traumatischen Hirnstammschäden auch deren Mechanismus sowie ihre Qualität enthalten müsse, nämlich ob sie primärtraumatisch seien, also im Augenblick der Gewalteinwirkung entstanden, oder ob sie sekundärtraumatischer Natur und damit die Folgen anderweitiger Prozesse seien, Vorstellungen, denen man beipflichten kann.

15. Traumatische Hirnschäden nach Überlebenszeiten von mehr als 4 Wochen

BRATZKE (1983) berichtete über 20 Beobachtungen von traumatischen Hirnstammschäden (0,4%) aus einer Serie von 387 Fällen, die eine Überlebenszeit von mehr als 4 Wochen hatten (Abb. 131). Es handelte sich um 16 männliche und 4 weibliche Patienten. Die Überlebenszeit betrug zwischen 43 Tagen und 1 ½ Jahren, eine Schußverletzung überlebte 19 Jahre. Hervorzuheben war die ausgeprägte Atrophie des Hirnstamms (Abnahme der Weite um 11% und der Tiefe um 6%) und Vergrößerung und Verformung des Aquaeductus Sylvii und des IV. Ventrikels.

Mikroskopische Veränderungen bestanden hauptsächlich in einer Degeneration der langen Bahnen in Mittelhirn und Pons, besonders im Lemniscus med. und lat., im Velum medullare und im Tektum des Mesenzephalon. Vereinzelt fanden sich lediglich gliöse Proliferationen und lokaler Gewebsuntergang. Siderosis lag oft vor. Eine Bildung neugesproßter Gefäße wurde nur gelegentlich in nekrotischen Arealen gesehen, manchmal in Verbindung mit frischen Blutungen. In 5 Fällen bestanden keine weiteren makroskopisch nachweisbaren traumatischen Hirnschäden.

Die morphologischen Untersuchungen des Hirnstammes beziehen sich im allgemeinen auf schwere tödlich verlaufene Schädel-Hirn-Verletzungen. Unser Wissen über die Hirnstammschäden nach leichteren Gewalteinwirkungen ist sehr lückenhaft; unser Wissen stammt von jenen Beobachtungen, die infolge anderer krankhafter Prozesse starben.

Es ist imperativ, den Hirnstamm histologisch unter Anwendung verschiedener Färbetechniken zu untersuchen, denn oft ist der makroskopische Befund unauffällig, obwohl schwere Gewebsschäden bei mikroskopischer Untersuchung gefunden werden können. Das gilt für alle Hirnregionen. Ein modifiziertes Spielmeyer-Sortiment sollte unter standardisierten Bedingungen benutzt werden, das dem besonderen zu erwartenden oder bekannten Ausbreitungsmuster der morphologischen Alterationen angepaßt ist.

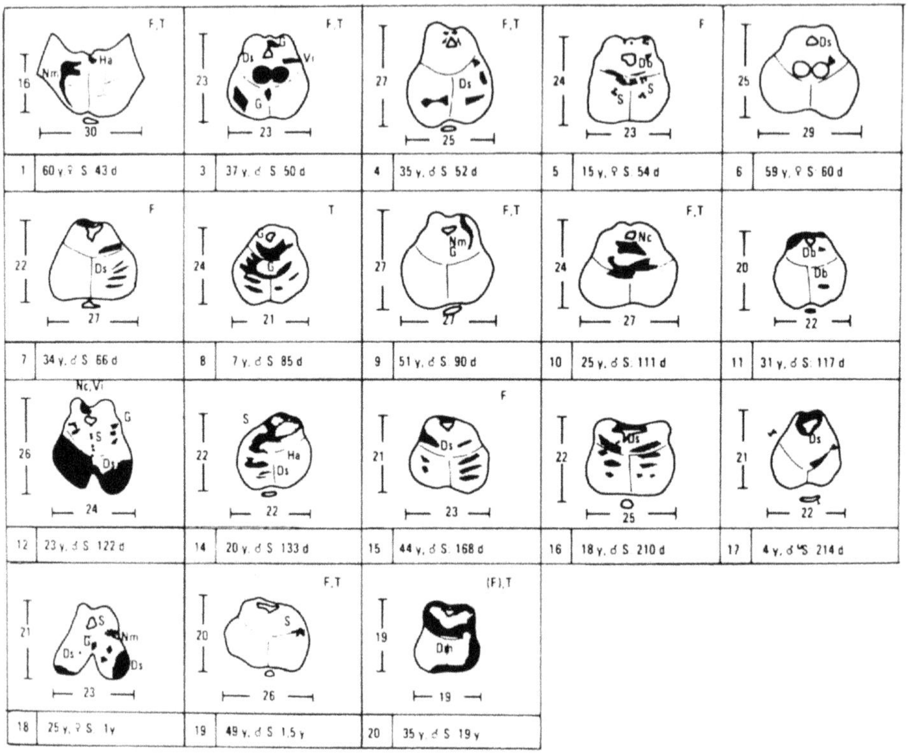

Abb. 131. Verletzungsmuster am Hirnstamm (die Zeichnungen wurden nach histologischen Schnitten angefertigt; Beobachtungen 2 und 13 wurden nicht verwandt. (Aus BRATZKE 1983)

y = Jahre; S = Überleben
1 = Zahl des Falles
S = Überlebenszeit
N = Nekrose
Nf = Fokale Nekrose
Nc = zystisch
Nm = ausgeprägt
No = organisiert

G = Gliose
F = Schädelfraktur
T = Trepanation
S = Siderose
Ds = Spongiöse Degeneration
Dm = Entmarkung
Db = Débris
Vi = Zunahme der Gefäße
Ha = Akute Blutung

16. Zur Frage der Handlungsfähigkeit bei traumatischen Hirnstammschäden

Der Gerichtsmediziner wird in einzelnen Fällen, bei denen traumatische Hirnstammschäden vorliegen, nach der Handlungsfähigkeit gefragt. BRATZKE (1981) hat aufgrund seiner ausführlichen Untersuchungen dazu wie folgt Stellung genommen: Bei primärtraumatischen Hirnstammläsionen nach stumpfer Gewalteinwirkung ist davon auszugehen, daß von Anfang an eine tiefe Bewußtlosigkeit und damit Handlungsunfähigkeit besteht. Bei direkten primärtraumatischen

Hirnstammläsionen kann dagegen für kurze Zeit das Bewußtsein und die Handlungsfähigkeit noch erhalten sein, bis durch die Blutung und sekundären Veränderungen eine Bewußtlosigkeit eintritt. Auch bei den sekundären Hirnstammläsionen besteht in der Regel eine initiale Bewußtlosigkeit, wenn eine primäre allgemeine Hirnschädigung vorliegt. Ein anderes Bild ergibt sich bei Blutungen mit freiem Intervall, insbesondere bei epiduralen Blutungen. „Gerade in solchen Fällen wird häufig die Frage aufgeworfen, ob die sekundären Schäden nicht erst durch Fehler in der ärztlichen Behandlung entstehen konnten. Bei der Beurteilung wird man sich zunächst allgemein auf die Einschätzung der Prognose aus der Sicht ex ante, sodann auf die Befunde im Einzelfall stützen müssen" (BRATZKE 1981).

IX. Tiermodelle

Auf die Versuche von DURET, der bei Tierversuchen mit Hunden am Hirnstamm, besonders im Subependym des IV. Ventrikels, traumatische Läsionen fand, bin ich bereits an anderer Stelle eingegangen, hinsichtlich Details s. Bd. 13/VI.A, dieser Reihe, S. 61.

DILL u. ISENHOUR (1939) führten bei Hunden einen aufblasbaren Ballon subarachnoidal über einem Parietallappen ein. Durch Einfüllen von Flüssigkeit in den Ballon wurde der intrakranielle Druck über den systolischen Blutdruck erhöht. Nach Ansicht der Verfasser führte diese vertikale Kompression des Gehirns zu einer Herniation von Pons und Medulla in das Foramen occipitale magnum. Dieser Mechanismus verursachte eine laterale Kompression in seiner Längsachse. Diese Veränderung der normalen Konfiguration des Pons führte zu erheblichen Überbeanspruchungen der kleineren Gefäße, besonders der langen Gefäßäste, die aus der A. basilaris entspringen. Infolge mechanischer Überdehnung kommt es zu Blutungen, die nach Ansicht der Verfasser denen beim Menschen gleichen. Diese Verfasser schließen eine Anoxämie als ätiologischen Faktor aus.

J. Zur Problematik der sogenannten Bollinger-Spätapoplexie

I. Einführung

Man versteht unter der sog. *Bollinger-Spätapoplexie* (im angloamerikanischen Schrifttum *„delayed traumatic apoplexy"*) massive intrazerebrale Blutungen, die Tage, Wochen oder Monate, nach einigen Autoren sogar Jahre (!) nach einer stumpfen Gewalteinwirkung mit plötzlichem Auftreten von Bewußtlosigkeit mit neurologischen Herderscheinungen bei Patienten auftreten sollen, die weder an Arteriosklerose noch an Hypertension leiden. Es wird ihr auch heute noch großes Interesse entgegengebracht, wenngleich selbst ihre Existenz strittig ist.

II. Die Originalarbeit von BOLLINGER und Kommentar

Die Originalarbeit von BOLLINGER, die in der 1891 erschienenen Festschrift für VIRCHOW veröffentlicht wurde, bringt 4 Krankengeschichten, deren Studium aufschlußreich ist.

1. Beobachtung: 26jähriger Maler wurde von einem „Totschläger" (Schlagring) an der linken Schläfenseite getroffen. Ging trotz Hautwunde seiner Arbeit nach. Zwanzig Tage danach zunehmende Kopfschmerzen und Eiterung der Wunde; Reinigung durch den Arzt. Zunahme der Beschwerden, Bewußtseinstrübung, rechtsseitige Körperlähmung, Cheyne-Stokes-Atmung; *Tod 33 Tage nach der Kopfverletzung.* Die *Autopsie* zeigt über der linken Großhirnhemisphäre ein 1,5 cm dickes *subdurales Hämatom;* das Großhirn selbst ist unauffällig. Der IV. Ventrikel ist erweitert, die Wandung von einer dünnen Blutschicht bedeckt, an einer Stelle liegt ein größeres Gerinnsel. Kleinere Kapillarapoplexien der Medulla oblongata.

Es bestand ohne Zweifel ein raumforderndes subdurales Hämatom, das Massenverschiebungen und ein akutes traumatisches Mittelhirnsyndrom verursachte, mit sekundärtraumatischen Gewebeschäden im Hirnstamm, sowie kleineren Ependymbreschen und einbrechende Mikrohämorrhagien in den IV. Ventrikel. Von einer typischen traumatisch bedingten intrazerebralen Blutung kann keine Rede sein. Inwieweit der entzündliche Prozeß in der Wundregion möglicherweise auf die Hirnhäute und das Gehirn übergegriffen hat, kann nicht entschieden werden, da BOLLINGER keine histologische Untersuchung vornahm.

2. Beobachtung: 39jährige Klavierlehrerin stolperte auf der Straße. Prellung der Nasenwurzel. Keine Bewußtlosigkeit. Zwölf Tage nach dem Sturz „wurde die Patientin in vollstem Wohlbefinden von einem heftigen Schlaganfall betroffen, welcher nach Ablauf von 2 h den Tod herbeiführte". Gehirn äußerlich und nach Zerlegung in Frontalscheiben unauffällig. Seitenventrikel und III. Ventrikel normal. Aquaeductus Sylvii erweitert. Seine Wandung und die des IV. Ventrikels sind zertrümmert und stellen eine blutgemischte breiige Masse dar. Im IV. Ventrikel eine geringe Masse Cruor.

Anscheinend war die Ventrikelwand hämorrhagisch nekrotisch verändert, was BOLLINGER „traumatische Spätapoplexie in der Wandung des Aquaeductus Sylvii und des IV. Ventrikels mit Zertrümmerung derselben und Bluterguß in das Lumen des IV. Ventrikels" nannte. Auch hier liegt keine typische auf eine Gewalteinwirkung zu beziehende Blutung vor. Die Nomenklatur ist inadäquat („Zertrümmerung des IV. Ventrikels"). Es fehlen jegliche traumatische Schäden am Gehirn. Eine histologische Untersuchung wurde nicht vorgenommen.

3. Beobachtung: 13jähriges Mädchen mit Vorgeschichte von schwerer Diphtherie und Masern, das morgens beim Ankleiden zerebrale Anfälle bekommt. Kurz darauf Tod. In der rechten Großhirnhemisphäre zwischen Schläfen- und Hinterhauptslappen ein pflaumengroßer frischer apoplektischer Herd. Die Blutung ist in das Unterhorn des rechten Seitenventrikels eingebrochen.

In diesem Fall lag eine intrazerebrale Blutung vor. BOLLINGER kommentiert: „... wurde von mir bei der Obduktion dem Verdacht Ausdruck gegeben, daß hier vielleicht ein vor kürzerer oder längerer Zeit stattgefundenes Trauma als indirekte Ursache anzuschuldigen sei. Diese Vermutung hat sich insofern bestätigt, als in Erfahrung gebracht wurde, daß die Verstorbene mehrere Wochen vor ihrem plötzlichen Tod beim Schlittschuhlaufen auf dem Eise gestürzt und bei dieser Gelegenheit wahrscheinlich auf die entgegengesetzte – linke – Kopfseite aufgefallen war."

Die traumatische Vorgeschichte ist viel zu vage und liegt zu lange zurück, um eine auch bei Jugendlichen manchmal vorkommende spontane Blutung auszuschließen. Es fehlen auch pathomorphologische Veränderungen an Kopf und Gehirn, die auf eine stattgefundene mechanische Gewalteinwirkung bezogen werden können. Man muß berücksichtigen, daß Infektionskrankheiten von der Vorgeschichte (wie lange vorher?) bestanden haben. Auch hier keine Angaben über histologische Untersuchungen des Gehirns.

4. Beobachtung: Siebenjähriger unauffälliger Junge fiel eine Stiege hinunter und stürzte auf die rechte Kopfseite. Keine Bewußtlosigkeit. Am dritten Tag zunehmende Lähmungserscheinungen der rechten Körperseite. Nach einigen Tagen Schluckstörungen, dann vollständige Aphasie; Benommenheit. Tod 52 Tage nach dem Unfall.
Die *Autopsie* ergab „eine Erweichungszyste in der linken Hälfte der IV. Hirnkammer, Erweichung der linken Brückenhälfte mit kleinen Blutungen in den angrenzenden Partien. Der teilweise bräunliche Erweichungsherd erstreckt sich nach vorn in die Wandung des Aquaeductus Sylvii und bis zum Sehhügel."

Auch hier besteht keine traumatisch bedingte Blutung, sondern eine halbseitig betonte hämorrhagische Erweichung im Hirnstamm. Auch bei dieser Beobachtung führte BOLLINGER keine histologischen Untersuchungen durch.

Zusammenfassend muß hervorgehoben werden, daß bei keiner der 4 Beobachtungen, mit Ausnahme der ersten, wo ein subdurales Hämatom bestand, irgendwelche traumatischen Schäden an Schädel, Hirnhäuten oder Gehirn selbst vorlagen, insbesondere keinerlei sog. Rindenprellungsherde. In Beobachtung 1 handelte es sich, wie BOLLINGER selbst ganz richtig diagnostiziert, um ein subdurales Hämatom, das Massenverschiebungen verursachte und klinisch zu einem akuten traumatischen Mittelhirnsyndrom führte. Von einer sog. posttraumatischen Spätapoplexie kann hier keine Rede sein. Die Beobachtungen 2–4 zeigen keinerlei auf eine Gewalteinwirkung zu beziehenden traumatischen Gehirnschäden.

In BOLLINGERs Diskussion ist von Interesse, daß „aufgrund derartiger Erfahrungen dürfte die heutzutage fast allgemein verworfene Lehre von ROCHOUX, wonach in der Pathogenese der Gehirnapoplexie eine vorausgehende Degeneration des Parenchyms, eine Art von prähämorrhagischer Erweichung, regelmäßig anzutreffen sei, doch für einzelne Fälle von Hirnblutung, namentlich für solche, die in der Umgebung der IV. Hirnkammer und der Seitenventrikel ihren Sitz haben, nicht ganz auszuschließen sei." Es wird klar, daß BOLLINGER in den genannten Erweichungen die Vorläufer von Apoplexien sah.

Die Auswertung der Krankengeschichten und Befunde von BOLLINGER ergibt für mich eindeutig, daß er das nach ihm benannte Syndrom gar nicht beschrieben hat. Die Frage müßte m. E. also lauten, gibt es so etwas, was BOLLINGER zwar nicht beschrieben hat, was er sich jedoch vorstellte. Man könnte formulieren, daß es müßig ist, über die Existenz der sog. Bollinger-Spätapoplexie zu streiten, wenn sie gar nicht Gegenstand von BOLLINGERs Ausführungen war.

Nach BOLLINGERs Auffassung handelt es sich um Spätveränderungen am Gehirn, um Blutungen aus verletzten Gefäßen, deren Wand durch eine Erweichung, die bei der Gewalteinwirkung entstand, zerstört wurde. BOLLINGER hat als Pathologe diese Veränderungen der Gefäßwand histologisch jedoch nicht nachgewiesen. Seine Vorstellungen beruhen auf Vermutungen. Seine Lehre hat viele Anhänger gefunden, ist aber widersprüchlich geblieben.

Seit BOLLINGERs Veröffentlichung wurden viele Einzelfälle von „sog. Blutungen", die praktisch jede Hirnregion einschließlich der weichen Hirnhäute einnahmen, beobachtet. Viele dieser Mitteilungen bezogen sich auf klinische Beobachtungen.

Einzeldarstellungen und Serien von Fällen der sog. Bollinger-Spätapoplexie oder kritische Stellungnahmen wurden mitgeteilt von MICHEL (1896), SINGER (1922), BRANDESS (1923), WALCHER (1929), ROSENHAGEN (1930), DOUGHTY (1938), COURVILLE u. BLOOMQUIST (1940), FISCHER (1948), DE JONG (1952), JAMIESON (1954), SCHEIDEGGER (1955), SCHILF (1955/1956), MÜLLER (1955/1956), AUSTARHEIM (1956), RUCKES u. GASTEYER (1956), HILLBOM u. ANTTINEN (1957), SAMIY (1956), KRUEGER (1957), STRINZI (1960), DOTZAUER u. BOHNHOFF (1961), ISFORT (1962, 1963), REISNER (1968), SCHEIBE u. KRUMBHOLZ (1968), ZÜLCH (1968, 1985), BARATHAM u. DENNYSON (1972), VARA-THORBECK (1980), KAUFMAN (1984).

DOTZAUER u. BOHNHOFF (1961), die einen eigenen Fall von traumatischer „Spätapoplexie" veröffentlichten, sichteten das entsprechende Schrifttum und versuchten es zu ordnen. Sie fanden: (1) Sammelreferate und allgemeine Übersichten (35), (2) kasuistische Mitteilungen, (a) klinische und anatomisch beschriebene Fälle (22), (b) durch Krankheitszustände komplizierte Fälle (14), (c) Spätblutungen aus fraglichen traumatischen Aneurysmen (7), (d) klinische Beobachtungen ohne Blutungen (8), (e) nur klinische Fälle, zum Teil sehr fraglich (27), (3) zur Frage der Duret-Blutungen (15), (4) zur Frage der traumatischen Marklagerblutungen (16), und (5) neueres Schrifttum zur Spätapoplexie.

III. Liste von Forderungen zur Anerkennung

Die erste Liste von Forderungen zur Anerkennung einer Spätapoplexie im Sinne BOLLINGERs wurde von SINGER (1922) aufgestellt: Sie lautet: (1) Das Trauma muß den Kopf getroffen haben und so schwer gewesen sein, daß Verschiebungen des Schädelinhaltes herbeigeführt werden konnten; (2) der Kranke muß vorher gefäßgesund gewesen sein (Ausschluß von Lues, Nephritis, Arteriosklerose, Bleivergiftung uws.); (3) Kommotionssyndrome müssen nach dem Unfall bestanden haben, die bis zur Apoplexie anhalten müssen (von HANSEMANN forderte Brückensymptome, Fortbestehen von Schwindel und Kopfschmerz); (4) plötzliches, nicht allmähliches Eintreten von Hirnerscheinungen und (5) das Intervall darf nicht kleiner als einen Tag, nicht größer als 8 Wochen sein (MENDEL (1908) sprach von 1–6 Wochen; HARBITZ (1934) von 3–4 Monaten und SCHUSTER (1914) von bis zu maximal 9 Monaten).

Diese Liste wurde später ergänzt (ZÜLCH 1969): (1) Das Alter des Patienten muß unter dem liegen, bei dem normalerweise arterielle Gefäßveränderungen auftreten, d.h. jünger als 40–45 Jahre; (2) es muß nicht nur eine mechanische Gewalteinwirkung vorgelegen haben, sondern es muß nachgewiesen sein, daß ein traumatischer Gewebeschaden am Gehirn vorliegt; (3) es muß mindestens ein Intervall zwischen Gewalteinwirkung und sog. Spätapoplexie von einer Woche vorliegen; (4) es darf kein intrazerebraler Gefäßprozeß vorliegen und (5) es darf keine hämatologische Erkrankung bestehen.

Gegen diese Forderungen wäre an sich nichts einzuwenden, gäbe es eine sog. Spätapoplexie! Zumindest würden diese Kataloge die Zahl der publizierten Fälle einschränken.

Nehmen wir einmal an, es existiere die sog. Spätapoplexie – ich verneine es –, dann wären wir selbst beim Vorliegen aller oben genannten Voraussetzungen nicht berechtigt, aus ihnen den Beweis des Bestehens einer Spätapoplexie abzuleiten.

Über die Vieldeutigkeit des Begriffes Apoplexie wurde andernorts Stellung genommen; es muß jedoch eingeräumt werden, daß er zur Zeit von BOLLINGERS Veröffentlichung vor hundert Jahren, im Jahre 1891, eine andere Bedeutung gehabt hatte.

Als BOLLINGER im Jahre 1891 die angeblich später nach einer Gewalteinwirkung auftretende „Apoplexie" in Erwägung zog, hatte der Begriff Apoplexie sicher eine andere Bedeutung als heute. Er sah als Vorläufer für die Apoplexie kleinere Blutungen und Erweichungen, besonders unter dem Ependym des 3. und 4. Ventrikels. ZÜLCH (1985) bemerkte dazu: „Auf dem Boden dieser Kleinstblutungen – die später als „Duret-Bernersche Blutungen" bekannt wurden – sollte sich in einigem zeitlichen Abstand eine große Blutung entwickeln können."

Man kann nicht ein solch umstrittenes Konzept, wie es die Bollinger-Spätapoplexie darstellt mit zwei weiteren fragwürdigen Konzepten zu stützen versuchen. Den Terminus „Duret-Berner-Blutungen" sollte, wie auf S. 449 dargestellt wurde, auch nicht mehr benutzt werden.

CHARCOT u. BOUCHARD (1868) hatten an Arterien der Stammganglien kleine „Aneurysmen" beschrieben, die angeblich die Folge einer Gefäßerkrankung waren. Nach ihren Vorstellungen würden dieselben bei starker Erhöhung des Blutdruckes rupturieren, die Folge sei eine Massenblutung. Bei den beschriebenen Gebilden handelte es sich nicht um echte Aneurysmen, sondern um Ausbuchtungen von Gefäßen mit einer hyalinen Wand, die lediglich ein Aneurysma vortäuschen. PICK (1910) nannte sie *„miliare Aneurysmen"*. Sie wurden auch als *„ampulläre Ektasien"* beschrieben.

Auch die Vorstellung BOLLINGERS, daß durch die Kompression des Schädelinhaltes der Liquor aus den Seitenventrikeln plötzlich in den 4. Ventrikel gepreßt werde und dabei mechanische Läsionen in der Wand des Aquaeductus Sylvii und des 4. Ventrikels erzeuge, ist falsch.

Zur Verifizierung all der genannten Voraussetzungen muß m. E. zunächst einmal eine morphologische Untersuchung des Gehirns, sowohl makroskopisch als auch feingeweblich vorgenommen worden sein. Erst die Computertomographen der 3. und 4. Generation hätten bei klinischen Fällen entsprechende Aussagen erlaubt. Da diese Forderungen jedoch zu einer Zeit erhoben wurden, als es die Technik der Computertomographie noch nicht gab, ließen sich die genannten Forderungen zumindest klinisch nicht verifizieren. Das heißt also, daß die Liste der Forderungen klinisch nicht verifiziert werden konnte; damit hat sie keinen Sinn!

Um einige der möglichen Ursachen vorwegzunehmen, wie kann man klinisch aufgrund der geforderten Liste zur Anerkennung einer Spätapoplexie, etwa eine Blutung aus einem Aneurysma des Gehirns ausschließen, sei es ein kongenitales, das durchaus auch nach banalen Bagatellverletzungen rupturieren kann, sei es ein traumatisches, aus dem die spätere Blutung erfolgt. Man kann weiter keineswegs ausschließen, daß etwa nach einem Unfall durchaus auch eine unfallunabhängige Massenblutung auftreten kann, wie sich auch durchaus ein unfallunabhängiger Hirninfarkt infolge eines zunächst nicht faßbaren oder existierenden Prozesses ereignen kann.

IV. Angegebene Maximalzeiten für die Entwicklung einer sogenannten Spätapoplexie

Die in der Literatur angegebenen Maximalzeiten für die Entwicklung einer sog. Spätapoplexie schwankten ganz erheblich. MENDEL (1929) nannte einen Zeitraum von 1–6 Wochen. SINGER (1922) sowie NAFFZIGER u. JONES (1928) vertraten die Meinung, daß die Maximalzeit für die Entwicklung einer sog. Spätapoplexie 8 Wochen nach der Gewalteinwirkung betragen dürfe. HARBITZ (1934) gab eine Maximalzeit von 3–4 Monaten an, SCHUSTER (1913) eine solche von bis zu 9 Monaten. Es wurden Beobachtungen mitgeteilt, in denen die freien Intervalle viel länger waren, bis zu 11 Jahren (AUSTARHEIM 1956; HILLBOM u. ANTTINEN 1957). Die Festlegung einer Maximalzeit von 6 oder 8 Wochen ist willkürlich. Zeiträume von 11 Jahren sind von einer Größenordnung, deren Annahme unwissenschaftlich zu nennen wäre.

V. Abwägende Stellungnahmen zur sogenannten Spätapoplexie

Abwägende Stellungnahmen wurden bereits kurz nach der Jahrhundertwende, also kurz nach BOLLINGERS Veröffentlichung, von LANGERHANS (1903), STADELMANN (1903) sowie RUPP (1905) vorgelegt. LANGERHANS lehnte die Bollinger-Vorstellungen völlig ab. Dieser Autor hatte alle 19 Veröffentlichungen bis zum Jahre 1903 einschließlich der 4 Beobachtungen von BOLLINGER selbst genau analysiert. Er kam zu dem Ergebnis, daß nicht ein einziger den Forderungen des Initiators BOLLINGER entsprechen würde. Am Schluß seiner „an akzentuierten Formulierungen reichen Monographie" (ECK 1952) heißt es: „Vom klinischen Standpunkt mag der Zusammenhang zwischen Trauma und Hirnblutung auch noch so nahe liegen und wahrscheinlich erscheinen, vom anatomischen Standpunkt aus ist jedenfalls der Beweis für den Zusammenhang trotz der geistreichen Hypothese BOLLINGERS bis jetzt noch nicht geglückt." ECK (1952) bemerkte dazu: „Das Präsent zu VIRCHOWS 70. Geburtstag (es handelte sich um die Festschrift für VIRCHOW, Verf.) von Seiten eines in jener Zeit führenden Pathologen war zerpflückt und entwertet. Und von diesem schweren Schlag sollte sich die Lehre BOLLINGERS über die posttraumatische Spätapoplexie nicht wieder erholen. Der Grundtenor aller folgenden Arbeiten erschöpfte sich von vereinzelten Ausnahmen abgesehen,... in der resignierenden Feststellung, daß es eine pathologische Anatomie der posttraumatischen Spätapoplexie nicht gibt, weswegen sogar gelegentlich Zweifel an ihrer faktischen Existenz geäußert wurden, z.B. von SINGER (1922)." PFEUFFER (1935) schloß von 55 seinerzeit bekannten Kasuistiken der sog. Spätapoplexie in 52 Fällen jeglichen Zusammenhang zwischen Unfallereignis und auftretenden klinischen Zeichen aus: es blieben nur 3 Fälle übrig, in denen man die Diagnose diskutieren könne. Zu den Autoren, die der Meinug sind, daß die sog. Spätapoplexie entweder überhaupt nicht bestehe oder die selbst keinen entsprechenden Fall gesehen haben, gehören BAY (1947) und QUENSEL (1943). Diese Anschauung wird auch von mir vertreten. KRAULAND (1950) hält die traumatische Genese bei BOLLINGERS Fällen für nicht sicher genug, zumal in „keinem der Fälle nach der Gewalteinwirkung eine Bewußtlosigkeit bestand". „Die Bestimmtheit und Unbekümmertheit vieler Kliniker, besonders der Gutachter, in der Beurteilung der posttraumatischen Spätapoplexie steht im umgekehrten Verhältnis zu den Möglichkeiten ihrer pathologisch-anatomischen Erweisbarkeit" so hatte ECK (1952) geschrieben. BOLLINGER hatte geglaubt, daß bei der Gewalteinwirkung auf den Kopf eine Bewegung des Liquors an den Wandungen der Hirnventrikel Verletzungen erzeugen würde, etwa so wie das von DURET schon 1878 behauptet worden war! Bei ECK (1952) heißt es weiter: „So einleuchtend dieser Vorgang in seiner imposanten Einfachheit auch erscheinen mag, BOLLINGER mußte von LANGERHANS eine scharfe Kritik hinnehmen, die an didaktischer wie formaler Eindeutigkeit nichts zu wünschen übrig ließ, ohne ein Wort der Rechtfertigung zu finden; jedenfalls zog er es vor zu schweigen."

Ich stimme der Kritik von BAY (1949) sowie BAY u. CHRISTIAN (1956) zu, „man sollte diesen unglücklichen und verwirrenden Begriff mindestens so lange begraben – besonders bei der Begutachtung – bis eindeutige Beweise für seine Existenz vorliegen". Ebenso heißt es bei PETERS (1969: „Es ist erstaunlich, mit welcher Oberflächlichkeit von manchen Autoren der Traumazusammenhang bejaht wurde und auch heute noch wird." „Jedenfalls ist der Begriff der „Bollinger-Spätapoplexie" durch so viele falsche oder zumindest unklare pathophysiologische Auffassungen belastet, daß er tunlichst im klinischen Sprachgebrauch und insbesondere in ärztlichen Gutachten fallengelassen werden sollte" (DELANK 1970). Bei SCHIEFFER (1972) heißt es: „Der Begriff der traumatischen Spätapoplexie ist tatsächlich ein Sammeltopf verschiedener zerebraler Krankheitsbilder, der nur besagt, daß es nach einem Schädeltrauma und verschieden langem Intervall zum Tode unter den Symptomen eines Insults gekommen ist." KRAULAND (1973) schreibt: „Man hat immer wieder versucht, Thesen herauszustellen, die zur Anerkennung einer traumatischen Spätapoplexie erfüllt sein sollen, so zuletzt von ZÜLCH (1969). Er betonte unter anderem, daß der apoplektiforme

Beginn einer nachgewiesenen Blutung zwischen Beginn des 6. Tages und dem Ende der 8. Woche nach dem Trauma gelegen haben müsse, und daß der Patient unter 40 Jahre alt gewesen sein solle. Angesichts des breiten möglichen Schädigungsspektrums und auch sonst, haben solche Zeitgrenzen für die Beurteilung des Zusammenhanges keinen praktischen Wert." REISNER (1980) spricht in diesem Zusammenhang von einem Sammeltopf verschiedener zerebraler Krankheitsbilder, die zum Tode führen können. GÄNSHIRT (1983) führt aus: „Der Begriff der traumatischen Spätapoplexie ist aus 3 Gründen in Verruf geraten. Einmal verführt er zu voreiliger Herstellung eines Zusammenhanges zwischen einem Trauma und ziemlich allem, was nach einem freien Intervall an akuten zerebralen Symptomen manifest wird, zum anderen schläfert er die weiteren diagnostischen Bemühungen ein." Ähnliche Stellungnahmen, die die Problematik zeigen, stammen von KRAULAND (1982): „Die große Zahl von Veröffentlichungen hat es nicht zustande gebracht, einer einheitlichen Meinung zum Durchbruch zu verhelfen, wahrscheinlich deshalb, weil die einzelnen Möglichkeiten viel zu weit gestreut sind... Man könnte nun verleitet sein, die Fälle des Schrifttums nach einem einheitlichen Prinzip (Alter, Intensität des Trauma, Dauer eines freien Intervalls, äußere und innere Verletzungsspuren, Sitz der Blutung, Ergebnisse der anatomischen und histologischen Befunde usw.) zu überprüfen und so Richtlinien für die Anerkennung der Diagnose herauszuarbeiten. Ein Unterfangen, das wegen der ganz unterschiedlichen Bearbeitung der Fälle scheitern müßte" (KRAULAND 1982).

Gerade in der Überprüfung von Hirnwunden infolge von Schußverletzungen, wo sich regelmäßig ausgeprägte Gefäß- und Gewebeschäden finden, gibt es keine Komplikationen, die man unter dem Begriff der traumatischen Spätapoplexie zusammenfassen könnte.

„Die Seltenheit der Spätapoplexie (im Gegensatz zur relativen Häufigkeit der Gefäßprozesse auch im jugendlichen Alter) scheint gerade ein Argument gegen ihre Existenz zu sein, denn wenn es den ihr zugrunde gelegten Mechanismus gäbe, so müßte sie bei der Häufigkeit der traumatischen Hirnschädigungen und bei den diese regelmäßig begleitenden Zirkulationsstörungen sehr viel häufiger vorkommen, als dies tatsächlich der Fall ist" (BAY 1947).

Für mich ist es dennoch überraschend, daß trotz dieser eindeutigen und überzeugenden Zurückweisungen, einzelne Autoren immer wieder auf diesen Begriff zurückgriffen, als ob all diese Diskussionen nicht stattgefunden hätten. War es der Name eines zu jener Zeit führenden Pathologen, BOLLINGER, oder war es der Terminus „Spätapoplexie" mit dem anscheinend so einfachen Konzept, der ein derartiges Mysterium fascinandi et tremendi auf viele Ärzte, besonders Gutachter ausübte? Oder aber beruht es gar auf der Tatsache, daß viele, die Kasuistiken über die Bollinger-Spätapoplexie veröffentlicht hatten, weder BOLLINGERS Originaltext gelesen hatten und ihnen lediglich der Terminus geläufig war, und auch mit den frühen kritischen Stellungnahmen, etwa von LANGERHANS aus dem Jahre 1903, nicht vertraut waren? Die Originalarbeit von BOLLINGER ist insofern leicht zugänglich, als sie sich in der Festschrift für Rudolf VIRCHOW befindet.

Zusammenfassend ist festzustellen, daß es sich bei den Mitteilungen aus der Literatur in den meisten Fällen um klinische Beobachtungen handelt, die anfechtbar sind und einer Kritik nicht standhalten. Bei den pathologisch-anatomisch untersuchten Mitteilungen handelt es sich oft um Blutungen aus Aneurysmen oder um verschiedene andere zerebrale Prozesse unterschiedlicher Ätiologie.

VI. Mögliche Prozesse, die zur Fehldeutung einer sogenannten Spätapoplexie Anlaß gegeben haben

Ehe man überhaupt die Frage prüft, ob evtl. eine sog. Bollinger-Spätapoplexie vorliegt, müssen die *folgenden Möglichkeiten* ausgeschlossen worden sein: (1) *Spontane* oder *traumatische Ruptur* eines sog. *Mikroangioms*, (2) *Ruptur* eines *traumatischen* oder *kongenitalen Aneurysmas* nach *Gewalteinwirkung*, (3) *Auflösung* des *ursprünglichen Thrombus* am *Gefäßriß* einer *intrazerebralen Blutung* und (4) *akute „insultartige" Verschlimmerungen* nach *schweren Schädel-Hirn-Verletzungen* im klinischen Bild in der Phase der Hirnvolumenzunahme.

(1) *Mikroangiome* stellen eine häufige Ursache für intrazerebrale Blutungen dar, worauf schon MARGOLIS et al. (1951) hinwiesen. Andere klinische Bezeichnungen sind „*cryptic arteriovenous* and *venous hematomas*" (Dorothy RUSSELL 1954). GERLACH u. JENSEN (1958) nannten sie „*capillary*" oder „*microangiomas*". Diese *angiomatösen Mißbildungen* messen nur wenige Millimeter bis Zentimeter und zeigen durchwegs einen unauffälligen klinischen Befund. Es gelingt nur selten, sie in den Blutungen nachzuweisen, besonders wenn das Blutkoagulat fest geronnen ist. Die sorgfältige histologische Untersuchung des Hirngewebes in der direkten Umgebung der Blutung ergibt manchmal Hinweise auf Reste der Mißbildung. Es muß hervorgehoben werden, daß alle oben genannten Begriffe solche der Klinik sind; bei morphologischer Untersuchung wird man etwa von *ektatischen, teleangiektatischen, kavernösen* oder *arteriovenösen Mißbildungen* sprechen.

Diese *Mikroangiome* können *spontan rupturieren* oder aber eine *mechanische Gewalteinwirkung* kann zu ihrer *Ruptur* und damit zu einer *intrazerebralen Blutung* führen (AMELIE 1968).

(2) Wenn eine *Gewalteinwirkung* zu einer *Schädigung* der *Gefäßwand* mit *Bildung* eines *traumatischen Aneurysma* führt und dieses *spontan* oder bei *erneuter Gewalteinwirkung rupturiert*, oder wenn ein *kongenitales Aneurysma* spontan oder bei einer *Gewalteinwirkung platzt*, so handelt es sich um eine *Blutung aus einem kongenitalen* oder *traumatischen Aneurysma* und *nicht um eine sog. Bollinger-Spätapoplexie*.

Es kann nicht genug hervorgehoben werden, daß eine Rupturblutung aus einem traumatisch entstandenen intrazerebralen Aneurysma nichts mit einer traumatischen Spätapoplexie zu tun hat. Die Diagnose lautet hier: Blutung nach Ruptur eines traumatischen Aneurysma. Daß es sehr wensentlich ist, die traumatischen von den idiopathischen kongenitalen (Forbus) Aneurysmen differentialdiagnostisch abzugrenzen, habe ich mehrfach hervorgehoben, vgl. S. 255.

(3) Eine weitere Erklärung für eine intrazerebrale Blutung einige Zeit nach einer Gewalteinwirkung kann in der Auflösung des ursprünglichen Thrombus liegen. Es handelt sich dann um eine erneute Blutung aus einem bereits früher geschädigten Gefäß und nicht um eine Bollinger-Spätapoplexie.

(4) Nach *schweren Schädel-Hirn-Verletzungen* können im *akuten Stadium* in der *Phase der Hirnvolumenzunahme*, im klinischen Bild akute *„insultartige"* *Verschlimmerungen* eintreten, die durch *Infarzierung* auch *hämorrhagischer Art*, oder auch durch *Einklemmungen* verursacht sein können. Sie werden klinisch oft nicht sehr glücklich als *„Insulte"* oder *„Apoplexien"* bezeichnet. Morphologisch handelt es sich jedoch nicht um Massenblutungen vom Typ der Hypertensionsblutungen, sondern um Erweichungen. An eine Verursachung durch Thrombosen des Sinus sagittalis sollte ebenfalls gedacht werden (MIFKA 1972; STOCHDORPH 1972; UNTERHARNSCHEIDT 1972). Auch hier besteht keine Beziehung zur sog. Bollinger-Spätapoplexie.

VII. Verspätet auftretende traumatische intrazerebrale Hämatome bei Patienten, die sowohl klinisch als auch computertomographisch, z. T. mehrfach, untersucht worden waren

Die Einführung der Computertomographie als diagnostische Methode erlaubt uns, der Entstehung und Entwicklung einer traumatischen Blutung im Großhirnmarklager nachzugehen, und diese auch differentialdiagnostisch von epi- und subduralen Blutungen abzugrenzen.

Unter den sog. verspätet auftretenden traumatischen intrazerebralen Blutungen handelt es sich um solche, die im zuerst vorgenommenen Computertomogramm nach der Gewalteinwirkung nicht nachweisbar waren, und erst bei mangelnder Besserung oder gar Verschlechterung des klinischen Befundes in einem Kontrollcomputertomogramm aufgedeckt werden.

Ich bringe die folgende Kasuistik, weil sie einen klassischen Schlüsselfall dafür darstellt, eine verspätet auftretende Blutung formalgenetisch richtig zu erklären und wesentliche Argumente gegen das Bestehen einer sog. Bollinger-Spätapoplexie enthält.

DOHRMANN et al. (1983) berichteten über eine verspätet auftretende intrazerebrale Blutung. Es handelte sich um einen Soziusfahrer, der mit einem PKW kollidierte. Es bestand sofortige Bewußtlosigkeit. Es lagen Rippen- und Extremitätenfrakturen und ein Pneumothorax vor. Im Computertomogramm 6 h nach dem Unfall rechtsseitiges Hirnödem mit Mittellinienverlagerung. Rechts temporal bestand eine fragliche Kontusion. Nach 4 Tagen war der Patient wieder ansprechbar. Elf Tage nach dem Unfall traten Fieber und Nackensteife auf, mit zunehmender Desorientierung. Vier Tage später wurde im Computertomogramm eine rechtstemporale Blutung nachgewiesen. Operative Ausräumung einer von einem Rindenprellungsherd ausgehenden intrazerebralen Blutung. Einen Tag später weitgehende Besserung.

Nach einem Unfall, der eine sofortige Bewußtlosigkeit zur Folge hatte und bei dem es zusätzlich zu verschiedenen anderen Körperschäden gekommen war, zeigte das Computertomogramm (6 h später durchgeführt) eine fragliche Kontusion im rechten Temporallappen mit perifokalem Ödem, das bereits die ganze rechte Großhirnhemisphäre eingenommen hatte und zu einer Verschiebung der Mittellinienstrukturen nach links verursacht hatte. Das erste Computertomogramm zeigte keine intrazerebrale Blutung, abgesehen von der fraglichen Kontusion. Die Bewußtseinslage hellte sich auf, nach 4 Tagen war der Patient wieder ansprechbar. Elf Tage später kam es klinisch zu einer Verschlechterung, es trat eine zunehmende Desorientiertheit auf. Nochmals 4 Tage später, also am 15. Tag nach der Gewalteinwirkung, ergab die Kontrolle des Computertomogramms eine rechtstemporal gelegene Hirnblutung. Diese Blutung lag also in der Umgebung des bereits bei der ersten Untersuchung nachgewiesenen Kontusionsherdes im rechten Temporallappen. Die verspätet aufgetretene Blutung lag demnach in der direkten Umgebung einer primärtraumatischen Läsion, dem Kontusionsherd. In der Zeit vor der Einführung der Computertomographie hätte man also argumentieren können, daß es hier nach einer anfänglichen Besserung, um eine Veränderung im Sinne einer Bollinger-Spätapoplexie gehandelt habe.

Darüber, ob es sich hier um eine Nachblutung aus einem geschädigten Gefäß gehandelt hat, das zunächst durch ein Gerinnsel verschlossen war oder um eine Blutung aus einem traumatischen Aneurysma, kann man nur spekulieren. Der Patient wurde ja operiert und zeigte am ersten postoperativen Tag eine weitgehende Besserung. Die eingehende morphologische Untersuchung derartiger Patienten mit wiederholten Computertomogrammen, die an den Unfallfolgen, etwa durch eine nichtzerebrale Komplikation sterben, wird uns hier weitere Einsichten erbringen.

Gegen den Terminus verspätet manifest werdende traumatische intrazerebrale Blutung ist an sich nichts einzuwenden, solange man damit nicht das Bollinger-Konzept verknüpft.

Aus einer weiteren größeren Serie von verspätetem Auftreten von 25 traumatischen intrazerebralen Hämatomen, die NINCHOJI et al. (1984) veröffentlichten, faßten die Autoren die kennzeichnenden Besonderheiten wie folgt zusammen: Die 25 verspätet auftretenden intrakraniellen Hämatome aus einer Gesamtserie von 3775 Fällen von akuten Schädel-Hirn-Verletzungen wurden sowohl klinisch als auch computertomographisch untersucht. Die klinischen Symptome waren von denen verschieden, die BOLLINGER (1891) als Spätapoplexien beschrieben hatte: (1) Es folgte ein symptomfreies Intervall. Diese von den Autoren beschriebenen posttraumatischen Hämatome waren gekennzeichnet durch: (1) Die Gewalteinwirkung erfolgt bei frei beweglichem Kopf, (2) die Gewalteinwirkung war nicht besonders schwer, (3) das Einsetzen der Symptome war graduell und verspätet, (4) alle 25 Patienten, mit vier Ausnahmen, hatten Frakturen der Schädelkalotte und/oder der Schädelbasis, (5) vorangehende Frakturen konnten nicht identifiziert werden, obwohl in 60% Episoden von Hypotension vorlagen, (6) die intrazerebralen Hämatome bildeten sich in den meisten Fällen innerhalb von 72 h nach der Gewalteinwirkung, in einer kleinen Zahl auch später als 4 Tage, (7) das Auftreten solcher Hämatome sprach für eine infauste Prognose und (8) Hirnkontusionen waren ein wesentlicher zusätzlicher Faktor.

Auch in dieser Serie findet sich unter (8) der Hinweis, daß Hirnkontusionen ein wesentlicher zusätzlicher Faktor waren. Es scheint sich hier um eine besondere Gruppe von Individuen zu handeln, bei denen verspätet intrazerebrale Blutungen auftreten. Man kann nur darüber spekulieren, ob es noch andere Gruppen gibt, bei denen Kontusionen keine Rolle spielen. Ich würde das annehmen.

K. Traumatische Enzephalopathien mit prolongierten Bewußtseinsstörungen (das sogenannte apallische Syndrom)

I. Einführung

Seit etwa 30 Jahren werden immer häufiger klinische Syndrome mit langen posttraumatischen Bewußtseinsstörungen beschrieben, denen schwere primär- und sekundärtraumatische Gewebeschäden zugrunde liegen. Die wachsende Zahl der Mitteilungen ist nicht allein durch steigendes Interesse an diesen Syndromen bedingt, sondern die Häufigkeit dieser chronischen posttraumatischen Enzephalopathien ist vermutlich als Ergebnis moderner Reanimationsverfahren tatsächlich im Anstieg. Die klinischen Bilder und morphologischen Befunde wurden mit einer vielfältigen Terminologie belegt, die auf lange Bewußtseinstörungen und augenfällige diverse Gewebeschäden hinweist.

Das klinische Bild ist mit eigentümlichen Komazuständen verbunden, *„coma prolongé"* (DECHAUME et al. 1962; GIRARD et al. 1963) oder *„coma vigile"* in der französischen Literatur, *„syndrome with prolonged unconsciouness"* (FRENCH 1952) in der englischsprachigen Literatur. KRETSCHMER (1940) hatte auf sie aufmerksam gemacht. Sie kommen auch bei nichttraumatischen Folgezuständen, wie degenerativen, entzündlichen oder blastomatösen Prozessen vor.

II. Nomenklatur

Diese *posttraumatischen Syndrome* wurden unter verschiedenen Bezeichnungen beschrieben: Progredientes Syndrom mit Livedo racemosa, pyramidalen und extrapyramidalen Störungen, Sprachstörungen und psychischen Störungen, die zu einer Demenz führte (HERMANN 1937), *apallisches Syndrom* (KRETSCHMER 1940; ULE 1959; ULE et al. 1961; GERSTENBRAND 1967), *„akinetic mutism"* (CAIRNS et al. 1941; KLEE 1961), *Parasomnie* (JEFFERSON 1952), *luzider Stupor* (DE AJURIAGUERRA et al. 1954), *severe dementia following head injury* (STRICH 1956), *„stupeur hypertonique postcomateuse"* (FISCHGOLD u. MATHIS 1959), *„catatonie posttraumatique"* (SUTTER et al. 1959), *Dekortikation nach Hirnverletzung* (NYSTRÖM 1960), *„mutisme akinétique"* (LHERMITTE et al. 1963), *Syndrom mit traumatischer Dezerebration* (STRUCK 1963; HUBACH u. POECK 1964), *protrahierte Formen der posttraumatischen Enzephalopathie* (JELLINGER 1965), *„prolonged coma"* (CROMPTON et al. 1966), *„démence progressive avec cachexie"* (GRUNER 1965), *chronische posttraumatische Enzephalopathie* (PETERS 1969), *„hypoxemic panencephalopathy"* (ADAMS u. JEQUIER 1969), *„coma prolongé posttraumatique"* (WERTHEIMER u. ALLÈGRE 1953; LE BEAU et al. 1958; GIRARD et al. 1963; TRILLET 1970; DERUTY et al. 1970), *„coma posttraumatique grave et prolongé"* (CHAREYRE 1971).

Die englische Sprache kennt weitere *unscharfe Begriffe* wie „*peristent vegetative state*", „*decorticate state*", „*decerebrate state*", „*prolonged unconsciousness*" etc. Die französische medizinische Literatur enthält solche Begriffe wie „*coma prolongé*" oder „*coma vigilé*".

Der *Terminus apallisches Syndrom* war 1940 von dem Psychiater KRETSCHMER eingeführt worden; er war von ihm postuliert worden. Er hatte ein klinisches Syndrom beschrieben, bei dem es zu einem vollständigen Verlust aller höheren Gehirnfunktionen, wie Willkürmotorik, Sprache und Gefühl gekommen sein sollte, bei dem aber der Hirnstamm weiterfunktionierte. Der Ausdruck apallisch, also ohne Pallium = Mantel, gemeint ist der Hirnmantel, die Hirnrinde oder graue Substanz des Großhirns. Dieser Ausdruck, der für die Beschreibung eines klinischen Syndroms geprägt wurde – morphologische Untersuchungen wurden bei dem genannten Patienten nicht ausgeführt – geht davon aus, daß lediglich das Rindengrau des Großhirns zerstört ist, eine Annahme, die in dieser Form unhaltbar ist. Man sollte diesen Begriff nicht mehr anwenden, es sei denn, daß morphologisch gezeigt werden könnte, daß bei einem bestimmten Krankheitsprozeß lediglich die Hirnrinde zerstört worden ist. KRETSCHMER nahm also an, daß die gesamte Großhirnrinde zerstört wäre. So etwas kommt durchaus vor, etwa nach länger dauerndem Herzstillstand, jedoch nicht in dieser „reinen" Form, sondern es ist mit weiteren Hirnläsionen, die außerhalb der Hirnrinde liegen, begleitet. Es handelt sich also um eine Art neokortikalen Tod. Man kann argumentieren, daß ein kortikaler Hirntod noch nicht ausreicht, um einen Individualtod anzunehmen. Nach Abklingen der schweren Akutphase sind die Kranken wieder wach, öffnen die ins Leere blickenden Augen zeitweise, es ist aber unmöglich, mit diesen Kranken irgendwelchen Kontakt aufzunehmen. Diese Änderung der Bewußtseinslage wird auch „coma vigile" genannt. Kombiniert mit diesem Syndrom gehen eine schwere spastische Quadriparese und weitere neurologische Ausfälle einher. Ein solches Syndrom kann zum Tode führen, Überleben mit mehr oder weniger schweren neurologischen und psychischen Defektzuständen ist jedoch möglich.

Die Beschreibung des apallischen Syndroms durch KRETSCHMER im Jahre 1940 lautet: „Der Patient liegt wach da mit offenen Augen. Der Blick starrt geradeaus oder gleitet ohne Fixationspunkt verständnislos hin und her. Auch der Versuch, die Aufmerksamkeit hinzulenken, gelingt nicht oder höchstens spurweise; Ansprechen, Anfassen, Vorhalten von Gegenständen erweckt keinen sinnvollen Widerhall; die reflektorischen Flucht- und Abwehrbewegungen können fehlen."

Vom Koma grenzt KRETSCHMER das Syndrom durch fehlende Bewußtseinsstörung ab. Nach ihm besteht die Demenz in einer quantitativen Herabsetzung aller Leistungen des Großhirns, beim apallischen Syndrom dagegen bestehe ein vollständiger Ausfall, etwa im Sinne einer Panagnosie oder Panapraxie.

KRETSCHMER hatte schon auf das Auftreten des oralen Einstellreflexes hingewiesen. Bei den Beobachtungen von LEONHARD (1965) war derselbe ebenfalls sehr ausgeprägt, außerdem stülpten die Kranken nicht nur ihre Lippen vor, sondern gingen im Sinne einer „*Magnetreaktion*" auch mit dem Kopf den Bewegungen des vorgehaltenen Gegenstandes nach.

Wichtig ist der Hinweis, daß der Mitteilung von KRETSCHMER lediglich eine klinische Beschreibung zugrunde lag, und daß der Terminus „apallisches Syndrom" lediglich auf Mutmaßungen über die zugrunde liegende Neuropathologie beruhte. Der Terminus ist willkürlich geprägt worden, basiert nicht auf morphologischen Untersuchungen und ist falsch. Er sollte aufgegeben und nicht weiter gebraucht werden.

HERMANN hatte 1937 bei einem Patienten ein *progredientes Syndrom* beschrieben, das nach einer schweren Schädel-Hirn-Verletzung aufgetreten war. Es bestanden: (1) *Livedo racemosa*, (2) *pyramidale* und *extrapyramidale Symptome*, (3) *Sprachstörungen extrapyramidaler Art* und (4) *psychische Störungen, die zu Verblödung und Demenz führten*. Die vasomotorischen Störungen der Haut wurden von HERMANN auf eine Störung der vasomotorischen Kontrolle vasomotorischen Zentren im Hirnstamm erklärt. Die Demenz entwickelte sich später als die neurologische Symptomatik.

Das *Syndrom* des *akinetischen Mutismus* wurde von CAIRNS et al. (1941) beschrieben. Es handelte sich um ein 14jähriges Mädchen mit einer Epidermoidzyste, dessen zystischer Anteil die Umgebung des 3. Ventrikels komprimiert hatte. Das *klinische Bild* ergab: Die Augen sind geschlossen, die Kranken sprechen nicht oder äußern sich nur spärlich. Sie sind akinetisch, zeigen auf äußere Reize nur minimale Muskelbewegungen, ohne daß ein Anhalt für eine Schädigung des absteigenden motorischen Systems vorliegt. Die Patienten sind vollständig inkontinent. Ob echter psychischer Kontakt herzustellen ist, bleibt fraglich, wenn, dann nur intermittierend. Weitere Beschreibungen erfolgten bei Vorliegen verschiedener zerebraler Gewebeschäden, wie bei schweren bilateralen traumatischen Stirnhirnläsionen mit Einbeziehung von Strukturen des limbischen Systems, bei schweren beidseitigen Prozessen in den Stammganglien, und Schäden der Substantia reticularis im Dienzephalon und Mesenzephalon.

Die Entleerung der Zyste führte zu einem normalen Verhalten. Schon bei der Drainage des Zysteninhaltes änderte sich das klinische Bild. Die Patientin wurde zugänglich, begann zu sprechen und gab geordnete Antworten! Von CAIRNS wurde als Ursache dieser Störung ein mechanischer Druck auf das Zwischenhirn postuliert.

Solche Patienten überleben manchmal für Monate oder gar viele Jahre, wie zwei von INGVAR et al. (1979) veröffentlichte Fälle zeigen, die in einem komatösen Zustand 8 bzw. 17 Jahre überlebten.

III. Auswahl aus mitgeteilter Literatur

Die erste Beschreibung eines derartigen Syndroms glaubt SABINE STRICH (1956) bei ROSENBLATH (1899) zu finden, dessen Patient eine geschlossene Hirnverletzung „in schlafähnlichem Zustand" 8 Monate überlebte. ROSENBLATH sprach von einem „bemerkenswerten Fall von Hirnschütterung". Es handelte sich um einen 15jährigen Seiltänzer, der aus Zimmerhöhe aufs Pflaster stürzte und 245 Tage bis zu seinem Tod in einem „schlafähnlichen Zustand" verblieb. Das atrophische Gehirn wog 930 g. Neben primär- und sekundärtraumatischen Veränderungen (deren Unterscheidung seinerzeit noch unmöglich war) in Rinde und Stammganglien, bestand der bemerkenswerte Befund einer ausgeprägten Entmarkung beider Großhirnmarklager mit sekundärer Degeneration mehrerer Bahnen.

FRENCH (1952) teilte 3 Fälle mit, von denen 2 offensichtlich Verletzungsfolgen sind. Die hauptsächlichen Gewebeschäden bestanden in der Mittelhirnhaube, und der Autor schreibt ihnen den Ausfall des retikulären aktivierenden Systems zu.

Sabine STRICH (1956) berichtete über 5 Patienten, die ein geschlossenes Schädelhirntrauma zwischen 5 und 15 Monaten überlebten. Es bestanden keine Frakturen, intrakranielle Hämatome oder Lazerationen von Hirngewebe. Die Patienten verblieben seit der Verletzung tetraplegisch und reagierten nicht auf Außenreize. Die Autorin sucht die Pathogenese der Gewebeveränderungen mit einer Verschiebung („distortion") des Gehirns durch mechanische Kräfte zu erklären. Es bestand eine Erweiterung des Ventrikelsystems und massive Entmarkung der Großhirnmarklager beiderseits, mit Aussparung der U-Fasern. Die Marklagerdegeneration war in den Frontallappen stärker als in den Temporal- und Okzipitallappen, und in der Ventrikelnähe stärker betont. Die entmarkten Anteile enthielten zahlreiche Makrophagen. Im Thalamus zeigte besonders der laterale und dorsomediale Kern Atrophie. Es lag eine sekundäre Degeneration der Pyramidenbahnen vor, oft einseitig stärker ausgeprägt. Von den intrazerebralen Kommissurensystemen waren das Corpus callosum, die Commissura rostralis, die Fornices sowie der Tractus mammillothalamicus befallen. Mit Ausnahme der vierten Beobachtung bestand nach Ansicht der Autorin kein Anhalt für eine Anoxie. Die dafür typischen Veränderungen seien auffallend gering. Sie waren jedoch in zwei Beobachtungen zu finden: Fall 4 und 5 zeigten einen fast vollständigen Ausfall von Purkinje-Zellen im Kleinhirn, ohne sonstige Veränderungen, außer der bilateralen Nekrose des Ammonshornes im Fall 5. STRICH schreibt der Anoxie keine Rolle in der Entstehung der Läsionen zu und lehnt die Marklagerveränderungen als Ödemfolge ab, da klinisch kein Hirnödem nachweisbar war und die morphologischen Schäden nicht dafür sprächen. Die Autorin räumt ein, daß alle Gehirne Gewebeveränderungen aufwiesen, die für Störungen in der Blutversorgung sprachen, wie kleinere Erweichungen, Rindeninfarkte u. a. Die degenerativen Veränderungen im Marklager wurden von ihr durch mechanische Zerstörungen der Nervenfasern im Augenblick der Gewalteinwirkung erklärt. Zerrung und Zerreißung von Nervenfasern und Blutgefäßen werden der Rotationsbeschleunigung zugeschrieben. HOLBOURNs Beiträge von 1943 und 1945 werden zitiert, wonach das Ausmaß der Gewebeverschiebungen, die Eigenarten der betroffenen Regionen und die Richtung der Zerreißkräfte relativ zur Richtung der Nervenfasern die Gewebeschäden bestimmten.

STRICH berichtete 1961 über 20 Patienten, die klinisch ein charakteristisches Bild zeigten: Sie schliefen in der Nacht und lagen am Tage mit offenen Augen da. Sie blickten zwar um sich, schienen an den Vorgängen in der Umgebung aber nicht teilzunehmen. Sie sprachen nicht, mußten gefüttert werden, zunächst mit Sonden, später mit Löffeln, nachdem Kauen und Schlucken wieder möglich geworden war. Sie waren stuhl- und urininkontinent.

ADEBAHR (1959, 1963) berichteten über 8 bzw. 21 Beobachtungen mit massiver Entmarkung der Großhirnmarklager in Fällen, in denen primärtraumatische Läsionen oft nur minimal waren.

SUTTER et al. (1959), die von einer „catatonie posttraumatique" sprachen, sahen eine derartige Ähnlichkeit und Verwandtschaft ihrer Fälle mit einer katatonen Bewegungsverarmung, daß sie sogar eine Schockbehandlung bei diesen Patienten vornahmen!

GEMSENJÄGER (1960) berichtete über einen 40jährigen Patienten, der 8 Monate nach dem Unfall verstarb. Es bestand eine beidseitige Atrophie des Großhirns mit Erweiterung des gesamten Ventrikelsystems. Ältere Erweichungen lagen temporookzipital rechts, im Putamen und in beiden Ammonshornformationen vor. In einigen Großhirnrindenabschnitten waren laminäre Nekrosen und der Untergang darunterliegender Markanteile sichtbar. Der Verfasser versteht die Gewebeschäden als Folgen von Ödem und Hypoxie.

NYSTRÖMS (1960) Mitteilung betrifft ein 13jähriges Mädchen mit linksbetont atrophischem Gehirn (Gewicht 1070 g, Normalgewicht 1243 g) und erweiterten Seitenventrikeln. Es bestanden kleine Entmarkungen im Großhirnmarklager beiderseits, die gleichfalls seitenbetont waren. Die Großhirnrinde war kaum beteiligt, Hirnstamm und Kleinhirn waren intakt.

ULE (1959) und ULE et al. (1961) teilten 2 Beobachtungen mit, die ausgedehnte Entmarkungen der Großhirnmarklager sowie eine sekundäre Degeneration der Pyramidenbahnen aufwiesen (Abb. 132). Die erste Beobachtung wies neben primärtraumatischen Rindenläsionen einen völlig zerstörten Tractus opticus sowie die Degeneration von Sehstrahlung und Vicq'd'Azyr-Streifen auf. Die zweite Beobachtung wies minimale primärtraumatische Schäden auf, zeigte aber eine Thalamusbeteiligung.

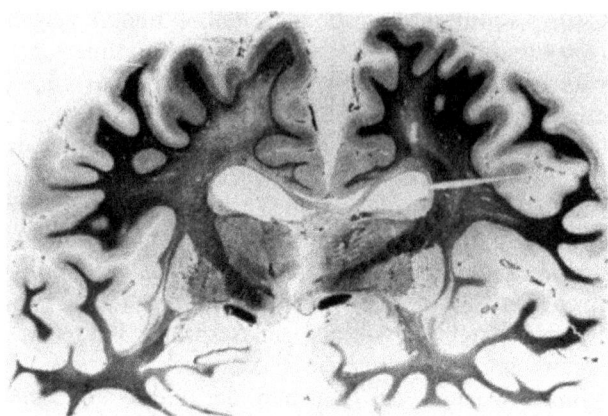

Abb. 132. Posttraumatische Hemisphärenmarkschädigung mit Balkendegeneration und Hydrocephalus int. Klinisch: Apallisches Syndrom. (Aus ULE et al. 1961)

Ein Patient von HANS JAKOB (1964) mit 17monatiger Überlebenszeit wies eine diffuse Hirnatrophie und Ödemlichtung in Großhirnmarklager und Balken auf. STRUCK (1963) teilte die morphologischen Befunde von 4 Patienten mit, deren klinische Beschreibung POECK u. HUBACH (1963) unternommen hatten. In 2 Beobachtungen lagen sog. Rindenprellungsherde vor, einmal tiefreichend, in einem Fall Lazeration. Es bestanden multiple intrazerebrale Blutungs- und Erweichungsherde; ausgedehnte sekundärtraumatische Gewebeschäden in Form diffuser, nach Auffassung des Autors ödembedingter Markschädigung. Es waren hypoxisch-vasale Schäden mit Akzentuierung in Mittelhirnhaube und Hirnstamm nachweisbar. Wichtig ist STRUCKS Hinweis, daß die Umgebungsreaktion in der Mittelhirnhaube ein jüngeres Stadium zeigte als die Kontusionsherde. Ein Patient von OSETOWSKA (1964) verstarb in der Remissionsphase nach zweijähriger Überlebenszeit. Es bestand eine diffuse Hirnatrophie mit Erweiterung des Ventrikelsystems. Die Entmarkung des Großhirnmarklagers war im Frontalbereich am stärksten, unter Aussparung der Striae arcuatae. Die Autorin beurteilt die Gewebeschäden als die Folgen akuter Ödemnekrose als „reine Leukoenzephalopathie". GOSZTONYI et al. (1965) fanden neben primärtraumatischen Schäden an Stoß- und Gegenpol ausgedehnte sekundärtraumatische Schäden, wie Nervenzellschäden an den Prädilektionsstellen der anoxisch-vasalen Schäden, so im Ammonshorn (Sommer-Sektor), im Kleinhirn (Purkinje-Zellen und Nucleus dentatus), in der Olive, im Pallidum und in der Großhirnrinde mit fleckförmigen und pseudolaminären Nervenzellausfällen. Weiter fanden sich sekundärtraumatische Schäden in Form von totalen Nekrosen, wie halbseitigen Erweichungen in Striatum und Thalamus oder Ausfälle im Versorgungsgebiet einer A. calcarina, neben kleineren Nekrosen in der Großhirnrinde sowie in der Inselrinde, in Windungstälern und in der Mittelhirnhaube. Auch die ödematöse Auflockerung und Entmarkung des Großhirnmarklagers wird als sekundärtraumatischer Schaden gedeutet. In den 10 Beobachtungen von CZERMELY (1965), mit Überlebenszeiten zwischen 3 Wochen und 18 Monaten, bestanden in der Großhirnrinde anoxisch-vasale Erbleichungen, neben Nervenzellausfällen in den Stammganglien, besonders im Pallidum. Als pathogenetische Faktoren sieht der Verfasser den initialen Schockzustand mit Atemstörungen, posttraumatische Kreislaufstörung sowie rezidivierendes Hirnödem. Weitere Beobachtungen stammen von NORBERT MÜLLER (1964), GRUNER (1965) u.a.

BETHLEM (1968) berichtete über eine Patientin, die nach einer Schädel-Hirn-Verletzung für 10 Jahre in einem komatösen Zustand verblieb. Die neuropathologische Untersuchung zeigte eine diffuse symmetrische Entmarkung in den Groß- und Kleinhirnhemisphären. Es bestand ein Ausfall von Nervenzellen im Thalamus und in geringerem Grade auch der Purkinje-Zellen im Kleinhirn. Hervorzuheben war das völlige Fehlen von Gitterzellen und die geringgradige astrogliöse Reaktion.

JELLINGER u. SEITELBERGER (1969) fanden 53 Fälle mit prolongiertem Koma unter 575 Autopsien von geschlossenen Hirnverletzungen. Die Überlebenszeit betrug zwischen 12 und 301 Tagen. Das Alter der Verletzten, 41 Männer und 12 Frauen, betrug zwischen 5 und 74 Jahren und im Durchschnitt 42,4 Jahre. 77% waren Verkehrsopfer, darunter eine vergleichsweise große Gruppe von Motorradfahrern und Fußgängern, die von Kraftfahrzeugen angefahren worden waren. Die Gewalteinwirkung geschah häufig mit sagittaler Stoßachse; die bitemporale Stoßrichtung wurde selten festgestellt. Trotz der großen Intensität der Gewalt bestanden Frakturen nur in 51% und zunehmende intrakranielle Blutungen in 39%. Sogenannte Rindenprellungsherde, oft nur geringgradig, lagen in 71% vor. Die Verfasser stellten einen interessanten Vergleich mit Patienten an, die eine Schädel-Hirn-Verletzung mit kurzdauernder Bewußtlosigkeit längere Zeit überlebt hatten. Diese Gruppe wies in 70% (51%) Frakturen auf, intrakranielle Blutungen in 58% (39%) und primärtraumatische Rindenläsionen in 90% (71%). Die Gewebeschäden bei den Patienten, die nach längerem Koma verstorben waren, umfaßten: Blutungen im Großhirnmarklager in 60%, große Hämatome im Großhirnmarklager in 13%, vorzugsweise primärtraumatische Blutungen und Nekrosen in den Stammganglien in 40% (im Gesamtmaterial von 575 Autopsien nur 26,2%). Das Corpus callosum zeigte Gewebeschäden in 52,8%, d.h. etwa dreimal mehr als in der Gesamtgruppe (18,4%). Gewebeschäden in den Gyri hippocampi und im Ammonshorn bestanden in 60%, multiple fokale Schäden in den Stammganglien in 66%. Sekundärtraumatische Gewebeschäden im oberen Hirnstamm bestanden in 82,6%. In der Gruppe der lange Überlebenden wurden im Hirnstamm keine Residuen primärtraumatischer Alterationen gefunden. Die Verfasser betonen, daß das morphologische Bild des apallischen Syndroms von sekundärtraumatischen reaktiven Gewebeschäden dominiert wird. Diese sind auch für das klinische Bild verantwortlich.

Ausführliche Studien an eigenem größerem Untersuchungsgut legten DERUTY et al. (1970), TRILLET (1970) und CHAREYRE (1971) vor.

GRAHAM et al. (1983) führten morphologische Untersuchungen an 35 verstorbenen Patienten mit Schädel-Hirn-Verletzungen (ohne Schußverletzungen) durch, die in einer neurochirurgischen Klinik als vegetativ eingestuft worden waren. Ihre Überlebenszeit reichte von einem Monat bis zu 14 Jahren. In 21 Fällen lagen *diffuse traumatische Achsenzylinderschädigungen* vor. Dieser traumatische Gewebeschaden ist unter verschiedenen anderen Diagnosen, wie *„diffuse Degene-*

ration des Marklager" (*"diffuse degeneration of the cerebral white matter"*) STRICH (1956), *"Scherungsverletzung ("shearing injury")* STRICH (1961), PEERLESS u. REWCASTLE (1967), und *"diffuse Schädigung des Marklagers vom direkten Gewalteinwirkungstyp"* (*"diffuse damage to white matter of immediate impact type"*) ADAMS et al. (1977) bekannt.

Der Gewebeschaden besteht in umschriebenen Läsionen im Corpus callosum, im dorsolateralen Quadrant oder den dorsolateralen Quadranten des rostralen Hirnstammes sowie in einem bei feingeweblicher Untersuchung sichtbar werdenden Achsenzylinderschaden.

In dem gleichen Material fand sich in 16 Fällen auch eine ausgeprägte hypoxische Nekrose im Neokortex, wie sie von GRAHAM et al. (1978) beschrieben worden war. In 9 dieser Fälle lag ein arterielles Verteilungsmuster vor, in 3 Fällen waren die Schäden an den arteriellen Grenzzonen der Großhirnhemisphären besonders ausgeprägt, in 3 Fällen lag ein Typ vor, der mit einem Herzstillstand oder Status epilepticus einherging, und in einem Fall lag ein gemischter Gewebeschaden, bestehend aus einem arteriellen Verteilungsmuster und arterieller Grenzzonenverteilung vor. In 18 Fällen bestand Anhalt, daß eine frühere transtentorielle Hernie vorgelegen hatte, und bei 10 dieser Fälle lag ein sekundärtraumatischer Gewebeschaden am Hirnstamm vor.

Es bestand in dem Untersuchungsgut von GRAHAM et al. (1983) eine Überschneidung der pathologischen Veränderungen. Unter den 21 Fällen mit diffusen Achsenzylinderschäden lag in 3 Fällen ein zusätzlicher hypoxischer Hirnschaden vor, und in 2 Fällen bestand hypoxischer Gewebeschaden am Hirnstamm. Unter den 16 Fällen mit hypoxischen Hirnschäden fanden sich 8 Fälle mit sekundärtraumatischen Schäden am Hirnstamm und 3 mit diffusen Achsenzylinderschäden. Unter den 10 Fällen mit sekundärtraumatischen Schäden am Hirnstamm waren 8 Fälle mit zusätzlichen hypoxischen Hirnschäden und 2 Fälle mit diffusen Achsenzylinderschäden. Es kamen also keine Beobachtungen vom sog. vegetativen Zustand vor, wo dieser lediglich auf traumatische Schäden am Hirnstamm infolge erhöhten Schädelinnendruckes bezogen werden konnte.

Ein einzelner Fall paßte nicht in diese 3 Hauptgruppen. Der Patient hatte ausgedehnte Rindenprellungsherde erlitten, die durch eine intrakranielle Infektion und einen ausgeprägten Hydrozephalus kompliziert waren. In 17 der 35 Fälle hatten Schädelbrüche vorgelegen, es bestanden sog. Rindenprellungsherde in allen Fällen und intrakranielle Hämatome in 22 Fällen.

Der diffuse Achsenzylinderschaden ist demnach den Untersuchungen von GRAHAM et al. (1983) zufolge der häufigste Schaden. Bei keinem dieser Patienten lag ein luzides Intervall vor. Die Autoren zogen daher den Schluß, daß der überwiegende Teil des Hirnschadens schon zur Zeit der Gewalteinwirkung erlitten wurde.

IV. Klinisches Bild

Das *klinische Bild* besteht in der *initialen Phase* aus dem posttraumatischen Koma und akutem Mittelhirn- und eventuellen Bulbärsyndrom. GERSTENBRAND (1967) hat von diesem Symptomkomplex ausgehend die Entwicklung des klinischen Bildes in eine chronologische Aufeinanderfolge von Symptomkomplexen mit einem Übergangsstadium gebracht, deren Entwicklungsphasen das „coma prolongé", die Parasomnie und der akinetische Mutismus sind. Der Autor grenzt diese Gruppe chronologisch gesetzmäßig ablaufender Stadien unter dem Begriff „*initialer Symptomenkomplex*" vom eigentlichen Vollstadium des traumatischen apallischen Syndroms ab. Dem kann sich eine Aufhellung des Bewußtseins mit Normalisierung des Schlaf-Wach-Rhythmus anschließen; der Patient beginnt wieder zu fixieren, sich Objekten zuzuwenden, zu unterscheiden, Interesse zu gewinnen und affektive Reaktionen zu zeigen. Es erscheinen erste Sprachäußerungen, das Erinnerungsvermögen erweitert und stabilisiert sich schließlich in einer unterschiedlich stark ausgeprägten Demenz. Hinsichtlich Einzelheiten verweise ich auf den Originalbeitrag. Der Tod des Patienten kann in jedem Stadium erfolgen. Der Autor sieht die Todesursache entweder in einem irreversiblen Kreislaufversagen oder im Auftreten eines erneuten akuten Mittelhirnsyndroms.

V. Zusammenfassung des morphologischen Befundes

Es handelt sich um morphologische Endzustände recht verschiedenartiger Prozesse, wie epiduraler, subduraler und kombinierter Hämatome, intrazerebraler Hämatome und ausgedehnter frontotemporaler raumfordernder Rindenprellungsherde.

Nach langer Überlebenszeit, besser scheint mir der Ausdruck „verlängerter" Überlebenszeit, oft werden apparative Reanimationstechniken angewandt, liegen Hirnschäden vor, die man am besten unter dem Terminus „protrahierte Formen der posttraumatischen Enzephalopathie" zusammenfaßt. Klinisch besteht ein langanhaltendes Koma. Pathomorphologisch liegen organische Hirnschäden komplexer Natur vor, bei denen neben mehr oder minder ausgeprägten primärtraumatischen Schäden sekundärtraumatische (anoxisch-vasale) Gewebeschäden im Vordergrund stehen.

Morphologisch können ausgedehnte sekundäre Markschädigungen der Hemisphäre im Vordergrund stehen, funktionell besteht also eine Unterbrechung zwischen Großhirnrinde und Hirnstamm. Gewöhnlich liegt ein Hydrocephalus int. vor.

Die diffusen Markschäden wurden von verschiedenen Autoren unterschiedlich erklärt. Während SABINE STRICH (1961) einen unmittelbaren traumatischen Schaden postuliert, da ein Intervall fehlte und bei einem großen Teil der Patienten schon unmittelbar nach der Verletzung die so typische und charakteristische Streckhaltung der Extremitäten bestand. Andere Autoren wie ULE (1959), GEMSENJÄGER (1960), ULE et al. (1961), JELLINGER (1965) sowie JELLINGER et al. (1963) sahen die Hirnschäden als Folge von anoxischen Schäden und des Hirnödems an. Daneben sind sekundärtraumatische Parenchymschäden in Großhirnrinde und Hirnstamm möglich.

Die Nervenzellausfälle finden sich an den Prädilektionsstellen für anoxisch-vasale Hirnschäden, besonders befallen sind die Purkinje-Zellen, der Sommer-Sektor, Nervenzellen im Globus pallidus, im Nucleus dentatus, in der Olive, es liegen fleckförmige und pseudolaminäre Nervenzellausfälle in der Großhirnrinde vor. Gelegentlich können vollständige Nekrosen vorliegen. Es liegt oft eine sekundäre Atrophie des Balkens vor. Häufig ist im wesentlichen der Hirnstamm betroffen, mit geringfügiger Beteiligung des Großhirns. Das morphologische Bild ist außerordentlich vielgestaltig. Für Einzelheiten vgl. JELLINGER (1965) und PETERS (1969). Die genannten pathomorphologischen Befunde sind hauptsächlich das Ergebnis vorwiegend sekundärtraumatischer Störungen und des posttraumatischen Hirnödems.

Es kann einmal bevorzugt die Großhirnrinde, zum anderen das Großhirnmark betroffen sein, oder aber beide Strukturen können betroffen sein. Der morphologische Prozeß kann aber auch vorzugsweise im Hirnstamm gefunden werden. Hier sind es vor allem Läsionen in der Formatio reticularis, von der das Großhirn funktionell ausgeschaltet werden kann.

Hirntod per se, wie er später in Kapitel L, S. 475 definiert wird, liegt bei diesen Patienten, die viele Jahre lang überleben können, trotz der erheblichen Störung der Hirnfunktionen *nicht vor*. Sie erfüllen nicht die Kriterien für Patienten mit Hirntod, obwohl die Schäden durchwegs irreversibel sind. Diese Patienten haben kein isoelektrisches EEG, sondern ein abnormales EEG mit langsamen Abläufen und geringer Spannung. Oft wird in diesem Zusammenhang von einem „*Hirnstammpräparat*" gesprochen. Das ist nicht immer richtig, denn oft ist der Hirnstamm befallen. In einer anderen großen Gruppe finden sich die schwersten Veränderungen im Marklager des Großhirns. In einer weiteren Gruppe sind beide Formen kombiniert.

L. Folgen intrakranieller Drucksteigerung – dissoziierter Hirntod oder intravitaler Hirntod (Hirntod, „coma dépassé", überschrittenes Koma, „cerebral death", „respirator brain", „mort du cerveau")

I. Einführung

Als Folge schwerer Schädel-Hirn-Verletzungen – übrigens auch bei anderen Prozessen, wie Herzstillstand oder schweren Vergiftungen mit langandauernder Bewußtlosigkeit – kann ein klinisches Bild auftreten, das MOLLARET et al. (1959) *„coma dépassé" (überschrittenes Koma)* nannten. Es kann sich auch aus den im vorhergehenden Kapitel beschriebenen Traumafolgen entwickeln.

MOLLARET u. GOULON (1959) unterschieden zwischen 4 verschiedenen Komatypen: (1) *„Coma vigile"*, die leichteste Form, mit Bewußtseinstrübung, teilweiser Mastdarm- und Blasenkontrolle, mit noch erhaltenen mesenzephalen Reflexen, (2) *„Coma type"*, der Typ, der die klassische Form des Komas beinhaltet, (3) *„Coma carus"*, hier ist die Atmung bereits gestört, ebenso der Kreislauf und die Thermoregulation, (4) *„Coma dépassé"* stellt den schwersten Typ der Schädigung dar, hier liegt bereits Hirntod vor und die Atmung kann nur mit Hilfe eines Respirators aufrecht erhalten werden. Das Herz arbeitet autonom.

Die am häufigsten vorkommende Situation besteht darin, daß eine massive Läsion im Gehirn, sei es eine Blutung, ausgedehnte Kontusionen, ein Abszeß, Infarkt oder Neoplasma zu einem kritischen Anstieg des intrakraniellen Druckes mit Hirndruckzeichen, Massenverschiebungen des Gehirns etc. geführt hat, die schließlich eine Atemlähmung zur Folge hat. Hypoxämie und Hypoxie führen zu einem Untergang weiteren Hirngewebes. Ein ischämisch-hypoxischer Prozeß, sekundär zu einem Herzstillstand, einer Atemlähmung oder Erstickung kann schließlich zu einem gleichen Ergebnis führen.

Um Herzaktionen wieder zu erlangen und die Atmung wieder in Gang zu bringen ist eine künstliche Beatmung vonnöten.

Moderner Fortschritt in der Reanimation bisher tödlich ausgehender Zustandsbilder hat zu neuen, bisher nicht bekannten neuropathologischen Gewebsläsionen geführt. Einige der Patienten werden mit Hilfe von Respiratoren durch künstliche Beatmung am Leben erhalten, während ihre gestörten Hirnfunktionen sich nicht mehr zurückzubilden vermögen. Man hat für diese Gehirnläsionen den Ausdruck *Respiratorgehirn* eingeführt. Das Syndrom bezieht sich auf einen nicht erfolgreichen Versuch, den Patienten zu reanimieren. Das Gehirngewebe ist abgestorben, während die übrigen Körperorgane für Tage und Wochen infolge der künstlichen Beatmung überleben. Dieser Zustand ist von MOLLARET u. GOULON (1959) mit dem in der Physiologie bekannten Herz-Lungen-Präparat verglichen worden.

Eine Reihe von intrakraniellen Vorgängen oder Schädigungen des Gehirns durch Ischämie oder Hypoxie können trotz intensiver Behandlungsmaßnahmen Gehirntod zur Folge haben. Intensive künstliche Beatmung setzt den Organismus in die Lage eine begrenzte Zeit lang zu „überleben", obwohl Gehirntod bereits vorliegt. Man spricht in diesem Zusammenhang von *„dissoziiertem Tod"* (KRAMER 1963). *Man kann Hirntod auch als einen iatrogenen Schaden nach Einführung moderner Reanimationsverfahren bezeichnen.*

II. Historisches

In Marseille fand 1966 ein Kolloquium statt: *„Sur les états frontières entre la vie et la mort"*, das von einer Gruppe französischer Ärzte, Juristen und Philosophen besucht wurde. Bei diesem Kolloquium prägten MOLLARET u. GOULON den Begriff *„coma dépassé"*. Diese Patienten, mit einem „coma dépassé", (im deutschen würde man es ein überschrittenes Koma nennen) wurden durch künstliche Beatmung am Leben erhalten, ihre Herzreaktionen bestanden autonom fort, während die Gehirnfunktionen ausgesetzt hatten. Weitere Fälle wurden von TRILLET (1961) sowie GIRARD et al. (1963) veröffentlicht. Die EEG Befunde beim Coma dépassé wurden von FISCHGOLD u. MATHIS (1959) beschrieben.

III. Terminologie

Die Terminologie, die in der Literatur gebraucht wird, um diese Gruppe von posttraumatischen Läsionen zu beschreiben, ist recht verwirrend und irreführend. Oft werden die Begriffe *„coma dépassé, „mort du cerveau"* und *„posttraumatic encephalopathy with vegetative existence"* gleichsinnig gebraucht.

Der Begriff „coma dépassé" beschreibt ein *klinisches Bild*, einen Zustand zwischen Leben und Tod, nicht einen pathologischen Prozeß. Es handelt sich um einen Zustand tiefsten Komas mit erloschenen vegetativen Funktionen und mit Hirntod einhergehend, wie von WERTHEIMER et al. (1959) gezeigt wurde. Der im englischen geprägte Begriff *„irreversible coma"* war, wie WALKER (1981) schreibt, eine unglückliche Wahl, denn er besaß nicht den Begriffsinhalt des französischen Begriffes, der einen vollständigen Verlust aller Hirnfunktionen beinhaltete.

Morphologisch orientierte Ärzte führten die Begriffe „Hirntod", „cerebral death", „brain death", „mort du cerveau" und „mort cérébrale" ein. Zerstörung beider Großhirnhemisphären, Hirnstamm und Kleinhirn jedoch nicht eingeschlossen, bezieht sich auf die im vorhergehenden Satz genannten Begriffe.

Während „cerebral death" und „brain death" von vielen Autoren *synonym* gebraucht werden, sind von anderen hingegen unterschiedliche Definitionen gegeben worden. Bei Patienten im Dauerkoma mit isoelektrischem EEG aber mit erhaltenen Hirnstammreflexen wurde von „cerebral death" gesprochen, während der Begriff brain death für den vollständigen Verlust aller nervösen Elemente innerhalb der Schädelhöhle benutzt wird. Im deutschen läßt sich eine solche Unterteilung nicht machen; der Begriff „Hirntod" ist wohl, wenn eine solche Unterteilung in der englischen Literatur angewandt wird, mit dem letztgenannten Begriff „brain death" identisch.

Es unterliegt keinem Zweifel, daß die existierende Nomenklatur widersprüchlich und konfus ist. WALKER (1981) hat daher vorgeschlagen, neue Begriffe einzuführen, die frei von belastenden Attributen sind. *Orthothanasie* wurde gebraucht um willkürlich artefizielle oder heroische Maßnahmen zu beenden, die angewandt wurden, um „Leben" zu unterstützen. Das griechische Wort *Enzephalothanasie*, die direkte Übersetzung des Terminus Hirntod ins griechische, scheint angemessen und besitzt, da er neu ist, keine der falschen Begriffsinhalte der bisher gebrauchten Begriffe.

Zusammenfassende Darstellungen zur Bestimmung des Todeszeitpunktes stammen von PENIN u. KÄUFER (1969), KRÖSL u. SCHERZER (1973) sowie WALKER (1981).

Es muß hervorgehoben werden, daß der *Hirntod* die *Endphase verschiedener Krankheitsprozesse* und *Grundleiden* darstellt. Dabei ist die bei protrahierten

Verläufen auftretende *intravitale Autolyse* des *Gehirns* das *Hauptkriterium* des „*intra vitam*" erfolgten Hirntodes (MOLLARET u. GOULON 1959; MOLLARET et al. 1959; BERTRAND et al. 1959).

Um Hirntod näher beschreiben zu können, sind zunächst anatomische und physiologische Kriterien heranzuziehen, die es uns erlauben, verschiedene Kategorien des Todeseintrittes zu analysieren. Im ganzen lassen sich die Befunde in *3 Kategorien* einordnen:

1. Kategorie: Der Tod ist primär nicht zerebral, etwa bei Patienten, die bis zum massiven Myokardinfarkt, bis zum Augenblick seines Einsetzens bewußtseinsklar und zugewandt waren.

2. Kategorie: Der Hirntod ist die Folge chronischer Prozesse in Organsystemen. In diesem Fall ist das Gehirn ein Teilaspekt der Schädigung und des Unterganges des gesamten Systems. Das Gehirn ist in seinen verschiedenen Arealen in unterschiedlichem Maße beteiligt. Der Hirnschaden kann jedoch bereits irreversibel sein, ehe beispielsweise das Herz-Kreislauf-System das gleiche Schadensmaß erlitten hat. Das heißt, daß in diesem Fall, die Kriterien für Hirntod früher als die für den Tod des Organismus erfüllt sind.

3. Kategorie: Der Hirntod ist hier primär, beispielsweise als Folge einer schweren mechanischen Gewalteinwirkung gegen den Kopf, oder aber als Folge einer massiven Massenblutung, oder aber Folge einer allgemeinen Funktionsstörung, die hauptsächlich besonders vulnerable Hirngewebe betrifft. Als Beispiel für den letztgenannten Fall ist eine anoxisch-ischämische Enzephalopathie infolge vorübergehenden Herzstillstandes zu nennen (KOREIN u. MACCARIO 1971).

Ein dissoziierter Hirntod kann sich aus jeder der 3 vorangehenden Kategorien entwickeln. Bei der Untersuchung von Gehirnen aus der 3. Kategorie muß natürlich berücksichtigt werden, daß noch Befunde vorliegen können, die auf Gewebeschäden im Gehirn hinweisen, die bereits vor dem Hirntod vorgelegen hatten. Im folgenden werde ich auf diese Befunde näher eingehen.

Über *Gewebeschäden* im *Gehirn* berichteten JOUVET (1959), BERTRAND et al. (1959), KRAMER (1963, 1964, 1973), BOTS u. KRAMER (1964), OYAKE (1966), Hartmut SCHNEIDER et al. (1967, 1972), KIMURA et al. (1968), KJELDSBERG (1968), ADAMS u. JEQUIER (1969), MCCORMICK u. HALMI (1970), GRUNNET u. PAULSON (1971), LINDENBERG (1972), TOWBIN (1973), Hartmut SCHNEIDER u. MATAKAS (1973), FUJIMOTO (1973), NEDEI et al. (1974), HERRICK u. AGAMANOULIS (1975), WALKER et al. (1975), PEARSON et al. (1978), GOERTCHEN et al. (1978).

Beiträge, die sich mit den *Kriterien* des *Todes* und des *Todeseintrittes* befassen, stammen von HOFMANN u. HABERDA (1927, 1968), HALLEY u. HARVEY (1968), KOHLHAAS (1968), MAYERHOFER (1968), WAWERSIK (1968), SIMPSON (1968), GERLACH (1968, 1969, 1970), WINTER (1969), WASMUTH (1969), BECKER et al. (1970), KASS (1971), TOOLE (1971), CAPRON u. KASS (1972), WEINER (1972), BOSHES (1975), SWEET (1978), BYRNE et al. (1979), RACHELS (1980), COE (1980), GREGORY (1981), BRENNAN (1981), LEOPOLD (1982), GRÜNER (1986).

Zusammenfassende Darstellungen gaben KRÖSL u. SCHERZER (1973) heraus.

Klinisch-anatomische Studien legten CRAVIOTO et al. (1960), MOHANDAS u. CHOU (1971) sowie ZANDER et al. (1971) vor.

Klinische Aspekte wurden von BICKFORD et al. (1965), ALDERETE et al. (1968), AGNOLI et al. (1970), ALLAIS et al. (1971), BERGQUIST u. BERGSTRÖM (1972), DECKER u. KUNKEL (1973), ASHVAL et al. (1977), JASTREMSKI et al. (1978) sowie MOLINARI (1978) dargestellt.

Kriterien zur *Bestimmung* des *Todeszeitpunktes* aus *neurologischer Sicht* wurden veröffentlicht von Dagobert MÜLLER (1973), MARGUTH u. LANKSCH (1973), INGVAR (1973), PENIN u. KÄUFER (1973), REISNER (1973) sowie SCHERZER u. PENDL (1973).

Probleme der *Organtransplantation* wurden erörtert von SHAPIRO (1968), SCHROEDER et al. (1976).
Computertomographische Aspekte wurden dargestellt von RAADBERG u. SAODERLUNDH (1975), RANGEL (1978) sowie RAPPAPORT et al. (1978).
Über *Aspekte* des *dissoziierten Hirntodes* im *Kindesalter* berichteten HABEL u. SCHNEIDER (1975) sowie JÄHRIG (1979).
Gerichtsmedizinische Aspekte wurden von HOLCZABEK (1973) sowie SPANN (1973) diskutiert.
Juristische Aspekte bei der *Todeszeitbestimmung* und beim *Hirntod* wurden diskutiert von BERGEN (1968), HALLEY u. HARVEY (1968), SIMPSON (1968), BOCKELMANN (1968, 1973), CURRAN (1968, 1978), HAMMER (1969), SPANN (1969), CAPRON u. KASS (1972), GEILEN (1973), GRASSBERGER (1973), STEINBACH (1973), MILLS (1974), HIRSCH (1975).
Theologische und *ethische Aspekte* der Bestimmung des Todeszeitpunktes wurden von CARR (1967), BEECHER (1968), DANTINE (1973), GRÜNDEL (1973), HÖRMANN (1973), SIEGMUND (1973), HAUERWAS (1978), SOLOVEICHIK (1978) sowie TENDLER (1978) erörtert.

IV. Häufigkeit

HARTMUT SCHNEIDER et al. (1969) berichteten, daß in den Jahren 1961–1968 in der Reanimationsklinik der FU Berlin 51 Fälle mit dem Syndrom des zerebralen Todes beobachtet wurden. Bei insgesamt 658 Todesfällen (Durchgang: 5562 Patienten) ist dieses Endstadium also in 7,8% eingetreten. Hervorzuheben ist, daß diese Kriterien auch bei gezielter Suche nicht nachzuweisen sind, wenn die Zeit zwischen Hirntod und organischem Tod zu kurz ist.

V. Anoxisch-ischämische Enzephalopathie

Bevor die neuropathologischen Veränderungen beim Hirntod beschrieben werden, müssen die wesentlichen pathomorphologischen Veränderungen bei der anoxisch-ischämischen Enzephalopathie zusammenfassend beschrieben werden. Eine solche Enzephalopathie kann ein Krankheitsprozeß sein, der – wenn auch nicht in allen Fällen – in ein Hirntodsyndrom übergehen kann.

Unter *anoxisch-ischämischer Enzephalopathie* werden diffuse elektive Schäden des Parenchyms der grauen Substanz zusammengefaßt, die die Folge einer akuten schweren Mangeldurchblutung des Hirngewebes, und damit Minderversorgung der Rinde mit Blut und Sauerstoff, und nicht die Folge von primären Gefäßverschlüssen in diesem Gebiet sind. Der resultierende Hirnschaden besteht in einer elektiven Parenchymnekrose mit ischämischen Veränderungen der Nervenzellen. Das Ausmaß des Schadens ist abhängig von der Schwere des Insultes, seine Einwirkungsdauer sowie regionalen Vulnerabilitäten. Wie sich aus dem Terminus ergibt, werden selektiv die vulnerablen Nervenzellen befallen, und nicht die resistentere Glia und das Gefäßbindegewebe, die die Noxe überleben und eine reaktive Gliazellproliferation bilden. Der Endzustand sind gliöse oder mesodermalgliöse Narben und nicht, wie bei der totalen Nekrose, zystische Defekte. Am vulnerabelsten ist die Großhirnrinde, der Sommer-Sektor in der Ammonshornformation, die Stammganglien, in besonderem Maße der Nucleus caudatus und das Putamen und die Purkinje-Zellen des Kleinhirns.

VI. Neuropathologische Veränderungen bei Hirntod

Warum „stirbt" das Gehirn, während die übrigen Körperorgane noch überleben? Zunächst muß auf die große Vulnerabilität des Gehirns hingewiesen wurden, die größer als bei allen anderen Körperorganen ist. Hirnschäden, seien sie nun primär- oder sekundärtraumatischer Natur, oder aber Folge von Schäden von Organsystemen, führen zu einem gesteigerten intrakraniellen Druck, der wiederum einen Stillstand der Zirkulation im Gehirn zur Folge hat. Dieser führt zu einem irreversiblen Hirnschaden. Alle Funktionen des Gehirns sind erloschen. Die Atmung wird maschinell unterhalten. Diese irreversiblen Schäden des Gehirns bei sonst erhaltener und unterhaltener Organtätigkeit werden als dissoziierter Hirntod bezeichnet. Man kann den dissoziierten Hirntod als einen Artefakt moderner Intensivmedizin bezeichnen. Der Nachweis des dissoziierten Hirntodes erlaubt und rechtfertigt das Einstellen aller therapeutischen Maßnahmen und ist eine condicio sine qua non für Organentnahmen zur Transplantation.

Der *dissoziierte Hirntod* muß *differentialdiagnostisch* von reversiblen Prozessen abgegrenzt werden.

Die *pathomorphologischen Veränderungen bei Hirntod* wurden beschrieben von BERTRAND et al. (1959), KRAMER (1964), ADAMS u. JEQUIER (1969), LINDENBERG (1972), Hartmut SCHNEIDER et al. (1972), WALKER et al. (1975).

1. Makroskopische Befunde

Die Dura mater zeigt keine makroskopischen Veränderungen. Bei der Eröffnung der straff gespannten Dura mater drängt sich das weiche, geschwollene, mißfarbene, grau-grün bis braun verfärbte Hirngewebe nach außen etwa wie bei einem Prolaps. Das *Gehirngewicht* bei *Hirntod* ist gewöhnlich höher als bei Patienten gleicher Altersgruppe und gleichem Geschlecht. In ausgeprägten Fällen ist die Hirnsubstanz weitgehend verflüssigt und läuft ab.

Die *Konsistenz* des *Hirngewebes* ist herabgesetzt, das Gewebe fühlt sich weich und gelatinös an, es reißt leicht ein, vor allem bei der Entnahme aus der Schädelhöhle. In manchen Fällen besteht das deformierte Hirngewebe aus einer weichen, fast zerfließenden Masse. Die Großhirnhemisphären sind von graugelblicher Farbe. Das Hirngewebe ist geschwollen, die Hirnwindungen sind abgeplattet, die Furchen verstrichen. Es liegen normalerweise transtentorielle Hernien durch die Incisura cerebelli in die hintere Schädelgrube vor. Die starke Blutfülle aller Gefäße ist augenfällig. Der *infratentorielle Teil* des *Hirngewebes* ist besonders weich und verletzlich; der gewebliche Zusammenhang ist stellenweise unterbrochen. Die Kleinhirntonsillen zeigen Schnürfurchenbildungen und sind in das Foramen occipitale magnum gepreßt.

Die Fixierung des Gehirns in Formaldehyd führt nicht zur üblichen Härtung, sondern das Gewebe bleibt weich-gelatinös und reißt leicht ein. Die übliche Zerlegung in Frontalscheiben bereitet wegen der unvollständigen Härtung des Hirngewebes Schwierigkeiten, die Frontalscheiben und Gewebeblöcke reißen leicht ein. Sie haben eine feuchte und spiegelnde Oberfläche.

Bei *Zerlegung* des *Gehirns* stellt sich die *Rindenmarkgrenze* undeutlich dar. Das Ventrikelsystem ist spaltförmig verengt. Es findet sich eine erhebliche Volumenvermehrung des Hirngewebes mit einem unterschiedlich ausgeprägten Zerfall des strukturellen Gewebezusammenhanges.

Der *Hirnstamm* ist geschwollen, hat seine ursprüngliche Form verändert und das Mittelhirn sieht durch die seitliche Abplattung mehr oval aus.

Petechiale Blutungen können durch das ganze Gehirn verteilt sein. *Thrombosen einiger Arterien, Venen* oder *Sinus* können vorliegen (MOLLARET et al. 1959; BOTS u. KRAMER 1964; KJELDSBERG 1972; LINDENBERG 1972). Sie sind wohl die *Folge von Stase* des *Blutes*.

Infolge des ausgeprägten Hirnödems breitet sich eine Längsverlagerung des Hirnstammes mit Schnürfurchenbildungen an beiden Unci gyri hippocampi und Einpressung des kaudalen Anteils des Zerebellum (Kleinhirntonsilben) in das Foramen occipitale magnum aus. Kleine Blutungen liegen im Hirnstamm vor. JORGENSON (1973) sah sie bei 11 von 18 untersuchten Beobachtungen. Bei einem verstorbenen Patienten, der während 68 h keinerlei Anzeichen für das Bestehen von Hirnfunktionen zeigte, und bei 7 Patienten, die die Kriterien für das Vorliegen von Hirntod für Zeiträume zwischen 105 und 191 h zeigten, wurde ein vollständiger Untergang mit Verflüssigung des Hirngewebes gefunden (JORGENSON 1973).

Es ist zu bedenken, daß *Zeichen der primären traumatischen Läsionen vorhanden geblieben sein können.* Aber wie zu erwarten, können sie durch die ausgeprägten autolytischen Alterationen weitgehend verändert sein. Die Unterscheidung der Gewebsalterationen, die vor oder nach dem Hirntod auftraten, ist manchmal nur sehr schwer oder gar nicht möglich, ein Befund, auf den KRAMER (1963) schon hingewiesen hatte.

Bei einigen der mitgeteilten Beobachtungen von HARTMUT SCHNEIDER u. MATAKAS (1971) lag eine *totale Nekrose des Gehirns verbunden* mit einer *subtotalen Nekrose* des *Rückenmarks* vor, so daß man vom *Tod* des *ZNS* sprechen kann. In diesem Zusammenhang ist ein Fall, allerdings nicht als Folge einer mechanischen Gewalteinwirkung erwähnenswert, über den COLMANT u. WEVER (1963) berichteten.

Das Kind war 14 Tage nach einer CO-Vergiftung der Mutter geboren worden und *starb* 5 min nach der Geburt. Die *Obduktion* ergab eine subtotale Zerstörung von Gehirn und Rückenmark. Die Autoren nannten diese Veränderung „*Organtod des Zentralnervensystems*".

SCHEIDEGGER (1961) veröffentlichte die Krankengeschichte eines Jungen, der 25 Tage nach einer Schädel-Hirn-Verletzung mit vollständiger Dezerebration verstarb. Alle Strukturen von Gehirn und Rückenmark waren infolge extremer Erweichungen und Verflüssigung zerstört, lediglich die zerebralen und spinalen Meningen waren ausgespart.

HARTMUT SCHNEIDER u. MATAKAS (1971) vertreten aber zu Recht die Ansicht, daß der Begriff „*Tod des Zentralnervensystems*" in ihren Fällen im morphologischen Sinne zu umfassend sei, da ja lediglich in einigen Fällen eine gleichzeitig bestehende Zerstörung von Gehirn *und* Rückenmark vorgelegen habe. Im Gegenteil bestehe in der Regel zwischen dem autolytischen Gehirn und dem fast intakten Rückenmark ein ins Auge fallender Kontrast.

2. Feingewebliche Befunde

Die *histologische Untersuchung* des *Gehirns* ist wegen des Zerfalls des Hirngewebes oft sehr schwierig. Es kann zu einer völligen Desintegration des

Hirngewebes mit völlig zellfreien Arealen kommen. Die schwersten Gewebsveränderungen finden sich meist in tieferen Rindenschichten. KJELDSBERG (1972) hob hervor, daß *in einzelnen Anteilen des Gehirns noch Reste ischämischer Nervenzellschäden vorhanden sind, die zu einer Zeit entstanden sind, als das Gehirn vom Stoffwechselmäßigen her noch funktionierte.*

Neben den *primären Läsionen* zeigen sich lediglich *unspezifische regressive Veränderungen* an den *Nerven-, Glia-* und *Mesenchymzellen* sowie an den *Markscheiden. Venen* und *Arterien,* die fast konturlose Erythrozyten und randständige Leukozytensäume enthalten, zeigen eine extreme Blutfülle (HARTMUT SCHNEIDER et al. 1969). Eine Proliferation der Endothelien und periadventitiellen Zellen, die ADAMS u. JEQUIER (1969) beschrieben, konnten HARTMUT SCHNEIDER et al. (1969) nicht bestätigen. Die Nervenzellen können Bilder sowohl der akuten Schwellung als auch der schweren Zellveränderung (Nissl) aufweisen. Die Schichtung der Kortex ist im allgemeinen erkennbar, selten finden sich pseudolaminäre Ausfälle (HARTMUT SCHNEIDER et al. 1969). Auffallend sind subkortikale Ödemzonen und eine starke Strukturauflockerung im periventrikulären Markgewebe.

Die *Körnerzellschicht* des *Kleinhirns* zeigt oft einen totalen Untergang bei stellenweise noch erhaltenen Purkinje-Zellen, die jedoch auch völlig zerstört sein können und oft nur noch als Zellschatten erkennbar sind. Diese *Körnerschichtnekrose* wurde von verschiedenen Autoren beschrieben (IKUDA et al. 1963; FRIEDE 1963; STOCHDORPH 1966; JELLINGER 1968). In einigen Fällen sind die intrazerebralen Gefäße noch sichtbar, sie zeigen jedoch Kongestion, in anderen findet sich *Auflösung* der *Gefäßwand,* die KJELDSBERG (1972) eine *fibrinoide Nekrose der Gefäßwand* nennt.

Im Sinus sagittalis sup., dem Sinus transversus, dem Sinus sigmoideus und in der V. jugularis finden sich im allgemeinen frische Thromben.

Diese *Thrombenformationen* in *intrakraniellen Gefäßen* und *venösen Sinus* scheinen sich nach Beginn des „coma dépassé" gebildet zu haben.

In der *weißen Substanz* sieht man umschriebene Zonen von Markscheidenuntergang.

Das wesentliche im morphologischen Befund ist jedoch das Fehlen jeglicher gliöser Reaktion. Die Erklärung für diesen zunächst überraschenden Befund liegt wohl darin, daß der Stoffwechsel des Gehirns bereits so schwer geschädigt war, daß eine solche gliöse Reaktion oder Proliferation nicht mehr ablaufen konnte. Die primären pathomorphologischen Prozesse sind, wie KRAMER (1963) es nannte, mumifiziert. Ist die primäre Läsion des Gehirns jedoch hypoxischer Natur, kann sie von den sekundären, nach Eintritt des Hirntodes, nicht mehr unterschieden werden.

Eine Korrelation zwischen der Länge der künstlichen Beatmung und dem Ausmaß der autolytischen Veränderung besteht im allgemeinen nicht. Die Gewebeveränderungen stehen in Abhängigkeit von Art und Ausmaß der primären traumatischen Gehirnverletzung, der Länge der künstlichen Beatmung, den benutzten Geräten, dem Zeitraum der zwischen der primären Verletzung und Einsetzen der künstlichen Beatmung bestand, und letztlich in der Herzfunktion nach Beginn der künstlichen Beatmung.

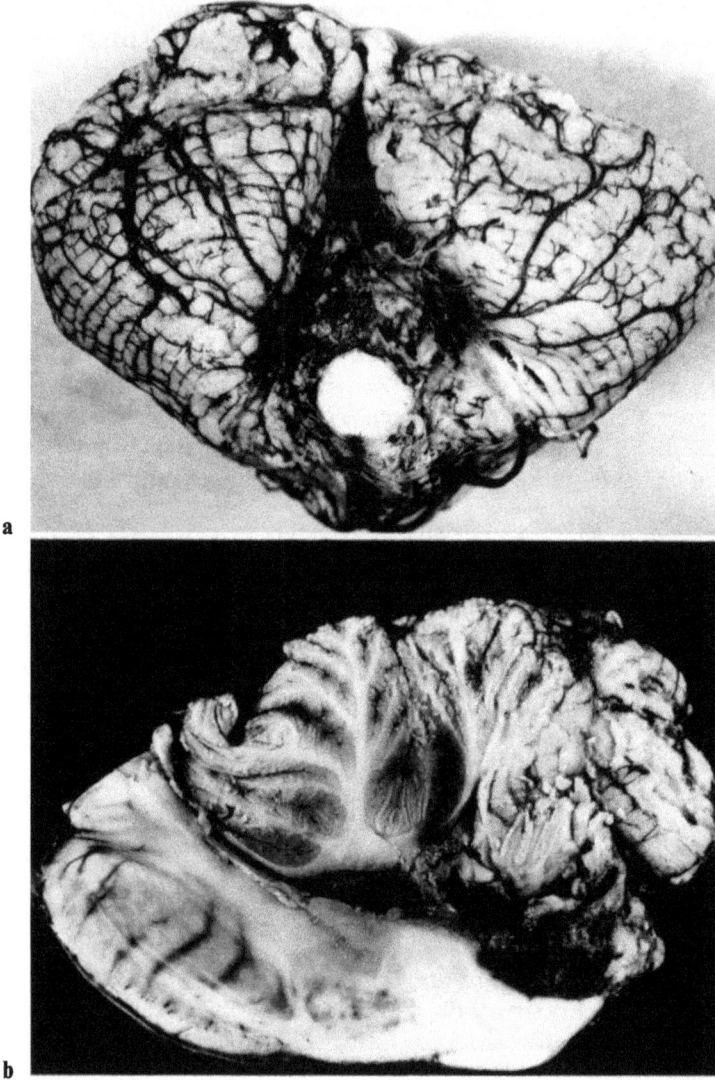

Abb. 133 a, b. Fall 5. Hirnstamm und Kleinhirn. Prolaps von Kleinhirngewebe in die große Zisterne. Starke Autolyse. Makrofoto. (Aus SCHNEIDER et al. 1969)

3. Zusätzliche pathomorphologische Befunde

Diesen unspezifischen Gewebsveränderungen haben Hartmut SCHNEIDER et al. (1969) eine *Trias* von *Befunden* gegenübergestellt, die *regelmäßig anzutreffen* sind, wenn die *Phase* des *Hirntodes 36* und *mehr Stunden betragen* hat: (1) *Verlagerung* von *nektrotischem Kleinhirngewebe* (Abb. 133 a, b) in den *Subarachnoidalraum* des *Rückenmarks*, (2) *hämorrhagische Erweichung* der *oberen Zervikalsegmente* (Abb. 134) und (3) *Nekrose* des *Hypophysenvorderlappens* (Abb. 135 a, b).

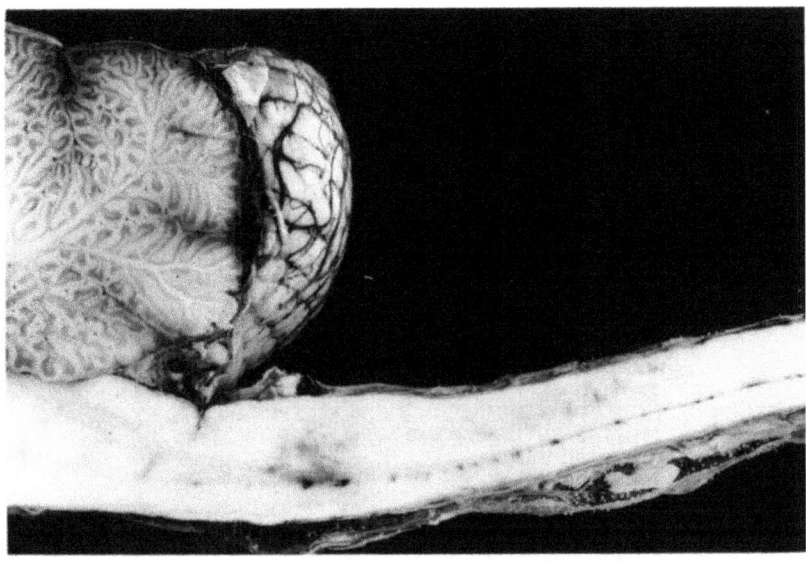

Abb. 134. Sagittalschnitt von Hirnstamm und oberem Halsmark. Hämorrhagische Nekrose bei C2. Detritus in der großen Zisterne und im spinalen Subarachnoidalraum. Autolyse des Kleinhirns. Makrofoto. (Aus SCHNEIDER et al. 1969)

4. Diskontinuierliche Verlagerung von Fragmenten nekrotischen Kleinhirngewebes in den Subarachnoidal- und Subduralraum des Rückenmarks

Nach *Eröffnung* der *Dura mater spinalis* findet sich im *Subarachnoidalraum mißfarbenes amorphes Material*, vor allem in der *Cisterna cerebellomedullaris* (Abb. 136). Die *histologische Untersuchung* zeigt, daß es sich um *Fragmente* von *Kleinhirngewebe* handelt. Diese diskontinuierliche Verlagerung von fragmentiertem Gewebe ist von der Halsmarkregion bis in die Cauda equina zu verfolgen (Hartmut SCHNEIDER et al. 1969 (Abb. 136), SMITH u. TIMPERLEY 1985). Das Material liegt im Subarachnoidalraum und umgibt mantelförmig das Rückenmark, in einzelnen Fällen kann es jedoch auch subdural liegen. In den weichen Häuten des Rückenmarks findet sich eine hämatogene und histiogene Reaktion auf das nekrotische Gewebe.

Die Verlagerung von Kleinhirngewebstrümmern in den Subarachnoidalraum des Rückenmarks als weiteres Kriterium des intravitalen Hirntodes hat nach HARTMUT SCHNEIDER et al. (1969) mehrere Voraussetzungen: (1) *Nekrose* des *Gehirns*, (2) *gesteigerter intrakranieller Druck*, (3) die auch in der *Phase* des *Hirntodes anhaltende Hirnschwellung* und (4) den *autolysebedingten Zerfall* des sog. *Druckkonus*. „Die bisher nicht beschriebene Verlagerung von Kleinhirngewebe bei Hirntod gewinnt insofern einen besonderen Akzent, als die in den spinalen Meningen oft nachweisbare histiogene und hämatogene Reaktion auf die Gewebetrümmer den „intravitalen Hirntod" dokumentiert" (HARTMUT SCHNEIDER et al. 1969).

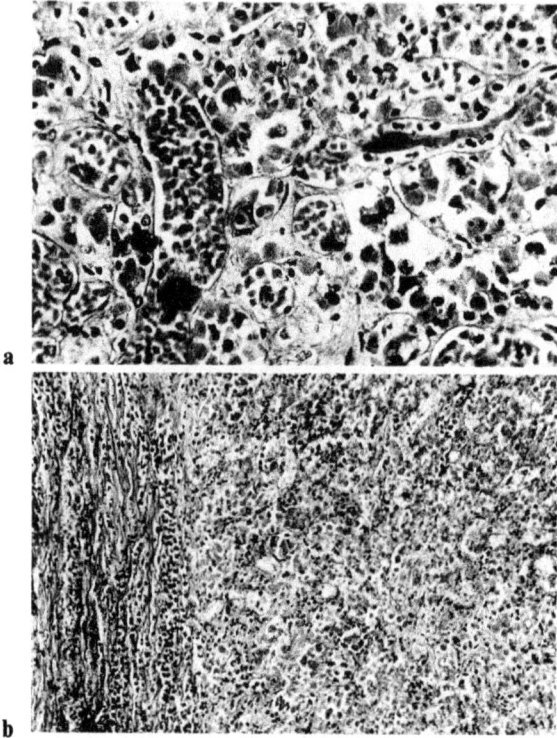

Abb. 135. a Fall 8. Frische Nekrose des Vorderlappens. **a** Hyaline Thromben in zwei Sinusoiden. Hämatoxylin-Eosin, ×300. **b** Fall 2. Fortgeschrittene Nekrose des Vorderlappenparenchyms. Kapsel- und interstitielles Gewebe von Blutungen und Granulozyten durchsetzt. Hämatoxylin-Eosin, ×120. (Aus SCHNEIDER et al. 1969)

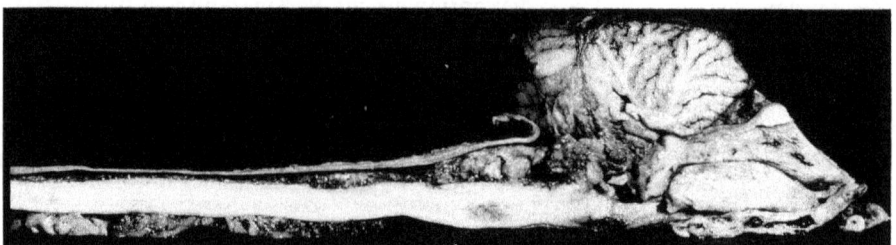

Abb. 136. Fall 15. Sagittalschnitt durch den Hirnstamm und das Halsmark bis C8. Autolyse und Gewebezerfall des Gehirnstammes und des nach unten verlagerten Kleinhirns. Kleinhirndetritus findet sich im spinalen subarachnoidalen Raum. Schwellung und zentrale Blutungen im Halsmark bei C2 im sonst intakten Rückenmark. Makrofoto. (Aus SCHNEIDER u. MATAKAS 1971)

Anteile der sich *ausbildenden Hernie* der *Kleinhirntonsillen lösen sich ab („tropfen ab")* und gelangen so in den *subarachnoidalen* und auch *subduralen Raum* des *Rückenmarks*.

5. Hämorrhagische Erweichung der oberen Zervikalsegmente

Zwischen *C1* und *C4* finden sich *Erweichungen*, die von *Hämorrhagien durchsetzt* sind. Einzelne Fälle zeigen intensive Kreislaufstörungen mit leukozytären Extravasaten. Die graue Substanz ist ödematös verändert (Hartmut SCHNEIDER et al. 1969). Die *Nervenzellen* sind nur noch als Schatten erkennbar, einige zeigen *Neuronophagien*. *Weiter nach kaudal* ist das *Rückenmark unauffällig*, lediglich vereinzelte Blutungen finden sich in der grauen Substanz.

6. Nekrose des Hypophysenvorderlappens

Der *Hypophysenvorderlappen* zeigt eine *subtotale Nekrose* des *Parenchyms* (vgl. Abb. 137); dabei bleiben subkapsulär gelegene Randpartien und eine schmale Zone, die an den Zwischen- bzw. Hinterlappen angrenzt, verschont. Im Zentrum der Nekrose sind auch mesenchymale Bestandteile untergegangen. Die unterschiedliche Intensität der Gewebsveränderungen läßt in einzelnen Fällen an eine schubweise Infarzierung des Vorderlappens denken (HARTMUT SCHNEIDER et al. 1969). Der obere Pol und der angrenzende Infundibularstamm sind häufig von ausgedehnten Hämorrhagien durchsetzt. Die Zirkulationsstörungen in Halsmark und Hypophyse markieren, wie HARTMUT SCHNEIDER et al. (1969) hervorheben, die Randgebiete dieser Totalnekrose des Gewebes. Der Hinterlappen der Hypophyse kann in einzelnen Fällen nekrotisch sein (Abb. 137).

Die geweblichen Veränderungen der Hypophyse von 25 Patienten mit einem „Respirator-Gehirn" („coma dépassé") wurden von MCCORMICK u. HALMI (1970) veröffentlicht.

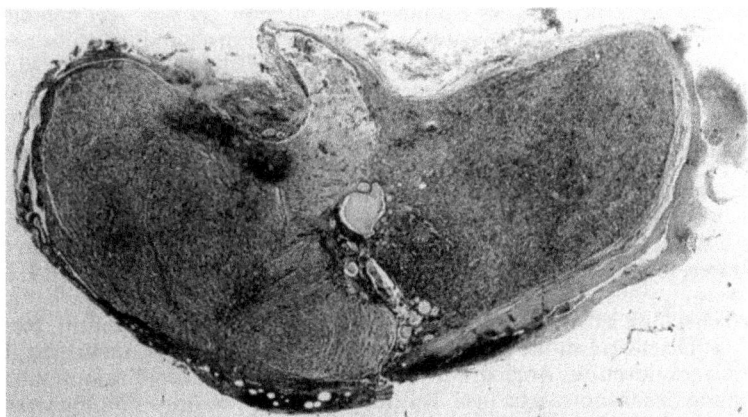

Abb. 137. Fall 7. Sagittalschnitt der Hypophyse. Subtotale Nekrose des Hinterlappens und des Infundibularstammes. Blutungen in der Hypophysenkapsel. Hämatoxylin-Eosin, × 11. (Aus SCHNEIDER et al. 1969)

Die Serie enthielt 14 weibliche und 11 männliche Patienten. Das Alter der Patienten reichte von 6 Monaten bis zu 69 Jahren. Als Kontrolle dienten nahezu 1000 Hypophysen, die unter gleichen Bedingungen in den letzten 3 Jahren untersucht worden waren. Die Autoren unterschieden in folgende Kategorien: Azidophile Zellen, β_1 basophile, β_2 basophile und δ basophile Zellen. Die Autopsien wurden zwischen 2 und 16 h nach Dekonnektion vom Respirator vorgenommen, ein Mittelwert betrug 5,9 h.

Makroskopisch bestanden die Veränderungen der Hypophyse von keinen bis zu ausgeprägter Erweichung und bräunlicher Verfärbung. Etwa in der Hälfte der Hypophysen wurden petechiale Blutungen wahrgenommen.

Die *feingewebliche Untersuchung der Hypophyse* zeigte in der *Pars nervosa* in der Hälfte der Fälle Blutungen, die von einer einzelnen bis zu mäßig ausgeprägten, miteinander konfluierenden Blutungen reichten. In 10 Fällen lag eine Erweichung vor, ausgeprägt jedoch nur bei 4 Patienten.

Sämtliche 25 Patienten hatten Gewebeschäden in der Pars distalis. Bei 3 Patienten bestand lediglich eine Pyknose einer Minderzahl von azidophilen Zellen mit umschriebener Loslösung von Zellen von der Basalmembran. Bei den übrigen 22 Patienten lagen schwere degenerative Veränderungen vor. Bei 10 der Patienten waren die Veränderungen so charakteristisch, daß einer der beiden Autoren, der die Gewebeproben ohne Kenntnis der Vorgeschichte und anderer morphologischer Befunde untersuchte, korrekterweise sie als gewebliche Veränderungen bei einem „Respirator-Gehirn" bezeichnete. Die wesentlichen Zellveränderungen bestanden in ausgeprägter Karyopyknose und Ablösung des Parenchyms von der Basalmembran. Im allgemeinen war eine periphergelegene Zone von Zellen relativ gut erhalten. Selbst bei schweren Nekrosen blieben die peripher gelegenen Zellen intakt. Unter den chromophilen Zellen bestand der größte Schaden in den acidophilen und der geringfügigste in der β_2 Basophilen.

In der *Hypophyse* von 13 Patienten lagen *frische Infarkte des Vorderlappens* vor; bei 6 Patienten bestanden frische Blutungen.

Blutungen im Hinterlappen der Hypophyse fanden sich, wie weiter oben bereits ausgeführt wurde, bei 10 von 24 Patienten mit einem „coma dépassé" und „Respirator-Gehirn". Sie werden oft auch bei Patienten gesehen, die infolge Gehirnprozessen mit erhöhtem intrakraniellem Druck sterben; insgesamt sind sie in der letztgenannten Gruppe jedoch seltener.

Die Autoren weisen noch auf die großen Mengen von neurosekretorischem Material hin, die wahrscheinlich auf die Folgen der Zerstörung der neuralen Verbindungssysteme zuzückzuführen sind. Es scheint dabei zu einer Freisetzung von präexistierendem Hormon gekommen zu sein.

McCormick u. Halmi (1970) heben hervor, daß, wenn eine ausgeprägte Karyopyknose und Ablösung der Zellen von der Basalmembran vorliege, für sich oder kombiniert mit zentraler Gewebsnekrose, die Diagnose „Respirator-Gehirn" wahrscheinlich sei, denn ähnliche gewebliche Alterationen seien von ihnen lediglich bei 5 Patienten (0,5%) des gesamten Autopsiegutes gesehen worden.

Die Autoren weisen darauf hin, daß die massiven Koagulationsnekrosen in der Adenohypophyse beim „Respirator-Gehirn" denen ähnlich seien, die nach *Durchtrennung des Hypophysenstiels* (Daniel u. Pritchard 1966; Kornblum u. Fisher 1969; Kovács 1969), bei der *Sheehan post partum Hypophyseninsuffizienz* (Sheehan u. Murdoch 1938; Kovács 1969), nach *schweren Schädel-Hirn-Verletzungen* (Daniel u. Treip 1966; Kornblum u. Fisher 1969; Kovács 1969) und in seltenen Fällen auch bei *Verbrennungen, Hirninfarkten*, in *Infektionsprozessen* (Kornblum u. Fisher 1969; Kovács 1969) berichtet worden seien.

Letztlich sollte ich darauf verweisen, daß bei 12 der 25 Patienten mit einem „Respirator-Gehirn" die Diagnose „stroke", bei 4 ein rupturiertes sackförmiges Aneurysma, bei 3 ein rupturiertes arteriovenöses Angiom und 2 eine Hirnembolie, bei 2 eine massive subarachnoidale Blutung unbekannter Ätiologie, bei einem eine intrazerebrale Blutung unbekannter Ätiologie gestellt wurde.

VII. Zum Begriff des sogenannten „Respirator-Gehirns" („respirator brain")

Man begegnet dem *Terminus „Respirator-Gehirn"* (*„respirator brain"*) häufig in der Literatur; es war ursprünglich ein *Jargon-Ausdruck*.

Daß ein Patient mit total-nekrotischem Gehirn längere Zeit durch einen Respirator beatmet wurde, erkennt man bei der Sektion daran, daß (1) das Gehirn in toto autolytisch ist, und (2) die Kleinhirntonsillen durch den rhythmisch wechselnden intrathorakalen Druck, und seine über die Venen erfolgende Weiterleitung und Übertragung auf den spinalen Liquorraum „abgemolken" und über den spinalen Liquorraum verteilt sind.

Das Absterben des Gehirns hat das Absterben des Gesamtorganismus zur Folge; „Hirntod" hat also nur dann Sinn, wenn man sich „separat" dazudenkt (STOCHDORPH 1987). Ohne künstliche Unterhaltung, und damit Ersatz der Atmungsfunktion durch extrakorporale Maßnahmen bleibt der Körper nicht am Leben, daher gibt es ohne Respiratoren auch keine anderen Fälle von separatem Hirntod.

Bei den sog. Hirntodgehirnen bei Patienten mit anhaltendem Koma, aber doch mit Spontanatmung ist der Terminus nicht ganz korrekt, denn zur Spontanatmung muß die Medulla oblongata noch funktionieren, und dann ist vielleicht das Großhirn weitgehend nekrotisch, aber eben nicht das *ganze* Gehirn (STOCHDORPH 1987).

Denkbar ist, daß bei ausgedehnter Großhirnschädigung z. B. durch Herzstillstand die Schwellung der nekrotischen Gebiete nach anfänglich erhaltener Spontanatmung zum Tod an Hirndruck führt, aber das ist dann – wie gesagt – eigentlich nicht ein separater Hirntod. Man müßte erwarten, daß in so einem Falle am Rand der Nekrosebezirke beginnender Abbau zu erkennen ist und nicht eine totale, reaktionslose Autolyse (STOCHDORPH 1987).

Man spricht weiterhin vom *Hirntod*, *„cerebral death"*, *„mort du cerveau"* u. a. HANS JAKOB (1961) sprach von einer *intravitalen Autolyse* des *Hirngewebes*.

VIII. Pathomorphologische Veränderungen am Rückenmark bei Gehirntod

Die *pathomorphologischen Veränderungen* am *Rückenmark* bei *Gehirntod* werden aus didaktischen Gründen in diesem Beitrag abgehandelt und nicht im entsprechenden über die traumatischen Schäden des Rückenmarks.

Die geweblichen Veränderungen am Rückenmark nach intravitalem Hirntod wurden nur von wenigen Autoren beschrieben (BERTRAND et al. 1959; LINDENBERG 1963; MOLLARET et al. 1959).

Wie weiter oben ausgeführt wurde, kommt es etwa 24–36 h nach Unterbrechung des Hirnkreislaufes zur Bildung einer *Demarkationszone* im Bereich des *Hypophysenvorderlappens*, in den *Nn. optici* und im *Bereich* des *Halsmarks* bei *C2/C3* (HARTMUT SCHNEIDER 1970; HARTMUT SCHNEIDER u. MATAKAS 1971).

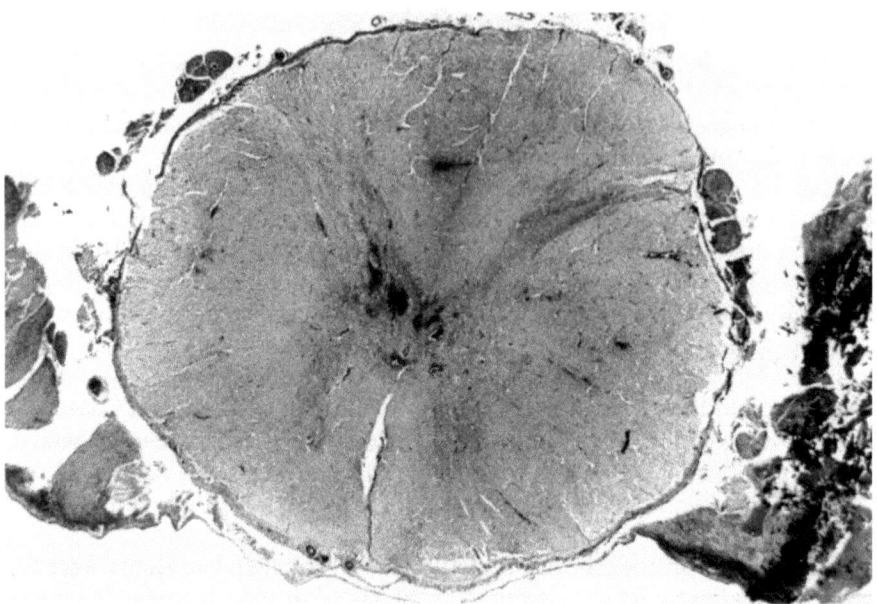

Abb. 138. Fall 10. Zentrale hämorrhagische Nekrose bei C2. Kleinhirndetritus und Blut finden sich im spinalen subarachnoidalen Raum. Hämatoxylin-Eosin, ×8. (Aus SCHNEIDER u. MATAKAS 1971)

Das *Rückenmark unterhalb von C2/C3* ist in den meisten Fällen vom Hirntod nicht direkt befallen. Der vorübergehende Verlust der spinalen Tätigkeit, der in den Anfangsstadien von Hirntod beobachtet wird, ist dem bei Querschnittssyndromen vergleichbar. Später kann das isolierte Rückenmark einige autonome Funktionen ausüben, falls der Kreislauf des Organismus aufrechterhalten wird (BUTENUTH et al. 1970; HARTMUT SCHNEIDER et al. 1967, 1969).

HARTMUT SCHNEIDER u. MATAKAS (1971) berichteten über morphologische Befunde am Rückenmark von 15 aufeinanderfolgenden Patienten mit der Diagnose Hirntod. Die Verfasser legten das Gehirn und Rückenmark von dorsal her frei und entfernten beide Strukturen in toto. Die Übergangszone zwischen Gehirn und Halsmark wurde besonders aufmerksam untersucht. Sagittalschnitte durch Hirnstamm und oberes Halsmark zeigten am besten die Demarkationszonen zwischen C2/C3 (C1–C4).

Die Autoren beschrieben *2 typische Gewebeschäden:*

(1) Die *Demarkationszone* lag über den *oberen Halsmarksegmenten C1– C3/C4:* In 11 von 15 Beobachtungen wurden hämorrhagische Nekrosen in den oben genannten Segmenten gefunden, während bei 4 Fällen lediglich eine Verfärbung und Erweichung der oberen Halsmarksegmente eine beginnende Nekrose dieser Areale zeigte (Abb. 138). In Fällen, bei denen die Behandlungsdauer mehr als 72 h betrug, lagen Ödem und progressiver Abbau des Gewebes der oberen Halsmarksegmente vor. Diapedese von Granulozyten bestand an der Granulationszone (Abb. 139a, b). Der weitere Abbau und die damit verbundene Verflüssigung des Gewebes verhinderte weitere histologische Untersuchungen.

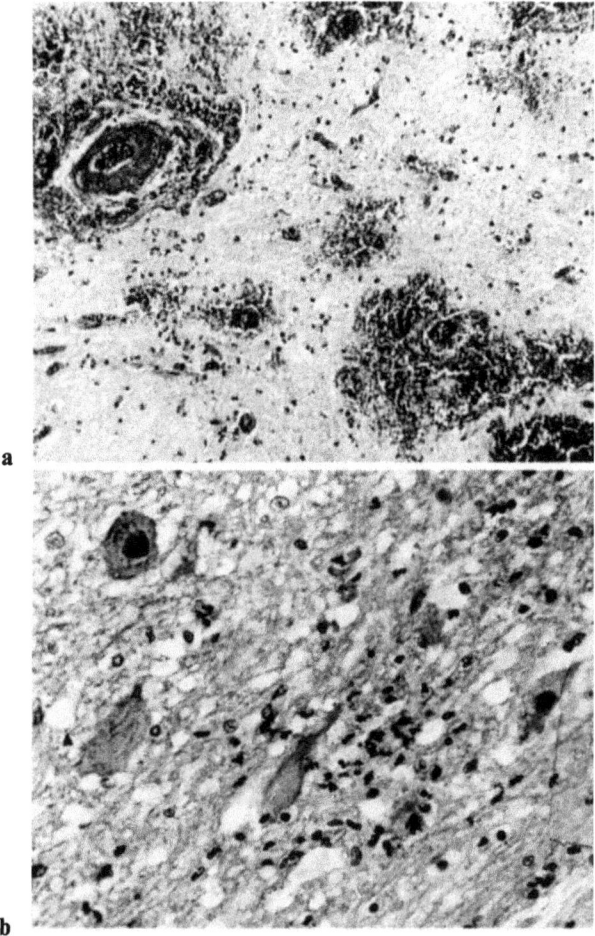

Abb. 139. a Fall 2. Hämorrhagische Erweichung in der Zona intermedia der grauen Substanz bei C2. Gefäßnekrose. Hämatoxylin-Eosin, ×120. **b** Fall 4. Untergang von Vorderhornganglienzellen bei C3. Herdförmiges Auftreten von Granulozyten. Hämatoxylin-Eosin, ×300. (Aus SCHNEIDER et al. 1969)

WALKER et al. (1975) berichteten über morphologische Untersuchungen des ZNS in einer „*Collaborative Study on Cerebral Survival*" bei 226 Fällen. Die Autopsie war im Durchschnitt etwa 15,3 h nach dem Tod der Patienten vorgenommen worden. Das Durchschnittsgewicht der Gehirne betrug 1450 ± 196 g, d. h. daß das Gehirngewicht dieser Patienten, bei denen Reanimationsmaßnahmen wegen der Diagnose „cerebral death" unterbrochen worden waren, höher war als das derjenigen Patienten, die nach Herzversagen verstarben.

Das *Rückenmark* war in 127 der 226 Fälle histologisch untersucht worden. 76 der 127 Rückenmarkschnitte waren unauffällig. In den übrigen Fällen bestanden Ödemschäden, Nervenzelluntergang, Neurolyse an Vorderhornzellen, Blutungen und (selten) Infarkte. Die langen Bahnen waren myelinisiert. Eines der

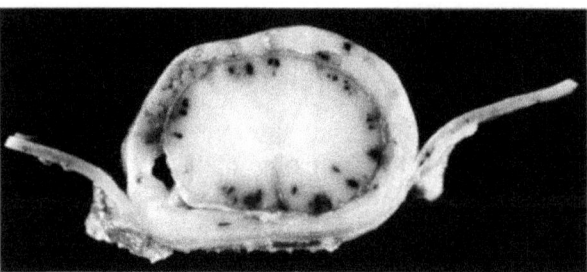

Abb. 140. Fall 2. Hirntod für 168 h. Th 1. Multiple radiär angeordnete Blutungen in der Vasocorona. Im spinalen subarachnoidalen Raum findet sich eine ringförmige Ablagerung von nekrotischem Kleinhirngewebe. Vergl. den histologischen Schnitt Abb. 134b. (Aus SCHNEIDER u. MATAKAS 1971)

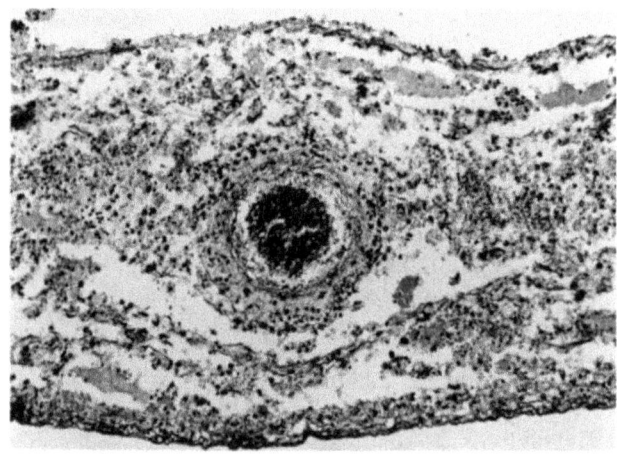

Abb. 141. Fall 9. Subarachnoidalraum des Rückenmarkes bei C5. Histiogene Reaktion der Meningen und der Gefäßadventitia. Reichlich Detritus. Hämatoxylin-Eosin, × 120. (Aus SCHNEIDER et al. 1969)

auffallendsten Phänomene war Verlagerung von nekrotischen Fragmenten des Kleinhirns in den Subarachnoidal- und Subduralraum des Rückenmarkes; sie wurden in etwa 10% aller untersuchten Rückenmarke gefunden. Diese verschieden großen Stücke von nekrotischem Kleinhirngewebe lagen auf den Nervenwurzeln in praktisch jedem Segment.

Das häufigste Areal, in dem Myelopathien vorlagen, war das Übergangsgebiet von unterer Medulla oblongata und dem oberen Zervikalmark. Diese Zone liegt einmal in Höhe des Foramen occipitale magnum im Bereich der Schnürfurchen in den Kleinhirntonsillen, sie stellt andererseits die Grenzzone der Blutversorgung zwischen Gehirn und Rückenmark dar. In dieser Serie lagen in 54 Beobachtungen gewebliche Veränderungen am kraniozervikalen Übergang vor.

(2) Der *2. Typ von Gewebeläsionen am Rückenmark* blieb auf die *Segmente beschränkt, zu denen nekrotisches Kleinhirngewebe abgesunken war* (Abb. 140).

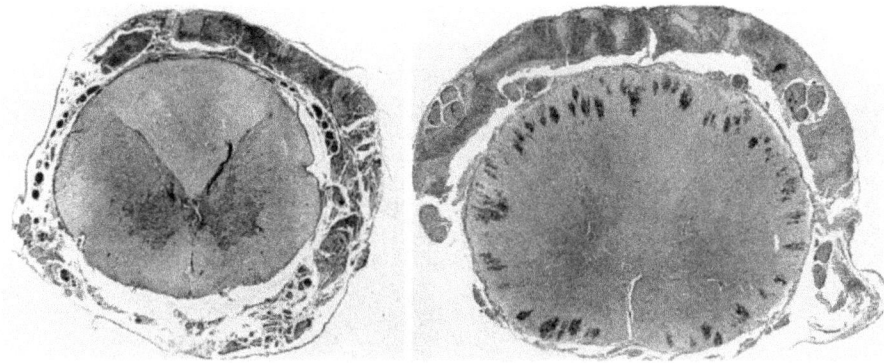

Abb. 142. a Fall 9. Zentrale hämorrhagische Erweichung bei C3. Kleinhirngewebe im Subarachnoidalraum. Hämatoxylin-Eosin, ×5. **b** Fall 2. Perivaskuläre Blutungen in der „Vasocorona" (rami marginales) bei C4. Hämatoxylin-Eosin, ×7. (Aus SCHNEIDER et al. 1969)

In der Umgebung dieses Detritus bestehen gewöhnlich Ödem der weißen Substanz, Entmarkungen, Gefäßveränderungen und eine meningitische Reaktion (Abb. 141). Nur die äußeren Randzonen der weißen Substanz waren befallen. Diese geweblichen Veränderungen wurden nicht gesehen nach nur kurzen Überlebenszeiten, d.h. wenn die Gewebeverlagerungen noch nicht ausgeprägt waren. Die Intensität dieser Gewebsreaktionen hängt im wesentlichen von der Dauer des Hirntodes ab. Diese Veränderungen waren immer mit ausgeprägter Kongestion dorsaler oder dorsolateraler Venen an der Außenfläche des Rückenmarks kombiniert, die von Anteilen von nekrotischem Kleinhirngewebe umgeben waren (Abb. 142a, b; 143a, b; 144a, b).

Drei der 15 Beobachtungen, über die Hartmut SCHNEIDER u. MATAKAS (1971) berichtet hatten und die eine totale Nekrose des Gehirns zeigten, die mit einem subtotalen Gewebeschaden des Rückenmarks kombiniert war, können als Beispiele für Tod des gesamten zentralen Nervensystems angesehen werden.

IX. Der sogenannte Organtod des ZNS

COLMANT u. WEVER (1963) hatten bei einer Beobachtung von pränataler CO-Vergiftung (vgl. S. 480) von einem „*Organtod des ZNS*" gesprochen. SCHEIDEGGER (1961) hatte die Kasuistik eines Jungen mitgeteilt, der 25 Tage nach einem Schädel-Hirn-Trauma mit nachfolgendem vollständigen Dezerebrationsstadium verstorben war, vgl. S. 480. Das gesamte Hirn- und Rückenmarksgewebe war infolge extremer Erweichung und Verflüssigung zerstört; nur noch die Meningen des Gehirns und Rückenmarks waren erhalten.

Bei den Gewebeschäden in den Beobachtungen von HARTMUT SCHNEIDER u. MATAKAS (1971) ließ sich der Terminus Organtod des zentralen Nervensystems nicht anwenden, da nur wenige Fälle eine subtotale Zerstörung des Rückenmarks bei bestehender vollständiger Nekrose des Gehirns zeigten. Im Gegenteil, in diesen

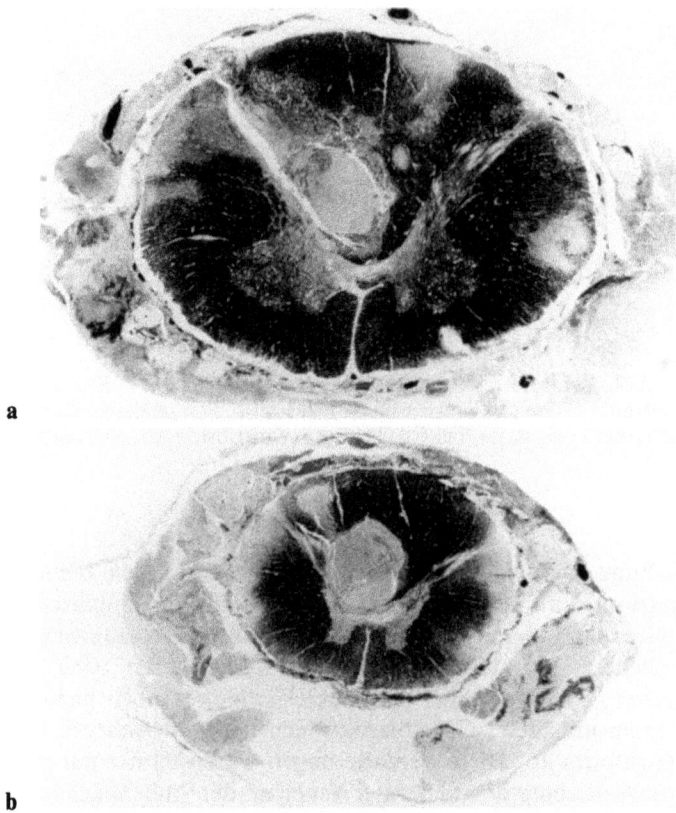

Abb. 143a, b. Fall 12. Hirntod für 72 h. **a** C8, **b** Th 9. Exzentrisch angeordnete demarkierte Nekrosezonen im ventralen Abteil der Hinterstränge. In der Peripherie des horizontal geschnittenen Rückenmarks unregelmäßig angeordnete nekrotische Bezirke und Entmarkungen. Im spinalen Subarachnoidalraum findet sich amorphes nekrotisches Material sowie eine Kongestion der Venen. Heidenhain, × 10. (Aus SCHNEIDER u. MATAKAS 1971)

Fällen bestand ein eindrucksvoller Kontrast zwischen autolytischem Gehirngewebe und fast vollständig erhaltenem Rückenmarksgewebe.

Aus diesen Befunden, nämlich daß die Gewebeschäden im Gehirn und Rückenmark eine verschiedene Qualität aufweisen, kann nicht der Schluß gezogen werden, daß eine verschiedene Vulnerabilität für Hirn- und Rückenmarksgewebe angenommen werden kann, sondern Blutversorgung und hämodynamische Faktoren stellen im wesentlichen die wichtigsten Faktoren für die so charakteristischen und unterschiedlichen Gewebeschadensmuster dar. Die Gewebeschäden am Rückenmark entwickeln sich erst, wenn das Gehirn autolytisch und der Gehirntod bereits vorhanden ist und eine bestimmte Überlebenszeit vorliegt.

Die *zentrale hämorrhagische Nekrose* der *oberen Halsmarksegmente (C1– C4)*, die sich gewöhnlich innerhalb von 36 h manifestiert, liegt unterhalb des Foramen occipitale magnum; diese Region wird von Arterien versorgt, die von dem intrakraniellen Anteil der Vertebralarterien versorgt werden.

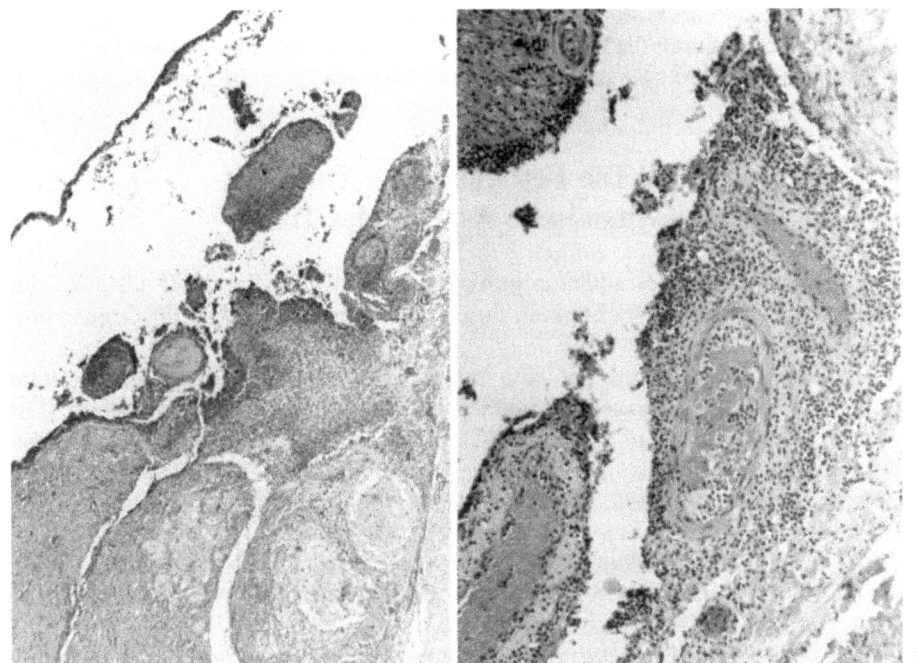

Abb. 144a, b. Fall 12, vgl. Abb. 139. Purulente spinale Meningitis mit Beteiligung der Nervenwurzeln und meningealen Gefäße. Stase, Thrombose und Intimaproliferation der Venen und kleinen Arterien. **a** Hämatoxylin-Eosin, ×50; **b** Hämatoxylin-Eosin, ×125. (Aus SCHNEIDER u. MATAKAS 1971)

X. Pathogenese

Von LINDENBERG wurde 1972 die Meinung vertreten, daß das geschwollene ödematöse Gehirn seine eigene Blutversorgung durch Druckwirkung auf die Gefäße stranguliert haben muß. HARTMUT SCHNEIDER et al. (1967) haben weitere morphologische Befunde mitgeteilt, die Einblicke in die Pathogenese geben: Die *areaktive Nekrose* des *Gehirns* ist auf einen *ischämischen Totalinfarkt* der knöchern umgebenen Hirnabschnitte durch *intrakranielle Drucksteigerung* zurückzuführen. Für den *Infarktcharakter* sprechen die *Kreislaufstörungen in noch durchbluteten Randgebieten (Hypophyse* und *oberes Halsmark)*, die als *demarkierende Reaktion* seitens des Organismus zu deuten sind. Auffälligster Befund ist in fortgeschrittenen Fällen die Verlagerung nekrotischen Kleinhirngewebes durch das Foramen occipitale magnum in den Subarachnoidalraum des Rückenmarks. Dieser *Vorgang* unterstreicht die *Bedeutung* des *intrakraniellen Druckes* und kennzeichnet die *Richtung* des *Druckgefälles*.

Diese von den oben genannten Autoren nach rein morphologischen Gesichtspunkten begründete Hypothese könnte erklären, weshalb ganz verschiedene Vorgänge in den Endzustand des zerebralen Todes einmünden; ferner, weshalb die Nekrose sich auf die intrakraniellen Hirnabschnitte beschränkt und sich nicht auf das gesamte ZNS erstreckt. Daraus ergibt sich, daß das Phänomen des Hirntodes im wesentlichen durch die mechanische Fixierung des expandierenden Gehirns in der starren Schädelkugel und durch eine bleibende druckbedingte Ischämie zu erklären ist.

XI. Die Festlegung der Todeszeit (dynamische Aspekte des Todes)

Die Feststellung des Todeszeitpunktes ist sowohl für das *Zivil-* als auch das *Strafrecht* von großer Wichtigkeit. Sie ist auch von *Wichtigkeit für Organtransplantationen.*

Eine Anzahl Autoren hat sich mit der *Bestimmung* der *Todeszeit* unter *Einbeziehung verschiedener diagnostischer Methoden* und *Kriterien* befaßt. Die *Festsetzung* der *Todeszeit* ist sowohl für die *Beendigung* weiterer *therapeutischer Maßnahmen* als auch für die *Entnahme* von *Organen* für *Transplantationen* von Bedeutung (JOUVET 1959; SCHWAB et al. 1963; TÖNNIS u. FROWEIN 1963; HOCKADAY et al. 1965; SPANN et al. 1967; SCHARFETTER u. SCHMOIGL 1967; KAISER 1967; KÄUFER u. PENIN 1968, 1969; ROSOFF u. SCHWAB 1968; WAWERSIK 1968, 1969; MASSHOFF 1968; PRIBILLA 1969; KOHLHAAS 1968; LINDER et al. 1968; BEECHER 1968; GERLACH 1969).

Die technischen Fortschritte der Reanimation erfordern praktische *Definitionen* des *Hirntodes;* eine solche *Definition* muß *medizinisch, juristisch, ethisch* und *sozial* annehmbar sein. Es heißt bei KOREIN u. MACCARIO (1971: „Man muß vor jeder Art von Irrtum auf der Hut sein. Es muß verstanden werden, daß bei der Diagnose der Festlegung des Todes ein Fehler erlaubt ist, nämlich, daß man einen Patienten als „lebend" diagnostiziert, der in Wirklichkeit schon „tot" ist. Andererseits darf es nicht erlaubt sein, die Diagnose „Tod" zu stellen, wenn der Patient noch „lebt".

XII. Klinische Befunde bei Hirntod

Das *klinische Bild* wurde unter einer Reihe von Diagnosen wie „*coma dépassé*" (MOLLARET u. GOULON 1959; MOLLARET et al. 1959; BERTRAND et al. 1959), „*Deanimation*" oder „*dissoziierter Tod*" (KRAMER 1963) beschrieben. HARTMUT SCHNEIDER et al. (1969) zogen die Bezeichnung „*intravitaler Hirntod*" vor, weil damit das betroffene Organ und die Irreversibilität der Schädigung eindeutig zum Ausdruck gebracht werden.

Ein „*irreversibles Koma*" ist die wesentliche klinische Manifestation eines „*Hirntodsyndroms*" und kann als *Kriterium* für den *Eintritt* des *Todes* benützt werden.

Im wesentlichen gibt es *2 Gründe* für eine *Definition* des *Eintritts* des *Todes:* (1) *Fortschritte* in der *Intensivmedizin* haben es ermöglicht, schwerst Verletzte zu behandeln. Oft haben diese Methoden jedoch nur einen Teilerfolg, weil Herz- und Atemfunktionen apparativ aufrechterhalten werden können, während ein irreparabler Hirnschaden oder Hirntod bereits eingetreten ist; und (2) *obsolete Kriterien* für die *Definition* des *Todeseintritts* können zu *Kontroversen* führen, *Organe für Transplantationen* zu erhalten.

Das *irreversible Koma* kann *viele Ursachen* haben, wie *schwere Gewalteinwirkungen* gegen den *Kopf* mit *Schädigung* des *Gehirns, Herzstillstand, intrakranielle Läsionen vaskulärer* oder *neoplastischer Natur, Asphyxie* mit *Atemstillstand, Stoffwechselstörungen,* die beispielsweise mit *Urämie* einhergehen, etc. Diese Prozesse führen zur Ischämie und Hypoxie des Gehirns.

Ein Körperorgan, sei es das Gehirn oder ein anderes, dessen Funktionen nicht wieder in Gang gebracht werden können, ist tot. In diesem Beitrag ist es besonders wichtig, die klinischen Charakteristika eines permanent und irreversibel geschädigten Gehirns festzulegen. Der *Ablauf* der *klinischen Erscheinungen*, die zum Hirntod führen, ist hinreichend beschrieben worden und bekannt:

(1) *Vollständiges Fehlen* von Ansprechbarkeit und *Reaktionsvermögen*. Klinisch liegt ein *irreversibles Koma* vor. Der Patient reagiert nicht auf äußere Reize, selbst schmerzhafte Stimulation führt nicht zu einer vokalen oder sonstigen Reaktion.

Es muß hervorgehoben werden, daß viele Komazustände bestehen, die nicht zum Hirntodsyndrom gehören. Bei diesen weniger ausgeprägten Komazuständen sind einige Reflexphänomene bestehen geblieben.

(2) *Vollständiges Fehlen* von *Willkürbewegungen* und *Atmung*. Überwachung durch Ärzte muß ergeben, daß keine spontanen Muskelbewegungen und keinerlei Atmungsfunktionen vorliegen, oder Reaktionen auf Schmerz-, Berührungs-, Licht- oder akustische Reize. Befindet sich ein Patient an einem Respirator, so muß dieser für 3 min abgeschaltet werden, um festzustellen, ob spontane Atmungsfunktionen vorliegen.

(3) *Völliges Fehlen* von *physiologischen Eigenreflexen*. Bei einem *irreversiblen Koma* mit *Verlust jeglicher Aktivität* des *ZNS* sind *sämtliche Reflexe* erloschen. Beide Pupillen sind extrem weit und reagieren nicht auf Licht (SCHWARTZ u. VENDRELY 1969), jedoch können auch *einseitige Mydriasis*, oder beidseitig nicht mydriatische Pupillen vorkommen. Augenbewegungen fehlen vollständig. Schlucken, Vokalisation und Gähnen fehlen. Die Kornealreflexe sind nicht auslösbar. Diabetes insipidus liegt bei etwa der Hälfte der Patienten vor, er wurde bereits von MOLLARET u. GOULON (1959) beschrieben. *Poikilothermie* ist bei allen Patienten 24 h nach Hirntod nachweisbar. *Dezerebration* tritt fast ohne Ausnahme sofort auf, bevor Atemstillstand eintritt.

(4) *Isoelektrisches EEG*. Bei lege artis angelegten Elektroden ist das *EEG* isoelektrisch. Normalerweise wird auf einem Kanal das EKG abgeleitet. Es zeigt ein schlagendes Herz bei völligem Fehlen von EEG-Aktivität. Der Regler des Verstärkersystems soll für 5–100 s auf die höchste Amplitude geschaltet werden. Dabei treten gewöhnlich Artefakte auf, jedoch keine EEG-Potentiale.

Die im vorhergehenden genannten Untersuchungen müssen nach 24 h wiederholt werden.

Zwei besondere Zustände müssen bei der Bestimmung von irreversiblen Hirnschäden ausgeschlossen werden, nämlich eine Hypothermie unter $-32\,°C$ oder verabfolgte Barbiturate.

In einem solchen Zustand können die Herzfunktionen normal sein, ein ausreichender Blutdruck kann vorliegen und apparativ unterhaltene Atmung ist ausreichend. Ein Patient in einem solchen Zustand ist als hirntot zu bezeichnen, obwohl aufgrund lang etablierter medizinischer Vorstellungen Tod erst bei Herzstillstand angenommen wurde.

ALDERETE et al. (1968) untersuchten 90 Fälle von irreversiblem Koma. In jedem Fall wurden die klinischen und elektroenzephalographischen Befunde mit den Befunden einer neuropathologischen Untersuchung des Gehirns verglichen.

Das Untersuchungsgut bestand aus 5 Gruppen: (1) *Herzstillstand* (im allgemeinen im Verlauf von operativen Eingriffen, 4%), (2) *Atemstillstand* (infolge zufälliger Asphyxie, 2%), (3) *schwere Schädel-Hirn-Verletzungen*, 20%, (4) *ausgedehnte intrazerebrale Läsionen*, sowohl neoplastischer als auch vaskulärer Natur, mit transtentorieller Hernienbildung, 41%, und (5) *verschiedene* Bedingungen, wie Urämie, andere Stoffwechselstörungen und andere Enzephalopathien, 35%.

Die *neuropathologische Untersuchung* der *Gehirne* der oben genannten Serie zeigten Hirnschäden, die von völliger Verflüssigung, wobei mikroskopische Strukturen nicht mehr sichtbar waren, bis zu Gehirnen mit Inseln von relativ normaler kortikaler Struktur reichten.

Der Ausfall von zerebraler und spinaler Reflexaktivität war als Voraussetzung für die Annahme eines Hirntodes angenommen worden (Ad hoc Committee, Harvard Universität Boston, 1968). Jedoch wiesen mehrere Autoren auf das Vorhandensein spinaler Reflexe bei sicherem Hirntod hin (BECKER et al. 1970; PENIN u. KÄUFER 1969).

JORGENSON (1973) berichtete, daß 50 Patienten von 63 ihre spinale Reflexaktivität behielten oder daß sie sich nach Hirntod zurückbildete. Falls Reflexe auslösbar waren, konnte immer der gleichseitige Extensions-, Pronationsreflex der oberen Extremität ausgelöst werden.

Das *Elektroenzephalogramm* wird nach dem *Atemstillstand flach* und *isoelektrisch*, etwa zu dem Zeitpunkt, wenn der Gehirnkreislauf zusammenbricht. Das EEG für die Diagnose des Hirntodes bietet sich an, weil es eine nichtinvasive Technik ist. Ein *Fehlen* von jeglicher elektrischer *Aktivität* im *EEG allein* darf jedoch nicht in dem Sinne interpretiert werden, daß ein Hirntod vorliegt.

Liegen *EEG Abteilungen* mit *keiner Aktivität* vor, so spricht man vom *nullinienflachen oder isoelektrischen EEG*. Die englische Sprache kennt eine Reihe von Begriffen, die dasselbe ausdrücken: „*electrocerebral silence*", „*complete inactivity*", „*absence of biological activity*", „*electrical silence*". Die EEG Ableitungen müssen weiterhin unter Bedingungen durchgeführt werden, die genau definiert sind.

Weitere technische Methoden sind: Rheoenzephalographie, Echoenzephalographie und Elektroretinographie.

XIII. Hirnkreislauf und Hirntod

Es ist eine seit langem bekannte Erfahrungstatsache, daß Unterbrechung der Blutzufuhr zum Gehirn zu sofortigen schweren Funktionsstörungen und auch morphologischen Veränderungen führt. Hirntod ist begleitet von einer Unterbrechung des Hirnkreislaufs, die wiederum zu einer vollständigen Infarzierung des gesamten Gehirns führt. Die Unterbrechung des Hirnkreislaufes muß mit Hilfe von Arteriographie beider A. carotis und der Aa. vertebrales demonstriert werden. Im Bereich der *A. carotis int.* findet sich im allgemeinen eine *umschriebene Blockierung* der *Durchblutung* nahe der *Schädelbasis* oder im *Syphon* der *A. carotis int*. Normalerweise liegen die Füllungsdefekte auf beiden Seiten in einer Höhenebene, wenngleich in einzelnen Fällen kleinere Unterschiede zwischen beiden Seiten vorkommen können. Hervorzuheben ist, daß es in allen Fällen zu einer frühen und vorzüglichen Kontrastdarstellung der A. carotis ext. kommt. Daß keine intrazerebrale venöse Phase vorliegt, ergibt sich von selbst.

Die *Unterbrechung* der *Blutzufuhr* bei *Arteriographien* der *Aa. vertebrales* liegt im allgemeinen im *atlantookzipitalen Bereich*. In einzelnen Fällen kann eine *fadenförmige Füllung* der *A. basilaris* nahe dem *Clivus* wahrgenommen werden.

Arteriographische Untersuchungen zeigten das Bild einer *aufgehobenen intrakraniellen Durchblutung* (GROS et al. 1959; WERTHEIMER et al. 1960; LECUIRE et al. 1962). Die Hirngefäße lassen sich angiographisch infolge Sistierens des Gehirnkreislaufes nach Anstieg des intrakraniellen Druckes über den systolischen Blutdruck nicht darstellen. Es handelt sich um ein sog. „*Nichtfüllungsphänomen*" („*nonfilling-phenomenon*"), das zuerst von RIISHEDE u. ETHELSBERG (1953) bei 5 Patienten mit supratentoriell gelegenen raumfordernden Prozessen mit erhöhtem Schädelinnendruck beschrieben worden war. Man spricht auch von einer „*Pseudokarotisthrombose*". Denn diese Stase ist nicht die Folge einer echten Thrombose der intrakraniellen und intrazerebralen Gefäße; der Prozeß kann in einigen wenigen Fällen reversibel sein.

Intravenöse Injektion von Natrium-pertechnat ($^{99\,m}Tc$) als Bolus in die Armvene zeigt keine Aktivität über dem Gehirn.

Computertomographie sollte in jedem Fall angewendet werden.

XIV. Auswahl aus in der Literatur mitgeteilten Serien

Eine Auswahl einiger Serien aus der Literatur über Befunde bei Hirntod wird im folgenden vorgelegt.

SCHWAB et al. (1962) analysierten eine Serie von 150 derartiger Patienten und vermochten selbst bei höchster Verstärkung weder normale alpha- oder beta- noch abnormale theta- oder delta-Wellen abzuleiten. Visuelle, auditorische oder Berührungsreize führten nicht zu evozierten Potentialen.

KETZ (1972) berichtete über 100 Krankheitsfälle (98 Autopsien), bei denen sich entweder hinsichtlich der Frage einer Einstellung der künstlichen Beatmung und Kreislaufstützung oder der Explantation von Organen das Problem der Todeszeitfestlegung stellte. Mit einer Ausnahme erfüllten alle Kranken die Bedingungen des „coma dépassé". Spinale Eigenreflexe oder reflektorische Bewegungsautomatismen fanden sich noch in 10 Fällen. Bemerkenswert war die Zahl (84) der schweren bis schwersten Hirnödemfälle.

JORGENSON (1973) berichtete über 63 Patienten (29 weiblich, 34 männlich), die neurologische, elektroenzephalographische und angiographische Kriterien für das Vorliegen von Hirntod erfüllten. Zweiundfünfzig hatten primäre Hirnschäden und 11 eine sekundäre Beteiligung des Gehirns infolge extrakranieller Prozesse, wie Vergiftungen oder Kreislaufstillstände. Unter den 52 Patienten mit primären Hirnschäden waren 28 die Folgen von Gewalteinwirkung. Makroskopische und feingewebliche Untersuchungen von Großhirnrinde, Stammganglien und Hirnstamm wurden bei 10 verstorbenen Patienten mit primärer und bei 8 Patienten mit sekundärer Hirnbeteiligung durchgeführt.

Diabetes insipidus: Dreiundzwanzig Patienten schieden Urinmengen von 200 ml pro Stunde oder 2400 ml pro Tag aus oder mehr mit einem spezifischen Gewicht von weniger als 1008. Neunzehn Patienten schieden 500–7000 ml Urin pro Tag aus mit einem spezifischen Gewicht zwischen 1001 und 1025. Die übrigen 21 Patienten hatten eine Diurese von 20 ml pro Stunde oder 500 ml oder weniger pro Tag.

Mydriasis definiert als Pupillendurchmesser von mehr als 6 mm lag bilateral bei 45 und unilateral bei 5 Patienten vor. Die übrigen 13 Patienten hatten einen Pupillendurchmesser von weniger als 6 mm auf beiden Seiten.

Spinale Areflexie bestand bei 13 Patienten. *Spinale Reflexaktivität* lag bei 50 Patienten nach Hirntod vor.

Die Nichtfüllung der Hirngefäße spricht aber nicht gegen einen noch bestehenden geringen Karotiskreislauf. Rückbildung der Nichtfüllung wurde beschrieben. Selbst die Rückbildung eines isoelektrischen EEGs nach 4–5 Tagen ist berichtet worden (BROCK et al. 1969). Für Kinder, Patienten mit Intoxikationen und Infektionskrankheiten des ZNS sowie Hypoxieschäden ist in Einzelfällen trotz bioelektrischer Stille und fehlender Spontanatmung noch eine Überlebenschance zu erwarten.

XV. „Collaborative Study" der „National Institutes of Health (NIH), Bethesda, MD, USA"

Die *National Institutes of Health* (*NIH*) führten eine prospektive Studie durch, an der sich eine Reihe von Instituten beteiligten. Untersuchungen und Auswertungen erfolgten unter standardisierten Bedingungen. Die Ergebnisse dieser sog. „*Collaborative Study*" wurden von WALKER (1981) veröffentlicht. Es ist bekannt, daß viele Krankheitsbilder mit einem Hirntod enden können; es zeigt sich jedoch, daß die häufigsten Ursachen für Koma und Apnoe die Folgen von zerebrovaskulären, kardialen oder traumatischen Prozessen sind, wie sich aus Tabelle 53 ergibt. Es unterliegt keinem Zweifel, daß die Zahl der verschiedenen Prozesse, die um Hirntod führen, je nach Krankenhaus und damit dessen Patientenzusammensetzung eine ausschlaggebende Rolle spielen. Während in der NIH Studie bei 94 der 503

Tabelle 53. Primäre Diagnose in der kooperativen Studie des National Institute of Health, Bethesda, Maryland. (Aus WALKER 1981)

Diagnose bei der Aufnahme	Gesamtzahl der Fälle
Herzerkrankungen (hauptsächlich Infarkte)	105
Schädel-Hirn-Verletzungen	94
Gehirnthrombose	25
Subarachnoidale Blutungen	34
Gehirnembolie	8
Hirnblutungen	74
Gehirn (andere Ursachen)	9
Infektionen des ZNS	17
Exogene Vergiftungen	36
Stoffwechselstörungen	36
Neoplasmen	12
Sonstige	53
Gesamtzahl	503

Patienten mit Hirntod eine traumatische Verursachung bestand (zweithäufigste Ursache), wird die Zahl in Unfall- und Neurochirurgischen Kliniken sicherlich höher sein.

1. Alter und Geschlecht

In der *Altersverteilung* fanden sich 2 Gipfel, einer bei Jugendlichen und der andere in den 50er Jahren. Die Tatsache, daß Männer häufiger beteiligt sind (m. = 275, w. = 228, Gesamtzahl n = 503), ergibt sich daraus, daß sie Bedingungen, die zu tiefem Koma führen, wie Herzinfarkt und Schädel-Hirn-Verletzungen, in stärkerem Maße ausgesetzt sind.

2. Einsetzen von Bewußtlosigkeit und Atemstillstand

In den meisten Fällen war der Insult, der das Gehirn betraf, abrupt und führte zu sofortigem Koma. Es zeigte sich jedoch, daß Bewußtlosigkeit mehrere Tage nach dem zerebralen Insult auftreten konnte (Tabelle 54). In gleicher Weise konnte die Zeit des

Tabelle 54. Verstrichene Zeit vom zerebralen Insult bis zur Bewußtlosigkeit und Apnoe. (Aus WALKER 1981)

Verstrichene Zeit	Zahl der Fälle	
	Insult der zu Bewußtlosigkeit führte	Insult der zu Apnoe führte
< 1,9 h	333	219
2–3,9 h	22	34
4–7,9 h	13	44
8–15,9 h	10	33
16 h – 2 Tage	34	59
> 2 Tage	58	83
Unbekannt	33	31
	503	503

Tabelle 55. Endgültige Disposition der Fälle. (Aus WALKER 1981)

Disposition	Gesamtzahl der Fälle
Herztod	345
Hirntod [a]	114
Genesung, vollständig [b]	26
Besserung, unvollständig [c]	15
Besserung, Grad unbekannt [d]	3
Gesamtzahl	503

[a] Fälle bei denen die Reanimation unterbrochen wurde, wahrscheinlich infolge Vorliegens von Hirntod.
[b] 23 Vergiftungen und Überdosierungen, 2 Herzerkrankungen und 1 Stroke.
[c] Vier Schädel-Hirn-Verletzungen, 3 Herzerkrankungen, einmal jeweils Überdosierung, zerebrovaskuläre Erkrankung, Stoffwechselerkrankung, Hirntumor und 4 andere.
[d] Vergiftungen und Überdosierungen.

Atemstillstandes variieren; in vielen Fällen trat sie jedoch sofort auf. Die künstliche Beatmung wurde gewöhnlich vor dem Atemstillstand, bei Einsetzen, oder kurz danach begonnen. Die künstliche Beatmung beeinflußte ohne Zweifel den Ablauf des Prozesses. In einem Behandlunszentrum, in dem die Behandlung sehr früh begonnen wurde, betrug die Mortalität 69,1%, im Vergleich zu den anderen Zentren mit einer solchen von 84,4%. Interessanterweise scheint der Einfluß von Medikamenten bei diesen schwer hirngeschädigten Patienten minimal gewesen zu sein.

3. Ergebnisse

Die Ergebnisse im Hinblick auf Tod bzw. Überleben der 503 Fälle finden sich in Tabelle 55. Obwohl 50 Patienten lebend entlassen wurden, starben 6 noch innerhalb der nächsten 6 Monate. Insgesamt starben demnach von den Patienten, die wegen Koma und Apnoe aufgenommen waren, mehr als 90%.

Der *Zeitpunkt* des *Todes* (Tabelle 56) zeigt Gipfel am 1. und 2. Tag, wahrscheinlich weil in den Fällen, bei denen Hirntod diagnostiziert wurde, die Reanimationsmaßnahmen unterbrochen wurden. Manche Patienten siechten noch für mehr als einen Monat hin, bevor der Tod eintrat.

Von den 41 Personen, die für mindestens 3 Monate überlebten, hatten 24 Vergiftungen oder Überdosierungen von Medikamenten.

XVI. Differentialdiagnose von Prozessen, die Hirntod simulieren können

Zahlreiche Prozesse, die zu einem Koma führen, können ein klinisches Bild bieten, das dem des Hirntodes ähnlich ist. Wichtig ist jedoch, daß bei den meisten Patienten im Koma die Atemfunktionen, wenn auch eingeschränkt, so doch sicher erhalten sind.

Neurologische Syndrome, die die *Folge* von *Affektionen* des *oberen* und *mittleren Hirnstammes* sind, wie sog. *vegetative Zustände*, *apallisches Syndrom*,

Tabelle 56. Zeitpunkt des Todes. (Aus WALKER 1981)

Verstrichene Zeit	Zahl der Fälle	Reanimation unterbrochen[a]
< 1 h	4	0
1–5,9 h	51	6
6–11,9 h	33	5
12–23,9 h	63	16
1–1,9 Tage	143	68
2–2,9 Tage	54	11
3–3,9 Tage	33	4
4–6,9 Tage	35	2
1–1,9 Wochen	21	1
2–3,9 Wochen	13	1
4 Wochen	9	0
Gesamtzahl der Verstorbenen	459	114

[a] Patienten bei denen die Reanimationsmaßnahmen von den behandelnden Ärzten unterbrochen wurden, wahrscheinlich auf der Basis der Diagnose eines Hirntodes.

akinetischer Mutismus, *„Locked-in-Syndrom"*, zeigen Spontanatmung. Diese Syndrome wurden in vorhergehenden Kapiteln ausführlich besprochen.

XVII. Festlegung des Todes aus ärztlicher Sicht

Kliniker und Gerichtsmediziner haben mit der *Todesbestimmung* unter verschiedenen Aspekten zu tun. Die klinische Erfassung des *Todeszeitpunktes* ist im allgemeinen mit größerer Genauigkeit möglich als die für den Gerichtsmediziner, der eine Todeszeitbestimmung ex post, das bedeutet nach bereits sicher erfolgtem, manchmal lange zurückliegendem Tod, stellen muß. Im ersten Fall ist die Frage zu klären, ob ein Mensch tot ist und wann der Tod eingetreten ist.

Bei Anwendung des *klinischen Todes (Individualtod)* zur *Todeszeitbestimmung* besteht der wohl folgenreichste diagnostische Irrtum darin, einen sog. *Scheintod* nicht zu erfassen. Dabei hilft der Nachweis von Symptomen des gesicherten Todes wie Totenstarre, Totenflecke, sowie Leichenerscheinungen wie Fäulnis und Verwesung. Bei diesen Veränderungen der Organe und Gewebe handelt es sich um die Folgen eines Stillstandes der Herz- und Kreislauffunktionen, die schließlich zu einer irreversiblen Stoffwechselstörung führen.

Aus *ärztlicher Sicht* sind zur *Festlegung* des *Todeszeitpunktes 2 Aspekte* zu erörtern: (1) Der *Zeitpunkt* des *Todes* aus *ärztlicher Sicht* und (2) welche *Methoden* müssen angewandt werden, um den *eingetretenen Tod mit Sicherheit nachzuweisen*. Keine Schwierigkeiten bereitet die Diagnose des eingetretenen Todes in jenen Fällen, bei denen es nach erheblicher und massiver Gewalteinwirkung wie bei Explosionen, Flugzeugabstürzen oder schwersten Schädel-Hirn-Verletzungen zu ausgedehnten Lazerationen oder Zermalmungen des Gehirns gekommen ist.

XVIII. Definitionen des Todes

Befaßt man sich mit den Definitionen des Todes wie sie bis vor etwa 25 Jahren formuliert wurden, so wurde als wesentliches Kriterium des klinischen Todes der Herz- und Kreislaufstillstand angesehen, bzw. eine irreversible Störung von Atmung und Kreislauf. Damit war bei der Todeszeitbestimmung den Atem- und Kreislauffunktionen besondere Aufmerksamkeit geschenkt worden. WALKER schrieb hierzu 1981: „The cessation of life-dying – thought throughout the ages to be a simple transition, is now recognized as a complex process involving a number of stages, from some of which a return to life is possible".

Es unterliegt keinem Zweifel, daß nach Feststellung des klinischen Todes noch eine Fülle von Stoffwechselvorgängen (von Lebensvorgängen darf man jetzt nicht mehr sprechen, das wäre eine inadäquate Nomenklatur) weiter bestehen. Eine Reihe von Organen, Zellen oder Geweben zeigen nach dem klinischen Tod noch Stoffwechselvorgänge. Der Zustand des Todes folgt, wie GERLACH gesagt hat, nicht unmittelbar dem Leben; es ist vielmehr ein Übergang vom *Leben* zum *Tod*, den man mit *Sterben* bezeichnet. „Unsere Vorfahren sprechen sehr richtig von *Ab-Sterben*" (SIEGMUND 1973). GERLACH (1973) schreibt weiter: „Dabei erfolgt der *Partialtod* der einzelnen Teile meist nicht gleichzeitig, sondern in einer mit den funktionellen Beziehungen zusammenhängenden Absterbereihe." Erst nach Sistieren der Funktionen der letzten Zelle, also nach Abschluß des „*intermediären Lebens*" liegt schließlich ein *biologischer Tod* vor. *Das Absterben ist ein gestaffelter Prozeß.* Am Ende dieses Prozesses liegt der *biologische Tod* oder der *Totaltod*.

Ich fasse noch einmal zusammen: Der Tod eines Individuums vollzieht sich nicht in einem engbegrenzten kurzen Augenblick, sondern im Ablauf von Zell- und Gewebetod verschiedener Organsysteme, der sich auf unterschiedlich lange Zeitspannen erstreckt. Tod ist nicht ein zeitlich genau und absolut festlegbarer Endpunkt, wie er in der Vergangenheit gesehen wurde. Das „Ende des Lebens" wurde als Ende vitaler Funktionen gesehen, besonders von irreversiblem Herzatemstillstand, Bewußtlosigkeit und Unempfindlichkeit. Und diese Symptome waren die anerkannten medizinischen und juristischen Kriterien für den Eintritt des Todes.

Die Festsetzung des Todeszeitpunktes ist auch für den Augenblick der Einstellung künstlicher Beatmung und Stützung des Kreislaufsystems sowie für die Entnahme von Organen für Transplantate von Bedeutung.

Tod ist ein Prozeß, der sich über eine begrenzte Zeitspanne erstreckt und zu einem probabilistischen Endstadium Tod führt. Die Zeitspanne, die dieser Prozeß einnimmt, hängt weitgehend davon ab, welches der beteiligten Systeme man betrachtet. Ist beispielsweise nur ein Element in einem komplexen System tot, das für die Lebensfähigkeit des gesamten Systems notwendig ist, kann der Tod des Gesamtsystems innerhalb eines definierbaren Zeitraums vorausgesagt werden.

Allgemein wird festgestellt, daß Hirntod den Individualtod und den Verlust der Persönlichkeit des Individuums bedeutet, und daß er dem Tode des gesamten Organismus gleichgestellt werden sollte. Tod des Individuums kann nicht gleichgesetzt werden mit Tod aller Zellen des Organismus. Einmal können Einzelzellen oder Gewebe bestimmter Organsysteme den Tod überleben, andererseits können viele Einzelzellen oder Gewebe bestimmter Organe tot sein, während der Gesamtorganismus noch als lebensd anzusprechen ist. KOREIN u. MACCARIO zitierten das Beispiel eines bewußtseinsklaren Quadriplegikers unter künstlicher Beatmung mit einem künstlichen Herzen, der als lebend angesehen würde, während ein Patient, mit irreversibel geschädigtem Gehirn, bei dem ein Rest seiner Organsysteme mit vielen lebenden Zellen und Geweben noch für viele Stunden oder Tage „normal" funktioniert, als tot anzusehen sei. Aus dem Gesagten ergibt sich das Problem, das kritische System zu definieren und durch Definition der Abläufe in diesem kritischen System festzulegen, von welchem Punkt an es irreversibel geschädigt und nicht mehr funktionsfähig ist. Tod des kritischen Organsystems ist demnach identisch mit Tod des Organismus oder mit dem Individualtod.

XIX. Kriterien für die Feststellung des Hirntodes

Es trat ein Wandel in der Festlegung des Todeszeitpunktes durch Einführung neuer Reanimationsverfahren und durch die Notwendigkeit, Körperorgane für Organtransplantationen zu erhalten, ein. Es bestand, wie WALKER (1981) schrieb, eine anormale Situation: „A dead brain in a living body, was capitalized upon by transplant surgeons who saw in these beating heart cadavers the well-preserved organs they needed." Aber das bestehende Konzept der Bestimmung der Todeszeit mußte zunächst geändert werden, um diese Personen zunächst für tot zu erklären, damit ihre Organe entfernt werden konnten. In den 60er Jahren setzte sich die Auffassung durch, daß das Ende des Lebens dann festgelegt werden kann, wenn das Gehirn, das Organ, das als das essentielle Organ der menschlichen Existenz gilt, vollständig und irreversibel geschädigt ist. Die Festlegung der medizinischen Kriterien für Bestehen von Hirntod einerseits und Organentnahme andererseits folgte aus dieser Einsicht.

Bemühungen, Kriterien für die Feststellung des Hirntodes zu entwickeln, müssen über die naturwissenschaftlich begründete Feststellung auch ethische, moralische, rechtliche und religiöse Momente berücksichtigen.

Beim Übergang vom Leben zum Tode gibt es Stadien, die zweifellos als Leben und zweifellos als Tod zu definieren sind. Der Organismus stellt jedoch nicht auf einmal und für alle Organsysteme gleichzeitig und irreversibel seine Funktionen ein, daher bereitet die Feststellung des Todes in der Übergangsphase vom Leben zum Sterben erhebliche Schwierigkeiten.

Auch die Feststellung des Vorliegens von Hirntod bedeutet bei strenger naturwissenschaftlicher Betrachtung nicht den zweifelsfreien Zeitpunkt des Todes, da zu diesem Zeitpunkt Organe, die für eine Transplantation in Frage kommen, noch leben, etwa das Herz, das im Körper des Organempfängers noch weiterleben kann. Die Festlegung des Hirntodes ist deshalb von Bedeutung, weil sie erlaubt, für die Transplantation noch lebenswichtige Organe zu entnehmen. Unter diesem Gesichtspunkt betrachtet, ist die Festlegung des Gehirntodes eine moralische und nicht eine naturwissenschaftlich begründete Entscheidung, nämlich den Hirntod mit dem Individualtod gleichzusetzen.

Man kann so formulieren, der zweifelsfrei diagnostizierte Hirntod schließt ein Wiedererlangen des Bewußtseins aus und irreversible Bewußtlosigkeit kann als Individualtod anerkannt werden. Damit hat der potentielle hirntote Organspender für seine noch überlebenden Organe keine sinnvolle Verwendung mehr.

Der Arzt, der eine Todeszeitbestimmung bei einem Individuum für eine beabsichtigte Organtransplantation stellen muß, muß sicher sein, daß das Individuum tot ist, während der Chirurg, der das Transplantat benutzen möchte, voraussetzen muß, daß das benutzende Organ des für tot erklärten Individuums noch lebt, oder genauer gesagt, funktioniert oder Stoffwechsel besitzt. Der Organspender muß bei der Organentnahme nach anerkannter Definition tot sein, aber er soll andererseits möglichst wenig tot sein, damit für die vorgesehene Transplantation eines Organs optimale Bedingungen bestehen. Bei ROXIN (1973) heißt es: „Man kann ein Organ überpflanzen, solange seine Zellen noch regenerationsfähig sind. Das Herz als solches muß noch „leben", wenn es in der Brust des Empfängers weiterschlagen soll. Beim Abstellen auf den Herztod würde mithin jede Transplantation eine Tötung des „Spenders" und damit rechtlich unzulässig sein." Dazu noch eine Bemerkung von BOCKELMANN: „daß ein Mensch lebt, solange er stirbt."

Man setzt heute den Hirntod mit dem Individualtod gleich. Dazu einige Kommentare und Zitate. Der Gerichtsmediziner ADEBAHR hebt hervor, daß künstlich am Leben Erhaltene, deren Gehirn irreversibel zerstört ist, „Organpräparate" sind. Der Jurist BOCKELMANN (1973) schreibt: „Als lebenden Menschen kann man nur ein Wesen bezeichnen, das über ein lebendes Hirn verfügt." Beim katholischen Moraltheologen HÖRMANN (1973) heißt es: „Wenn man aus anderer Sicht dem Selbstbewußtsein für das eigentliche menschliche Leben solche Bedeutung zuschreibt, daß man bei seinem irreversiblen Verlust den Menschen nicht mehr als menschliches Wesen ansieht; und wenn der Verlust des Selbstbewußtseins auf das Erlöschen der Gehirnfunktionen zurückgeht, legt es sich nahe, das entscheidende Ereignis für den Tod des Menschen als solchen (Individualtod) im Eintritt des *Gehirntodes* zu erblicken." Der evangelische Theologe DANTINE (1973) schreibt: „Wenn der Tod des Gehirns zum „notwendigen und gleichzeitig hinreichenden Kriterium des Todes überhaupt" wird, dann ist mit ihm auch das „*Verschwinden der Person*" (LHERMITTE 1967), jedenfalls in dem Sinne gegeben, daß nicht mehr von einer *bewahrenden menschlichen Individualität* gesprochen werden kann." Der katholische Moraltheologe sagt dazu: „Wo dagegen ein Partialtod bereits so weit vorangeschritten ist, daß alles Persönliche, die Zentren personalen Lebens in endgültiger Weise erloschen sind und die Gehirn- und Herztätigkeit total ausgesetzt hat, lassen sich vielleicht noch einzelne Organe rein vital in Funktion erhalten, doch kann man dann von menschlichem Leben nicht mehr sprechen." Der Strafrechtler ROXIN formuliert: „Würde man die Aufrechterhaltung der reinen Kreislauffunktionen bei erloschener Gehirntätigkeit als für die Fortdauer der individuellen menschlichen Existenz ausreichend ansehen, so ergäbe sich das oft beschworene Schreckbild der mit solchen „lebenden Organpräparaten" (GEILEN 1973) überfüllten und schließlich arbeitsunfähig werdenden Kliniken; denn der Abbruch der künstlichen Beatmung wäre dann nach weit verbreiteter Auffassung ein Totschlag und daher allemal unzulässig... So erscheint es praktisch und theoretisch als richtig, einen Menschen mit erloschenen Hirnfunktionen auch dann als Leichnam im juristischen Sinne anzusehen, wenn er biologisch noch nicht völlig tot ist.... Daß volkstümlich gesprochen – der Hirn- und nicht der Herztod das Ende der menschlichen Existenz bezeichne, ist im strafrechtlichen Schrifttum heute schon die fast absolut vorherrschende Auffassung."

XX. Definition des Todes bzw. Zeitpunkt des Todes

Die internationale Entwicklung hat sog. Kriterienkataloge hervorgebracht: Die *Harvard Kriterien* (BEECHER 1968), die *Empfehlungen* der *Deutschen EEG-Gesellschaft*, die *Conference of Royal Colleges and Faculties of the United Kingdom* (1979), das *Health Department of Great Britain and Northern Ireland* (SMITH of MARLOW 1979) sowie die *Guidelines for the Determination of Death, USA* (LYNN 1981). Ein wissenschaftlicher Beirat der *Bundesärztekammer* hat für die Bundesrepublik Deutschland „*Entscheidungshilfen zur Feststellung des Hirntodes*" erarbeitet: *Der Hirntod wird als vollständiger und irreversibler Zusammenbruch der Gesamtfunktion des Gehirns bei noch aufrechterhaltener Kreislauffunktion im übrigen Körper definiert.* Es wird dargestellt, daß der *Hirntod „der Tod des Menschen"* ist.

Die zur Festlegung des dissoziierten Hirntodes relevanten Kriterien sind in verschiedenen Ländern nicht einheitlich, international gültige Richtlinien liegen nicht vor.

Im folgenden werde ich eine Auswahl von Definitionen des Todes geben. Dabei wird sich zeigen, daß bei historischer Betrachtung als wesentliches Kriterium des klinischen Todes der Herz- bzw. der Kreislaufstillstand, bzw. eine irreversible Störung von Atmung und Kreislauf gilt.

MENDE schrieb 1828: „Da wir die Fortdauer des Lebens vom Athemholen und vom Kreislaufe des Blutes abhängig zu halten gewohnt sind, so sehen wir die äußerlichen Merkmale beider, nämlich das Ein- und Ausathmen, und den Herz- und Pulsader-Schlag als seine notwendigen Kennzeichen an."

ENGEL (1854) hatte bereits die Meinung vertreten: „Ein Organismus, wie der menschliche, stirbt nicht in allen seinen Theilen in ein und demselben Moment; die Hirnfunktionen können bereits erloschen sein, während die Darmbewegungen noch eine Zeit hindurch fortbestehen, die Capillaren hören vielleicht schon auf zu funktionieren, aber das Herz ist noch nicht gestorben, die Athemverrichtung hört bereits auf, aber die Muskelreizbarkeit ist noch nicht ganz erloschen."

GEILEN zitierte 1973 den bedeutenden Juristen SAVIGNY, der etwa Mitte des 19. Jahrhunderts zur Todesfrage den folgenden, für den heutigen Zeitgenossen etwas wunderlichen Ausspruch getan hat, und den GEILEN zitiert, dann nur zur Kennzeichnung der überkommenen Rechtstradition, die gerade von SAVIGNY wie von keinem anderen repräsentiert wurde. Es heißt dort: „Der Tod als die Grenze der natürlichen Rechtsfähigkeit ist ein so einfaches Naturereignis, daß derselbe nicht, so wie die Geburt, eine genauere Feststellung seiner Elemente nötig macht."

In dem Lehrbuch der Gerichtsmedizin von VON HOFMANN und HABERDA findet sich 1927 die Definition: „Ein Individuum ist von dem Moment an tot, in welchem Respiration und Herztätigkeit dauernd stille stehen und die zentralnervösen Zentralorgane, welche die Arbeit aller Organe regulieren und zum Ganzen vereinigen, ihre Tätigkeit eingestellt haben."

Tod wird in WEBSTERS *New International Dictionary* (1951) definiert als „The cessation of all vital functions without the capability of resuscitation in animals or plants."

Blacks Law Dictionary (4. Auflage, 1951) definiert Tod als: „The cessation of life; the ceasing to exist; defined by physicians as a total stoppage of the circulation of the blood, and a cessation of the animal and vital functions consequent thereupon, such as respiration, pulsation, etc."

NEGOVSKI (1961) schreibt: „Death of a living organism is the disintegration of its unity, interruption of interrelationships of organs and systems, both with each other and with the external environment."

SPANN u. LIEBHARDT (1966) warfen die Frage auf: „Wie wäre es jedoch, wenn zum Beispiel ein in Reanimation befindlicher Patient durch einen Dritten erschossen würde? In einem solchen Fall würde bei jedem Juristen die Frage auftauchen, ob der Patient zu diesem Zeitpunkt nicht bereits tot gewesen ist. Möglicherweise könnte es nicht ausgeschlossen werden und demnach könne es sich lediglich um einen Tötungsversuch am untauglichen Objekt handeln."

Einer der frühen Autoren, die sich mit dem Hirntodsyndrom befaßten und es zu definieren suchten, war der Bostoner Anästhesist BEECHER (1968). Seine wesentlichen Argumente lauteten: Der Patient selbst, wäre er bewußtseinsklar, wäre legal nicht gezwungen, sich solch ungewöhnlichen Maßnahmen zu unterziehen, um zu überleben. Warum sollte er denn, wenn er bewußtlos ist?

Ein Fall wird zitiert: Ein Patient mit einer tödlichen Nierenerkrankung lehnte es ab, sein Leben mit Hämodialyse zu erhalten. In einem Symposium über „*Ethics in Medical Progress*" wurde gefolgert, daß der Patient selbst das Recht habe, die Behandlung abzulehnen und zwar wegen persönlichen Leidens, finanzieller Belastung für seine Familie, emotionalen Folgen für seine Familie etc. Sein Verhalten wurde nicht als Suizid aufgefaßt. Wenn es so sei, so folgerte BEECHER, so müsse das gleiche legale Argument auch auf den bewußtlosen Patienten ausgedehnt werden, der keinen Willen zu einer Handlung ausüben könne. Er sollte, um zu überleben, nicht derart ungewöhnlichen Maßnahmen ausgeliefert werden, die er sicherlich ablehnen würde, wäre er bewußtseinsklar und im Besitze freier Willensbestimmung.

Ein anderer wichtiger Punkt liegt darin, daß die Gesellschaft von Anerkennung des Hirntodsyndromes profitieren würde. Einmal sind die Mittel für die pflegerische Versorgung solch irreversibler Prozesse sehr beschränkt. Um Krankenhausbetten für Wochen oder Monate mit all dem ausgebildeten Personal für derartige Fälle zur Verfügung zu stellen, würde verhindern, daß dieselben von Anderen benutzt werden könnten, die sicherlich von dem Gebrauch mehr Vorteile ziehen würden.

Ein weiteres Argument bezieht sich auf Organtransplantation, die sehr eng mit dem Hirntodsyndrom verknüpft ist. Es unterliegt keinem Zweifel, daß die Möglichkeiten für eine erfolgreiche Organtransplantation des menschlichen Herzens, der Leber, Nieren oder Lungen besser sind, wenn die Organe von einem Spender entnommen werden, dessen Kreislauf aufrecht erhalten worden ist, oder kurz nach dessen Stillstand. Diese Patienten mit Hirntod sind die wesentlichen Organspender für Organtransplantationen. Hierzu ist jedoch die Formulierung der Prozeduren notwendig, die die Organentnahme legal machen. Die Einstimmung der Familie sollte eingeholt werden, nachdem die Diagnose Hirntodsyndrom gestellt worden ist. Der Chirurg, der das Spenderorgan erhält, sollte an der Entscheidung, ob ein Hirntodsyndrom vorliegt, nicht teilnehmen, sondern sich exkulpieren.

BERGEN (1968) formuliert: „Philosophically, death might be defined as the point at which the deterioration of functions becomes irreversible so that the organism can never again function as an integrated rational organ."

ADAMS u. JEQUIER (1969) schreiben: „Mind, intellect, personality, behaviour, all those qualities which distinguish man... and which depend on intact cerebral function have vanished for all time, with the result that he is reduced to a most primitive vegetative state."

MORISON (1971) kommt zu dem Schluß: „Tod kann nicht definiert werden."

Bei VEATH (1972) heißt es: „The irreversible loss of that which is essentially significant to the nature of man."

GOULDs Medical Dictionary (1972) definiert: „Cessation of all vital functions in a living organism."

Bei BOCKELMANN (1973) heißt es: „Es wäre daher rechtlich sehr wohl möglich, daß die Jurisprudenz einen anderen Todesbegriff für maßgeblich erklärte als die Medizin. Aber es wäre gewiß nicht wünschenswert, und jedenfalls muß die Jurisprudenz, bevor sie ihrerseits eine Entscheidung darüber trifft, was eigentlich der Tod des Menschen ist, sorgfältig darauf hören, was die Medizin für eine Antwort auf diese Frage gibt."

SPANN (1973) vertritt eine Auffassung, wie sie schon von MORISON (1971) gegeben wurde, allerdings geht er über diese hinaus, wenn er definiert, warum eine Definition des Todes nicht gegeben werden könne. Es heißt bei ihm: „Seit längerer Zeit vertrete ich, zusammen mit meinem Mitarbeiter LIEBHARDT, die Auffassung, daß es ähnlich dem Beginn des Lebens auch für das Ende eine exakte naturwissenschaftlich definierte Grenze nicht gibt und auch nicht geben kann. Dies deshalb nicht, weil für einen langen Zeitraum des Sterbens, der einerseits nach vorn begrenzt wird durch die irreversible Bewußtlosigkeit und andererseits beim Tod der letzten Körperzelle endet, für jeden dazwischenliegenden Zeitpunkt der Grenzpunkt angenommen werden kann. Man muß sich darüber im Klaren sein, daß bei Annahme der Grenze in der Nähe der irreversiblen Bewußtlosigkeit man sich der Vernichtung lebensunwerten Lebens bedenklich nähert. Der Tod der letzten Körperzelle als Grenze würde bedeuten, daß ärztliche Bemühungen um einen weitgehend autolytisch oder fäulnisveränderten Körper sinnlos verschwendet werden müßten."

Die *American Bar Association* (1975) gibt die Definition: „A human body with irreversible cessation of brain function, according to the usual and customary standards of medical practice, shall be considered dead."

Bei VEITH et al. (1977) heißt es: „In the circumstance of brain death, neither a human being nor person any longer exists... it is an affront to the individual person or that person's memory to treat a human being who has irreversibly lost all brain functions as if he were alive. It confuses the person with his corpse and is morally wrong."

Interessant ist, daß in beiden Definitionen aus den Wörterbüchern („dictionaries") und der von BERGEN (1968) Tod als Aufhören von Funktionen, als physiologisch, und nicht im wesentlichen durch Zerfall oder Untergang von Geweben oder Organen, als morphologisch definiert wird. Die „*vitalen Funktionen*" sind auf der einen Seite der wesentliche Punkt in dieser Definition, auf der anderen Seite jedoch viel zu vage definiert. „Vitale Funktionen" wurden bis vor etwa 25 Jahren beim Menschen im wesentlichen als Aktivitäten der Atmungs- und Herztätigkeit definiert. Dieses Herz-Kreislauf-Atmungs-Konzept ist zwischenzeitlich durch ein anderes ersetzt worden, nämlich das der Gehirntätigkeit.

ADEBAHR (1986) formulierte: „Mit dem Tod des Gehirns erlischt das Humanum, personales Sein ist nicht mehr vorhanden, der Mensch als Individuum ist tot."

GRÜNER schrieb (1986): „Da es nun andererseits inzwischen möglich geworden ist, den Hirntod nicht nur als unausweichliche Folge des Herz- und Atemstillstandes zu *unterstellen*, sondern direkt nachzuweisen, wird es verständlich, daß heute von den Juristen der Todeszeitpunkt nicht mehr mit dem (irreversiblen) Stillstand von Herz und Kreislauf, sondern mit dem Hirntod definitorisch gleichgesetzt wird."

TENDLER u. ROSNER (1989) schreiben: „If the circulation to the brain has ceased totally, the brain is divorced from the rest of the body no differently that if it were by the action of a guillotine." Die Analogie ist falsch, denn „hirntote" Patienten befinden sich in Intensivpflege, und anders als beim dekapitierten Körper besitzen sie integrierte Funktionen ihrer Organsysteme für Tage oder Wochen.

Katholische Theologen haben den Zeitpunkt des Todes mit dem Verlassen der Seele aus dem Körper gleichgesetzt. Dabei handelt es sich um ein nicht objektiv meßbares Ereignis, aber Atem- und Herzstillstand wurden als ausreichend genaue Indikatoren für den Augenblick des Todeseintrittes akzeptiert. Die katholische Kirche hat aber den Gehirntod als Kriterium des Individualtodes angenommen.

Protestantische Theologen haben keine einheitliche Auffassung über den Zeitpunkt des Todes entwickelt; jedoch wird im allgemeinen das Konzept des Hirntodes für die Festlegung des Individualtodes gebilligt.

Man kann sagen, daß die *verschiedenen Kirchen* die *moderne medizinische Konzeption* über den *Tod* ohne große Schwierigkeiten in ihre *Lehre aufgenommen* haben.

Wenn Körperorgane für Transplantationszwecke entfernt werden, können andere theologische Probleme entstehen. Katholische Theologen sehen heute keine Probleme, Gewebe oder Organe von Tieren auf Menschen zu übertragen. WALKER (1981) hat aber darauf verwiesen, daß vor etwa 300 Jahren eine heteroplastische Kranioplastik unter Androhung der Exkommunikation entfernt werden mußte, da postuliert wurde, daß sich ein Knochen von einem Hund nicht für den Kopf eines Christen gezieme (VAN MEECHEREN 1668). Aber wie WALKER (1981) schrieb, religiöse Lehren bleiben nicht statisch, sondern folgen den Fortschritten der Wissenschaft, derart auch, daß „Rabbinical authorities agreed that the transplant of the heart of Denise Darvall, an Anglican Christian girl, into the body of Louis Washkansky, a Jewish businessman, did not transgress the laws of the Jewish religion."

XXI. Gerichtsentscheidungen über den Zeitpunkt des Todes

Das Problem des Zeitpunktes des Todeseintrittes ist sowohl von juristischer als auch versicherungsrechtlicher Bedeutung, etwa für die Entscheidung, wenn 2 Familienmitglieder im gleichen Augenblick eine Bewußtlosigkeit erleiden, der eine von beiden jedoch für einen längeren Zeitraum artefizielle Respiration erhält. Die Gerichte entscheiden hier im allgemeinen, daß der Tod nicht zum gleichen Zeitpunkt eingetreten sei, etwa dann, wenn das Bewußtsein verloren ging. Juristen pflegen im allgemeinen aber zu äußern, daß die Entscheidung, wann der Tod eintrete, eine medizinische Entscheidung sei.

Einige der amerikanischen Bundesstaaten mit gesetzlich festgelegten Definitionen des Todes, definieren, daß entweder Herz- oder Hirnfunktionen abwesend sein müssen. Hier handelt es sich um eine duale Definition des Todes, es bestehen zwei Konzepte des Todes. Die Feststellung des Todeszeitpunktes ist also verschieden, je nachdem ob man die Kriterien für Herz- oder Hirntod wählt. Es kann also durchaus vorkommen, daß ein Individuum für einen Zweck für tot erklärt wird, beispielsweise für die Entnahme von Transplantationsorganen, während er für einen anderen beispielsweise eine Erbschaft, als lebend angesehen wird. Wegen dieser Probleme haben CAPRON u. KASS (1972) die folgende Definition vorgelegt: „A person will be considered dead if in the announced opinion of a physician, based on ordinary standards of medical practice, he has experienced an irreversible cessation of spontaneous respiratory and circulatory functions. In the event that these functions have ceased, a person will be considered dead if in the announced opinion of a physician, based on ordinary standards of medical practice, he has experienced an irreversible cessation of spontaneous brain functions. Death will have occurred at the time when the relevant functions ceased."

Eine Reihe von amerikanischen Bundesstaaten haben ihre juristischen Definitionen des Todes auf diese Definition gestützt.

Im folgenden zitiere ich kurz eine Reihe von Gerichtsentscheidungen aus den USA: Ein Rechtsstreit THOMAS vs ANDERSON (96 Cal. App. 2d 371, 211 P. 2d 478) an einem kalifornischen Gericht in 2. Instanz (California District Court of Appeal) wurde 1950 die Frage erörtert: „Im vorliegenden Fall war die Frage, wer von den beiden Personen zuerst starb, vom Gericht (und den Geschworenen) zu entscheiden..."

Das Gericht zitierte in voller Länge die Definition des Todes aus BLACKS Law Dictionary und kam zu dem Beschluß"... Tod tritt genau dann ein, wenn das Leben endet und tritt erst dann ein, wenn das Herz aufhört zu schlagen und Atmung endet. Tod ist kein kontinuierlicher Ablauf, es ist ein Vorgang, der zu einer bestimmten Zeit eintritt." („... death occurs precisely when life ceases and does not occur until the heart stops beating and respiration ends. Death is not a continuous event and is an event that takes place at a precise time").

Ein anderer Fall war SMITH vs SMITH (229 Ark. 579, 317 S. W. 2d 275), der 1958 beim Obersten Landesgericht des amerikanischen Bundesstaates Arkansas entschieden worden war:

Ein Ehepaar hatte einen Kfz-Unfall erlitten. Der Ehemann war an der Unfallstelle tödlich verletzt worden. Die Ehefrau war in bewußtlosem Zustand in einem Krankenhaus aufgenommen worden, wo sie „wegen einer Schädel-Hirn-Verletzung im Koma verblieb"; sie starb 17 Tage später. Der Kläger im Gericht versuchte zu argumentieren, daß beide zur gleichen Zeit starben. Der Richter, der den Gerichtsbeschluß schrieb, führte aus, daß das Gesuch eine „ungewöhnliche und außergewöhnliche Behauptung enthalte" (a quite „unusual and unique allegation"). Sie wurde folgendermaßen zitiert: „that the said HUGH SMITH and his wife, LUCY COLEMAN SMITH, were in an automobile accident on the 19th day of April, 1957, said accident being instantly fatal to each of them at the same time, although the doctors maintained a vain hope of survival and made every effort to revive and resuscitate said LUCY COLEMAN SMITH until May 6th, 1957, when it was finally determined by the attending physicians that their hope of resuscitation and possible restoration of human life to the said LUCY COLEMAN SMITH was entirely vain," und weiter: „that as a matter of modern medical science, your petitioner alleges and states, and will offer the Court competent proof that the said HUGH SMITH, deceased, and said LUCY COLEMAN SMITH, deceased, lost their power to will at the same instant, and that their demise as earthly human beings occurred at the same time in said automobile accident, neither of them ever regaining any consciousness whatsoever."

Das Gericht wies das Gesuch als ein „*matter of law*" zurück („A *matter*" oder „*question of law*" ist ein legaler Disput, der vom Richter entschieden wird. Beispielsweise stimmen beide Seiten über die Tatbestände einer bestimmten Situation, die zur Debatte steht, überein. Der Richter wird dann gefragt, eine Entscheidung über die „*question of law*" in diesem Disput zu fällen.). Es zitierte BLACKs Definition des Todes und faßte zusammen: „Admittedly, this condition did not exist, and as a matter of fact, it would be too much of a strain of credulity for us to believe any evidence offered to the effect that Mrs. SMITH was dead, scientifically or otherwise, unless the conditions set out in the definition existed." Weiter heißt es: „Likewise, we take *judicial notice* that one breathing, though unconscious, is not dead."

Eine „judicial notice" in dieser Definition des Tode bedeutet, daß das Gericht diese Definition nicht für kontrovers hielt: das Gericht hielt diese Frage für wissenschaftlich entschieden. Der Richter sah keine Notwendigkeit etwa noch einen medizinischen Sachverständigen zu bestellen, da er die Frage für wissenschaftlich entschieden hielt und auch um das Verfahren zeitlich nicht zu verlängern. Das Gericht wies also das Gesuch des Zivilklägers, der Befunde über „neue und medizinische Errungenschaften" vorlegen wollte, zurück.

Ein Schwurgericht hatte 1971 in Portland, im amerikanischen Bundesstaat Oregon, über die Todesursache bei einem Mann zu entscheiden. Er befand sich im Koma, mit einem flachen EEG und wurde als Folge einer Schußverletzung maschinell beatmet. Seine Nieren wurden für eine Transplantation entfernt. Die Geschworenen hatten zu entscheiden, ob die Schußverletzung oder die Nierenentfernung den Tod herbeiführte. Die Geschworenen entschieden, daß die Schußverletzung die unmittelbare Todesursache war. Der Angreifer wurde wegen „second degree" Mord für schuldig befunden.

Ein Schwurgericht hörte 1972 im amerikanischen Bundesstaat Virginia Argumente in einem Verfahren gegen einen Arzt, der für Transplantationszwecke ein Herz bei einem Patienten entnommen hatte, der die Kriterien für Hirntod erfüllte, der aber als noch lebend angesehen wurde. Der Richter informierte die Geschworenen, daß sie das Vorhandensein des vollständigen und irreversiblen Verlustes aller Funktionen des Gehirns als eine mögliche Definition des Todes anwenden könnten. Die Entscheidung erfolgte zugunsten des angeklagten Arztes.

In 2 Fällen im amerikanischen Bundesstaat Kalifornien argumentierte die Verteidigung, daß die angeklagten Angreifer ihre respektiven Opfer deshalb nicht getötet hätten, weil das Herz noch schlug, als es zur Transplantation entnommen wurde. Die Entscheidungen erfolgten zunächst mit unterschiedlichem Effekt. In einem Gerichtsverfahren instruierte der Richter die Geschworenen, den irreversiblen Ausfall der Hirnfunktionen als Zeichen des Todes zu bewerten, der Angreifer wurde wegen vorsätzlichem Todschlages verurteilt. In dem zweiten Fall hielt sich der Richter an die traditionelle Definition des Todes und sprach den Angeklagten vom Vorwurf des Todschlages frei. Diese Gerichtsentscheidung wurde später jedoch aufgehoben.

Ein anderer Fall (Time Magazine, 7. Juni 1976, zit. nach WALKER 1981) bezog sich auf einen Verletzten, der mit einem Baseballschläger einen Schlag gegen den Kopf erhalten hatte, komatös und apnoisch war und ein flaches EEG hatte. Nach 7 Tagen wurde die künstliche Beatmung unterbrochen. Die Verteidigung argumentierte, der Verletzte sei nicht tot gewesen, bis das künstliche Beatmungsgerät abgeschaltet worden sei, deshalb könne der Angeklagte auch nicht wegen Mordes verurteilt werden. Der Richter instruierte die Geschworenen jedoch, obwohl im amerikanischen Bundesstaate Massachusetts zu dieser Zeit Tod gesetzlich nicht definiert war, daß sie Hirntod als juristischen Tod annehmen könnten.

M. Traumatische Hirnnervenschäden

Hirnnerven können *traumatisch geschädigt werden:* (1) Durch *direkte Einwirkung* eines *schädigenden Agens* auf ihre *Kerngebiete im Hirnstamm*, (2) als Folge von *erhöhtem Schädelinnendruck* auf ihre *Kerngebiete*, (3) durch *direkte traumatische Schädigung* des Nerven selbst, sowohl *intrakraniell* als auch beim *Durchtritt* durch seinen *knöchernen Kanal* in der Schädelbasis bei *Schädelbasisbrüchen*, (4) durch *traumatische Schädigung* des *Nerven* selbst bei *erhöhtem Schädelinnendruck* und (5) durch *infektiöse Prozesse*, beispielsweise eine *Meningitis* bei einer *offenen Schädel-Hirn-Verletzung*.

Die Hirnnerven können direkte kontusionelle Schäden, Lazerationen oder Risse aufweisen, oder aber auch indirekt durch Kompression geschädigt sein.

Einige dieser traumatischen Schäden der Hirnnerven sind bei der neuropathologischen Untersuchung des Gehirns nur schwer oder gar nicht zu erfassen. Um einen Überblick über die Häufigkeit ihres Auftretens zu erhalten, müssen daher zusätzlich klinisch neurologische Arbeiten herangezogen werden. Es wäre wünschenswert, wenn den sicht- und faßbaren Schäden der Hirnnerven bei der makroskopischen und mikroskopischen Untersuchung des Gehirns mehr Aufmerksamkeit geschenkt würde.

Zusammenfassende Darstellungen wurden von POLLOCK (1920), FRIEDMAN u. MERRITT (1944), Ritchie RUSSEL (1960), WESTERMANN (1961), HUGHES (1964), WALPOLE (1966) sowie ROVIT u. MURALI (1982, 1987) vorgelegt.

Bei Schädel-Hirn-Verletzungen ist der N. abducens am häufigsten betroffen, danach folgt der N. oculomotorius, und an letzter Stelle der Schädigungshäufigkeit der N. trochlearis. Das Verhältnis der traumatischen Schädigung in der Reihenfolge VI:III:IV Hirnnerv beträgt 4:2:1 (nach UHTHOFF) und 5:3:1 (nach HUBER 1966).

Bei frontobasalen Verletzungen ist häufiger der N. oculomotorius betroffen, weniger der N. abducens, meist sind, worauf DIETZ (1970) hinweist, mehrere Augenmuskelnerven zugleich betroffen.

Einen Überblick über die Häufigkeit der Verletzungen der Hirnnerven geben die Tabellen 57 und 58.

I. Bulbus und Nervus olfactorius

1. Einführung

Traumatische Schädigung des *N. olfactorius* führt zu *Geruchsstörungen*, die *partiell (Hyposmie)* oder *vollständig (Anosmie)* sein können.

Der *Bulbus* und *N. olfactorius* ist oft verletzt durch Coup- oder Contrecoupverletzungen. Eine oder beide Seiten können beteiligt sein. Fast ausschließlich finden sich auch sog. Rindenprellungsherde an den Gyri orbitales und Gyri recti. LINDENBERG (1971) hob hervor, daß aber auch schwere traumatische Schäden der

Tabelle 57. Häufigkeit von traumatischen Hirnnervenschäden bei 1800 Patienten mit Schädel-Hirn-Verletzungen. (Aus HUGHES 1964)

Nerv oder Nerven	Verletzungen (%)
N. olfactorius	10,5
N. opticus	3,6
Chiasma opticum	0,4
N. oculomotorius	2,6
N. abducens	2,7
N. oculomotorius trochlearis abducens	1,4
N. trigeminus	3,6
N. statoacusticus (inneres Ohr)	3,6
N. statoacusticus (Mittelohr)	7,3
Nn. glossopharyngeus vagus accessorius hypoglossus	0,05

Tabelle 58. Häufigkeit von Hirnnervenschädigungen bei 1000 stumpfen Schädel-Hirn-Verletzungen (% Zahlen) aus der Serie von DELANK. (Aus DELANK 1970)

Läsionen des:	Insgesamt (1000 Fälle)	Bei stumpfen Schädel-Hirn-Verletzungen mit Schädelbrüchen (200 Fälle)	Bei stumpfen Schädel-Hirn-Verletzungen mit Basisbrüchen (39 Fälle)	Bei stumpfen Schädel-Hirn-Verletzungen mit Viszeralschädelbrüchen (85 Fälle)[a]
N. trigeminus	6,5	19,6	2,5	27,1
N. abducens	1,5	4,7	12,9	2,4
N. facialis	4,1	13,3	25,6	9,4
N. statoacusticus	17,7	26,7	38,3	12,8
alle übrigen Hirnnerven zusammen	2,3	4,5	5,7	3,6

[a] einschließlich der zentral-vestibulären Störungen.

orbitalen Anteile der Frontallappen ohne Beteiligung der Nn. olfactorii einhergehen können.

Neben den im vorhergehenden genannten gedeckten Gewebeschäden, die durchwegs auf stumpfe Gewalteinwirkungen zu beziehen sind, können die Geruchsnerven jedoch auch durch Knochensplitter, besonders der Area cribriformis, geschädigt sein. Diese Verletzungen können außer einem Verlust der Geruchsfunktionen noch eine Liquorrhö zeigen.

Tabelle 59. Verletzungen des N. olfactorius bei 1800 Patienten mit Schädel-Hirn-Verletzung. Die Tabelle zeigt Details über ein- und beidseitiges Vorkommen, teilweisen oder vollständigen Ausfall, Einwirkungsstelle der Gewalt, Länge der posttraumatischen Bewußtlosigkeit und die Kombination mit anderen traumatischen Hirnnervenausfällen. (Aus HUGHES 1964)

Verletzungen des N. olfactorius (10,5%)		
	Einseitig	Beidseitig
Vollständig	20	57
Teilweise	14	9

Einwirkungsstelle der Gewalt				
Frontal	Dazwischenliegend	Okzipital	Zweifelhaft	Direkte Verletzung
65,8%	14,6%	8,9%	6,3%	4,2%

Länge der posttraumatischen Bewußtlosigkeit			
Keine	Minuten	Stunden	Tage
7,8%	15,7%	11,2%	65,3%

Kombination mit anderen traumatischen Hirnnervenschäden					
2	3, 4, 6	5	7	8	9–12
19,8%	17,6%	11,5%	18,3%	13,6%	0,5%

Einzeldarstellungen oder Serien über *traumatische Schäden* des *N. olfactorius* stammen von KINDLER (1936), KNOFLACH u. SCHOLL (1937), LEIGH (1943), GERMAN (1944), BAY (1947), GIRAUD et al. (1957), WAPPENSCHMIDT u. GROTE (1958), Ritchie RUSSELL (1958), CERONI (1960), GRAF (1961), SCHMID (1961), SUMNER (1962, 1964, 1976), KLINGLER u. JOST (1963), MIFKA (1964), PETERS (1965), REBATTU et al. (1966), MOUNIER-KUHN et al. (1966), WALPOLE (1966), HAGAN (1967), RAUH (1967), MEALEY (1968), DIETZ (1970), RASKIND u. DORIA (1966), HAGUENAUER u. DELPON (1971), BERGERON u. RUMBAUGH (1974) sowie RASQUIN (1975).

Tabelle 59 zeigt Einzelheiten über ein- und beidseitiges Vorkommen, teilweisem oder vollständigem Ausfall, Einwirkungsstelle der Gewalt, Länge der posttraumatischen Bewußtlosigkeit und die Kombination mit anderen traumatischen Hirnnervenausfällen.

2. Häufigkeit

MIFKA (1965) veröffentlichte eine Serie von 1000 Patienten mit Schädel-Hirn-Verletzungen, von ihnen hatten 382 (38,2%) Schädelbrüche, davon hatten 64 (6,4%) eine beidseitige Anosmie. Einen Schädelbruch und eine beidseitige Anosmie hatten 54 Patienten (81,9%) der Anosmien. Unter den 64 Fällen mit Anosmien waren 33 Gehirnkontusionen, das entspricht etwa 50%. Diese Serie der 1000 Verletzten zeigt, daß bei allen Schädel-Hirn-Verletzten mit 6–7% Anosmien zu rechnen ist. Ferner ergab sich, daß die Wahrscheinlichkeit des Verlustes des

Geruchssinnes bei Verletzten mit Schädelbrüchen zirka doppelt so groß ist wie bei der Gesamtheit der Fälle. Bei keinem der 64 Fälle mit Anosmien kam es zur teilweisen oder vollständigen Rückbildung der beidseitigen Anosmie, immer handelte es sich um Dauerschäden. Eine Hyposmie bildete sich dagegen gelegentlich zurück.

HAGUENAUER u. DELPON (1971) fanden in ihrer Serie posttraumatische Anosmien bei etwa 2–3% der Patienten mit relativ schweren, mit Bewußtlosigkeit einhergehenden Schädel-Hirn-Verletzungen. Die Gewalt wirkte vorzugsweise in anterior-posteriorer Richtung ein. Die Anosmie tritt im allgemeinen sofort auf und kann bei der ersten Untersuchung der nicht mehr bewußtlosen Patienten aufgedeckt werden.

Bei etwa 3–10% aller Patienten mit Schädel-Hirn-Verletzungen liegen teilweise, einseitige oder vollständige Geruchsstörungen vor (MEALEY 1968). *Vollständige beidseitige Anosmie* lag bei 41 von 100 Patienten mit Schädel-Hirn-Verletzungen vor, bei 31 Patienten bestand eine einseitige Anosmie oder herabgesetztes Geruchsvermögen (Ritchie RUSSELL 1960). Die Hälfte dieser Schäden ist die Folge einer direkten Gewalteinwirkung gegen die Frontalregion. Die Fila olfactoria sind bei ihrem Durchtritt durch die Area cribriformis mechanisch abgerissen. Gewöhnlich liegt eine Schädelfraktur im Bereich der paranasalen Nebenhöhlen vor (WALPOLE 1966). *Anosmie* kann *kombiniert* mit *Rhinorrhö* auftreten (BERGERON u. RUMBAUGH 1974). In etwa einem Drittel der Patienten mit Geruchsstörungen erfolgte die Gewalteinwirkung okzipital, d. h. es liegt eine sog. Contrecoupverletzung vor (WALPOLE 1966). Nach den Angaben von LEIGH (1943) und SUMNER (1964) tritt eine Anosmie als Folge von Gewalteinwirkung bei etwa 7% aller Schädel-Hirn-Verletzten auf. Bei etwa 50% dieser Patienten ist die Anosmie lediglich vorübergehend.

Einseitiger oder *beidseitiger Ausfall* des *N. olfactorius* wurde bei *frontobasalen Schädel-Hirn-Verletzungen* in folgenden Prozentwerten gefunden: in 20% (KLINGLER u. JOST 1963), in 27% (PETERS 1965), in 28,5% (RASKIND u. DORIA 1966), in 35% (MAURITZ 1959), in 39,5% (WIENER 1965), in 58% (WAPPENSCHMIDT u. GROTE 1958), in 72,3% (GROTE 1966), in 80% (FAUST 1943) sowie (GERMAN 1944). Niedrigere Werte, die zwischen 2,5% (KNOFLACH u. SCHOLL 1937) und 9,3% (BAY 1947) liegen, sind, wie DIETZ (1970) mit Recht hervorhebt, auf ein breiteres und allgemeineres Ausgangsmaterial oder auf zu wenig systematische Untersuchungen zurückzuführen.

Hyposmische Störungen bilden sich gewöhnlich zurück. Die Rückbildung der Geruchswahrnehmung kann sich in einem Zeitraum von einigen Tagen nach einer Gewalteinwirkung bis zu 5 Jahren erstrecken, eine wesentliche Besserung tritt nach durchschnittlich 10 Wochen auf. Eine Rückbildung der Geruchsfunktion stellt sich in 16–35% der Fälle ein.

Bei *vollständiger beidseitiger Anosmie* ist Zurückbildung des Geruchsvermögens unwahrscheinlich, wenn dies nicht innerhalb der ersten beiden Monate erfolgt. In der Rückbildungsphase erlebt der Patient manchmal eine Parosmie mit meist unangenehmen Geruchswahrnehmungen.

3. Differentialdiagnose

Differentialdiagnostisch muß an eine *kongenitale Anosmie* (Anomalien des N. olfactorius) gedacht werden, außerdem muß die senile (sklerotische Veränderungen im Bereich des N. olfactorius) ausgeschlossen werden. Weiterhin kommen periphere Geruchsstörungen vor (Hindernisse in der Nase etwa bei Deviation des Septum nasi, Polypen, Tumoren, infektiöse Prozesse etc). Weiterhin kann eine Anosmie bei somatischen Erkrankungen des ZNS, wie Tabes dorsalis, sowie Tumoren der Stirnlappen vorkommen.

4. Traumatische Ageusie

Während einige Patienten angeben, daß neben ihren Geruchsempfindungen auch ihre Geschmacksempfindungen in Mitleidenschaft gezogen sind, geben andere völlig ungestörte Geschmacksempfindungen an. Bisher wurde die Meinung vertreten, daß, wenn die Geschmacksempfindung gestört sei, dies die Folge einer vollständigen Anosmie wäre.

Der erste Fall einer *traumatischen Ageusie* wurde von FERRIER im Jahre 1876 mitgeteilt. Es handelte sich um einen Patienten mit einer traumatischen Anosmie, bei dem auch die Geschmacksempfindungen verloren gegangen waren. Seither wurden weitere Fälle veröffentlicht (ROTCH 1878; HELSMOORTEL et al. 1936; ROUSSEAU 1956; SUMMER 1965). Die Kombination einer Anosmie mit einer Ageusie ist ein seltenes Ereignis.

Die Anosmie ist die Folge eines Abrisses der Fila olfactoria bei ihrem Durchtritt durch die Lamina cribriformis. Die Erklärung der Ageusie dagegen bereitet Schwierigkeiten, denn man müßte annehmen, daß 3 weit voneinander getrennt liegende Hirnnerven gleichzeitig, im einzelnen die Nn. olfactorii, Nn. trigemini, die Nn. faciales (Nn. linguales) und die Nn. glossopharyngei betroffen sind. Eine solche Schädigung läßt sich nicht belegen. Eine solche Verletzung würde meines Erachtens auch mit dem Leben kaum vereinbare Gehirnschäden voraussetzen. Es ist nur eine andere Erklärung möglich, daß die Schädigung zentral erfolgt. Man kann als Zentrum für die Geschmackswahrnehmung das Areal des sensorischen Kortex annehmen, das die Mundregion repräsentiert, während das primäre Geruchszentrum in der Region des Uncus gyri hippocampi liegt. Unser Wissen über diese Zentren ist, das sollte hervorgehoben werden, jedoch dürftig. Es ist noch empirisch ein sekundäres kortikales Zentrum für die Geschmacks- und Geruchsempfindung diskutiert worden, jedoch ist nichts über die Lokalisation desselben bekannt.

Man tut sich wohl zu leicht, wenn man von Patienten mit vollständiger Anosmie, die über zusätzlichen Verlust der Geschmackswahrnehmung klagen, feststellen würde, das beziehe sich aber nur auf die Unfähigkeit des Patienten, zwischen Geschmacksempfindungen zu unterscheiden, bei denen das Geruchsempfinden ebenfalls beteiligt ist.

In der weiter oben bereits besprochenen großen Serie von MIFKA (1965) von 1000 Schädel-Hirn-Verletzungen fanden sich bei 4 Patienten neben einer Anosmie auch eine beidseitige vollständige Ageusie, dies entspricht weniger als 1‰. Der Autor fand keinen Patienten, bei dem eine Ageusie ohne Anosmie bestanden hätte.

II. Nervus opticus und Chiasma opticum

1. Einführung

Der *N. opticus* ist kein eigentlicher Hirnnerv, sondern es handelt sich um ein Bahnsystem, das aus Hirngewebe besteht. Als *Fasciculus opticus* wird der infraorbitale Anteil und als *Tractus opticus* der intrakranielle Anteil benannt.

Einzeldarstellungen und *Serien* von *traumatischen Schäden* des *N. opticus* wurden veröffentlicht von LIEBRECHT (1912), PRINGLE (1922), LILLIE u. ADSON (1934), DAVIDSON (1938), RODGER (1943), TURNER (1943), STREIFF u. BUFFAT (1951), BRIHAYE (1954), BRÄNDLE (1955), LANDOLT (1956), LOEW (1959), ARSENI et al. (1960), LEITHOLF (1960), HUGHES (1962), WALSH u. LINDENBERG (1962), DRIESEN u. SEITZ (1963), EDMUND u.

GODTFREDSEN (1963), KOMMERELL (1966), SOLLMANN (1968), BARSKY (1971), HAMMER u. AMBOS (1971), HIRAKAWA et al. (1971), SCHMALTZ u. SCHÜRMANN (1971), PARK et al. (1971), SCHESCHY u. BENEDIKT (1972), GUILBERT u. HOCHART (1973), HILLMAN et al. (1975), FUKADO (1975), HABAL (1978), KARNIK et al. (1981), ANDERSON et al. (1982), BOERI u. TSCHOPP (1982), KLINE et al. (1984).

Über *traumatische Schäden* von *N. opticus* und *Chiasma opticum* berichteten BELIN (1829), ASKENASY et al. (1954), WALSH (1966), COMBERG u. GODER (1968), CROMPTON (1970), OBENCHAIN et al. (1973) sowie GJERRIS (1976).

Traumatische Schäden des *Chiasma opticum* wurde mitgeteilt von PORTA (1931), TRAQUAIR et al. (1935), RAND (1937), RAUSCHKE (1953), PAILLAS et al. (1959), ANDERSON u. LLOYD (1964), MEYER (1965), PISCOL u. COTSOU (1968), SKRZYPCZAK (1971).

Über Beobachtungen von *Opikusatrophie* nach offenbar leichten Gewalteinwirkungen berichteten SULLIVAN u. HALVESTON (1969).

Fälle von *Abrissen* des *Sehnerven* bei *Verkehrsunfällen* teilte HEINZE (1969) mit.

Eine ausführliche Studie über die traumatischen Schäden des optischen Systems wurde von WALSH u. HOYT (1969) vorgelegt.

2. Einteilung und Klassifizierung der traumatischen Läsionen des N. opticus

Man kann eine *Einteilung der traumatischen Schäden* nach den *Frakturen des Canalis opticus*, oder auch eine solche nach den *traumatischen Schäden des N. opticus* vornehmen.

3. Verletzungsursachen

Als Verletzungsursachen sind Verkehrsunfälle, Stürze sowie Stich- und Schußverletzungen zu nennen.

4. Verletzungsmechanismen

Die Verletzungsmechanismen bestehen in Gewalteinwirkungen gegen obere und seitliche Anteile des Gesichtsschädels und gegen die Schläfenregion. Die Stoßrichtung der einwirkenden Gewalt verläuft senkrecht oder schräg zur Achse des Canalis fasciculi optici. Nach SOLLMANN (1968) ist die Verletzungsgefahr bei senkrechter Stoßrichtung am größten und nimmt zur Längsrichtung des Sehnerven hin ab, die Schädigung liegt fast immer auf der Seite der Gewalteinwirkung, bei sehr großen Gewalteinwirkungen können beide Seiten betroffen sein.

SOLLMANN (1968) hob hervor, daß man aus didaktischen Gründen zwischen lateralen, medialen, kranialen und kaudalen Frakturen des Sehnervenkanals unterscheiden solle, eine Einteilung, die für die Prognose keine Bedeutung hat, jedoch für operationstaktische Maßnahmen wichtig ist.

Es kann eine *Impressionsfraktur mit Kompression des Nerven* und eine *Splitterfraktur mit direkter Verletzung des Nerven durch Knochenfragmente* bestehen.

Eine Einteilung der Läsionen des N. opticus ist erstrebenswert, obwohl einzelne Kategorien nicht immer exakt voneinander abzugrenzen sind:

(1) *Partielle* oder *vollständige Durchtrennung* des N. opticus durch dislozierte Knochenfragmente bei Frakturen des Canalis opticus (BRIHAYE 1954; COMBERG 1963). Gelegentlich können *Splitterbrüche* des *Foramen opticum* vorliegen, die zur

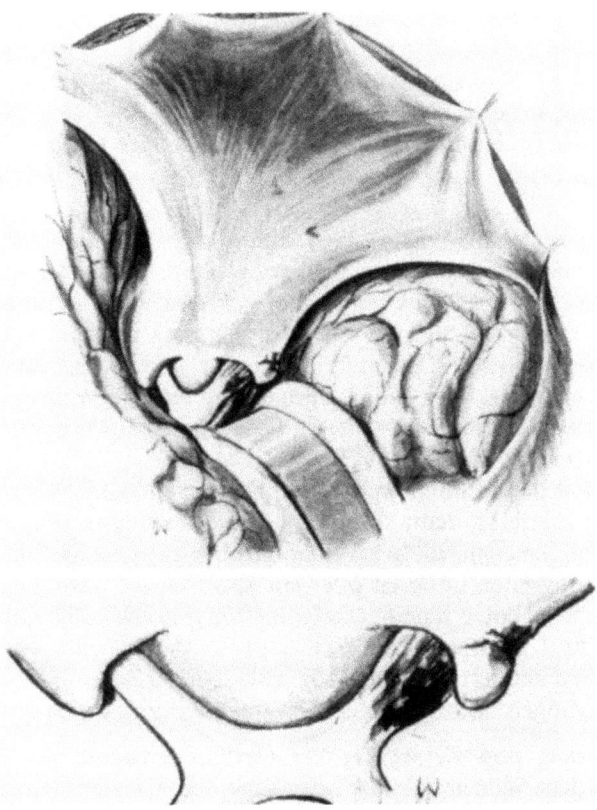

Abb. 145. Operationsbild: Fraktur des rechten Processus clinoideus ant. Kontusion des rechten N. opticus. *Darunter:* vergrößerte Ansicht des Sehnerven. (Nach HOOPER 1951, aus KESSEL et al. 1969)

Kompression oder kontusionellen Schädigung des Sehnerven führen. Es kann dabei zu Verwerfungen abgebrochener Knochenstückchen kommen (vgl. Abb. 145). Diese kontusionellen Schädigungen sind oft die Folge einer frontalen oder frontotemporalen Gewalteinwirkung. Normalerweise sind auch sog. Kontusionsherde im angrenzenden Gyrus rectus vorhanden.

Diese traumatischen Schäden am N. opticus können ohne jegliche Schädigung des Auges selbst vorliegen (SMITH 1966). In der Mehrzahl liegen jedoch Prellungen in der Augenumgebung vor, und häufig besteht eine Ptosis als Folge von Blutungen oder Ödementwicklungen innerhalb der Augenhöhle.

(2) *Direkte Verletzungen* als *Folge* von *penetrierenden Objekten*, die durch die *Orbita* oder den *Schädel* eingedrungen sind.

LINDENBERG (1971) teilte eine entsprechende Beobachtung mit, bei der ein Schraubenzieher, als Stichinstrument benutzt, den N. opticus am Foramen opticum vollständig durchtrennt hatte.

(3) *Kompression des N. opticus durch Kallusbildung* (DAVIDSON 1938; BRÄNDLE 1955; LANDOLT 1956).

(4) *Einrisse* und *Kontusionen des N. opticus durch zurückschnellende Knochenteile* (HUGHES 1945; DUKE-ELDER 1949; ANDERSON u. LLOYD 1964).

(5) *Schädigung des N. opticus durch Ödem desselben* (DUKE-ELDER 1949; BRÄNDLE 1955; LANDOLT 1956).

(6) *Traumatische Blutungen in der Sehnervenscheide* (GONIN 1912; FAVORY 1931; BRÄNDLE 1955).

(7) *Traumatische Schäden an versorgenden Gefäßen des N. opticus selbst* (HUGHES 1945; LOEW 1959; SEITZ 1963, 1965).

(8) *Kompression des N. opticus, auch des Chiasma opticum, durch Gewebeverschiebungen bei erhöhtem intrakraniellem Druck*, besonders wenn hintere Anteile der Gyri recti in den vorderen Winkel des Chiasma opticum vordrängen. Die zentralen Nervenbündel sind besonders vulnerabel und können *partielle Nekrosen* aufweisen mit nachfolgender gliöser Vernarbung oder gar vollständigen Nekrosen. Das Erhaltenbleiben von peripheren Faserbündeln ist besonders charakteristisch (LINDENBERG u. WALSH 1964).

Sicherlich hat diese Einteilung Überschneidungen. Sie ist nicht von lediglich akademischem Interesse, denn sie erlaubt die Einteilung in primär- und sekundärtraumatische Schäden, die wiederum darüber entscheidet, ob ein sofortiges chirurgisches Eingreifen nötig ist oder ein abwartendes Verhalten mit entsprechender Therapie geboten scheint (BRÄNDLE 1955; LOEW 1959; DRIESEN u. SEITZ 1963; SCHMALTZ u. SCHÜRMANN 1971).

SEITZ (1963) diskutiert folgende Möglichkeiten der Ätiologie und Genese von Optikusschädigungen nach stumpfer Gewalteinwirkung gegen den Kopf:

(1) *Abscherung* und *Zerreißung des Optikus* entweder im Bereich seines Austrittes aus dem Sehnervenkanal oder nahe dem Chiasma opticum als Folge einer Verschiebung des intrakraniellen Gewebes.

LIEBRECHT (1906) beschrieb die Zerreißung des Opticus bei einer Fraktur zwischen kleinem Kleinbeinflügel und Sellaregion.

(2) *Vollständige* oder *teilweise Durchtrennung* des *Sehnerven* durch *Knochenfragmente, Kompression* oder *Kallusbildung* im *Bereich des Canalis opticus* (HOELDER 1878; BERLIN 1879; WAGENMANN 1915; DE SAINT MARTIN 1952).

LINDENBERG (1971) hob hervor, daß bei erhöhtem intrakraniellen Druck die Nn. optici ödematös anschwellen können, so daß das Foramen opticum zu eng werde. Die Folge des Anpressens der Faserbündel gegen die scharfe mit Dura mater bedeckte dorsale Kante des Foramen kann zu Nekrosen führen. In besonders schweren Fällen kann der gesamte Nerv im Foramen opticum und anterior davon, das heißt der Anteil, der im wesentlichen durch die A. ophthalmica versorgt wird, eine Erweichung aufweisen.

Beidseitige traumatische Schäden der Sehnerven sind selten.

5. Typische Verletzungsmuster in verschiedenen Arealen

Der *Nervus opticus* kann in *4 Abschnitte* eingeteilt werden: (a) *Intrabulbärer Abschnitt*, (b) *intraorbitaler Abschnitt*, (c) *intrakanalikulärer Abschnitt* und (d) *intrakranieller Abschnitt*. Jeder Gefäßabschnitt weist typische Verletzungsmuster auf, die im folgenden zusammengefaßt besprochen werden.

a) Intrabulbärer Abschnitt

Der *intrabulbäre Abschnitt* des *Nervus opticus* verläuft im *Bulbus opticus*. *Verletzungen* des *intrabulbären Abschnittes* des *Nervus opticus* treten immer mit direkter Verletzung des Auges selbst auf. Der Sehnerv ist gewöhnlich von der Hinterfläche des Auges abgetrennt (WALSH u. HOYT 1969; DUKE-ELDER u. SCOTT 1971). Gewöhnlich liegen noch intraokuläre Blutungen vor. Verletzungen des Auges, die sich in den Sehnerven fortsetzen, wurden beschrieben (LOEWENSTEIN 1943; HUGHES 1962).

b) Intraorbitaler Abschnitt

Der *intraorbitale Abschnitt* des *Nervus opticus* hat eine Länge von etwa 20–30 mm und erstreckt sich vom Ausgang des Canalis opticus bis zur Hinterfläche des Auges. Dieser Teil liegt recht lose in einem S-förmigen Bogen und ist ebenfalls von Dura mater, Pia und Arachnoidea begrenzt. Die A. centralis retinae durchdringt die untere und innere Begrenzung des Sehnerven in einem nahezu rechten Winkel in einer Entfernung etwa 5–15 mm hinter dem Auge.

Verletzungen des *intraorbitalen Abschnittes* des *Nervus opticus* sind relativ selten, obgleich Frakturen der Orbita häufig vorkommen (DOTT 1958; ROWE u. KILLEY 1968).

c) Intrakanalikulärer Abschnitt

Hinsichtlich der Anatomie des Canalis opticus des Menschen wird auf die Mitteilung von MANISCALO u. HABAL (1978) verwiesen, die diese Struktur an einer Serie von 80 Leichen anatomisch untersuchten.

Der *intrakanalikuläre Abschnitt* des *N. opticus*. *Isolierte Verletzungen* des *N. opticus* treten am häufigsten im *knöchernen Kanal*, durch den der Nerv verläuft, auf. Seine Längenausdehnung beträgt etwa 4–9 mm, sein Durchmesser etwa 4–6 mm. Innerhalb des Kanals ist der Nerv von einer Ausstülpung der Dura mater umgeben, wie auch von Pia und Arachnoidea. Außer dem N. opticus verläuft die A. ophthalmica im Kanal. Sie liegt lateral und inferior zum Nerven. Weiterhin verlaufen sympathische Fasern, die dem Plexus caroticus entstammen, im Kanal, die zum Ziliarkörper der Pupille ziehen. Die Blutversorgung des N. opticus erfolgt durch kleinere penetrierende Äste der A. ophthalmica und durch einen zurücklaufenden Ast der A. centralis retinae, der innerhalb der Augenhöhle abgeht.

Verletzungen des *intrakanalikulären Abschnittes* des *N. opticus* kommen häufig vor, die Literatur über diese Gewebeschäden ist umfangreich. Die letzte Zusammenstellung erfolgte von GJERRIS (1976). Die traumatischen Gewebeschäden sind meist die Folge von gedeckten Schädel-Hirn-Verletzungen, können jedoch auch bei offenen infolge Schußverletzungen auftreten.

α) Klinische Befunde

Bei *vollständigen Durchtrennungen* des *Sehnerven* im *Canalis opticus* findet sich *einseitige Blindheit*, eine *erweiterte Pupille* mit einer *fehlenden direkten Pupillenreaktion* jedoch *erhaltener konsensueller Reaktion* auf *Licht*. Funduskopisch ist der Befund zunächst unauffällig, jedoch entwickelt sich nach einigen Wochen *Papillenatrophie*. *Partielle Gesichtsfeldausfälle* treten in Form von *Skotomen*, *sektorförmigen Ausfällen* oder *oberen* oder *unteren Hemianopsien* auf. Die Prognose für die Wiederherstellung der Sehkraft ist schlecht. GJERRIS (1976), der die Literatur auswertete, fand, daß 40-50% der Patienten blind blieben, und bis zu 75% keine Besserung ihrer herabgesetzten Sehfähigkeit zeigten. Kommt es zu einer spontanen Besserung, so tritt dieselbe innerhalb der ersten Tage ein und hält für eine Periode von 4-6 Wochen an; von diesem Zeitpunkt an bleibt das Bild stationär (RODGER 1943; SCHESCHY u. BENEDIKT 1972).

β) Knochenverletzungen

In der großen Mehrzahl der Verletzungen des N. opticus im Canalis opticus liegen Frakturen der Schädelbasis vor, die sich in den Kanal hinein erstrecken. Die häufigste Fraktur betrifft das Dach des Canalis opticus mit häufiger Einbeziehung des Orbitadaches. Frakturen der lateralen Wandung und des Bodens des Kanals kommen vor, jedoch sind solche der medianen Wandung selten (BRÄNDLE 1955; SOLLMANN 1968).

γ) Pathomorphologie

Die *neuropathologischen Befunde* stammen von Patienten, die infolge der erlittenen Schädel-Hirn-Verletzungen verstarben; ophthalmologische Angaben liegen entweder nicht vor oder werden nicht ausgewertet. Die neuropathologischen Gewebeschäden bestehen nur in seltenen Fällen in völliger Durchtrennung des Sehnerven. Häufiger handelt es sich um kontusionelle Schäden, primärtraumatische oder ischämische Nekrosen oder die Folge von interstitiellen Blutungen. Traumatische subarachnoidale Blutungen vermögen zu einer Arachnoiditis zu führen. Die Bildung von Kallus mit sekundärtraumatischen Wirkungen wurde beschrieben (LILLIE u. ADSON 1934).

d) Intrakranieller Abschnitt

Der intrakranielle Abschnitt des *N. opticus* nimmt einen Verlauf nach posterior und medial über eine Entfernung von etwa 5-16 mm und endet mit der Formation des Chiasma opticum. Die A. carotis int. liegt lateral zum N. opticus. Die A. ophthalmica liegt gewöhnlich lateral und inferior zum Nerven. Basal besitzt der N. opticus enge Beziehungen zum Sinus sphenoideus, hinteren Anteilen des Os ethmoidale und dem Sinus cavernosus. Die Aa. cerebri ant. verlaufen oberhalb von hinteren Anteilen des Chiasma opticum, und formen dort die A. communicans anterior.

Sehverlust nach mechanischer Gewalteinwirkung kann sowohl die Folge einer direkten Verletzung des N. opticus als auch die Folge gestörter Blutversorgung sein. Tritt der Sehverlust unmittelbar nach der Gewalteinwirkung ein, so ist es unmöglich, sofort zu entscheiden, ob der Sehnerv direkt verletzt wurde oder ob der Sehverlust die Folge einer sekundären Ischämie ist. Stellt sich Sehfähigkeit wieder ein, so ist es evident, daß der N. opticus intakt ist und daß der Sehverlust Folge eines transitorischen ischämischen Prozesses oder Schwellung des Nerven mit Unterbrechung der Fortleitung von Nervenimpulsen in den Achsenzylindern war. Verspäteter Sehverlust nach Gewalteinwirkung spricht dafür, daß der Sehnerv intakt blieb, daß der Sehverlust eine sekundäre Folge einer Infarzierung oder weniger häufig von Kallusbildung der heilenden Fraktur um den Sehnerv herum ist.

Verletzungen des *intrakraniellen Abschnittes* des *N. opticus* oder des *Chiasma opticum* nach Schädel-Hirn-Trauma sind relativ selten. Lediglich etwa 0,7% von überlebenden Schädel-Hirn-Verletzten weisen klinische Befunde auf, die für das Vorliegen von traumatischen Schäden am N. opticus oder Chiasma opticum sprechen (BRÄNDLE 1955). Reine isolierte Verletzungen des Chiasma opticum lagen nur bei 4 Patienten aus einer Serie von 90 Fällen von traumatischen Schäden an den vorderen Sehbahnen vor (HUGHES 1962). Sie sind meist kombiniert mit Schädelbasisfrakturen, die in die Region der Sella turcica oder des Os petrosum reichen.

Eine beidseitige Durchtrennung der Fasciculi optici im intrakraniellen Abschnitt, also zwischen Eintritt des Optikus in die vordere Schädelgrube einerseits und Chiasma opticum andererseits wurde vereinzelt bei Frakturen zwischen Sella turcica und kleinem Keilbeinflügel beobachtet.

SCHMALTZ u. SCHÜRMANN (1971) teilten eine Serie von 13 frontobasalen Schädel-Hirn-Verletzungen mit, bei denen Sehstörungen vorlagen. Zu der frontobasalen Schädel-Hirn-Verletzung kam es elfmal infolge eines Verkehrsunfalles und zweimal infolge eines Arbeitsunfalles. In 9 Fällen wurde röntgenologisch eine Schädelbasisfraktur festgestellt, in 4 Fällen ließen sich röntgenologisch keine sicheren Zeichen einer Fraktur erkennen. Achtmal lag eine nachweisbare Fraktur oder Fissur des Optikuskanals vor; 7 davon konnten röntgenologisch und einer erst bei der Operation erfaßt werden. Fünf der Fälle gingen mit einer Commotio cerebri und 8 mit einer Contusio cerebri einher.

Bei Vorliegen einer *Fraktur des Orbitadaches* in 5 Fällen und einer Fraktur im Bereich des Canalis nervi optici in 5 Fällen ergaben sich intra operationem im bezug auf den N. opticus folgende Befunde: Eine Schädigung des Nerven fand sich in 2 Fällen in Form einer Substanzschädigung mit erhaltener Kontinuität (Contusio), in einem Fall in Form eines komprimierenden Scheidenhämatoms und in einem Fall in Form eines retrobulbären Hämatoms. Keine äußerlichen (makroskopischen) Zeichen für eine Kompressions- oder Kontusionsschädigung des Nerven fanden sich in 5 Fällen. Zur Visusbesserung kam es postoperativ in 2 Fällen. Als Ursache der Amaurose konnten die Autoren nur in 4 Fällen eine morphologische Veränderung des N. opticus bei der Operation nachweisen. Für die restlichen 5 der 9 operierten Fälle wurde als ursächliche Läsion des Nerven eine Contusio nervi optici (i. w. s.) per exclusionem angenommen.

Die Angaben über röntgenologisch nachweisbare Frakturen des Canalis opticus schwanken in der Literatur erheblich. Während SCHESCHY u. BENEDIKT (1972) in ihrer Serie von 62 Fällen lediglich in 2 Fällen eine röntgenologisch sicher nachweisbare Fraktur des Canalis opticus aufdecken konnten, berichteten HUGHES (1962) über Frakturen bei 6%, FANTA (1964) bei 14% und LANDOLT (1956) bei 75% der untersuchten Patienten. Man sollte sich bei Vorliegen einer Fraktur aber an TURNER (1943) erinnern, der feststellte: „If fracture (of the optic canal) is present, it is an accompaniment of, and not the cause of the nerve lesion."

6. Ein- oder doppelseitige Amaurosen

SEITZ (1963) berichtete über eine Serie von 10 Patienten mit einer als Unfallfolge aufgetretenen *akuten ein-* oder *doppelseitigen Amaurose*. Bei 6 von ihnen wurde der Canalis opticus operativ in der Annahme freigelegt, dadurch die

Ursache der Erblindung feststellen, bzw. eine Verbesserung des Sehvermögens erreichen zu können. In keinem dieser 6 Fälle lag – wie die Inspektion bei der Operation ergab – eine grobe Zerrung oder eine Zerreißung des Fasciculus opticus vor. Auch konnte keine Dislokation der das Foramen opticum bildenden Knochen oder eine Einsprengung von Knochenfragmenten in den Canalis opticus gefunden werden. Die Gefäßzeichnung der den Optikus umhüllenden Arachnoidea war an allen Stellen regelrecht. Blutpunkte oder Blutkoagula waren nicht zu beobachten. Nach der Operation trat bei keinem der Patienten eine Besserung des Sehvermögens ein; alle blieben, wie sie es unmittelbar nach dem Unfall waren, auf einem oder beiden Augen blind. In keinem der Fälle von SEITZ konnten also durch die operative Freilegung des Canalis opticus Ätiologie und Genese der Amaurose geklärt werden.

SEITZ hatte jedoch Gelegenheit, bei einem dieser Verletzten am 5. Tage nach dem Unfall das Stück des Fasciculus opticus zwischen Orbitaspitze und vorderer Schädelgrube zu entfernen und histologisch zu untersuchen. Die *feingeweblichen Schnitte* dieses Abschnittes zeigten dabei, daß der Fasciculus opticus an der Stelle des Überganges vom intrakanalikulären zum intrakraniellen Abschnitt in seinem gesamten Querschnitt eine Nekrose der Nervenfasern mit scholligem Zerfall von Markscheiden und Achsenzylindern und kolbenförmigen Auftreibungen der untergegangen Fasern aufwies. Das intrafaszikuläre Bindegewebe jedoch und ebenso die in ihm verlaufenden Gefäße sowie die umgebende Dura mater, Arachnoidea und Pia waren unverletzt.

Die bei diesem Patienten im Stirn- und Okzipitalhirn vorgefundenen sog. Kontusionsherde legten es nach SEITZ nahe, daß es als Folge der stumpfen Verletzung des Gesichtsschädels auch zu einer kurzdauernden Verlagerung des Gehirns gekommen sein muß. Da der Fasciculus opticus aber am Kanaldach, und zwar ausschließlich an dieser Stelle, durch die Dura mater am Knochen fixiert ist, so muß es bei einer entsprechenden Massenverschiebung an der Grenze zwischen fixiertem und mobilem Fasciculus opticus zu erheblichen Belastungen gekommen sein. Die beobachtete Parenchymnekrose sah SEITZ als Folge von Zerrungen, da das Nervengewebe praktisch unelastisch ist. Bindegewebe, Pia, Arachnoidea, Dura mater und A. ophthalmica halten aber offensichtlich, wohl wegen der größeren Elastizität, eine solche Beanspruchung auf Zug und Dehnung aus.

Nach stumpfer Gewalteinwirkung auf den Gesichtsschädel, bei welchem zunächst eine eindeutige Amaurose festgestellt wird, kehrt bei einigen Patienten wenige Tage später eine oft nicht unbeträchtliche Funktion am zunächst erblindeten Auge wieder. TURNER (1943) sah das bei 35 seiner 46 Patienten.

SEITZ (1963) berichtete über einen 18jährigen Patienten, der bei einem Verkehrsunfall eine Gewalteinwirkung gegen die Stirn erlitten hatte und sofort bewußtlos war. Abgesehen von einer amaurotischen Pupillenstarre des rechten Auges bei sehr guter Pupillenreaktion des linken Auges, waren beide Bulbi normal. Am 7. Tag nach dem Unfall *verstarb* der Patient an einem Nierenversagen bei Crush-Syndrom und Bronchopneumonie, ohne das Bewußtsein wiedererlangt zu haben. Die *Sektion* ergab multiple Frakturen der Schädelkalotte und Schädelbasis sowie zahlreiche Hirnkontusionen, vor allem an der rechten frontoparietalen und Contrecoupherde an der linken temporolateralen Region. Beide Nn. oculomotorii waren unverändert. *Post mortem* entfernte SEITZ beide Bulbi und Fasciculi optici einschließlich des Chiasma opticum unter Mitwegnahme des knöchernen Canalis opticus und fertigte histologische Serienschnitte an.

Zwar bestehen im Bereich des Canalis opticus der linken Seite, also des Auges mit der gut reagierenden Pupille, zahlreiche Frakturen, Knochenaussprengungen sowie subperiostale Blutungen; Pia und Nervengewebe des Fasciculus opticus sind aber unverletzt. Wohl liegt ein generalisiertes intrafaszikuläres Ödem mit einer erheblichen Schwellung der Gliazellen vor; Nervenfaseruntergänge sind aber auch in den Horizontalschnitten dieses Abschnittes nicht festzustellen.

Der Fasciculus opticus der anderen Seite, also der Seite des Auges mit der amaurotischen Pupillenstarre, weist demgegenüber zwar keine Verletzung seiner knöchernen Begrenzung auf, doch zeigt er vorwiegend in seinen randnahen Bezirken fleckförmige Parenchymnekrosen mit Cajal-Degenerationskolben. Sie sind ausschließlich in dem Bereich der festen Fixation des Fasciculus opticus an das Kanaldach lokalisiert. Nervenfaseruntergänge findet man zwar im gesamten Querschnitt dieses Bereiches, jedoch keine Blutungen.

Der Autor folgert, daß das an beiden Fasciculi optici in gleicher Weise bestehende Ödem mit Gliaschwellung sicher als Folge des ausgedehnten Hirnödems zu werten ist. Da weder am Auge noch an der höher gelegenen Sehbahn noch am N. oculomotorius selbst pathologische Veränderungen zu beobachten sind, so muß die die amaurotische Pupillenstarre bewirkende Störung in den Fasciculus opticus lokalisiert werden. Weder die multilokulären Nervenfaseruntergänge noch die randnahen Parenchymnekrosen im Kanalbereich zeigen aber eine solche Läsion des Fasciculus opticus, um daraus eine Amaurose erklären zu können; denn ein Großteil der Nervenfasern ist hier noch erhalten. Die amaurotische Pupillenstarre ist daher nur in der Kombination von irreversibler Nervenfaserschädigung und reversiblem Ödem zu sehen.

Auch dieser Befund ordnet sich nach SEITZs Vorstellung über die Genese der akuten Erblindung als Folge einer stumpfen Verletzung des Gesichtsschädels zu. Er zeigt nämlich, daß Frakturen und Blutungen im Bereich des knöchernen Kanals für die Genese der akuten Erblindung als Folge von stumpfen Gesichtsschädeltraumen keine Bedeutung zukommen muß. Der zweite Befund unterscheidet sich aber von dem ersterwähnten dadurch, daß bei ihm keine totale Querschnittsläsion der Nervenfasern zu finden ist. Man darf daher wohl annehmen, daß er zu jenen Beobachtungen gehört, bei welchen nach einer anfänglichen Erblindung wenige Tage später eine gewisse Funktion des Auges wiederkehrt.

Aus diesen beiden Beobachtungen ergibt sich, daß die in solchen Fällen meist noch als Behandlung der Wahl angesehene exploratorische Freilegung des Canalis opticus – von ganz wenigen Ausnahmen abgesehen – kontraindiziert ist; denn die Ursache der Schädigung liegt nicht in einer Kompression des Fasciculus opticus von außen her, sondern in einer Nervenfaserzerrung durch Druck und Stauchung. Es ist in den ersten Tagen nach einem solchen Unfall aus dem klinischen Bild noch nicht möglich zu entscheiden, ob die kurz nach dem Unfall festgestellte Amaurose irreversibel oder reversibel ist.

7. Posttraumatische Optikusatrophie

Als Folge einer starken Gewalteinwirkung gegen die Frontal- oder Frontoparietalregion bildet sich ein Kommotionssyndrom und auf der Seite der Gewalteinwirkung kommt es zu einem partiellen oder totalen Verlust der Sehfunktion, begleitet von amaurotischer Pupillenstarre oder von amblyopischer Pupillenträgheit. Nach etwa 3 Wochen wird eine ophthalmoskopisch sichtbare Papillenatrophie sichtbar. In einer Serie von BRÄNDLE (1955) fand sich bei 3,5 % der Patienten eine beidseitige Blindheit. Der Zentralvisus bei den typischen Fällen war: Anfänglich bestanden 12 Amaurosen, 13 schwere, 2 mittlere und 6 leichte Visuseinbußen, während am Ende der Beobachtungszeit noch 3 Amaurosen, 15 schwere, 6 mittlere und 9 leichte Sehverminderungen beobachtet wurden. In rund der Hälfte der Fälle stellte BRÄNDLE (1955) irgendeine und in 21 % der Fälle eine bedeutende Visusbesserung fest.

In der Serie von BRÄNDLE von 33 Fällen von posttraumatischer Opticusatrophie war in 82 % ein Verkehrsunfall die Ursache, während die übrigen Patienten Haus- oder Arbeitsunfälle erlitten hatten.

8. Evulsio nervi optici

Das *Syndrom* der *Evulsio nervi optici* wurde 1884 von ASCHMANN in einer Dissertation beschrieben.

a) Verletzungsmechanismen

Hinsichtlich des Mechanismus eines Sehnervenausrisses wurden nach KOMMERELL (1966) verschiedene Möglichkeiten diskutiert:

(1) Der Bulbus wird nach vorn subluxiert, z. B. bei einem retrobulbären Durchschuß.

(2) Ein Stoß in die Orbita dreht den Bulbus so stark, daß der Sehnerv übermäßig angespannt wird und in Höhe der Papille abreißt. Wird z. B. der Augapfel nach oben rotiert, so zerreißen zuerst die unteren Nervenfasern (BIRKHÄUSER 1910; LISTER u. HINE (1919).

(3) Auch nach einem Schlag auf die Vorderseite des Auges kann das Bild der Evulsio nervi optici auftreten (LISTER u. HINE 1919). Dabei kommt es vermutlich durch die plötzliche Erhöhung des Augendruckes zur Berstung in der Lamina cribrosa, die ja eine schwache Stelle der Bulbuswand ist, und der Sehnerv wird nach hinten gedrückt. DUKE-ELDER (1949) schlug vor, hier nicht von einer *Evulsio*, sondern von einer *Expulsio nervi optici* zu sprechen.

b) Partielle Evulsio nervi optici

KOMMERELL (1966) fand in der Literatur lediglich 9 Berichte über eine *partielle Evulsio nervi optici*. Die Diagnose konnte in den meisten Fällen erst im Narbenstadium oder bei der histologischen Untersuchung nach Enukleation des schwerverletzten Bulbus gestellt werden, da der Einblick auf den Fundus kurz nach dem Unfall durch Glaskörperblutungen verwehrt war.

c) Kombination von Evulsio nervi optici mit Läsionen des Chiasma opticum

Kasuistiken von *Evulsio nervi optici mit gleichzeitigen Läsionen des Chiasma opticum* wurden veröffentlicht von KAISER (1918), CLAES (1929), COPPEZ (1929), KLEINERT (1957), COMBERG (1963).

d) Evulsio nervi optici als Selbstbeschädigung bei psychotischen Patienten und Folge von Verletzungen

Evulsio nervi optici kommt als *Selbstbeschädigung* bei *psychotischen Patienten* mit Wahnvorstellungen vor, ebenso ist sie nicht so selten Folge von Verletzungen bei Raufhändeln.

WALSH (1957) teilte eine Beobachtung mit, bei dem einem Feuerwehrmann das rechte Auge durch den Druck eines vorzeitig geöffneten Wasserstrahles herausgerissen wurde.

9. Beteiligung des Chiasma opticum

a) Einführung

Frühe Beschreibungen von traumatischen Schäden des Chiasma opticum stammen von CANTONNET u. COUTELA (1906), die eine Serie von 8 Fällen veröffentlichten. BOLLACK (1920) stellte 17 Beobachtungen zusammen. TRAQUAIR et al. (1935) legten eine ausführliche Studie vor. Weitere Mitteilungen stammen von POOS (1937), ASKENASY et al. (1954), LOUW (1954), ZINTZ (1955), KLEINERT (1957), PAILLAS et al. (1959), WUEST (1960), HUGHES (1962), COMBERG (1963), ANDERSON u. LLOYD (1964), H.J. MEYER (1965) 2 Fälle, SKRZYPZAK (1971).

Die Zahl der Arbeiten von postmortalen Untersuchungen bei tödlich ausgegangenen Schädel-Hirn-Verletzungen ist sehr viel geringer, entsprechende Befunde veröffentlichten KÖRBER (1889), LIEBRECHT (1912), COPEZ (1929), OSTERBERG (1938), HOOPER (1951), WALSH u. LINDENBERG (1963).

Das *Chiasma opticum* ist sehr selten beteiligt. Es kann dann traumatisch geschädigt sein, wenn eine Fraktur durch die Sella turcica verläuft und dabei das Chiasma opticum zerreißt (Abb. 146). Meist ist eine umschriebene Läsion des Chiasma, die klinisch eine bitemporale Hemianopsie zeigt, mit einer einseitigen Schädigung des N. opticus kombiniert. In Einzelfällen kann eine zusätzliche traumatische Schädigung des Hypothalamus oder der Hypophyse vorliegen, manchmal mit einer Rhinorrhö durch Beteiligung des Sinus sphenoidalis in der Fraktur. Polyurie und Adipositas weisen auf zusätzliche Gewebeschäden am Tuber cinereum und Hypothalamus hin.

b) Auswahl aus in der Literatur mitgeteilten Kasuistiken und Serien

TRAQUAIR et al. (1935) stellten über 30 Fälle von traumatischer Schädigung des Chiasma opticum aus der Literatur zusammen. Eine Zusammenstellung und Sichtung der Literatur über traumatische Chiasmaschäden umfaßte 39 Fälle (VOISIN 1942). Von den 39 Beobachtungen lagen nur in 2 Fällen Autopsiebefunde vor, beide ohne histologische Untersuchungen.

RAUSCHKE (1953) berichtete über einen 19jährigen Torhüter, der bei einem Fußballspiel bei regnerischem Wetter bei der Torabwehr mit dem Kopf auf das Knie eines gegnerischen Mitspielers aufschlug. Er blieb am Boden liegen. Bei der *Klinikaufnahme* des nicht ansprechbaren Patienten lagen linksseitige Pyramidenzeichen vor. Am nächsten Tag bestand eine linksseitige Halbseitenlähmung. Der Patient entwickelte eine beidseitige Pneumonie und *starb* 9 Tage nach dem Unfall, ohne daß eine augenärztliche Untersuchung durchgeführt worden war.

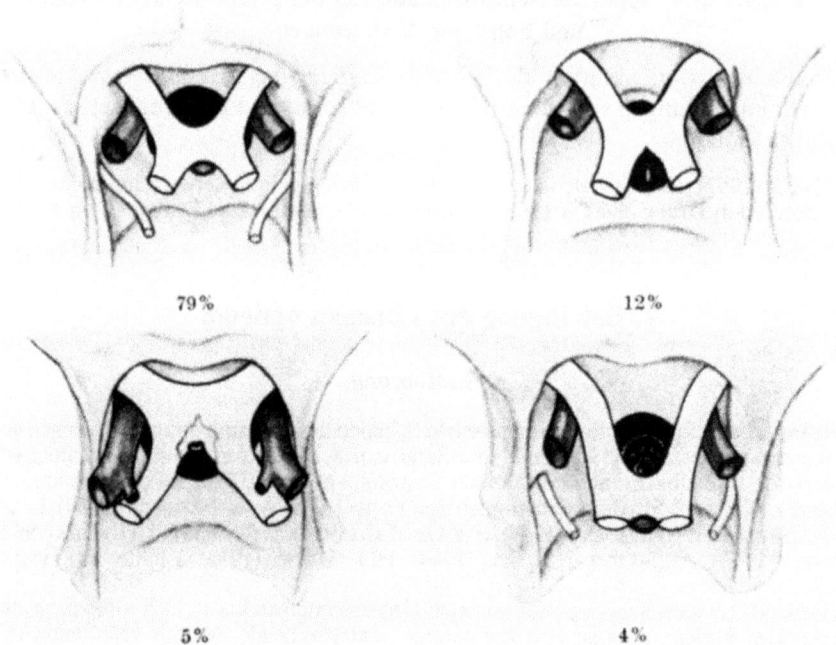

Abb. 146. Die Variationen der Lage des Chiasma zur Hypophyse in der Ansicht von oben. Am häufigsten (in 79% der Fälle) liegt das Chiasma in der Mitte über dem Türkensattel, in 12% ist es rostralwärts gerückt, in 5% liegt es ganz weit vorne nahezu im Sulcus chiasmatis und in 4% ganz weit hinten über dem Dorsum sellae! Nach der Lages des Chiasma richtet sich die Länge der N. optici innerhalb der Schädelhöhle. (Nach SCHAEFFER 1924, aus FERNER u. KAUTZKY 1959)

Die *Sektion* des *Gehirns* zeigte keine Rindenprellungsherde. Lediglich unter dem rechten Chiasmaabschnitt liegt ein etwa eichelgroßes subarachnoidales Hämatom vor. Es umgibt eine Kontusion im rechten Chiasmaschenkel. Die Kontusionsblutung durchsetzt die rechte Chiasmahälfte fast gleichmäßig in der ganzen Breite, reicht streifenförmig bis in die distalen Abschnitte des Tractus opticus und setzt sich auch fort in die laterale Hälfte des Fasciculus opticus. Am benachbarten Gehirn ist nur ein kleiner Abschnitt des Tuber cinereum in die Kontusion mit einbezogen. Sonst außer Hirnschwellung und starker Hyperämie der Meningen keine Veränderungen am Gehirn.

Es handelt sich also um eine isolierte Kontusion des Chiasma opticum, die trotz ihrer engen Begrenzung über ein Hirnödem zum Tode führte. Die Lokalisation eines Biegungsbruches im Bereich des Schläfenbeins zeigt die Einwirkungsstelle der stumpfen Gewalt am Schädel an. Es kann nur gesagt werden, daß sich die Gewalt von dieser Stelle durch den Schädel fortgesetzt hat. Wahrscheinlich hat sich im Augenblick der Gewalteinwirkung der sagittale Durchmesser des Schädels so verformt, daß die Achse der größten Ausdehnung durch den rechten Chiasmaschenkel verlief und dabei die Läsion verursachte.

Neben einer direkten mechanischen Schädigung kommen Gehirnschäden mit nachfolgender Mangeldurchblutung der Sehnervenkreuzung in Frage. Häufig kommt es dabei auch zu frontobasalen Frakturen.

c) Durchtrennung des Chiasma opticum in der Längsrichtung

Die ersten Beobachtungen von traumatischer bitemporaler Hemianopsie wurden von TUFFIER (1884) sowie SCHOELER u. UHTHOFF (1884) veröffentlicht.

Durchtrennungen oder *Durchrisse* des *Chiasma opticum* in der *Längsrichtung* wurden veröffentlicht von FAUCHAMPS (1938), OSTERBERG (1938), RAND (1947), ZINTZ (1955), PEHLER (1964), MEYER (1965), SKRYPCZAK (1971), TIBBS u. BROOKS (1979). Diese Verletzungen des Chiasma opticum verursachen fast immer eine *bitemporale Hemianopsie mit oder ohne makuläre Aussparung*. PEHLER (1962) stellte aus der Literatur 70 und PEKKER (1964) 78 Fälle zusammen. Eine weitere zusammenfassende Arbeit stammt von MEYER (1965). In der Literatur sind jetzt etwa 100 Beobachtungen mitgeteilt worden.

Die meisten Patienten hatten eine Schädel-Hirn-Verletzung der Frontalregion erlitten, oder solche der Temporal- oder Parietalregion. In den meisten Fällen hatte eine Bewußtlosigkeit bestanden. Fast immer lagen Schädelbrüche vor.

Postmortale Beschreibungen sind äußerst selten. Oft liegen Schädigungen der Hirnnerven vor, Anosmien sind am häufigsten, gefolgt von Schäden des N. oculomotorius, des N. abducens, N. trigeminus, N. trochearis, N. facialis und N. statoacusticus. Diabetes insipidus kommt häufiger vor.

Bei postmortalen Untersuchungen wurden Spaltungen des Chiasma opticum in der Längsrichtung gesehen (KÖRBER 1889; LIEBRECHT 1912; WALSH et al. 1960). Eine Durchbohrung des Chiasma opticum durch ein Knochenfragment teilten CAMPBELL u. WHITE (1938) mit, über Kontusionsschäden berichtete WALSH (1966). Über eine Druckwirkung durch eine Kallusformation berichtete JESS (1912), über Druckwirkung durch eine Pneumatozele (GROS u. CAZABAN 1951). In einigen wenigen Fällen kann es auch zu einer Ruptur der François-Chiasmaarterie kommen, einem Ast der A. communicans ant., die sich bei etwa 30% aller Menschen findet.

d) Lokalisation und Entstehungsmechanismen

Über die *Lokalisation* der *Verletzung* besteht bei der *bitemporalen Hemianopsie* keine Unsicherheit. Der *Entstehungsmechanismus* ist jedoch noch unklar geblieben: Einige Autoren vertreten die Meinung, nur eine *direkte mechanische Verletzung* des *Chiasma opticum* sei *ursächlich verantwortlich*, andere sind der Auffassung, daß *primär* die *versorgenden Gefäße geschädigt* sind.

Abgesprengte Knochensplitter bei *Schädelbasisfrakturen* wurden für die Durchtrennung des Chiasma opticum von LIEBRECHT (1912), WAGEMANN (1915) und BOLLAK (1920) angegeben. COPPEZ (1929) hatte bei Gewalteinwirkungen in frontookzipitaler Stoßrichtung einen sagittalen Riß des Chiasma opticum durch Auseinanderweichen beider Foramina optici postuliert.

Von COPPEZ (1929) sowie ZINTZ (1955) war die Meinung vertreten worden, daß sich eine sagittale Durchreißung des Chiasma opticum auch ohne eine Fraktur entwickeln könne. MEYER (1965) vertrat demgegenüber die Meinung, daß eine Voraussetzung für eine Bewegung dieser Art jedoch eine ausgedehnte anterior-posterior verlaufende Fraktur der Schädelbasis sein müsse, die sich jedoch klinisch nur in seltenen Fällen nachweisen lassen. Von MEYER (1965) stammt die Bemerkung: „Wenn wir diese in der Literatur diskutierten Theorien über Genese und Ursache des Chiasmatraumas auf einen Fall der Praxis anwenden wollen, so werden wir gelegentlich feststellen, daß mehrere Schädigungen gleichzeitig einwirken."

TRAQUAIR et al. (1935) lehnten die Vorstellungen einer direkten mechanischen Verletzung mit dem Hinweis ab, weil bei den seltenen Frakturen, die die Sella turcica erreichen, das Chiasma opticum nicht verletzt werden könne. Nach ihrer Ansicht werde diese Struktur erst sekundär durch Verletzungen der versorgenden Gefäße mit Blutungen und Thrombenbildungen geschädigt. Von Neurochirurgen wie CAMPBELL u. WHITE (1938) und DANDY (1942) wurden ursächlich selläre Hämatome angeschuldigt, die bei operativen Eingriffen oft sichtbar seien. HUGHES (1962) wies diese Vorstellungen zurück, es handele sich dabei nur um Nebenbefunde. Ischämische Nekrosen sind nach Ansicht von HUGHES der Schädigungsfaktor.

Es scheinen mir beide Möglichkeiten eintreten zu können, eine Auffassung, die bereits von LOUW vertreten worden war.

Da die meisten Fälle nur klinisch untersucht wurden, sind hier eingehende neuropathologische Untersuchungen dringend vonnöten. Die wenigen bisher autoptisch untersuchten Beobachtungen zeigen Risse des Chiasma opticum (LIEBRECHT 1912; SANCEZ 1956; VILLAFONT u. BOUDET 1957), Folgen von Kontusionen (WALSH u. LINDENBERG 1963), und eine traumatische Arachnitis des Chiasma opticum (PAILLAS et al. 1959).

Eine *Sonderstellung* nehmen nach den Angaben von PISCOL u. COTSOU (1968) die *Fälle* ein, bei denen neben einer *schweren Verletzung* und *Amaurose* des *einen Auges* eine *temporale Hemianopsie* des *anderen Auges* vorliegt. Hier besteht Einigkeit über den Entstehungsmechanismus. Bei der *einseitigen Evulsio nervi optici post.* zerreißen als Folge der Traktion auch kreuzende Faserbündel, die zum nasalen unteren Quadranten oder zur gesamten nasalen Hälfte des kontralateralen Fundus ziehen. Daraus ergibt sich der Ausfall des temporalen oberen Quadranten oder der temporalen Hälfte des Gesichtsfeldes (CLAES 1928; COPPEZ 1929; KLEINERT 1957; COMBERG 1963; WALSH u. LINDENBERG 1963; PISCOL u. COTSOU 1968).

PISCOL u. COTSOU (1968) teilten 3 eigene Fälle mit:

Fall 1: 29jähriger Patient, der bei schneller Fahrt auf abschüssiger Strecke mit seinem Fahrrad in einen mit Steinen gefüllten etwa 2 m tiefen Graben fährt und stürzt. Sofortige Bewußtlosigkeit. Blutungen aus Mund, Nase und Ohren. Noch weitere 5 Tage nicht ansprechbar.

Neurologisch lag eine bitemporale Hemianopsie vor, komplette Okulomotoriusparese links, eine periphere Faszialisparese links und eine Hypästhesie des 1. Trigeminusastes links.

Röntgenologisch fanden sich im Stirnbeinbereich multiple Frakturen. Frakturen der Basis der vorderen Schädelgrube und beider Orbitaböden. Es bestand eine *nasale Liquorrhö* links.

Bei der *Operation* zeigte sich, daß die Hinterwand der Stirnhöhle rechts völlig zertrümmert war, durch einen Defekt in der Dura erstreckte sich prolabiertes Hirngewebe in die Stirnhöhle. An den basalen Flächen des Stirnhirns beiderseits liegen flächenhafte Kontusionsherde vor. Beide Nn. olfactorii waren zerstört, beide Nn. optici waren intakt. Das Chiasma opticum war jedoch linksseitig neben der Mittellinie in Längsrichtung bis auf eine dünne Gewebsbrücke gespalten, das Gewebe war hier auch kontusioniert.

Fall 2: 25jähriger Arbeiter, der durch einen Fehltritt in den mit Motorkraft hochgezogenen Kranhaken eines Müllwagens stürzt. Dieser spießte sich in die linke Orbita ein. Der Patient soll von der Kraft des Kranes noch etwas in die Höhe gerissen worden sein.

Der Patient war bei der *Klinikaufnahme* tief bewußtlos. Blut floß aus Mund und Nase. Der linke Bulbus war zerstört, der Glaskörper ausgelaufen. Die Weichteile des Orbitadaches waren zerrissen, aus dem lateralen Drittel quollen Blut, Liquor und Hirnbrei hervor.

Auf den *Röntgenaufnahmen* des *Schädels* fand sich eine Fraktur des kleinen Keilbeinflügels, der nach kranial angehoben war.

Bei der *operativen Revision*, etwa 2½ h später, bestand erheblich gesteigerter Hirndruck. Das Stirnhirn war kontusioniert. Frontopolar, lateral und basal lagen schwere Hirngewebszerstörungen vor. Das Hirngewebe war geschwollen und zeigte anämische und blutige Areale. Die Basis der vorderen Schädelgrube war linksseitig zertrümmert, der große Keilbeinflügel nach hinten und oben herausgesprengt, er drang in das Gehirn ein. Die Dura mater war laterobasal großflächig eingerissen. Die schweren Kontusionen griffen auch auf den Temporallappen polar und medial über. Chiasma opticum und beide Nn. optici waren in ihrer Kontinuität erhalten, waren jedoch etwas blutig imbibiert.

Der Patient *starb* 50 h nach der Operation.

Bei der *Obduktion* wurde folgender Befund erhoben: Schwere Zertrümmerung der vorderen und basalen Anteile des linken Frontallappens und des Poles sowie der mediobasalen Fläche des linken Temporallappens. Kontusionelle Läsion des Chiasma opticum und des linken Tractus opticus. Ausgedehnte diffuse Blutungen im hinteren Stammganglienbereich, geringere auch im rechten, vorwiegend medial. Multiple großflächige, z. T. konfluierende Blutungen im Marklager beider Großhirnhemisphären.

Fall 3: 44jähriger Arbeiter, der von einer aus 3 m Höhe herabfallenden Drahtrolle erfaßt wird und mit dem Kopf auf Betonboden aufschlägt.

Bei der *stationären Aufnahme* war der Patient bewußtlos. Aus der Nase floß Blut. Über der linken Stirnseite fand sich eine offene Impressionsfraktur mit Ausfluß von Hirnbrei aus der Wunde.

Die *Röntgenaufnahmen* des *Schädels* zeigten im Bereich des Stirnbeins links eine große Impressionsfraktur, die bis in die Schädelbasis hineinzuverfolgen war. Das Os zygomaticum links war frakturiert und weitgehend disloziert. Eine weitere Frakturlinie war im Bereich der medialen Orbitabegrenzung sichtbar. Das gesamte Orbitadach war herabgedrückt; komplette Verschattung der Siebbeinzellen links, deutliche Transparenzminderung der linken Oberkieferhöhle (Hämatom?).

Bei der *sofortigen Notoperation* sah man eine imprimierte Trümmerfraktur links frontal, welche sich über den Augenbrauenwulst hinweg auf das Orbitadach fortsetzte und mit weiteren Frakturen auch zur rechten Orbita und in die linke Temporalregion zog. Ein größeres Fragment, welches den lateralen Teil der Stirnhöhle umschloß, war erheblich disloziert und drückte auf den Bulbus oculi. Die Dura mater war an zwei Stellen über der Konvexität des Stirnhirns links und an einer Stelle basal eingerissen. Aus den Einrissen quoll kontusioniertes Hirngewebe.

Trotz operativer Defektdeckung trat eine nasale *Liquorrhö* auf.

Der Patient *verstarb* nach 14 Tagen.

Bei der *Sektion* fand sich eine tiefreichende Kontusionierung des linken Stirnhirnpoles sowie eine Kontusion an der Unterseite des linken Hirnlappens mit Übergreifen auf die linke basale Hälfte des Chiasma opticum, außerdem zeigte sich eine komplette Zerstörung der Hypophyse durch Zersplitterung des Sella turcica (von hier aus die nasale Liquorrhö). Weiter bestand Hirnödem. Anhaltspunkte für eine Meningitis ergaben sich nicht.

PISCOL u. COTSOU (1968) fassen zusammen, daß die von ihnen mitgeteilten Fälle hinsichtlich der Entstehungsmechanismen vor einer zu engen Schematisierung warnen.

Im Fall 1 wirkte die Gewalt frontobasal ein als deren Folge eine bitemporale Hemianopsie auftrat. Die Sellaregion war nicht beteiligt, insbesondere ließen sich keine Knochenfragmente in der Chiasmagegend erkennen. Die Autoren nahmen deshalb präoperativ eine traumabedingte Zirkulationsstörung im Chiasma opticum als Ursache des Gesichtsfeldausfalles an (im Sinne TRAQUAIRS). Erst bei der Operation zeigte sich dann eindeutig, daß ein sagittaler Chiasmadurchriß vorlag.

Die mediale frontobasale Längsfraktur weist auf den von COPPEZ (1929) beschriebenen Schädigungsvorgang hin, nämlich auf ein Auseinanderreißen der Optici als Folge des Auseinanderweichens der Foramina optici.

Bei den anderen beiden Patienten wurde die Chiasmaläsion klinisch nicht evident, da sich die Gesichtsfelder wegen des schweren Krankheitsbildes nicht prüfen ließen. Im Fall 2 ließ das Eindringen des Kranhakens in die Orbita eine Evulsio nervi optici annehmen. Bei der Operation sahen die Autoren auch eine blutige Imbition der intrakraniellen Anteile der Optici und des Chiasmas, ihre Kontunuität war jedoch erhalten. Die Autopsie deckte dann eine Zerstörung der feineren Strukturen des linken Tractus opticus und der linken Hälfte des Chiasmas auf. Der Mechanismus der Chiasmaschädigung ist erklärbar durch das Vordringen des massiven Kranhakens, der einerseits den Bulbus oculi nach vorn und nasal luxierte, andererseits wurde der Tractus opticus durch das herausgesprengte Knochenfragment nach hinten oben bewegt. Hierdurch entstanden nach den Vorstellungen der Autoren am Chiasma entgegengesetzt gerichtete Zugwirkungen, welche zwar nicht zum makroskopischen Einriß des Chiasma opticum, aber zur Zerrung und Zerstörung von Feinstrukturen führten.

Im dritten Fall überraschte der Sektionsbefund: Im Verlauf der basalen Querfraktur der mittleren Schädelgrube zeigte sich ein Zertrümmerung der Sella turcica, welche röntgenologisch nicht zur Darstellung gekommen war; die Hypophyse war dadurch zerstört worden. An der basalen Fläche des Chiasma, am Hypophysenstiel und an der Stirnhirnbasis fanden sich kontusionelle Gewebeschädigungen. Hier kann als Ursache der Läsion nach Auffassung der Autoren, nur die direkte Coupwirkung angenommen werden.

Allen Fällen gemeinsam ist das Vorliegen einer frontobasalen Schädel-Hirn-Verletzung, die eine mechanische Gewalteinwirkung auf das Chiasma opticum zur Folge hatten. Jeder der Fälle hat jedoch seine pathogenetische Besonderheiten: *Fall 1:* Durchriß des Chiasma opticum in sagittaler Richtung durch Auseinanderweichen der Optici. *Fall 2:* Zerrung des Chiasma opticum durch gleichzeitige Zugwirkung am homolateralen Tractus und Fasciculus opticus in entgegengesetzter Richtung. *Fall 3:* Kontusionierung der Chiasmabasis durch Anprall an knöcherne Strukturen.

10. Häufigkeit von traumatischen Schäden des Nervus opticus und Chiasma opticum

Verläßliche Statistiken über die *Häufigkeit* von *traumatischen Schäden* des *N. opticus* und *Chiasma opticum* liegen nicht vor. Die meisten der vorgelegten Serien sind retrospektiver Art, die vorgelegten Daten sprechen für eine Häufigkeit von traumatischen Schäden am N. opticus und Chiasma opticum bei 0,3–10% von Patienten mit Schädel-Hirn-Verletzungen. Im einzelnen nannten BRÄNDLE (1955) 0,7%, LANDOLT (1955) 0,8%, TURNER (1943) 1,5%, STREIFF (1951) 1,5%, LAZORTHES u. ANDUZE (1952) 1,5% und WANKE (1948) 1,7–5,0%. Die Zahl der *reversiblen* und *irreversiblen* Visusstörungen liegt zwischen 1,5% und 2% (PISCOL 1964), *posttraumatische* Amaurosen fanden sich in dem Beobachtungsgut von KIENE u. KÜLZ (1968) in 1,6%. Traumatische Schäden des N. opticus wurden bei 1,7% von 1550 schweren Schädel-Hirn-Verletzungen mitgeteilt (TURNER 1943; RUSSELL 1960).

Zusammenfassend kann gesagt werden, daß Erblindung die Folge einer traumatischen Schädigung eines Gefäßes sein kann, das den Sehnerven versorgt, oder aber die Folge einer Blutung innerhalb des Sehnerven selbst. Erblindung eines Auges kann mit temporaler Hemianopsie des anderen Auges gemeinsam vorkommen (Ritchie RUSSELL 1960).

Das *Sehvermögen* ist in verschiedenem Grade bis zur vollständigen Erblindung herabgesetzt. Besserungen stellen sich innerhalb von Tagen oder Wochen ein; stellt sich dagegen keine Besserung innerhalb von 4 Wochen ein, kann mit einer weiteren Besserung des Befundes nicht mehr gerechnet werden. Der Gesichtsfeldausfall bei Teilschädigungen kann zwischen einem kleinen Scotom und einem größeren irregulären, sektorhaften Defekt schwanken. *Differentialdiagnostisch* muß bei der Abgrenzung der Blindheit an *traumatische Schäden* der *Okzipitallappen*, besonders der *Area calcarina* gedacht werden.

11. Transitorische kortikale Blindheit

Frühe Fälle von transitorischer kortikaler Blindheit oder *Gesichtsfelddefekten* stammen von CHRISTIANSEN (1902) sowie BECKÉ (1904). Während und nach dem 1. Weltkrieg wurden, vor allem als Folge der vielen offenen Schädel-Hirn-Verletzungen weitere Kasuistiken veröffentlicht (POPPELREUTER 1917; RIDDOCH 1917; HOLMES 1918). Auswertungen aus dem 2. Weltkrieg wurden von SPALDING (1952) sowie TEUBER et al. (1960) vorgelegt.

Die *vorübergehende traumatische okzipitale kortikale Erblindung* wurde in der Literatur meist in Einzeldarstellungen erwähnt (RIDDOCH 1917; ESSEN-MÖLLER 1942; GURDJIAN u. WEBSTER 1958; RUSSELL 1960; GLONING et al. 1962; GRIFFITH u. DODGE 1968; GJERRIS u. MELLEMGAARD 1969; GREENBLATT 1973).

Die *kortikale Blindheit* wurde definiert als „blindness with retention of the pupillary reactions to light and a normal bilateral ophthalmoscopic picture" (DUKE-ELDER 1949). Synonyme lauten *zerebrale* oder *kalkarine Blindheit, bilaterale homonyme Hemianopsie* oder *kortikale Amaurose*.

Besteht eine Blindheit mit erhaltenen Lichtreflexen, so muß die verursachende Läsion hinter dem Corpus geniculatum laterale, der Sehstrahlung oder in der Sehrinde mit der dazugehörigen weißen Substanz (Area 17) gesucht werden.

Mir ist es nicht gelungen, Autopsiebefunde von Fällen vorübergehender kortikaler Blindheit zu finden. Versucht man die Fälle nach Ursachen zu ordnen, so finden sich:

(1) Epidurale Hämatome über beiden Okzipitallappen (GUTHKELCH 1960).

(2) Hernien mit Schnürfurchenbildungen durch den Tentoriumrand führen infolge Abschürfungen der A. cerebri post. zu Erweichungen der Okzipitalpole (HOYT 1960).

(3) Impressionsfrakturen im Okzipitalbereich mit Gewebeschäden im unterliegenden Okzipitallappen (GJERRIS u. MELLEMGAARD, Fall 11, 1969; KLIMEK u. JAREMKO 1971).

Versucht man die Verletzungsmechanismen zu analysieren, so ergibt sich, daß die meisten Patienten eine direkte stumpfe Gewalteinwirkung gegen die Okzipitalregion erhalten hatten und in Einzelfällen frontale Gewalteinwirkungen mit Contrecoupläsionen im Okzipitalbereich vorlagen.

Die vorübergehende kortikale Blindheit ist im allgemeinen das einzige klinische Zeichen, von kurzen Perioden von Bewußtlosigkeit bei einigen Patienten abgesehen. Es scheint demnach eine isolierte Schädigung der Area 17 zu bestehen. Der Zeitraum der Blindheit reicht von Minuten bis zu Stunden und sie setzt nach einem freien Intervall von wenigen Minuten bis zu 24 h ein. Wenngleich das Symptom der vorübergehenden kortikalen Blindheit zunächst als schwerwiegend angesehen wird, so ist die Prognose doch gut. Nach Ansicht von DUKE-ELDER (1949) wird das klinische Bild oft nicht erkannt.

III. Nervus oculomotorius

Der *3. Hirnnerv* oder *N. oculomotorius* verläßt vordere Anteile des Mittelhirns und verläuft in Richtung zur Incisura tentorii in Höhe des Processus clinoideus post. Form und Größe des Tentorium cerebelli spielen sicherlich eine große Rolle, ob der Nerv bei einer Gewalteinwirkung direkt primärtraumatisch verletzt wird oder sekundärtraumatisch infolge Einklemmung durch gesteigerten Hirninnendruck. Vor allem können Gewalteinwirkungen in sagittaler Richtung, die zur Beschleunigung oder Verzögerung des Kopfes in dessen axialer Richtung führen, Überstreckungen und Zerrungen des Hirnstammes zur Folge haben, die wiederum Überdehnungen des Nerven mit Abriß (Amputation) ergibt, meist an der Stelle, wo er in die Dura mater eintritt. Diese Eintrittsstelle liegt posterior zum Sinus cavernosus. Bei gesteigertem supratentoriellem Hirninnendruck mit Schnürfurchenbildung im Bereich des Uncus gyri hippocampi kann der N. oculomotorius gegen den freien Rand des Tentorium gepreßt werden; die Folge sind Druckschädigungen.

Beobachtungen von *traumatischen Schäden* des *N. oculomotorius* stammen von GROSS (1948), HOOPER (1951), RUCKER (1958), KRAULAND (1950), KEEFE et al. (1960), GERAUD et al. (1964), GREEN et al. (1964), HUGHES (1964), MEMON u. PAINE (1971), BAKAY u. GLASAUER (1980) sowie ELSTON (1984).

Risse des *N. oculomotorius* können dort entstehen, wo der Nerv unterhalb der A. cerebri post. durchzieht. Sie können ohne Knochenbrüche auftreten (KRAULAND 1950).

Lähmung des *N. oculomotorius* ist gewöhnlich die Folge einer Fraktur im Bereich der vorderen Schädelgrube in der Umgebung des kleinen Keilbeinflügels. Die Folge ist eine Ptosis des befallenen Augenlides. Die Pupille ist weit dilatiert und reagiert nicht auf Licht und Akkomodation. Der Augapfel ist nach außen gerichtet (Strabismus ext.). Der N. oculomotorius erholt sich gewöhnlich innerhalb von 2–3 Monaten nach der Gewalteinwirkung. Wenn nach 6 Monaten keine Besserung eingetreten ist, muß mit einem Dauerschaden gerechnet werden. Etwa 75% aller Patienten mit einer traumatischen Schädigung des N. oculomotorius zeigen eine Rückbildung (BAKAY u. GLASAUER 1980). Die traumatischen Verletzungen des N. oculomotorius bei Schädelbasisfrakturen betragen 8% (REMKY 1958).

MEMON u. PAINE (1971) berichteten über eine Serie von 11 000 Fällen von Schädel-Hirn-Verletzungen, von denen 60 eine einseitige Lähmung des N. oculomotorius hatten. 48 Beobachtungen, bei denen die Okulomotoriuslähmungen Folgen eines raumfordernden Prozesses waren, wurden ausgeschieden, so daß 12 Fälle mit direkter Schädigung übrig blieben. Die linke Seite war bei 9 und die rechte bei 3 Patienten befallen. Die Lähmung war entweder vollständig oder partiell. In allen Fällen waren Pupillenfasern beteiligt, so daß die Patienten eine erweiterte, nichtreagierende Pupille, entweder mit einer vollständigen oder partiellen Lähmung hatten. Von den 12 Patienten besserte sich einer völlig von der

Tabelle 60. Verletzungen des N. oculomotorius bei 1800 Patienten mit Schädel-Hirn-Verletzung. Die Tabelle zeigt Details über teilweisen oder vollständigen Ausfall, Kombination mit anderen traumatischen Hirnnervenausfällen und Länge der Bewußtlosigkeit. (Aus HUGHES 1964)

Verletzungen des N. oculomotorius (2,6%)	
Vollständig	27,3%
Teilweise	72,7%

Kombination mit anderen traumatischen Hirnnervenschäden					
1	2	5	7	8	9, 10, 11, 12
25,2%	33,6%	16,8%	23,1%	6,3%	0,0%

Länge der posttraumatischen Bewußtlosigkeit			
Keine	Minuten	Stunden	Tage
8,4%	14,3%	14,3%	63%

Okulomotoriuslähmung, bei 2 wurde über einen Zeitraum von 2 Jahren keine Änderung gesehen und 8 zeigten eine mäßige Besserung.

KRAULAND (1980) berichtete über ein 14jähriges Mädchen, das als PKW-Insassin bei einem Auffahrunfall eine *schwere Impressionsfraktur* rechts frontal mit Ausläufern zum Schädelgrund und eine Hirnkontusion erlitten hatte und 36 h später *gestorben* war. Die *neuropathologische Untersuchung* deckte einen Riß des linken N. oculomotorius auf, sein Ende war im Schädelbasisbruch eingeklemmt. Die intrakraniellen Arterien zeigten mehrfache Innenschichtrisse mit wandständiger Thrombose und Ausriß einer Hypophysenarterie, Verletzungen, die offensichtlich bei der diagonalen Verschiebung des Schädelgrundes zustandegekommen waren. Die uhrfederartige Einrollung der mehrfach gerissenen Membrana elastica int. in den Aa. carotides cerebrales wurde auf ihre innere Spannung und die Wirkung des Blutstaues bezogen.

Wird der Nerv in der Fissura orbitalis sup. oder im Sinus cavernosus verletzt, bestehen häufig gleichzeitig andere Hirnnervenausfälle, da diese Hirnnerven durch die gleiche Fissur verlaufen. HUGHES (1964) fand in seiner Serie eine Häufigkeit von 56% mit gleichzeitigen Verletzungen des N. opticus, von 25% mit gleichzeitigen Verletzungen des N. trigeminus, und von 25% mit gleichzeitigen Verletzungen des N. facialis in den Fällen, in denen der N. oculomotorius in der Fissura orbitalis sup. oder im Sinus cavernosus verletzt war.

Verletzungen des N. oculomotorius bei einer Serie von 1800 Patienten mit Schädel-Hirn-Verletzungen, Details über teilweisen oder vollständigen Ausfall, Kombination mit anderen Hirnnervenausfällen und Länge der Bewußtlosigkeit sind in Tabelle 60 dargestellt.

Beidseitige Verletzungen des *N. oculomotorius* sind sehr selten.

Einzelheiten über das Verhalten der Pupillen bei Unterbrechung des N. oculomotorius und des N. opticus sind in Abb. 147 dargestellt.

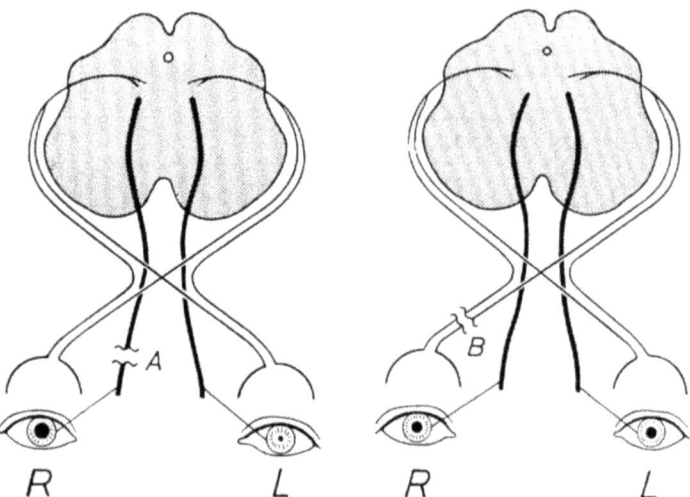

Abb. 147. Verhalten der Pupillen bei Unterbrechung des Okulomotorius (*A*) bzw. des Optikus (*B*). Die Differentialdiagnose einer traumatischen Schädigung des II. oder III. Hirnnerven ist möglich: Fehlt die direkte Lichtreaktion, liegt aber die konsensuelle vor (Beleuchtung der anderen, nicht erweiterten Pupille), besteht eine Schädigung des Optikus. Ist dagegen die direkte und die konsensuelle Lichtreaktion der erweiterten Pupille nicht vorhanden, so liegt eine traumatische Schädigung des Okulomotorius vor. (Aus KESSEL et al. 1969)

IV. Nervus trochlearis

Der *4. Hirnnerv* oder *N. trochlearis* verläßt als einziger Hirnnerv dorsale Anteile des Mittelhirn und nimmt einen langen Verlauf um das Mittelhirn herum. Er kann durch Druckwirkung oder Überstreckung traumatisch geschädigt werden, besonders in dem Teil zwischen Brücke und Kleinhirn. Blutungen können den Nerven umhüllen und zu Nekrosen infolge Druckwirkung führen. Dieser Nerv ist oft traumatisch geschädigt nach Frakturen des kleinen Keilbeinflügels in der vorderen Schädelgrube. Bei isolierter Schädigung dieses Nerven hat der Patient eine Diplopie beim Blick nach unten. Diese Störung macht sich besonders beim Heruntergehen von Treppen bemerkbar. Eine traumatische Schädigung des IV. Hirnnerven ist gewöhnlich die Folge einer retroorbitalen Blutung, kann aber auch durch Schädigung der Schlaufe des Musc. obliquus sup. bedingt sein. Der Ausriß des N. trochlearis findet sich meist an seiner Austrittsstelle aus dem Hirnstamm.

Die *Prognose* einer traumatischen Schädigung ist in der Regel wegen seiner Dünne und seines langen Verlaufes ungünstig.

V. Nervus trigeminus

Bei direkter Gewalteinwirkung gegen den Gesichtsschädel mit knöchernen Verletzungen desselben, entstehen häufig Verletzungen des *supraorbitalen Astes* des

N. trigeminus; es liegt entweder eine bloße Hautwunde oder eine Fraktur des Oberrandes der Orbita vor. RITCHIE RUSSELL (1960) fand unter 1000 Schädel-Hirn-Verletzungen 45 der genannten Art, verbunden mit Aufhebung der Berührungsempfindlichkeit von Augenlid und Stirnpartien auf der befallenen Seite. Oft sind die sensiblen Qualitäten nur teilweise geschädigt, so daß eine gewisse Rückbildung erwartet werden kann. Oft besteht bei diesen Patienten eine störende Hyperpathie in den entsprechenden Regionen des Gesichtes.

Der *infraorbitale Ast* des *N. trigeminus* kann bei Fraktur der Maxilla nach direkter Gewalteinwirkung auf den Gesichtsschädel verletzt werden. RITCHIE RUSSELL (1960) beschreibt 8 Verletzungen diesen Typs unter 1000 Schädel-Hirn-Verletzungen. Klinisch findet sich eine Anästhesie von Wange, Oberlippe, oberer Zahnreihe und des harten Gaumens. FRIEDMANN u. MERRITT (1944) beschrieben einen solchen Fall unter 430 schweren Schädel-Hirn-Verletzungen. IVY u. CURTIS (1945) sahen Verletzungen des N. infraorbitalis bei 9 von 10 Patienten mit schweren Frakturen der Maxilla, und UNGLEY u. SUGGITT (1944) bei 7 von 14 Fällen mit schweren Frakturen im Gesichtsschädelbereich.

Verletzungen des *N. mandibularis* sind bei Schädel-Hirn-Verletzungen nicht häufig, wurden jedoch nach Frakturen des horizontalen Anteiles der Mandibula beschrieben (IVY u. CURTIS 1945; JEFFERSON u. SCHORSTEIN 1955; ROWBOTHAM 1964), oder, gewöhnlich transitorisch, nach Extraktionen von Zähnen (BELL 1830; JEFFERSON u. SCHORSTEIN 1955).

Bei *schweren Trümmerfrakturen* der *Frontalknochen* mit Befallensein der *Sinus frontalis* und *ethmoideus* kann der *N. nasociliaris* geschädigt sein. JEFFERSON u. SCHORSTEIN (1955) beschrieben 6 Patienten mit solchen Störungen.

Die *isolierte Trigeminusschädigung* war im Material von WESTERMANN (1961) 4mal vorhanden, 5mal kombiniert betroffen, insgesamt 9mal = 9,1% (einmal Kombination mit dem N. acusticus und facialis, einmal verbunden mit dem N. facialis und glossopharyngeus, einmal mit Beteiligung des N. olfactorius, zweimal mit Verletzung des N. facialis).

Intrakranielle Beteiligung der *sensiblen Wurzeln*, des *Ganglion semilunare* oder *größerer Äste* ist selten (MEALY 1968). Das Ganglion semilunare oder sensible Wurzeln können bei Längsfrakturen, die über obere Anteile der Pyramide verlaufen, beteiligt sein (Abb. 148). Traumatische Schädigungen können auch bei Frakturen des Os sphenoidale in der mittleren Schädelgrube vorliegen, die das Foramen lacerum, ovale oder rotundum, einbeziehen.

Die ausführlichste und aufschlußreichste Besprechung der traumatischen Schäden des Ganglion semilunare wurde von JEFFERSON u. SCHORSTEIN (1955) gegeben (Abb. 149). Diese Autoren beschrieben 7 Fälle von penetrierenden Schädel-Hirn-Verletzungen und 2 Fälle, in denen Granatsplitter zu traumatischen Schäden des Ganglion semilunare führten. Gleichzeitig wurden 25 zusätzliche Beobachtungen aus der Literatur ausgewertet. Diese großen Serien betreffen hauptsächlich Verletzte aus den beiden Weltkriegen. SUMMER u. WIRTSCHAFTER (1979) teilten ihre Befunde einer doppelseitigen Trigeminus- und Abduzensschädigung bei einem Jungen mit einer Quetschungsverletzung des Kopfes mit.

RUSSELL u. SCHILLER (1949) führten postmortale Untersuchungen mit Leichenschädeln durch. Es zeigte sich, daß die Spitze des Os petrosum nach rückwärts und zur Mitte hin rotierte, dabei brach ein Fragment ab mit Eröffnung des Foramen lacerum, dabei die A. carotis int. freilegend und die Trigeminuswurzeln mit dem Ganglion semilunare verletzend.

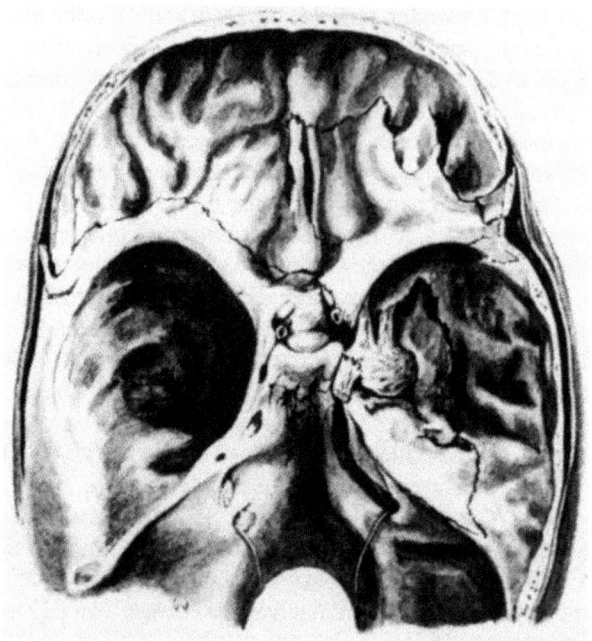

Abb. 148. Verletzung aller Äste des rechten Trigeminus und seines Stammes bei ausgedehnten Frakturen der Schädelbasis. (Aus JEFFERSON u. SCHORSTEIN 1955)

In Abb. 150a erfolgt eine schematische Darstellung der Lage der 2., 3., 4., 5. und 6. Hirnnerven und ihrer Beziehungen zur Felsenbeinspitze. (Dura mater, Sinus cavernosus usw. sind weggelassen, Abb. 150b). Zustand nach experimenteller Kompressionsfraktur. Zerrung des 6. und 5. Hirnnerven durch die Verlagerung der Felsenbeinspitze; 3. und 4. Hirnnerv, mehr median liegend, sind unversehrt. Tegmen tympani gebrochen und verlagert.

Der *ophthalmische Abschnitt* kann betroffen sein bei Verletzungen hinter dem Auge oder solchen im Sinus cavernosus, die die A. carotis int. einbeziehen oder bei Thrombosen des Sinus selbst.

Außer dem N. trigeminus können andere Hirnnerven beteiligt sein, vor allem der 6., 7. und 8. Hirnnerv.

VI. Nervus abducens

1. Einführung

Der *6. Hirnnerv* oder *N. abducens* ist häufig befallen, in 3% der Fälle *einseitig* und in 8% *doppelseitig*. Die Zahl der Abduzensschädigungen wird von WESTERMANN (1961) mit 8 Verletzungen = 0,83% angegeben, 6mal isoliert, 2mal kombiniert: einmal mit dem N. facialis, einmal mit dem N. trochlearis und N. oculomotorius.

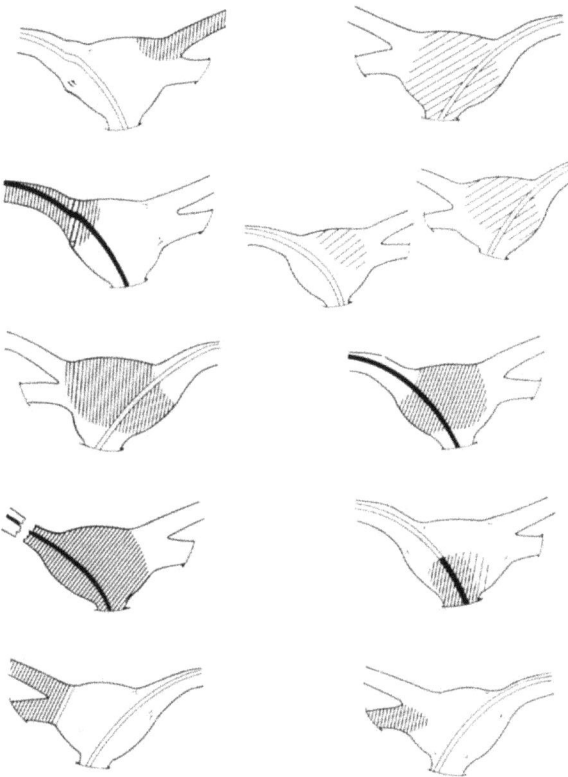

Abb. 149. Vermutliches Ausmaß der Verletzung des Ganglion semilunare Gasseri bei 11 Schädelverletzungen. Motorischer Ast *schwarz* gezeichnet, wenn verletzt. (Nach JEFFERSON u. SCHORSTEIN 1955, aus KESSEL et al. 1969)

Tabelle 61 gibt eine Übersicht über Verletzungen der Nn. oculomotorius, trochlearis und abducens bei 1800 Patienten mit Schädel-Hirn-Verletzungen, dabei erfolgt eine detaillierte Darstellung über teilweisen oder vollständigen Ausfall, Kombination mit anderen traumatischen Hirnnervenschäden und die Länge der posttraumatischen Bewußtlosigkeit.

2. Verletzungsmechanismen

Der *N. abducens* kann durch *verschiedene Verletzungsmechanismen* geschädigt werden: (1) Bei *Zusammendrücken* des *Schädels* in der *anteroposterioren Richtung* mit *Ausdehnung* im *lateralen Durchmesser*, (2) bei *Verletzungen zusammen mit dem 7. und 8. Hirnnerven* bei *Frakturen* des *Felsenbeins* oder des *Clivus*. Dabei kann der 6. Hirnnerv überstreckt oder abgerissen werden, oder einer kontusionellen (Druck-) Schädigung ausgesetzt sein, an der Stelle, an der er unter dem Lig. petroclinoideum durchzieht, (3) bei *Bewegungen* des *Hirnstammes* in seiner vertikalen Achse während einer Gewalteinwirkung kann dieser Nerv überstreckt bzw. ab- oder ausgerissen werden nach Verlassen der Pons, bevor er in die Dura

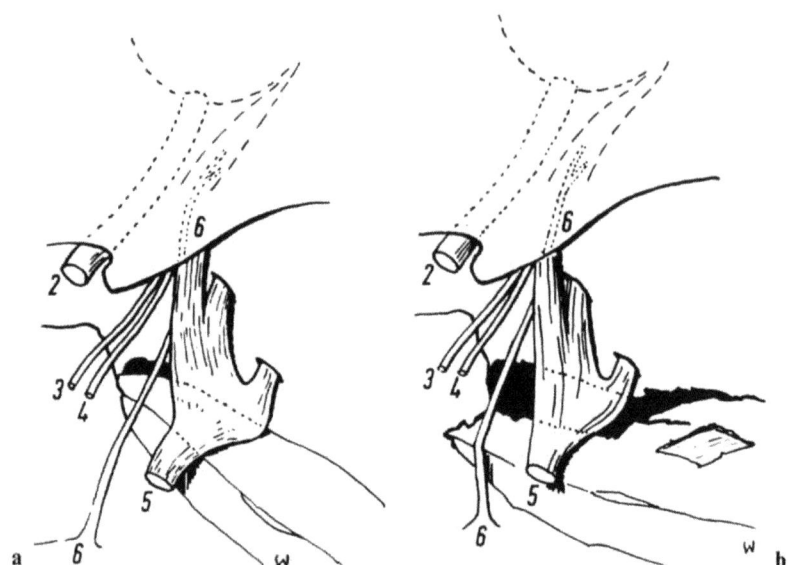

Abb. 150. a Schematische Darstellung der normalen Lage der 2., 3., 4., 5. und 6. Hirnnerven und ihrer Beziehung zur Felsenbeinspitze. (Dura mater, Sinus cavernosus, usw. weggelassen). **b** Zustand nach experimenteller Kompressionsfraktur. Zerrung des 6. und 5. Hirnnerven durch die Verlagerung der Felsenbeinspitze; 3. und 4. Hirnnerv, mehr median liegend, sind unversehrt. Tegmen tympani gebrochen und verlagert. (Aus RUSSELL u. SCHILLER 1949)

Tabelle 61. Verletzungen der Nn. oculomotorius, trochlearis und abducens bei 1800 Patienten mit Schädelhirnverletzungen. Die Tabelle zeigt Details über teilweisen oder vollständigen Ausfall, Kombination mit anderen traumatischen Hirnnervenschäden und die Länge der posttraumatischen Bewußtlosigkeit. (Aus HUGHES 1964)

Verletzungen der Nn. oculomotorius, trochlearis und abducens (1,4%)	
Vollständig	36%
Teilweise	64%

Kombination mit anderen traumatischen Hirnnervenschäden					
1	2	5	7	8	9, 10, 11, 12
44%	56%	24%	24%	12%	0%

Länge der posttraumatischen Bewußtlosigkeit			
Keine	Minuten	Stunden	Tage
20%	12%	8%	60%

Tabelle 62. Verletzungen des N. abducens bei 1800 Patienten mit Schädel-Hirn-Verletzung. Die Tabelle zeigt Details über teilweisen, vollständigen und beidseitigen Ausfall, Kombination mit anderen traumatischen Hirnnervenschäden und die Länge der posttraumatischen Bewußtlosigkeit. (Aus HUGHES 1964)

Verletzungen des N. abducens (2,7%)	
Vollständig	24%
Teilweise	76%
Beidseitig	6%

Kombination mit anderen traumatischen Hirnnervenschäden					
1	2	5	7	8	9, 10, 11, 12
22%	18%	8%	34%	30%	0%

Länge der posttraumatischen Bewußtlosigkeit			
Keine	Minuten	Stunden	Tage
8%	20%	14%	58%

mater des Clivus eintritt, (4) durch *sekundärtraumatische Schädigung* infolge *gesteigerten Schädelinnendruckes* mit *Hernienbildung*, und (5) bei *Schädigung* im *Bereich* der *Fissura orbitalis sup.;* dabei traten gleichzeitig auch Schädigungen des 3. und 4. Hirnnerven auf. Der N. abducens hat den längsten intrakraniellen Verlauf, so daß er besonders vulnerabel ist bei subarachnoidalen Blutungen, Meningitiden oder erhöhtem Schädelinnendruck allein.

Bilaterale Abduzenslähmungen wurden von SCHNEIDER u. JOHNSON (1971) sowie ROBERTS u. OWENS (1972) mitgeteilt.

Tabelle 62 zeigt die Verletzungen des N. abducens bei 1800 Patienten mit Schädel-Hirn-Verletzungen, besonders werden Details über teilweisen, vollständigen und beidseitigen Ausfall, Kombination mit anderen traumatischen Hirnnervenschäden und die Länge der posttraumatischen Bewußtlosigkeit berücksichtigt.

Einen *bilateralen Trigeminus-* und *Abduzensschaden* nach einer *Quetschung* des *Kopfes* teilten SUMMERS u. WIRTSCHAFTER (1979) mit, vgl. S. 1.

3. Klinische Befunde

Die Diagnose am bewußtseinsklaren Patienten ist einfach: (1) Es besteht *Strabismus int.*, die Augenbewegung nach außen ist unmöglich (ENGELS 1961), (2) das *Auge abduziert nicht*, wenn der *Kopf passiv von der Seite der Lähmung des 6. Hirnnerven wegbewegt wird*, und (3) das *Auge vermag nicht zu abduzieren* bei *ipsilateraler Applikation* von *kaltem Wasser*. Viele Patienten mit Lähmung des N. abducens zeigen nach etwa 4 Monaten eine spontane Besserung, wahrscheinlich bedingt durch regenerative Prozesse in den Achsenzylindern.

4. Traumatische Schäden des Bewegungsapparates der Augen

Traumatische Schäden, die den *Bewegungsapparat des Auges* betreffen, können in verschiedenen Abschnitten des Nervensystems auftreten, von der Großhirnrin-

Tabelle 63. Verletzungen des N. trigeminus bei 1800 Patienten mit Schädel-Hirn-Verletzung. Die Tabelle zeigt Details über Typen der einwirkenden Gewalt, Kombination mit anderen Hirnnervenschäden und die Länge der posttraumatischen Bewußtlosigkeit. (Aus HUGHES 1964)

Verletzungen des N. trigeminus (3,6 %)	
Direkte Verletzungen oberflächlicher Äste bei offenen und geschlossenen Schädel-Hirn-Verletzungen	37%
Penetrierende Schädel-Hirn-Verletzungen	6,0%
Wahrscheinliche Beteiligung in Schädelfrakturen	24,6%
Oberflächlich, ohne erkennbare Ursache	24,6%
Intrakraniell, ohne erkennbare Ursache	7,7%

Kombination mit anderen traumatischen Hirnnervenschäden					
1	2	3, 4, 6	7	8	9, 10, 11, 12
38,5%	20,0%	27,7%	30,8%	18,5%	0%

Länge der posttraumatischen Bewußtlosigkeit			
Keine	Minuten	Stunden	Tage
12,3%	26,0%	13,8%	47,7%

de bis zu den Augenmuskeln. Sie können primärtraumatischer Natur sein als Folge einer direkten Einwirkung einer Gewalt oder sekundärtraumatischer infolge Hirnödem, Massenverschiebungen des Gehirns, Thrombose des Sinus cavernosus, oder Carotis-cavernosus-Fisteln etc.

TURNER (1943) fand 45 Augenmuskellähmungen unter 1550 Fällen von Schädel-Hirn-Verletzungen und Ritchie RUSSELL (1960) berichtete über Augenmuskellähmungen bei 3% von gedeckten Schädel-Hirn-Verletzungen. HUGHES (1964) berichtete folgende Prozentsätze bei Patienten mit gedeckten Schädel-Hirn-Verletzungen: in 2,3% Lähmungen des 3. Hirnnerven, in 2,7% Lähmungen des 6. Hirnnerven und in 1,4% kombinierte Lähmungen der 3. und 6. Hirnnerven. Lediglich ein Fall von Lähmung des 4. Hirnnerven kam vor. Der 6. Hirnnerv war am häufigsten beidseitig befallen. In einer Serie von 1000 Augenmuskellähmungen der verschiedensten Ursachen fand HUGHES (1964) 34 Patienten mit traumatischen Lähmungen des 3. Hirnnerven, 55 Patienten mit traumatischen Lähmungen des 6. Hirnnerven, und 23 isolierte Lähmungen des 4. Hirnnerven.

Tabelle 63 zeigt Einzelheiten bei 1800 Patienten mit Schädel-Hirn-Verletzungen, die eine Beteiligung des N. trigeminus aufweisen. Es sind die Typen der einwirkenden Gewalt, Kombination mit anderen Hirnnervenschäden und die Länge der posttraumatischen Bewußtlosigkeit dargestellt.

Läsionen des *N. oculomotorius, N. trochlearis* und *N. abducens* wurden beschrieben von RUCKER (1966), SCHNEIDER u. JOHNSON (1971), ROBERTS u. OWENS (1972) sowie ROBERTS (1976)

VII. Nervus facialis und statoacusticus

Der *7. Hirnnerv* oder *N. facialis* und der *8. Hirnnerv* oder *N. statoacusticus* werden häufig verletzt. Die entsprechende Literatur ist die reichhaltigste von allen traumatischen Hirnnervenschäden. Verletzungen des 7. und 8. Hirnnerven sind im allgemeinen mit Frakturen des Schläfenbeins vergesellschaftet.

Der N. facialis kann auf seiner gesamten Verlaufsstrecke verletzt werden, am häufigsten jedoch im Schläfenbein. Der Nerv kann überstreckt, gerissen, geprellt, oder durch Knochensplitter komprimiert sein.

Kasuistiken und *Serien* von *traumatischen Schäden* des *N. facialis* wurden veröffentlicht von TURNER (1944), MCHUGH (1959), THORBURN (1959), MIELKE (1960), RITCHIE RUSSELL (1960), JEFFERSON (1961), WESTERMANN (1961), POTTER (1964), DARVEY (1965), BOENNINGHAUS (1966), HOUGH u. STUART (1968), MEALY (1968), TOS (1971), JONKEES (1972), MITCHEL u. STONE (1973), KARNIK et al. (1975) sowie POTTER u. BRAAKMAN (1976).

Traumatische Schäden des *N. facialis* finden sich bei etwa 3% aller schweren Schädel-Hirn-Verletzungen. Etwa 1/5 aller Patienten mit Blutungen aus einem Ohr zeigen eine Fazialisschwäche auf der gleichen Seite. Ein- oder beidseitige Taubheit wird in etwa 8% von Patienten mit schweren Schädel-Hirn-Verletzungen gefunden (RITCHIE RUSSELL 1960). Die Fraktur zieht normalerweise nur das Innenohr in Mitleidenschaft. Teilschäden können die Folge ausgedehnter Weichteilschäden im Gesichtsbereich mit Ödembildung sein (DARVEY 1965). Häufig ist der N. facialis geschädigt bei Frakturen in der mittleren Schädelgrube, die die Felsenbeinregion und den Warzenfortsatz betreffen. Das Felsenbein des Schläfenbeins ist besonders häufig von Frakturen betroffen. Es kann sich um Längs-, Quer- oder vertikale Frakturen handeln. Querfrakturen verlaufen in einem rechten Winkel zur Längsachse der Pyramide der Pars petrosa, sie sind häufig Folge von Gewalteinwirkung gegen das Okziput. Andere Frakturen betreffen den Meatus acusticus int. und das knöcherne Labyrinth. Diese Frakturen sind mit Lähmungen der 7. und 8. Hirnnerven in etwa 50% vergesellschaftet. Ein Hämatotympanon ist häufig. Querfrakturen kommen in etwa 10–30% aller Frakturen des Os petrosum vor (TOS 1971). Längsbrüche der Pyramide des Os petrosum sind häufig und nehmen etwa 70–90% aller Frakturen des Os temporale ein (HOUGH u. STUART 1968). Die 7. und 8. Hirnnerven sind bei diesen Frakturen oft nicht betroffen, da sie gewöhnlich hinter der Frakturlinie liegen. Sie sind jedoch vergesellschaftet mit Unterbrechung der knöchernen Leitfähigkeit des Ohres (HOUGH u. STUART 1968; THORBURN 1957). Schrägfrakturen heilen schlecht und kommen häufig mit Liquorfisteln vor.

Tabelle 64 zeigt Einzelheiten der Verletzungen des N. facialis bei 1800 Patienten mit Schädel-Hirn-Verletzungen. Es finden sich Details über teilweisen, vollständigen oder verzögerten Ausfall, Lokalisation und Typ der Frakturen, Kombination mit anderen traumatischen Hirnnervenschäden und die Länge der posttraumatischen Bewußtlosigkeit.

Die Fazialisparese tritt am häufigsten nach Schädeltraumen auf. BRUHN fand sie in 7%, GLASER-SKARPE in 17,7%, MATTI in 20%, SCHOLL in 24,4%. In der Serie von WESTERMANN (1961) war der Fazialis in 38 Fällen = 3,85% der meistverletzte Nerv; 14mal wurde eine Mitverletzung anderer Hirnnerven ange-

Tabelle 64. Verletzungen des N. facialis bei 1800 Patienten mit Schädel-Hirn-Verletzungen. Die Tabelle zeigt Details über teilweisen, vollständigen und verzögerten Ausfall, Lokalisation und Typ der Frakturen, Kombination mit anderen traumatischen Hirnnervenschäden und die Länge der posttraumatischen Bewußtlosigkeit. (Aus HUGHES 1964)

Verletzungen des N. facialis (4,7%)	
Teilweise	57%
Vollständig	30,5%
Verzögert	12,5%

Lokalisation der Fraktur				
Keine Fraktur	Fissur der Schädelkalotte	Basal	Impressionsfraktur	Trümmerfraktur
43,3%	26,9%	19,9%	9,3%	15,2%

Kombination mit anderen traumatischen Hirnnervenschäden						
1	2	3, 4, 6	5	8 Mittelohr	8 Inneres Ohr	9, 10, 11, 12
19,9%	10,5%	23,4%	11,7%	39,8%	11,7%	0%

Länge der posttraumatischen Bewußtlosigkeit			
Keine	Minuten	Stunden	Tage
5,0%	20,0%	22,2%	52,8%

troffen (3mal N. opticus, 3mal N. acusticus, 3mal N. oculomotorius, 2mal N. trigeminus, einmal N. abducens, einmal N. trigeminus und glossopharyngeus, einmal N. trigeminus-acusticus).

Tabelle 65 zeigt Einzelheiten der Verletzungen des N. statoacusticus bei 1800 Patienten mit Schädel-Hirn-Verletzungen. Es finden sich Details über teilweisen, vollständigen und beidseitigen Ausfall, Lage der Fraktur, Kombination mit anderen traumatischen Hirnnervenschäden und die Länge der posttraumatischen Bewußtlosigkeit.

Tabelle 66 zeigt Einzelheiten über Verletzungen des N. statoacusticus mit Taubheit bei 1800 Patienten mit Schädel-Hirn-Verletzungen. Sie zeigt die Häufigkeit von Liquorfluß aus dem Ohr, Meningitis, die Lokalisation der Fraktur, die Länge der posttraumatischen Bewußtlosigkeit und die Kombination mit anderen traumatischen Hirnnervenschäden.

Etwa 50% der Längsbrüche des Felsenbeins und 25% der Querbrüche haben eine Beteiligung des N. facialis zur Folge (KARNIK et al. 1975). Befindet sich die Schädigung proximal des Ursprungs der Chorda tympani, so besteht ein Geschmacksverlust an den vorderen zwei Dritteln der Zunge auf der korrespondierenden Seite.

TURNER (1944) berichtete über 70 Fälle, von denen 26 eine sofortige Lähmung, 34 Patienten eine Lähmung 2–8 Tage nach der Gewalteinwirkung (einmal

Tabelle 65. Verletzungen des N. statoacusticus mit Beteiligung des inneren Ohres bei 1800 Patienten mit Schädel-Hirn-Verletzungen. Die Tabelle zeigt Details über teilweisen, vollständigen und beidseitigen Ausfall, Lage der Fraktur, Kombination mit anderen traumatischen Hirnnervenschäden und die Länge der posttraumatischen Bewußtlosigkeit. (Aus HUGHES 1964)

Die Beteiligung des inneren Ohres bei Verletzungen des N. statoacusticus (1,5%)	
Teilweise	37,0%
Vollständig	62,9%
Beidseitig	7,4%

Lokalisation der Fraktur		
Keine	Basal	Schädeldach
40,7%	7,4%	52,6%

Kombination mit anderen traumatischen Hirnnervenschäden					
1	2	3, 4, 6	5	7	9, 10, 11, 12
29,6%	3,7%	7,4%	11,1%	33,3%	0%

Länge der posttraumatischen Bewußtlosigkeit			
Keine	Minuten	Stunden	Tage
0%	11,2%	33,3%	55,3%

Tabelle 66. Verletzungen des N. statoacusticus mit Taubheit bei 1800 Patienten mit Schädel-Hirn-Verletzungen. Die Tabelle zeigt die Häufigkeit von Liquorfluß aus dem Ohr, Meningitis, die Lokalisation der Fraktur, die Länge der posttraumatischen Bewußtlosigkeit und die Kombination mit anderen traumatischen Hirnnervenschäden. (Aus HUGHES 1964)

Taubheit bei Beteiligung des N. statoacusticus (7,3%)	
Liquorfluß aus dem Ohr	20,2%
Meningitis	18,5%
Rekurrent	5,2%

Lokalisation der Fraktur		
Keine	Basal	Schädeldach
35%	21%	44%

Länge der posttraumatischen Bewußtlosigkeit			
Keine	Minuten	Stunden	Tage
5,2%	24,0%	26,2%	44,6%

Kombination mit anderen traumatischen Hirnnervenschäden					
1	2	3, 4, 6	5	7	9, 10, 11, 12
16,5%	1,5%	12,7%	9,0%	24,7%	0%

doppelseitig) aufwiesen. Das späte Auftreten wird mit reaktiven Prozessen in der sich organisierenden Blutung oder auch mit Nachblutungen erklärt. Allgemein zeigen sofortige Lähmung eine relativ gute Besserung innerhalb weniger Wochen, während die späteren Lähmungen eine schnelle und vollständige Rückbildung zeigen.

Die Fazialisparese kann sofort oder nach einem Intervall auftreten, auch können Mischformen aus beiden vorliegen. Der primärtraumatische Typ ist die Folge einer direkten Zusammenhangstrennung durch Überdehnung oder Zerstörung durch Knochensplitter.

Eine *traumatische Spätbeteiligung des N. facialis* wird bei etwa 12% der Patienten beobachtet (MEALY 1968). Sie entwickelte sich durchschnittlich 5–7 Tage nach der Gewalteinwirkung und ist wohl auf Ödembildung im oder um den Nerven bedingt. Sie kann aber in einzelnen Fällen schon nach einem Tag vorhanden sein, aber auch erst 2 Wochen später auftreten (POTTER 1969). Als Ursachen kommen in Frage: Anschwellung des Nerven innerhalb seiner bindegewebigen Hülle (JONGKEES 1972), Schädigung der umgebenden Gefäße, Kompression des Nerven durch ein Hämatom (JEFFERSON 1961), oder Ausbildung eines Ödems. Obwohl die Struktur des Nerven primärtraumatisch nicht geschädigt ist, vermag eine anhaltende Kompression schließlich doch zu funktionellen Störungen und auch morphologischen Dauerschäden zu führen.

Die Rückbildung ist normalerweise nach 3 Monaten abgeschlossen. Nach PUVANENDRAN et al. (1977) gehen 50% der Spätlähmungen des N. facilais mit Frakturen einher, davon waren 12% Querfrakturen und 88% Längsfrakturen.

Vollständige Rückbildung der Schäden zeigt sich bei etwa 75% der Patienten, teilweise Rückbildung bei 15%, und bei den restlichen 10% bestehen Dauerlähmungen (MCHUGH 1959).

Bei schweren Schädel-Hirn-Verletzungen bei Kindern war der N. facialis in 21% geschädigt (MITCHEL u. STONE 1973). Bei der Hälfte dieser Patienten lag die Schädigung unmittelbar nach der Gewalteinwirkung vor, bei der anderen Hälfte trat sie nach einem Intervall auf.

Isolierte Statoakustikusschädigungen werden als selten bezeichnet. WESTERMANN (1961) konnte sie 14mal = 1,42% nachweisen, wobei 8mal eine Kombination mit anderen Hirnnerven angetroffen wurde (3mal N. facialis, 2mal N. opticus, einmal N. facialis und N. trigeminus, einmal N. oculomotorius, einmal N. trochlearis).

VIII. Nervus glossopharyngeus, vagus, accessorius und hypoglossus

1. Einführung

Der *9. Hirnnerv* oder *N. glossopharyngeus*, der *10. Hirnnerv* oder *N. vagus* und der *11. Hirnnerv* oder *N. accessorius* verlaufen zusammen mit der *V. jugularis int.* durch das *Formaen jugulare*. Etwas medial zum Foramen jugulare liegt das *Foramen hypoglosseum*, durch das der *12. Hirnnerv* oder der *N. hypoglossus* zieht.

WESTERMANN (1961) gelang einmal der Nachweis eines isolierten Glossopharyngeusausfalles = 0,1 %. In diesem Falle war aber eine Kombination mit dem N. facialis und trigeminus vorhanden. Die selten zu beobachtende Lähmung der Vagusgruppe mag ihre Ursache darin finden, daß meist Verletzungen der Medulla oblongata vorliegen, die für gewöhnlich tödlich ausgehen.

Über *Beobachtungen* von *traumatischen Schäden* des *N. vagus, N. accessorius* und *N. hypoglossus* bei *Schädelbasisfrakturen* berichtete STIERLIN (1900).

Traumatische Schäden des *N. accessorius* und *N. hypoglossus* teilten BOURGUET et al. (1972) mit.

2. Traumatische Lähmungen der Hirnnerven IX–XII

Traumatische Lähmungen der *Hirnnerven IX–XII (Collet-, Collet-Sicard- oder Vernet-Syndrom):* Bei Fraktur der hinteren Schädelgrube können die 4 letzten Hirnnerven einzeln oder gemeinsam verletzt sein.

Eine *extrakranielle Verletzung* der *4 letzten Hirnnerven*, die durchaus größere Gefäße unverletzt lassen kann, wurde nach *Schuß-* und *Granatsplitterverletzung* (COLLET 1915; SICARD 1917; VERNET 1917; POLLOCK 1920; NEW 1923; MOHANTY et al. 1973) sowie nach *Kopfsprung in flaches Wasser* und *Aufschlag auf den Scheitel* mit *Frakturen* der *hinteren Schädelgrube* (GALAND 1932) beschrieben. Diese Frakturen können sowohl nach Gewalteinwirkung auf den Scheitel, also von oben, entstehen, als auch nach Sturz auf die Füße oder das Gesäß, also von unten, durch Fortleitung der einwirkenden Kraft in der Körperlängsachse. Die einseitige Lähmung des 9.–12. Hirnnerven wird als *Collet-, Collet-Sicard-* oder *Vernet-Syndrom* bezeichnet.

Eine zusammenfassende Darstellung erfolgte durch FISHBONE (1976).

3. Klinische Befunde

Die *Lähmung* der *letzten 4 Hirnnerven* führt zu *folgenden klinischen Ausfällen:* (1) *N. glossopharyngeus:* Schluckbeschwerden, verursacht durch Verlust der Empfindung auf einer Seite des Pharynx und Lähmung der pharyngealen Muskulatur; Verlust der Geschmacksempfindung im hinteren Drittel der Zunge; (2) *N. vagus:* Lähmung einer Hälfte des Gaumens und eines Stimmbandes (heisere Stimme); (3) *N. accessorius:* Lähmung des Musc. sternocleidomastoideus und Schwäche des M. trapezius; und (4) *N. hypoglossus:* Atrophie und Lähmung einer Zungenhälfte, mit Abweichung der Zunge zur geschädigten Seite beim Herausstrecken. Zusätzliche Symptome können vorliegen, die die Folge von Verletzungen von Strukturen in der unmittelbaren Nachbarschaft sind, wie die der A. carotis int., V. jugularis int., N. facialis usw.

N. Gewebeschäden der Hypophyse und des Hypothalamus bei Schädel-Hirn-Verletzungen

I. Historisches

Zunächst wurden nur vereinzelte kasuistische Mitteilungen gemacht (MADELUNG 1904; MARANON u. PINTOS 1916; REVERCHON et al. 1921). VERRON (1921) berichtete über einen 50jährigen Patienten (Fall 4), der aus etwa 12 m von einem Gerüst herabstürzte und dann auf einen Baum fiel. Es bestand keine Bewußtlosigkeit. Die *feingewebliche Untersuchung* des 19 Tage später verstorbenen Patienten zeigte eine Nekrose im Hypophysenstiel. Weitere Untersuchungen über die geweblichen Veränderungen der Hypophyse nach Gewalteinwirkung gegen den Kopf stammen von PORTA (1931) aus dem Wiener Gerichtsmedizinischen Institut. Der Autor kam nach der Aufarbeitung von 35 Fällen zu dem Ergebnis, daß makroskopische und mikroskopische Veränderungen ziemlich selten seien, selbst bei Vorliegen von ausgeprägten Schädelfrakturen, eine Auffassung, die nicht aufrecht erhalten werden kann. Fragen der Verletzungsmechanik wurden von diesem Autor nicht erörtert.

Obwohl relativ wenige Arbeiten sich mit den *traumatischen Schäden* der *Hypophyse* befassen, sind sie entgegen allgemeiner Vorstellung außerordentlich häufige Ereignisse. Das ist umso überraschender, als klinische Fälle von posttraumatischer Hypophyseninsuffizienz selten zu sein scheinen.

II. Anatomische Vorbemerkungen

Der Boden des Zwischenhirns an der Basis des Großhirns zeigt als wesentliche anatomische Strukturen die Corpora mammillaria, das Infundibulum mit der Hypophyse und das Chiasma opticum (Abb. 151–153). Unmittelbar vor der Substantia perforata post. liegen die paarigen Copora mamillaria. Vor ihnen befindet sich eine trichterförmige Ausziehung des Bodens des Zwischenhirns, das Infundibulum. An dem trichterförmigen Rohr hängt die Hypophyse. Das trichterförmige Rohr wird auch als der Hypophysenstiel bezeichnet. Die kegelförmige Ausweitung des Trichters ist an dessen Hinterfläche vorgebuchtet: Tuber cinereum. Vor dem Infundibulum folgt das Chiasma opticum, die Kreuzung der Sehnerven, das den Boden vorderer Anteile des Zwischenhirnbodens bildet. Die runden Nervi optici, mit den Augen verbunden, bilden unter einem stumpfen Winkel das Chiasma opticum, aus dem nach posterior die Tractus optici austreten. Sowohl die Nervi als auch die Tractus optici und das Chiasma opticum sind sowohl nach ihrer Entwicklungsgeschichte als auch mikroskopischen Struktur zentrale weiße Substanzen des Gehirns und nicht periphere Nerven, obwohl sie so auszusehen scheinen.

Die *Hypophysis cerebri (Glandula pituitaria)* oder kurz *Hypophyse* genannt, ist ein Organ von wechselnder Form, am ehesten an eine Walzenform erinnernd. Sie liegt in der Sella turcica außerhalb der Dura mater, die sich zwischen den

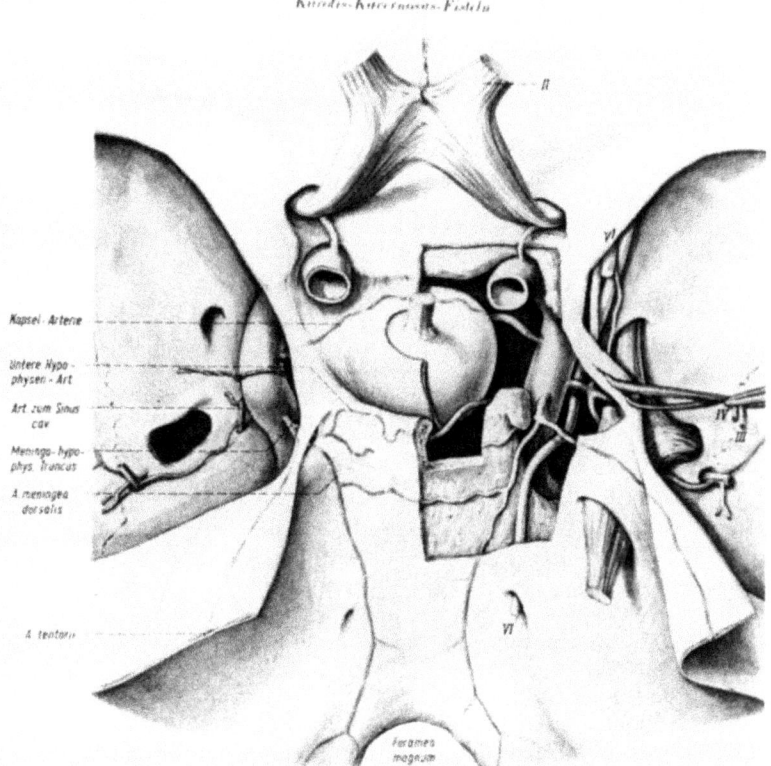

Abb. 151. Schematische Darstellung der Anatomie der Hypophysengegend. Beiderseits ist der Sinus cavernosus eröffnet worden. Man beachte den Abgang kleinerer Äste aus der A. carotis int., die mit der Gegenseite anastomosieren. (Aus PARKINSON 1964)

Processus clinoidei ant. und post. wie ein Vorhang über der Fossa hypophyseos erstreckt und eine runde Öffnung für den Durchtritt des Stieles der Hypophyse aufweist (Diaphragma sellae). Die Hypophyse ist durch diesen kurzen Stiel mit dem Infundibulum verbunden, in das sich der Recessus infundibuli des III. Ventrikels erstreckt. Der Hypophysenstiel selbst weist kein Lumen auf.

An der *Hypophyse* lassen sich *makroskopisch* ein *vorderer größerer* und ein *hinterer kleiner Anteil erkennen*, der sog. *Vorderlappen oder Lobus ant.* und der *Hinterlappen oder Lobus post.* Zwischen beiden Lappen der Hypophyse liegt eine schmale *Zwischenschicht*, der sog. *Zwischenlappen, Pars intermedia*. Die Zone bildet die bei einem Sagittalschnitt unterschiedlich sich ausdehnende Grenze zwischen dem Vorder- und Hinterlappen. Aufgrund ihrer Entwicklungsgeschichte und anatomischen Struktur sind beide Lappen sehr verschieden. Der Hinterlappen kann mit dem Infundibulum als ein ausgestülpter Teil des Zwischenhirnbodens angesehen werden, daher wird dieser Teil auch als Neurohypophyse bezeichnet. Dieser Anteil enthält Nervenfasern und Neuriten von im Tuber cinereum und Hypothalamus gelegenen Zellgruppen. Die besonders differenzier-

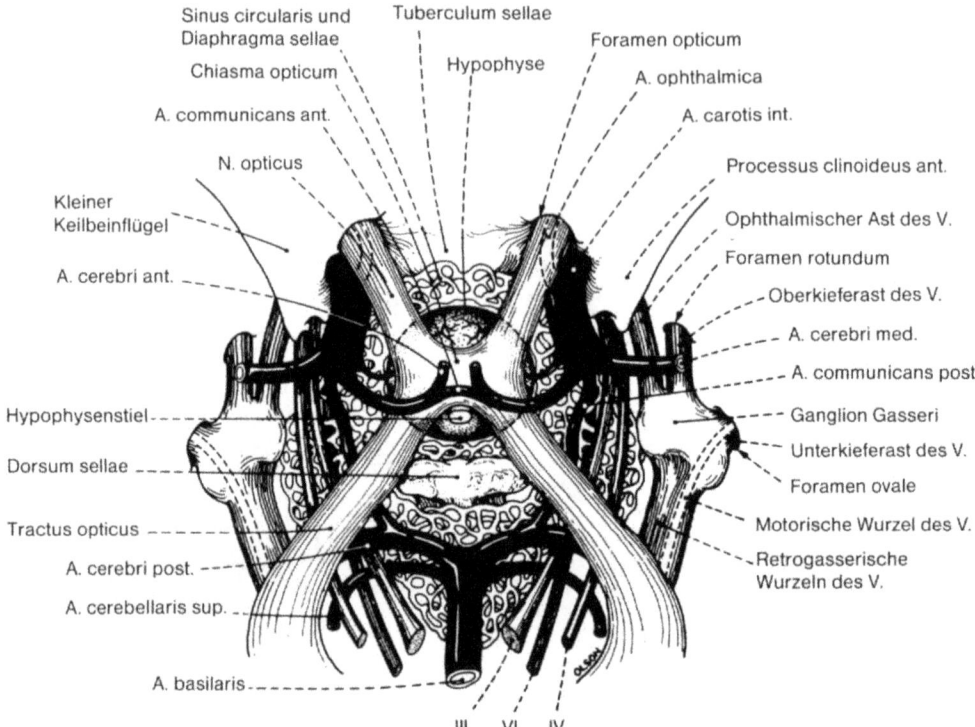

Abb. 152. Schematische Darstellung der Hypophysenregion, nachdem das Gehirn entfernt wurde, beim Blick von oben. Die anatomischen Beziehungen zwischen Hypophyse, Hirnnerven und den Aa. carotides sind dargestellt. (Aus SCHNEIDER et al. 1982)

ten Neurogliazellen werden auch als *Pituizyten* bezeichnet. Der Vorderlappen hat sich aus ausgestülptem Epithel des Daches der Mundbucht, der sog. Rathke-Tasche entwickelt. Dieses ausgestülpte Epithel wandelt sich in Epithelstränge und -knoten um, die weite Kapillaren enthalten, es ist die *Adenohypophyse*. Im *Hypophysenzwischenlappen* lassen sich Reste des ursprünglichen Hohlraumes der Rathke-Tasche nachweisen.

Die Hypophyse wird von Arteriensystemen versorgt, die miteinander Anastomosen bilden (Abb. 154, 155). Die A. hypophyseos inf. ist ein Ast der A. carotis int. im Sinus cavernosus, sie tritt an die Unterfläche des Hinterlappens und bildet in ihm Verzweigungen, dringt aber auch noch in den Zwischen- und Vorderlappen. Der Vorderlappen und der Stiel sowie das Infundibulum werden im wesentlichen von der A. hypophyseos sup. versorgt, die an beiden Seiten aus der A. carotis int. nach ihrem Durchtritt durch die Dura mater und aus der A. communicans post. des Circulus arteriosus cerebri Willisii entspringen. Die Venen bestehen, in einem oberflächlich gelegenen Netzwerk, dessen Abflüsse sich in den Sinus circularis und auch direkt in den Sinus cavernosus ergießen.

Die Hypophyse besitzt eine dünne bindegewebige Kapsel, die mit dem Periost der Sella turcica durch eine Lage lockeren Bindegewebes verbunden ist, die von

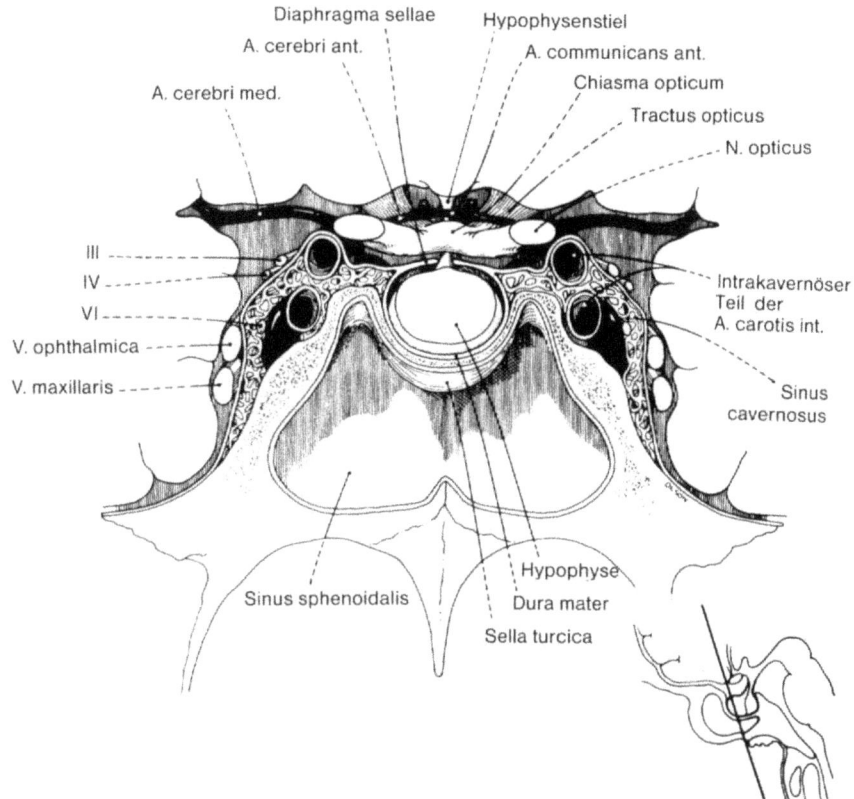

Abb. 153. Schematische Darstellung der anatomischen Beziehungen zwischen Hypophyse, Hirnnerven und dem Sinus cavernosus, wie er sich bei einer Schnittführung durch die Sella turcica, wie in der kleineren Darstellung rechts unten im Bild dargestellt ist, zeigt. (Aus SCHNEIDER et al. 1982)

zahlreichen dünnwandigen Venen durchzogen wird. Rechts und links der Hypophyse liegt die dünne Wandung des Sinus cavernosus, die gewöhnlich etwas eingebuchtet ist.

Beobachtungen und *Serien* von *traumatischen Schäden* der *Hypophyse* stammen von MADELUNG (1904), SCHMID (1914), MARANON u. PINTOS (1916), VERRON (1921), BERBERICH (1926), REVERCHON et al. (1921, 1923), PORTA (1931), KRAUSE (1933), GROSS (1940), WOLMAN (1956), WITTER u. TASCHER (1957), DANIEL et al. (1959), WANKE u. KRICKE (1960), GOLDMAN u. JACOBS (1960), ALTMAN u. PRUZANSKI (1961), DANIEL u. TREIP (1961, 1966, 1976), BOLTZ u. SKALA (1962), ADAMS u. CONNOR (1966), CEBALLOS (1966), KORNBLUM u. FISHER (1969), CROMPTON (1971, 1975), BEVILACQUA u. FORNACIARI (1975), GRIFFIN et al. (1976), DRESE (1978), ESS u. WELLER (1979), SALTI et al. (1979), GLÖCKNER u. FRANZ (1981).

III. Einteilung der Schäden

Die *Hypophyse* kann durch *verschiedene Mechanismen geschädigt* werden: (1) *Gesteigerter intrakranieller Druck*, sei er nun Folge eines *einseitigen raumfordern-*

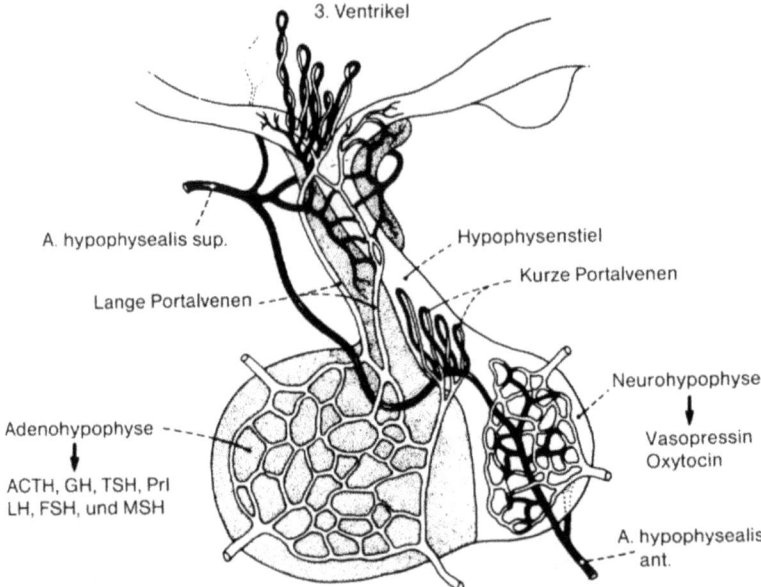

Abb. 154. Schematische Darstellung der Gefäße des Hypothalamus und der Hypophyse. (Aus SCHNEIDER et al. 1982)

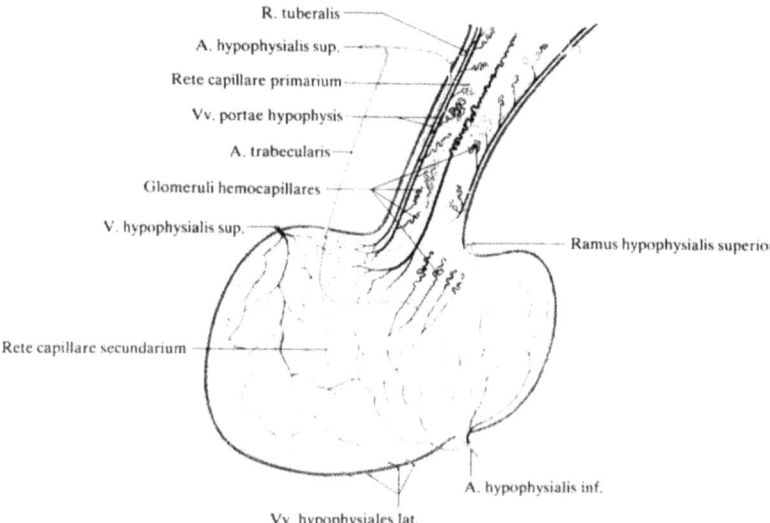

Abb. 155. Vasa sanguinea hypophysis (schematisch). (Nach XUEREB et al. 1954, sowie DUVERNOY et al. 1971, aus LANG 1979)

den Prozesses, wie *epiduralem* oder *subduralem Hämatom*, oder Folge einer *generalisierten Hirnschwellung*, führt zu anhaltender Druckwirkung auf das Organ (KRAUSE 1933; WOLMAN 1956). Wir wissen wenig über den Einfluß nichttraumatischer raumfordender Prozesse auf der Hypophyse. Vergleichende Untersuchungen von Hypophysenschäden nach traumatischer Gewalteinwirkung und solchen nach nichttraumatischen Prozessen, wie Hirntumoren und Massenblutungen liegen m. E. nicht vor. (2) *Geburtstraumatische Schäden* können die *Hypophyse* mit einbeziehen (BERBERICH 1926). (3) Die *Hypophse* kann bei *Frakturen* der *Schädelbasis traumatisch geschädigt* sein (GLÖCKNER u. FRANZ 1981). (4) *Schußverletzungen* können *traumatische Schäden* der *Hypophyse* zur Folge haben (SALTI et al. 1979). (5) Die *Hypophyse* kann als *Folge verschiedener primär-* und/oder *sekundärtraumatischer Schäden* als *Folge verschiedener Typen* von *Gewalteinwirkung* aus *verschiedenen Vektorrichtungen* geschädigt sein. In zukünftigen Arbeiten wird man den verschiedenen Typen von Gewalteinwirkungen, die aus verschiedenen Vektorrichtungen erfolgen, mehr Beachtung schenken müssen. In den bisher veröffentlichten Serien wurden die traumatischen Hypophysenschäden lediglich in Serien „von Schädel-Hirn-Verletzungen" ohne weitere Angaben veröffentlicht, ein Vorgehen, das in modernen Arbeiten nicht mehr statthaft ist.

Wir unterscheiden Gewebeveränderungen in den *weichen Häuten*, im *Hypophysenstiel* und im *Vorder-* und/oder *Hinterlappen*. Es kommen *Blutungen und Nekrosen*, auch *hämorrhagische Nekrosen* vor.

IV. Akute Blutungen in Adenome der Hypophyse

Akute Blutungen in *Adenome* der *Hypophyse* wurden seit der ersten Beschreibung durch BLEIBTREU im Jahre 1905 in mehr als 200 Beobachtungen beschrieben (ROSENBAUM et al. 1977). Sie werden in der Literatur auch wenig glücklich als *Hypophysenapoplexie* bezeichnet. In einigen Fällen wurden als *auslösende Ursachen* auch *Gewalteinwirkungen* angeführt (VAN WAGENEN 1932). Daneben wurden *Arteriographien* angeschuldigt (DAWSON u. KOTHANDARAN 1972; STEIMLE et al. 1974; ROSENBAUM et al. 1977). Man sollte den Terminus Hypophysenapoplexie für traumatische Schäden vermeiden.

VAN WAGENEN (1932) berichtete über einen 28jährigen Patienten, der wegen Blindheit des linken Auges und nachlassenden Sehvermögens des rechten überwiesen worden war. Der Patient hatte etwa 5 ½ Monate früher einen Faustschlag gegen das linke Auge erhalten. Er war für kurze Zeit benommen ohne aber weitere Beschwerden zu haben. Das periorbitale Gewebe war geschwollen und das Lid konnte für einige Tage nicht geöffnet werden. In den nächsten 5–6 Wochen stellte sich völlige Blindheit ein. Er hatte keine Kopfschmerzen. Er zeigte keine Zeichen die auf eine Akromegalie hinwiesen. Die neurologische Untersuchung war völlig normal mit Ausnahme der ophthalmologischen Befunde. Beide Pupillen waren erweitert, gleich groß und rund. Die Reaktion auf Licht war auf der linken Seite abwesend, rechts normal. Beide Papillen zeigten eine ausgeprägte Abblassung. Links bestand völlige Blindheit, rechts war das temporale Gesichtsfeld verloren gegangen. *Röntgenaufnahmen des Schädels* ergaben eine ausgeprägte Vergrößerung der Sella turcica. Bei einem operativen Eingriff wurden 10 ccm Flüssigkeit aus einem Hypophysenadenom entfernt. Es war zu einer Blutung in den langsam wachsenden Tumor durch den Faustschlag auf das linke Auge gekommen.

V. Auswahl aus in der Literatur mitgeteilten Serien

PORTA (1931) berichtete über pathologische Veränderungen der Hypophyse nach schweren Gewalteinwirkungen. In einigen Fällen ließen sich die Verletzungen der Hypophyse mit bloßem Auge beobachten. In 2 seiner Fälle war es nicht der Hypophysenkörper, der eine Verletzung erlitten hatte, sondern beim Unfallmechanismus war infolge Zugwirkung eine Abreißung des Hypophysenstiels von seinem Ansatz, bzw. nahe am Hypophysenkörper erfolgt. In einem der Fälle war neben der Verletzung der Hypophyse auch eine Zerreißung des linken Tractus opticus erfolgt. In einem 3. Fall, bei dem eine vollständige Zertrümmerung des Schädelgrundes und des Türkensattels vorlag, bestand eine ausgedehnte Quetschungszone und eine höchstwahrscheinlich von einem Knochensplitter, der die Hypophyse verletzt hatte, herrührende Läsion desselben. Der Hypophysenstiel war intakt. Im 4. Fall, in dem es zur kompletten Fraktur sämtlicher Knochen des Gewebes und des linken Schläfenbeines gekommen war, sah man im Zentrum des Hypophysenkörpers eine hirsekerngroße Höhle, die von dünnflüssigem, blutig tingiertem Serum gefüllt und von einem hämorrhagischen Hof umgeben war. Im letzten Fall schließlich handelte es sich um eine im vorderen Anteil der Hypophyse gelegene, scharf begrenzte Quetschungszone.

KRAUSE (1933) untersuchte die Hypophyse mit Stiel bei 150 Patienten, die infolge chronischen Hirndruckes verstorben waren. Er fand häufig nekrobiotische Veränderungen im Hypophysenzwischenhirnsystem, bei dem sämtliche Teile dieses Systems betroffen sein können. Am häufigsten befallen ist der durch den Druck am stärksten in Mitleidenschaft gezogene Hypophysenstiel und besonders seine Abgangsstelle vom Hinterlappen, weit seltener der viel besser geschützte Vorderlappen.

Die Ursache der nekrobiotischen Veränderungen im Hypophysenstiel sieht KRAUS zurecht in erster Linie in mechanischen Momenten, die durch den Druck bedingt sind. Häufig findet sich auch bei langer und intensiver Druckeinwirkung eine starke ödematöse Schwellung des Hypophysenstiels, die demselben eine plumpe, kegelförmige Gestalt verleiht.

Erst 1959 unternahmen DANIEL et al. eine Darstellung des Problems, wobei sie auf die traumatische Nekrose des Hypophysenvorderlappens aufmerksam machten. Es folgte eine detaillierte Studie von DANIEL u. TREIP (1961).

CEBALLOS (1966) untersuchte die Hypophyse in 102 aufeinanderfolgenden Fällen, die nach *Schädel-Hirn-Verletzungen* verstorben waren. Die *traumatischen Läsionen* wurden nach ihrer *Lokalisation* in *periphere Schäden*, *Schäden des Hypophysenstiels*, des *Hinterlappens* und des *Vorderlappens* eingeteilt.

In 59 Fällen bestanden *Blutungen* in den *Meningen über der Hypophyse*. Diese *perihypophysären* Blutungen repräsentieren die Beteiligung der Sella an subarachnoidalen Blutungen. Sie fanden sich am häufigsten bei den Patienten, die an den ersten beiden Tagen nach dem Unfall verstarben.

Hypophysenstiel: Eine *Separation von Neurofibrillen des Stiels* durch *Ödemflüssigkeit* wurde häufig beobachtet. Jedoch wurde der gleiche Befund häufig bei Patienten festgestellt, die an anderen Prozessen verstorben waren. In 28 von 59 Fällen bestanden Blutungen im Stiel. Sie waren normalerweise herdförmig umschrieben, hatten aber in einigen Fällen die Formation völlig zerstört. Häufig bestanden gleichzeitig weitere traumatische Blutungen an der Basis der Frontallappen und der hypothalamischen Region. In 6 Fällen bestanden im Stiel Nekrosen, in einigen Fällen isoliert, sonst mit Nekrose des Vorderlappens verbunden. Entzündliche Reaktionen lagen in 3 Fällen vor, davon einmal kombiniert mit Meningitis. CEBALLOS vermerkt, daß der Hypophysenstiel nicht in jedem Präparat getroffen war und eine detaillierte Analyse deshalb unterblieb.

Hypophysenhinterlappen: Die *Ödemschäden* gleichen denen des Stiels. Zwanzig Beobachtungen wiesen *Blutungen des Hinterlappens* auf. Sie traten in *kleineren Gruppen* auf, nahmen aber in einigen Fällen *größere Flächen* ein. Zwölf der Blutungen wurden bei Patienten gefunden, die früh verstorben waren.

Hypophysenvorderlappen: Die *stärksten Gewebeschäden* lagen im *Vorderlappen;* sie waren fast ausschließlich *nekrotisch.* Der Gefäßsinus war sehr häufig erweitert und blutgefüllt, doch scheint dieser Befund unspezifisch zu sein, da er oft in Verbindung mit anderen Prozessen festgestellt wurde. *Blutungen* lagen in nur 4 Beobachtungen vor und stellten dreimal lediglich die Fortsetzung von Blutungen des Stiels oder des Hinterlappens dar. In 22 Fällen waren *Koagulationsnekrosen* oder *ischämische Infarkte* sichtbar; sie lagen meist im *Zentrum des Vorderlappens,* umgeben von einem dünnen peripheren Saum intakter Zellen. Etwa 90–95% des Vorderlappens waren zerstört. Diese Gewebeschäden wurden nach mehr als 2 Tagen Überlebenszeit gefunden.

KORNBLUM u. FISHER (1969) untersuchten die Hypophyse von 100 Patienten, die als Folge einer Schädel-Hirn-Verletzung verstorben waren. Von diesen Patienten zeigten 62 zumindest eine Läsion, während 38 einen unauffälligen Befund hatten. Der *häufigste Befund* waren *Blutungen in der Kapsel* (59 Fälle). Normalerweise traten sie mit anderen Gewebeschäden der Hypophyse auf, wurden jedoch auch isoliert gesehen. Sie waren gelegentlich makroskopisch sichtbar, waren aber meist klein und fleckförmig und erst bei histologischer Untersuchung wahrnehmbar. Bei Überlebenszeiten von Wochen bis Monaten enthielt die Kapsel oft eisenpositive Granula.

Blutungen im Hypophysenstiel wurden nur in 6 Fällen nachgewiesen; sie waren klein und makroskopisch nicht sichtbar. Sie fanden sich meist in der Umgebung der Venen des Stiels, vor allem an seiner Verbindungsstelle mit dem Hinterlappen. Bei einem Patienten, der bei einem schweren Autounfall eine ringförmige Schädelbasisfraktur in der Sella turcica erlitten hatte, war die *Hypophyse vom Stiel amputiert.* Bei der *Autopsie* war sie frei in der Schädelgrube liegend gefunden worden.

Gewebeschäden im *Hinterlappen* wurden 42mal gesehen. Am häufigsten handelte es sich um *kleine perivaskuläre Blutungen,* die aber auch größere Anteile einnehmen konnten und daneben Nekrosen aufwiesen. Bei längerer Überlebenszeit wurden umschriebene Glia- und Bindegewebsproliferationen nachgewiesen. Bei 2 Patienten trat ein *Diabetes insipidus* auf und in jedem Falle bestand eine massive Nekrose sowohl im Vorderlappen wie im Hinterlappen. Außerdem bestanden Gewebeschäden im Mittelhirn und im Hypothalamus.

Ischämische Nekrosen im Vorderlappen lagen in 22 Fällen vor. Die Nekrose im Vorderlappen wurde nach frühestens 12 h sichtbar. Die größeren Veränderungen waren makroskopisch wahrnehmbar. Das Gewebe erschien weich, geschwollen und blutig. Die kleineren Läsionen waren nur mikroskopisch nachweisbar. Es bestand eine *scharfe Demarkation* zwischen *befallenem* und *normalem Gewebe*. Die Zellschatten blieben sichtbar, aber Zellkerne und andere Details der Zellstrukturen färbten sich nicht an. Die äußere Grenze dieser Zone enthielt normalerweise erweiterte und prallgefüllte Kapillaren und Sinusoide verbunden mit einer milden entzündlichen Reaktion. Nach längerer Überlebenszeit zeigte die Peripherie der Gewebsläsion bindegewebiges Granulationsgewebe, während die inneren Anteile aus strukturlosem eosinophil gefärbtem Débris bestanden. *Es fand sich keinerlei Anhalt für eine Regeneration des Parenchyms der Drüse*. Unabhängig vom Ausmaß der Nekrose blieb eine schmale Schale intakter Zellen in der direkten Nachbarschaft der Kapsel stets sichtbar. Patienten mit Nekrose des Vorderlappens verstarben innerhalb von 7 Tagen nach dem Unfall, von 2 Ausnahmen abgesehen.

Die Pathogenese der Vorderlappennekrose wird allgemein mit Schock- oder Kreislauffolgen zu erklären versucht. In Tierversuchen an Ratten konnten DANIEL u. PRITCHARD (1956) Vorderlappennekrosen nach Durchschneidung des Stiels und durch Kauterisation der hypophysären portalen Venen erzeugen. Die Autoren schlossen aus ihren Versuchen, daß sich beim Menschen ähnliche Gewebeschäden als Folge von akutem Kreislaufkollaps einstellen. Der menschliche Vorderlappen enthält fast kein arterielles Blut, sondern die Versorgung geschieht fast ausschließlich durch das portale Venensystem der Hypophyse (XUEREB et al. 1954). Die portalen Venen selbst nehmen ihren Ausgang in zwei Gruppen von Kapillaren im Stiel. Sie werden als die Gruppen der langen und kurzen portalen Venen bezeichnet; sie nehmen ihren Ausgang unterhalb des Diaphragma hypophyseos. Die dünne Lage von parenchymatösem Gewebe nahe der Kapsel ist die einzige Region des Vorderlappens, die arterielles Blut enthält. Die Blutzufuhr erfolgt durch die kleinen Arterien der Kapsel, die auch das randnahe Parenchym versorgen.

Aus der Diskussion der Blutversorgung der Hypophyse wird offensichtlich, daß der durch die langen hypophysären portalen Venen versorgte Teil des Vorderlappens nekrotisch wird. KORNBLUM u. FISHER (1969) glauben, daß die Hypophyse als Folge des traumatischen Schockes anschwillt. Da sie von einer starren knöchernen Umhüllung, der Sella turcica und durch eine dicke Duraduplikatur, das Diaphragma sellae, umgeben ist, lasse nur die kleine runde Öffnung für den Stiel eine Ausdehnung nach oben zu. Dabei werden die dünnwandigen portalen Venen an der Vorderfläche des Stiels gegen den freien Rand des Diaphragma sellae angepreßt. Da die starre Dura unnachgiebig ist, werden die dünnwandigen Venen komprimiert und die Blutzufuhr zum Vorderlappen reduziert bzw. unterbunden; dies hat eine ischämische Nekrose zur Folge. Die kurzen portalen Venen nehmen ihren Abgang unterhalb des Diaphragma sellae und werden deshalb weniger oder gar nicht komprimiert, so daß der von ihnen versorgte Bereich weniger oder gar nicht infarziert werden kann. KORNBLUM u. FISHER belegen ihre Erklärung mit einer Abbildung, die die starke Schwellung der Hypophyse und die Hernienbildung durch das Diaphragma sellae nach oben deutlich zeigt. Daneben muß m. E. auch noch an die Folgen des Hirnödems gedacht werden, das ebenfalls ein Abklemmung der langen portalen Venen verursachen kann.

CEBALLOS (1966) fand *Vorderlappennekrosen* bei *Schädel-Hirn-Verletzungen mit* und *ohne Frakturen*. DANIEL u. TREIP (1961) sahen sie nur in Verbindung mit

Frakturen, in 4 der 12 Fälle mit direkter Beteiligung der Fossa hypophyseos. Es ist ebenfalls bemerkenswert, daß die 5 *penetrierenden Schußverletzungen* unter CELLABOS Beobachtungen keine Vorderlappennekrosen aufwiesen.

Die häufige Beteiligung des Vorderlappens ist insofern überraschend, als seine Dysfunktion infolge von Traumen als klinisch seltene Ereignisse gelten (ALTMANN u. PRUZANSKI 1961). Einer der Gründe dafür liegt sicherlich darin, daß 2/3 bis 3/4 des Vorderlappens zerstört sein müssen, ehe sich die Funktionsstörungen klinisch manifestieren. Ein weiterer Grund liegt in dem Umstand, daß Patienten mit ausgedehnten Vorderlappennekrosen zusätzlich schwere traumatische Hirnschäden haben und das Unfallereignis nicht überleben.

ALTMANN u. PRUZANSKI (1961) sehen in Schädel-Hirn-Verletzungen, einen der seltensten Fälle von Hypopituitarismus. Sie konnten aus der Literatur bis zum Jahre 1961 nur 15 Fälle zusammenstellen. Von 595 zusammengestellten Beobachtungen von Simmonds-Krankheit (ESCAMILLA u. LISSER 1942) ließ sich nur einmal der Zusammenhang mit einer Schädel-Hirn-Verletzung nachweisen. Auch PORTER u. MILLER (1948), die Diabetes insipidus nach geschlossenen Hirnverletzungen untersuchten, kamen zu der Auffassung, daß es sich um eine sehr seltene Folge von Schädel-Hirn-Verletzungen handele. WITTER u. TASCHER (1957) fanden unter 2000 Patienten mit geschlossener Schädel-Hirn-Verletzung nur in 15 Fällen eine Insuffizienz des Hypophysenvorderlappens, aber sehr viel häufiger einen oft vorübergehenden Diabetes insipidus.

BOLTZ u. SKALA (1962) fanden bei 56 Fällen von *nicht ausgewählten Schädel-Hirn-Verletzungen* bei *histologischer Untersuchung* der *Hypophyse* 34mal, d.h. in 3/5 ihrer Fälle, Anzeichen einer *traumatischen Mitbeteiligung*. Alle Patienten im Alter von 16–87 Jahre hatten eine gedeckte Schädel-Hirn-Verletzung erlitten, der sie erlegen waren. In 43 Fällen dieser Serie lagen Schädelbrüche vor und bei 46 Beobachtungen lagen schon makroskopisch erkennbare Hirnschäden vor.

Die Autoren sahen nur einen *vollständigen Abriß des Stieles*. Es handelte sich um eine sofort tödliche Zertrümmerung der Schädelbasis infolge einer beidseitigen Einklemmung des Kopfes durch ein umstürzendes Motorrad mit Zersplitterung der Sella turcica und einem Abriß des rechten N. opticus. Die Hypophyse zeigte überdies Blutungen in erhalten gebliebenen Resten der Rathke-Tasche.

Der Hypophysenstiel kann jedoch auch stärker verletzt werden, ohne abzureißen. So wurden erhebliche Extravasate von den Autoren in den basalen Abschnitten des Stieles bei einer 21jährigen Frau nachgewiesen, die 6 Tage nach einem Verkehrsunfall an einer Pneumonie und Folgen einer Hirnkontusion mit anhaltender Bewußtseinsstörungen starb. Außer diesen Blutungen fanden sich auch ausgedehnte subkapsuläre Hämorrhagien in der Adenohypophyse. Bei Überleben einer Schädel-Hirn-Verletzung über einige Zeit können sekundäre Schäden an der Hypophyse auftreten, wie ein Fall von BOLTZ u. SKALA (1962) zeigt:

Ein 58jähriger Mann kollidierte als Lenker eines Motorfahrrades mit einem Lastwagen und erlitt durch den Anprall eine schwere Schädel-Hirn-Verletzung links frontoparietal, die zu einem Berstungsbruch der Basis mit Verlauf durch die Sella, einem intrakraniellen Abriß der rechten A. carotis int., einem subduralen Hämatom rechts und Rindenkontusionen vorwiegend im rechten Temporallappen führte. Der Hirnanhang wies neben ausgedehnten Blutungen im Vorder- und Hinterlappen, sowie intermediär, ein Ödem und eine Nekrose im dorsalen Anteil der Adenohypophyse auf, die als Folge der arteriellen Durchblutungsstörung durch die schwere Gefäßbeschädigung anzusehen war. Die *Überlebenszeit* betrug 12 h. Das *klinische Bild* war durch eine tiefe Bewußtlosigkeit und tonische Krämpfe der Gliedmaßenmuskulatur gekennzeichnet. Das *subdurale Hämatom* wurde zwar operativ entleert, doch konnte eine wesentliche Besserung des Zustandes hierdurch nicht erzielt werden.

DRESE (1978) untersuchte die Hypophyse von 120 Patienten, die im Zeitraum von 1975–1976 meist sofort ihren Schädel-Hirn-Verletzungen erlegen waren. Die *histologische Untersuchung* deckte bei 109 Fällen *Blutungen in der Kapsel* der *Hypophyse* auf, und in 40 Fällen *interstitielle Hypophysenblutungen*. Nur 8mal wurden *ausgedehnte Nekrosen* der *Hypophyse* gesehen, was wohl mit dem rasch eingetretenen Tod erklärt werden kann. Es überwogen die traumatischen Schäden in der Adenohypophyse gegenüber denen in der Neurohypophyse etwa im Verhältnis 2:1. Beziehungen zwischen Hypophysenverletzungen und Schädelbasisfrakturen lagen in 96% vor. In 7 Fällen waren Hypophysenläsionen ohne nachweisbare Frakturen des Schädels und in ebenfalls 7 Fällen lagen schwere Schädelzertrümmerungen ohne Hypophysenläsionen vor.

Ess u. WELLER (1979) fanden in einer Serie von 52 *tödlichen Schädel-Hirn-Verletzungen* histologisch in 36 Fällen *Blutungen in der Hypophyse*, die in 10 Fällen mit *primär-* und *sekundärtraumatischen Läsionen* des *Chiasma opticum* verbunden waren.

SALTI et al. (1979) beschrieben eine direkte Schußverletzung der Hypophyse. Die Stoffwechseluntersuchungen einen Monat nach der Verletzung ergaben einen Panhypopituitarismus, der sich nach operativer Entfernung des intrasellär gelegenen Geschoßfragmentes nicht besserte.

GLÖCKNER u. FRANZ (1981) untersuchten bei 36 *tödlichen Verletzungen mit einer knöchernen Verletzung der Schädelbasis* mit und ohne die Beteiligung der Sella turcica die Hypophyse *histologisch*. In 95% lagen *Blutungen im Parenchym* vor. In 89% lagen *Blutungen in der Kapsel* vor. Das Untersuchungsgut stammt sowohl aus einem gerichtsärztlichen Arbeitsplatz (16 Fälle) als auch aus einem militärpathologischen Institut (20 Fälle). Dadurch läßt sich diese Serie nur bedingt mit anderen vergleichen. Hervorzuheben ist die Angabe der Autoren, daß sie angeblich bereits nach 5 Tagen eine postraumatische interstitielle Fibrose nachweisen konnten.

Die *Gewebeschäden* sind demnach das *Ergebnis von primär- und sekundärtraumatischen Störungen*. Die *Beteiligung* der *Hypophyse* ist durch *mehrere Mechanismen* erklärbar: (1) *Gesteigerter intrakranieller Druck* setzt sich in die Cisterna hypophyseos, einem Ausläufer der Cisterna chiasmatica, fort. Die arterielle Versorgung des Hypophysenvorderlappens erfolgt durch Gefäße, die längs und innerhalb des Hypophysenstiels verlaufen (MCCONNELL 1953; XUAREB et al. 1954; STANFIELD 1960; SHEEHAN u. STANFIELD 1961). (2) *Durchtrennung* des *Hypophysenstiels* (RUSSELL 1956; DANIEL u. PRITCHARD 1958; ADAMS et al. 1964) sowie *traumatische Rupturen* des *Hypophysenstiels* (DANIEL u. TREIP 1959; ADAMS u. CONNOR 1966) führen zu einer *subtotalen Hypophysenvorderlappennekrose*. Eine solche kann auch die Folge einer funktionellen Unterbrechung der Zirkulation infolge Druckwirkung oder Einklemmens sein (KRAUS 1933; WOLMAN 1956; CEBALLOS 1966; KERKHOVEN u. HEDINGER 1967). (3) Die *Hypophyse* kann in der

Umgebung von primärtraumatisch geschädigten Hirnanteilen liegen und mitbeteiligt sein. Die frontoposteriore Richtung der Gewalteinwirkung erzeugt eine maximale Überdehnung und Scherwirkung am Stiel und gelegentlich seine Amputation. Anders bei Patienten mit generalisiertem Hirnödem oder bei unilateralen raumfordernden Prozessen, wie epi- und subduralen Hämatomen, die eine Herniation des Uncus gyri hippocampi verursachen. Besonders infolge lateraler Verlagerung des Stiels kommt es zu Gefäßdrosselung und Verschluß und folglich zu Infarzierung (WOLMAN 1959; DANIEL u. TREIP 1961). Die Hypophyseninsuffizienz spielt sicher eine Rolle als kausaler Faktor für den Tod.

Weitere Untersuchungen sind notwendig, Lokalisation und Qualität der Hypophysenschäden mit bestimmten typischen Schädigungsfolgen am Gehirn zu korrelieren. Insbesondere sollte der Einfluß von halbseitigen raumfordernden Prozessen, wie einseitigen epi- und subduralen Blutungen, sowie getrennt davon der Einfluß des generalisierten supratentoriellen Hirndrucks auf die Schäden der Hypophyse untersucht werden. Auch die Unfallabläufe mit vorwiegend linearer Beschleunigung sollten von solchen mit vorwiegend Rotationsbeschleunigung im Hinblick auf die Hypophysenschäden getrennt untersucht und untereinander verglichen werden. Auch fehlen uns Angaben über Befunde an der Hypophyse bei Serien von Schußverletzungen des Gehirns.

Die beobachtete Altersverteilung der Nekrosen bedarf weiterer Untersuchungen. In der Altersgruppe unter 50 Jahren fanden sich Nekrosen in der Hypophyse in 19,9%, in der Gruppe über 50 Jahre dagegen nur in 5,7%.

Beobachtungen mit Frakturen, die sich durch die Fossa hypophyseos erstrecken, ergaben kein stärkeres Befallensein der Hypophyse, ein Befund, der dafür spricht, daß direkte Gewalteinwirkungen gegen die Hypophyse keine größere Rolle bei den traumatischen Schäden der Hypophyse zu spielen scheinen.

VI. Hypothalamische Gewebeschäden als Folge von Schädel-Hirn-Verletzungen

Hypothalamische Gewebeschäden als Folge von Schädel-Hirn-Verletzungen sind bisher, mit einer Ausnahme (CROMPTON 1971) nicht an Hand eines größeren Autopsiematerials untersucht worden. Nur bei 2 Patienten wurden die Gewebeschäden im Hypothalamus mit dem klinisch bestehenden posttraumatischen Hypopituitarismus korreliert.

In einer Beobachtung, von SCHERESCHEWSKY (1927) mitgeteilt, lagen Blutungen im Boden des 3. Ventrikels vor, und in einem von HENZI (1952) publizierten Fall bestand eine Atrophie der supraoptischen und paraventrikulären Kerngebiete. Von GRASHENKOV et al. war 1965 die Meinung vertreten worden, daß das Ausmaß der hypothalamischen Gewebeschäden von größter Bedeutung für die Folgen der Schädel-Hirn-Verletzung sei, da dadurch der Adrenalin-, Azethylcholin-, Histamin-, der Eiweiß- und Kohlehydratstoffwechsel beeinflußt sei, ebenso wie die Kapillarpermeabilität und die Zwischenwirkungen zwischen Hypothalamus, Hypophyse und Nebennierenrinde.

ISHII hatte 1966 ein paraventrikuläres hypothalamisches Zentrum beschrieben, von dem aus der Tonus der Gehirngefäße und damit der intrakranielle Druck geregelt werde.

CROMPTON (1971) untersuchte 106 Patienten, die relativ kurz nach einer geschlossenen Schädel-Hirn-Verletzung verstarben. *Posttraumatische hypothalamische Gewebeschäden* lagen bei 45 Beobachtungen (42,5%) der 106 untersuchten Patienten vor, davon bei 24 bilateral. Der Autor fand folgende Typen von Gewebeschäden: *Kleinere Blutungen*, von ihm *Mikroblutungen* genannt, die bei 31 Patienten gefunden wurden und umschriebene ischämische Nekrosen, die in 26 Beobachtungen bestanden. *Beide Gewebeschäden gemeinsam* traten in 12 Fällen auf. Bei 31 Patienten fanden sich Gewebeschäden, es handelte sich hauptsächlich um ischämische Nekrosen, gleichmäßig verteilt im gesamten vorderen Hypothalamus. Die Mikroblutungen ließen sich dagegen in bestimmten anatomisch wohl definierbaren Regionen des Hypothalamus nachweisen. Bei 8 Patienten lagen sie in den subependymal gelegenen Nuclei paraventriculares, bei 4 im seitlichen Hypothalamus zwischen den Faserbündeln des medianen Vorderhirnbündels, in 6 in den Nuclei supraoptici und bei 2 in der Region der medianen Eminenz des Infundibulum. Der einzige klinische Befund in dieser Serie von Patienten, die fast alle während ihres Klinikaufenthaltes komatös waren, war das Vorliegen oder die Abwesenheit eines luziden Intervalls von Bewußtsein nach der Gewalteinwirkung dem finalen Koma vorangehend. Ein luzides Intervall von einigen Minuten oder länger bestand bei 15 der 45 Patienten mit hypothalamischen Gewebeschäden, und bei 19 der 61 Patienten ohne eine hypothalamische Verletzung. Es lag demnach kein Unterschied zwischen beiden Gruppen vor und posttraumatische hypothalamische Gewebeschäden sind vereinbar mit einer Wiedererlangung des Bewußtseins in einigen Fällen.

Die Richtung der einwirkenden Gewalt in bezug auf Vorliegen oder Fehlen von posttraumatischen hypothalamischen Gewebeschäden zeigte, daß weniger Patienten mit frontookzipitaler Gewalteinwirkung einen Gewebeschaden im Hypothalamus aufwiesen und mehr bei temporoparietaler Einwirkungsrichtung der Gewalt (Tabelle 67).

Es bestand kein Unterschied im Hinblick auf die *Häufigkeit* von *Schädelbrüchen;* 82% der Patienten mit posttraumatischen Hypothalamusschäden hatten einen Schädelbruch, und 88 Patienten ohne Veränderungen im Hypothalamus wiesen keine Schädelfraktur auf. Es schien jedoch ein häufigeres Auftreten von hypothalamischen Läsionen bei den Patienten vorzuliegen, bei denen Frakturen der mittleren Schädelgrube vorlagen (Tabelle 68).

Rindenprellungsherde traten mit gleicher Häufigkeit bei Patienten mit und ohne posttraumatischen Hypothalamusschäden auf. Nur 6 Patienten unter den 45 mit hypothalamischen Gewebeschäden wiesen keine Rindenprellungsherde auf. Nimmt man das Vorliegen von Rindenprellungsherden als Kriterium für die Schwere der Schädel-Hirn-Verletzung, so fand sich die große Gruppe der posttraumatischen Hypothalamusschäden in dieser Gruppe; aber sie konnten durchaus auch in der Gruppe mit den weniger schweren Hirnschäden auftreten. Makroskopisch erfaßbare atheromatöse Veränderungen an den Hirngefäßen hatten keinerlei Einfluß auf die Zahl der Befallenen. Anhalt für das Vorliegen von hypoxischen Gewebeschäden, Alterationen im Ammonshorn bestand bei 15 von

Tabelle 67. Stelle der Gewalteinwirkung am Schädel bezogen auf das Vorliegen von hypothalamischen Läsionen. (Aus CROMPTON 1971)

Stelle der Gewalteinwirkung	Frontal	Parietal	Temporal	Vertex	Okzipital	Total
Patienten mit hypothalamischen Läsionen	7	11	8	2	11	39
Patienten ohne hypothalamische Läsionen	13	9	7	6	24	59

Tabelle 68. Lokalisation der Schädelbrüche bezogen auf hypothalamische Läsionen. (Aus CROMPTON 1971)

Lokalisation der Schädelfraktur	Vordere Schädelgrube	Mittlere Schädelgrube	Hintere Schädelgrube	Schädelkalotte	Anzahl mit Schädelfrakturen
Patienten mit hypothalamischen Läsionen	17 (45%)	34 (92%)	14 (38%)	24 (65%)	37
Patienten ohne hypothalamischen Läsionen	30 (55%)	31 (55%)	27 (50%)	41 (75%)	54

45 Patienten mit posttraumatischen hypothalamischen Veränderungen und bei 15 von 61 ohne solche. Demnach bestand kein signifikanter Unterschied, es lag auch kein Unterschied im Maß des Gewebeschadens vor.

Die *Mukosa* des *Magens* und *Duodenum* war besonders sorgfältig untersucht worden. In 6 von 106 Fällen wurden *Gewebeveränderungen* gefunden. Vier der Beobachtungen, die posttraumatische hypothalamische Gewebeschäden aufwiesen, hatten Veränderungen in der Magen-/Duodenumschleimhaut und zwei ohne solche. Alle 6 Beobachtungen wiesen Lazerationen der Temporallappen auf und alle, mit einer Ausnahme, zeigten frontale Lazerationen.

Bei 53 der 106 Patienten war die *Hypophyse untersucht worden. Gewebeschäden*, entweder *Nekrosen* oder *Blutungen*, waren in 28% vorhanden; 38% traten bei den Patienten auf, die Hypothalamusschäden aufwiesen, und 19% bei denen ohne solche. Blutungen in die Durakapsel der Hypophyse waren viel häufiger als Schäden in der Hypophyse. Thrombose von Gefäßen der Hypophyse, wie sie von DANIEL u. TREIP (1961) beschrieben worden waren, sah CROMPTON nicht. Der generelle Eindruck war, daß eine gewisse Tendenz für das gleichzeitige Auftreten von hypothalamischen und Hypophysenschäden beim gleichen Patienten bestand. Auch schien eine gewisse Korrelation zwischen dem Vorliegen von sekundärtraumatischen Hirnstammschäden und hypothalamischen Gewebeschäden zu bestehen; 62% der Patienten mit hypothalamischen Gewebeschäden hatten sekundärtraumatische Gewebeschäden im Hirnstamm, wohingegen 51% der Patienten ohne Hypothalamusschäden solche aufwiesen.

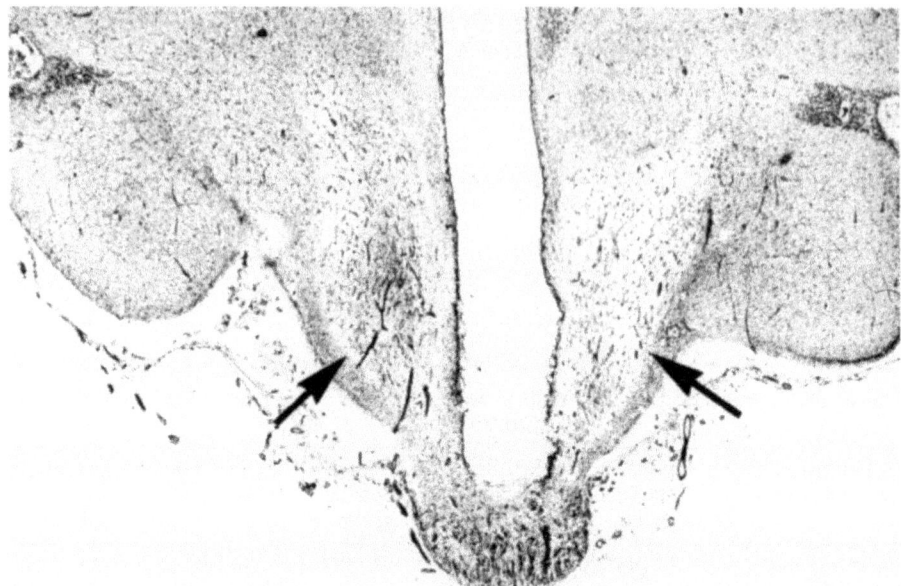

Abb. 156. Frontalschnitt durch den Hypothalamus eines verstorbenen Patienten mit einer Schädel-Hirn-Verletzung. Es findet sich eine beidseitige akute Infarzierung des N. ventromedialis (*Pfeile*). Hämatoxylin-Eosin, ×4,25. (Aus DANIEL u. TREIP 1976)

DANIEL u. TREIP (1976) berichteten über einen Patienten, der an den Folgen einer Schädel-Hirn-Verletzung verstorben war. Es lag eine beidseitige akute Infarzierung des N. ventromedialis des Hypothalamus vor (Abb. 156).

Die *hypophysär-hypothalamischen Krankheitsbilder* nach *stumpfer Gewalteinwirkung* auf den *Kopf* wurden von WITTER u. TASCHER (1957) zusammenfassend dargestellt, auf die ich verweise. Viele klinische Autoren haben die Auffassung vertreten, daß es bei geschlossenen Schädel-Hirn-Verletzungen zu einer traumatischen Reizung oder Schädigung des Hirnstammes komme. Es wird immer wieder darauf verwiesen, daß diese Reizung oder Schädigung des Hirnstammes nur zu funktionellen Störungen und nicht zu morphologisch faßbaren Alterationen führe. Vor allem wurde eine sog. *traumatische Dienzephalose* (VEIL u. STURM 1942) angeführt, die Ausgangspunkt und Ursache der verschiedensten inneren Krankheitsbilder sei. Diese Vorstellungen sind keineswegs unwidersprochen geblieben, vor allem waren es BODECHTEL u. SACK (1947), WEDLER (1953) sowie WITTER u. TASCHER (1957), die diese immer hypothetisch gebliebene traumatische Dienzephalose ablehnen. Dennoch wurde weiterhin eine Fülle von Beiträgen zu diesem Thema veröffentlicht. Man muß sich wundern, mit welcher Leichtfertigkeit in vielen klinischen Beiträgen mit ungenügender Kenntnis anatomischer und pathologischer Befunde Schlußfolgerungen gezogen werden. Es wurde eine „Hirnmythologie" betrieben, Schlußfolgerungen basierten nicht auf morphologischen Befunden. Das Dienzephalon wurde zu einem „Papierkorb", oder einem „Abfalleimer" sog. Korrelationspathologie gemacht. WITTER u. TASCHER

(1957) ist zuzustimmen, wenn sie schreiben: „Die Zweifel, die an einer weitreichenden, nur auf Analogieschlüssen aufgebauten Hirnstammtheorie und ganz besonders an einer sog. traumatischen Dienzephalose bestehen, werden nun dadurch besonders gestärkt, daß unter den außerordentlich zahlreichen gedeckten Hirnschädigungen, die man in der Klinik zu Gesicht bekommt, fast nie Krankheitsbilder zu beobachten sind, die auf eine wirkliche dienzephale Dauerschädigung, auf ein hypothalamisches Krankheitsbild hinweisen."

O. Gewebs- und Gefäßschäden infolge chiropraktischer Eingriffe oder sogenannter „Adjustierungen" an der HWS und deren Auswirkungen auf Gehirn und Rückenmark

I. Einführung

Beobachtungen von *traumatischen Schäden am Hirnstamm und Kleinhirn*, meist infolge von Schädigungen der Vertebralarterien und deren Ästen, besonders der A. cerebellaris inf. post., und der A. basilaris, wurden nach *manueller Therapie (chiropraktischen Manipulationen, „Adjustierungen")* der oberen HWS beschrieben. Chiropraktische Handgriffe vermögen durchaus zu einer direkten mechanischen Verletzung von Strukturen im Bereich der oberen HWS zu führen.

II. Einteilung der Komplikationen

Man unterscheidet zweckmäßigerweise zwischen Komplikationen auf (1) *vaskulärer Basis*, und solchen (2) *nicht-vaskulärer Art* oder *Genese*.

1. Komplikationen auf vaskulärer Basis

Die Schäden der erstgenannten Gruppe betreffen fast ausschließlich die *A. vertebralis*. Chiropraktische Handgriffe vermögen durchaus zu akuten Gefäßwandzerreißungen in Form von laminären Schichtdissektionen der A. vertebralis zu führen (SCHMITT 1978), sowie zu Pseudoaneurysmabildung im gleichen Gefäßgebiet (DAVIDSON et al. 1975).

Die direkten traumatischen Schäden der Gefäße betreffen fast ausschließlich die A. vertebralis und haben damit meist ischämische und oft zusätzliche hämorrhagische Läsionen im Hirnstamm und Kleinhirn zur Folge (Tabelle 69).

Bei den vaskulären Schäden, insbesondere der Aa. vertebrales und den aus ihr abzweigenden oder ihr folgenden Gefäßen, besonders die A. basilaris und die Aa. cerebrales post. finden sich einmal: (1) *Reversible transitorische Störungen der Funktion ohne faßbare morphologische Befunde*, dann (2) *irreversible ischämische und hämorrhagische nekrotische Gewebeschäden im Ausbreitungsgebiet dieser Gefäße*, nämlich *Hirnstamm, Kleinhirn* und *Okzipitallappen*. Wegen der häufigen Beteiligung der A. cerebellaris inf. post. liegt oft ein *Wallenberg-Syndrom* vor. Es muß aber darauf verwiesen werden, daß ein solches Syndrom auch bei Befallensein der A. vertebralis auftreten kann, vgl. S. 155.

2. Komplikationen auf nichtvaskulärer Basis

Außer den Schäden auf vaskulärer Basis sind solche anderer Genese mitgeteilt worden: BLAINE hatte 1925 3 Beobachtungen von Dislokationen des Atlas nach

Tabelle 69. Übersicht über vaskuläre Komplikationen und neurologische Störungen nach Chirotherapie der HWS. (Unter Benutzung einer Tabelle von SCHMITT 1978)

Autor, Jahr	Fälle Alter/ Geschlecht	Angaben zu den therapeutischen Maßnahmen	Sitz des Verschlusses (oder Gefäßbefunde)	Folgen
BLAINE	18/♂	Chiropraktische Manipulationen wegen Schmerzen im „Rücken". Kopf wurde kraftvoll in alle Richtungen gezogen, plötzlicher „Knacks" Chiropraktor: „Der 7. Halswirbel ist in falscher Stellung, ich habe ihn in den richtigen Platz gebracht".	Nicht nachgewiesen	Erhebliche Bewegungseinschränkungen des Kopfes, schwere Schmerzen. Extreme Dislokation des Atlas nach anterior mit Fraktur des Processus odontoideus. Ein Internist fand eine Mitralstenose. Tot nach etwa 2 Jahren.
	29/♂	Klagte über drückende Schmerzen unter dem Sternum und Anschwellen der Knöchel. Chiropraktor behandelte ihn mehrfach wegen eines verlagerten 6. Halswirbelkörpers.	Nicht nachgewiesen	Bei letzter Behandlung, scharfe Schmerzen im Nacken, Dislokation des Atlas nach vorn.
	6/♂	Sturz vom Fahrrad und Klagen über Schmerzen in der Lumbalregion. Chiropraktor unternahm eine „Spinale Adjustierung" der HWS.	Nicht nachgewiesen	Nach letzter Behandlung Schiefhals. Dislokation des Atlas nach vorn.
TROSTLER	40/♀	Chiropraktische Behandlung	Nicht nachgewiesen	Fraktur mit Dislokation des 1. u. 2. Halswirbels mit geringen Lähmungserscheinungen.

Tabelle 69 (Fortsetzung)

Autor, Jahr	Fälle Alter/ Geschlecht	Angaben zu den therapeutischen Maßnahmen	Sitz des Verschlusses (oder Gefäßbefunde)	Folgen
	55/♂	Ein Student Chiropraktor versuchte Kopfschmerzen zu behandeln während der Patient in einem Friseurstuhl saß.	Nicht nachgewiesen	Dislokation des Atlas.
Buzby (1925)	Kind/♀	Tonsillektomie klagte über Schmerzen und hielt Kopf schief. Der Laryngologe verordnete Salbeneinreibungen des Nackens. Die mit der Behandlung unzufriedenen Eltern suchten Chiropraktor auf.	Nicht nachgewiesen	Dislokation des Atlas nach vorn.
Editorial (1937)	?/♀	Tägliche Behandlung wegen Kopfschmerz durch Chiropraktor. Während letzter Behandlung scharfe Drehung des Kopfes.		Sofortiger heftiger Schmerz in Nacken und Kopf, Nausea, Erbrechen und Bewußtlosigkeit, Koma. Tod (nach 2 Wochen) Blutung aus gerissenem Sinus lateralis.
Pratt-Thomas u. Berger (1947)	32/♂	„Manipulation" wegen anhaltender Kopfschmerzen	A. basilaris, li. cerebelli inf. ant., re. cerebelli inf. post.	Tod (n. etwa 24 h)
	35/♀	„Behandlung beim Chiropraktor"	A. vertebr. re. unteres Viertel d. A. basilaris, li. A. cerebelli inf. post.	Tod (n. etwa 10 h)
	31/♂	„Behandlung beim Chiropraktor".	Kein Gefäßverschluß	(Tod n. 17 Tagen) Blutung u. Nekrose i. d. thorakalen Medulla spinalis

Tabelle 69 (Fortsetzung)

Autor, Jahr	Fälle Alter/ Geschlecht	Angaben zu den therapeutischen Maßnahmen	Sitz des Verschlusses (oder Gefäßbefunde)	Folgen
KUNKLE et al. (1952)	35/♂	Serie von Behandlungen mit zum Teil „ungewöhnlich kräftigen" Extensionen und Rotationen von Hals u. Kopf	Verschluß konnte nicht sicher lokalisiert werden; (re. A. vertebr. u. cerebelli inferior posterior?)	Neurologische Ausfälle
FORD u. CLARK (1956)	37/♂	mehrere kräftige Kopfdrehungen	A. basilaris, cerebelli inf. post. li. u. cerebri post li.	Tod (n. etwa 60 h)
	41/♂	Plötzliche Kopfdrehung nach einer Seite	Nicht nachgewiesen	Neurologische Ausfälle
SCHWARZ et al. (1956)	28/♀	Chiropraktische Manipulationen	Nicht nachgewiesen	Neurologische Ausfälle
GREEN u. JOYNT (1959)	31/♀	„Kraftvolle Manipulationen der HWS"	Nicht nachgewiesen	Neurologische Ausfälle
	55/♂	Kopfrotationen bis zum Nacken	Nicht nachgewiesen	Neurologische Ausfälle
SMITH u. ESTRIDGE (1962)	33/♀	Chiropraktische „Einrenkung" des Kopfes	Nicht nachgewiesen	Tod (n. 3 Tagen)
	48/♀	Kraftvolle Rotationen des Kopfes	Nicht nachgewiesen	Neurologische Ausfälle
PRIBEK (1963)	63/♂	Chiropraktische Manipulationen der HWS	Nicht nachgewiesen	Neurologische Ausfälle
JANZEN (1966)	?	Chiropraktische Behandlung	(Keine Angaben)	Neurologische Ausfälle
HEYDEN (1971)	29/♀	Hyperextension, Hyperflexion, Seitrotation	A. vertebr. vermutet (nicht sicher nachgewiesen)	Neurologische Ausfälle
LORENZ u. VOGELSANG (1972)	39/♀	„Chiropraktisches Redressement" „Einrenkungsversuch"	A. basilaris	Tod (n. 58 Tagen)

Tabelle 69 (Fortsetzung)

Autor, Jahr	Fälle Alter/ Geschlecht	Angaben zu den therapeutischen Maßnahmen	Sitz des Verschlusses (oder Gefäßbefunde)	Folgen
KANSHEPOLSKY et al. (1972)	39/♀	Chiropraktische Manipulationen der HWS	Spasmus der Aa. vertebrales bds. (li. bei C 2/C 3)	Neurologische Ausfälle
NAGLER (1973)	55/♂	Chiropraktische Manipulation	Nicht nachgewiesen	Verschlimmerung einer neurologischen Symptomatik
SCHMITT u. TAMASKA (1973)	35/♀	Kräftiger Zug am Kopf mit anschließender Rotation	A. vertebralis li. u. Teil d. basilaris	Tod (n. etwa 3 h)
MILLER u. BURTON (1974)	52/♀	Manipulation mit schmerzhafter Kopfrotation (wiederholt)	Nicht nachgewiesen	Neurologische Ausfälle
	35/♂	Zuerst leichte Kopfrotationen nach beiden Seiten, dann plötzliche, kraftvolle Drehung nach rechts	A. cerebri posterior li.	Neurologische Ausfälle
MEHALIC u. FARHAT (1974)	40/♂	Kraftvolle Rotationen des Kopfes nach beiden Seiten mit Extension	Segmentale Verengung d. A. vert. re. im Atlantoaxialgelenk (Spasmus? Kompression?)	Neurologische Ausfälle
	30/♂	Kraftvolle Kopfrotationen mit „brüsken" Bewegungen	Verengung bd. Aa. vertebr. im Angiogramm (Spasmus? intramurale Blutungen?)	Neurologische Ausfälle
LYNESS u. WAGMAN (1974)	20/♀	Kopfrotationen nach beiden Seiten	A. basilaris verengt (A. vertebralis li. verschlossen) Aneurysma der A. carotis interna re. in Höhe des Atlas (Angiograph.)	Neurologische Ausfälle

Tabelle 69 (Fortsetzung)

Autor, Jahr	Fälle Alter/ Geschlecht	Angaben zu den therapeutischen Maßnahmen	Sitz des Verschlusses (oder Gefäß- befunde)	Folgen
DAVIDSON et al. (1975)	42/♀	Chiropraktische Manipulation	Pseudo- aneurysma re. A. vert. bei (C2, peristierend!)	Neurologische Ausfälle
MUELLER u. SAHS (1976)	43/♀	Mehrere mechan. Behandlungen mit Manipulation der HWS	Nicht nachgewiesen	Passagere neurologische Ausfälle
	28/♀	Mechanische Manipulationen der HWS	Nicht nachgewiesen	Passagere neurologische Ausfälle
	38/♂	Mehrere mechanische Wirbelsäulen- behandlungen	Angiographie A. cerebelli inf. post. ausgefallen re. A. vert. unregelmäßig gefüllt im Endteil	Passagere neurologische Ausfälle
SCHMITT (1976)	51/♂	Extension der HWS (Angaben ungenau!)	A. vert. li. passager thrombosiert	Tod (n. 4 Wochen) vorher neuro- logische Ausfälle
unveröffent- licht; Kenntnis aus persön- licher Mittei- lung (SCHMITT)	3 Fälle	Chiropraktische Behandlung	Vertebralis- schäden	Tod (in allen Fällen)
ZAUEL u. CARLOW (1977)	47/♀	Chiropraktische Manipulationen des Nacken wegen Hinter- kopfschmerzen. Heftige Drehung des Kopfes nach rechts	Nicht nachgewiesen	Internukleäre Ophthalmoplegie (Parese des N. abducens li., Nystagmus des re. Auges beim Blick nach rechts. Neurologische Ausfälle, Hemi- paresis rechts)

Tabelle 69 (Fortsetzung)

Easton u. Sherman (1977)	38/♀	Drehte Kopf beim Fahren im Wagen	A. basilaris und Aa. vertebrales unauffällig.	Neurologische Ausfälle. Tod (n. 4 Tagen) Hämorrhagische Infarzierung (von Pons m. rostraler Medulla, Mittelhirn, Kleinhirn u. Okzipitallappen.
	48/♀	Chiropraktische Manipulationen	Angiographie normal	Neurologische Ausfälle
	44/♀	Chiropraktische Manipulationen wegen Brust-, Arm-, u. Hinterhauptkopfschmerz	Extreme Verengung der li. A. vertebralis u. A. cerebellaris inf. post.	Neurologische Ausfälle
Nyberg-Hansen et al. (1978)	38/♀	Chiropraktische Manipulationen der HWS	Verengung der A. basilaris	Neurologische Ausfälle (Apallisches Syndrom) Tod (n. 5 Jahren)

vorn, einmal mit Fraktur des Zahnfortsatzes des Epistropheus mitgeteilt. Bei einem Patienten kam es zu einer Ruptur eines seitlichen Sinus der Dura mater (Editorial 1937), über die im Zusammenhang mit manueller HWS-Therapie berichtet wurde. Fischer berichtete 1943 über eine Bandscheibenruptur nach chiropraktischer Behandlung, Wolff (1972) über einen zervikalen Bandscheibenvorfall. In einem von Rinskey et al. (1976) veröffentlichten Fall trat nach manueller Therapie, bei der eine spondylotische Wirbelfusion übersehen worden war, eine Fraktur mit Tetraplegie auf. Frakturen und Dislokationen im Bereich der oberen HWS nach chiropraktischer Behandlung wurden von Wilson (1907) sowie Colsen (1949) mitgeteilt. Eine Beobachtung einer isolierten Komplikation des extrakraniellen Teiles der A. carotis int. wurde von Beatty (1977) publiziert. Gorman (1978) berichtete über einen Herzstillstand.

III. Auswahl aus in der Literatur mitgeteilten Kasuistiken und Serien

Neurologische Ausfallserscheinungen und *pathologische Befunde* nach *chiropraktischen Manipulationen* der oberen HWS wurden mitgeteilt von Blaine (1925) 3 Fälle, Trostler (1925 2 Fälle, Buzby (1925), Editorial (1937), Fisher (1942), Pratt-Thomas u. Berger (1947) 2 Fälle, Kunkle et al. (1952), Lievre (1953), Coste et al. (1953), Ford u. Clarke (1956) 2 Fälle, Schwarz et al. (1956), Boudin et al. (1957), Boudin u. Barbizet (1958), Green u. Joint (1959) 2 Fälle, L'Ecuyer (1959), Martin u. Quival (1960), Hipp (1961), Smith u. Estridge (1961) 2 Fälle, Schulze (1962), Deshayes u. Geffrey (1962), Pribeck (1963), Held (1966), Rageot (1964, 1966), Nick et al. (1967), Heyden (1971), Livingston

(1971), LORENZ u. VOGELSANG (1972), KANSHEPOLSKY et al. (1972), WOLFF (1972), NAGLER (1973), LYNESS u. WAGMAN (1974), MEHALIC u. FARHAT (1974) 2 Fälle, MILLER u. BURTON (1974) 2 Fälle, DAVIDSON et al. (1975), KIPP (1975), MULLER u. SAHS (1976) 3 Fälle, RINSKY et al. (1976), SCHMITT (1976, 1978, 1983), BEATTY (1977), ZAHNISER et al. (1977), ORTHNER (1977), ZAUEL u. CARLOW (1977), EASTON u. SHERMAN (1977) 3 Fälle, NYBERG-HANSEN et al. (1978), PERKINS et al. (1978), GORMAN (1978), DUMAS u. GUARD (1979), KRUEGER u. OKAZAKI (1980) 10 Fälle, SCHELLHAS et al. (1980), LADERMAN (1981), ROBERTSON (1981), DVORAK u. VON ORELLI (1982), IGLOFFSTEIN et al. (1982), GUTMANN (1985) 7 Fälle.

ZAHNISER et al. (1977) berichteten über 28 Zwischenfälle bei chiropraktischen Maßnahmen. Drei der Beobachtungen konnten von den Autoren beobachtet werden.

SCHMITT (1978) legte 4 eigene Beobachtungen über Zwischenfälle nach manueller Therapie vor, zusätzlich zu den 27 Fällen aus dem Schrifttum. In 10 Fällen war es zu einem tödlichen Ausgang als Folge von Gefäßverschlüssen gekommen (SHERMAN et al. 1981).

SHERMAN et al. (1981) berichteten über 6 Zwischenfälle nach manueller Therapie der HWS.

KEWALRAMANI et al. (1982) veröffentlichten die Befunde von 3 Patienten mit ausgeprägter Myelopathie nach chiropraktischer Manipulation der HWS.

In der Literaturübersicht und tabellarischen Zusammenstellung von Zwischenfällen nach manueller Therapie konnte SCHMITT (1978) 36 Fälle aus der Literatur erfassen, davon hatten 11 ($^1/_3$ der Fälle) einen tödlichen Ausgang genommen. Weitere 37 Beobachtungen mit Beteiligung der Vertebralarterien konnte der gleiche Verfasser (1983, 1984) hinzufügen, so daß 73 Fallbeobachtungen von ihm erfaßt wurden, davon 20 mit nachweislich tödlichem Ausgang. Unter Verwertung weiterer Literatur läßt sich zeigen, daß die Zahl der publizierten Zwischenfälle noch größer ist. Die Zahl erhöht sich noch beachtlich, wenn man die Erhebungen von ROBERTSON (1981) hinzufügt. Nach den Mitteilungen von SCHMITT (1983, 1984) waren dem „*Stroke Council of the American Heart Association*" (ROBERTSON 1981) 359 Fälle dieser Art bekannt, von denen $^2/_3$ (ca. 240) die A. vertebralis betroffen hatten und arteriographisch gesichert waren. SCHMITT verweist darauf, daß, wenn man berücksichtige, daß die oben erwähnten Fälle der kasuistischen Literatur nur aus dem angloamerikanischen Bereich erfaßt sind, so dürften noch 180–200 zusätzliche Zwischenfälle verbleiben. Eine detaillierte Besprechung aller Beobachtungen kann hier aus Raummangel nicht erfolgen. Einige der veröffentlichten Beobachtungen werden jedoch im folgenden in zusammenfassender Form besprochen. Auf die tabellarische Übersicht über die vaskulären Komplikationen und neurologischen Störungen nach Chirotherapie der HWS von SCHMITT (1978) wird verwiesen.

Zwei weitere Beobachtungen an Patienten in den 30er Jahren, die nach chiropraktischen Manipulationen an der HWS plötzlich bewußtlos wurden und Zeichen von vertebraler oder basilärer Gefäßinsuffizienz zeigten und nach 9 bzw. 24 h verstarben, wurden von PRATT-THOMAS u. BERGER (1947) mitgeteilt. Die *Autopsie* ergab beim *1. Patienten* eine Thrombose der A. basilaris, der A. cerebellaris inf. ant. und post. mit Infarzierung der rechten Kleinhirnhemisphäre. Die *Autopsie* des *2. Patienten* ergab eine Thrombose der A. basilaris, der rechten A. vertebralis und der A. cerebellaris post. inf. mit einer Erweichung der linken Kleinhirnhemisphäre.

Die Krankengeschichte eines 27jährigen Patienten wurde von FORD (1952) und FORD u. CLARK (1956) mitgeteilt. Als Folge einer von seiner Frau durchgeführten „Laien"-Mechanotherapie an der HWS traten Schwindel, Tinnitus und eine rechtsseitige homonyme Hemianopsie auf. Der Patient, der unter zunehmenden klinischen Beschwerden 60 h später *verstarb*, hatte bei der *Autopsie* eine Thrombose der A. basilaris und der linken A. cerebralis post. und der linken A. cerebellaris post. inf. Die gleichen Autoren beschrieben einen Patienten, der eine chiropraktische Behandlung überlebte. Er war jedoch für 24 h bewußtlos, eine Hemiparese bildete sich und eine Ataxie des rechten Armes und Beines trat auf. Verwaschene Sprache und Taubheit im rechten Ohr folgten. Bei einer Nachuntersuchung 10 Jahre später zeigte sich ein schwerer neurologischer Dauerschaden. Nach den Autoren war das unmittelbare Einsetzen der Symptome auf eine Verletzung der A. vertebralis (Spasmus?) zurückzuführen; der Thrombus bildete sich wohl später.

SCHWARZ et al. (1956) berichteten über eine 28jährige Frau, bei der sich nach einer chiropraktischen Manipulation an der HWS ein Syndrom der A. cerebellaris inf. post. entwickelte, von dem sie sich aber fast vollständig erholte.

GREEN u. JOYNT (1959) teilten die Krankengeschichten von zwei Patienten mit, die nach chiropraktischen Manipulationen an der HWS Symptome eines Wallenberg-Syndroms zeigten. Einer der Patienten litt an einer multiplen Sklerose, beim anderen lag keine Erkrankung vor. Bei beiden fehlten Abnormalitäten an der knöchernen Wirbelsäule.

KUNKLE et al. (1952) berichteten über einen 35jährigen Patienten, bei dem ein Chiropraktiker Adjustierungen an der HWS durchgeführt hatte. Die 6. Behandlung war besonders energisch mit Zug- und Rotationsbewegungen und Druck auf die rechte Halsseite. In unmittelbarem Anschluß trat ein *Wallenberg-Syndrom* auf. *Röntgenaufnahmen der HWS* ergaben osteochondrotische Veränderungen und Brückenbildungen im Bereich der unteren HWS. Diagnostisch wurde eine Thrombose der gleichseitigen A. vertebralis oder einer ihrer Äste angenommen.

BEATTY (1977) berichtete über eine Beobachtung von dissezierendem Hämatom der A. carotis int. mit einem Riß der Intima nach einer chiropraktischen Manipulation.

NYBERG-HANSEN et al. (1978) berichteten von einer 38jährigen Patientin, die wenige Minuten nach chiropraktischer Behandlung der HWS bewußtlos wurde. Beiderseits keine Pupillenreaktion. Der Babinski war positiv. Das *Karotisarteriogramm* war unauffällig, das *Vertebralisarteriogramm* zeigte eine Verengung der A. basilaris. Die Patientin verblieb im apallischen Syndrom und *starb* 5 Jahre später. Die *neuropathologische Untersuchung* ergab einen 2 × 2 cm großen zystischen Defekt im Hirnstamm.

Eine interessante Falldarstellung stammt von SCHMITT (1982). Bei einem 67jährigen Patienten, bei dem ein klinisch nicht zu erfassendes Narbenkarzinom der Lunge mit Metastasierung in den 2. HWK mit Infiltration des benachbarten Epiduralraumes bestand, wurden wegen der dadurch bestehenden Nackenschmerzen zweimal, *ohne vorherige Röntgenuntersuchung der HWS*, chiropraktische Manipulationen durchgeführt. Während der 2. Behandlung verspürte der Patient einen „Knacks" im Nacken, gefolgt von sehr heftigen Schmerzen mit Bewegungseinschränkung in den Kopfgelenken. Einen Monat später trat eine supraklavikuläre Lymphknotenschwellung auf, die bei histologischer Untersuchung eine Karzinommetastase ergab. Die Suche nach dem Primärtumor blieb klinisch erfolglos. In einer *orthopädischen Klinik* wurde eine „pathologische" Fraktur nachgewiesen. Der Patient *starb* 4 Monate später infolge Atemstörungen von bulbärem Charakter.

Die *histologische Untersuchung* zeigte eine tumoröse Infiltration des 2. HWK und benachbarter Weichteile. Sowohl das obere Halsmark als auch die Medulla oblongata waren vom Tumor eingemauert. Der Körper des Epistropheus wies eine Fraktur mit geringer Dislokation des Dens auf. Im linken Lungenunterlappen konnte ein haselnußgroßes Narbenkarzinom nachgewiesen werden.

SCHMITT hob hervor, daß es sich bei der nachgewiesenen Axisfraktur nicht um eine reine pathologische Fraktur gehandelt habe, sondern um einen durch Manualtherapie in einem Schädigungsgebiet gesetzten zusätzlichen Schaden. „Glück im Unglück" für den behandelnden Orthopäden war die Tatsache, daß es nicht zur Dislokation mit typischem Halsmarkschaden kam.

Derartige Prozesse können auch spontan auftreten wie CURRIER et al. (1962) an 7 Patienten zeigen konnte.

MEYERMANN (1982) berichtete über eine 36jährige Patientin, die unmittelbar nach der letzten Behandlung zusammengebrochen und *gestorben* war. Im Schleifenteil der rechten A. vertebralis fand sich ein dissezierendes Aneurysma und daran anschließend eine Thrombose, die bis in die A. basilaris reichte. In der Adventitia waren lymphoide und granulozytäre Zellen sichtbar und eine fibroblastische Umwandlung der Media sprachen für einen älteren Prozeß, neben kleineren Nekrosen in der Media in der zweiten Verlaufsstrecke der A. vertebralis. Deshalb wurden die Veränderungen trotz Gewalteinwirkung in der Vorgeschichte als Takayashu-Arteriitis diagnostiziert.

GUTMANN (1983), der eine Umfrage über die Zahl der Zwischenfälle nach manueller Therapie vorgenommen hatte, berichtete über 25 unter einer Million (1:40000) Behandlungen; darunter fanden sich zwei tödliche Ausgänge. Sicherlich ist, worauf auch KRAULAND u. KUGLER (1985) mit Recht verwiesen, bei solchen Umfragen mit einer nicht genauer kalkulierbaren Dunkelziffer zu rechnen. Man muß SCHMITT (1983, 1984) zustimmen, wenn er schreibt: „Die Inzidenz von Zwischenfällen bei Chirotherapie von HWS-Beschwerden scheint nicht so gering, wie allgemein angenommen, zumal man vermuten darf, daß hier eine wahrscheinlich nicht unerhebliche Dunkelziffer von nicht erfaßten oder zumindest in der Fachliteratur mitgeteilten Fällen existiert."

Oft wird hervorgehoben, daß es sich bei chiropraktischen Manipulationen um besonders energische Adjustierungen gehandelt habe und daß gleichzeitig kongenitale Anomalien oder degenerative Veränderungen vorgelegen hatten. Das ist durchaus nicht immer der Fall, wie ein Teil der Beobachtungen eindeutig zeigt.

Unverständlich war das Verhalten von Manualtherapeuten in jenen Fällen, bei deren Patienten nach vorausgegangener „Behandlung" transitorische subjektive Beschwerden oder neurologische Befunde aufgetreten waren, mit anderen Worten *transitorische ischämische Attacken (TIA)*, und bei denen dennoch die manuelle Therapie nicht sofort unterbrochen worden war, sondern weitere „Behandlungen" angeschlossen wurden, bei denen dann schwerste neurologische Ausfallerscheinungen mit tödlichem Ausgang in einigen Fällen auftraten. Darauf war auch schon von SCHMITT (1978) hingewiesen worden. Entsprechende Beobachtungen stammen von KANSHEPOLSKY et al. (1972), MILLER u. BURTON (1974) etc.

IV. Wallenberg-Syndrom bei einem Rhesusaffen

Einer der *Rhesusaffen* (von 28), der einer *indirekten Beschleunigung* von *Kopf* und *Hals* in der $-Gx$ *Vektorrichtung (Hyperflexion-, Hyperextensionsverletzung)* ausgesetzt war, entwickelte ein *traumatisches Wallenberg-Syndrom* (UNTERHARNSCHEIDT 1982, 1983). Der Unfallmechanismus kann mit Überstreckung und Kompression von Anteilen des Hirnstammes und des oberen Halsmarkes mit Beteiligung der Aa. vertebrales am kraniozervikalen Übergangsgebiet erklärt werden. Nicht nur die Auswertung der entsprechenden Literatur von Zwischenfällen bei chiropraktischen Manipulationen im oberen Halsbereich, sondern auch unsere Tierversuche, mit indirekter Beschleunigung von Kopf und Hals, besonders in der $-Gx$ Vektorrichtung, demonstrieren in überzeugender Weise, wie gefährlich diese Manipulationen sind, vgl. Bd. 13/VII, dieser Reihe, S. 265.

P. Schädel-Hirn-Verletzung und Parkinsonismus

I. Historisches

In seinem „*Essay on the Shaking Palsy*" beschrieb JAMES PARKINSON im Jahre 1817 die Paralysis agitans folgendermaßen: „Involuntary tremulous motion, with lessened muscular power, in parts not in action and even when supported: with a prospensity to bend the trunk forwards, and to pass from a walking to a running pace: the senses and intellects being uninjured." Spätere Untersuchungen haben noch die verwaschene Sprache, das ausdruckslose Gesicht und den Rigor zum Krankheitsbild zugefügt.

Der Autor vertrat die Meinung, daß die Erkrankung „The result of injuries of the medulla itself, or of the theca helping to form the canal in which it is enclosed... The great degree of mobility in that portion of the spine which is formed by the superior cervical vertebrae, must render it, and the contained part, liable to injury from sudden distortion." PARKINSON fährt aber vorsichtig fort: „in no case which has been noticed has the patient recollected receiving any injury of this kind."

BRISSAUD (1895) führte den Terminus „*Parkinsonismus*" bzw. „*Parkinson-Syndrom*" ein. Diese Bezeichnungen deuten an, daß das genannte Syndrom eine verschiedenartige Ätiologie haben kann. Die *symptomatischen Formen* werden mit den Termini „*Parkinson-Syndrom,*" „*symptomatischer Parkinsonismus*" oder „*sekundärer Parkinsonismus*" belegt. Ihre wesentlichen Symptome Rigor, Akinese, Ruhetremor und Haltungsanomalien bilden das klinische Syndrom des „*Parkinsonismus*". Es handelt sich um eine *meist präsenil auftretende endogene Erkrankung* des *extrapyramidalen Systems*. Das *klinische Syndrom* des *Parkinsonismus* kann auch die Folge von *exogenen Prozessen* sein, wie *Vergiftungen (CO, Mangan* etc.), *Infektionen* oder *Gefäßerkrankungen*, häufig trat es als *Spätstadium* einer *Encephalitis epidemica* oder *lethargica* auf. Eine zusammenfassende Darstellung findet sich bei HALLERVORDEN (1957).

Zu Beginn dieses Jahrhunderts war die Paralysis agitans beispielsweise in dem damals sehr verbreiteten Lehrbuch von STRÜMPELL unter „*Neurosen ohne bekannte anatomische Grundlage*" abgehandelt worden. Viele Autoren beschrieben pathologische Befunde im Rückenmark, in peripheren Nerven oder in den parathyroiden Epithelkörperchen. Zur Literatur hierzu s. BING (1929).

Beim Parkinsonismus hat sich, wie FELDHUES u. BRUNE (1957) schrieben, ein Panoramawechsel vollzogen. Während in der Zeit von 1920–1940 der postenzephalitische Parkinsonismus vorübergehend vorherrschend war, überwog in der Folgezeit dann zunehmend der idiopathische Parkinsonismus. Der postenzephalitische Parkinsonismus spielt heute wie vor der Encephalitis lethargica zahlenmäßig nur eine untergeordnete Rolle.

II. Das morphologische Substrat des Parkinsonismus

Einige Autoren beschrieben Gewebeschäden in den Stammganglien, von denen wir heute wissen, daß es Altersveränderungen sind, die im Gehirn von Patienten gefunden werden, die nicht an einer Parkinson-Erkrankung leiden.

Seit der Mitteilung von JAMES PARKINSON dauerte es 100 Jahre, ehe die typischen Gewebsläsionen in der Substantia nigra durch TRÉTIAKOFF im Jahre 1919 beschrieben wurden. LEWY (1913) hatte konzentrische hyaline zytoplasmatische Einschlußkörperchen beschrieben, die später nach ihm benannt wurden. FOIX (1921) beschrieb Läsionen in der Substantia nigra mit Verlust von pigmenthaltigen Nervenzellen; weiterhin lagen in einigen Fällen Gewebeschäden im Striatum, Pallidum und Hypothalamus vor. HASSLER (1938) beschrieb Gewebeschäden in der Substantia nigra und im Locus coeruleus. Am stärksten befallen waren die zentralen Anteile der Zona compacta, die einen fast vollständigen Untergang von Nervenzellen zeigten, die medialen und lateralen Zellgruppen waren weniger beteiligt. Diese Befunde wurden von KLAUE (1940) an einem großen Untersuchungsbefund bestätigt. Das *morphologische Substrat* des *Parkinsonismus* besteht in einem *Untergang* der *melaninhaltigen Neurone* im *Bereich* der *Zona compacta* der *Substantia nigra*. Es ist hier nicht der Platz, auf die histologischen Unterschiede der häufigsten Formen des Parkinsonismus einzugehen, man unterscheidet den *idiopathischen*, vom *senil-vaskulären* und *postenzephalitischen*. Noch ein Hinweis scheint mir angebracht. Nach einem lebenslangen Studium des Parkinsonismus schrieb LEWY (1924): „When I had investigated my first two dozen cases... I was convinced that I knew where the cause of tremor and rigidity was located. When I had examined pathologically the seventh dozen..., I was completely confused because you seemed to be able to prove just as well one theory as the contrary one." Als weitere wichtige Studien sind die von GREENFIELD u. BOSANQUET (1953), HALLERVORDEN (1957), BETHLEM u. JAGER (1960), FORNO (1966), ALVORD (1968), ROY u. WOLMAN (1969), FORNO u. ALVORD (1971), OPPENHEIMER (1976), COOLS (1984) hervorzuheben.

Erst nachdem die Stammganglien in Fällen von Enzephalitis lethargica systematisch untersucht worden waren, erfolgte eine detaillierte Beschreibung der pathologischen Anatomie des Parkinson-Syndroms.

Die degenerativen Veränderungen in der Substantia nigra können fokal sein, dabei sind im allgemeinen die mittleren und posterioren Zellgruppen beteiligt (HASSLER 1938; KLAUE 1940; GREENFIELD u. BOSANQUET 1953; HALLERVORDEN 1957; FORNO 1966). Die Gewebeschäden können jedoch auch mehr diffus ausgebreitet sein, viele der postenzephalitischen Fälle gehören in diese Gruppe. Es findet sich ein Verlust von Nervenzellen mit Melaninpigment außerhalb derselben im Gewebe. Die gliöse Proliferation geht durchwegs mit dem Grad des Nervenzellunterganges parallel. Das Melaninpigment kann frei im Gewebe liegen oder in Makrophagen gespeichert gefunden werden. Das Außmaß des Melaninpigmentes im Gewebe stellt einen guten Indikator für den Nervenzelluntergang dar. In chronischen Fällen mit schwerem bis vollständigem Nervenzellausfall kann jedoch Melaninpigment vollständig abwesend sein.

Der Ausfall von Nervenzellen kann mit Alzheimer-Fibrillenveränderungen in der Substantia nigra und im Locus coeruleus kombiniert sein. Es können sich konzentrische hyaline Einschlußkörperchen (Lewy-Körperchen) in Zellen finden. Die Alzheimer-Fibrillenveränderungen und Lewy-Körperchen können in einzelnen Fällen jedoch völlig abwesend sein.

Zusätzlich können Alterationen in den Stammganglien und im Thalamus vorkommen.

Die Großhirnrinde zeigt lediglich leichte Veränderungen, Ausfall einiger Nervenzellen mit einer leichten bis mäßigen Proliferation von astrogliösen Elementen. Senile Plaques können vorkommen.

Im Titel vieler früher Arbeiten werden Traumen als Faktor für das Entstehen eines traumatischen Parkinsonismus genannt. Die aufgeführten Gewalteinwirkungen betrafen jedoch alle möglichen Körperregionen und nicht den Kopf. Aus diesen Titeln und Arbeiten kann nicht abgeleitet werden, daß die jeweiligen Autoren einen zerebraltraumatisch verursachten Parkinsonismus, dessen Neuropathologie ja damals noch gar nicht beschrieben und bekannt war, darstellen wollten.

Im folgenden werden nur einige wenige Beispiele aus der reichen frühen Literatur über die sog. „traumatischen" Parkinsonformen aus dem letzten Jahrhundert aufgeführt.

DEMANGE (1875) zit. nach GRIMBERG (1934) veröffentlichte eine Beschreibung einer Paralysis agitans angeblich traumatischen Ursprungs. Eine Frau hatte einen Dorn unter den Nagel des rechten Ringfingers eingestoßen. Vier Monate später entwickelte sich ein Tremor der rechten Hand. Der Parkinsonismus wurde auf die periphere Verletzung zurückgeführt.

Die *Möglichkeit* einer *traumatischen Entstehung* eines *Parkinson-Syndroms* wurde vielfach erörtert. HALLERVORDEN (1957) hob hervor, daß begrifflich nicht immer streng unterschieden wurde zwischen einem Parkinson-Syndrom, welches außer der Encephalitis epidemica die verschiedensten Ursachen haben kann (wie noch zu zeigen ist), und der Paralysis agitans, wie sie als Folge eines chronisch progressiven Untergangs der melaninhaltigen Zellen der Substantia nigra und anderer Kerne beschrieben wurde.

III. Traumatisches Parkinson-Syndrom

Beobachtungen über *traumatischen Parkinsonismus* stammen von HANS MAIER (1926), LOTMAR (1928), STERN (1928), BING (1929, 1930), CROUZON u. JUSTIN-BESANCON (1929), GRIMBERG (1934), KLEIST (1934), BRUETSCH u. DE ARMOND (1935), WALTER SCHULTE (1940), JENTZER u. DE MORSIER (1946), MALAMUD u. HAYMAKER (1947), LINDENBERG (1964), BOUDIN et al. (1965).

Voraussetzung eines *traumatischen Parkinson-Syndroms* ist entweder: (1) Eine *schwere einmalige Gewalteinwirkung* auf das *Gehirn*, die entweder *primär-* und/oder *sekundärtraumatische Gewebeschäden* verursacht, oder (2) die *Folge* von *wiederholten* und gehäuften *Gewalteinwirkungen*, die auf das *Gehirn* über einen längeren Zeitraum einwirken. Der *traumatische Parkinsonismus*, in den meisten Fällen abortive, nicht vollentwickelte Formen, wird häufig bei *Boxern* mit einer *Enzephalopathia pugilistica* oder genauer einer *Encephalopathie* des *Boxers* beobachtet.

(1) Es wurden *Beobachtungen* von *direkter Verletzung* der *Substantia nigra* mitgeteilt, bei denen sich ein Parkinson-Syndrom entwickelte.

Hierher gehören Beobachtungen, die von WALTER SCHULTE (1940) sowie von JENTZER u. DE MORSIER (1946) mitgeteilt worden waren.

(2) Ein mehr oder minder abortives *Parkinson-Syndrom*, meist *in Verbindung mit anderen traumatischen Schäden und Demenz*, ist bei *Boxern* beschrieben worden. Hier handelt es sich wohl um die *Folge von wiederholten und gehäuften Gewalteinwirkungen gegen den Kopf im Verlauf einer Karriere als Boxer*. Die erste hierhergehörende Beobachtung wurde von BRANDENBURG u. HALLERVORDEN (1953) veröffentlicht. Einzelheiten finden sich im Kapitel über die Sportverletzungen, Bd. 13/VI. C.

Bei einer traumatischen Genese des Parkinsonismus liegen allgemein weitere Symptome vor, die auf einen traumatischen Hirnschaden hinweisen. Diese Fälle nach einmaliger Gewalteinwirkung sind sehr selten, trotz des häufigen Vorkommens von schweren Schädel-Hirn-Verletzungen. Ein Parkinson-Syndrom nach einer einzelnen Gewalteinwirkung im jugendlichen Alter spricht eher für als gegen einen traumatischen Parkinsonismus, bei solchen der chronischen Enzephalopathie des Boxers handelt es sich um jüngere Patienten.

Eine weitere Fragestellung lautet, ob ein Parkinson-Syndrom durch eine Gewalteinwirkung, auch ein Bagatelltrauma, ausgelöst werden kann. Hier kommt es also auf die Auslösung und nicht auf die Verursachung an. Ein Patient mit einem nichttraumatischen Parkinson-Syndrom kann eine Schädel-Hirn-Verletzung erleiden. Hier gesellt sich ein zusätzlicher Hirnschaden zu einem bereits bestehenden.

IV. Auswahl aus in der Literatur mitgeteilten Kasuistiken von traumatischem Parkinsonismus

Es fällt bei der Durchsicht der Literatur auf, daß es eine zusammenfassende monographische Darstellung über den traumatischen Parkinsonismus nicht gibt. Es muß daher die weitverstreute Literatur, die durchwegs aus Einzelkasuistiken besteht, ausgewertet werden. Dabei läßt sich nicht vermeiden, die klinischen und soweit sie vorliegen, auch pathomorphologischen Befunde zu diesem Thema darzustellen.

Bereits JAMES PARKINSON hatte in seiner Arbeit über Paralysis agitans 1817 die Beobachtung eines Patienten mitgeteilt, der nach einem Unfall mit Verletzung des Kopfes ein Jahr später die ersten Symptome mit Rigor im linken Arm zeigte.

PARKINSON schilderte (zit. nach GRIMBERG 1934) die Krankengeschichte eines Patienten von Dr. MATY, den Grafen de LORDAT, von dem er schreibt „the misfortune to be overturned from a pretty high and steep bank. His head pitched against the top of the coach and was bent from left to right, his shoulder, arm, and especially his hand, were considerably bruised". Die ersten Symptome der Krankheit wurden etwa ein Jahr nach dem Unfall wahrgenommen, er hatte Schwierigkeiten beim Sprechen und es bestand Rigor in seinem linken Arm.

PARKINSON hatte gefolgert, die Erkrankung habe im Arm begonnen, verantwortlich sei eine Läsion im Halsmark, die sich nach kranial in die Medulla oblongata ausgedehnt habe.

Es kann sich bei diesem Patienten um einen traumatischen Parkinsonismus gehandelt haben.

LOTMAR (1928) führte aus: „Es gibt eine traumatische Paralysis agitans in dem Sinne, daß auch bei völlig gesunden jugendlichen Individuen ein Unfall den alleinigen Anstoß zum alsbaldigen Einsetzen des Leidens abgeben kann. Ausschließliche Wirksamkeit des begleitenden seelischen Trauma ist abzulehnen, Mitwirksamkeit im allgemeinen nicht von der Hand zu weisen."

STERN (1928) erwähnte, daß gelegentlich Unfälle als Ursache einer Verschlimmerung für postenzephalitische Zustände in Frage kommen.

CROUZON (1929) war der Ansicht, daß es in seltenen Fällen posttraumatischen Parkinsonismus gebe.

Auch NAVILLE u. DE MORSIER (1932) nahmen das Vorkommen eines posttraumatischen Parkinsonismus als möglich an. Weiter wurde hervorgehoben, daß eine Gewalteinwirkung gegen den Kopf bei bereits bestehender Paralysis agitans oder bei postenzephalitischem Parkinsonismus auslösend oder verschlimmernd wirken könne.

HEYDE (1932) konnte bei keinem Patienten mit einer Parkinson-Symptomatik in der Würzburger Universitätsnervenklinik den Hinweis auf eine traumatische Genese erbringen und nahm daher eine ablehnende Haltung zur Frage des traumatisch entstandenen Parkinsonismus ein; auch sei ihm kein Fall aus der neueren Literatur bekannt geworden.

KLEIST (1934) berichtete über 8 Patienten mit einem Trauma in der Vorgeschichte, bei denen ein Tremor in einer Extremität vorlag.

GRIMBERG unternahm 1934 eine kritische Durchsicht von 86 Fällen von traumatischem Parkinsonismus aus der Literatur von 1873–1934, und ließ nur 2 Fälle als traumatisch gesichert gelten.

KLAUE (1940) lehnt ein Trauma als Urache eines Parkinsonismus ab.

SYMONDS führte noch 1943 aus, daß bisher noch kein Fall von traumatischem Parkinsonismus mit einer überzeugenden postmortalen Beweisführung für das Vorliegen von traumatischen Läsionen mitgeteilt worden sei.

HALLERVORDEN (1957) wies auf eine Beobachtung von EICKE (1942) hin, der bei einem 35jährigen Mann einen gefäßabhängigen vernarbten Herd fand, der die Substantia nigra einer Seite fast vollständig zerstört hatte ohne entsprechende klinische Ausfälle. Offenbar handelte es sich um eine sehr frühzeitige Schädigung im Kindesalter, die noch ausgleichsfähig war.

Bevor eine Auswahl von klinischen Kasuistiken vorgelegt wird, ist der Hinweis angebracht, daß viele Veröffentlichungen aus der Literatur wissenschaftlich unzulänglich sind.

VON SARBÓ hatte 1915 zwei Beobachtungen veröffentlicht, bei denen sich nach schwerer Commotio cerebri infolge Granatexplosion, wie er es klinisch diagnostizierte, ein „an das Zittern der Paralysis agitans" erinnernder, fortdauernder und nur im Schlafe aufhörender Tremor, begleitet von einem „Spasmus der Muskulatur" eintrat (in einem Falle wieder verschwindend, im zweiten verbleibend). CURSCHMANN schrieb 1926, daß das Auftreten parkinsonistischer Folgezustände nach Kriegsverletzungen verschwindend gering sei. BING hob 1931 eine interessante und durchaus richtige Beobachtung hervor, daß der resultierende parkinsonistische Symptomenkomplex nicht als vollentwickelter, sondern als mehr oder weniger bruchstückweiser Parkinsonismus imponiere. SOUQUES (1921) hob hervor, daß er unter den Hunderten von Schädeltraumen, die er während des 1. Weltkrieges gesehen und lange Zeit nach der Verwundung verfolgt habe, keinen Fall von parkinsonistischen Folgezuständen gesehen habe. FAURE-BEAULIEU u. DESBUQUOIS (1928) vertraten jedoch die Meinung, daß man während des 1. Weltkrieges über Parkinson-Syndrome (abgesehen von der echten Paralysis agitans) nichts Genaueres wußte, und daß man beim Auftreten eines solchen Symtomenkomplexes, meist nach Hirnerschütterungen, die Diagnose „Pseudo-Parkinson", im wesentlichen eine psychogen interpretierte Kombination von Tremor mit Kontrakturen, stellte. Es folgten in den 20er und 30er Jahren eine Reihe von Einzelarbeiten, die sich mit diesem Problem befaßten.

HANS MAIER (1926) berichtete über einen 45jährigen Steinbrucharbeiter, der von einem in voller Fahrt befindlichen Wagen einer Schwebebahn in der Stirn-, Nasen- und Wangengegend getroffen und mit voller Wucht rückwärts zu Boden geschleudert wurde, wo er bewußtlos liegenblieb. Noch vor Abheilung der Weichteilverletzungen traten schwerste Gesichtsschmerzen, neben anfallsweisen, stechenden und zuckenden Empfindungen am Thorax, rechten Arm und Bein auf. Danach bildeten sich aus: Mittelschlägiger Tremor der Hände, Verlangsamung von Sprache und Gedankengang, ausgesprochene Bradykinese, langsame und vorsichtige Gangart, steife und vornübergebeugte Haltung. Muskelrigidität am rechten Arm und besonders am rechten Bein, maskenartiger Gesichtsausdruck mit seltenem Lidschlag, Maskengesicht.

Das Syndrom entwickelte sich 5 Monate nach der Gewalteinwirkung, bildete sich innerhalb von 10 Monaten völlig aus und verblieb dann stationär. Beigemischt waren diesem Parkinson-Syndrom sicherlich thalamische Reizerscheinungen.

BING fügte (1930) eine mitteilenswerte Beobachtung hinzu: 55jähriger Steinbrucharbeiter schlug bei einem Unfall mit dem Gesicht heftig gegen eine Gerüststange. Er stürzte zu Boden, vermochte aber mit Hilfe eines Kollegen sofort wieder aufzustehen und allein zum Arzt zu gehen, der eine stark blutende Rißwunde über der linken Stirnhälfte, sowie Schürfungen über der Nase und Oberlippe feststellte. Nach einer Woche versuchte der Patient die Arbeit wieder aufzunehmen, mußte sie aber nach einer Stunde wegen heftigen Schwindelgefühls wieder aufgeben. Nach 11 Tagen waren die äußeren Verletzungsfolgen verheilt, doch klagte der Patient weiter über Schwindel, Kopfschmerzen, nächtliche Unruhe bis zum „Schlafwandeln", Schläfrigkeit tagsüber, Ohrgeräusche, Überempfindlichkeit gegen Lärm und Licht, zeitweise optische Halluzinationen. Drei Wochen nach dem Unfall sah der behandelnde Arzt einen „auffällig starken feinschlägigen Tremor der Hände" und sprach von „typischen Symptomen einer traumatischen Neurose". Daraufhin (etwa 20 Monate nach der Gewalteinwirkung) wurde eine Begutachtung durch einen Neurologen und Chirurgen durchgeführt und folgendes festgestellt: Deutliche Rigidität und Zittern des rechten Armes verbunden mit Adynamie. Die Muskelstarre war an den unteren Extremitäten weniger stark ausgeprägt, die Muskelkraft aber ebenfalls herabgesetzt. Vornübergebeugte Körperhaltung, der Arm war meist in Beugestellung fixiert. Die *Röntgenaufnahmen* des *Schädels* ergaben eine Fraktur des Processus clinoideus an der Schädelbasis. Die *ophthalmologische Untersuchung* ergab eine beidseitige Akkomodationslähmung, beiderseits starke konzentrische Gesichtsfeldeinengung.

In der Folge veränderte sich die Gangart in charakteristischer Weise, es trat auch weiterhin eine progrediente Verschlimmerung ein. Fünf Monate später ging der Patient mit kleinen, langsamen sakkadierten Schritten, das Kehrtmachen wurde trippelnd ausgeführt. Vorgebeugte Hals- und Kopfhaltung und sehr starke Behinderung der Kopfdrehung. Beim Blick seitswärts eilt die Bewegung der Augäpfel derjenigen des Kopfes um mehrere Sekunden voraus (*„regard en coutisse"*), beide Arme, namentlich der rechte, werden dauernd, in leichter Flexion aller Gelenke, steifgehalten, obwohl bei passiven Bewegungen keine nennenswerte plastische Rigidität an ihnen wahrzunehmen ist. An den Beinen geringe Tonuserhöhung, kein Zahnradphänomen. Typisch parkinsonoider Tremor der rechten Hand im Rhythmus von ca. 260 Oszillationen pro Minute, nur zeitweise trat dieselbe auch an der linken Hand auf. Aus- und Ankleiden waren sehr langsam, beim Schließen des Kragenknopfes und Binden der Krawatte war Hilfe von dritter Seite notwendig. Keine sichere mimische Starre.

Außer diesen extrapyramidalen Symptomen waren auch einzelne pyramidale beigesellt: Intensive Steigerung aller Eigenreflexe mit Erweiterung der reflexogenen Zonen. Keine vermehrte Speichelabsonderung, kein „Salbengesicht".

Psychisch zeigte der Patient eine Verlangsamung aller intellektuellen Vorgänge und Reaktionen bei gutem Auffassungsvermögen. Die Sprache war langsam und durch Palilalie gekennzeichnet, was zeitweilig Stottern vortäuschte.

BING führte in seinem *Gutachten* aus, daß, da keine Anhaltspunkte dafür zu erbringen sind, daß der Unfall den Patienten bereits im Zustand einer Krankheit oder nachweislichen Krankheitsbereitschaft traf, da speziell nichts über das frühere Überstehen einer Encephalitis epidemica zu eruieren ist, ... da endlich der vorliegende Parkinsonismus einerseits unvollständig ausgebildet, andererseits aber, infolge Beimischung pyramidaler und thalamischer Symptome, unrein (was bei Parkinsonismus traumaticus so gut wie stets der Fall war), ... weil eine Gewalteinwirkung aber auch andere benachbarte Hirnteile gleichfalls zu schädigen pflegt, er aus allen diesen Gründen den Kausalzusammenhang mit dem Unfall für überwiegend wahrscheinlich hielt. Der Zustand des Patienten blieb stationär. Der gutachterlichen Stellungnahme von BING muß man beipflichten.

PERÉMY (1934): Patient mit dreitägiger Bewußtlosigkeit. Drei Tage nach dem Unfall begann der Patient täglich 10–24 l Wasser zu trinken, 6 Wochen später bildete sich ein Hemiparkinson heraus. Die tägliche Urinmenge betrug immer noch 12–21 l. Die *Röntgen-*

aufnahmen der *Sella* zeigte eine Fraktur. Es lagen also Zeichen einer schweren Hirnschädigung mit dienzephalen Störungen vor.

LINDENBERG (1964) teilte die Krankengeschichte eines 52jährigen Mechanikers mit, der aus 6 m Höhe mit dem Kopf voraus von einer Leiter zwischen eine Wand und eine eiserne Drehbank stürzte. Er war für einige Minuten bewußtlos. Er hatte außer kleinen Hautabschürfungen ein Hämatom der Kopfhaut über dem Scheitel, das sich beiderseits bis über die Ohren ausdehnte. Keine Anzeichen für das Vorliegen eines Schädelbruches. Er war in der Lage, allein nach Haus zu gehen. Am Abend des Unfalltages fühlte er sich „wie gelähmt", hatte Kopfschmerzen und mußte zweimal erbrechen. Er war für 8 Wochen bettlägerig. Während der ersten 14 Tage war er benommen, schläfrig, hatte Kopfschmerzen, Schwindelanfälle und wiederholt Brechreiz. Etwa 2–3 Wochen nach dem Unfall bemerkte sein Hausarzt ein Nachlassen seiner mimischen Gesichtsbewegungen und eine leichte Steifheit in den Armmuskeln. Acht Wochen nach dem Unfall zeigte er bei einer fachärztlichen Untersuchung eine steife, nach vorn geneigte Haltung, eine Amimie, ein Fehlen der Mitbewegungen der Arme und eine allgemeine Ungeschicklichkeit. Beide Arme, besonders der linke, zeigten geringe Pyramidenzeichen. Alle Extremitäten wiesen einen gewissen Rigor auf. Kurz darauf bemerkte der Patient, daß der linke Arm gelegentlich ruhelos war, als obe er vor Kälte zittere. Diese unwillkürlichen Bewegungen entwickelten sich langsam zu einem Dauertremor, der 3 Monate nach dem Unfall voll entwickelt war. Nach weiteren 2 Monaten nahm er die Arbeit wieder auf, aber nur für ein Vierteljahr, da sein Gang immer steifer und die Schüttelbewegungen im linken Arm immer stärker wurden. Zwei Jahre nach den Unfall wurden folgende Befunde erhoben: Amimie, deutlicher Speichelfluß, Herabsetzung der groben Kraft im linken Arm und Bein mit angedeuteten Pyramidenzeichen, Rigor an allen 4 Extremitäten, besonders am linken Arm, Schütteltremor in linkem Arm und linker Hand und weniger betont im rechten Arm und in den Füßen beim Liegen, in den Knien beim Liegen, in den Knien beim Stehen; vornüber geneigter Gang ohne Mitbewegung und Propulsion bei schnellerem Gehen; starke Verlangsamung aller Bewegungen; Verlangsamung der Sprache, Stimme monoton, schwach.

Bei der Begutachtung des Falles bestand für LINDENBERG kein Zweifel, daß ein Parkinsonismus mit einer leichten Pyramidenbeteiligung, besonders des linken Armes, vorlag.

Falldarstellungen von *posttraumatischem Parkinsonismus* nach *einmaliger Gewalteinwirkung* mit *eingehenden klinischen und morphologischen Befunden* sind relativ selten. Im folgenden erfolgt eine Auswahl dieser Arbeiten.

BRUETSCH u. DE ARMOND (1935) teilten die klinischen und pathologischen Befunde eines 60jährigen Patienten mit, der ein Parkinson-Syndrom nach einer Schädel-Hirn-Verletzung erlitt.

Walter SCHULTE (1940) veröffentlichte die Krankengeschichte eines Patienten, der 5 Jahre nach einem Längsdurchschuß durch die rechte Hemisphäre einen linksseitigen Parkinsonismus entwickelte.

JENTZER u. DE MORSIER (1946) teilten die klinischen und pathologischen Befunde eines Patienten mit, bei dem sich nach einem Suizidversuch durch Pistolenschuß Parkinson-Syndrome entwickelt hatten. In diesem Fall waren auch andere Hirnanteile außer der Substantia nigra verletzt, wie die pathologische Untersuchung zeigte.

MALAMUD u. HAYMAKER (1947) veröffentlichten klinische und pathologische Befunde von 2 Patienten mit einem posttraumatischen Parkinsonismus. Im *1. Fall* lag eine symmetrische Nekrose des Corpus striatum, des Globus pallidus und der Substantia nigra, im *2. Fall* eine symmetrische hämorrhagische Erweichung des Globus pallidus vor. Diese Autoren hoben hervor, daß die pathomorphologischen Veränderungen in Fällen von posttraumatischem Parkinsonismus ausgedehnter sind als bei Fällen von postenzephalitischem Parkinsonismus oder Paralysis agitans.

LINDENBERG (1964) teilte eine weitere Beobachtung von posttraumatischem Parkinsonismus mit, jetzt mit neuropathologischem Befund: Der zur Zeit seines Unfalles 52jährige Geschäftsführer war nie ernstlich krank gewesen. Als einzige Krankheit, an die er sich erinnern konnte, gab er eine Virusinfektion an, die er im Alter von 28 Jahren durchgemacht hatte und die mit einer Iritis einherging.

Der Patient wurde von einer 80 cm langen und 5 mm dicken Eisenstange auf dem Kopf getroffen. Sie durchschlug Hut, Haut, Knochen und Dura mater der linken Scheitelgegend und drang in das darunterliegende Gehirn ein. Nach *Zeugenaussagen* fiel er sofort bewußtlos so stark auf Gesicht und Stirn, daß er Haut und Zähne verletzte. Nach *Aufnahme* in einem *Krankenhaus* blieb er noch für mehrere Stunden bewußtlos und konnte sich später an nichts, was während der ersten 3 Wochen geschehen war, erinnern. Am Anfang waren beide Arme und Beine, rechts > links, gelähmt, sowie die rechte untere Gesichtshälfte und die rechte Zungenhälfte. Nach 6 Monaten fand sich nur noch eine spastische Lähmung des rechten Armes, die mit Störungen der Tiefensensibilität, der Berührungsempfindung und der epikritischen Sensibilität verbunden war, und spastische Zeichen am linken Bein. *Psychisch* reagierte er normal und machte den Eindruck einer intelligenten Person. Im Laufe der folgenden 6 Monate verbesserte sich sein Zustand so weit, daß er seine Arbeit wieder aufnehmen wollte. Als er seine Absicht mit seinem sich neu im Amt befindlichen Vorgesetzten besprach, kam es zu einer sehr erregten Auseinandersetzung. Er war aufgeregt, ruhelos und deprimiert. Dieses Verhalten dauerte etwa 14 Tage. Dann hatte er einen völligen „Zusammenbruch" mit schwerem Krankheitsgefühl, großer Erregung, Zittern und einem „Ausdruck von Wahnsinn in den Augen". Nach diesem Zustand entwickelten sich Kopfschmerzen und Schwindelgefühle.

Einen Monat nach diesem „Zusammenbruch" fand ein Neurologe zum erstenmal eine athetotische Ruhelosigkeit in den Fingern der vorher gelähmten Hand und eine Verschlechterung des allgemeinen Verhaltens des Patienten. Der gleiche Neurologe sah den Patienten verschiedene Male während der nächsten 10 Jahre und verfolgte, wie der Zustand des Patienten langsam schlechter wurde und sich allmählich ein Parkinson-Syndrom entwickelte.

Sechs Monate nach dem Zusammenbruch oder 1 $^{1}/_{2}$ Jahre nach dem Unfall wurde der Blick eigenartig starr, und er hatte Schwierigkeiten, die Blickrichtung zu ändern, wenn er seine Augen auf irgendeinen Gegenstand gerichtet hatte. *Psychisch* war er fast immer deprimiert und mußte oft weinen. Drei Jahre nach dem Unfall zeigte sein rechtes Bein erneut Pyramidenzeichen und eine Zunahme des Tonus. Der Gang wurde immer unsicherer. Seine Vergeßlichkeit nahm zu. Fünf Jahre nach dem Unfall war die athetotische Bewegungsunruhe der Finger nicht mehr vorhanden, dagegen bestand ein ausgeprochener Rigor im rechten Arm und eine Tonuserhöhung in den anderen Extremitäten, so daß alle Bewegungen sehr langsam und ungeschickt waren. Sieben Jahre nach dem Unfall war er völlig verstumpft, rigide, deprimiert und weinte bei jeder Gelegenheit. Urininkontinenz. Schließlich wurden auch die Bewegungen der linken Hand steif, und die Finger beider Hände zeigten pfotenartige Haltung und typischen Antagonistentremor. Seine Haltung war vornübergebeugt, sein Gang kurzschrittig, langsam und ohne Mitbewegungen. Sein Gesichtsausdruck war starr, amimisch und es bestand ein dauernder Speichelfluß. Dieser Zustand veränderte sich kaum während der letzten zwei Jahre. Eine Lungenentzündung führte schließlich 11 Jahre nach dem Unfall zum *Tode*.

Der *Schädel* hatte in der Mitte der linken Parietalschuppe einen rundlichen Defekt von etwa 3 cm Durchmesser. Die Dura war über der Öffnung mit der Galea verwachsen. Nur im Bereich der Wunde lag eine alte, sehr dünne Subduralblutung vor.

Das *Gehirngewicht* betrug 1470 g. Im Bereich der alten Wunde war die Arachnoidea mit der Dura verwachsen. Es bestand keine Arteriosklerose. Die Hirnwindungen wiesen keine Atrophie auf. Im mittleren Drittel der linken Zentralwindungen befand sich eine noch leicht bräunlich angefärbte alte, rundliche Hirnwunde, die einen Durchmesser von 2–3 cm hatte. Rindenkontusionen lagen nicht vor.

Auf *Frontalschnitten* zeigte sich, daß die alte Wunde nur 2–3 cm tief in das subkortikale Marklager reichte. Rinde und Mark in der Nachbarschaft der Wunde wiesen keine Narbenbildung auf. In der rechten Hemisphäre fand sich eine kleine alte Kontusionsblutung in der Rinde der vorderen Zentralwindung unterhalb einer Pacchioni-Granulation. Eine alte Kontusionsblutung gleicher Größe lag an der Medianseite dicht hinter dem Parazentralläppchen. Auf Höhe der Corpora mammillaria wies der kaudale Schenkel der inneren Kapsel eine kleine leicht braun gefärbte Zyste auf, die dicht am Thalamus lag. Von ihrem unteren Rand aus zog sich eine dünne, leicht braun gefärbte Narbe entlang dem

Thalamus zum Mittelhirn. Der 3. Ventrikel war deutlich erweitert. Die roten Kerne wiesen keine Veränderungen auf, dagegen war die *Substantia nigra* in ihren *rostralen Anteilen beiderseits schlecht pigmentiert.* Auf *Querschnitten* durch das *kaudale Mittelhirn* konnte man *beiderseits* eine *ausgesprochene Depigmentierung* der *Substantia nigra* sehen. Das Mittelhirn erschien leicht verkleinert wie auch die Brücke.

Die eingehende *histologische Untersuchung* ergab, daß die alte Hirnwunde keine nennenswerten histologischen Veränderungen aufwies. Es war fast erstaunlich, wie gut sich das Marklager bis dicht an den Rand des Herdes erhalten hatte. Im *Thalamus* lag beiderseits ein deutlicher Nervenzellenausfall vor, der besonders die dorsalen Lateralkerne und weniger stark die Medialkerne befallen hatte.

Im *Mittelhirn* bestand ein fleckförmiger Verlust von Nervenzellen beiderseits in der rostralen Substantia nigra, der nach kaudal ausgesprochener wurde und hier besonders die lateralen Abschnitte einnahm. Einige der in der Nähe der Narben liegenden Zellen wiesen mit Silber färbbare Einschlußkörper auf. Die rote Zone war nicht merklich geschädigt. An der rechten Seite lagen im Bereich des Nervenzellenausfalls stark veränderte Gefäße, die sich nach lateral in den Subarachnoidalraum erstreckten. Die kleineren Arterien zeigten eine vernarbte Nekrose der Media und die kleinen Venen eine bindegewebige Verdickung ihrer Wand. Der perivaskuläre Raum enthielt einzelne Phagozyten, von denen die meisten hämatogenes Pigment und die anderen Melaninpigment enthielten. Diese Gewebsveränderungen fanden sich entlang dem ganzen lateralen Gebiet der rechten Substantia nigra, waren aber am ausgesprochensten im kaudalen Bereich. Die Zellen der Retikularsubstanz schienen an Zahl verringert zu sein. In ihrem Gebiet fanden sich einzelne Gliaknötchen. Im Holzerbild bestand eine starke Gliose in der Substantia nigra und eine relativ starke, diffuse Gliose in den anderen Mittelhirnteilen.

In der *Brücke* lag ein merklicher Verlust von Nervenzellen des Locus coeruleus vor. Die meisten der restlichen Zellen waren geschrumpft. Einige zeigten eine Schwellung wie primäre Reizung. Alle kleineren Gefäße zeigten mit der Perdrau-Methode eine pathologische Fibrose.

In der *Kleinhirnrinde* bestand ein diskontinuierlicher Verlust von Purkinjezellen, der sich auf den rostralen Teil der Hemisphären beschränkte, ohne in den Tiefen der Fissuren stärker zu sein. Im Mark der rechten Hemisphäre lagen einige umschriebene gliöse Narben vor, in denen die Zellen hämatogenes Pigment speicherten, das sich auch im perivaskulären Gewebe einiger benachbarter Gefäße nachweisen ließ.

LINDENBERG hebt hervor, daß der klinische Verlauf zwei deutliche Phasen zeigt. Die erste umfaßt das erste Jahr nach dem Unfall, die mit der Auseinandersetzung mit seinem Vorgesetzten, die zu einem „Zusammenbruch" führte, dem dann über eine Periode von fast 10 Jahren ein fortschreitender Verfall mit der Entwicklung eines voll ausgebildeten Parkinson-Syndroms folgte.

LINDENBERG hatte 1964 mitgeteilt, daß in seiner Serie von 2000 Fällen von Gehirnschäden nach stumpfer Gewalteinwirkung Kontusionsblutungen in der Substantia nigra keine Seltenheit sind. Meist lagen gleichzeitig solche im übrigen Mittelhirn vor, aber gelegentlich ist eine solche in der Substantia nigra die einzige Mittelhirnläsion und die Zahl der Kontusionen an anderen Stellen bemerkenswert klein.

LINDENBERG hatte in dieser Arbeit SELLIER u. UNTERHARNSCHEIDT zitiert, die 1963 geschrieben hatten: „Die Gebiete mit positiven und negativen Druckextrema liegen vorzugsweise in umschriebenen Abschnitten der Großhirnrinde in Abhängigkeit von der Stoßrichtung. Der Hirnstamm liegt stets im Bereich der Äquatorialebene gut geschützt, weil dort physikalisch kaum Kräfte wirksam werden." LINDENBERG schrieb weiter: „ Etwas stimmt hier offensichtlich nicht ganz, und das gilt auch in ähnlicher Weise für die anderen Theorien, die auf dem in der Monographie wiedergegebenen, ausgezeichneten Schema von PUDENZ u.

SHELDEN dargestellt sind. Ich konnte mich nicht immer des Eindruckes erwehren, daß diese Theorien zwar auf bekannten physikalischen Vorgängen und Gesetzen aufgebaut sind und jede daher einen kleinen Kern Richtigkeit enthält, daß aber keine von ihnen alle physikalischen Vorgänge und ihre Änderung in Abhängigkeit von der Art und Stärke der Gewalteinwirkung berücksichtigt hat. Das schien mir daran zu liegen, daß die experimentellen Untersucher gewöhnlich nicht genügend mit der Pathologie der Kontusionen vertraut waren. Wir waren der Ansicht, daß man auch ohne Experiment allein aus den verschiedenen traumatischen Schädigungsmustern Rückschlüsse auf den jeweiligen Mechanismus der Kontusion ziehen konnte, falls man ein genügend großes Material überblickt." Die beiden Falldarstellungen von LINDENBERG über traumatischen Parkinsonismus, eine Beobachtung war eine klinisch, während die zweite auch neuropathologisch eingehend untersucht werden konnte. Die Ausführungen von LINDENBERG aus dem Jahre 1964 erfordern jedoch eine Erwiderung; sie erfolgt nach einem Zeitraum von 26 Jahren erst jetzt, weil mir seine Stellungnahme vorher nicht bekannt geworden war.

Seine Formulierung jedoch „daß die experimentellen Untersucher gewöhnlich nicht genügend mit der Pathologie der Kontusionen vertraut waren" ist unangebracht, vor allem, da wir ja den gleichen Lehrer, nämlich HUGO SPATZ hatten. LINDENBERG schrieb weiter: „Wir waren der Ansicht, daß man auch ohne Experiment allein aus den verschiedenen Schädigungsmustern Rückschlüsse auf den jeweiligen Mechanismus der Kontusion ziehen konnte, falls man ein genügend großes Material überblickt." Wenn LINDENBERG das für richtig fand, dann stand es ihm sicherlich frei, das auch zu tun; wir (SELLIER u. UNTERHARNSCHEIDT 1963) waren anderer Meinung und haben ausgedehnte und aufwendige experimentelle Untersuchungen zur Biomechanik der geschlossenen Schädel-Hirn-Verletzungen durchgeführt und veröffentlicht. Auf die Auffassung und Terminologie, die LINDENBERG zur Deutung der sog. Rindenprellungsherde vertrat, bin ich bereits im Detail in Bd. 13/VI.A, dieser Reihe, auf S. 435 eingegangen. Dort erfolgt auch die Entgegnung auf seine Ausführungen von 1964. Im Gegensatz zu LINDENBERG bestreite ich jedoch, daß es sich bei diesen primärtraumatischen Hirnstammblutungen um sog. Kontusionsblutungen handelt. Wie ich bereits ausgeführt habe, sollte man im Mittelhirn oder Hirnstamm nicht von echten Kontusionen sprechen, denn solche kommen dort nicht vor. Entsprechende primärtraumatische Blutungen gleichen den Blutungen vom *intra*zerebralen Typ, sie liegen *innerhalb* des Hirnstammes, sie sind etwa intrapontin, und sie zeigen keine Charakteristika echter Kontusionen, sie sind ja nicht direkt an oder unter der Oberfläche des Hirnstammes gelegen. Morphologisch unterscheiden sie sich völlig von echten Kontusionen wie man sie etwa in der Großhirnrinde findet. SELLIER u. UNTERHARNSCHEIDT hatten 1963 auch zeigen können, daß, worauf LINDENBERG durchwegs richtig hinwies, in diesem Abschnitt keine Druckverteilung vorkommen, um etwaige sog. Kontusionsblutungen per Coup oder per Contrecoup erklären zu können.

Sind stumpfe oder scharfe Gewalteinwirkungen gegen den Kopf, die zu gedeckten oder offenen Hirnverletzungen führen, imstande, parkinsonistische Krankheitsbilder zu erzeugen? Diese Frage muß nach dem heutigen Wissenstand bejaht werden. Nach Gewalteinwirkung gegen den Kopf kann sich Parkinsonismus entwickeln, er kann rudimentär bleiben oder sich zum vollausgebildeten Syndrom entwickeln. Diese Problematik ist auch unter Berücksichtigung anderer Aspekte sehr aktuell, denn einmal hat seit dem 2. Weltkrieg die Zahl der Rentenbewerber, die ihre Erkrankung auf eine Gewalteinwirkung auf den Kopf beziehen, bezüglich der extrapyramidalen Erkrankungen stark zugenommen, und zum anderen kann heute das häufige Auftreten von parkinsonistischen Bildern bei Boxern, die gehäuften Gewalteinwirkungen gegen den Kopf ausgesetzt waren, als gesichert gelten. Die einschlägige Literatur wird im entsprechenden Kapitel eingehend zitiert, vgl. Bd. 13/VI.C, dieser Reihe.

Die Frage, ob einzelne oder gehäufte stumpfe oder scharfe Gewalteinwirkungen gegen den Kopf ein mehr oder minder ausgeprägtes parkinsonistisches Syndrom auslösen können, muß aber noch präzisiert werden. Es war LEONHARDT, der 1953 die folgenden Möglichkeiten genannt hat, die am Beispiel des posttraumatischen Parkinsonismus von Bedeutung sind:

(1) Es handelt sich um ein *heredodegeneratives Leiden*, dessen *Ablauf* durch die *Gewalteinwirkung in Gang gesetzt wurde*, (2) es handelt sich um einen *postenzephalitischen Folgezustand*, dessen *Verlauf* durch eine *Gewalteinwirkung beschleunigt wurde*, (3) es handelt sich um eine *Enzephalitis*, bzw. deren *Folgezustände*, die durch *sekundäre posttraumatische Infektion verursacht wurde*, oder (4) es handelt sich um ein *rein posttraumatisches extrapyramidales Bild*.

Nach dem heutigen Wissenstand wird man die 3. Möglichkeit wohl ausschließen können; dabei wird man sich aber vergegenwärtigen müssen, daß LEONHARDT diese Formulierung vor mehr als 35 Jahren vornahm.

Zur Frage der *Anerkennung* eines *Zusammenhanges* zwischen *Gewalteinwirkung* und *posttraumatischem Parkinsonismus* hat LEONHARDT (1953) gefordert, die nachfolgenden *Richtlinien gutachtlich zu berücksichtigen:* (1) Die *Sippe muß frei von entsprechenden Erbleiden sein*, (2) es muß die *Frage erörtert werden, ob der Unfall Folge der bereits bestehenden extrapyramidalen Erkrankung und nicht erst deren Ursache ist*, (3) die *Gewalteinwirkung* muß *derart schwer sein, daß eine erkennbare Dauerschädigung der Hirnsubstanz* durch diese hervorgerufen wurde, (4) die *Gewalteinwirkung muß im wesentlichen den Hirnstamm getroffen haben*, (5) ein *atypisches Syndrom, Pyramidenzeichen, Anfälle, Hirnnervenausfälle, umschriebener oder asymmetrischer Befall extrapyramidal gestörter Muskelgruppen sprechen eher für eine traumatische Genese als typische Syndrome*, (6) das *Auftreten der extrapyramidalen Erscheinungen im jugendlichen Alter spricht eher für als gegen eine traumatische Genese;* ein bestimmtes Alter als Grenze kann nicht festgesetzt werden, und (7) *sonstige exogene Schäden*, insbesondere durch *CO, Lues, Mangan*, müssen *mit genügender Sicherheit ausgeschlossen werden*.

Q. Schädel-Hirn-Verletzungen und Hirngeschwülste

I. Einführung

Der Pathologe, Neuropathologe, Gerichtsmediziner und Kliniker wird immer wieder aufgefordert, als Gutachter Stellung zu nehmen, ob eine Schädel-Hirn-Verletzung einen Tumor des Gehirns oder seiner Hüllen verursacht hat. Die Zahl der Schädel-Hirn-Verletzungen aus 2 Weltkriegen ist sehr groß, die Zahl von Schädel-Hirn-Verletzten als Folge von Verkehrs-, Arbeits-, Haushalts- und Sportverletzungen nimmt ständig zu, so daß dieses Gebiet sehr aktuell ist.

Diskussionen über die Möglichkeit einer traumatischen Genese von Hirntumoren reichen bereits ins letzte Jahrhundert zurück (GERHARDT 1882; PAULSON et al. 1886; BRAMWELL 1888; GOWERS 1892; ADLER 1898; EDUARD MÜLLER 1903; BUCK 1909; RÖSSLE 1911; VON MONAKOW 1924; NEUBUERGER 1925, 1930; FISCHER-WASELS 1927, 1932; REINHARDT 1928; BECKMANN 1930; VON HASSELBACH 1931; PARKER u. KERNOHAN 1931; DE MARTEL u. GUILLAUME 1931; MARBURG 1934 u. a.).

Über frühe Statistiken über angebliche Zusammenhänge zwischen Verletzung und Tumorentstehung verweise ich auf ZÜLCH (1956).

Die erste umfassende Sichtung der Literatur erfolgte durch MARBURG (1934) in seinem Buch „*Unfall und Hirngeschwulst*". ZÜLCH (1956) bemerkt, daß dieser Autor die Frage einer traumatischen Entstehung der Tumoren großzügig bejaht habe. An der Tatsache eines Zusammenhanges zwischen Trauma und Entstehung eines Hirntumors ist ... nicht zu zweifeln (MARBURG 1935). Eine weitere monographische Bearbeitung dieses Themas wurde von DIETRICH (1950) vorgelegt, die aber im Hinblick auf Schädel-Hirn-Verletzungen und Hirngeschwülste unergiebig ist.

Es scheint heute schwer verständlich, wie ZÜLCH (1956) ausführte, daß man die Entstehung eines Gliomes im Gehirn aufgrund der Auswirkungen einer Ischiadicusverletzung erörterte. Der langjährige, periphere Reiz sollte zum Absterben von Ganglienzellen im Gehirn und zur Gliawucherung führen (HERRMANN 1929). BENEKE (1932, 1933) schrieb: „In manchen Fällen könne auch durch außerhalb des Hirnschädels einwirkende Kräfte (mechanisch, thermisch, elektrisch) oder durch jähe, psychische Erregungen reflektorisch veranlaßte Hirnschädigungen unsächlich für die Blastome des Gehirns und Rückenmarks und ihrer Häute in Frage kommen."

Die Diskussion zur Frage der traumatischen Genese von Hirntumoren wurde zu Beginn des 2. Weltkrieges erneut aufgenommen (OSTERTAG u. MUNDT 1940; OSTERTAG u. BUSCHMANN 1941; DIETRICH 1941). „Unter den mehreren Tausend selbst gesehener Hirngewächse habe ich insgesamt nur 3 Geschwülste als posttraumatisch entstanden anerkennen müssen und eines ‚sehr wahrscheinlich' machen müssen" (OSTERTAG 1943).

ZÜLCH, der wohl beste Kenner dieser Problematik, äußerte 1984 dazu: „Wenn wir jetzt diese Frage des Ursachenzusammenhanges zwischen Schädel-Hirn-Trauma und Hirntumor diskutieren, so müßten wir als erstes ein reales Konzept der Karzinogenese, d.h. der Tumorentstehung, herausstellen, das sich auf die Geschwulstbildung am Hirn und seinen Hüllen anwenden läßt. Doch müssen wir gestehen, daß trotz der vielen Fortschritte ein solches Konzept noch nicht besteht.... Nach unseren heutigen Erfahrungen wird das Trauma niemals zu einer *allgemeinen* Umstimmung des Körpers führen können, die eine kanzerogene *Disposition* schafft. Das Trauma ist aber geeignet, unter Umständen eine *örtliche* Gewebeveränderung zu erzeugen, die die Grundlage eines Keimes bilden könnte."

ZÜLCH sieht hier 3 Wege, um eine vernünftige Argumentation zu erreichen: (1) Durch die Untersuchung von einzelnen Fällen der *menschlichen Pathologie* im Lichte der modernen Krebstheorie, vor allem mit ihren besonderen Aspekten für die Tumoren des Nervensystems; (2) durch Ergebnisse der *experimentellen Kanzerologie* auf dem Gebiet der neurogenen Tumoren; und (3) durch *Sammlung statistischer Daten* über das Vorkommen von Hirntumoren in großen Serien von Patienten mit Hirnverletzungen, bei denen ausreichende Untersuchungsergebnisse zur Verfügung stehen, d.h. durch Studium der Epidemiologie.

Den wichtigsten Weg sieht ZÜLCH (1984) in der *genauen Prüfung individuell besonders gearteter*, *bekannter Fälle;* hier gibt es solche, die keinen Zweifel an ihrer traumatischen Entstehung aufkommen lassen.

II. Auswahl von Fällen aus der Literatur mit Meningeomen

Beobachtungen bei denen die traumatische Genese von Meningeomen als gesichert gelten kann, wurden veröffentlicht von REINHARDT (1928), MÜLLER (1939), HOWARTH u. BUNTS (1950), LIEBALDT (1957), BUSHE (1958) 2 Fälle, WALSHE (1961), LOEW u. PLOGSTIES (1964), SCHMIDT u. JAQUET (1963), SCHÄFER (1965), TURNER u. LAIRD (1966), WALSH et al. (1969), HUNG et al. (1972), WHATMORE u. HITCHCOCK (1973), HAMMER u. MARKUT (1978), GARDEUR et al. (1979).

REINHARDT (1928) hatte die Beobachtung eines 57jährigen Mannes mitgeteilt, bei dem klinische Zeichen für eine Hirngeschwulst seit 4 Jahren vorlagen. Bei der *Autopsie* fand sich eine extrazerebral gelegene, mandarinengroße Geschwulst, die sich vom Frontalpol bis zum Chiasma opticum erstreckte. Das *Gehirn* zeigte eine Verwachsung mit dem Siebbein. Im Inneren der Geschwulst fand sich ein etwa 1 cm langer und $1/3$ cm breiter Metalldraht, der 20 Jahre früher bei einer Kesselexplosion in das Gehirn eingedrungen war. REINHARDT sprach von einer „sarkomatösen" Meningealgeschwulst (nach Angaben von ZÜLCH wahrscheinlich ein Olfaktoriusmeningeom), von der REINHARDT annahm, daß sie auf dem Boden eines Granuloms entstanden war.

MÜLLER (1939) hatte ein kleinapfelgroßes Meningeom beschrieben, das von einer gut ausgeheilten Impressionsfraktur ausgegangen war, die allerdings niemals röntgenologisch nachgewiesen worden war. Vergleiche dazu auch die Diskussion von ZÜLCH (1951, 1953).

BUSHE (1958) teilte 2 Beobachtungen von Meningeomen mit, die sich im Bereich von ausgedehnten, mit Berstungsbrüchen einhergehenden Schädelverletzungen fanden. In beiden Fällen war die Dura mater in die Bruchspalte hineingedrückt worden; in beiden Beobachtungen lag ein 7jähriges Intervall zwischen Gewalteinwirkung und Operation.

Beobachtung 1: Ende 1946 zog sich ein damals 35jähriger Elektromonteur durch Sturz von einer 6 m hohen Leiter eine schwere Hirnverletzung und einen Berstungsbruch des Stirnbeins mit mehreren klaffenden Bruchlinien zu. Nach Entlassung aus der Klinik wurde er mehrfach gutachterlich nachuntersucht und bei einer solchen Gelegenheit auch pneumenzephalographiert. Auf den Luftbildern fand sich als Folge der substantiellen Hirnschädigung eine symmetrische Kammererweiterung und eine vermehrte Oberflächenzeichnung. Oberhalb des rechten Vorderhorns, unmittelbar unter der Stelle des Schädelknochens, an der sich später die Geschwulst entwickelte, stellte sich ein mit Luft gefüllter Kontusionsherd dar.

1953, also 7 Jahre nach dem Unfall, bemerkte der Patient eine tumorartige harte Auftreibung an der rechten Stirnseite. Nach weiteren 2 Jahren wurde die Geschwulst freigelegt.

Eine vor der Operation angefertigte *Röntgenaufnahme* zeigt lediglich, daß man die Frakturlinie auf der rechten Stirnseite – also auf der Seite der Geschwulst – noch erkennen konnte, während die klaffenden Fissuren auf der anderen Seite nicht mehr nachweisbar waren (Röntgenbild). Ein endokranielles Wachstum der Geschwulst konnte durch Pneumenzephalographie ausgeschlossen werden. Die *Probeexzision* ergab das Vorliegen eines Meningeoms. Der Knochentumor wurde deshalb im Gesunden umschnitten und im ganzen entfernt. Dabei zeigte sich ein überraschender Befund, nämlich, daß die darunterliegende Hirnhaut z. T. defekt war und an einer Stelle – ungefähr dem Zentrum des Tumors entsprechend – in die noch sichtbare Frakturlinie der Tabula int. eingeklemmt war. Die Dura wurde hier abgetrennt. Am Hirn zeigte sich unter dem Duraeinriß ein bohnengroßer Kontusionsherd, der bereits auf dem Pneumenzephalogramm nachweisbar war. Der weitere Operationsverlauf, der in diesem Zusammenhang nicht interessiert, war planmäßig.

Beobachtung 2: Ein 35jähriger Schlosser stürzte im Frühjahr 1949 von einer Lokomotive und zog sich eine schwere Hirnverletzung und eine längsverlaufende Fraktur im Bereich des rechten Stirnbeins zu. Der Heilverlauf wurde durch eine Meningitis verzögert. Später, nach der Entlassung, bestanden noch enzephalopathische Beschwerden, so daß der Verletzte seinen alten Beruf nicht mehr ausüben konnte. Etwa ein Jahr nach dem Unfall bemerkte der Hausarzt eine knochenharte, leistenförmige Anschwellung des Schädeldaches rechts der Mittellinie – also im Bereich der alten Fissur –, mit besonderer Betonung des Stirnhöckers. Da der Prozeß im Laufe der Jahre fortschritt, wurde 1956 auswärts eine Probeexzision vorgenommen. Das Ergebnis lautete: Tumor von der Textur eines Meningeoms. Der neurologische Befund war regelrecht. Im *Röntgenbild* fand sich eine Verdichtung der Knochenstruktur im Bereich der früheren Frakturlinie. Ein endokranielles Wachstum konnte auch hier durch Pneumenzephalographie ausgeschlossen werden. Bei der operativen Freilegung zeigten sich ähnliche Verhältnisse, wie bei der vorigen Beobachtung. Das Periost war zipfelförmig mit einem in der Wucherung gelegenen Spalt – der alten Fissur – verwachsen und z. T. darin eingeklemmt. Die Dura zeigte ebenfalls strangförmige, gefäßreiche, z. T. breitförmige Verwachsungen mit dem Knochenlappen, besonders im Bereich der auch hier noch sichtbaren Fissur in der Tabula int. Ferner war die Dura in der ganzen Ausdehnung der Wucherung mit der Hirnoberfläche bzw. den weichen Hirnhäuten verlötet. In diesem Bezirk fand sich ein größerer Rindendefekt nach Art eines alten Kontusionsherdes. Die Dura war plastisch gedeckt, der Knochen wurde herausgesägt, devitalisiert und wieder eingesetzt. Der weitere Verlauf war planmäßig.

Der Autor ist mit Recht der Meinung, daß die Voraussetzungen – die für Anerkennung eines Zusammenhanges zwischen Verletzung und Neubildung gegeben sein müssen – in beiden Fällen erfüllt sind. Hinsichtlich der Pathogenese ist der Autor der Meinung, daß unter anderem die Zusammenhangdurchtrennung der Gewebe und Verlagerung von Gewebsstücken in eine fremde Umgebung und die Einklemmung der Hirnhäute in den Bruchspalt für die Entstehung der Neubildung von wesentlicher Bedeutung sind.

LOEW u. PLOGSTIES (1963) berichteten über ein Meningeom bei einem 7jährigen Kind. Der Tumor hatte sich im Bereich einer 6 Jahre vorher entleerten intrazerebralen Zyste, bzw. der anschließend entstandenen Hirn-Dura-Narbe entwickelt.

SCHMIDT u. JAQUET (1963) berichteten über eine Beobachtung, in der ein nadelförmiger Fremdkörper (Stopfnadel) auf einer *Röntgenaufnahme* des *Schädels* in der mittleren Schädelgrube etwa 1 cm oberhalb der Basis gesehen wurde. Ein dort befindliches

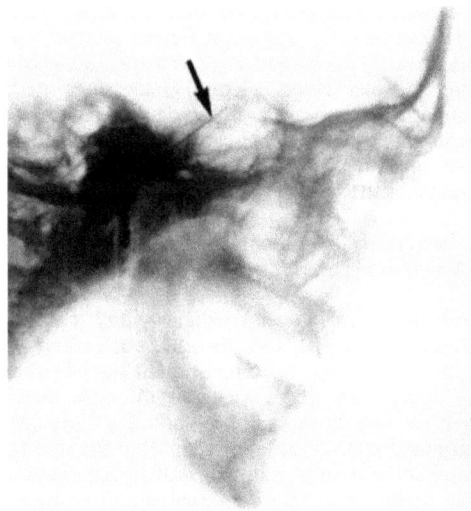 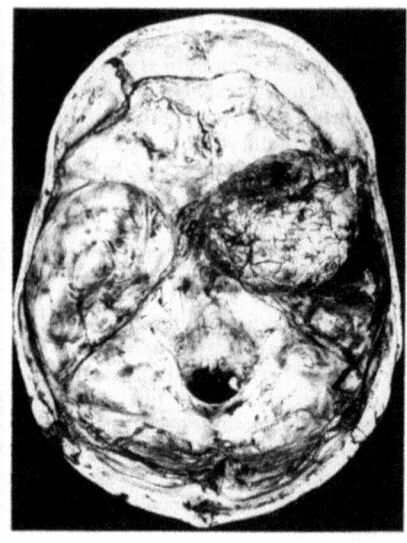

Abb. 157. a Zeigt die Stopfnadel in der mittleren Schädelgrube (*Pfeil*), etwa 1 cm oberhalb der Schädelbasis. **b** Zeigt die Schädelbasis mit einem etwa mandaringroßen Meningeom in der rechten mittleren Schädelgrube. (Aus SCHMIDT u. JAQUET 1963)

mandarinengroßes Meningeom wurde operativ entfernt; in ihm fand sich eine verrostete und stellenweise zersetzte Stopfnadel, die nach den Ermittlungen von W. HALLERMANN wahrscheinlich von der Mutter bei einem Mordversuch in den Schädel des neugeborenen Kindes hineingestoßen worden war (Abb. 157a, b), Beobachtung aus dem Kieler Institut von W. DOERR.

SCHÄFER (1965) veröffentlichte die Krankengeschichte eines 52jährigen Patienten, der 1942 durch mehrere Granatsplitter eine schwere Schädel-Hirn-Verletzung mit längerer Bewußtlosigkeit erlitten hatte. *Röntgenologisch* wurde ein etwa haselnußgroßer metalldichter Fremdkörperschatten im linken basalen Bereich der vorderen Schädelgrube, etwa 1 Querfinger lateral und außerhalb der Mitte des Orbitadaches nachgewiesen. Am Hinterhaupt im Bereich der Lambdanaht fand sich ein weiterer apfelkerngroßer metalldichter Fremdkörperschatten.

Bei der *Autopsie* zeigt sich, daß an der Basis des linken Stirnhirns, an der seitlichen Umschlagfalte, 2 cm vor dem Schläfenlappen die weiche Hirnhaut defekt und in einem linsengroßen Bezirk braunrot verfärbt ist. Hier ragt ein erbsgroßer, rotbraun verfärbter Metallsplitter aus dem Gehirn hervor. Im Bereich der Verwachsungen zwischen harter und weicher Hirnhaut tastet man einen kleinapfelgroßen deutlich abgegrenzten Herd von fester Konsistenz. Der Tumor reicht bis vorn etwa 2 cm vor den Pol des linken Stirnhirns. *Histologisch* handelt es sich um ein Meningeom.

HAMMER u. MARKUT (1978) teilten die Befunde eines Patienten mit, der 1942 einen starken Schlag auf die rechte Stirnseite erlitten hatte. Er konnte seither eine Schwellung an dieser Stelle beobachten, die an Größe zunahm. Nähere Angaben sind wegen der Demenz des Patienten nicht zu erhalten.

Siebenunddreißig Jahre nach der Gewalteinwirkung wird bei dem Patienten ein Meningeom diagnostiziert. Rechts frontal findet sich eine kleinapfelgroße, derbe prallelastische Geschwulst. Die *Röntgenaufnahmen des Schädels* ergeben, daß das Schädeldach rechts frontal erheblich verdickt und verdichtet ist; die Begrenzung dieser Veränderung ist teilweise unscharf.

Da bei dem Patienten keine neurologischen Ausfallserscheinungen und keine wesentliche intrakranielle Massenverschiebung vorlag, jedoch eine hochgradige Demenz bestand, wurde von einer Operation abgesehen.

Die Diagnose des Meningeoms erfolgte mit dem Computertomogramm. Die Autoren zitieren WENDE et al. (1977), nach dem diese Methode die Artdiagnose in 98,5% richtig diagnostiziere. Sie glauben deshalb trotz fehlender histologischer Befunde den Tumor als Meningeom mit ausreichender Sicherheit klassifizieren zu dürfen.

GARDEUR et al. (1979) berichteten über 2 Fälle von Meningeomen, die eine enge Beziehung zwischen dem Ort der Gewalteinwirkung und dem Tumorsitz zeigen. Das Intervall zwischen der Gewalteinwirkung und der Diagnosestellung betrug 10 bzw. 40 Jahre.

ZÜLCH (1984) machte darauf aufmerksam, daß tatsächlich eine „Spicula" in der Gegend des „Nabels" des Meningeoms zu sehen war, was bei Konvexitätsmeningeomen gar nicht so selten vorkomme. „Wenig Fachkundige könnten diese für eine Impressionsfraktur halten. Nur ein *röntgenologischer Nachweis der Fraktur direkt nach dem Trauma hätte diesen Fall zu einem weiteren positiven Beispiel für solche Zusammenhänge werden lassen können*" (ZÜLCH 1984).

Eine Gruppe von Fällen, deren traumatische Entstehung nach Ansicht von ZÜLCH (1984) ebenfalls recht überzeugend erscheint, wurde mitgeteilt von HOWARD u. BUNTS (1950), LIEBALDT (1957), WALSHE (1961), TURNER u. LAIRD (1966), WALSH et al. (1969), HUNG et al. (1972).

ZÜLCH berichtete 1984, daß er anläßlich seiner Untersuchungen von *Hirnnarben* von *schußverletzten Soldaten* des *1. Weltkrieges* ein sehr merkwürdiges Bild gesehen habe: Bei einer Operation, fast 2 Jahre nach der Schußverletzung, fand er an der Narbe ein Arachnothelgewebe in frischer Proliferation, wobei sich örtlich Bilder ergaben, die denen des Meningeoms absolut glichen (vgl. TÖNNIS u. GRIPONISSIOTIS 1939). Nach Ansicht von ZÜLCH waren hier offensichtlich Teile der Arachnoidea in die Tiefe verlagert worden und hatten dort eine frische granulierende Wucherung begonnen.

ZÜLCH (1984) weist darauf hin, daß jedoch in Fällen, bei denen das Intervall sehr groß war (18–22 Jahre), sich solche Granulationen frischer Zellen nicht mehr fanden, sondern stattdessen nur eine „vertrocknete" Narbe mit Psammomkörnern, diese als Zeichen einer früheren granulierenden Wucherung von Arachnoidalzellen. „Man könnte dort also argumentieren, daß im Normalfall die Versprengung solcher Arachnoidalzellen in die Tiefe zu einer bis zu mehreren Jahren dauernden Granulation führte, die dann aber mangels eines *zusätzlichen* irritierenden Faktors ihr Wachstum wieder einstellte und unter Psammomkornbildung verdörrte" (ZÜLCH 1984).

ZÜLCH hatte 1969 eine zweite Beobachtung mitgeteilt, bei der er in der Randzone einer großen Kontusion direkt unter dem Knochen ein kirschgroßes Meningeom fand. Der Verfasser hat hier keinen Zweifel, daß in dem Granulationsgewebe der Randzone die Bildung eines echten autonomen Tumors vom Meningeomtyp entstanden war, wobei allerdings der hier „zusätzlich induzierende" Faktor nicht zu analysieren war.

Unter Zugrundelegung unserer heutigen Kenntnis lehnt ZÜLCH (1984) die folgenden Fälle ab, die nicht als Beispiele wahrscheinlich traumatisch entstandener Tumoren bezeichnet werden können: CUSHING u. EISENHARDT (1938), CALVO (1952), DUNSMORE u. ROBERTS (1974), NIZZOLI u. BRIZZI (1974).

III. Auswahl von Fällen aus der Literatur mit neurogenen Tumoren

FINKEMEYER u. BEHREND (1956) veröffentlichen die Beobachtungen eines protoplasmatischen Astrozytoms (das ZÜLCH 1984 wahrscheinlich eher als ein Oligodendroastrozytom klassifizieren würde), welches 8 Jahre nach Eindringen eines kleinen Geschoßsplitters in das Hirngewebe nachweisbar wurde. Die Öffnung im Schädel durch den Geschoßsplitter bestand noch.

Analog zu den eingangs erwähnten Meningeomen wird man auch hier eine traumatische Entstehung des Tumors als wahrscheinlich ansehen. „Man wird einen solchen Zusammenhang wohl nicht als zufällig bezeichnen können" (ZÜLCH 1984).

Der oft zitierte Fall eines Oligodendroglioms von HALLERVORDEN (1948), in dem sich angeblich Knochensplitter und ein Strohhalm fanden, ist für eine diesbezügliche Argumentation wertlos (vgl. ZÜLCH 1984).

MÜLLER (1939, 2. Fall) teilte die Krankengeschichte eines 57jährigen Mannes mit mehrfacher Trepanation rechts parietal nach offener Hirnverletzung mit. Es bestand zunächst eine Hemiplegie mit Jackson-Anfällen. Nach 22 Jahren hatte sich die anfänglich vorliegende Hemiplegie erneut herausgebildet. Der *Tod* trat im *Status epilepticus* ein. Bei der *Autopsie* lag eine Hirn-Dura-Narbe mit einem Schußkanal von temporal zur Falx vor, wo auch die Granatsplitter lagen. Ein Tumor lag okzipital vor mit zwei kirschgroßen Knötchen direkt im Schußkanal. Es handelte sich um ein typisches Sarcoma monstrocellulare (in ZÜLCHs Nomenklatur). Die beiden umschriebenen Knoten, die dem Schußkanal entsprochen haben sollen, zeigten in der Tat weit abgesetzt vom Haupttumor einen zelldichten Tumorbestandteil, in dem ZÜLCH sichere Reste eines Schußkanals bei histologischer Untersuchung allerdings nicht mehr nachweisen konnte. „Wenn diese örtliche Beziehung – wie vom Autor angegeben – bei der Sektion tatsächlich gesichert worden ist, so wäre auch dieser Fall ernsthaft zur Erörterung zu stellen, da derartige Schußkanäle erfahrungsgemäß einen nicht unerheblichen bindegewebigen Narbenbestandteil haben" (ZÜLCH 1984).

NOETZEL (1953) beschrieb ein Glioblastom der hinteren Balkenstrahlung (Schmetterlingsglioblastom), das eine direkte räumliche Beziehung zu einem alten Schußkanal aus dem 2. Weltkrieg hatte.

HEYCK (1954) teilte die Befunde eines Schmetterlingsglioblastoms des vorderen Balkens mit, das sich inmitten einer Narbe einer doppelseitigen frontalen Leukotomie befand, und das sich 5 Jahre nach dem operativen Eingriff gebildet hatte.

MROWKA et al. (1978) teilten ein polymorphes Glioblastom nahe einer alten Hirn-Dura-Narbe aus dem 2. Weltkrieg mit, das sich nach 30 Jahren gebildet hatte.

WITZMANN et al. (1981) berichteten über einen 28jährigen Patienten, bei dem sich 5 Jahre nach einer frontalen Transversalschußverletzung mit nachfolgendem Hirnabszeß und Subduralempyem ein großer bifrontaler raumfordernder Prozeß im Bereich der Duranarbe und des posttraumatischen Defektes manifestierte. *Histologisch* fand sich ein Glioblastoma multiforme in direkter Nachbarschaft zur Dura-Hirn-Narbe sowie Nahtmaterial innerhalb des Tumorgewebes. Trotz kombinierter Strahlen- und Polychemotherapie kam der Patient 11 Monate nach partieller Tumorresektion ad exitum. Der zeitliche und lokale Zusammenhang zwischen Schußverletzung und rezidivierender Abszeß- und Narbenbildung und malignem Gliom lassen nach Ansicht der Autoren einen Kasuzalzusammenhang zwischen Trauma und Tumorentwicklung vermuten.

SCHMITT (1983) berichtete über einen 75jährigen Mann, der vor 38 Jahren, während des Krieges, eine Splitterverletzung des Kopfes, möglicherweise durch ein Explosivgeschoß, erlitten hatte. Im Bereich des malignen Glioms lagen noch zahlreiche kleinere Metallsplitter, ebenso bestanden Vernarbungen.

RICKELS et al. (1986) veröffentlichten die Kasuistik eines Patienten, der im Jahre 1944 eine Schußverletzung des Gehirns erlitten hatte. An der Verletzungsstelle entwickelte sich ein Gliom.

ZÜLCH (1984), der die Meinung vertritt, daß heute einigermaßen sichere Fälle von traumatischer Entstehung sowohl mesodermaler als auch neuroektodermaler Tumoren bekannt sind, zögert, einen solchen Unfallzusammenhang für viele andere Fälle anzunehmen, wie die von RÖSSLE (1911) 2 Fälle, VON MONAKOW (1934), NEUBUERGER (1925), BECKMANN (1930), DAMMER (1930), VON HASSELBACH (1931), FISCHER-WASELS (1932), SCHEID (1938), DIEZEL (1949), FLENKER (1972).

Daß das Zeitintervall, wie ZÜLCH (1984) hervorhob, eine große Rolle spielt, steht heute außer Debatte, weshalb die berühmte Beobachtung von MARBURG (1934) „von vornherein mit ernster Kritik versehen werden muß".

Ein 10 Jahre alter Junge war beim Eislaufen mit dem Hinterkopf aufgeschlagen, ohne Bewußtlosigkeit und Erbrechen. Er erkrankte 2 Wochen später mit neurologischen Symptomen, die 4 Wochen nach dem Unfall genauer untersucht wurden.

Der Schädelumfang betrug damals bereits 57 cm. Bei der etwa 4 Wochen nach dem Unfall vorgenommenen *Autopsie* wurde ein Medulloblastom des Kleinhirns von 4,5 × 5 cm Größe gefunden, das von Blutungen durchsetzt war. *Histologisch* zeigte das typische Medulloblastom die bekannte subpiale Ausbreitung. In den der Geschwulst benachbarten Läppchen bestand eine Infiltration der Meningen (nur der Pia), die MARBURG als eine „persistierende äußere Körnerschicht" bezeichnete. Er glaubte, daß dieser „Keim" durch das Trauma zur Proliferation gebracht worden sei.

Hierzu hat ZÜLCH (1984) den berechtigten Einwand gemacht, daß es nach unseren Kenntnissen vom Wachstum der Medulloblastome ausgeschlossen erscheint, daß sich eine solche Geschwulst in 4 Wochen aus dem Nichts zu einer Größe von 4,5 × 5 cm entwickelt. Der Zeitfaktor ist hier also nicht erfüllt. Was den „Keim" angeht ist zu sagen, daß die Abbildungen zwar nicht gegen die Auffassung einer peristierenden äußeren Körnerschicht sprechen, aber ebensowenig eine subpiale Ausbreitung der Geschwulst abgelehnt werden kann (was eine typische Eigenart der Medulloblastome ist!). MARBURG beschreibt selbst, daß diese Schicht nur in allernächster Umgebung der Geschwulst persistiert hatte und die Geschwulstinfiltration der Meningen „fließend" in die äußere Körnerzellschicht überging. Hiermit verliert die Beweisführung ihre Bedeutung.

IV. Unterscheidung von reaktiver Astrozytenproliferation von autonomem Wachstum beim Astrozytom

Es bestehen oft *immense Schwierigkeiten*, bei *histologischer Untersuchung* eine *reaktive Astrozytenproliferation* von einem *autonomen Geschwulstwachstum* des *Astrozytoms* zu unterscheiden. Im *Narbengewebe* wird oft eine *Proliferation von astrogliöser Glia* sichtbar, die man bei nur örtlicher Beobachtung *nicht von einem Astrozytom unterscheiden kann*. Es handelt sich dabei *nicht um Neoplasmen mit autonomem Wachstum*. In der Literatur und in Gutachten finden sich Bezeichnungen wie *Fremdkörpergranulom* oder *Narbengliom*. ZÜLCH (1984) hält es sogar für unmöglich, in gewissen Fällen eine gesicherte neuropathologische Beurteilung eines Gewebestückes abzugeben oder gar die Artdiagnose zu stellen. Man braucht hierzu große Gewebepartien, wie man sie etwa bei Autopsien erhält; kleinere Teile oder Biopsien helfen nicht weiter.

V. Über das Vorkommen von Residuen von Blutungen in Neoplasmen des Gehirns

Findet man etwa in Neoplasmen Residuen alter Blutungen, so spricht das keineswegs für eine traumatische Genese dieses Tumors, sondern ZÜLCH (1956) hat mit Recht darauf aufmerksam gemacht, daß, wenn sich etwa Reste alter Blutungen, braun pigmentierte Zysten, Makrophagen mit Hämosiderinpigment finden, derartige Befunde auch im Spongioblastom des Kleinhirns und 3. Ventrikels, im Oligodendrogliom, im Glioblastom, Angioblastom, ja sogar im Neurinom auch ohne Trauma vorkommen können. „Man kann dabei aus diesen Befunden nicht retrograd auf das Vorliegen eines Traumas schließen" (ZÜLCH 1956).

VI. Voraussetzungen für die Wahrscheinlichkeit eines Ursachenzusammenhanges zwischen Gewalteinwirkung und Neoplasma

Folgende *Voraussetzungen* müssen nach den Angaben von ZÜLCH (1951) für die *Annahme der Wahrscheinlichkeit eines Ursachenzusammenhanges gefordert werden:* (1) *Vor dem Unfall soll der Patient gesund gewesen sein.* Diese Forderung läßt sich beibehalten, wenn auch die Entscheidung schwer ist, da Hirntumoren oft jahrelang symptomlos wachsen, ja sogar sich während dieser Zeit dem ventrikulographischen Nachweis entziehen können (PENNYBAKER u. MEADOWS 1938). (2) *Das Kopftrauma muß adäquat gewesen sein*, d. h. geeignet, eine Zerstörung von Teilen des Gehirns oder seiner Häute hervorzurufen, die zu einem chronisch regenerativen Prozeß führt. (3) *Der Ort der Geschwulstbildung und der Traumaregion muß übereinstimmen.* Es genügt dazu *nicht* etwa die *Angabe*, die Geschwulst habe am Ort der äußeren Schädelverletzung oder der vermutlichen Gegenstoßwirkung gelegen. Der Nachweis der Schädigung von Hirnhäuten, Knochen oder Gehirn ist aus dem *morphologischen Befund* zu führen. (4) *Die Zeit zwischen Gewalteinwirkung und Geschwulstbildung muß adäquat sein.* Das Wachstumstempo der Hirngeschwülste ist heute hinreichend bekannt, um diese Frage entscheiden zu können. ZÜLCH zitiert FISCHER-WASELS (1932), der für die Geschwülste sehr hohe Latenzzeiten (4–20 Jahre) ansetzt. (5) *Die Geschwulst muß histologisch oder bioptisch sicher nachgewiesen sein.* Hier warnt ZÜLCH vor allem vor einer Fehldeutung einfacher gliöser oder bindegewebiger Teile in der Narbe. (6) Für die Rechtsfrage „Unfallfolge" muß die Definition einer äußeren Einwirkung als „Trauma" ausreichend klar sein. Die Fassung könnte nach ZÜLCH hier aus medizinischer Sicht etwa lauten: „Ein Unfall ist eine einmalige, von außen wirkende mechanische Körperschädigung, von der Bau und Leistungen des Körpers verändert werden und die vom Betroffenen nicht beabsichtigt war." Nach dieser strengen Fassung wird man nur für wenige „Hirngeschwülste" eine traumatischer Entstehung annehmen dürfen. Eher wird man eine *Verschlimmerung des klinischen Bildes* durch das Trauma bei der *vorzeitigen Manifestation* der klinischen Erscheinungen anzunehmen haben.

VII. Ausfallserscheinungen bei Kraftfahrern mit nichtdiagnostizierten Hirntumoren

Ein Individuum kann an einem bisher nicht diagnostizierten Hirntumor leiden. Während des Lenkens eines Kraftfahrzeuges können plötzlich klinische Ausfallserscheinungen oder Bewußtseinsstörungen auftreten, wodurch der Fahrer die Herrschaft über sein Fahrzeug verlieren kann. Im folgenden bringe ich einen aufschlußreichen Fall, der schon bei der *2. Klinikaufnahme* und durch die *Autopsie* diagnostiziert werden konnte.

RONCHI (1977) berichtete über einen Patienten mit einem *Oligodendrogliom*, der als PKW-Fahrer einen *tödlich ausgehenden Straßenverkehrsunfall verursacht hatte*.

Die 25jährige männliche Person hatte sich bis zum Unfalltag stets guter Gesundheit erfreut, als er am Steuerrad seines Autos auf einer geraden Straße und bei ausgezeichneten Sichtverhältnissen die Kontrolle über den Wagen verlor und einen Pfahl rammte.

Nach *Einlieferung* in das *nächstgelegene Krankenhaus* stellten die Ärzte Schürfprellungen an den Schultern und der linken Hand fest mit einer Prognose er sei in 10 Tagen wiederhergestellt, weshalb der Patient nach Hause zurückkehrte.

Fünf Stunden später wurde er erneut in das *gleiche Krankenhaus eingeliefert* wegen „psychischem Torpor, örtlicher und zeitlicher Desorientiertheit und bilateraler, patellarer Hyperreflexie", so daß der Patient sofort in eine *Zentralstelle für Schädel-Hirn-Verletzungen* mit der Diagnose einer „Gehirnkontusion" überwiesen wurde.

Die objektive Untersuchung bei der *Aufnahme* in diesem letzteren ergab einen soporösen Zustand und rechtsseitig einen positiven Babinski-Reflex. Der Allgemeinzustand verschlechterte sich zusehends bis zum *Tod*, der kurz darauf eintrat, ohne Möglichkeit, die Diagnose einer allgemeinen „Gehirnkontusion" besser zu spezifizieren.

Auf Betreiben der Familienangehörigen wurden die Untersuchungsbehörden aufgefordert, festzustellen, ob zwischen einem eventuellen Fehlverhalten der Ärzte vom diagnostischen und therapeutischen Gesichtspunkt und dem Tod ein ursächlicher Zusammenhang bestehe oder nicht, unter besonderer Bezugnahme auf die Spätdiagnose des Schädel-Hirn-Traumas mit Gehirnkontusion.

Die *autoptische Untersuchung* ergab keine Spuren traumatischer Verletzungen, abgesehen von geringfügigen Abschürfungen an den Schultern und der linken Hand. An den Schädeldachknochen wurden deutliche fingerförmige Eindrücke beobachtet, während das Gehirn merklich geschwollen war mit Abflachung der Windungen und Verringerung der Furchen.

Der *erste Frontalschnitt* legte eine geschwulstartige Masse frei, die sich über die ganze Vordersäule der linksseitigen Kammer erstreckte. Die Längs- und Querschnitte ermöglichten die Isolierung des Neoplasma, das die ganze linke und teilweise auch die kontralaterale Kammer beeinträchtigte. Dies verursachte eine Rechtsverschiebung des Trigonums, der Basilarkerne und des 3. Ventrikels sowie Kompressionserscheinungen am 4. Ventrikel. Auch bestand eine beträchtliche Blutung im Ventrikelsystem.

Die apfelsinengroße, 80 g wiegende und von einer dünnen Kapsel umgebene Masse bestand aus einem weichen gallertigen Gewebe mit kleinen hämorrhagischen Herden. Bei der *mikroskopischen Untersuchung* zeigte das geschwulstartige Gewebe kleine in kompakten Anhäufungen verbundene und spärlich von Stroma durchsetzte Zellen mit dürftigem Zytoplasma und jeweils in Zellmitte mit einer Vakuole und schattenhaftem Zellkern. Hier und da wurden flächenhafte Degenerationen und Verkalkungszonen beobachtet.

Der Befund klärte die Todesursache auf: Der Tod war offensichtlich die Folge der Enddynamik eines akuten Hirnödems oder einer plötzlichen intraventrikulären Blutung, wie sie nicht selten bei Tumoren dieser Art vorkommt.

Das Oligodendrogliom gehört im allgemeinen zu den Hirngeschwülsten mit bedingt gutartigem Verlauf. Üblicherweise liegen diese Geschwülste in den Großhirnhemisphären, sie können in wenigen Fällen jedoch auch in Kleinhirn und Rückenmark vorkommen. Makroskopisch imponieren diese Tumoren als gut abgegrenzte Massen, von graurötlicher

Farbe, von weicher Konsistenz, die Folge degenerativer Veränderungen sein kann. Bei Schnitten durch einen solchen Tumor entsteht oft ein knirschendes Geräusch infolge multipler Verkalkungsherde; sie werden für den Sekanten mit dem Messer „fühlbar". Auf *Röntgenübersichtsaufnahmen* können diese *verkalkten Zonen darstellbar werden.*

Mikroskopisch liegen kleine rundliche Zellen vor, die an Pflanzenzellen erinnern, mit vielen Vakuolen und von nur spärlichem Stroma durchzogen. Das Zellbild gleicht weitgehend dem der normalen Oligodendroglia. Vor allem im Übergangsbereich zwischen Neoplasma und umgebendem Hirngewebe findet sich normale Oligodendroglia. Es gibt Oligodendrogliome, die nicht mehr als bedingt gutartig aufzufassen sind, sondern Entdifferenzierungen mit Pleomorphismen zeigen, die als bösartig eingeordnet werden müssen.

Im vorliegenden Fall lag kein schuldhaftes Verhalten der behandelnden Ärzte vor. Der klinische Befund des Patienten bei der ersten Aufnahme war unauffällig, so daß kein Verdacht auf eine Schädel-Hirn-Verletzung, die er ja nicht erlitten hatte, bestand.

Die rapide Verschlechterung des Patienten erlaubte dann keine weiteren diagnostischen Untersuchungen. Allerdings hätte am Computertomogramm, wahrscheinlich auch schon bei einer Röntgenaufnahme des Schädels, wären solche vorgenommen worden, die Diagnose gestellt werden können.

Der Straßenunfall muß auf einen plötzlichen Schwindelanfall oder eine vorübergehende Bewußtseinsstörung des Patienten zurückgeführt werden.

R. Komplikationen nach zerebraler Angiographie

I. Einführung

Die *Einführung* der zerebralen *Arteriographie* durch EGAS MONIZ, im Jahre 1927 mitgeteilt, hat eine bedeutende Bereicherung der diagnostischen Möglichkeiten gebracht, intrakranielle Prozesse zu diagnostizieren, sie bringt jedoch, da es sich um eine invasive Technik handelt, einige Risiken für den Patienten mit sich.

Die *Komplikationen* nach *zerebraler Angiographie* sind in der Literatur eingehend besprochen worden (BODECHTEL u. WICHMANN 1934; PENDERGRASS et al. 1942; ABBOTT et al. 1952; ROWBOTHAM et al. 1953; FRÖVIG u. KOPPANG 1953; PETIT-DUTAILLIS et al. 1953; SEAMAN u. SCHWARTZ 1953; SOLBACH 1953; DIETHELM u. DONTENWILL 1953; GROTE 1954; KAESER u. THOMAS 1954; KAPLAN u. WALKER 1954; SIROIS et al. 1954; ALBRECHT 1955; CRAWFORD 1956; DUNSMORE et al. 1951; CODDON u. KRIEGER 1958; TÖNNIS u. SCHIEFER 1958; DOMANOWSKY et al. 1959; SILBERMAN et al. 1960; WENDE u. SCHULZE 1961; DILENGE 1962; FIELD et al. 1962; BOYED-WILSON 1962; PATTERSON et al. 1964; DILENGE u. RAMEE 1966; BERGSTRÖM u. LODIN 1966; BLAINE u. RESCH 1966; ZATZ u. IANNONE 1966; DECKER 1969).

Die *Komplikationen* können im wesentlichen in *4 Gruppen* eingeordnet werden: (1) *Umschriebene Verletzungen* von *Arterien* sowie der *umliegenden geweblichen Strukturen* an der *Injektionsstelle* (SIROIS et al. 1954; BERGQUIST 1971), (2) *allgemeine Reaktionen*, die auf das *Konstrastmittel* zurückzuführen sind (NORTHFIELD u. RUSSELL 1937; EKSTRÖM u. LINDGREN 1938; CHUSID et al. 1949; BULL 1950; DUNSMORE et al. 1951; KURAMOTO et al. 1967; MARSHALL u. HENDERSON 1968), (3a) *Hirninfarkte* als *Folge* von *Embolien*, die von der *Injektionsstelle* ausgehen (ZATZ u. IANNONE 1966; CRONQUIST et al. 1970), (3b) *Austritt* von *Kontrastmittel* aus *geplatzten Aneurysmen* (MURPHY u. GOLDBERG 1967; VINES u. DAVIS 1971; TEAL et al. 1973) und (4) *zervikale Myelopathien* (EDERLI et al. 1962; TAKAHASHI et al. 1969).

II. Perkutane Arteriographie der A. carotis

Die *direkte perkutane Punktion* der *A. carotis* mit einer *Nadel* ist im wesentlichen mit folgenden *Komplikationen* verbunden: (1) Die *Manipulation* an einer *gesunden durchlässigen A. carotis* kann zur *Unterbrechung* des *Blutflusses* führen. Bei kontralateraler Stenose der A. carotis und bei insuffizientem Circulus arteriosus cerebri kann die Unterbrechung des Blutstromes auf der gesunden Seite nicht kompensiert werden. Die Folge kann ein ischämischer Insult sein. (2) Die *Punktion* des *Gefäßes* kann zu *mechanischen Schäden* an der *Einstichstelle* am *Gefäß* und dessen *Umgebung* führen. Blut und auch Kontrastmittel kann

Tabelle 70. Komplikationen bei zerebraler Angiographie.
(Aus SCHIEFER 1972)

Durch *Punktion des Gefäßes:*
Hämatom der Halsweichteile
Plexusschädigung
Gefäßthrombose
Aneurysmabildung
Reizung des Sympathikus
Reizung des Glomus caroticum

Durch den *Infektionsvorgang:*
Intramurale Injektion
Embolie
Intradurale Injektion

Durch das *Kontrastmittel:*
Kreislaufstörungen
Überempfindlichkeitsreaktion
Zerebrale Reiz- und Ausfallerscheinungen

---

intramural in Schichten der Gefäßwand injiziert werden, sich dort intralamellär ausbreiten und dissezierende Aneurysmen mit Einengung des Gefäßlumens erzeugen. Blutungen in der Umgebung der Einstichstelle können zu einer partiellen Kompression der Arterie führen, weiterhin kann sich Kontrastmittel in der Umgebung der Einstichstelle ausbreiten. (3) Die *Punktion* des *Gefäßes* kann zur *Injektion* von *Konstrastmittel* in die *Gefäßwand selbst* oder in die *Umgebung* führen. Das Konstrastmittel kann sich in der Gefäßwand intralaminär ausbreiten, es kann sich in der Umgebung der Punktionsstelle ausbreiten, und es kann Auswirkungen auf die Hirngefäße bzw. die Blut-Hirn-Schranke haben. (4) Beim *Punktieren* der *Arterie* im *Bereich* einer *atheromatösen Plaque* kann sich *thrombotisches Material* lösen und *embolisch* ins *Gehirn* und die *Retina verschleppt werden*.

Bedrohliche Reaktionen von Seiten des Karotissinus sind kaum zu erwarten, da die Punktionsstelle im Bereich der A. carotis comm. unterhalb der A. carotis int. oberhalb des Karotissinus liegt.

Eine Einteilung der Komplikationen bei zerebraler Angiographie hat SCHIEFER (1972) zusammengefaßt (Tabelle 70). Demnach können Schäden: (1) Durch die *Punktion* des *Gefäßes* (mechanisch), (2) durch den *Injektionsvorgang* (Injektion des Kontrastmittels intraintramural oder in die Gefäßscheide) und (3) durch das *Kontrastmittel* (chemisch-toxisch) auftreten.

Eine große Zahl von Komplikationen, die bei perkutanen Angiographien auftreten, sind auf Fehler bei der Punktion der Arterie zu beziehen. Komplikationen bei der Injektion des Kontrastmittels bestehen darin, daß es infolge Durchstechens der gegenseitigen Arterienwand oder durch Herausgleiten der Punktionsnadel während des Injizierens ein Einspritzen des Kontrastmittels in die Gefäßwand (intramurale Injektion) oder in die Gefäßscheiden kommen kann. An der Stelle der Punktion kann die Intima des Gefäßes von der Nadelspitze abgelöst und abgehoben werden. Das kann Einengung oder völligen Verschluß des Lumens

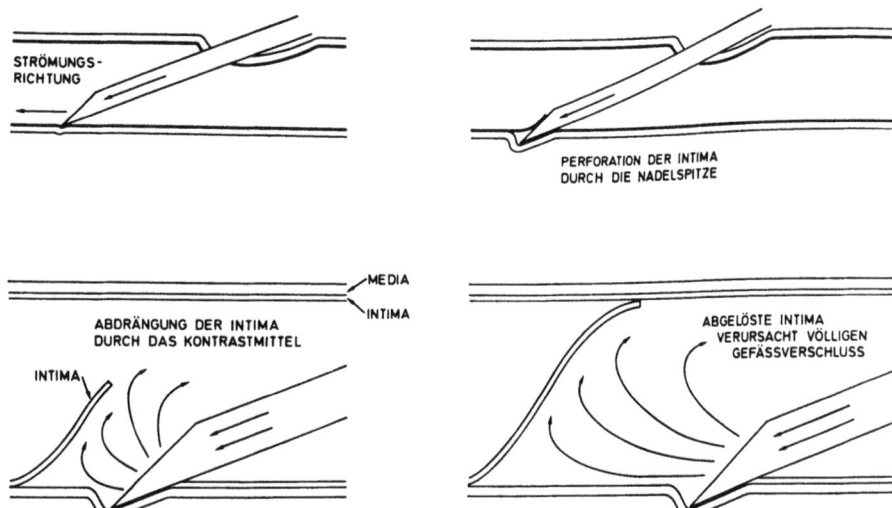

Abb. 158. Schädigung durch den Punktions- und Injektionsvorgang: Ablösung der Intima und Verschluß des Gefäßes während der Kontrastmittelinjektion. (Nach OLDENDORF 1964, aus SCHIEFER 1972)

zur Folge haben (Abb. 158). Dieser Prozeß kann vorübergehend oder permanent sein. MÜLLER (1968) beobachtete intramurale Injektionen in etwa 6% seiner Fälle. In der Mehrzahl der Fälle hat die vorübergehende Einengung des Gefäßlumens für den Patienten keine ernsthaften Folgen, liegen aber bereits Zirkulationsstörungen oder Gefäßanomalien vor, so kann eine vorübergehende Verschlechterung des Befindens und des Befundes durchaus auftreten. SCHIEFER (1972) vertritt zu Recht die Meinung, daß diese mechanischen Faktoren sicherlich eine wesentlich größere Rolle spielen als etwa durch die Punktion ausgelöste Spasmen am extrakraniellen Teil der A. carotis int. oder Reflexfolgen im Bereich des Glomus caroticum.

Hämatome in der Gefäßumgebung sind im allgemeinen relativ klein, *Verlagerung* der *Trachea* mit *Behinderung der Atmung* ist ein seltenes Ereignis. *Massivere Hämatome* können eine Kompression der *Vv. jugulares* verursachen (DUNSMORE et al. 1951). *Anstechen* von *Larynx* oder *Pharynx* kann vorkommen.

Nach *Arteriographie* der *A. carotis* wurden *thrombotische Verschlüsse* berichtet, auch *doppelseitige thrombotische* Verschlüsse, die CRAWFORD (1956) veröffentlichte.

Während die Schädigung der Gefäßwand kreislaufgesunde Patienten kaum gefährden, können sie bei Patienten mit Gefäßprozessen an zerebralen Gefäßen zu schweren Dauerschäden führen.

Die Komplikationsquote ist bei Patienten mit zerebrovaskulären Prozessen deutlich höher als im andern neurologisch-neurochirurgischen Krankengut (Tabelle 71). Oft sind in den Zusammenstellungen (Tabelle 72) auch unbedeutende und nur zeitweilige Störungen aufgeführt.

Tabelle 71. Komplikationen bei zerebraler Angiographie. (Nach WENDE et al. 1969, aus SCHIEFER 1972)

	Zahl der Angiographien	Reiz- und Ausfallserscheinungen		Todesfälle
		vorübergehend	bleibend	
Neurologisch-Neurochirurgisches Krankengut	42 395	502 = 1,19%	38 = 0,09%	47 = 0,11%
Patienten mit Gefäßleiden	3 073	63 = 2,1%	73 = 2,4%	58 = 1,9%

Tabelle 72. Angiographiezwischenfälle bei zerebrovaskulären Erkrankungen. (Nach SILVERSTEIN 1966, aus SCHIEFER 1972)

Autor	Jahr	Art der Untersuchung	Anzahl der Patienten	Zahl der Komplikationen	%
RIISHEDE et al.	1957	Perkut. Karotis	100	9	9,0
FRANTZEN et al.	1959	Perkut. Karotis	93	2	2,2
MCDOWELL et al.	1959	Perkut. Karotis u. Vertebralis	68	14	20,6
BULL et al.	1960	Perkut. Karotis u. Vertebralis	80	9	11,3
FIELDS et al.	1961	Perkut. Karotis u. Subklavia	825	15	1,8
BAKER	1961	Perkut. Karotis u. Subklavia	96	13	13,5
BAUER et al.	1962	Perkut. Karotis u. Brach.-Kath.	172	6	3,5
LINDNER et al.	1962	Perkut. Karotis u. retrogr. Brach.	951	24	2,5
POSER et al	1962	Perkut. Karotis u. Brach.-Kath.	89	5	5,6
EIKEN	1963	Perkut. Karotis	225	15	6,7
BLADIN	1963	Perkut. Karotis, versch. Kath.	150	6	4,0
NEWTON et al.	1964	Perkut. Karotis u. Axill.-Kath.	161	25	15,5
PATTERSON et al.	1964	Perkut. Karotis	88	10	11,0
BLAISDELL et al.	1965	Perkut. Karotis u. Brach.-Kath.	300	51	17,0
PRIBRAM	1965	Perkut. Karotis u. Subklavia	250	13	5,2
SILVERSTEIN	1966	Perkut. Karotis u. Brach.-Kath.	262	30	11,4

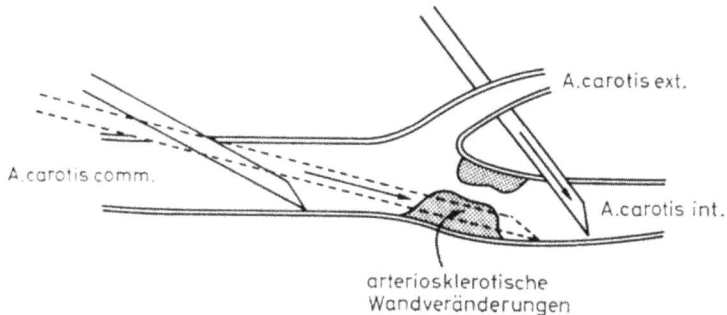

Abb. 159. Bei Punktion der A. carotis communis und Vorschieben der Nadel im Gefäß besteht die Gefahr der Ablösung von atheromatösen Plaques. Nach OLDENDORF (1964) ist in diesen Fällen die direkte Punktion der A. carotis interna zweckmäßiger. (Aus SCHIEFER 1972)

Bei Verdacht auf das Vorliegen einer Arteriosklerose hält OLDENDORF (1964) es für zweckmäßig, immer die A. carotis int. und nicht die A. carotis comm. zu punktieren (Abb. 159).

Embolien nach zerebraler Arteriographie beruhen im wesentlichen auf embolischer Verschleppung von Blutgerinnseln, die sich entweder an der Nadelspitze oder der Punktionsstelle gebildet hatten. Embolien von *Baumwollfasern* kommen vor (CHASON et al. 1963).

Das erste von MONIZ bis zum Jahr 1931 benutzte Radiopaquematerial bestand zu 25% aus Natriumjodid. Die Mortalität mit diesem Kontrastmittel betrug 2–3%.

Zu dieser Zeit wurde Thorotrast eingeführt und vor allem in Europa viel benutzt. Komplikationen nach dessen Gebrauch wurden von NORTHFIELD u. RUSSELL (1937) sowie EKSTRÖM u. LINDGREN (1938) mitgeteilt.

Diodrast in einer 35% Lösung wurde 1939 von GROSS eingeführt. Die Zahl der *Komplikationen* mit *diesem* Kontrastmedium war gering (DYKE 1940; CHUSID et al. 1949; BULL 1950; DUNSMORE et al. 1951).

DUNSMORE et al. (1951) berichteten über 14 Komplikationen nach Diodrastangiographien. Darunter fanden sich 4 tödliche Zwischenfälle, 4 mit Hemiplegien und bleibenden Residuen, 2 transitorische Hemiplegien, 2 Fälle mit zerebralen Krampfanfällen, ein Fall eines thrombotischen Verschlusses der A. carotis, ein Fall von Schädigung des Halssympathicus und ein Fall von Überempfindlichkeit der Haut.

Seit mehr als 40 Jahren werden bei zerebralen Angiographien nur wässerige organische Jodverbindungen angewandt. Aber auch diese Verbindungen sind noch keineswegs ideale Kontrastmittel. Ein Kontinuum von störender Hitzeempfindung bei der Injektion, über ausgebreitete und herdförmige Ausfallserscheinungen, bis zu Bewußtlosigkeitszuständen und Tod kann auftreten. *Komplikationen* durch das *Kontrastmittel selbst* spielen heute mit den *modernen trijodierten Kontrastmitteln* keine Rolle mehr. Dank Einführung neuer weniger toxischer Kontrastmittel hat sich insofern eine Änderung ergeben, als die früher vorherrschenden Schäden durch die Kontrastmittel (Wirkung auf Hirngefäße und -parenchym), jetzt sehr an Bedeutung für Zwischenfälle verloren haben, während die Zwischenfälle durch den mechanisch bedingten Injektionsschaden nach wie vor bestehen.

Der *genaue Mechanismus* der *Toxizität* von *Kontrastmedium* für das *Nervengewebe* ist nicht bekannt. Wahrscheinlich werden zunächst die Endothelzellen der Gefäße geschädigt, die zu einer Störung der Blut-Hirn-Schranke führt und damit die Diffusion des Kontrastmittels im Nervengewebe erlaubt. Es ist wichtig festzustellen, daß der Bolus von Kontrastmittel zunächst kaum durch Blut verdünnt wird.

Nach Injektion von Kontrastmedium in die A. carotis von Versuchstieren treten pathomorphologische Veränderungen im Zentralnervensystem auf. Die geringfügigste Störung besteht in einem vorübergehenden Zusammenbruch der Blut-Hirn-Schranke. Diese Störung kann mit Hilfe von Farbstoffindikatoren nachgewiesen werden, ohne daß pathomorphologische Befunde erfaßbar sind (BROMAN u. OLSSON 1948). In einzelnen Fällen können jedoch auch Gewebeschäden, wie Ödem und feine punktförmige Blutungen gefunden werden (BROMAN u. OLSSON 1949; BROMAN et al. 1950; BLOOR et al. 1951; BASSETT et al. 1952).

Es muß noch auf eine, vor allem für die Gerichtsmediziner wichtige Komplikation bei der perkutanen Arteriographie hingewiesen werden. Durch Verwechslung der Behälter mit dem Kontrastmittel mit anderen, die toxische Substanzen enthalten, die Gewebsnekrosen verursachen, können sowohl an der Einstichstelle als auch in den Gehirngefäßen ernste Störungen auftreten. Solche Fälle von fahrlässiger Verwechslung sind zwar sehr selten, sind jedoch vorgekommen.

1. Morphologie der Karotispunktion

Systematische gewebliche Untersuchungen an der *Punktionsstelle* der *A. carotis* wurden nur von wenigen Autoren durchgeführt.

EGAS MONIZ (1927) hatte die Punktion der A. carotis int. am freigelegten Gefäß vorgenommen, während spätere Autoren die Kontrastmittelinjektion perkutan vornahmen (SHIMIDZU 1937; WOLFF u. SCHALTENBRAND 1939; DUUS u. BEHRMANN 1940). Eine Technik der zerebralen Angiographie durch eine direkte perkutane Injektion mittels eines Katheters in die A. brachialis beschrieben PYGOTT u. HUTTON im Jahre 1959.

RIMPAU untersuchte die Karotiden von 82 Verstorbenen, an denen in verschiedenen Krankenanstalten 92 perkutane Arteriographien durchgeführt worden waren, hiervon waren 89 in der A. carotis comm., eine im Bulbus caroticus, zwei in der A. carotis int und eine in der A. carotis ext. Die Zeitspanne zwischen dem Eingriff und dem Tode umfaßte wenige Stunden bis zu einem Jahr.

2. Makroskopische Befunde

In der *Intima* der *Arterie* an der Stelle des Durchtrittes der Kanüle sieht man nach frischer Punktion einen 1–3 mm, vereinzelt bis 5 mm breiten *Querriß*. Fast stets sind dessen Ränder etwas abgehoben und gering unterminiert, nicht selten klaffend und in das Lumen vorragend.

Die Durchstechung der Arterie ist ein so häufiges Ereignis, daß sie als Regel und nicht als Ausnahme angesehen werden muß; so findet man dem Einstich gegenüber, wie RIMPAU ausführt, fast stets eine korrespondierende Wunde, die – bezogen auf das Gefäß – im folgenden „Ausstich" genannt werden soll. Letzterer ist nicht nur topographisch, sondern meist auch durch seine geringere Größe erkennbar, da wohl in der Regel nur die Kanülenspitze eindringt und lediglich Intima und innere

Mediaschichten verletzt werden. Nicht selten stehen Ein- und Ausstich nahe beieinander, wenn nämlich das Gefäß seitlich getroffen wurde; manchmal sah RIMPAU auch ein Konfluieren der Intimarisse bei fast tangentialer Durchstechung.

Im Verlauf der Heilung schrumpfen die Stichwunden zu ovalen bis rundlichen Kratern mit etwas erhabenem Randwall und wechselnd tiefer zentraler Einziehung; sie ähneln hierdurch in der 2.–4. Woche einem kleinen Gefäßabgang. Von der 5. Woche ab wird die Einziehung meist flacher, der Randwall bleibt jedoch bestehen und ist auch nach Monaten noch als heller Saum gut erkennbar.

In 11 der 62 frischen Fälle sah RIMPAU dissezierende Aneurysmen, und zwar sowohl an der Ein- als auch an der Ausstichstelle. Der Stich fand sich nie mitten in der Dissektion, sondern stets an deren Rande. Bei einem der Patienten, der wenige Stunden nach einer beidseitigen Arteriographie verstorben war (klinische Diagnose: Herdsymptome bei fraglichem Tumor, autoptisch Periarteriitis nodosa), wurde rechts ein erbsgroßes, links jedoch ein fast mandelgroßes dickpolsteriges Wandhämatom an der aufgeschnittenen A. carotis comm. nahe dem Bulbus festgestellt, so daß man daran denken mußte, daß es das Gefäß verschlossen haben könnte.

Bei einem weiteren Fall von RIMPAU (52jähriger Patient, bei dem klinisch und autoptisch ein Hirntumor der linken Großhirnhemisphäre vorlag) bestand eine breite scheidenförmige Dissektion der A. carotis; außerdem bestand eine Eiterung der Gefäßscheide und eine walnußgroße Abszedierung zwischen Aortenbogen und Abgang der A. carotis; letztere war hier thrombosiert, der Thrombus ist locker und fadenförmig und bis zum Bulbus caroticus vorgewachsen.

In der Umgebung des Stichkanals fand RIMPAU fast immer Hämatome von wechselnder Ausdehnung, zur Hälfte jedoch nur auf die direkte Umgebung beschränkt. Eine besondere Lokalisation gröberer Blutungen wurde je 13mal einerseits um die Gefäßscheiden, andererseits im Halsmuskel bis zum Unterhautgewebe gefunden; 10mal hatte es bis ins vordere Mediastinum, an den Zungengrund, entlang der Trachea, bis zum Bulbus oder bis an die Klavikula geblutet. Nur zweimal wurde ausdrücklich das Fehlen von Blutungen vermerkt.

Erst nach dem histologischen Befund an Übersichtsschnitten, auf denen sich zeigte, daß die Blutungen bzw. Hämosiderinablagerungen nicht der Arterie, sondern mehr die V. jugularis umscheideten, widmete RIMPAU dieser seine besondere Aufmerksamkeit. Bei gröberen Blutungen lag häufig auch eine Verletzung der V. jugularis (Durchstechung) vor.

3. Mikroskopische Befunde

Auch bei *histologischer Untersuchung* der Gefäßwand ist nach RIMPAU der Einstich vom Ausstich durch seine größere Weite zu unterscheiden. Während bei ersterem das Auseinanderweichen der Fasern und die Abhebung der Intima auffällt, erscheint diese bei letzteren eher zusammengepreßt. Die Weite des Kanals entspricht etwa dem Kanülendurchmesser ($\varnothing = 1{,}0-1{,}5$ mm).

Die *frischen Stichwunden* des *Gefäßes* sind durch einen fibrinreichen Gerinnungspfropf verschlossen, der oft weit bis in die Adventitia reicht. Niemals überragt er jedoch das Niveau der Intima, sondern liegt meist etwas unter diesem.

In keinem Fall wurden Thromben oder deren Reste *auf* den Stichstellen gesehen.

In der 2. Woche wuchert vom Rande her zellreiches Gewebe in den Pfropf ein und hat diesen etwa am Ende des ersten Monats ersetzt. Im Laufe der nächsten Monate nimmt die Zellzahl wieder ab und nun treten feine reiserartige elastinpositive Fasern auf, die bald das Bild beherrschen.

Diese *Narben* sind meist schon in der 3.–4. Woche von Endothel überzogen. Nur ganz selten kommt es zu einer geringen Verdickung der Intima. RIMPAU sah eine gröbere nur bei einer 64jährigen Patientin mit allgemeiner hochgradiger Arteriosklerose. Häufiger und recht umfangreich verbreitet ist dagegen die Adventitia.

Am *Ausstich* sind die Wanddefekte gröber als makroskopisch vermutet. Auf Übersichtsschnitten liegen vereinzelt ausgedehntere flache Defekte der Intima und inneren Mediaschichten vor, die RIMPAU auf Schaben mit der Kanülenspitze zurückführte.

Bei *gröberen intramuralen Blutungen* sind die Mediafasern außerdem noch in der Verlaufsrichtung auseinandergewichen. RIMPAU sah alle Übergänge von der lockeren Bluteinschwemmung zwischen die Fasern bis zu konfluierenden Blutseen.

Bei *gröberen Dissektionen* kommt es zu aneurysmatischer Ausbuchtung der Wand sowohl in die Lichtung als auch nach außen. Der *Inhalt* aller *Wandhämatome* bestand nur aus Blut, injiziertes Kontrastmittel war nicht erkennbar.

III. Auswahl aus in der Literatur mitgeteilten Kasuistiken und Serien von zerebralen Arteriographien sowie dabei aufgetretene Zwischenfälle

SIROIS et al. (1954) nahmen bei einem Patienten mit einem Spongioblastom des linken Temporallappens eine linksseitige Karotisangiographie vor. Das Angiogramm zeigte einen thrombotischen Verschluß der A. carotis comm. Der Patient verstarb am nächsten Morgen.

Die *Autopsie* bestätigte die Tumordiagnose. Die linke A. carotis comm. zeigte zwei kleine Löcher und etwas darüber war die Intima etwa $^1/_3$ ihres Durchmessers horizontal scharf durchtrennt. Das hatte zu einer Abschälung der Intima geführt, die eine Gefäßklappe (Valvula) formte, deren Öffnung gegen die Richtung des Blutstromes gerichtet war. Diese Klappe hatte das Gefäßlumen verschlossen.

Die Spitze der Punktionsnadel hatte die Intima der Arterie durchbohrt, durch eine Lateralbewegung der Nadel wurde ein querverlaufender Einschnitt verursacht. Die Blutströmung schälte die Intima ab und formte die Gefäßklappe.

TÖNNIS u. SCHIEFER (1958) werteten eine Serie von 3600 Angiographien der Jahre 1952–1956 aus und diskutierten die Gefährdung des Patienten durch diese Methode. Sie werteten ebenfalls eine Literaturzusammenstellung von nahezu 13 000 Angiographien aus.

Die Technik der Angiographie wurde seither verbessert, was sich in der geringeren Zahl der Zwischenfälle widerspiegelt.

BRENNER u. ZAUNBAUER (1966) sahen in ihrem eigenen Krankengut von 7300 zerebralen Angiographien während eines Zeitraumes von 9 Jahren keinen Zwischenfall mehr.

DECKER (1969) berichtete über 22 310 Karotisangiographien und 1443 Vertebralisangiographien. Es liegen damit Erfahrungen aus 23 753 Angiographien mit direkter Punktion der Halsgefäße und nahezu 300 Patienten mit Katheteruntersuchungen vor. Tabelle 73 zeigt in der Reihenfolge des Auftretens der Schäden, bestehende Erkrankungen und Besonderheiten bei der Angiographie.

Tabelle 73. Bestehende Erkrankungen und Besonderheiten bei der Angiographie. (Aus K. DECKER 1969)

Name – Alter Seite d. Arteriografie	Diagnose	Veränderung am Halsteil	Zeitpunkt	Injektionsschäden
Zob. 54 J., re. ♂	Arteriosklerose	hochgradige Stenose	½ h	gering
Amm., 40 J., li. ♂	Meningitis	keine	ca. 2 h b. Frühstück	deutlich
Abl., 55 J., re. ♂	Arteriosklerose	deutl. Stenose	ca. 2 h b. Mittagessen	fraglich
Ko., 70 J., re. ♂	Arteriosklerose Hypophysenadenom	keine	sofort	deutlich
Rech., 50 J., re. ♂	Massenblutung bei Enzephalitis	keine	ca. 24 h	deutlich
Rad. 63 J., li. ♀	Glomustumor	Unterbindung A. carotis int. und ext.	2 h	deutlich
Wre., 73 J., li. ♀	Multiple Hirnmetastasen	keine	sofort	keiner
Sach., 61 J., li. ♀	Arteriosklerose	hochgradige Stenose	sofort	gering

Aus dieser Tabelle faßte DECKER die tödlichen Zwischenfälle kurz heraus:

Rech.: Nach einer Anamnese von etwa 6 Tagen wird der Patient stark bewußtseinsgetrübt und verwirrt eingeliefert. Im *Angiogramm* Raumbeschränkung im Schläfenlappen. Nach dem Angiogramm mit paraarterieller Injektion bei einer Injektion wird eine Fazialislähmung bemerkt. Am nächsten Morgen Halbseitenlähmung, am Morgen des zweiten Tages nach der Angiographie nach einer Krankheitsdauer von knapp einer Woche *Exitus*.

Autopsie: Hämorrhagisch-nekrotisierende Enzephalitis. Große Blutung im rechten Schläfenlappen, Stauungsblutungen in der Brücke (Prof. STOCHDORPH).

Rad.: Seit Jahren mehrfache Behandlung wegen eines Glomustumors mit direkter Operation und Unterbindung der Carotis ext. und int. links wegen Blutung. Dringliche *Angiographie* wegen Zunahme der Blutung aus dem Ohr. Im Angiogramm Carotis int. unterbunden, Carotis ext.: Thyreoidea sup. erhalten, aus der A. pallatina asc., die stark erweitert ist, Darstellung eines pathologischen Gefäßnetzes an der Schädelbasis. Paraarterielle Injektion an der Carotis comm. 2 h nach der Injektion Halbseitenlähmung rechts mit aphasischen Störungen, die sich langsam wieder zurückzubilden beginnt. Vier Wochen nach der Angiographie *plötzlicher Tod*.

Wre.: Aufnahme nach einer Krankengeschichte von 10 Tagen. Aphasie, Hemiparese und beginnende Zeichen einer Dezerebration. Im *Angiogramm* multiple Gefäßfärbungen. Epileptischer Anfall kurz nach der Untersuchung mit *Exitus*.

Sach.: Eine Woche vor der Klinikaufnahme mehrfach über Stunden dauernde Lähmung am rechten Arm und am rechten Bein mit Aphasie, die sich teilweise wieder erholt. Kurz nach Abschluß der *Angiographie* Zunahme der Herderscheinungen mit Aphasie und Bewußtseinstrübung. Sofortige Gefäßfreilegung und Plastik, jedoch kann keine Besserung der Funktion erzielt werden. Zwei Wochen nach der Angiographie *Exitus*.

Die Aufstellung von DECKER zeigt eindeutig, daß im wesentlichen Gefäßschäden an der Stelle der Punktion für das Auftreten der neurologischen Störungen verantwortlich zu machen sind. Nur in einem Fall war offensichtlich eine Allgemeinreaktion mit Auslösung eines Krampfanfalles die Ursache.

IV. Komplikationen bei Angiographie der A. carotis

Komplikationen bei Angiographie der A. carotis können Folge verschiedener Faktoren sein: (1) *Mechanische Faktoren,* (2) *reflektorischer Vasospasmus,* (3) *chemischer Vasospasmus,* (4) *Störungen der Blut-Hirn-Schranke,* (5) *Luftembolien,* (6) *Embolien von geronnenen Blutmassen* (aus der Nadel etwa), (7) *Hypersensibilität auf verwendete Kontrastmittel* und (8) *erhebliche Verdünnung des Blutes in der A. carotis durch Salzlösungen.*

(1) *Mechanische Manipulation der A. carotis* kann zu einer Reihe von Gefäßschäden führen. (2) Der gleiche Vorgang vermag wohl auch eine reflektorische Vasokonstriktion oder einen Vasospasmus zu erzeugen.

Ein weiterer mechanischer oder besser hydrodynamischer Faktor besteht in der *plötzlichen Injektion von 10–20 ccm von Kontrastmedium in das Gefäß.* Die *Ruptur von Aneurysmen* kann die Folge sein (DEEKE et al. 1978).

(3) *Chemischer Vasospasmus* ist das Ergebnis der Einwirkung des Kontrastmittels sowohl auf den Karotissinus als auch auf ipsilaterale Hirngefäße.

Eine *direkte chemische Irritation der Hirngefäße durch das Kontrastmedium* wurde schon von MONIZ beschrieben.

(4) *Störungen an der Blut-Hirn-Schranke* waren zuerst von OLSSON (1949) beschrieben worden.

(5) *Exitus in tabula* (ISFORT 1968).

Schwere Komplikationen und tödliche Zwischenfälle bei der zerebralen Angiographie sind in Tabelle 74 zusammengestellt.

Größere Sammelstatistiken (Tabelle 75, 76) zeigen eindeutig, daß die Gefährdung durch die zerebrale Angiographie für den Patienten „nicht überschätzt

Tabelle 74. Schwere Komplikationen und tödliche Zwischenfälle bei der zerebralen Angiographie. (Aus LANG et al. 1977)

Autor	Anzahl der Untersuchungen	Komplikationen und Zwischenfälle
DECKER (1954)	7000	2 mit irreversiblen Ausfällen
RUPPRECHT u. SCHERZER (1958)	2640	ohne irreversible Ausfälle
TÖNNIS z. SCHIEFER (1959)	3600	6 Todesfälle und einmal irreversible Ausfälle
WENDE u. SCHULZE (1961)	2864	1 Todesfall und 2 mit irreversiblen Ausfällen
OLIVECRONA (1977)	5531	1 Todesfall 5 mit irreversiblen Ausfällen
Eigenes Krankengut:		
LANG u. GEMENDE (1977)	2434	7 mit irreversiblen Störungen
GEMENDE	1064	ohne Komplikationen
davon bei SHT	263	ohne irreversible Ausfälle

Tabelle 75. Häufigkeit zerebraler Komplikationen. (Nach Sammelstatistiken, aus SCHIEFER 1972)

	Anzahl der Angiographien	Reiz- u. Ausfallserscheinungen		†
		vorübergehend	bleibend	
TÖNNIS u. SCHIEFER (1958)	31 255	0,73%	0,24%	0,23%
WENDE u. SCHULZE (1961)	37 271	1,30%	0,10%	0,16%
DILENGE u. RAMEE (1966)	43 540	1,20%	0,10%	0,15%

Tabelle 76. Komplikationen bei Vertebralisangiographie. (Nach Angaben in der Literatur 1949–1968, aus SCHIEFER 1972)

Methode	Gesamtzahl der Untersuchungen	Komplikationen			
		insgesamt	%	davon tödlich	%
Direkte Punktion (LINDGREN/MASLOWSKI)	3979	74	1,8	6	0,15
Kathetermethoden (Femoralis-Radialis)	1687	30	1,7	4	0,23
Gegenstrom-Angiographie (Brachialis-Axillaris)	2223	57	2,5	5	0,22
	7889	161	2,0	15	0,19

werden sollte", wie SCHIEFER (1972) mit Recht schrieb. Sowohl die Morbidität als auch Mortalität liegen nach seiner Meinung unterhalb der im allgemeinen für eine spezielle Aufklärung geforderten Prozentsätze.

V. Komplikationen bei perkutaner Angiographie der A. vertebralis

Perkutane Arteriographie der A. vertebralis kann eine Reihe von Komplikationen zur Folge haben:

(1) Bei der *perkutanen direkten Punktion der A. vertebralis* kann auch der *begleitende Venenplexus* verletzt werden; die Folge kann eine *arteriovenöse Fistel* zwischen *A. vertebralis und Plexus vertebralis* bzw. Vv. vertebrales sein. Diese arteriovenösen Fisteln sind ausführlich in einem gesonderten Kapitel, S. 272, besprochen worden.

(2) *Extravasate* von *Blut* und *Kontrastmedium* in der Gefäßumgebung.

(3) *Neuralgien des Plexus brachialis* durch falsche Nadelführung in der Region des Processus transversus von Halswirbelkörpern.

(4) *Eindringen mit der Nadel in den Spinalkanal (subarachnoidaler Raum).*

(5) *Eindringen der Nadel in das Rückenmark* mit der Folge von *zervikalen Myelopathien*, ein *transitorisches Brown-Séquard* kann beispielsweise bestehen.

(6) Vertebrale Arteriographie in die linke A. subclavia (EDERLI et al. 1962) oder Injektion von Kontrastmittel in den linken Truncus thyreocervicalis (TAKAHASHI et al. 1969).

LINDGREEN (1950) beschrieb bei perkutaner Angiographie der A. vertebralis eine 3 Tage anhaltende Erblindung, der eine optische Aphasie für die nächsten 7 Tage folgte. Es trat vollständige Wiederherstellung ein. Ein zweiter Patient war für einen Zeitraum von 24 h desorientiert; auch hier trat vollständige Wiederherstellung ein.

Bei dem von EDERLI et al. (1962) mitgeteilten Fall trat der Tod 10 Tage nach Beginn der Quadriplegie ein; die Gewebeläsion wurde als spongiose Nekrose beschrieben, die hauptsächlich die zentralen Anteile des Rückenmarks von C7 bis Th2 befallen hatte. Die schwersten Gewebeveränderungen fanden sich bei C7 und C8; andere Anteile wie das linke Vorderhorn bei C8 waren ohne Gewebeveränderungen.

Nekrose des *Rückenmarks* ist eine seltene, doch bekannte *Komplikation* von *Aortographien*, entweder nach *femoraler* oder *branchialer Katheterisierung* (BOYARSKY 1954), nach *direkter Angiographie* des *Rückenmarks* (CORNELL 1969; HILAL u. KEIM 1972) und nach *bronchialer Arteriographie* (FEIGELSON u. RAVIN 1965; KARDJIEV et al. 1974).

S. Tottreten mit den beschuhten und unbeschuhten Füßen

Beobachtungen von *Schädel-Hirn-Verletzungen*, auch *solche mit Todesfolge*, mit dem *beschuhten Fuß* wurden in der gerichtsmedizinischen Literatur vereinzelt mitgeteilt (GONZALES et al. 1954; TEARE 1960/1961; WEINMANN u. PROKOP 1963; FISCHER u. SPANN 1967; CAMPS 1968; REH u. WEILER 1975; BERG 1976; JUNGE u. BÖHM 1983; BÖHM u. SCHMIDT 1986). Übrigens können auch schwere Verletzungsfolgen, auch tödliche, nach Gewalteinwirkungen mit dem *unbeschuhten Fuß* erfolgen, etwa bei Ausübung *asiatischer Kampfsportarten* wie *Karate* oder *Kung Fu*.

REH u. WEILER (1975) heben hervor, daß in dem Obduktionsmaterial in den letzten 3–4 Jahren brutale Tötungsdelikte durch Fußtritte ganz erheblich zugenommen haben. Die Angriffe richten sich dabei hauptsächlich gegen den Kopf, besonders das Gesicht. Schwer verletzt werden auch Hals und Brust, seltener der Leib. In den meisten Fällen tritt der Tod – abgesehen von Verblutungen in die Brust- und Bauchhöhle – erst nach längerer Zeit im bewußtlosen Zustand an einer massiven Blutaspiration ein.

Die Autoren heben hervor, daß die durch Schuhsohle und -absatz verursachten stumpfen und halbstumpfen Gewalteinwirkungsfolgen so vielseitig sein können, daß ihre Identifizierung an der Leiche erhebliche Schwierigkeiten bereiten kann. Daher lauten erfahrungsgemäß die Fehldiagnosen: Erschlagen mit der Faust, erschlagen mit einem stumpfen oder halbstumpfen Gegenstand, Sturz, Absturz, Verkehrsunfall oder Erwürgen.

Die genannten Autoren beschrieben nach Auswertung ihrer eigenen Serie von 11 Fällen das folgende Verletzungsmuster: Aus Tabelle 77 ist ersichtlich, daß das Gesicht und die Kopfschwarte wesentlich stärker traumatisiert werden als der Hals. Das Gesicht ist in der Regel durch flächenhafte Hämatome und Frakturen geschwollen, vielfach auch entstellt. Hinzu kommen Hautabschürfungen, Platz-, Quetsch- und Rißwunden sowie petechiale Blutungen. „Ein derartiges Bild beobachtet man evtl. nach Erschlagen mit einem stumpfen oder halbstumpfen Werkzeug." Ganz im Vordergrund stehen hier die Platz- und Quetschwunden. Ähnliche Verletzungsfolgen wie nach Fußtritten können durch An- und Überfahren mit einem Kraft- oder einem Schienenfahrzeug hervorgerufen werden. *Charakteristisch für Fußtritte* sind: (1) *Multiple, in Gruppen angeordnete Hautabschürfungen*, (2) *Dehnungsrisse in der Haut*, (3) *in Gruppen angeordnete Hautpetechien* und (4) *flächenhafte Hämatome in den Halsweichteilen*.

Gruppierte Hautabschürfungen werden entweder durch das Absatz- und Sohlenprofil oder durch mehrmalige Tritte auf ein und dieselbe Stelle verursacht. Strichförmige Hautabschürfungen entstehen beim Abgleiten einer scharfen Schuhkante. Bei den Dehnungsrissen, welche völlig unregelmäßig über die Gesichts- und Halshaut verteilt sein können, handelt es sich nur um oberflächliche Wunden. Sie kommen durch extreme Zerrungen der betreffenden Hautstellen

Tabelle 77. Äußere Verletzungen am Kopf und Hals bei Tod durch Fußtritte. * barfuß, • Gesicht, o Hals. (Aus Reh u. Weiler 1975)

Fall	1	2	3	4	5	6	7	8	9	10	11*
Multiple Schürfungen unregelmäßig verteilt	•	•	•	•	•/o	•/o	•/o	•	•	•	•
In Gruppen angeordnet		•	•	•	•/o	•		•	•		
Dehnungsrisse	•	•		•	•/o			•		•/o	
Petechien (in Gruppen angeordnet)		•	•	•	•	•	•	•		•	•/o
Platz- und Quetschwunden	•	•	•	•	•	•	•				
Flächenhafte Hämatome	•/o	•/o	•/o	•/o	•/o	•/o	•/o	o	•	•	
Brillenhämatom	+	+	+	+		+		+			
Gesicht gedunsen und entstellt	+	+	+	+	+	+		+		+	
Hämatome Kopfhaut	+	+	+	+		+	+	+	+	+	+

zustande. Noch typischer sind disseminierte petechiale Hautblutungen. Sie beruhen auf lokalen Quetscheffekten wie z. B. nach Kneifen, Schlag mit einem stumpfen Gegenstand oder Verschüttung. Symptomatisch sind auch flächenhafte Hämatome in den Halsweichteilen, sofern sie mit Gesichtsverletzungen kombiniert sind, was beim Würgen oder Erwürgen so gut wie nie der Fall ist. Häufig führen Fußtritte oder Sprünge auf den menschlichen Körper zu multiplen Frakturen (Tabelle 78). Davon kann das ganze Skelett betroffen sein. Am häufigsten sind jedoch am Schädel Brüche von Nasenbein, Ober- und Unterkiefer, Jochbein und Augenhöhlendach, die jedoch auch auf Boxschlägen beruhen können. Einen hohen Stellenwert haben Zungenbein- und Kehlkopfbrüche, sofern keine zusätzlichen Anhaltspunkte für Würgen oder Erwürgen bestehen. Manchmal ist das Brustbein gebrochen. Sehr häufig treten ventrale Rippenserienfrakturen, meist bilateral, auf. Organrupturen sind mit Ausnahme der Mund-, Rachen- und Nasenhöhle relativ selten.

Auffallend ist in der Serie von Reh u. Weiler der Anteil der alkoholisierten Personen (Tabelle 79): Unter den Getöteten befanden sich mindestens 7 und unter den Tätern mindestens 9. In 5 Fällen standen sowohl Opfer als auch Täter unter starkem, wenn nicht sogar hochgradigem Alkoholeinfluß. Nur in einem Falle waren die Beteiligten, ein Ehepaar, nüchtern.

Tabelle 78. Frakturen beim Tod durch Fußtritte. * barfuß, +) ventral u. dorsal. (Aus REH u. WEILER 1975)

Fall	1	2	3	4	5	6	7	8	9	10	11*
Orbita	+	+						+			
Gaumen	+										
Nasenbein	+	+	+	+	+	+					
Jochbein	+		+								
Oberkiefer	+		+	+							
Unterkiefer	+		+								
Zungenbein		+	+	+	+	+	+				
Kehlkopf			+	+	+	+	+				
Brustbein				+					+		
Rippen				+	+	+	+	+		+	+
Rippen Serie				+	+	+	+	+		+	+
Rippen bilateral					+	+	+	+		+	
Rippen ventral				+	+	+	+	+		+	+
HWS			+				+				
Oberarm				+							

BÖHM u. SCHMIDT (1986) teilten 6 Kasuistiken von Tottreten mit:

Fall 1: Ein 50jähriger Frührentner wurde scheinbar tot in seinem Bett aufgefunden. Der vorsorglich herbeigerufene Notarzt diagnostizierte Kammerflimmern bei Vorderwandinfarkt. Nach Defibrillierung *stationäre Aufnahme* in der *Intensivstation*, Feststellung des *Hirntodes* nach fast zweitägiger maschineller Beatmung. *Bescheinigte Todesursache:* Herzinfarkt. *Routineobduktion* der grünfaulen Leiche: Todesursache Peritonitis nach Dünndarmperforation (traumatisch). *Nachermittlungen* ergaben, daß am Vortag der Auffindung Tätlichkeiten mit Faustschlägen und Fußtritten durch einen Nebenbuhler (Eifersuchtstat) stattgefunden hatten.

Fall 2: 48jähriger Stadtstreicher, in der Nähe einer Gartenlaube (Übernachtungsstelle) tot aufgefunden, verwahrloster Zustand. *Angenommene Todesursache:* Alkoholismus. *Routineobduktion* mit dem Ergebnis schwerster beidweitiger Rippenserienfrakturen, Verblutung in die Brusthöhle. Täter war ein Schlafkumpan, der wegen der starken Verschmutzung des Patienten in Wut geraten war.

Fall 3: Auffindung einer „Bahnleiche" im Gleisbereich der Bundesbahn, neben dem Bahnsteig (Bahnhof): Vollständige Abtrennung von beiden Beinen und einem Arm, *Todeseintritt* im Krankenhaus (!) ohne Wiedererlangung des Bewußtseins. Blutspuren, Brille und Zigaretten des Getöteten wurden auf dem Bahnsteig gefunden. *Ermittlungsergebnis:* Zwei Täter hatten den Mann mit Fußtritten gegen den Kopf bis zum Eintritt der Bewußtlosigkeit geschlagen, seine Taschen nach Geld durchsucht und dann den Bewußtlosen auf die Schienen gelegt.

Fall 4: 49jähriger Stadtstreicher, der tot im eigenen Bett (Übernachtungsheim) aufgefunden wurde. Chronischer stark unterernährter Alkoholiker, Schürfungen und Hämatome im Gesicht wurden zunächst auf Hinfallen in betrunkenem Zustand interpretiert. Nach einer Tage zurückliegenden Schlägerei war er *ambulant geröntgt* worden, wobei

Tabelle 79. Beweismittel, Alkoholeinfluß und Motivation bei der Tötung durch Fußtritte.
* barfuß. (Aus REH u. WEILER 975)

Fall	Verdacht auf	Geständnis	Zeugen	Indizien		% BAK		Motiv
				Opfer	Täter	Opfer	Täter max	
1	Fußtritte	+	+	+	+	?	2,0	Häuslicher Streit
2	Fußtritte	+	+	+	+	>0,6	1,7	Widerruf der Bewährung
3	Fußtritte			+	+	0,0	1,4	Haß auf Vater (Schizophrenie)
4	Fußtritte		+	+	+	2,2	2,0	Raub?
5	Verkehrs-unfall	nach 2 Jahren		+		?	>2,0	Unbekannt
6	Erschlagen	+		+		3,5	2,9	Diebstahl z. N. Täter
7	Erschlagen			+		2,1	?	Raub
8	Boxhiebe			+		+	1,2	Sachschaden
9	Fußtritte	++ (2 Täter)	+	+	+	2,1	a) 1,7 b) 2,7	Körper-verletzung
10	Fußtritte			+	+	1,9	2,8	Raub
11*	Fußtritte	+		+	+	0,0	0,0	Religiös. Wahn (Schizophrenie)

am knöchernen Schädel keine Verletzung gefunden wurde. *Obduktionsergebnis:* Ausgedehntes epidurales Hämatom – Zerreißung der A. meningea med. an typischer Stelle durch einseitige horizontale Schädelfraktur. Trotz Trittverletzungen gegen den Kopf des zu Boden geschlagenen weder Platzwunden noch Kopfschwartenquetschung, lediglich oberhalb der Hutkrempenlinie gelegene lineare Kompressionszonen mit einseitiger Randaufwulstung: Der alkoholisierte Täter gab an, Turnschuhe beim Treten getragen zu haben. Im Jochbogenbereich als „decollement" zu interpretierende Ablederung des Haut-Unterhaut-Gewebes. Tatmotiv völlig unklar, Täter war Mitbewohner des Heimes. Verfahren gegen den Röntgenologen nicht abgeschlossen.

Fall 5: 50jähriger Maurer auf dem Heimweg von zwei Burschen (15 und 17 Jahre alt) mit den Fäusten niedergeschlagen, mit den Füßen gegen den Kopf getreten und bewußtlos vom Gehweg in einen Hinterhof gezerrt. Als sie kein Geld finden konnten, riefen sie anonym einen Notarztwagen an, der auch rasch eintraf. Trotzdem *Todeseintritt* an Ort und Stelle. *Todesursache* im anschließenden Gutachten: Commotio cerebri. *Nebenbefund:* Blutaspiration. Beiderseits festgestellte Rippenserienfrakturen waren möglicherweise Reanimationsfolge. Durch Tritte hervorgerufene Kopfschwartenverletzung mit ausgeprägter Taschenbildung (Décollement).

Fall 6: Eine 40jährige langjährige Alkoholikerin wurde nach mehrtägiger Alkoholisierung von ihrem Ehemann (36, im Krieg Fallschirmspringer) aus dem Bett gezerrt und danach mit Faustschlägen traktiert. Danach erfolgte „Aufspringen" auf den Körper und vielfaches trampolinartiges Hochhüpfen, Wippen und Eintrampeln. *Begleitender Text:* „Will doch mal sehen, ob die Alte meine 80 Kilo aushält." *Obduktionsergebnis:* Kein Nachweis von Verletzungen, die direkt geeignet waren, den Todeseintritt zu erklären. Als todesursächlich wurde eine fünfmarkstückgroße subdural liegende Blutung in Zusammenhang mit Schädel-Hirn-Trauma und Tatzeitalkoholisierung (2‰) angenommen.

Die von BÖHM u. SCHMIDT (1986) mitgeteilten Kasuistiken zeigen, daß in einer Zahl der Fälle Mängel in der Vorermittlung (Fälle 1, 2, 4), in den ärztlichen Feststellungen bzw. in der Diagnostik (1, 4), Irrtümer hinsichtlich Todesart und Todesursache (1–4), Besonderheiten des Tat- bzw. Auffindungsortes (1–6), Schwierigkeiten bei Rekonstruktion und Interpretation der Befunde im Zusammenhang mit dem Tottreten (1–6), Besonderheiten der Trittverletzungen (ohne Trittspuren: 1, 3, Taschenbildung, „décollement": 4, 5), Mitursächlichkeit der Alkoholisierung (6), Besonderheiten in der Beschuhung (4). Im Fall 3 wurden trotz der Zugüberfahrung die sehr schweren Hirnquetschungen durch die Trittverletzungen als todesursächlich angegeben. „Sieht man vom Bereicherungsmotiv (3, 5) und der Eifersucht (1) ab, erscheinen die Anlässe für das Tottreten uneinfühlbar, unerklärlich oder nichtig" (BÖHM u. SCHMIDT 1986).

Aus zwei rechtsmedizinischen Instituten (Düsseldorf u. Münster) wurden 56 Beobachtungen statistisch ausgewertet (BÖHM u. SCHMIDT 1986).

Im einzelnen lagen in 27 Fällen Frakturen des Gehirn- und Gesichtsschädels, in 4 Fällen Frakturen der Wirbelsäule vor. In der Schädelhöhle bestanden Raumbeengungen durch epi- bzw. subdurale Blutungen und Hirnkontusionen: in 5 Fällen durch epidurale Blutungen bzw. Hämatome, in 14 Fällen durch subdurale Blutungen bzw. Hämatome, in 9 Fällen durch intrameningeale bzw. subarachnoidale Blutungen und in 5 Fällen durch intrazerebrale Blutungen verursacht. Im Hinblick auf die sonstigen Körperverletzungen, die ein breites Spektrum aufweisen, verweise ich auf die Originalarbeit.

Die statistische Auswertung der oben aufgeführten Serie ergab, daß Täter und Opfer längere Zeit vor der Tat gut bekannt oder gar verwandt oder Lebensgefährten waren, so daß man das Tottreten in diesen Fällen als Beziehungsdelikte bezeichnen kann. Sowohl bei den Tätern als auch bei den Opfern überwiegt das männliche Geschlecht, bei den Tätern stehen 54 Männer 2 Frauen, bei den Opfern 35 Männer 21 Frauen (n = 56) gegenüber. Dem tätlichen Ereignis gingen vielfach Mißhandlungen durch Tritte (aktenkundig geworden) voraus, die als forensische Vorgestalten der Tat, unvollständige Tatvollzüge oder Tatkeime angesprochen werden können. Die Beteiligung sozialer Randgruppen der Gesellschaft wie Prostituierte, Zuhälter, Stadtstreicher, Landstreicher, Asoziale u. a. ist hoch. Schwerer chronischer Alkoholismus lag 24mal beim Opfer und 11mal beim Täter vor.

Aus der Serie von BÖHM u. SCHMIDT (1986) ergab sich weiter, daß die Opfer dem Täter meist körperlich unterlegene Opfer sind und oft durch das höhere Lebensalter und die Lebensweise untergewichtig und organisch vorgeschädigt sind (z. B. Alkoholismus). Die statistische Aufstellung ergibt, daß der Tod in 24 Fällen innerhalb 30 min, 6mal innerhalb 60 min, 13mal innerhalb 10 h zweimal bis 10 Tage und einmal einen Monat nach der Gewalteinwirkung eingetreten war.

Wichtig ist der Hinweis von BÖHM u. SCHMIDT (1986), daß Treten an sich ein Allerweltsereignis ist, daß es jedoch durch Intensität und Zahl der Tritte seine kriminelle Qualität gewinnt. Wie die Analyse der von den Autoren bearbeiteten Fälle zeigt, ist mit einer Kombination weiterer Techniken stumpfer Gewalteinwirkung beim Opfer zu rechnen, deren Folgen bei der Gesamtbeurteilung mitberücksichtigt werden müssen. Es lagen 28 Faustschläge, in 12 Fällen Schläge mit einem Gegenstand vor (n = 56).

Im Hinblick auf die Beurteilung der rechtlichen Folgen stumpfer Gewalteinwirkung mit dem beschuhten Fuß verweise ich auf die Originalarbeit. Dort erfolgt eine eingehende Diskussion der rechtsmedizinischen Probleme.

T. Patienten die „sprechen und dann sterben" („who talk and die")

I. Einführung

REILLY et al. (1975) haben eine interessante Serie über 66 Patienten mit tödlichen Schädel-Hirn-Verletzungen vorgelegt, die *„sprechen* und dann *sterben"* („who talk and die").

Während einer 5jährigen Periode von 1968-1972 wurden 151 Patienten, die neurochirurgisch behandelt worden waren, autoptisch untersucht. Von diesen 151 Patienten zeigten die Krankengeschichten, daß 58 nach der Verletzung in der Lage gewesen waren zu sprechen. Von diesen hatten 44 (75%) ein ausgedehntes intrakranielles Hämatom. Zusätzlich wurden noch 8 Patienten ohne Hämatom aus den zwei vorangehenden Jahren hinzugefügt, daß die Serie aus insgesamt 66 Patienten bestand. Bei keinem der Patienten, die nach der Verletzung gesprochen hatten, fanden sich neuropathologische Veränderungen, die die Autoren das *„diffuse immediate – impact injury"* (MITCHELL u. ADAMS 1973) nannten. Es lagen demnach keine disseminierten primärtraumatischen Gewebeschäden vor.

War das „sprechen" so normal, daß der Patient zunächst nicht stationär aufgenommen worden war oder hatte erst gar nicht versucht, ärztliche Hilfe in Anspruch zu nehmen, so war er als „völlig luzid" bezeichnet worden. Ein „partiell" luzides Intervall reichte von verworrener Sprache bis zu einigen gestammelten Worten. Sprechen wird oft mit Bewußtseinsklarheit gleichgesetzt, jedoch haben Patienten, die völlig bewußtseinsklar scheinen, später oft keine Erinnerung mehr für einen Zeitraum, in dem sie sprachen. Deshalb zogen die oben genannten Autoren vor, Patienten als solche zu bezeichnen, die sprachen und nicht als solche, die bewußtseinsklar waren. Das Alter der Patienten in dieser Serie reichte von 7 Monaten bis zu 86 Jahren. Zwei Kleinkinder im Alter von 7 und 8 Monaten konnten natürlich nicht sprechen, sie wurden jedoch als luzid angesehen.

II. Neuropathologische Befunde

Fälle mit intrakraniellen Hämatomen: Es gab 44 Patienten mit einem intrakraniellen Hämatom, von denen 41 (93%) intradural waren. Vierzig von ihnen wurden während der Operation identifiziert, einer war bereits bei der Aufnahme tot. Ein Kind verstarb während der Narkose, um einen Knochenbruch zu versorgen, noch vor der Verlegung in die Neurochirurgie. Postmortal wurde ein extradurales Hämatom vor dem Pons gefunden. Zusätzlich lag noch eine Fraktur im oberen HWS-Bereich vor. Bei einem weiteren Patienten, bei dem ein Hämatom vermutet wurde, wurde jedoch die Entscheidung getroffen nicht zu operieren. Beim 4. Patienten wurde ein intrazerebrales Hämatom als Folge von schweren Kontusionen bei der Exploration mit Hilfe von Bohrlöchern nicht entdeckt.

Bei den meisten Patienten mit Hämatom wurde der Tod auf Verdrängungen und Herniation von Hirngewebe mit sekundären Schäden am Hirnstamm bezogen; es lagen Anzeichen für gesteigerten Schädelinnendruck vor.

Fälle ohne intrakranielle Hämatome: Zweiundzwanzig Patienten hatten keine intrakraniellen Hämatome. Bei 6 Patienten lagen ausgeprägte Kontusionen vor mit lokalem Ödem und fortgesetztem Bluten, jedoch ohne eigentliche Hämatombildung. Bei zwei Patienten lag diffuses Hirnödem vor, bei einem beidseitig und bei dem anderen einseitig. Bei 9 Patienten bestand ein hypoxisch-ischämischer Hirnschaden, der zum Tode geführt hatte. Bei 4 dieser 6 Fälle fehlten Kontusionen oder waren nur geringfügig. Die 3 verbliebenen Fälle waren Kinder mit hypoxischem Hirnschaden, die nach offensichtlich geringfügigen Gewalteinwirkungen ohne Bewußtseinsverlust einen schweren hypoxischen Hirnschaden als Folge eines Status epilepticus entwickelten. Bei 4 Patienten wurde der Tod einer Meningitis zugeschrieben. Im allgemeinen traten diese Komplikationen verzögert auf, in einem Fall jedoch innerhalb von 24 h als Folge einer Fistel im Ohrbereich als Folge einer vorherigen Schädel-Hirn-Verletzung. Der letzte Fall starb an einer fulminanten Fettembolie.

Wenn ein Patient kurz nach einer Gewalteinwirkung spricht, so wird oft die Meinung vertreten, daß der Hirnschaden nicht schwer ist und daß daher beim Patienten eine Besserung eintritt, falls es nicht zu Komplikationen kommt. Die Komplikationen, an die der Kliniker bei Verschlechterung nach einem luziden Intervall denkt, sind ein intrakranielles Hämatom. In der Serie von REILLY et al. (1975) hatten jedoch ¼ der Patienten kein Hämatom, und in der Parallelserie von Patienten, die später ein Koma nach einem freien Intervall hatten, hatten ⅓ kein Hämatom. Die Autoren hoben hervor, wie schwer bei einigen der Patienten die Kontusionen waren, die zunächst noch zu sprechen vermochten und später starben, ohne daß weitere Schäden auftraten als eine lokale Hirnschwellung.

Gesteigerter Hirndruck lag bei 17 von 22 Patienten ohne Hämatom vor; darin waren alle die Fälle mit ischämischen Hirnschäden und solche mit lokaler und diffuser Schwellung enthalten. Weniger als die Hälfte dieser Patienten hatten ausgeprägte Kontusionen. Manche dieser Todesfälle hätten möglicherweise bei besserer Kontrolle des erhöhten intrakraniellen Druckes vermieden werden können. In der Serie von REILLY et al. (1975) wurde bei massivem Hirnödem nur einer der 22 Patienten ohne Hämatom gefunden. Die beste frühe Warnung für Komplikationen bei Patienten, die zunächst zu sprechen vermochten, ist die Beobachtung der Bewußtseinslage.

Literatur

Arabie B, McQueen JD (1978) Traumatic internal carotid occlusion at the base of the skull. Surg Neurol 10:233–236
Abbie AA (1933) The clinical significance of the anterior choriodal artery. Brain 56:233–246
Abbott KH, Gay JR, Goodall RJ (1952) Clinical complications of cerebral angiography. J Neurosurg 9:258–274
Abercombie J (1828) Pathological and practical researches on diseases of the brain and the spinal cord. Waugh & Innes, Edingburgh
Abernethy T (1810) Surgical observations in injuries of the head and on miscellaneous subjects. Longman Hurst, London
Abrahamson IA, Bell LB (1955) Carotid-cavernous fistula syndrome. Am J Ophthalmol 39:521–526
Acosta C, Williams PE, Clark K (1972) Traumatic aneurysms of the cerebral vessels. J Neurosurg 36:531–536
Acquaviva R, Thevenot C, Lebascle J, Tamic PM (1961) Thrombose de la carotide interne apres contusion de la loge amygdalienne par appareil de prothese dentaire. Maroc Med 40:781–782
Adachi B (1928) Das Arteriensystem der Japaner, Bd 1. Verlag der Kaiserlich-japanischen Universität, Kyoto, S 119–134
Adams CBT, Loach AB, O'Laoire SA (1976) Intracranial aneurysms: Analysis of results of microneurosurgery in 100 consecutive patients. Br Med J II:607–609
Adams J (1869) A case of aneurism of internal carotid in the cavernous sinus, causing paralysis of the third, fourth, fifth and sixth nerves. Lancet II:768
Adams JE, Prawirohardjo S (1959) Fate of red blood cells injected into cerebrospinal fluid pathways. Neurology 9:561–564
Adams JE, Owens G, Mann G, Headrick JR, Munoz A, Scott HW (1959) Experimental evaluation of plutonic F 68 as a method of diminishing systemic fat emboli resulting from prolonged cardio-pulmonary by-pass. Surg Forum 10:585–589
Adams JH (1962) Central pontine myelinolysis. In: Jacob H (ed) IV. Internat Congr Neuropathol, Munich, vol 2. Thieme, Stuttgart, pp 303–308
Adams JH, Connor RCR (1966) The shocked head injury. Lancet I:263–264
Adams JH, Graham DJ (1972) The pathology of blunt head injuries. In: Critchley M, Leary JO, Jennett B, Brock M (eds) Scientific foundations of neurology. Heinemann, London
Adams JH, Mitchell DE, Graham DI, Doyle D (1977) Diffuse brain damage of immediate impact type. Brain 100:489–502
Adams RD (1943) Occlusion of the anterior inferior cerebellar artery. Arch Neurol Psychiatr 99:65–73
Adams RD (1954) Mechanisms of apoplexy as determined by clinical and pathological correlation. J Neuropathol Exp Neurol 13:1–13
Adams RD (1963) Case records of the Massachusetts General Hospital, Case 22-1963. New Engl J Med 268:724–731
Adams RD, Cohen MD (1947) Vascular disease of the brain. Bull New Engl Med Center 9:180, 222, 261
Adams RD, Jequier M (1969) The brain death syndrome: Hypoxemic panencephalopathy. Schweiz Med Wochenschr 99:65–73
Adams RD, Victor M, Mancall EL (1959) Central pontine myelinolysis. Arch Neurol Psychiatr 81:154–172

Adebahr G (1959) Gehirnveränderungen nach wochenlanger posttraumatischer Bewußtlosigkeit. Deutsch Z Ges Gerichtl Med 49:680–685
Adebahr G (1963) Erfahrungen über zentraltraumatische Gehirnnekrosen aus gerichtsmedizinischem Untersuchungsgut. Klin Wochenschr 41:732–733
Adebahr G (1963) Zur Genese traumatischer Pallidum-, Balken- und Marknekrosen. Deutsch Med Wochenschr 88:2097–2103
Adebahr G (1986) Aspekte des Hirntodes. Z Rechtsmed 97:207–212
Adebahr G, Fromm H (1969) Schäden am Hirnstamm bei Hirndruck infolge Schädel-Hirntraumas. Beitr Gerichtl Med 26:78–83
Adler (1898) zit nach Zülch KJ (1956)
Afra D, Vidovszky T (1963) Über traumatische intrazerebrale Hämatome. Zentralbl Neurochir 24:88–94
Afzelius LE, Ljungberg T, Löfquist U, Örtegren U (1972) Ein Fall von spontaner Heilung von traumatischem Aneurysma in der A. carotis communis. Radiologe 12:57–58
Agatston SA (1930) Thrombosis of the carotid and middle cerebral arteries with bilateral hemorrhagic optic neuritis. Arch Neurol Psychiatr 24:1245–1246
Agnoli A, Clar HE, Magnus L (1970) Fehlende Darstellung von Hirngefäßen im Carotisangiogramm infolge intrakranieller Drucksteigerung. Arch Psychiatr Nervenkrankh 213:408–421
Agnoli A, Grote E, Schirmer HF, Mulch G (1974) Zur Problematik der traumatischen Arteria-carotis-Thrombose. Dtsch Med Wochenschr 99:1245–1248
Ajir F, Tibbetts JC (1981) Posttraumatic occlusion of the supraclinoidal internal carotid artery. Neurosurgery 9:173–176
Ajuriaguerra J de, Hecaen H, Sadoun R (1954) Les troubles mentaux au course des tumeurs de la région méso-diencéphalique. Encéphale 43:408–478
Akai J, Hattori T (1984) Alcoholic central pontine myelinolysis. Jap J Alc Drug Depend 19:167–172
Akai J, Arai M, Tagaki S (1986) Central pontine myelinolysis on alcoholism: Report of an autopsy case. Jap J Alc Drug Depend 20:72–78
Alajouanine T, Castaigne P, Lhermitte F, Cambier J, Gautier JC (1959) Les obstructions bilatérales de la carotide interne. Sem Hôp (Paris) 35:1149–1160
Alajouanine T, Bertran I, Castaigne P, Lhermitte F, Cambier J, Gautier JC (1960) Les nécroses ischémiques dans les obstructions bilatérales de la carotide interne. A propos de trois observations anatomo-cliniques. Rev Neurol 102:113–129
Albrecht K (1955) Ein Beitrag zur Herabsetzung der Gefahren bei der zerebralen Arteriografie durch Trepanal-Kurznarkose (Gleichzeitig über einen Fall von tödlich verlaufender Thrombose der Karotis nach Arteriografie). Fortschr Röntgenstr 82:495–500
Alderete FJ, Jeri FR, Richardson EP, Sament S, Schwab RS, Young RR (1968) Irreversible coma. A clinical, electroencephalographic and neuropathological study. Transact Am Neurol Ass 93:16–20
Aleu FP, Terry RD (1963) Central pontine myelinolysis: A report of two cases. Arch Pathol 76:140–146
Alexander L, Putnam (1938) Pathological alterations of cerebral vascular patterns. Res Publ Ass Nerv Ment Dis 18:471–544
Alker GJ, Oh YS, Leslie EV, Lehotai J, Panaro VA, Eschner EG (1975) Postmortem radiology of head and neck injuries in fatal traffic accidents. Radiology 114:611–617
Allais B, Vlahovitsch, du Cailar, Delègue L (1971) Les critères angiographiques de la mort du cerveau. Anesth Analg 28:843–857
Allcock JM, Drake CG (1965) Ruptured intracranial aneurysms – The role of arterial spasm. J Neurosurg 22:21–29
Allen GS, Ahn HS, Preziosi TJ, et al. (1983) Cerebral arterial spasm – a controlled trial of nimodipine in patients with subarachnoid hemorrhage. New Engl J Med 308:619–624
Alpers BJ (1965) Aneurysms of the circle of Willis. Morphological and clinical considerations. In: Fields WS, Sahs AL (eds) Intracranial aneurysms and subarachnoid hemorrhage. Thomas, Springfield, pp 5–24

Alpers BJ, Schlezinger NS, Tassman IM (1951) Bilateral internal carotid aneurysms involving cavernous sinus, right carotid artery-cavernous sinus fistula and left saccular aneurysm. Arch Ophthalmol 46:403–408

Althoff H, Krenkel W, Schröder J (1982) Raumfordernde Hämatome der hinteren Schädelgrube. Beitr Gerichtl Med 40:395–401

Altman R, Pruzanski W (1961) Posttraumatic hypopituitarism: Anterior pituitary insufficiency following skull fracture. Ann Intern Med 55:149–155

Alvord EC (1968) The pathology of parkinsonism. In: Minckler J (ed) Pathology of the nervous system. 3 vols. Vol 1. McGraw-Hill, New York, pp 1152–1161

Amann E, Gerstenbrand (1972) Zur Problematik der traumatischen Karotisthrombose. In: Jonasch E (Hrsg) Verhandl Österr Gesellsch Unfallchir, 7. Tag, 8.–9. Oktober 1971, Salzburg. Hefte Unfallheilkd Heft 111:180–185

Abler Z, Ulc M, Ledinsky Q (1967) Aneurysma der A. carotis int. im extrakraniellen Verlauf. Neurochirurgia 10:169–175

Ameli NO (1965) Aneurysms of the middle meningeal artery. J Neurol Neurosurg Psychiatry 28:175–178

Ameli NO (1968) Brain angiomata and intercerebral haematoma. Prog Brain Res 30:427–431

American Bar Association (1975) Insurance, negligence and compensation law section. Euthanasiasymposium issue. Baylor Law Rev 1:1–198

Anders HE, Eicke WJ (1940) Die Gehirngefäße beim Hochdruck. Arch Psychiatr 112:1–44

Anderson DL, Lloyd LA (1964) Traumatic lesion of the optic chiasma: A report of four cases. Can Med Assoc J 90:110–115

Anderson D, Strong AJ, Ingham HR, Selkon JB (1981) Fifteen year review of the mortality of brain abscess. Neurosurgery 8:1–6

Anderson FM, Korbin MA (1958) Arteriovenous malformations of the brain – a review and presentation of 37 cases. Neurology 8:89–101

Anderson R McD, Blackwood W (1959) The association of arteriovenous angioma and saccular aneurysm of the arteries of the brain. J Pathol Bacteriol 70:101–111

Anderson RL, Panje WR, Gross CE (1982) Optic nerve blindness following blunt forehead trauma. Ophthalmology 89:445–455

Andrell PO (1943) Thrombosis of the internal carotid arteries. A clinical study of nine cases diagnosed by angiography. Acta Med Scand 114:336–347

Anton JI, Cooperman HH (1950) Carotid jugular arteriovenous fistula. Am J Surg 79:324–326

Araki C, Handa H, Handa J, Yoshida K (1964) Traumatic aneurysm of the intracranial extradural portion of the internal carotid artery. Report of a case. J Neurosurg 36:64–67

Araki C, Handa H, Handa J, Yoshida K (1965) Traumatic aneurysm of the intracranial extradural portion of the internal carotid artery: Report of a case. J Neurosurg 23:64–67

Arnaud M, Paillas JE, Gaujoux (1941) Les réactions de la tige cérébrale au cours des hematomes traumatiques intra-craniens. Presse Méd 49:549–550

Arnulf G (1957) Pathologie et chirurgie des carotides. Masson, Paris

Aronson HA, Scatliff JH (1962) Pseudothrombosis of the internal carotid artery. J Neurosurg 19:691–695

Aronson NI (1961) Traumatic arteriovenous fistula of the vertebral vessels. An angiographic demonstration and a rationale for treatment. Neurology 11:817–823

Aronson SM, Okazaki H (1963) A study of some factors modifying response of cerebral tissue to subdural hematomata. J Neurosurg 20:89–93

Arseni C, Grigorovici St (1961) Intracerebral hematoma of traumatic origin. J Chir (Paris) 81:335–349

Arseni C, Maretsis M (1972) Traumatic cerebellar haematoma associated with posterior cerebral fossa subdural haematoma. Psychiatr Neurol Neurochir 75:113–115

Arseni C, Lasco F, Nicolesco M (1960) Les lésions indirectes du optique dans les traumatismes cranio-cérébraux fermés. Rev Oto-Neuro-Ophthalmol 32:321–335

Arseni C, Ghitescu N, Cristescu A, et al. (1970) Intrasellar aneurysms simulating hypophyseal tumors. Europ Neurol 3:321–329

Arutiunov AI, Baron MA, Majorova NA (1974) The role of mechanical factors in the pathogenesis of short term and prolonged spasm of the cerebral arteries. J Neurosurg 40:459–472

Asari S, Nakamura S, Yamada O, Beck H, Sugatani H, Higashi T (1977) Traumatic aneurysm of peripheral cerebral arteries. Report of two cases. J Neurosurg 46:795–803

Ashval S, Smith AJK, Torres F, Loken M, Chou SN (1977) Radionuclide bolus angiography. A technique for verification of brain death in infants and children. J Pediatr 91:722–727

Askenasy HM, Herzberger EE, Wijsebeek M (1954) Traumatic lesions of the optic nerves and chiasm. Folia Psychiatr Neurol Neurochir Neerland 57:1–16

Astrup T (1965) Assay and content of tissue thromboplastin in different organs. Thromb Diath Haemorrh 14:401–416

Astrup T (1966) Tissue activators of plasminogen. Fed Proc 25:42–51

Attwater HL (1911) Pontine haemorrhages. Guy's Hosp Rep 65:339–389

Austarheim K (1956) Delayed traumatic intracerebral hemorrhage (Bollinger's Spätapoplexie). Report of one case with necropsy. Acta Pathol Microbiol Scand 38:177–185

Austregesilo A, Borges-Forte A (1933) Syndrome d'artère chorioïdienne antérieure. Rev South Am Med Chir 4:93–100

Avdeev MI (1974) Zum Problem des kausalen Zusammenhanges in der gerichtsmedizinischen Begutachtung (am Beispiel der basalen Subarachnoidalblutungen). Z Rechtsmed 75:61–66

Avellanosa AM, Glasauer FE, Oh YS (1977) Traumatic vertebral arteriovenous fistula associated with cervical spine fracture. J Trauma 17:885–888

Ayus CJ, Olivero JJ, Frommer PJ (1982) Rapid correction of severe hyponatremia intravenous hypertonic saline solution. Am J Med 78:43–47

Ayus CJ, Krothapalli RR, Arieff A (1985) Changing concepts in treatment of severe symptomatic hyponatremia. Rapid correction and possible relation to central pontine myelinolysis. Am J Med 78:897–902

Baacke HH (1955) Untersuchungen über die Osteochondrosis cervicalis. Fortschr Geb Röntgenstr 82:482–487

Bachs A, Barraquer-Bordas L, Barraquer-Ferré, Canadell JM, Modollel A (1955) Delayed myelopathy following atlanto-axial dislocation by separated odontoid process. Brain 78:537–553

Bärtchi-Rochaix W (1949) Migraine cervicale. Huber, Bern

Bagley C (1923) Extensive hemorrhagic extravasation from the venous system of Galen, with a clinical syndrome. A report of three fatal cases with two necropsies. Arch Surg 7:237–257

Bagley C (1934) Traumatic longitudinal sinus lesions. Report of 2 cases Surg Gynecol Obstet 58:498–502

Bailey P (1904) Traumatic apoplexy. Medical Record 66:528–530

Bailey RW (1983) Dislocations of the cervical spine. In: Bailey RW, Sherk HH, Dunn EJ, Fielding JW, Long DL, Ono K, Penning L, Stauffer ES (eds) The cervical spine. The Cervical Spine Research Society, Lippincott Philadelphia, pp 362–387

Bakay L, Glasauer FE (1980) Head injury. Little Brown, Boston

Bakey ME de, Simeone FA (1946) Battle injuries of the arteries in world war II. An analysis of 2471 cases. Ann Surg 123:534–579

Bakey ME de, Crawford ES, Cooley DA, Morris GC (1959) Surgical considerations of occlusive disease of innominate, carotid, subclavian and vertebral arteries. Ann Surg 149:690–710

Baker AB (1961) The medullary blood supply and the lateral medullary syndrome. Neurology 11:852–861

Baker RN, Cancilla PA, Pollock PS, Frommes SP (1971) The movement of exogenous protein in experimental cerebral edema. An electron microscopic study after freeze-injury. J Neuropathol Exper Neurol 30:668–679

Baker SP (1979) Motor vehicle occupant death in young children. Pediatrics 64:860–861

Baldy-Mouliner M, Billiard M, Escuret E, Roquefeuil B, Fuentes JM, Passouant P (1977) Etude polygraphique hemodynamique et metabolique cerebrale de 2 cas de efférentation (locked-in syndrome). Rev Electrocephal Neurophysiol Clin 7:473–478

Ballance CA, Edmunds W (1981) A treatise on the ligation of the great arteries in continuity. Macmillan, London

Bank WW, Nelson PB, Drayer BP, Wilkins RH, Rosenbaum AE (1978) Traumatic aneurysm of the basilar artery. Am J Radiol 130:975–977

Baratham G, Dennyson WG (1972) Delayed traumatic intracerebral haemorrhage. J Neurol Neurosurg Psychiatry 35:698–706

Barbas N, Caplan L, Baquis G, Adelman L, Moskowitz M (1987) Dental chair intracerebral hemorrhage. Neurology 37:511–512

Barker WF, Stern WE, Krayenbühl H, Senning A (1968) Carotid endarterectomy complicated by carotid cavernous fistula. Ann Surg 167:568–572

Barnes BD, Rosenblum M, Pitts LH, et al. (1978) Carotid-cavernous fistula demonstration of asymptomatic vascular „steal". J Neurosurg 49:49–55

Barr HWK, Blackwood W, Meadows SP (1971) Intracavernous carotid aneurysms: A clinical pathological report. Brain 94:607

Barraud A (1936) Sur un cas d'anévrysme de l'artère vertébrale gauche dans son parcours intrarachidien. Rev Laryngol 57:375–380

Barré JA, Philippidés D, Isch F (1947) Thrombose de la carotide interne. Etude clinique, artério- et encéphalographique. Rev Neurol 79:442–444

Barré JA, Philippidés D, Isch F (1947) Thrombose de la carotide interne (2° cas). Etude clinique pré et postopératoire. Rev Neurol 79:662–664

Barré JA, Rohmer F, Isch F (1950) Remarques à propos d'un nouveau cas d'hémiplégie par thrombose de la carotide interne. Essai de synthèse clinique. Rev Neurol 82:289–296

Barsky D (1971) Blindness following concussion of the optic nerve. J Pediatr Ophthalmol 8:195–197

Barth G (1924) Tödliche Spätblutung aus der Carotis interna nach Schädelhirntrauma. Dtsch Med Wochenschr 50:125–131

Bartholow R (1872) Aneurysms of the arteries at the base of the brain: Their symptomatology, diagnosis and treatment. Am J Med Sci 64:373–386

Barton JW, Margolis MT (1975) Rotational obstruction of vertebral artery at the atlanto-axial joint. Neuroradiology 9:117–120

Bassett RC (1951) Multiple cerebral aneurysm. Report of a case. J Neurosurg 8:132–133

Bassett RC, List CF, Lemmen LJ (1952) Surgical treatment of intracranial aneurysm. Surg Gynecol Obstet 95:701–708

Bassone P (1939) Aneurysm of the vertebral artery. Arch Neurol Psychiatry 42:127–133

Batley E (1955) Bilateral internal carotid artery thrombosis. A report of two cases. Br J Radiol 28:472–473

Batzdorf U, Bentson JR, Machleder HI (1979) Blunt trauma to the cervical carotid artery. Neurosurgery 5:195–201

Baudo M (1956) Thrombosis of internal carotid artery in childhood after injuries in region of soft palate. Br Med J I:665–667

Bauer G, Gerstenbrand F, Rumpl E (1979) Varieties of the locked-in syndrome. J Neurol 211:77–91

Bauer KH (1939) Der Bruch der Schädelbasis. Arch Klin Chir 196:460–514

Bauer R, Sheehan S, Meyer JS (1961) Arteriographic study of cerebrovascular disease. II. Cerebral symptoms due to kinking, tortuosity, and compression of carotid and vertebral arteries in the neck. Arch Neurol 4:119–131

Bay E (1947) Geruchs- und Geschmacksstörungen nach Kopftraumen. Nervenarzt 18:20

Bay E (1949) Die sog. traumatische Spätapoplexie. Nervenarzt 20:84–87

Bay E, Christian W (1956) Ein Beitrag zum Problem der „traumatischen Spätapoplexie". Dtsch Med Wochenschr 81:766–768

Beadles CF (1907) Aneurysms of the larger cerebral arteries. Brain 30:285–336

Beale PJ (1969) Late development of a false aneurysm of the common carotid artery. Br J Surg 58:76–80

Beall AC, Harrington OB, Crawford ES, DeBakey ME (1963) Surgical management of traumatic arteriovenous aneurysms or fistulae. Am J Surg 106:610–618

Beall AC, Shirkey AL, Bakey ME de (1963) Penetrating wounds of the carotid arteries. J Trauma 3:276–287

Beamer YB, Corsino JF, Lynde RG (1969) Rupture of an aneurysm of the internal carotid artery during arteriography with filling of the subarachnoid space and demonstration of a temporal lobe mass. Case report. J Neurosurg 31:224–226

Beatty RA (1977) Dissecting hematoma of the internal carotid artery following chiropractic manipulation. J Trauma 17:248–249

Becké A (1904) Die bei Erkrankungen des Hinterhauptlappens beobachteten Erscheinungen mit spezieller Berücksichtigung der ocularen Symptome. Z Augenheilkd 11:227–242

Becker DH, Newton TH (1979) Distal anterior cerebral artery aneurysm. Neurosurgery 4:495–503

Becker DP, Robert CM, Nelson JR, Stern WE (1970) An evaluation of the definition of cerebral death. Neurology 20:459–462

Becker DP, Miller JD, Sweet RC, Sweet JD, et al. (1979) Head injury management. In: Popp AJ, Bourke RS, Nelson RL, Krimelberg HK (eds) Neural trauma. Seminars Neurol Surg. Raven Press, New York, pp 313–328

Beckmann O (1930) Gliom und Trauma. Med Dissertation, Universität Kiel

Beebe GW, Bakey ME de (1952) Battle casualties: Incidence, mortality and logistic considerations. Thomas, Springfield

Beecher HK (1968) A definition of irreversible coma: Report of the Ad Hoc Committee of the Harvard Medical School to examine the definition of brain death. J Am Med Ass 205:337–340

Beecher HK (1968) Ethical problems created by the hopelessly unconscious patient. New Engl J Med 278:1425–1430

Behar A, Bentral E, Aviram A (1964) Central pontine myelinolysis (A case report). Acta Neuropathol 3:343–350

Bekier J, Wegrzyn Z, Polis Z, Lebski J (1970) Posterior fossa hematomas (Polnisch, engl Zusammenf). Neurol Neurochir Pol 4:81–88

Belin G (1829) Über Sehstörungen nach Verletzungen des Schädels durch stumpfe Gewalt. Ber Dtsch Ophthalmol 12:9–25

Bell Sir C (1830) The nervous system of the human body. Longman Rees Orne Brown & Green, London

Bell HS (1969) Basilar artery insufficiency due to atlanto-ocipital instability. Am Surg 35:695–700

Bell RH, Swigart LL, Anson BJ (1950) The relation of the vertebral artery to the cervical vertebrae. Quart Bull Northwest Univ Med School 24:184–185

Bellingrath W (1954) Über Bau und Altersveränderungen der Arteria vertebralis. Med Dissertation, Universität Freiburg

Benda C (1902) Das Arterienaneurysma. Ergebn Allg Pathol 8:196–266

Beneke R (1912) Ein Fall tödlicher traumatischer Tentoriumszerreißung ohne Schädelverletzung bei Erwachsenen. Vierteljahresschr Gerichtl Med 43:235–241

Beneke R (1932) Klinische und anatomische Beiträge zur traumatischen Ätiologie der Geschwülste des Zentralnervensystems und seiner Häute. Ergeb Allg Pathol 26:893–1027

Beneke R (1933) Regenerationstheorie der Geschwulstbildung. Bemerkungen zu der Arbeit von B. Fischer-Wasels. Klin Wochenschr 12:112–113

Benestad G (1911) Drei Fälle von Fettembolie mit punktförmigen Blutungen in der Haut. Deutsch Z Chir 112:194–205

Benninghoff A (1927) Über die Beziehungen zwischen elastischem Gerüst und glatter Muskulatur in der Arterienwand und ihre funktionelle Bedeutung. Z Zellforsch 6:348–396

Benninghoff A (1930) Die Anatomie funktioneller Systeme. Morphol Jahrb 65:1–44

Benninghoff A, Goerttler K (1967) Lehrbuch der Anatomie des Menschen, 8. Aufl. Bd 3. Urban & Schwarzenberg, München Berlin Wien

Benoit BG, Wortzman G (1973) Traumatic cerebral aneurysms. Clinical features and natural history. J Neurol Neurosurg Psychiat 36:127–138

Beraud R, Bilodeau B, Sirois J, Reinhardt G, Cote J (1966) Les thromboses traumatiques de la carotide interne. Canad Med Ass J 94:537–541

Berberich (1926) Geburtstraumatische Veränderungen der Hypophyse. Monatsschr Kinderheilkd 34:595–609

Berdal P, Emblem L (1951) Percutaneous carotid angiography. Local complications in the throat with special reference to the larynx. Acta Psychiat 26:1–5

Berg S (1976) Grundriß der Rechtsmedizin. Müller & Steinicke, München

Bergen RP (1968) Legal regulation of heart transplants. Dis Chest 54:352–355

Berger MS, Hosobuchi Y (1984) Cavernous sinus fistula caused by intracavernous rupture of a persistant primitive trigeminal artery. Case report. J Neurosurg 61:391–395

Bergeron RT, Rumbaugh CL (1974) Non space-occupying sequelae of head trauma. Radiol Clin North Am 12:315–331

Bergleiter R (1964) Traumatische arteriovenöse Fistel zwischen A. vertebralis und V. jugularis. Nervenarzt 35:269–271

Berlin R (1879) Über Sehstörungen nach Verletzung des Schädels durch stumpfe Gewalt. Klin Monatsbl Augenheilkd 17:9

Bergan F (1963) Traumatic intimal rupture of the popliteal artery with acute ischemia of the limb in cases with supracondylar fractures of the femur. J Cardiov Surg 4:300–302

Bergmann E von (1880) Die Lehre von den Kopfverletzungen. Enke, Stuttgart

Bergquist E (1971) Bilateral arteriovenous fistulae: A complication of vertebral angiography by direct percutaneous puncture: Two cases, one with spontaneous closure. Br J Radiol 44:519–523

Bergquist E, Bergstrom J (1972) Angiography in cerebral death. Acta Radiol Diagn 12:283–287

Bergström K, Lodin H (1966) Arteriovenous fistula as a complication of cerebral angiography. Report of three cases. Br J Radiol 39:263–266

Berguer R, Bauer RB (eds) (1984) Vertebrobasilar arterial occlusive disease. Medical and surgical management. Raven Press, New York

Bergvall U, Galera R (1969) Time relationship between subarachnoid hemorrhage, arterial spasm, changes in cerebral circulation and posthemorrhagic hydrocephalus. Acta Radiol (Diagn) 9:229–237

Berk ME (1961) Aneurysma of the middle meningeal artery. Br J Radiol 34:667–668

Berlit P (1986) Die zentrale pontine Myelinolyse. Nervenarzt 57:624–633

Berman DH (1975) Occlusion of the internal carotid artery associated with mandibular fracture. J Oral Surg 33:134–135

Berner O (1930) Über kleine, aber tödlich verlaufende traumatische Hirnblutungen, die sog. „Duret'schen Läsionen". Virchows Arch Pathol Anat 277:386–419

Berner O (1930, 1931) Über kleine, tödlich verlaufende, traumatische Hirnblutungen. Die sogenannten „Duretschen Läsionen". Norsk Mag Laegevidensk 91:1155–1176, 1349–1371; Deutsch Z Ges Gerichtl Med 17:253

Berner O (1936) Über Blutungen im hintersten Teil des Hirnstammes bei plötzlichem Tod. Virchows Arch Pathol. Anat 297:495–501

Berner O (1936) Über Blutungen im hintersten Teil des Hirnstammes bei Vergiftungen und Entzündungen, verglichen mit solchen nach Trauma. Virchows Arch Pathol Anat 296:636–644

Berry K, Olszewski J (1963) Central pontine myelinolysis. A case report. Neurology 13:531–537

Berry RG, Alpers BJ (1957) Occlusion of the carotid circulation. Pathologic considerations. Neurology 7:223–237

Berry RG, Alpers BJ, White JC (1966) The site, structure and frequency of intracranial aneurysms, angiomas, and arteriovenous abnormalities. Res Publ Ass Nerv Ment Dis 41:40–72

Bertram J (1968) Das periphere Aneurysma der A. cerebri posterior. Dtsch Z Nervenheilkd 194:243–251

Bertrand I, Lhermitte F, Antoine B, Ducrot H (1959) Nécroses massives du système nerveux central dans une survie artificielle. Rev Neurol 101:101–115

Bethlem J (1968) Posttraumatic encephalopathy. Report on a patient who remained comatose for 10 years. Psychiat Neurol Neurochir 71:281–286

Bethlem J, Jager WH (1966) The incidence and characteristics of Lewy bodies in idiopathic paralysis agitans. J Neurol Neurosurg Psychiat 23:74–80

Bettinger H (1933) Über traumatische Hirnblutung. Z Neurol 148:570–581

Betz H, Paal G (1973) Vertebrobasiläre Insuffizienz bei doppelseitigem Carotis-interna-Verschluß. Folia Angiol 21:350–352

Beusekam GT van, Luyendijk W, Huizing EH (1966) Severe epistaxis caused by rupture of a non traumatic infraclinoid aneurysm of the internal carotid artery. Acta Neurochir 15:269–284

Bevilacqua G, Fornaciari G (1975) Clinico-pathological relations in a case of posttraumatic panhypopituitarism. Acta Neuropathol 31:171–177

Bhagavan BS, Wagner JA, Juanteguy J (1976) Central pontine myelinolysis and medullary myelinolysis. Arch Pathol Lab Med 100:246–252

Bick EM (1956) Vertebral osteophytosis, a clinical syndrome. J Am Med Ass 160:828–829

Bickerstaff ER (1964) Aetiology of acute hemiplegia in childhood. Br Med J III:82–87

Bickford RG, Dawson B, Takeshita H (1965) Evidence of neurologic death. Electroencephal Clin Neurophysiol 18:513–514

Biemond A (1951) Thrombosis of basilar artery and vascularization of the brain stem. Brain 74:300–317

Bieri F, Tschopp H (1982) Posttraumatische Sehnervenschädigungen. Klin Monatsbl Augenheilkd 180:510–511

Bigelow NH (1955) Intracranial dissecting aneurysms. Arch Pathol 60:271–275

Bigelow NH (1955) Multiple intracranial arterial aneurysms. An analysis of their significance. Arch Neurol Psychiatr 73:76–79

Bing R (1929) Parkinsonismus, Paralysis agitans und Unfall. Schweiz Med Wochenschr 59:717–723

Bing R (1930) Zur Frage der traumatischen Schädigung extrapryramidaler Apparate. Schweiz Arch Neurol Psychiat 27:193–202

Bird AC, Nolan B, Gargano FP, Davin NJ (1970) Unruptured aneurysms of the supraclinoid carotid artery. A treatable cause of blindness. Neurology 20:445–454

Birkhäuser R (1910) Evulsio nervi optici partialis. Klin Monatsbl Augenheilkd 48:341–352

Birley JL, Trotter W (1928) Traumatic aneurysms of the intracranial portion of the internal carotid artery. Brain 51:184–208

Birse SH, Tom MI (1960) Incidence of cerebral infarction associated with ruptured intracranial aneurysms. Neurology 10:101–106

Biumi F (1765) Observationes anatomicae observatio V. In: Sandifort, Thesaurus dissertationum. Lightmans, Lugduni Batavorum 3:373–379

Biumi F (1778) Observationes anatomicae, Scholiis illustratae. Observation V. In: Sandifort E (ed) Theasaurus dissertatioum. Milan & Lichtmans, Lugduni Batavorum

Bizot J (1837) Recherches sur le coeur et le système artériel chez l'homme. Mém Soc Méd Obstet (Paris) 1:262

Björkesten G, Hakonen V (1965) Incidence of intracranial vascular lesions in patients with subarachnoid hemorrhage investigated by four-vessel angiography. J Neurosurg 23:29–32

Björkesten GAF, Troupp H (1962) Changes in the size of intracranial arterial aneurysms. J Neurosurg 19:583–588

Bjork VO (1966) Iatrogenic vertebral arteriovenous fistula. Thorax 21:367–368

Blaauw G (1976) Subdural effusions in infancy and childhood. Chap 17. In: Vinken PJ, Bruyn GW in collaboration with Braakman R (eds) Injuries of the brain and skull, part II. Handbook of clinical neurology, vol 24. North Holland, Amsterdam Oxford, pp 329–342

Black SPW, German WJ (1953) The treatment of internal carotid artery aneurysm proximal arterial ligation. A follow-up study. J Neurosurg 10:590–601

Blackhall L (1813) Observations on the nature and cure of dropsies. Longman, London

Black's Law Dictionary, 4th edn (1959) West, St. Paul, MINN

Blackwood W, McMenemey W, Meyer A, Norman RM, Russell DS (1963) Greenfield's neuropathology. Williams & Wilkins, Baltimore

Bladin PF (1963) Diagnosis and treatment of strokes: Radiologic aspects. Aust Ann Med 12:115–126

Blaine ES (1925) Manipulative (chiropractic) dislocations of the atlas. J Am Med Ass 85:1356–1359
Blaine JH, Resch JA (1966) Complications of angiography in the stroke patient. Geriatrics 21:149–154
Blaisdell FW, Hall AD, Thomas AN (1966) Surgical treatment of chronic internal carotid artery occlusion by saline endarterectomy. Ann Surg 163:103–111
Blaisdell FW, Clauss RH, Galbraith JG, Imparato AM, Wylie ET (1969) Joint study of extracranial arterial occlusion. IV. A review of surgical considerations. J Am Med Ass 209:1889–1895
Bland JE, Perry MO, Clark K (1967) Spasm of the cervical internal carotid artery. Ann Surg 166:987–989
Blane G (1800) History of some cases of disease of the brain, etc. Transact Soc Improvement Med Chir Knowledge 2:192
Blaso WP (1980) Cerebral vasospasm after aneurysm rupture – the beginning. In: Boullin DJ (ed) Cerebral vasospasm. Wiley, Chicester New York Brisbane Toronto, pp 7–13
Bleibtreu L (1905) Ein Fall von Akromegalie (Zerstörung der Hypophysis durch Blutung). Münch Med Wochenschr 52:2079–2080
Bloor BM, Wrenn FR, Margolis G (1951) An experimental evaluation of certain contrast media used for cerebral angiography. Electroencephalographic and histopathological correlations. J Neurosurg 8:585–594
Bockelmann P (1968) Strafrechtliche Aspekte der Organtransplantation. Arch Klin Chir 322:44–60
Bockelmann P (1973) Rechtsfragen beim Hirntod. In: Krösl W, Scherzer E (Hrsg) Die Bestimmung des Todeszeitpunktes. Maudrich, Wien, S 277–283
Bodechtel G (1963) Differentialdiagnose neurologischer Krankheitsbilder. Thieme, Stuttgart
Bodechtel G, Sack H (1947) Diencephalose und Hirntrauma. Med Klinik 42:133
Bodechtel G, Wichmann FW (1934) Cerebrale Kreislaufstörungen nach der Arteriographie. Z Ges Neurol Psychiat 151:673–682
Böhler J, Streli R (1958) Die okzipito-temporale Nahtsprengung und ihre Komplikationen. Langenbecks Arch Klin Chir 289:444–452
Böhm E, Schmidt DU (1986) „Tottreten". In: Eisenmenger W, Liebhardt E, Schuck M (Hrsg) In: Medizin und Recht. Festschrift für Wolfgang Spann. Springer, Berlin Heidelberg New York London Paris Tokyo, S 118–135
Böhme C (1927) Über die arterielle Versorgung des Gehirns. II. Über die arterielle Blutversorgung der Medulla oblongata. Z Anat Entwickl Gesch 84:760–776
Böhmer K (1927) Ungewöhnliche Längsrisse in der Art. carotis communis. Dtsch Z Ges Gerichtl Med 10:175–181
Boenninghaus HG (1960) Die Behandlung der Schädelbasisbrüche. Frontobasale und laterobasale Frakturen der Nase, der Nebenhöhlen und des Ohres. Thieme, Stuttgart
Boenninghaus HG (1966) Primäre und sekundäre Facialisparesen bei Schläfenbeinfrakturen. Z Laryngol Rhinol 45:325–331
Bohl J, Frenske A, Reulen HJ, et al. (1977) Giant aneurysm of the vertebral artery causing compression of the lower medulla oblongata. J Neurol 214:289–293
Bohm E, Hugosson R (1970) Results of surgical treatment of 200 consecutive cerebral arterial aneurysms. Acta Neurol Scand 46:43–52
Boisen F, Siemkowicz E (1976) Six cases of cerebromedullospinal disconnection after cardiac arrest. Lancet I:1381–1383
Boldrey E, Maass L, Miller E (1956) The role of atlantoid compression in the etiology of internal carotid thrombosis. J Neurosurg 13:127–139
Bollack J (1920) Hémianopsie bitemporale par traumatisme du guerre. Ann Oculist 157:27–40
Boller F, Jakobson GP (1980) Unilateral gunshot wound of the pons. Clinical, electrophysiologic and neuroradiologic correlates. Arch Neurol 37:278–281
Bollinger O (1891) Über traumatische Spätapoplexie. Ein Beitrag zur Lehre von der Hirnerschütterung. In: Internationale Beiträge zur wissenschaftlichen Medizin: Festschrift für Rudolf Virchow, Bd 2. Hirschwald, Berlin, S 457–464

Boltz W (1965) Über isolierte traumatische Abrisse von Hirnschlagadern. Beitr Gerichtl Med 23:49–54
Boltz W, Skala O (1962) Zur Entstehung traumatischer Hypophysenschäden. Acta Med Leg Soc 15:45–59
Bonnal J (1951) Hématome chronique de la fosse cérébelleuse. Rev. Neurol 85:439–443
Bonnal J, Stevenaert A, Beaujeau M, Thibaut A (1967) Epistaxis repetees graves, parfois mortelles, secondaire a des lesions de la carotide interne. Rupture traumatique ou rupture d'un anevrisme infraclinoidien. Neurochirurgie 13:417–430
Bonnet P (1955) Epistaxis mortelle par rupture traumatique de la carotide interne dans le sinus sphénoidal. Rev Otol 27:25–27
Bonnet P, Bonnet I (1953) Le syndrome du trou déchiré artérieur, symptomatique de l'anévrisme intracaverneux de la carotid interne. Arch Ophthalmol 13:121–126
Bonneton G, Guidicelli H, Benabid A, Banon F, Crouzet G, Larribau E, Riondel JP, Gauthier R (1974) Les traumatismes de l'artère carotide interne au cours des accidents de ski. Chirurgie 100:255–260
Boor W de (1950) Psychopathologische Syndrome nach Carotisligaturen. Klin Wochenschr 28:88–91
Born IA (1983) Pathologisch-anatomische Wandveränderungen der extrakraniellen Arteria carotis im Vergleich mit ultrasonographischen Befunden am Modell der druckfixierten Leichenarterie. Med Dissertation, Universität Heidelberg
Bornstein B, Kidron DP (1959) Prosopagnosia. J Neurol Neurosurg Psychiatry 22:124–131
Bosch K (1962) Ungewöhnliche Halsschnittverletzung durch Verkehrsunfall. Arch Kriminol 130:86
Boshes B (1975) A definition of cerebral death. Ann Rev Med 26:465–470
Bosniak MA (1964) Cervical arterial pathways associated with brachiocephalic occlusive disease. Am J Roentgenol 91:1232–1244
Bosniak MA, Caplan L, Boczko ML (1965) Cervical collateral arterial pathways fed by the subclavian artery in carotid artery occlusive disease. Neurology 15:734–736
Boström K, Liliequist B (1967) Primary dissecting aneurysm of the extracranial part of the internal carotid and vertebral arteries. Report of three cases. Neurology 17:179–186
Bots GTAM, Kramer W (1964) Traumatic thrombosis of intracranial arteries and extensive necrosis of the brain developed during reanimation. Acta Neuropathol 3:416–427
Boudin G, Barbizet J (1958) Les accidents nerveux des manipulations du rachis cervical. Rev Prat 8:2235–2243
Boudin G, Barbizet J, Pepin B, Fouet P (1957) Syndrome grave to tronc cérébral après manipulations cèrvicales. Bull Mem Soc Med Hop (Paris) 18/19:562–566
Boudin G, Labet R, Alliot B (1965) Syndromes parkonsoniens et traumatismes. In: Proc Internat Congr Neurol, Vienna, Oct 5–10, pp 113–116
Boulay G du (1963) Distribution of spasm in the intracranial arteries after subarachnoid hamorrhage. Acta Radiol Diagn 1:257–266
Boullin D (1980) Cerebral vasospasm. Wiley, Chicester New York Brisbane Toronto
Bourguet J, Jezequel J, Bourdiniere J, Le Berre C (1972) Paralysie bilaterale des deux dernieres paires craniennes au cours d'un traumatisme cèrvical indirect (A propos d'un cas). Ann Oto-Laryngol 89:261–268
Bowen DI (1984) Ruptured berry aneurysms: A clinical, pathological and forensic review. Forens Sci Int 26:227–234
Boyarsky S (1954) Paraplegia following lumbar aortography. J Am Med Ass 156:599–602
Boyd JD (1934) Absence of the right common carotid artery. J Anat 68:551–557
Boyd JF, Watson A (1956) Dissecting aneurysm due to trauma. Scott Med J I:326–329
Boyd-Wilson JS (1962) Iatrogenic carotid occlusion medial dissection complicating arteriography. World Neurol 3:507–511
Bozzoli A (1937) Aneurysma bilaterale della carotide interna. Riv Oto-Neuro-Ophthalmol 14:304–316
Bozzoli A (1947) Bilateral aneurysms of the internal carotid artery. Riv Oto-Neuro-Ophthalmol 14:304

Brackett CE (1953) The complications of carotid artery ligation in the neck. J Neurosurg 10:91–106
Bradley EL (1973) Management of penetrating carotid injuries: An alternative approach. J Trauma 13:248–255
Brändle K (1955) Die posttraumatischen Optikusschädigungen. Med Dissertation, Universität Zürich
Brändle VK (1955) Die posttraumatischen Opticusschädigungen (insbesondere die Opticusatrophie). Confirm Neurol 15:169–208
Brage D, Buenaventura IEP, Garibaldi D, Pellegrini C (1968) Hematoma intratumoral cerebeloso (posttraumatico). Rev Assoc Med Argent 82:213–215
Brain R (1957) Order and disorder in the cerebral circulation. Lancet II:857–862
Bramwell B (1887) Clinical and pathological memoranda XII. Two enormous intra-cranial aneurisms. Edinburgh Med J 32:911–922
Bramwell B (1888) Intracranial tumors. Lippincott, Philadelphia
Brandenburg W (1956) Traumatische Stammhirnblutungen. Ärztl Wochenschr 11:436–439
Brandess T (1923) Über posttraumatische Spätapoplexie. Dtsch Z Ges Gerichtl Med 2:609–631
Brass K (1957) Über die indirekte traumatische Ruptur der Hirnbasisarterien. Frankf Z Pathol 68:254–260
Bratzke H (1981) Zur Kenntnis der Hirnstammverletzungen aus forensischer Sicht. Habilitationsschrift, Freie Universität, Berlin
Bratzke H (1983) Brain-stem injury and long survival – a forensic analysis. Acta Neurochir 32:109–114
Bratzke H, Eisenmenger W (1986) Tödliche Meningeoencephalitiden aus forensischer Sicht. In: Frydl V (Hrsg) Drittes Neuropathologisches Symposium, München. Selbstverlag, S 87–103
Bratzke H, Franz H (1988) Zur Kenntnis traumatischer Balkenläsionen. Beitr Gerichtl Med 46:289–299
Bratzke H, Krauland W (1978) Zur Phänomenologie der traumatischen subduralen Blutung und Marklagerblutungen. Beitr Gerichtl Med 36:295–305
Bratzke H, Neumann K (1989) Zentrale pontine Myelinolyse. Morphologie und forensische Bedeutung. Z Rechtsmed 102:79–97
Bratzke H, Püschel K, Colmant HF (1986) Zur Phänomenologie und Morphologie spontaner tödlicher Hirnaneurysmablutungen. Z Rechtsmed 96:245–273
Braus-Elze (1960) Anatomie des Menschen, 2. Aufl., Bd. 3. Springer, Berlin Göttingen Heidelberg New York
Bremer JL (1943) Congenital aneurysms of the cerebrum: An embryologic study. Arch Pathol 35:819–831
Brennan SL (1981) Death: Multiple definition or a single standard. Southern Calif Law Rev 54:1323
Brenner H (1962) Zur Frage später Nachblutungen beim epiduralen Hämatom. Acta Neurochir 10:268–276
Brenner H (1972) Die Karotis- und Vertebralisangiographie beim akuten Schädel-Hirn-Trauma. In: Jonasch E (Hrsg) Verhandl Österr Gesellsch Unfallchir, 7. Tag, 8.–9. Oktober 1971, Salzburg. Hefte Unfallheilkd 111:36–39
Brenner H, Wasl H (1960) Ein Fall von tödlich verlaufendem Hirnarterienverschluß als alleinige Folge einer Schädelprellung. Zentralbl Chir 85:2010–2016
Brenner H, Zaunbauer W (1966) Einfluß technischer Faktoren auf Verlauf und Komplikationen bei zerebraler Angiographie. In: Loose KE (Hrsg) Angiographie. Schattauer, Stuttgart
Brenner H, Gerstenbrand F, Spangler H (1962) Beitrag zum Problem der traumatischen Carotisthrombose beim geschlossenen Schädeltrauma. Monatsschr Unfallheilkd 65:136–142
Brenner JL (1943) Congenital aneurysms of the cerebral arteries. An embryogenic study. Arch Pathol 35:819–831

Bricolo A, Turazzi S, Alexandre A, Rizzuto N (1977) Decerebrate rigidity in acute head injury. J Neurosurg 47:680–698

Bright R (1827–1831) Reports of medical cases selected with a view of illustrating the symptoms and cure of diseases by a reference to morbid anatomy. 2 vols. Longman, London

Brihaye J (1954) Lesions des nerfs optiques dans les traumatismes fermés du crâne. Acta Chir Belg 53:891–912

Brihaye J (1979) Intracavernous carotid aneurysms. In: Pia HW, Langmaid C, Zierski J (eds) Cerebral aneurysms. Springer, Berlin Heidelberg New York, pp 67–78

Brinton W (1850–1852) Report on cases of cerebral aneurisms. Transact Pathol Soc (London) 3:46–49

Brisman R, Harrington G (1975) Military missile injury to pons and survival. Surg Neurol 1:171–172

Brissaud E (1895) Lecons sur les maladie nerveuses (Salpétriére 1893–1894). Recueillies et publiées par Meige H. Masson, Paris

Brissaud E, Massary de (1898) L'hémiplégie progressive. Rev Neurol 6:579–580

Britt RH, Herrick MK, Hamilton RD (1977) Traumatic locked-in syndrome. Ann Neurol 1:590–592

Brobeil A (1955) Thrombose der Hirngefäße. In: Nägeli-Matis (Hrsg) Die thromboembolischen Erkrankungen und ihre Behandlung. Thieme, Stuttgart

Brock M, Schürmann K, Hadjidimos A (1969) Cerebral blood flow and cerebral death. Acta Neurochir 20:195–209

Broman T, Olsson O (1948) The tolerance of cerebral blood-vessels to a contrast medium of the Diodrast group. An experimental study of the effect on the blood-brain-barrier. Acta Radiol 30:326–342

Broman T, Forssman B, Olsson O (1950) Further experimental investigations of injuries from contrast media in cerebral angiography. Summation of various injurious factors. Acta Radiol 34:135–143

Browder J (1937) Treatment of carotid artery-cavernous sinus fistula. Arch Ophthalmol 18:95–102

Browder J (1949) Fracture of the skull. Septic thrombosis of the dural venous sinuses in injuries of the brain and spinal cord. Williams & Wilkins, Baltimore

Browder J, Turney F (1942) Intracerebral hemorrhage of traumatic origin, its surgical treatment. New York State J Med 42:2230–2240

Brown FD, Mullan S, Duda EE (1978) Delayed traumatic intracerebral hematomas. Report of three cases. J Neurosurg 48:1019–1022

Brown MF, Graham JM, Feliciano DV, et al. (1982) Carotid artery injuries. Am J Surg 144:748–753

Brügger G (1963) Intrazerebrales Hämatom beider Schläfenlappen nach gedecktem Schädelhirntrauma. Monatsschr Unfallheilkd 66:29–36

Bruetsch WL, De Armond M (1935) The Parkinsonian syndrome due to trauma. J Nerv Dis 81:531–543

Brunner FX (1978) Über die Arterien des Hirnstammes. Vorkommen, Zahl, Durchmesser und Variationen. Med Dissertation, Universität Würzburg

Bucholz RW, Burkhard WZ (1979) The pathological anatomy of fatal atlanto-occipital dislocations. J Bone Joint Surg 61A:248–250

Buck K (1909) Die Bedeutung des Traumas für die Entstehung von Hirngeschwülsten. Zentralbl Nervenheilkd 32:193–208

Bull J (1962) A short history of intracranial aneurysms. London Clin Med J 3:47–61

Bull J (1969) Massive aneurysms at the base of the brain. Brain 92:535–570

Bull JWD (1950) Cerebral angiography. Postgrad Med J 26:157–165

Bull JWD, Marshall J, Shaw DA (1960) Cerebral angiography in the diagnosis of the acute stroke. Lancet I:562–565

Burcar PJ, Norenberg MD, Yarnell PR (1977) Hyponatremia and central pontine myelinolysis. Neurology 27:223–226

Burton C, Johnston J (1970) Multiple cerebral aneurysms and cardial myxoma. New Engl J Med 282:35–36

Burton C, Velasco F, Dorman D (1968) Traumatic aneurysm of a peripheral cerebral artery. Review and case report. J Neurosurg 28:468–474
Busby DR, Slemmons DH, Miller TF (1968) Fatal epistaxis via carotid aneurysm and Eustachian tube. Arch Otolaryngol 87:295–298
Buscaglia LC, Crowhurst HD (1979) Vertebral artery trauma. Am J Surg 138:269–272
Busch EA (1961) Brain stem contusions: Differential diagnosis, therapy and prognosis. Clin Neurosurg 9:18–33
Bushart W (1963) Kasuistischer Beitrag zur Frage des Verschlusses der Art. cerebri media durch ein stumpfes Schädeltrauma. Nervenarzt 34:500–504
Bushart W (1964) Kasuistischer Beitrag zur Frage des Verschlusses der A. cerebri media durch ein stumpfes Schädeltrauma. Hefte Unfallheilkd 78:225–226
Bushe KA (1958) Beitrag zur Frage der Meningeomentstehung durch Trauma. Hefte Unfallheilkd 56:164–166
Bynke HG, Efsing HO (1970) Carotid-cavernous fistula with contralateral exophthalmos. Acta Ophthalmol 48:971–978
Butenuth J, Schneider H, Schneider V (1970) Spinale Mechanismen in einem Fall von Hirntod nach Cyanidinintoxikation. Dtsch Z Nervenheilkd 197:255–284
Butler EC, Tarsitano JJ, Wooten JW (1970) Delayed development of carotid-cavernous fistula. Report of a case. Laryngoscope 80:292–299
Buzby BF (1925) Discussion remark to paper of Blaine EL: Manipulative (chiropractic) dislocations of the atlas. J Am Med Ass 85:1359
Byrne PA, O'Reilly S, Quay PM (1979) Brain death – an opposing view point. J Am Med Ass 242:1985–1990
Bywaters EGL (1942) Crushing injury. Brit Med J II:643–646
Cadman TE, Rorke LB (1969) Central pontine myelinolysis in childhood and adolescence. Arch Dis Childh 44:342–350
Cairns H (1942) The vascular aspects of head injuries. Lisboa Médica 19:375–410
Cairns H, Oldfield RC, Pennybacker UB, Whitteridge D (1941) Acinetic mutism with an epidermoid cyst of the 3rd ventricle. Brain Res 64:273–290
Cairns H, Calvert CH, Daniel P, Northcroft GB (1947) Complications of head wounds, with especial reference to infection. Br J Surg (War Surg Suppl) 1:198–243
Cairns H, Daniel P, Johnson RT, Northcroft GB (1947) Delayed complications after head wounds, with special reference to intracranial infections. John Wright, Bristol
Calcatera TC, Holt GP (1972) Carotid artery injuries. Laryngoscope 82:321–329
Caló A (1929) Un caso di emorragia cerebrale traumatica. Zacchia 8:54–59, Ref: Dtsch Z Ges Gerichtl Med 16:136–137 (1931)
Calverley JR, Millikan CH (1961) Complications of carotid manipulation. Neurology 11:185–189
Calvo W (1952) Influencia de los traumatismos en la génesis de los tumores encéfalo-medulares. Rev Espan Oto-Neuro-Oftalmol 11:227–230
Cambria S, Carria E (1975) Oblitération traumatique de l'artère cérébrale moyenne. Considérations pathogéniques. Neurochirurgie 21:337–343
Camerer J (1943) Die Bedeutung der Blutaspiration als Todesursache bei Unfall. Münch Med Wochenschr 90:377–378
Cammermeyer J (1937) Cerebral changes in an acute case of fat embolism. Acta Psychiatr Neurol Scand 12:333–354
Campailla G, Toti A (1951) Trombosi della carotide interna. Riv Neurol 21:72
Campbell EH, White E (1938) Traumatic lesions of the chiasm. New York State J Med 38:841–846
Camps FE (1968) Gradwohl's legal medicine. Wright, Bristol
Cannon BW (1951) Acute vascular lesions of the brain stem. A complication of supratentorial space-occupying lesions. Arch Neurol Psychiatr 66:681–696
Cantonnet A, Coutela C (1906) L'hemianopsie bi-temporale dans les fractures de la base du crâne. Arch Gén Méd 2:2177–2182
Capron AM, Lass LR (1972) A statutory definition of the standards for determining human death: An appraisal and a proposal. Univ Pennsylvania Law Rev 121:87–118

Carmichael R (1945) Gross defects in the muscular and elastic coats of the larger cerebral arteries. J Pathol. Bacteriol 57:345–351

Carothers A (1978) Orbitofacial wounds and cerebral artery injuries caused by umbrella tip. J Am Med Ass 239:1151–1152

Carpenter MB, Noback CR, Moss ML (1954) The anterior choroidal artery. Its origin, course, distribution and variations. Arch Neurol Psychiatr 71:714–722

Carpenter S (1961) Injury of neck as cause of vertebral artery thrombosis. J Neurosurg 18:849–853

Carr W (1967) Theological reflections on death. North Carolina Med J 28:461–464

Carrie AW, Jaffe FA (1954) Thrombosis of superior sagittal sinus caused by trauma without penetrating injury. J Neurosurg 11:173–182

Carter AB (1964) Cerebral infarction. Pergamon Press, Oxford

Casassa CB (1924) Multiple traumatic cerebral hemorrhages. Proc New York Pathol Soc 24:101–106

Castaigne P, Lhermitte F, Buge A, Escourolle R, Hauw JL, Lyon-Caen O (1981) Paramedian thalamic and midbrain infarcts: Clinical and neuropathological study. Ann Neurol 10:127–148

Ceballos R (1966) Pituitary changes in head trauma. (Analysis of 102 consecutive cases of head injury.) Alabama J Med Sci 3:185–189

Ceroni T (1960) Traumi cranici e alterazioni dell'olfatto. Minerva Otorinolaringol 19:273–279

Chadduck WM (1969) Traumatic cerebral aneurysm due to speargun injury. Case report. J Neurosurg 31:77–79

Chambers WR (1954) Acute occlusion of the internal carotid artery: Report of 5 cases. Surgery 36:980–1985

Charcot JM, Bouchard CH (1868) Nouvelles recherches sur la pathogénie de l'hémorrhagie cérébrale. Arch Physiol Norm Pathol (Paris) 1:110–127 u 643–665

Chareyre G (1971) L'avenir lointain des comas traumatiques graves et prolongés. Etude de 69 observations personnelles. Thèse médecine, Universite Lyon

Chase WH (1932) Sacculated intracerebral aneurysm of the middle cerebral artery. J Pathol 35:19–28

Chason JL, Hindman WM (1958) Berry aneurysms of the circle of Willis: Results of a planned autopsy study. Neurology 8:41–44

Chason JL, Landers JW, Swanson RE (1963) Cotton fibre embolism. A frequent complication of cerebral angiography. Neurology 13:558–560

Chason JL, Landers JW, Gonzalez JE (1964) Central pontine myelinolysis. J Neurol Neurosurg Psychiatry 27:317–325

Chatrian GE, White LE, Shaw CM (1964) EEG pattern resembling wakefulness in unresponsive decerebrate state following traumatic brainstem infarct. EEG Clin Neurophysiol 16:285–289

Cheek RC, Pope JC, Smith HF, et al. (1975) Diagnosis and management of major vascular injuries: a review of 200 operative cases. Am Surg 41:755–760

Chercover DJ, Norman MG (1984) Central pontine myelinolysis in a 6-month old infant with rapidly corrected hyponatremia. Ann Neurol 16:261–262

Cherrington M, Stears J, Modges J (1976) Locked-in syndrome caused by a tumor. Neurology 26:180–182

Chevers N (1845) Remarks on the effects of obliteration of the carotid arteries upon the cerebral circulation. London Med Gaz (N Ser) 1:1143

Chiari H (1905) Über das Verhalten des Teilungswinkels der Carotis communis bei der Endarteriitis chronica deformans. Verhandl Dtsch Pathol Gesellsch 9:326–330

Chou SN, French LA (1966) Arteriovenous fistula of the vertebral vessels in the neck. J Neurosurg 22:77–80

Chou SN, Storey JL, Seljeskog E, et al. (1967) Further experience with arteriovenous fistulas of the vertebral artery in the neck. Surgery 62:779–788

Chrast B (1969) Der vertebrale Zufluß in seiner Bedeutung für die Hirndurchblutungsstörrungen. In: Quandt J (Hrsg) Die zerebralen Durchblutungsstörungen des Erwachsenenalters. Schattauer, Stuttgart, S 555–588

Chrast B, Korbicka J (1962) Die Beeinflussung der Strömungsverhältnisse in der A. vertebralis durch verschiedene Kopf- und Halshaltungen. Dtsch Z Nervenheilkd 183:426–448

Christensen JC (1955) Epistaxis por aneurismas carotídeos infraclinoideos. Acta Neurol Lat Am 1:60–70

Christiansen V (1902) Ein Fall von Schußläsion durch die zentralen optischen Bahnen. Nord Med Ark 35:1–20

Christophe L, Thiry S (1955) Thrombose de la carotide interne. Suppléance par l'artère ophthalmique. Neurochirurgie 1:110–116

Church WS (1869) Aneurism of the right cerebral artery in a boy of thirteen. Transact Pathol Soc (London) 20:109–110

Church WS (1870) On the formation of aneurysms, and especially intracranial aneurysms in early life. St. Bartholomew's Hosp Rep 6:99–112

Chusid JG, Robinson F, Margueles-Lavergne MP (1949) Transient hemiplegia associated with cerebral angiography (diodrast). J Neurosurg 6:466–474

Chyatte D, Sundt TM (1984) Cerebral vasospasm after subarachnoid hemorrhage. Mayo Clin Proc 59:498–505

Claes E (1928) Eviscération du globe par accident d'automobile. J Neurol 28:567–568

Clark JB, Bellegarrigue RB, Saleman M (1985) Gunshot wound to the pons with functional neuroanatomical and electrophysiological correlation. Neurosurgery 16:607–611

Clark JM (1974) Distribution of microglial clusters in the brain after head injury. J Neurol Neurosurg Psychiatry 37:463–474

Clarke E, Beaconsfield P, Gordon K (1955) Carotico-cavernous fistula without pulsating exophthalmos. Br J Surg 42:520–524

Clarke E, Harrison CV (1956) Bilateral carotid artery obstruction. Neurology 6:705–715

Clarke ES, Beaconsfield P, Gordon E (1955) Caroticocavernosus-fistula without pulsating exophthalamus. Br J Surg 42:520–524

Clarke P, Whittaker M (1980) Traumatic aneurysm of the internal carotid artery and rupture of the duodenum following seat belt injury. Injury 12:158–160

Clarke PR, Harris (1948) Thrombosis of the internal carotid artery simulating an intracranial space-occupying lesion. Lancet I:1085

Clarke PRR, Dickson J, Smith BJ (1955) Traumatic thrombosis of the internal carotid artery following non-penetrating injury and leading to infarction of the brain. Br J Surg 43:215–216

Clifton GL, Grossman RG, Makela ME, Miner ME, Handel S, Sadhu V (1980) Neurological course and correlated computerized tomography findings after severe closed head injury. J Neurosurg 52:611–624

Cloete GNP, Nel LJ, Wyk FAK van (1968) Arterio-venous fistulae of the vertebral vessels. South African Med J 42:253–256

Coburn DF (1962) Vertebral artery involvement in cervical trauma. Clin Orthop 24:61–63

Cockrill HH, Jimenez JP, Goree JA (1977) Traumatic false aneurysm of the superior cerebellar artery simulating posterior fossa tumor: Case report. J Neurosurg 46:377–380

Coddon DR, Krieger HP (1958) Circumstances surrounding complications of cerebral angiography. Analysis of 546 consecutive cerebral angiograms. Am J Med 25:580–581

Coe JI (1980) Definition and time of death. In: Curran WJ (eds) Modern legal medicine, psychiatry and forensic science. Davis, Philadelphia

Cohen A, Brief D, Matthewson C (1970) Carotid artery injuries: An analysis of eighty-five cases. Am J Surg 120:210–214

Cohen MM (1955) Cerebrovascular accidents: A study of two hundred one cases. Arch Pathol 60:296–307

Cohn D, Streifler M (1974) Post traumatic thrombosis of cerebral and neck blood vessels. Bull Los Angeles Neurol Soc 39:60–70

Cohen S, Aronson S (1968) Secondary brainstem hemorrhages: Predisposing and modifying factors. Arch Neurol 19:257–263

Colas J, Collet M, Briand J (1961) L'exophthalmie bilatérale au cours des fistules carotido-caverneuses. Neurochirurgie 7:232–241

Colas J, Collet M, Cornet E, Sartre R (1962) Contribution à l'étude des thromboses traumatiques de la carotide interne. Neurochirurgie 8:143–157

Cole AJ, Aube M (1987) Late-onset migraine with intracerebral hemorrhage: A recognizable syndrome. Neurology (Suppl) 37:238

Cole FM, Yates PO (1967) Intracerebral microaneurysms and cerebrovascular lesions. Brain 90:759–767

Cole FM, Yates PO (1967) Pseudo-aneurysms in relationship to massive cerebral haemorrhage. J Neurol Neurosurg Psychiatry 30:61–66

Cole FM, Yates PO (1976) The occurrence and significance of intracerebral microaneurysms. J Pathol. Bacteriol 93:393–411

Cole M, Perez-Cruet J (1964) Prosopagnosia. Neuropsychologia 2:237–246

Cole M, Richardson EP, Segarre JM (1964) Central pontine myelinolysis. Further evidence relating the lesion to malnutrition. Neurology 14:165–170

Colledge of Dunn JS (1917) Four cases of hemiplegia caused by embolism following gunshot wounds of the carotid arteries. Lancet I:57–59

Collet M (1915) Sur un nouveau syndrome paralytique pharyngo-larynge par blessure de guerre. (Hemiplégie glosso-laryngo-scapulo-pharyngée.) Lyon Med 124:121–129

Collins HA, Jacobs JK (1961) Acute arterial injuries due to blunt trauma. J Bone Joint Surg 43:193–197

Colman RW, Robboy SJ, Minna LD (1972) Disseminated intravascular coagulation (DIC): An approach. Am J Med 52:679–684

Colmant HJ (1965) „Die pontocerebellären Dystrophien"; über sogenannte zentrale pontine Myelinolyse und verwandte Prozesse. Arch Psychiatr Nervenkr 206:612–629

Colmant HJ, Wever H (1963) Pränatale Kohlenmonoxydvergiftungen mit „Organtod" des Zentralnervensystems. Arch Psychiatry Nervenkrank 204:271–278

Colsen K (1949) Atlanto-axial fracture dislocation. J Bone Joint Surg 31 B:395–398

Columella F, Delzanno GB, Gaist G, Piazza G (1963) Angiography in traumatic cerebral lacerations with special regard to some less common aspects. Acta Radiol (Diagn) 1:239–247

Comberg D (1963) Evulsio nervi optici posterior. Klin Monatsbl Augenheilkd 142:573–571

Comberg U, Goder G (1968) Beobachtungen zur Frage der Optikus- und Chiasmaläsionen bei Schädeltraumen. Klin Monatsbl Augenheilkd 153:35–46

Conference of Royal Colleges and Faculties of the United Kingdom (1979) Diagnosis of brain death. Lancet II:1069–1070

Contorni L (1960) Il circolo collaterale vertebrovertebrale nella obliterazione dell' arteria subclavia alla sua origine. Minerva Chir 15:268–271

Contostavlos DL (1971) Massive subarachnoid hemorrhage due to laceration of the vertebral artery associated with fracture of the transverse process of the atlas. J Forens Sci 16:40–55

Cooke W (1824) The seats and causes of diseases. Investigated by anatomy. Containing a great variety of dissections and accompanied with remarks by John Baptist Morgagni. Wells & Lilly, Boston

Cook AW (1963) Traumatic intracranial hemorrhage. New York State J Med 63:699–703

Cools AR (1984) Basal ganglia and parkinson's disease: Neurological and pharmacological aspects in animals and man. Clin Neurol Neurosurg 86:178–195

Cooper A (1809) Second case of carotid aneurism. Med Chir Transact 1:224–235

Coppez H (1929) Le mécanisme des lésions du chiasma dans les fractures du crâne. Arch Ophthalmol 46:705–716

Coppez H (1929) Les traumatismes du chiasma des nerfs optiques. Arch Franco-Belg Chir 31:476–485

Corrigan GE (1969) Fatal air embolism after yoga breathing exercises. J Am Med Ass 210:1923

Coste P, Galmiche P, Brion S, Chabot J, Chaouat Y, Illouz G (1953) Deux cas de mal de Pott révélés par tractions ou manipulatons. Rev Rhum Mal Osteoart 20:710–711

Crawford T (1959) Some observations on the pathogenesis and natural history of intracranial aneurysms. J Neurol Neurosurg Psychiatry 22:259–266

Crisp E (1847) A treatise of the structure, diseases and injuries of the blood vessels. Churchill, London

Cronquist S, Troupp H (1966) Intracranial arteriovenous malformation and arterial aneurysm in the same patient. Acta Neurol Scand 42:307–316

Courville CB (1937) Pathology of the central nervous system. Pacific Press, Mountain View, CAL

Courville CB (ed) (1945) Pathology of the central nervous system, 2nd vol. Pacific Press, Mountain View, CAL

Courville CB (1957) Intracerebral hematoma. Arch Neurol Psychiatr 77:464–472

Courville CB (1958a) Etiology and pathogenesis of laminar cortical necrosis. Arch Neurol Psychiatr 79:7–30

Courville CB (1958) Residual cerebral lesions after thrombosis of the superior longitudinal sinus. Review of the literature and report of a case. Bull Los Angeles Neurol Soc 23:160–170

Courville CB (1958) Traumatic lesions of the temporal lobe. In: Baldwin M, Bailey P (eds) Temporal epilepsy. Thomas, Springfield, pp 220–239

Courville CB (1960) Traumatic aneurysm of an intracranial artery; description of lesion incident to a shotgu wound of the skull and brain. Bull Los Angeles Neurol Soc 25:48–54

Courville CB (1962) Forensic neuropathology. II. Mechanisms of craniocerebral injury and their medicolegal significance. J Forens Sci 7:1–28

Courville CB (1962) Forensic neuropathology. III. Intracranial hemorrhage-spontaneous versus traumatic. J Forens Sci 7:158–188

Courville CB (1962) Forensic neuropathology. IV. Significance of traumatic extracranial and cranial lesions. J Forens Sci 7:303–322

Courville CB (1962) Traumatic intracerebral hemorrhages, with special reference to the mechanics of their production. Bull Los Angeles Neurol Soc 27:22–38

Courville CB (1962) Intracranial hemorrhage – traumatic vs. spontaneous. J Forens Sci 7:158–188

Courville CB (1962) Punch-drunk. Bull Los Angeles Neurol Soc 27:160–168

Courville CB, Blomquist OA (1940) Traumatic intracerebral hemorrhage, with particular reference to its pathogenesis and its relation to „delayed traumatic apoplexy". Arch Surg 41:1–28

Cravioto H, Rey-Bellet J, Prose HP, Feigin I (1958) Occlusion of the basilar artery. A clinical and pathologic study of 14 autopsied cases. Neurology 8:145–150

Cravioto H, Silberman J, Feigin I (1960) A clinical and pathologic study of akinetic mutism. Neurology 10:10–21

Crawford JV, Russell DS (1956) Cryptic arteriovenous and venous hamartomas of the brain. J Neurol Neurosurg Psychiatry 19:1–11

Crawford T (1956) The pathological effects of cerebral arteriography. J Neurol 19:217–221

Crawford T (1959) Some observations of the pathogenesis and natural history of intracranial aneurysms. J Neurol Neurosurg Psychiatry 22:259–266

Cressman MR, Hayes GJ (1966) Traumatic aneurysm of the anterior choroidal artery. J Neurosurg 24:102–104

Crissey MM, Bernstein EF (1974) Delayed presentation of carotid intimal tear following blunt craniocervical trauma. Surgery 75:543–549

Critchley McD (1930) The anterior cerebral artery and its syndromes. Brain 53:120–165

Critchley M (1965) Acquired anomalies of colour perception of central origin. Brain 88:711–724

Crockard A, Johns L, Levett J, et al. (1979) „Brainstem" effects of experimental cerebral missile injury. In: Popp AJ, Bourkes RS, Nelson LR, et al. (eds) Neural trauma. Raven Press, New York, pp 19–23

Crockard HA (1977) An experimental cerebral missile injury model in primates. J Neurosurg 46:776–783
Crockard HA (1979) Penetrating craniocerebral missile injuries. Intern Anesthesiol Chir 17:307–326
Crockard HA, Brown FD, Calica AB, Johns LM, Mullan S (1977) Physiological consequences of experimental cerebral missile injury and use of data analysis to predict survival. J Neurosurg 46:784–794
Crompton MR (1962) Intracerebral haematoma complicating ruptured cerebral berry aneurysm. J Neurol Neurosurg Psychiatry 25:378–386
Crompton MR (1962) The pathology of ruptured middle cerebral aneurysms with special reference to the difference between the sexes. Lancet II:421–425
Crompton MR (1964) The pathogenesis of cerebral infarction following the rupture of cerebral berry aneurysms. Brain 87:491–510
Crompton MR (1964) Cerebral infarction following the rupture of cerebral berry aneurysms. Brain 87:263–280
Crompton MR (1966) Mechanism of growth and rupture in cerebral berry aneurysms. Br Med J I:1138–1142
Crompton MR (1966) The comparative pathology of cerebral aneurysms. Brain 89:789–796
Crompton MR (1966) The pathogenesis of cerebral aneurysms. Brain 89:797–814
Crompton MR (1970) Visual lesions in closed head injury. Brain 93:785–792
Crompton MR (1971) Brainstem lesions due to closed head injury. Lancet I:669–673
Crompton MR (1971) Hypothalamic lesions following closed head injury. Brain 94:165–172
Crompton MR (1975) Hypothalamic and pituitary lesions. In: Vinken PJ, Bruyn GW in collaboration with Braakman R (eds) Injuries of the brain and skull, part I. Handbook of clinical neurology, vol 23. North Holland, Amsterdam Oxford, pp 465–470
Crompton MR, Teare RD, Bowen DAL (1966) Prolonged coma after head injury. Lancet II:938–940
Cronqvist S, Efsing HO, Palacios E (1970) Embolic complications in cerebral angiography with the catheter technique. Act Radiol 10:97–107
Cure BL (1965) Carotid artery occlusion due to post-traumatic dissecting aneurysm. A complication of Selverstone clamp application. Bull Los Angeles Neurol Soc 30:99–102
Cruveilhier J (1835) Anatomie pathologique du corps humain. Bailliere, Paris
Cruveilhier J (1870) Traité d'anatomie descriptive. Asselin, Paris
Cuatico W, Cook AW, Tyshchenko V, et al. (1967) Massive enlargement of intracranial aneurysms following carotid ligation. Arch Neurol 17:609–613
Curran WJ (1968) Public Health and the law: The legal meaning of death. Am J Publ Health 58:1965–1966
Curran WS (1978) The brain-death concept; Judicial acceptance in Massachusetts. New Engl J Med 298:1008–1009
Currier RD (1969) Syndromes of the medulla oblongata. In: Vinken PJ, Bruyn GW (eds) Handbook of clinical neurology, vol 2. North Holland, Amsterdam Oxford
Currier RD, Schneider RC, Preston RE (1962) Angiographic findings in Wallenberg's lateral medullary syndrome. J Neurosurg 19:1058–1067
Curry RW, Culbreth GG (1951) The normal cerebral angiogram. Am J Roentgenol 65:345–373
Curschmann H (1926) Paralysis agitans. In: Bergmann-Stähelin (Hrsg) Handbuch der inneren Medizin, 2. Aufl. Bd 5/2. Springer, Berlin
Cushing H (1912) The pituitary body and its disorders: Clinical states produced by disorders of the hypophysis cerebri. Lippincott, Philadelphia
Cushing H (1918) A study of a series of wounds involving the brain and its enveloping structures. Br J Surg 5:558–684
Cushing H (1918) Notes on penetrating wounds of the brain. Br Med J I:221–226
Cushing H, Eisenhardt L (1938) Notes of first reasonally successful removal of intracranial tumor. Bull Los Angeles Neurol Soc 3:95–98

Czermely H (1965) Über posttraumatische sekundäre Hirnveränderungen. Proc 8th Intern Congr Neurol, Wien 1:153
Dahl B (1938) Pathologisch-anatomische und experimentelle Untersuchungen über die sog. Duret-Bernerschen Blutungen mit besonderer Berücksichtigung ihrer gerichtlich-medizinischen Begutachtung und ihrer Beziehungen zur Commotio cerebri. Dtsch Z Gerichtl Med 29:366–398
Dammer M (1930) Unfall und Hirngeschwulst. Med Klin 26:1286–1289
Dandy WE (1935) The treatment of carotid cavernous arteriovenous aneurysms. Ann Surg 102:916–924
Dandy WE (1937) Carotid – cavernous – aneurysms (Pulsating exophthalmos). Zentralbl Neurochir 2:77–113 u 3:165–206
Dandy WE (1939) Treatment of internal carotid aneurysm within the cavernous sinus and cranial chamber. Ann Surg 109:689–711
Dandy WE (1944) Intracranial arterial aneurysms. Comstock, Ithaca, NY
Dandy WE, Follis RH (1941) On the pathology of carotid – cavernous aneurysm (pulsation exophthalmos). Am J Ophthalmol 24:365–385
Daniel PM, Prichard MML (1966) Observations on the vascular anatomy of the pituitary gland and its importance in pituitary function. Am Heart J 72:147–152
Daniel PM, Treip CS (1961) The pathology of the pituitary gland in head injury. In: Gardiner-Hill H (ed) Modern trends in endocrinology, 2nd edn. Butterworth, London
Daniel PM, Treip CS (1966) Lesions of the pituitary gland associated with head injuries. In: Harris GW, Donovan BT (eds) The pituitary gland. Butterworth, London, pp 519–534
Daniel PM, Treip CS (1976) The hypothalamus and pituitary gland. In: Blackwood W, Corsellis JAN (eds) Greenfield's neuropathology, 3rd edn. Arnold, London, pp 581–607
Daniel PM, Pritchard ML, Treip CS (1959) Traumatic infarction of the anterior lobe of the pituitary gland. Lancet II:927–931
Dantine W (1973) Theologische Beurteilung der Bestimmung des Todeszeitpunktes. In: Krösl W, Scherzer E (Hrsg) Die Bestimmung des Todeszeitpunktes. Maudrich, Wien, S 315–319
Darvey LH (1965) Labyrinthine trauma in head injury. Community Med 29:250
Daseler EG, Anson BJ (1959) Surgical anatomy of the subclavian artery and its branches. Surg Gynecol Obstet 108:149–174
David M, Metzger J, Mikol JF, Pradat P (1964, 1966) Fistule carotido-caverneuse avec exophthalmie contrelatérale. Neurochirurgie 7–9:86–95
Davidoff LM (1957) Surgical treatment of spontaneous intracerebral hemorrhage. J Newark Beth Israel Hosp 8:3–22
Davidson KC, Weiford EC, Dixon GD (1975) Traumatic vertebral artery pseudoaneurysm following chiropractic manipulation. Radiology 115:651–652
Davidson M (1938) The indirect traumatic optic atrophies. Am J Ophthalmol 21:7–21
Davis EDD (1939) Severe epistaxis, difficult to control. Br Med J I:721–723
Davis JM, Zimmerman RA (1983) Injury of the carotid and vertebral arteries. Neuroradiology 25:55–69
Davison C, Spiegel LA (1945) The syndrome of the posterior inferior cerebellar artery resulting from a metastatic neoplasm. J Neuropathol Exp Neurol 4:172–177
Davison C, Goodhart SP, Needles W (1933) Cerebral localization in cerebrovascular disease. Arch Neurol Psychiatr 30:749–774
Dawson BH, Kohtandaram P (1972) Acute massive infarction of pituitary adenomas. A study of five patients. J Neurosurg 37:275–279
Dechaume J, Girard PF, Tommasi M, Trillet M (1962) Documents anatomiques concernant les encéphalopathies posttraumatiques (comas prolongés et „morts du cerveau" posttraumatiques). Proc 4th Internat Congr Neuropathol München, Bd 3. Thieme, Stuttgart, S 238–242
Decher H, Unterharnscheidt F (1959) Cochleo-vestibuläre Reizsymptome beim synkopalen zervikalen Vertebralissyndrom. Z Laryngol Rhinol Otol 38:231–240
Deck JHN, Jagadha V (1986) Fatal subarachnoid hemorrhage due to traumatic rupture of the vertebral artery. Arch Pathol Lab Med 110:489–493

Decker K (1956) Der Spasmus der Arteria carotis interna. Acta Radiol 46:351–356
Decker K (1969) Komplikationen bei Angiographien der Hirngefäße – Eine Übersicht nach 24000 Untersuchungen. Zentralbl Neurochir 30:299–302
Decker K, Kunkel B (1973) Zerebrale Angiographie und Hirntod. Fortschr Röntgenstr 118:617–623
Decroix G, Piquet JJ, Massol P (1966) Epistaxis grave par fissuration d'une anévrisme posttraumatique de la carotide interne. Ann Oto-Laryngol (Paris) 83:581–583
Deecke ZL, Goldscheider H-G, Rittmeyer K (1978) Aneurysmal rupture during angiography. Arch Psychiatr Nervenkr 226:37–42
Dehaene I, Dom R (1982) A mesencephalic locked-in syndrome. J Neurol 227:255–259
Dehaene I, Martin JJ (1976) „Locked-in" syndrome. A clinico-pathological study of two cases. Europ Neurol 14:81–89
Dei Poli G, Zucha J (1940) Beiträge zur Kenntnis der Anomalien und der Erkrankungen der Art. carotis interna. Zentralbl Neurochir 5:209–238
Delank HW (1970) Grundriß der Unfallneurologie. Dietrich, Darmstadt
Delens E (1870) De la communication de la carotide interne et du sinus caverneux (anévrisme artério-veineux). Thèse médecine, Universite Paris
Dellen JR van (1980) Intracavernous traumatic aneurysms. Surg Neurol 13:203–207
Denecke HJ, Hartert H (1954) Carotis interna Verletzung mit unstillbarem Nasenbluten, geheilt durch intraarterielle Thrombininjektion. Chirurg 25:470–472
Denes L (1966) Mit Syndromen des Verschlusses der Arteria cerebellaris inferior posterior auftretende Thrombosen der Arteria vertebralis. Über die Obliteration der Arteria vertebralis. Psychiatr Neurol 151:88–101
Denny-Brown D (1953) Basilar artery syndromes. Bull New Engl Med Cent 15:53–60
Denny-Brown D (1962) The basal ganglia and their relation to disorders of movement. Oxford University Press, London
Denny-Brown, Foley JM (1952) The syndrome of basilar aneurysm. Transact Am Neurol Ass 77:30–34
Depassio J, Toraldo C, Minaire C, et al. (1983) Les traumatismes vertébraux avec signes neurologiques au cours de la pratique d'un sport. Sem Hôp (Paris) 59:131–135
Deruty R, Dumas R, Dechaume JP, Lecuire R, Girard R, Bourret J (1970) Etude sur l'avenir lointain des comas prolonges post-traumatiques. Ann Med Phys 13:3–20
De Saint Martin R (1952) Polymorphisme des complications oculaires dans les traumatismes du crane. Sem Hop 28:2261–2265
Deshayes P, Geffrey Y (1962) Un cas de paralysis plexique supérieure accident d'une manipulation vertébral. Rev Rhum Mal Osteoart 29:137–139
Devic H, Ricard H, Guinet I (1945) Abcès du cerveau posttraumatique tardif. Lyon Chir 40:463–473
Deykin D (1970) The clinical challenge of disseminated intravascular coagulation. New Engl J Med 283:636–644
Deysine M, Adiga R, Wilder JR (1969) Traumatic false aneurysm of the cervical internal carotid artery. Surgery 66:1001–1007
Dharker SR, Dharker RS (1978) Traumatic occlusion of internal carotid artery in an infant. Surg Neurol 9:77–78
Diamont H, Gerot T, Skoog T (1961) Severe posttraumatic epistaxis. Acta Otorhinolaryngol 23:233–240
Diethelm L (1959) Intrakranielle sackförmige und arteriovenöse traumatische Aneurysmen: angiographische Diagnose. HNO-Wegweiser 8:62
Diethelm L, Dontenwill W (1953) Carotisthrombose nach Encephalo-Arteriographie. Zentralbl Neurochir 13:99–101
Dietrich A (1941) Krebs nach Kriegsverletzungen. Z Krebsforsch 52:91–103
Dietz H (1970) Die frontobasale Schädel-Hirn-Verletzung. Klinisches Bild und Probleme der operativen Behandlung. Monographien aus dem Gesamtgebiet der neurologischen Psychiatrie, Heft 130. Springer, Berlin Heidelberg New York
Diezel P (1949) Gliom und Trauma. Frankf Z Pathol 60:316–326
Dilenge D (1962) L'angiographie de l'artère carotide interne. Masson, Paris

Dilenge D, David M (1965) La branche méningée de l'artère vertébrale. Neurochirurgie 8:121–126

Dilenge D, Ramee A (1966) Les complications en angiographie carotidienne. Neurochirurgie 9:138–149

Dilenge D, Wuthrich R (1962) L'anévrysme traumatique de la méningée moyenne. Neurochirurgie 4:202–205

Dill LV, Isenhour CE (1939) Etiologic factors in experimentally produced pontile hemorrhages. Arch Neurol Psychiatr 41:1146–1152

Dinning TAR, Falconer MA (1953) Sudden or unexpected natural death due to ruptured intracranial aneurysm: Survey of 250 forensic cases. Lancet II:799–801

Dinning TAR, Simpson DA, Tassie JA (1961) Infection complicating head injury: the value of preventive surgery. Aust New Zeal J Surg 30:191–200

Dinsdale HB (1964) Spontaneous hemorrhage in the posterior fossa. A study of primary cerebellar and pontine hemorrhages with observations of their pathogenesis. Arch Neurol Psychiatr 10:200–217

Dirnhofer R (1975) Zur Überlebenszeit bei primär-traumatischer Stammhirnblutung. Bericht über einen Fall. Z Rechtsmed 77:65–78

Dirnhofer R, Patscheider H (1977) Zur Entstehung von Hirnstammverletzungen. Z Rechtsmed 79:25–45

Distelmaier VP (1978) Traumen der Halswirbelsäule und Kompression der Vertebralarterien. Neurochirurgie 21:122–127

Dittrich P (1906) Verletzungen vom forensischen Standpunkt. In: Dittrich P (Hrsg) Handbuch der ärztlichen Sachverständigentätigkeit, Bd 3. Urban & Schwarzenberg, Berlin Wien, S 96–98

Dixon OJ (1926) Thrombosis of the sigmoid sinus following skull fracture. Arch Otolaryngol 3:57–58

Döhner W (1953) Commotio cerebri als auslösendes Moment für irreparable Halbseitenlähmung und pseudoparalytische Wesensänderung bei Carotisthrombose. Monatsschr Psychiatr Neurol 126:164–184

Dörfler J (1935) Ein Beitrag zur Frage der Lokalisation der Arteriosklerose der Gehirngefäße mit besonderer Berücksichtigung der Arteria carotis interna. Arch Psychiatr Nervenkr 103, 180–190

Dörr A (1902) Ein experimenteller Beitrag zur Ätiologie der Sinusthrombose. Med Dissertation, Universität München

Dörr A (1902) Ein experimenteller Beitrag zur Ätiologie der Sinusthrombose. Münch Med Wochenschr 1:49

Doerr W (1961) Vasculäre Voraussetzungen, allgemeine pathologische Anatomie. Verhandl Dtsch Gesellsch Inn Med 67:167–213

Doerr W (1964) Über den plötzlichen Tod aus natürlicher Ursache bei der Truppe (Pathologisch-anatomische Erfahrungen). Wehrmed 4:109–124

Doerr W (1970) Allgemeine Pathologie der Organe des Kreislaufs. In: Doerr W, Otto H (Hrsg) Die Organe. Die Organstruktur als Grundlage der Organleistung und Organerkrankung, Bd 3. Handbuch der allgemeinen Pathologie, Springer, Berlin Heidelberg New York, S 205–755

Doerr W (1989) Über den Krankheitsbegriff – dargestellt am Beispiel der Arteriosklerose. Sitzungsber Heidelberger Akad Wissensch, Mathem-naturwissensch Klasse, 2. Abhandl

Dohler E (1985) Extrakranielle Verletzungen der A. carotis interna. Helv Chir Acta 52:713–716

Dohrmann PJ, Siu KH, Pike J (1983) Delayed traumatic intracerebral haematoma: Case report. Aust New Zeal J Surg 53:169–171

Dolder E (1985) Extrakranielle Verletzungen der A. carotis interna. Helv Chir Acta 52:713–716

Dollfus MA, Toptas J, Brisac (1947) Spontaneous total bilateral ophthalmoplegia with the syndrome of intracranial arteriovenous aneurysm. Bull Soc Ophthalmol Franc 2:458

Doman CL (1986) Rupture of posterior inferior cerebellar artery by single blow to the head. Arch Pathol Lab Med 110:494–496

Domanowsky K, Schölzel P, Witter H (1959) Zwischenfälle bei der Carotisangiographie, ihre Ursachen und Verhütung. Nervenarzt 30:362–367

Doniger DE (1963) Bilateral complete carotid and basilar artery occlusion in a patient with minimum deficit. Case report and discussion of diagnosis and therapy implications. Neurology 13:673–678

Donnell MS, Larson SJ, Correa-Paz F, Worman LW (1978) Traumatic bilateral carotid-cavernous sinus fistulas with progressive unilateral enlargement. Surg Neurol 10:115–118

Dorndorf W (1969) Verlauf und Prognose bei spontanen cerebralen Arterienverschlüssen. Hüthig, Heidelberg

Dorndorf W (1970) Posttraumatische Verschlüsse der Hirnarterien. Zentralbl Ges Neurol Psychiatr 197:108

Dorndorf W, Gänshirt H (1972) Die Klinik der arteriellen zerebralen Gefäßverschlüsse. In: Gänshirt H (Hrsg) Der Hirnkreislauf. Physiologie. Pathologie. Klinik. Thieme, Stuttgart, S 512–650

Dorndorf W, Kahrweg A (1969) Syndrom der lateralen Medulla oblongata (Wallenberg-Syndrom) bei proximal lokalisierten Verschlußprozessen der Vertebralarterien. Nervenarzt 40:107–110

Dost K, Kümmerle F (1963) Traumatische Fistel zwischen A. vertebralis und Vena jugularis interna. Chirurg 34:412–414

Dott NM (1933) Intracranial aneurysms: Cerebral arterio-radiography; surgical treatment. Transact Med Chir Soc Edinburgh 40:219–240

Dott NM (1958) Facial paralysis-restitution by extrapetrous nerve graft. Proc Royal Soc Med 51:900–902

Dotzauer G, Adebahr G (1964) Trauma und Carotisthrombose. Dtsch Z Ges Gerichtl Med 55:237–241

Dotzauer G, Bonhoff D (1961) Postintervalläre, rezidivierend-progrediente Hirntraumafolgen (Spätapoplexie). Zentralbl Neurochir 11:152–165

Doughty RG (1938) Post-traumatic delayed intracerebral hemorrhage. Southern Med J 31:254–256

Dow DR (1925) Incidence of arterio-sclerosis in arteries of body. Br Med J II:162–163

Doyle JB (1927) Obstruction of the longitudinal sinus. Arch Neurol Psychiatr 18:374–381

Dragon R, Saranehak H, Lakin P, Strauch G (1981) Blunt injuries to the carotid and vertebral arteries. Am J Surg 141:497–500

Drake GG (1961) Bleeding aneurysms of the basilar artery; direct surgical management in 4 cases. J Neurosurg 18:230–238

Drake CC (1961) Subdural haematoma from arterial rupture. J Neurosurg 18:597–601

Drake CG (1969) The surgical treatment of vertebral-basilar aneurysms. Clin Neurosurg 16:114–169

Drake CG (1971) Ruptured intracranial aneurysms. Proc Royal Soc Med 64:477–481

Drake CG (1973) Management of aneurysms of the posterior circulation. In: Youmans JR (ed) Neurological surgery, vol 2. Saunders, Philadelphia, pp 787–806

Drake CG (1975) Ligation of the vertebral (unilateral of bilateral) or basilar artery in the treatment of large intracranial aneurysms. J Neurosurg 43:255–274

Drake CG, Vanderlinden RG, Amacher AL (1968) Carotid-ophthalmic aneurysms. J Neurosurg 29:24–31

Dratz HM, Woodhall B (1942) Traumatic dissecting aneurysm of the left internal carotid, anterior cerebral and middle cerebral arteries. J Neuropathol Exper Neurol 6:286–291

Drayer BP, Poser CM (1975) Disseminated intravascular coagulation and head trauma. Two case studies. J Am Med Ass 231:174–175

Drese G (1978) Hypophysenläsionen nach stumpf-prellenden und quetschenden Gewalteinwirkungen auf den Kopf. Zacchia 53:306–319

Drew JH, Sweet WH (1950) Complications of ligation of carotid artery in young people for treatment of intracranial aneurysm. J Nerv Ment Dis 112:79–82

Driesen W, Seitz R (1963) Akute Erblindung bei stumpfem Trauma des Gesichtsschädels. Übersicht und Beitrag zur operativen Indikation. Dtsch Med Wochenschr 88:1391–1396

Drügg W, Siegmund H (1930) über einen Fall von Rupturaneurysma der A. vertebralis. Arch Klin Chir 158:434–444

Druskin MS, Drijansky R (1972) Afibrinogenemia with severe head trauma. J Am Med Ass 219:755–756

Duffy PE, Jacobs GB (1958) Clinical and pathological findings in vertebral artery thrombosis. Neurology 8:862–869

Dujovny M, Laha RK, Barrionuevo PJ, Solis G, Corkill G (1979) Acute cerebral revascularization following cerebral embolism. Angiology 30:407–415

Dujovny M, Laha RK, Decastro S, Briani S (1979) Post-traumatic middle cerebral artery thrombosis. J Trauma 19:774–779

Duke-Elder S (1949) (ed) System of ophthalmology, vol 4. Kimpton, London, pp 3535–3559

Duke-Elder S, Scott GI (1971) Neuropathology. In: Duke-Elder S (ed) System of ophthalmology, 2nd edn, vol. 12. Kimpton, London

Duman S, Stephens JW (1963) Post-traumatic middle cerebral artery occlusion. Neurology 13:613–616

Dumas R, Guard O (1979) Les accidents vasculaires to tronc cérébral survenant à la suite de manipulations cervicales. Ann Med Phys 25:62–71

Dunsmore RH, Roberts M (1974) Trauma as a cause of brain tumor: A medicolegal dilemma. Connecticut Med 38:521–523

Dunsmore R, Scoville WB, Whitcomb BB (1951) Complications of angiography. J Neurosurg 8:110–118

Duplay J, Darcourt G, Lebas P, Cazac A, Grellier P (1974) Dix ans de chirurgie carotidienne. Le devenir des malades (128 cas). Neurochirurgie 20:215–222

Dupont JR, Van Wart CA, Kraintz L (1961) The clearance of major components of whole blood from cerebrospinal fluid following simulated subarachnoid hemorrhage. J Neuropathol Exper Neurol 20:450–455

Duret H (1874) Recherches anatomiques sur la circulation de l'encephale. Arch Physiol Norm Pathol 1:919–957

Duret H (1878) Etudes experimentales et cliniques sur les traumatismes cérébraux. In: Prem Fasc Progres Medical. Delahaye, Paris

Dutton J, Isherwood I (1970) Iatrogenic vertebral arteriovenous fistulae. Neurochirurgia 13:49–60

Duus P, Behrmann W (1940) Die percutane Arteriographie. Nervenarzt 13:350–353

Duvernoy HM (1978) Human brainstem vessels. Springer, Berlin Heidelberg New York

Duvernoy HM, Koritké JG, Monnier G (1971) Sur la vascularisation du tuber postérieur chez l'homme et sur les relations vasculaires tubero-hypophysaires. J Neuro-Visc Relat 32:112–142

Duvoisin RC (1986) Etiology of parkinson's disease: Current concepts. Clin Neuropharmacol (Suppl) 9:3–21

Duvoisin RC, Yahr MD (1965) Posterior fossa aneurysms. Neurology 15:231–241

Dvorak J, Orelli F von (1982) Wie häufig sind Komplikationen nach Manipulation der Halswirbelsäule? Fallbericht und Ergebnisse einer Umfrage. Schweiz Rundsch Med 71:64–69

Dyken ML, Klatte E, Kolar OJ, Spurgeon C (1974) Complete occlusion of common or internal carotid arteries. Arch Neurol 30:343–346

Eastcott HHG (1982) Aneurysms and the surgeon: An historical review. In: Bergan JJ, Yao JST (eds) Aneurysms: Diagnosis and treatment. Grune & Stratton, New York, pp 3–14

Easton JD, Sherman DG (1977) Cervical manipulation and stroke. Stroke 8:594–597

Ebstein W (1899) Beitrag zur Lehre von der Lipämie, der Fettembolie und der Fettthrombose bei der Zuckerkrankheit. Virchows Arch Pathol Anat 155:571

Echizenya K, Satoh M, Nakagawa T, Koiwa M, Abe H (1985) Bitemporal compression injury caused by static loading mechanism. J Neurosurg 62:438–441

Echlin FA (1939) Cerebral ischaemia and this relation to epilepsy. M. Sc. Thesis, Mc Gill University, Montreal, Canada

Echlin FA (1949) Traumatic subdural hematoma – acute, subacute and chronic. An analysis of 70 operated cases. J Neurosurg 6:294–303

Echlin FA (1965) Spasm of basilar and vertebral arteries caused by experimental subarachnoid haemorrhage. J Neurosurg 23:1–11
Echlin FA (1968) Current concepts in the aetiology and treatment of vasospasm. Clin Neurosurg 15:133–166
Echlin FA (1971) Experimental vasospasm, acute and chronic, due to blood in the subarachnoid space. J Neurosurg 35:646–655
Echlin FA (1980) Cerebral vasospasm due to local trauma. In: Wilkins RH (ed) Cerebral arterial spasm. 2nd Internat Workshop, Amsterdam 1979. Williams & Wilkins, London, pp 251–255
Echols DH, Jackson JD (1959) Carotid-cavernosus fistula: A perplexing surgical problem. J Neurosurg 16:619–627
Eck H (1940) Über die Bedeutung der Duret-Bernerschen Blutungen bei der Gehirnerschütterung. Beitr Pathol Anat 104:390–401
Eck H (1952) Über die anatomischen Grundlagen der post-traumatischen Spätapoplexie. Monatsschr Unfallheilkd 55:296–305
Ecker A, Riemenschneider PA (1951) Arteriographic demonstration of spasm of the intracranial arteries with special reference to saccular arterial aneurysms. J Neurosurg 8:660–667
Ecker AD (1945) Spasm of the internal carotid artery. J Neurosurg 2:479–484
Ederli A, Sassavoli S, Spaccarelli G (1962) Vertebral angiography as a cause of necrosis of the cervical spinal cord. Br J Radiol 35:261–264
Editorial (1937) Medico-legal abstract. Malpractice: Death resulting from chiropractic treatment of headache. J Am Med Ass 109:233–234
Editorial (1955) Unfulfilled expectations in cerebral abscess. Br Med J II:1
Edmund J, Godtfredsen E (1963) Unilateral optic atrophy following head injury. Acta Ophthalmol 41:693–697
Eeles GH, Sevitt S (1967) Microthrombosis in injured and burned patients. J Pathol Bacteriol 93:275–293
Egas Moniz AC (1927) L'encéphalographie artérielle, son importance dans la localisation des tumeurs cérébrales. Rev Neurol 34:72–90
Egas Moniz AC (1927) Injections intracarotidiennes et substances injectables opaques aux rayons-X. Presse Med 35:969–971
Ehler E, Eckhoff G, Pursian M (1976) Zur Festigkeit und Elastizität durckbelasteter menschlicher weichteilbedeckter Köpfe. Anat Anz Bd 140:319–326
Eichler A, Story JL, Bennett DE, Galo MV (1969) Traumatic aneurysm of a cerebral artery. J Neurosurg 31:72–76
Eicke (1942) Beitrag zur Pathologie der Substantia nigra. Arch Psychiatr 115:549
Eiken M (1963) The angiographic examination of patients with acute cerebrovascular accidents. Dan Med Bull 10:168–171
Eisle JW, Reay DT, Cook A (1981) Sites of suicidal gunshot wounds. J Forens Sci 26:480–485
Ekström G, Lindgren AGH (1938) Gehirnschädigungen nach zerebraler Arteriographie mit Thorotrast. Zentralbl Neurochir 3:227–248
Elderling SC, Hanart FD, Moore EE (1980) A reappraisal of penetrating neck injury management. J Trauma 20:695–697
Elo O (1942) Über die zentralen Blutungen im Gehirn bei Verletzungen des Kopfes durch stumpfe Gewalt. Acta Soc Med Fenn Duodecim 30:60–70, Ref Zentralbl Ges Neurol Psychiatr 101:573
Elston JS (1984) Traumatic third nerve palsy. Br J Ophthalmol 68:538–543
Elvidge AR, Werner H (1951) Hemiplegia and thrombosis of the internal carotid system. Arch Neurol Psychiatr 66:752–782
Enderlein, Justi (1920) Zur Technik der intraarteriellen Injektionen bei Gehirnerkrankungen und zur Anatomie der Arteria vertebralis. Dtsch Z Chir 154:214–235
Endo S, Sato S, Uneoka K, Takaku A, Suzuki J (1974) Traumatic aneurysm of the callosomarginal artery: Case report. Neurol Surg (Tokyo) 2:329–336
Engelhardt FC (1976) Aneurysma bei Zweijähriger versorgt. IV. Sci Meet Soc Paed Neurosurg. Würzburg, 25.–28.9.1979. Praxis Kurier 42:28–29

Engels EP (1961) Basal skull fractures involving the sella turcica. Clin Radiol 12:177–178

Eppinger H (1887) Pathogenesis (Histogenesis und Aetiologie) der Aneurysmen einschließlich des Aneurysma equi verminosum. Pathologisch-anatomische Studien. Arch Klin Chir (Suppl) 35

Erichsen JE (1864) Observations on aneurism selected from the works of principal writers on that disease from the earliest periods to the close of the last century. Adelard, London

Erikson S (1943) Über Arteriographie bei Thrombose in der Carotis interna. Acta Radiol 24:392–402

Escamilla HA, Mowlem A (1965) Acute traumatic arteriovenous fistula of the common carotid artery and internal jugular vein. Report of an immediate repair. Am J Surg 109:496–499

Escamilla RF, Lisser H (1942) Simmonds disease. J Clin Endocrinol 2:65–96

Escola J (1962) Die Gewebsveränderungen bei Thrombosen der Sinus und zentralen Venen. Arch Psychiatr Z Ges Neurol 203:342–357

Ess T, Weller G (1979) Histomorphologische Befunde am Chiasma opticum bei Schädel-Hirntrauma. Z Rechtsmed 82:257–261

Esselier AF (1946) Über indirekt-traumatische Hirngefäßläsionen, zugleich ein Beitrag zur Frage der posttraumatischen Arterienthrombose und Spätschädigungen. Z Unfallmed Berufskr 39:1–13 u 57–69

Essen-Möller L (1942) Transitory blindness after non-perforating injury to the skull. Acta Ophthalmol 20:222–234

Esser A (1935) Pathologisch-anatomische und klinische Untersuchungen von Kriegsverletzungen durch Schädelschüsse. Arbeit u. Gesundheit, Heft 26. Thieme, Leipzig

Evans JP, Espey FF, Kristoff FV, Kimbell FD, Ryder HD (1957) Experimental and clinical observations on rising intracranial pressure. Arch Surg 63:107–114

Evans FG, Lissner HR, Lebow M (1958) The relation of energy, velocity, and acceleration to skull deformation and fracture. Surg Gynecol Obstet 107:593–601

Fabian G (1952) Traumatisches Aneurysma der Carotis interna in der Keilbeinhöhle. HNO Wegweiser 3:346–348

Fabian G (1956) Traumatisches Aneurysma der Carotis interna in der Keilbeinhöhle. HNO 6:42–45

Fahmy JA, Fledelius H (1973) Yoga-induced attacks of acute glaucoma. Acta Ophthalmol 51:80–84

Fairburn B (1957) Thrombosis of internal carotid artery after soft palate injury. Br Med J II:750–751

Faith WH, Ducker HW (1961) Arteriovenous vascular malformation of the cervical portion of the vertebral artery. Neurology 11:492–493

Falconer MA (1951) The surgical treatment of bleeding intracranial aneurysms. J Neurol Neurosurg Psychiatry (n.s.) 14:153–186

Falconer MA, Hoare RD (1952) Carotico-cavernous fistula causing pulsating exophthalmos with cerebral blood flow through external carotid artery. Proc Royal Soc Med 45:225–228

Faller A (1946) Zur Kenntnis der Gefäßverhältnisse der Carotisteilungsstelle. Schweiz Med Wochenschr 76:1156–1158

Fanta H (1964) Zur Begutachtung der stumpfen Sehnervenverletzung. Klin Monatsbl Augenheilkd 145:606

Farago I (1959) Über neurologische Syndrome beim Epiduralhämatom. Confin Neurol 19:118–145

Faris AA, Guth C, Youmans RA, Poser CM (1964) Internal carotid artery occlusion in children. Am J Dis Child 107:188–192

Farley HH, Nixon R, Peterson TA, Hitchcock CR (1964) Penetrating wounds of the neck. Am J Surg 108:592–596

Faure-Beaulieu M, Desbuquois G (1928) Parkinsonisme post-commotionnel. Rev Neurol 50:243–248

Faust C (1949) Traumatische Schädigungen der Carotiden und ihre Folgeerscheinungen. Z Psychiatr 124:243

Favory A (1931) Hémorrhagie des gaines du nerf optique. Arch Ophthalmol 48:81–111

Fearnsides EG (1916) Intracranial aneurysms. Brain 39:224–296
Feigelson HH, Ravin HA (1965) Transverse myelitis following selective bronchial arteriography. Radiology 85:663–665
Feiring EH (1953) Spontaneous occlusion of the internal carotid artery. Arch Neurol Psychiatr 70:541
Feiring EH (1954) Spontaneous occlusion of the internal carotid artery. Neurology 4:405–421
Feldhues A, Brune GG (1972) Panoramawechsel des Parkinsonismus. Fortschr Med 90:1141–1144
Feneis H (1970) Anatomische Bildnomenklatur, 2. Aufl. Thieme, Stuttgart
Ferey D, Javalet A, Paillard R (1952) Les hematomes intra-cérébraux traumatiques. Presse Med II:834–837
Ferey D, Javalet A, Tuset J (1955) Les hematomes intracérébraux traumatiques recents (a propos de trente-six cas operés). Neurochirurgie 1:319–320
Ferguson GG (1972) Direct measurement of mean and pulsatile blood pressure at operation in human intracranial saccular aneurysms. J Neurosurg 36:560–563
Ferguson GG (1972) Physical factors in the initiation, growth, and rupture of human intracranial saccullar aneurysms. J Neurosurg 37:666–677
Ferner H, Kautzky R (1959) Angewandte Anatomie des Gehirns und seiner Hüllen. In: Olivecrona H, Tönnis W (Hrsg) Handbuch der Neurochirurgie, Bd I/1. Springer, Berlin Göttingen Heidelberg, S 1–90
Ferrari A (1882) Sulla commozione cerebrale. Spellanzani (2. Ser) 9:169–196
Ferrari G, Vio M (1969) Radiological demonstration of rupture of a carotid aneurysm during cerebral angiography. J Neurosurg 31:462–464
Ferrier D (1876) The functions of the brain. Smith & Elder, London
Ferry DJ, Kempe LG (1972) False aneurysm secondary to penetration of the brain through orbito facial wounds. J Neurosurg 36:503–506
Field JR, Robertson JT, De Saussure RL (1962) Complications of cerebral angiography in 2000 consecutive cases. J Neurosurg 19:775–781
Fields WS, Edwards WH, Crawford ES (1961) Bilateral carotid artery thrombosis. Arch Neurol 4:369–383
Fields WS, Ratinov G, Weibel J, Campos RJ (1966) Survival following basilar artery occlusion. Arch Neurol 15:463–471
Fincher EF (1951) Arterio-venous fistula between the middle meningeal artery and the greater petrosal sinus. Ann Surg 133:886–888
Finkemeyer H (1955) Ein säckchenförmiges Aneurysma der A. cerebri media als postoperative Komplikation. Zentralbl Neurochir 15:302–304
Finkemeyer H (1955) Verletzungen der A. carotis int. in ihrem intrakraniellen, extraduralen Abschnitt. Zentralbl Neurochir 15:65–73
Finkemeyer H, Behrend RC (1956) Hirntrauma und Gliomentstehung. Zentralbl Neurochir 16:318–324
Finkemeyer H, Heck E (1957) Zur Aetiologie und Pathogenese des Exophthalmus pulsans. Klin Monatsbl Augenheilkd 130:63–71
Finlayson MH, Snider S, Oliva LA, Gault MH (1973) Cerebral and pontine myelinolysis: Two cases with fluid and electrolyte imbalance and hypotension. J Neurol Sci 18:399–409
Fischer H (1951) Über die funktionelle Bedeutung des Spiralverlaufes der Muskulatur in der Arterienwand. Gegenbaurs Morphol Jahrb 91:394–445
FischerH, Spann W (1967) Pathologie des Traumas. Bergmann, München
Fischer H, Masel H, Teiner R (1975) Zerebraler Insult am Steuer oder posttraumatische Karotisthrombose. Z Rechtsmed 76:73–80
Fischer R (1948) Über die posttraumatische Spätapoplexie. Med Dissertation, Universität Heidelberg
Fischer-Wasels B (1927) Über Regenerationsgeschwülste. Verhandl Dtsch Gesellsch Pathol 22:70

Fischer-Wasels B (1932) Die traumatische Entstehung der Gliome und Piatumoren nach R Beneke. Monatsschr Unfallheilkd 39:489–527

Fischgold H, Mathis P (1959) Obnubilations, comas et stupeurs. Etudes électronencéphaliques. EEG Clin Neurophysiol (Suppl) Masson, Paris

Fisher CM (1952) Transient monocular blindness associated with hemiplegia. Arch Ophthalmol 47:167–203

Fisher CM (1961) The pathology and pathogenesis of intracerebral hemorrhage. In: Fields WS (ed) Pathogenesis and treatment of cerebrovascular disease. Thomas, Springfield

Fisher CM, Gore J, Okabe N, White PD (1965) Atherosclerosis of the carotid and vertebral arteries – extracranial and intracranial. J Neuropathol Exper Neurol 24:455–476

Fisher CM, Roberson GH, Ojemann RG (1977) Cerebral vasopasm with ruptured saccular aneurysm – the clinical manifestations. Neurosurgery 1:245–248

Fisher CM, Ojeman RG, Roberson GH (1978) Spontaneous dissection of cervico-cerebral arteries. Can J Neurol Sci 5:9–19

Fisher CM, Kistler JP, Davis JM (1980) Relation of cerebral vasospasm to subarachnoid haemorrhage. Visualised by computerised tomographic scan. Neurosurgery 6:1–9

Fisher ED (1943) Report of a case of ruptured intervertebral disc following chiropractic manipulation. Kentucky Med J 41:14

Fisher JH (1951) Bone marrow embolism. Arch Pathol 52:315–320

Fisher M (1951) Occlusion of the internal carotid artery. Arch Neurol Psychiatr 65:346–377

Fisher M (1954) Concerning cerebral arteriosclerosis. J Am Geriat Soc 2:1–18

Fisher M (1954) Occlusion of the carotid arteries. Further experiences. Arch Neurol Psychiatr 72:187–204

Fisher RG, Kim JK, Sachs E (1958) Complications in posterior fossa due to occipital trauma – their operability. J Am Med Ass 167:176–182

Fleischer AS, Patton JM, Tindall M (1975) Cerebral aneurysms of traumatic origin. Surg Neurol 4:233–239

Fleming JFR, Petrie D (1968) Traumatic thrombosis of the internal carotid artery with delayed hemiplegia. Can J Surg 11:166–172

Flenker H (1972) Zur Frage des Kausalzusammenhanges zwischen Schädel-Hirn-Verletzungen und Hirntumoren. Lebensversicherungsmed 24:115–117

Fletcher TM, Taveras JM, Pool JL (1959) Cerebral vasospasm in angiography for intracranial aneurysms. Evidence and significance in one hundred consecutive angiograms. Arch Neurol 1:38–47

Flint LM, Snyder WH, Perry MO, Shires GT (1973) Management of major vascular injuries in the base of the neck. An 11-year experience with 146 cases. Arch Surg 106:407–413

Florin RE (1958) Bilateral symmetrical aneurysms of the internal carotid arteries with spontaneous carotid cavernous fistula. Calif Med 89:352–355

Födisch HJ (1970) Die Thrombosen der Art. carotis und ihre Äste nach stumpfen Traumen. Ergebn Chir Orthop 53:75–98

Födisch HJ, Kloss K (1964) Pathogenetische und morphologische Grundlagen der Carotisthrombose nach stumpfem Kopf-Halstrauma. 14th Bienn Internat Congr, Internat Coll Surg, Wien, 11.–16. Mai 1964, S 485

Födisch HJ, Kloss K (1966) Thrombotische Verschlüsse im Stromgebiet der Arteria carotis nach stumpfen Schädel-Hirntraumen. Hefte Unfallheilkd 88:1–48

Förster A (1940) Handlungsfähigkeit. In: Neureiter FW, Pietrusky F, Schütt E (Hrsg) Handwörterbuch der gerichtlichen Medizin. Springer, Berlin

Fogelman MJ, Steward RD (1956) Penetrating wounds of the neck. Am J Surg 91:581–593

Foix MC (1921) Les lésions anatomiques de la maladie de Parkinson. Rev Neurol 28:593–600

Foix C, Hillemand P (1925) Les artères de l'axe encéphalique jusqu' au diencéphale inclusivement. Rev Neurol 11:705–739

Foix C, Hillemand P (1925) Les syndromes de l'artère cérébrale antérieure. Encephale 20:209–232

Foix C, Levy M (1927) Les ramollissements sylviens. Syndromes des lésions en foyer du territoire l'artère sylvienne et de ses branches. Rev Neurol 2:1–51

Foix C, Hillemand P, Schalit J (1925) Sur le syndrome latéral du bulbe et d'irrigation du bulbe supérieur. L'artère de la fossette latérale du bulb ect. Rev Neurol 43:160–179

Foley JM, Horenstein S (1955) Bilateral acute cerebral infarction following occlusion of the internal carotid artery. Transact Am Neurol Ass 80:129–132

Foltz EL, Jenkner FL, Ward AA (1953) Experimental cerebral concussion. J Neurosurg 10:342–352

Forbus WD (1928/1929) Über den Ursprung gewisser Aneurysmen der basalen Hirnarterien. Zentralbl Allg Pathol Pathol Anat 44:243–245

Forbus WD (1930) On the origin of miliary aneurysms of the superficial cerebral arteries. Bull Johns Hopkins Hosp 47:239–284

Ford FK (1952) Diseases of the nervous system in infancy, childhood and adolescence. Thomas, Springfield

Ford FR (1952) Syncope, vertigo and disturbances of vision resulting from intermittent obstruction of the vertebral arteries due to a defect in the odontoid process and excessive mobility of the second cervical vertebra. Bull Johns Hopkins Hosp 91:168–173

Ford FR, Clark D (1956) Thrombosis of basilar artery with softenings in the cerebellum and brainstem due to manipulation of the neck. A report of two cases with one post-mortem examination. Bull Johns Hopkins Hosp 98:37–42

Forno LS (1966) Pathology of parkinsonism: A preliminary report of 24 cases. J Neurosurg 24:266–271

Forno LS, Alvord EC (1971) The pathology of parkinsonism. In: McDowall FM, Markham CH (eds) Advances in Parkinson's disease. Davis, Philadelphia, pp 119–161

Forster FM, Alpers BJ (1945) Anatomical defects and pathological changes in congenital cerebral aneurysms. J Exper Neuropathol 4:146–154

Forti A, Ambrofetto G, Amore M, De Maria R, Michelucci R, Omicini E, Rizzuto N, Fenzi F, Tassinari CA (1982) Locked-in syndrome in multiple sclerosis with sparing of the ventral portion of the pons. Ann Neurol 12:392–395

Fotopulos D (1962) Über zwei Fälle von traumatisch bedingter Carotisthrombose. Zentralbl Neurochir 22:216–234

Fox JL (1968) Tentorial section for decompression of the brain stem and large basilar aneurysm. Case report. J Neurosurg 28:74–77

Fox JL (1983) Intracranial aneurysms. Springer, New York Berlin Heidelberg Tokyo

Fraenkel P (1927) Gedeckte traumatische Zerreißung der gesunden Arteria basilaris. Dtsch Z Ges Gerichtl Med 10:193–199

Francois J, Hoffmann G, Velde EG van de, Vooren K van, Gyldemyn GH (1965) Fistule carotido-caverneuse avec symptomatologie contre-latérale. Confin Neurol 26:89–103

Frantzen E, Harvald B, Haugsted H (1952) The arteriographic and electroencephalographic findings in cerebral apoplexy. Dan Med Bull 6:12–19

Frantzen E, Jacobsen HH, Therkelsen J (1961) Cerebral artery occlusions in children due to trauma to the head and neck: A report of 6 cases verified by cerebral angiography. Neurology 11:695–700

Fraser RAR, Zimbler SM (1975) Hindbrain stroke in children caused by extracranial vertebral artery trauma. Stroke 6:153–159

Fraser RAR, Zimbler SM (1975) Hindbrain stroke in children caused by extracranial vertebral artery ligation; report of case ending fatally with thrombosis of basilar artery. J Neurosurg 7:156–158

Freidenfelt H, Sundström R (1963) Local and general spasm in the internal carotid system following trauma. Acta Radiol (Diagn) 1:278–283

French JD (1952) Brain lesions associated with prolonged unconsciousness. Arch Neurol Psychiatr 68:727–740

French LA, Haines GL (1950) Unilateral vertebral artery ligation; report of case ending fatally with thrombosis of basilar artery. J Neurosurg 7:156–158

Freytag E (1963) Autopsy findings in head injuries form firearms. Statistical evaluation of 254 cases. Arch Pathol 76:215–225

Freytag E (1963) Autopsy findings in head injuries from blunt forces. Statistical evaluation of 1,367 cases. Arch Pathol 75:402–413

Freytag E (1966) Fatal rupture of intracranial aneurysms. Survey of 250 medico-legal cases. Arch Pathol 81:418–424

Friede RL (1963) Cerebellar edema. Arch Neurol 8:67–81

Friede RL, Roessmann U (1966) The pathogenesis of secondary midbrain hemorrhages. Neurology 16:1210–1216

Friedenberg MJ, Lake P, Landau S (1973) Bilateral incomplete traumatic occlusion of internal carotid arteries. Am J Roentgenol 118:546–549

Friedman AP, Merritt HH (1944) Damage to cranial nerves resulting from head injury. Bull Los Angeles Neurol Soc 9:135–139

Friedman ED (1949) Intracerebral hemorrhage of traumatic origin. In: Brook S (ed) Injuries of the brain and spinal cord, 3rd edn. Williams & Wilkins, Baltimore

Friedmann G, Frowein RA, Luster G (1970) Carotid artery-cavernous sinus aneurysma (clinical picture, radiography, therapy and catamnesis in 44 patients). Fortschr Neurol Psychiatr 38:57–79

Friedmann G, Schmidt-Wittkamp E, Walter W (1960) Serienangiographische Befunde bei traumatischen intrazerebralen Hämatomen. Acta Neurochir 8:70–79

Frings H (1953) Lebensbedrohende arterielle Blutung in die Nasenrachenräume bei indirekten Schädelbasisverletzungen. Med Dissertation, Universität Köln

Fritz E (1935) Abreißung einer Arteria vertebralis von der Basilaris ohne Schädelverletzung. Beitr Gerichtl Med 13:22–27

Frövig AG, Koppang K (1953) Cerebral complications following percutaneous carotid angiography with contrast media of the diodrast group. Acta Psychiatr 28:339–350

Fromm H, Habel J (1965) Angiographischer Nachweis eines sackförmigen Aneurysmas als Ursache einer spontanen Carotis-Sinus cavernosus-Fistel und Spontanheilung dieser Fistel nach Angiographie. Nervenarzt 36:170–172

Frowein RA (1956) Angiographische Befunde bei zerebralen Gefäßerkrankungen und ihre Beziehungen zu den klinischen Syndromen. Arch Radiol 46:381–389

Frowein RA, Hamel E (1980) Intracerebral hematoma after minor trauma. In: Pia HW, Langmaid C, Zierski J (eds) Spontaneous intracerebral haematomas. Advances in diagnosis and therapy. Springer, Berlin Heidelberg New York, pp 58–71

Fry RE, Fry WJ (1980) Extracranial carotid artery injuries. Surgery 88:581–587

Fuchs E (1924/1925) Die Krümmungen der Arteria carotis interna im Canalis caroticus und im Sinus cavernosus. Anat Anz 59:279–286

Fujimoto T (1973) „Brain death" and vital phenomena: Autopsy findings in cases maintained on a respirator for a prolonged period. Jap J Clin Med 31:700–706

Fukado Y (1975) Results of 400 cases of surgical decompression of the optic nerve. Mod Probl Ophthalmol 14:474–481

Fukuda K, Tsuda K (1938) Ein Fall von isolierter subkutaner totaler Durchtrennung der Luftröhre. Mitt Med Akad Kyoto 23:743. Ref Dtsch Z Ges Gerichtl Med 31:66

Funakoshi T, Tsochiya J, Sakai H, Yamada H, Sakata K (1976) Peripheral arterial aneurysm of the brain after brain abscess exstirpation and healing spontaneonsly (Japanisch). Neurol Surg (Tokyo) 4:405–410

Gabor J, Potondi A (1967) Hirnbasis-Aneurysmen. Topographie und morphologische Befunde. Münch Med Wochenschr 109:224–226

Gags G, Poor G (1968) Traumatic thrombosis of the internal carotid artery. Magy Traum Orthop 11:211–215

Gänshirt H (1983) Zerebrale und spinale Zirkulationsstörungen. Zerebrale Zirkulationsstörungen. In: Hopf HC, Poeck K, Schliack H (Hrsg) Neurologie in Praxis und Klinik. 3 Bd. Bd 1. Thieme, Stuttgart New York, S 2.1–2.102

Gage M (1942) Traumatic injuries to the peripheral vessels in both civil and military practice. Surgery 11:983–986

Galand G (1932) Syndrome total des quatre derniers nerfs cranien (Collet) avec paralysie du sympathique ou syndrome de l'espace parotidien postérieur. J Neurol Psychiatr 32:723–726

Galdston M, Govons S, Wortis SB, Steele JM, Taylor HK (1941) Thrombosis of the common, internal and external carotid arteries. Arch Intern Med 67:1162–1176
Gannon WE, Chait A (1962) Occlusion of the middle cerebral artery with recanalization. Am J Roentgenol 88:24–26
Garcia Alvarez F (1972) Observaciones sobre ocho casos de trombosis posttraumatica de carotida interna. Rev Clin Espan 122:333–338
Garcia Bengochea F, Revuelta R, Fernandez Carrera JC (1957) Aneurisma sacular traumático de la carótida interna en el seno aéreo esfenoidal tratado con ligadura de ambas carótidas externas y de la carotida interna homolateral. Acta Neurol Lat Am 3:395–399
Gardeur D, Allal R, Sichez JP, Metzger J (1979) Posttraumatic intracranial meningiomas: recognition by computed tomography in three cases. J Comput Assist Tomogr 3:103–104
Garg AG, Gordon DS, Taylor AR, Grebbell FS (1968) Internal carotid artery thrombosis secondary to closed craniocervical trauma. Br J Surg 55:4–9
Garland H, Lamb JT, Pearce J (1965) Iatrogenic vertebral arteriovenous fistula. Br Med J I:429–430
Garrison RL, Ristuccia JM, Malone PL, Doku HC (1975) Multiple facial trauma complicated by occlusion of the internal carotid artery. J Oral Surg 33:131–133
Garza-Mercado R, Campa H (1978) Extradural hematoma due to traumatic pseudoaneurysm of middle meningeal artery. Surg Neurol 9:103–105
Gee DJ (1972) Two suicidal transfixions of the neck. Med Sci Law 12:171–172
Geets W, Stroobants C, De Canniere P, Boston J (1960) Unilateral non-pulsating exophthalmos caused by a post-traumatic carotid-cavernous fistula. Cure by carotid ligation and resection. Acta Neurol Psychiatr Belg 60:771–777
Gegenbaur C (1885) Lehrbuch der Anatomie des Menschen, 2. Aufl. Engelmann, Leipzig
Geilen G (1973) Rechtsfragen der Todeszeitbestimmung. In: Krösl W, Scherzer E (Hrsg) Die Bestimmung des Todeszeitpunktes. Maudrich, Wien, S 285–293
Gemsenjäger E (1960) Über einen atypischen Fall von Hirnschädigung nach stumpfer Gewalteinwirkung auf den Schädel. Psychiatr Neurol (Basel) 139:416–428
George B, Laurian C (1981) Occlusion de l'artère vertébrale. A propos de 33 cas. Implications therapeutiques. Neurochirurgie 27:167–171
George B, Thurel L, Pierron D, et al. (1981) Frequency of primary brainstem lesions after head injuries. ACT scan analysis from 186 cases of severe head trauma. Acta Neurochir 59:35–43
Géraud J, Ribaut, Rascol A, et al. (1964) Considérations cliniques sur quelques cas de paralysies oculo-motorices secondaires à un traumatisme cranien. Rev Oto-Neuro-Ophthalmol 36:97–101
Gerber O, Geller M, Stiller J, Yang W (1983) Central pontine myelinolysis: Resolution shown by computed tomography. Arch Neurol 40:116–118
Gerchow J, Herberle B (1978) Traumatische Carotisthrombose. Z Rechtsmed 81:243–248
Gerhardt (1882) zit nach Zülch KJ (1956)
Gerhard L, Brölsch C (1970) Veränderungen am basalen Schläfenlappen und Gyrus hippocampus beim Schädel-Hirn-Trauma. Acta Neuropathol 15:20–33
Gerlach J (1957) Erkennung, Behandlung und Prognose der intrakraniellen Blutungen und Hämatome. I. Einleitung und Epiduralhämatome. Med Klin 52:1914–1917
Gerlach J (1968) Die Definition des Todes in ihrer heutigen Problematik für Medizin und Rechtslehre. Arztrecht 6:83–86
Gerlach J (1968) Die neurochirurgische Beurteilung und Behandlung von basalen Schädel-Hirn-Verletzungen. Arch Ohr-Nasen-Kehlkopfheilk 191:419–428
Gerlach J (1968) Individualtod – Partialtod – Vita reducta. Probleme der Definition und Diagnose des Todes in der Medizin von heute. Münch Med Wochenschr 110:980–983
Gerlach J (1969) Gehirntod und totaler Tod. Münch Med Wochenschr 111:732–736
Gerlach J (1969) Intracerebral hemorrhage caused by microangiomas. Progr Neurol Surg 3:363–396
Gerlach J (1969) Syndrome des Sterbens und der Vita reducta. Münch Med Wochenschr 111:169–176

Gerlach J (1970) Die Definition des Todes in der Medizin. Münch Med Wochenschr 112:65–70
Gerlach J (1973) Defining death and the process of dying in medicine, forensic medicine and jurisprudence. In: Dierkens R (ed) Ius Medicum 3. Gent, pp 163–168
Gerlach J, Jensen HP (1960) Mikroangiome des Gehirns. Langenbecks Arch Klin Chir 293:481–493
Gerlach J, Jensen HP (1961) Die intrakraniellen Hämatome bei Mikroangiomen. Acta Neurochir (Suppl) 7:367–373
Gerlach J, Kley W (1965) Proc 3rd Internat Congr Neurol Surg, p 292
Gerlach J, Jensen HP, Jakob FJ (1959) Balkenzerreißungen bei gedeckten Hirnverletzungen. Ärztl. Wochenschr 14:188–192
Gerlach J, Spuler H, Viehweger G (1962) Über das Aneurysma der Orbita. Klin Augenheilkd 140:344–356
Gerlach J, Jensen HP, Spuler H, Viehweger G (1963) Traumatic caroticocavernous fistula combined with persisting primitive hypoglossal artery. J Neurosurg 20:885–887
Gerlach L (1884) Über die Bewegung in den Atlasgelenken und deren Beziehungen zu der Blutströmung in den Vertebralarterien. Enke, Stuttgart
Gerlach L (1884) Über die Bewegungen in den Atlasgelenken und deren Beziehungen zu der Blutströmung in den Vertebralarterien. Beitr Morphol 1:104–117
Gerlock AJ (1975) Rupture of posterior inferior cerebellar artery aneurysm into the subarachnoid space during angiography. J Neurosurg 42:469–472
German WJ (1944) Cerebrospinal rhinorrhea – surgical repair. J Neurosurg 1:60–66
Gerstenbrand F (1967) Das traumatische apallische Syndrom. Springer, Wien New York
Gerstenbrand F, Lücking CH (1970) Die akuten traumatischen Hirnstammschäden. Arch Psychiatr Nervenkr 213:264–281
Gerstenbrand F, Lucking CH (1983) Das traumatische Mittelhirn- und Bulbärhirnsyndrom. In: Hopf CH, Poeck K, Schliack H (Hrsg) Neurologie in Praxis und Klinik. 3 Bd. Bd 1. Thieme, Stuttgart New York, S 3.44–3.56
Gerstenbrand F, Schürer-Waldheim H, Zeitlhofer J (1961) Zur Klinik und Pathologie der traumatisch bedingten Carotisthrombose. Chirurg 32:230–234
Ghatak NR, Hadfield MG, Rosenblum WI (1978) Association of central pontine myelinolysis and Marchiafava-Bignami Disease. Neurology 28:1295–1298
Giglio A (1926) Un caso di aneurisma traumatico dell'arteria vertebrale destra. Policlinico (sez chir) 33:612
Gillilan LA (1962) Blood vessels, meninges, cerebrospinal fluid. In: Correlative anatomy of the nervous system. Macmillan, New York
Gillilan LA (1964) The correlation of the blood supply to the human brainstem with clinical brainstem lesion. J Neuropathol Exper Neurol 23:78–108
Gillilan LA (1968) The arterial and venous blood supplies to the fore-brain (including the internal capsule) of primates. Neurology 18:653–670
Gillner E (1972) Zusammenstellung von traumatischen Ponsblutungen im Hinblick auf die Stoßrichtung. Kriminal Forens Wissensch 9:121–123
Gindi SEL, Andrew J (1967) Successful closure of carotid cavernous fistula by the use of acrylic. J Neurosurg 27:153–156
Girard PF, Tomasi M, Trillet M (1963) Les lésions anatomiques de l'encéphalopathie posttraumatique (Comas prolongés et „morts du cerveau"). Acta Neuropathol 2:313–327
Giraud J, Lebon P, Zenou M (1957) Deux cas d'anosmie traumatique sans fracture. Rev Otolog 29:306–309
Giraud JC, Lebon P, Zenou M (1957) Deux cas d'anosmie traumatique sans fracture de la base du crâne. J Franc Oto-Rhino-Laryngol 6:1156–1157
Giroux J, Leger J (1962) Hematomas of the posterior cranial fossa. A report of three cases. Can Med Assoc J 87:59–61
Givel JC, Tribolet N de, Zander E (1979) Anévrismes extra-craniens bilatéraux de la carotide interne: observation d'un cas d'origine traumatique. Neurochirurgie 25:108–112

Gjerris F (1976) Traumatic lesions of the visual pathways. In: Vinken PJ, Bruyn GW in collaboration with Braakman R (eds) Injuries of the brain and skull, part II. Handbook of clinical neurology, vol 24. North Holland, Amsterdam Oxford, pp 27–58

Gjerris F, Mellemgaard (1969) Transitory cortical blindness in head injury. Acta Neurol Scand 45:623–631

Glasauer FE, Avellanosa AM (1977) Traumatic vertebral arteriovenous fistula associated with cervical spine fracture. Paper No 378. Internat Congr Ser, No 418, Sixth Internat Congr Neurol Surg, Sao Paulo, Brazil, 19–25 June 1977. Excerpta Medica, Amsterdam, p 149

Glaser JS (1990) (ed) Neuro-Ophthalmology. 2nd edn. Lippincott, Philadelphia

Gleave JRW (1966) Thrombosis of the carotid artery in the neck in association with head injury. In: Proc 3rd Internat Congr Neurol Surg, Excerpta Med Internat Congr Ser, No 110. Amsterdam, pp 200–206

Glick B (1972) Bilateral carotid occlusive disease following irradiation for carcinoma of the vocal cords. Arch Pathol 93:352–355

Glöckner R, Franz CB (1981) Morphologische Hypophysenveränderungen bei traumatischen Schädelbasisfrakturen mit und ohne Beteiligung der Sella turcica. Kriminal Forens Wissensch 43:53–58

Gloning K, Hoff H, Tschabitzer H (1962) Die Rückbildung der kortikalen Blindheit. Wien Klin Wochenschr 74:406–407

Glynn LE (1940) Medial defects in the circle of Willis and their relation to aneurysm formation. J Pathol Bacteriol 51:213–222

Goald HJ, Ronderos A (1961) Traumatic perforation of the intracranial portion of the internal carotid artery with eleven-day survival. Case report. J Neurosurg 18:401–404

Goertchen R, Willbrandt D, Mesewinkel J (1978) Zur Neuropathologie des atraumatischen apallischen Symptomenkomplexes und des intravitalen Hirntodes bei Intensivtherapie. Z Ärztl Fortbild 72:499–505

Goerttler K (1951) Die Bedeutung der funktionellen Struktur der Gefäßwand. Gegenbaurs Morphol Jahrb 91:368–393

Goerttler K (1953) Die funktionelle Bedeutung des Baues der Gefäßwand. Dtsch Z Nervenheilkd 170:433–445

Gold E, Löffler E (1923) Experimentelle Untersuchungen zur Pathogenese der Fettembolie. Z Ges Exper Med 38:153

Gold WM, Youker J, Anderson S, Nadel JA (1965) Pulmonary function abnormalities after lymphangiography. New Engl J Med 273:519–524

Goldman KP, Jacobs A (1960) Anterior and posterior pituitary failure after head injury. Br Med J II:1924–1926

Goldstein F, Sakoda T, Kepes JJ, Davidson K, Brackett CE (1967) Enlarging skull fractures: An experimental study. J Neurosurg 27:541–550

Goldstein K, Baumm H (1913) Klinische und anatomische Beiträge zur Lehre von der Verstopfung der Arteria cerebelli post. inf. Arch Psychiatr Nervenkr 52:335–376

Goldstein SL (1967) Ventricular opacification secondary to rupture of intracranial aneurysm during angiography, case report. J Neurosurg 27:265–267

Gonin J (1912) Ruptures partielles de la papille optique. Ann Oculist 147:16–20

Gonzales A (1977) Common carotid artery stenosis due to subintimal hematoma following blunt trauma to neck. J Cardiovasc Surg 18:297–301

Gonzales TA, Vance M, Helpern M, Umberger CJ (1954) Legal medicine. Pathology and toxicology, 2nd edn. Appleton, New York

Goodhart SP, Davison C (1936) Syndrome of the posterior inferior and anterior inferior cerebellar arteries and their branches. Arch Neurol Psychiatr 35:501–524

Goodman S, Beckre D (1973) Vascular pathology of the brain stem due to experimentally increased intracranial pressure changes noted in micro- and macro circulation. J Neurosurg 39:601–609

Goodnight SH, Kenoyer G, Rapaport ST, et al. (1974) Defibrination after brain-tissue destruction: A serious complication of head injury. New Engl J Med 290:1043–1047

Goody W, Schechter MM (1960) Spontaneous arteriovenous fistula of the vertebral artery. Br J Radiol 33:709–711

Gorman RF (1978) Cardiac arrest after cervical spine mobilization. Med J Austr 2:169–170
Gosch HH, Gooding E, Schneider RC (1970) Cervical spinal cord hemorrhages in experimental head injuries. J Neurosurg 33:640–645
Gosztonyi G, Mattyus A, Merei FT (1965) Über Gehirnveränderungen bei lange überlebenden Hirnverletzten. Proc 8th Internat Congr Neurol, Vienna, September 5–10. Bd 1. S 375–379
Gowers WR (1888) A manual of diseases of the nervous system. Blakiston
Gowers WR (1892) Handbuch der Nervenkrankheiten. Cohen, Bonn
Graf CJ, Nibbelink DW (1974) Co-operative study of intracranial aneurysms and subarachnoid hemorrhage: Report an a randomized treatment study. III. Intracranial surgery. Stroke 5:559–601
Graf K (1961) Die Geruchs- und Geschmacksstörungen nach Schädelunfällen. Pract Oto-Rhino-Laryngol 23:104–114
Graham DI, Adams JH, Doyle D (1978) Ischaemic brain damage in fatal non-missile head injuries. J Neurol Sci 39:213–234
Graham DI, McLellan D, Adams JH, Doyle D, Kerr A, Murray LS (1983) The neuropathology of the vegetative state and severe disability after non-missile head injury. Acta Neurochir (Suppl) 32:65–67
Graham MV (1966) Arterio-venous shunt in the cavernous sinus with contralateral ocular signs. Br J Ophthalmol 50:599–602
Grashenkov NI, Boeva EM, Irger IM, Kassil GM, Kamenetskaya BI, Fishman MN (1965) Clinico-pathological analysis of acute closed cranio-cerebral injuries. Third Internat Congr Neurol Surg, Copenhagen, 1965, Excerpta Med Internat Series 93, p 78
Grassberger R (1973) Juristische Aspekte des dissoziierten Hirntodes. In: Krösl W, Scherzer E (Hrsg) Die Bestimmung des Todeszeitpunktes. Maudrich, Wien, S 295–302
Gratzl O, Steude U (1971) Zur Thrombose der Arteria carotis interna nach frontobasaler Schädel-Hirn-Verletzung. Langenbecks Arch Chir 329:565–566
Greco T (1935) Le trombosi post-traumatiche della carotide. Arch Ital Chir 39:757–784
Green D, Joynt RJ (1959) Vascular accidents to the brain stem associated with neck manipulation. J Am Med Ass 170:522–524
Green WR, Hackett ER, Achlezinger NS (1964) Neuro-ophthalmologic evaluation of oculomotor nerve paralysis. Arch Ophthalmol 72:154–167
Greenberg J (1970) Spontaneous arteriovenous malformations in the cervical area: Case 1. J Neurol Neurosurg Psychiatry 33:303–309
Greenblatt SH (1973) Post traumatic transient cerebral blindness. Association with migraine and seizure diatheses. J Am Med Ass 225:1073–1076
Greenfield JG, Bosanquet FD (1953) The brainstem lesions in Parkinsonism. J Neurol Neurosurg Psychiatry 16:213–226
Greggers HE (1932) Zur Diagnostik der Halsschnittwunden bei Tötung durch eigene oder fremde Hand. Dtsch Z Ges Gerichtl Med 19:328–349
Gregory DR (1981) Death: A new definition. J Leg Med 2:491–500
Greitz T, Liliequist B, Muller R (1962) Cervical vertebral phlebography. Acta Radiol 57:353–365
Greitz T, Löfstedt S (1954) The relationship between the third ventricle and the basilar artery. Acta Radiol 42:85–100
Greitz T, Sjogren SE (1963) The posterior inferior cerebellar artery. Acta Radiol 1:284–297
Griffiths CA (1915) Haemorrhage from a large vessel in or about the base of the skull. Internal ligature of both common carotids. Br J Surg 3:302–303
Griffith JF, Dodge PR (1968) Transient blindness following head injury in children. New Engl J Med 278:648–651
Grinker RR, Gray CC (1927) Sprain of cervical spine causing thrombosis on anterior spinal artery. J Am Med Ass 88:1140–1142
Grismer JT, Blake PS (1964) Occlusion of the internal carotid artery secondary to closed cervical trauma. Minnesota Med 47:959–961
Groch SN, Hurwitz LJ, McDowell F (1960) Bilateral carotid artery occlusive disease. Arch Neurol 2:130–133

Gros A, Vlahovitch B, Roilgen A (1959) Images angiographiques d'arrêt circulatoire encéphalique total dans les souffrances aiguës du tronc cérébral. Neurochirurgie 5:113–129

Gros C, Cazaban R (1951) Le syndrome chiasmatique post-traumatique avec pneumatocèle intracranienne. Presse Méd 59:398–399

Gross D (1940) Hypophyse und Schädeltrauma. Arch Psychiatr Z Nervenkr 111:619–651

Gross SW (1948) Pneumencephalus secondary to a penetrating wound of the brain. J Neurosurg 5:405–406

Gross SW (1954) Primary occlusion of the internal carotid artery in the neck. New York State J Med 54:2323–2326

Gross SW (1955) Posterior fossa hematomas. J Mount Sinai Hosp 22:286–289

Gross SW (1968) The history of carotid artery ligation. J Mount Sinai Hosp 35:221–227

Gross SW, Lisa JR, Soffer LJ (1951) Thrombosis of the basilar artery. Arch Neurol Psychiatr 66:223–224

Grote W (1954) Zur Frage der Anwendung des viscösen Perabrodil M-45% bei der Arteriographie der Hirngefäße. Röntgenblätter 7:95–99

Grote W (1966) Traumatische Liquorfistel im Kindes- und Jugendalter. Z Kinderchir 3:11–20

Grote W (1966) Traumatische, frontobasale Liquorfisteln. Chirurg 31:102–105

Grote W, Schiefer W (1959) Der pulsierende Exophthalmus in Zusammenhang mit einer seltenen Sellafraktur. Klin Monatsbl Augenheilkd 1:79

Grote W, Schiefer W (1959) Klinik und Behandlung der traumatischen arteriovenösen Aneurysmen. Beitr Neurochir 1:79–89

Grüner O (1986) Zur Problematik der Todeszeitbestimmung. In: Eisenmenger W, Liebhardt E, Schuck M (Hrsg) Medizin und Recht. Festschrift für Wolfgang Spann. Springer, Berlin Heidelberg New York London Paris Tokyo, S 626–630

Gründel J (1973) Der relative Wert irdisch leiblichen menschlichen Lebens und der Tod aus theologischer Perspektive. In: Krösl W, Scherzer E (Hrsg) Die Bestimmung des Todeszeitpunktes. Maudrich, Wien, S 321–327

Gruner JE (1965) Les lesions histologiques des sequelles de traumatismes craniens. Proc 8th Internat Congr Neurol, Wien, Bd 1, pp 1–9

Grunnagle JF (1946) Traumatic intracerebral hematoma. J Nerv Ment Dis 103:298–300

Grunnet L, Paulson G (1971) Pathological changes in irreversible brain death. Dis Nerv Syst 32:690–694

Gruss P, Nadjmi M (1971) Verschluß der A. carotis interna nach stumpfen Traumen von Kopf und Hals. Münch Med Wochenschr 113:177–182

Guidetti B, La Torre E (1970) Carotid-ophthalmic aneurysms: A series of 16 cases treated by direct approach. Acta Neurochir 22:289–304

Guibert F (1895) Anévrysme artériel de la carotide interne au niveau du sinus caverneux gauche; communication avec le sinus shpénoidal droit; hémorrhagies nasales; mort; autopsie. Ann Oculist (Paris) 113:314–318

Guilbert F, Hochart G (1973) Oedéme aigu du nerf optique. Bull Soc Ophthalmol Franc 73:1233–1236

Guillermain P, Lena G, Reynier Y, et al. (1982) Les hématomes intracérébraux post traumatic: à propos de 38 cas. Neurochirurgie 28:309–314

Gulecke N, Kirschner M (1953) Allgemeine Spezielle Chirurgische Operationslehre, Bd V. Springer, Berlin Göttingen Heidelberg, S 595

Gull W (1859) Cases of aneurysms of cerebral vessels. Guy's Hosp Rep 5:281

Gunning AJ, Pickering GW, Robb-Smith ATH, Ross Russell RW (1964) Mural thrombosis of the internal carotid artery and subsequent embolism. Quart J Med 33:155–195

Gurdjian ES (1938) Packing of internal carotid artery with muscle in treatment of carotid-cavernous arteriovenous aneurysm. Arch Ophthalmol 19:936–940

Gurdjian ES, Gurdjian ES (1963) Closed cervical cranial trauma associated with involvement of carotid and vertebral arteries. J Neurosurg 20:418–427

Gurdjian ES, Gurdjian ES (1975) Re-evaluation of the biomechanics of blunt impact injury of the head. Surg Gynecol Obstet 140:845–849

Gurdjian ES, Thomas LM (1974) Traumatic intracranial hemorrhage. In: Feiring EH (ed) Brock's Injuries of the brain and spinal cord and their coverings, 5th edn. Springer, New York, pp 203–267

Gurdjian ES, Webster JE (1953) Stroke resulting from internal carotid artery thrombosis in the neck. J Am Med Ass 151:541–545

Gurdjian ES, Webster JE (1958) Head injuries – mechanism, diagnosis and treatment, 2nd edn. Little Brown, Boston

Gurdjian ES, Webster JW (1960) Traumatic intracranial hemorrhage. In Brock S (ed) Injuries of the brain and spinal cord. Springer, New York, pp 127–186

Gurdjian ES, Hardy WG, Lindner DW (1960) The surgical considerations of 285 patients with carotid artery occlusion. Surg Gynecol Obstet 110:327–338

Gurdjian ES, Hardy WG, Lindner DW, Thomas LM (1963) Closed cervical cranial trauma associated with involvement of carotid and vertebral arteries. J Neurosurg 20:418–427

Gurdjian ES, Audet B, Sibayan RW, Thomas LM (1971) Spasm of the extracranial internal carotid artery resulting from blunt trauma demonstrated by angiography. J Neurosurg 35:742–747

Guthkelch AN (1960) Apparently trival wounds of eyelids with intracranial damage. Br Med J II:842–844

Gutmann G (1961) Halswirbelsäule und Durchblutungsstörungen in der Vertebralis-Basilarisstrombahn. In: Junghanns H (Hrsg) Die Wirbelsäule in Forschung und Praxis, Bd 25. Hippokrates, Stuttgart, S 138–155

Gutmann G (1983) Verletzungen der Arteria vertebralis durch manuelle Therapie. Manuelle Med 21:2–14

Gutmann G (1985) (Hrsg) Die Arteria vertebralis. Traumatologie und funktionelle Pathologie. Springer, Berlin Heidelberg New York Tokyo

Gutmann G (1985) Gefährdung der A. vertebralis durch manuelle Therapie. In: Gutmann G (Hrsg) Arteria vertebralis. Traumatologie und funktionelle Pathologie. Springer, Berlin Heidelberg New York Tokyo, S 161–185

Haan J, Deppe A (1986) Zentrale pontine Myelinolyse bei Alkoholismus. Klinik, Neurophysiologie, Computertomographie und Kernspintomographie bei einem Patienten, der überlebte. Nervenarzt 57:609–612

Habal MB (1978) Clinical observations on the isolated optic nerve injury. Ann Plast Surg 1:603–607

Habel G, Schneider I (1975) Feststellung des Hirntodes unter besonderer Berücksichtigung des jungen Kindesalters. Zentralbl Chir 100:421–426

Hacker RJ, Krall JM, Fox JL (1983) Data. In: Fox JL (ed) Intracranial aneurysms, vol 1. Springer, New York Berlin Heidelberg Tokyo, pp 19–117

Hämäläinen M (1929) Über den Entstehungsmechanismus der Hirnrupturen auf Grund eines Falles von zentraler Ruptur. Dtsch Z Ges Gerichtl Med 13:332–336

Haferkamp G (1975) Spontanverlauf und Prognose einseitiger Carotisverschlüsse. Arch Psychiatr Nervenkr 220:171–186

Haferkamp G, Regli F (1974) Das Krankheitsbild des doppelseitigen Carotisverschlusses. Eine Analyse von 10 Fällen. Z Neurol 206:103–105

Hagan PJ (1967) Posttraumatic anosmia. Arch Otolaryngol 85:85–89

Haglund F (1942) Die Bedeutung der zervikalen Diskusdegeneration für die Entstehung von Verengerungen der Foramina intervertebralia (eine anatomische Untersuchung). Acta Radiol 23:568–580

Haguenauer JP, Delpon JC (1971) Expertise médico-légale des anosmies post-traumatiques. Méd Lég Dommage Corp 4:153–156

Hahn A (1925) Zur Lehre von der traumatischen Entstehung der Hirnarterien-Aneurysmen unter Mitteilung eines bemerkenswerten Falles mit 34jährigem Zeitintervall zwischen Trauma und Tod. Med Dissertation, Universität München

Haines SJ, Maroon JC, Jannetta PJ (1978) Supratentorial intracerebral hemorrhage following posterior fossa surgery. J Neurosurg 49:881–886

Hall AJ, Eaves EC (1934) Posterior inferior cerebellar thrombosis with unusual features. Lancet II:975–979

Hall JH, Karp HR (1973) Acute progressive ventral pontine disease in heroin abuse. Neurology 23:6–7
Haller A von (1749) De aortae venaeque cavae gravioribus quibusdam morbis. A. Vandenhoeck, Gottingae
Hallervorden J (1939) Kreislaufstörungen in der Ätiologie des angeborenen Schwachsinns. Z Neurol 167:527
Hallervorden J (1948) Oligodendrogliom nach Hirntrauma. Nervenarzt 29:163–167
Hallervorden J (1957) Paralysis agitans. (Anhang: Essentieller Tremor.) In: Lubarsch O, Henke F, Rössle R (Hrsg) Handbuch der speziellen pathologischen Anatomie und Histologie, Bd XIII/I/B. Scholz H (Hrsg) Nervensystem. Springer, Berlin Göttingen Heidelberg, S 900–924
Hallervorden W (1957) Das normale und pathologische Altern des Gehirns. Nervenarzt 28:433–445
Halley MM, Harvey WF (1968) Medical vs legal definitions of death. J Am Med Ass 204:423–425
Halley MM, Harvey WF (1968) Definition of death. New Engl J Med 279:834
Hamby WB (1942) Intracranial aneurysms of the internal carotid artery and its branches. J Intern Coll Surg 5:216–222
Hamby WB (1945) Gross intracerebral hematomas; report of 16 surgically treated cases. NY State J Med 45:866–876
Hamby WB (1952) Intracranial aneurysms. Thomas, Springfield
Hamby WB (1964) Carotid-cavernous fistula. Report of 32 surgically treated cases and suggestions for definitive operation. J Neurosurg 21:859–866
Hamby WB (1966) Carotid-cavernous fistula. Thomas, Springfield
Hamby WB, Dohn DF (1964) Carotid-cavernous fistulas: Report of 36 cases and discussion of their management. Clin Neurosurg 11:150–170
Hamilton JG (1953) Massive epistaxis following closed head injury. Guy's Hosp Rep 102:360–367
Hammer B, Markut H (1978) Das posttraumatische Meningeom. Wien Med Wochenschr 129:328–330
Hammer RT (1969) Legal death – can it be defined? J Med Ass Alabama 38:610–614
Hammer VG, Ambos E (1971) Das traumatische Opticusscheidenhämatom und seine operative Behandlungsmöglichkeit. Klin Monatsbl Augenheilkd 159:818–819
Hammes EM (1944) Reaction of the meninges to blood. Arch Neurol Psychiatr 52:505–514
Hammon WM (1971) Analysis of 2,187 consecutive penetrating wounds of the brain from Vietnam. J Neurosurg 34:127–131
Hammon WM, Kempe LG (1972) The posterior fossa approach to aneurysms of the vertebral and basilar arteries. J Neurosurg 37:339–347
Hancock DO (1963) A case of a complete bilateral ophthalmoplegia due to an intrasellar aneurysm. J Neurol Neurosurg Psychiatry 26:81–82
Handa J, Handa H (1976) Severe epistaxis caused by traumatic aneurysm of cavernous carotid artery. Surg Neurol 5:241–243
Handa J, Kamijyo Y, Handa H (1968) Posttraumatisches Aneurysma der leptomeningealen Arterien. Bericht über einen Fall. Arch Psychiatr Nervenkr 211:357–364
Handa J, Kikuchi H, Iwayama K, Teraura T, Handa H (1967) Traumatic aneurysm of the internal carotid artery. Acta Neurochir 17:161–177
Handa J, Shimizu Y, Matsuda M, Handa H (1970) Traumatic aneurysm of the middle cerebral artery. Am J Roentgenol 109:127–129
Handa J, Shimizu Y, Sato K, Handa H (1970) Traumatic aneurysm and arteriovenous fistula of the middle meningeal artery. Clin Radiol 21:39–41
Hanus SH, Homer TD, Harter DH (1977) Vertebral artery occlusion complicating Yoga exercises. Arch Neurol 34:574–575
Harbitz F (1926) Bilateral carotid arteritis. Arch Pathol 1:499–510
Harbitz F (1931) Traumatic hemorrhages of brain; late posttraumatic hemorrhage. Norsk Mag Laegevidensk 92:501–514
Harbitz F (1932) Können Aneurysmern der Schädelgrundfläche (eventuell mit tödlicher Verblutung) durch Traumen entstehen? Dtsch Z Ges Gerichtl Med 19:462–474

Harbitz F (1934) Gerichtsärztliche Erfahrungen über tödliche Kopfverletzungen. Norsk Mag Laegevidensk 95:353–386

Harbitz F (1934) Traumatische oder spontane Blutungen im Innern des Gehirns. Nord Med Tidskr 289–295, Ref Dtsch Z Ges Gerichtl Med 23:380

Harbitz F (1939) Über traumatische Hirnaffektion, insbesondere die „Bernerschen Blutungen" in der Medulla oblongata und deren praktische, gerichtlichmedizinische Bedeutung. Dybwad, Oslo

Hardesty WH, Whitacre WB, Toole JF, Royster HP (1962) Studies on vertebral artery blood flow. Surg Forum 13:482–483

Hardin CA (1973) Surgical treatment of extracranial carotid aneurysms with excision and arterial restoration. Vasc Surg 7:247–252

Hardin CA, Williamson WP, Steegman AT (1960) Vertebral artery insufficiency produced by cervical osteoarthritic spurs. Neurology 10:855–858

Hardisty RM, Ingram GIC (1965) Bleeding disorders: Investigation and management. Davis, Philadelphia, pp 103–143

Hardy JD, Raju S, Neely WA, et al. (1975) Aortic and other arterial injuries. Ann Surg 181:640–643

Hardy WG, Lindner DW, Thomas LM, Gurdjian ES (1962) Anticipated clinical course in carotid artery occlusion. Arch Neurol 6:138–150

Harknes DF (1930) Intracranial arterio-venous aneurysm; pulsating exophthalmos. Int J Med Surg 43:249–249

Harper C (1979) Wernicke's encephalopathy: A more common disease then realised. A neuropathological study of 51 cases. J Neurol Neurosurg Psychiatry 42:226–231

Hart RG, Easton JD (1983) Dissections of cervical and cerebral arteries. Neurol Clin 1:155–182

Hart RG, Easton JD (1985) Dissection. Stroke 16:925–927

Hartmann (1899) zit nach Kissinger P (1899)

Harzer K, Töndury G (1966) Zum Verhalten der Arteria vertebralis in der alternden Halswirbelsäule. Fortschr Röntgenstr 104:687–699

Hass WK, Goldensohn ES (1959) Clinical and electroencephalographic considerations in the diagnosis of carotid artery occlusion. A review of 35 verified cases. Neurology 9:575–589

Hasselbach H von (1931) Ependymäres Gliom des 4. Ventrikels. Beitr Pathol Anat 86:120–134

Hassin GB (1937) Changes in the brain in accidental electrocution. J Nerv Ment Dis 86:668–673

Hassler O (1961) Morphological studies on the large cerebral arteries with reference to the aetiology of subarachnoid haemorrhage. Acta Psychiatr Scand 36:(Suppl) 154:51–145

Hassler O (1963) Media defects in human arteries. Angiology 14:368–371

Hassler O (1967) Arterial pattern of the human brainstem. Neurology 17:368–375

Hassler R (1938) Zur Pathologie der Paralysis agitans und des postencephalitischen Parkinsonismus. J Psychol Neurol 48:387–476

Hauerwas S (1978) Religious concepts of brain death and associated problems. Ann New York Acad Sci 315:329–338

Hauge T (1954) Catheter vertebral angiography. Acta Radiol (Suppl) 109:1

Hawkes CM (1974) „Locked-in" syndrome: Report of seven cases. Br Med J IV:379–382

Hawkes CH, Bryan-Smith L (1976) Locked-in syndrome caused by a tumor (letter). Neurology 26:1186

Hawkes CD, Ogle WS (1965) Vasospasm with subarachnoid hemorrhage from intracranial aneurysm. Arch Surg 90:404–409

Hayem G (1868) Sur la thrombose par artérite du tronc basilaire comme cause du mort subite. Arch Physiol Norm Pathol 1:270

Hayes GJ (1958) Carotid cavernous fistulas. Diagnosis and surgical management. Am Surg 24:839–943

Hayes GJ (1963) External carotid-cavernous sinus fistulas. J Neurosurg 20:692–700

Haymaker W, Kuhlenbeck H (1976) Disorders of the brainstem and its cranial nerves. In: Baker AN, Baker LB (eds) Clinical neurology, vol 3. Harper & Row, Philadelphia, pp 1–82

Haynes WG (1945) Penetrating brain wounds. Analysis of 342 cases. J Neurosurg 2:365–378
Haynes WG (1945) Transventricular wounds of the brain. J Neurosurg 2:453–468
Haynes WG (1945) Extensive brain wounds. Analysis of 159 cases occurring in a series of 342 penetrating war wounds of brain. J Neurosurg 2:469–478
Hazaratji SMA, Kim RC, Lee SH, Marasigan AV (1983) Evolution of pontine and extrapontine myelinolysis. J Comput Assist Tomogr 7:356–361
Hecaen H, De Ajuriaguerra J, Magis C, Angelergues R (1952) Le problème de l'agnosie des physionomies. Encéphale 41:322–355
Hedinger E (1917) Die Bedeutung des indirekten Traumas für die Entstehung der Aneurysmen der basalen Hirnarterien. Corresp Bl Schweiz Aerzte 42:1393–1398
Heger R (1956) Riß der Arteria cerebellaris inferior posterior nach Faustschlägen (Ein Beitrag zur Kenntnis der tödlichen traumatischen Subarachnoidalblutung ohne Verletzung des knöchernen Schädels). Med Dissertation, Universität Münster
Heidelberger KP, Layton WM, Fisher RG (1968) Multiple cerebral mycotic aneurysms complicating post-traumatic meningitis. J Neurosurg 29:631–635
Heiden JS, Weiss MH, Rosenberg AW, Kurze T, Apuzzo MLJ (1975) Penetrating gunshot wounds of the cervical spine in civilians (review of 38 cases). J Neurosurg 42:575–579
Heidrich R (1970) Die subarachnoidale Blutung. VEB Thieme, Leipzig
Heifetz CJ (1945) Traumatic aneurysm of the first portion of the left vertebral artery. Case report. Ann Surg 122:102–110
Heilbrun MP (1973) The relationship of neurological status and the angiographical evidence of spasm to prognosis in patients with ruptured intracranial vascular aneurysms. Stroke 4:973–979
Heilbrun MP, Ratcheson RA (1972) Multiple extracranial vessel injuries following closed head and neck trauma. Case report. J Neurosurg 37:219–223
Heinze J (1969) Cranial nerve avulsion and other neural injuries in road accidents. Med J Aust 2:1246–1249
Heiskanen O (1965) Multiple intracranial arterial aneurysms. Acta Neurol Scand 41:356–362
Heiskanen O, Marttila I (1970) Risk of rupture of a second aneurysm in patients with multiple aneurysms. J Neurosurg 32:295–299
Held P (1966) Pleges et dangers des manipulations cervicales en neurologie. Ann Med Phys 9:251–260
Hellner KA (1962) Zur Entstehung der Carotis-Cavernosus-Aneurysmen. Neurochirurgie 4:193–202
Helmer FA (1976) Oncotic aneurysm: Case report. J Neurosurg 45:98–100
Helsmoortel J, Nyssen R, Thienpont R (1935) Un nouveau cas d'anosmie et d'ageusie complète d'origine traumatique. J Belg Neurol Psychiatr 35:656–662
Helsmoortel J, Nyssen R, Thienpont R (1936) Six cas d'anosmie-ageusie d'origine traumatique. Acta Psychiatr Scand 11:251–266
Hemmer R, Wagner A (1962) Zur Problematik der Carotisthrombose. Arch Psychiatr Z Ges Neurol 203:500–510
Henry MP, Guerin J, Vallet JM et al. (1971) Extravasation per angiographique du produit de contraste au cours des ruptures d'anevrymes. Neurochirurgia 14:121–126
Hensell V (1961) Traumatische Hirnsinus- und Venenthrombose. Acta Neurochir 7:362–366
Henzi R (1952) Zur pathologischen Anatomie des Diabetes insipidus. Monatsschr Psychiatr Neurol 123:292–316
Hermann HD, Fischer D, Loew F (1975) Experience with intraluminal occlusion with the Fogarty catheter in the treatment of carotid-cavernous sinus fistulas and other lesions at the base of the skull. Acta Neurochirurg 32:35–54
Hermann K, Obrador S, Dott NM (1937) Intracranial aneurysms and allied clinical syndromes. Cerebral arteriography in their management. Lisboa Méd 14:782–814
Hernesniemi J (1979) Outcome following acute subdural haematoma. Acta Neurochir 49:191–198
Heros RC (1979) Cerebellar infarction resulting from traumatic occlusion of a vertebral artery. J Neurosurg 61:111–113

Heros RC, Zervas NT, Varsos V (1983) Cerebral vasospasm after subarachnoid hemorrhage: An update. Ann Neurol 14:599–608

Herrick MK, Agamanoulis DF (1975) Displacement of cerebellar tissue into spinal canal. A component of the respirator brain syndrome. Arch Pathol 99:565–571

Herrmann G (1929) Periphere Verletzung und Gliombildung im Gehirn. Med Klin 25:703–709

Herrschaft H (1970) Die Zirkulationsstörung der Arteria vertebralis. Arch Psychiatr Nervenkr 213:22–45

Hesselbrock R, Sawaya R, Tomsick T, Wadhwa S (1985) Superior sagittal sinus thrombosis after closed head injury. Neurosurgery 16:825–828

Heuschkel HJ (1979) Weiterer Fall einer isolierten traumatischen Läsion der Arteria basilaris mit tödlicher Subarachnoidalblutung. Kriminal Forens Wiss 38:51–57

Heyck H (1954) Glioblastom und Leukotomie, Monatsschr Psychiatr Neurol 128:180–188

Heyde W (1932) Zur Frage des traumatischen Parkinsonismus, zugleich ein Beitrag zur Kenntnis extrapyramidalmotorischer Störungen nach Hirnverletzungen. Arch Psychiatr Neurol 97:600–643

Heyden S (1971) Extrakranieller thrombotischer Arterienverschluß als Folge von Kopf- und Halsverletzungen. Materia Med Nordmark 25:24

Heygster H (1949) Über doppelseitige Stirnhirnverletzungen. Psychiatr Neurol Med Psychol 1:114

Heyn K, Noetzel H (1956) Über verschiedene Formen der Rupturblutungen intrakranieller Aneurysmen. Beitr Pathol Anat 116:61–70

Higazi I (1963) Post-traumatic carotid thrombosis. Report of a case with intensive angiographic study of the collateral circulation. J Neurosurg 20:354–359

Higazi I, El-Banhawy A, El-Nady F (1969) Importance of angiography in identifying false aneurysm of the middle meningeal artery as a cause of extradural hematoma. Case report. J Neurosurg 30:172–176

Hilgermann R, Solcher H (1967) Schneller Tod nach Fausthieb durch Blutungen im Balken- und Fornixbereich. Dtsch Z Ges Gerichtl Med 59:205–211

Hillbom E, Anttinen EE (1957) On the apoplectic conditions occuring as delayed symptons after brain injuries. Acta Psychiatr Neurol Scand 52:103–116

Hillbom M, Kaste M (1981) Does alcohol intoxication precipitate aneurysmal subarachoid haemorrhage? J Neurol Neurosurg Psychiatry 44:253–526

Hillman JS, Myska V, Nissin S (1975) Complete avulsion of the optic nerve: A clinical, angiographic and electrodiagnostic study. Br J Ophthalmol 59:503–509

Hinz P (1968) Vielschichtige Untersuchungsmethoden zur Erfassung pathomorphologischer Sektionsbefunde nach Schleudertrauma der Halswirbelsäule. Dtsch Z Ges Gerichtl Med 64:204–216

Hinz P (1970) Die Verletzung der Halswirbelsäule durch Schleuderung und Abknickung. In: Junghanns H (Hrsg) Die Wirbelsäule in Forschung und Praxis, Bd 47. Hippokrates, Stuttgart, S 56–64

Hinz P, Tamaska L (1968) Arteria vertebralis und Schleuderverletzungen der Halswirbelsäule. Postmortale angiographische Untersuchungen an 31 Verkehrstoten. Arch Orthop Unfallchir 64:268–277

Hirakawa K, Hashizume K, Nakamura N, Fuchinoue T (1971) Head injuries in sports. (Japanisch). Brain Nerve Injury 3:579

Hirakawa K, Hashizume K, Nakamura N, Sano K (1971) Mechanical study on the traumatic optic nerve injury. Neurol Med Chir (Tokyo) 11:34–45

Hirsch CS, Adelson L (1976) A suicidal gunshot wound of the back. J Forens Sci 21:659–666

Hirsch EF (1938) Symmetric hemorrhagic necrosis of the cerebrum following primary thrombosis of superior longitudinal sinus. Arch Pathol 26:210–215

Hirsch JF, David M, Sachs M (1962) Le anéurysmes artériels traumatiques intracranienns. Neurochirurgie 8:189–201

Hirsh HL (1975) Brain death. Med Trial Tech Quart 21:377–405

Hirth L (1959) Unfalltod – Tötung von fremder Hand? Arch Kriminol 124:9

Hitchcock CR (1965) Epistaxis importante et fracture du sinus sphénoidal. Br J Surg 52:137

Ho KL (1982) Neoplastic aneurysm and intracranial hemorrhage. Cancer 50:2935–2940
Hochman CH, Kramer FM (1935) Rupture of the brain stem in cases of traumatic sudden death. Psychiatr Quart 9:271–278
Hockaday JM, Potts F, Epstein E, et al. (1965) Electroencephalographic changes in acute cerebral anoxia from cardiac or respiratory arrest. Electroencephal Clin Neurophysiol 18:575–586
Hockaday TDR (1959) Traumatic thrombosis of the internal carotid artery. J Neurol Neurosurg Psychiatry 22:229–231
Hörmann K (1973) Moraltheologische Überlegungen zum Todeszeitpunkt. In: Krösl W, Scherzer E (Hrsg) Die Beurteilung des Todeszeitpunktes. Maudrich, Wien, S 329–331
Hoff JT, Potts DG (1969) Angiographic demonstration of hemorrhage into the fourth ventricle, case report. J Neurosurg 30:732–735
Hofferberth B (1984) Otoneurologische Befunde bei vertebro-basilärer Insuffizienz. Klinische und experimentelle Untersuchungen. Thieme, Stuttgart New York
Hoffman HS, Chuang S, Hendrick D, Humphreys RB (1982) Aneurysms of the vein of Galen. Experience at the Hospital for Sick Children, Toronto. J Neurosurg 57:316–322
Hofmann E von (1894) Über Aneurysmen der Basilararterien und deren Ruptur als Ursache des plötzlichen Todes. Wien Klin Wochenschr 7:823, 848, 867 u 886
Hofmann E von, Haberda A (1927) Lehrbuch der gerichtlichen Medizin, 11. Aufl. Urban & Schwarzenberg, Wien
Hoffmann K, Kozlowski P, Spieler U (1973) Entwicklung eines Verschlusses der Arteria carotis interna nach Schädel-Hirn-Trauma. Fortschr Geb Röntgenstr Nuklearmed 118:96–98
Holbach KH (1969) Weitere Erfahrungen mit Aneurysmen der Meningealarterien. Acta Neurochir 21:187–196
Holbach KH, Wassmann H (1978) Traumatisch arteriovenöse Fistel der mittleren Meningealgefäße mit epiduralem Hämatom. Acta Neurochir 40:117–122
Holczabek W (1973) Gerichtsmedizinische Aspekte des dissoziierten Hirntodes. In: Krösl W, Scherzer E (Hrsg) Die Bestimmung des Todeszeitpunktes. Maudrich, Wien, S 267–270
Hollenhorst RW (1959) Ocular manifestations of insufficiency or thrombosis of the internal carotid artery. Am J Opthalmol 47:753–767
Hollin SA, Sukoff MH, Silverstein A, Gross SW (1966) Post-traumatic middle cerebral artery occlusion. J Neurosurg 25:526–535
Holmes GM (1917) The symptoms of acute cerebellar injuries due to gunshot injuries. Brain 40:461–535
Holmes GW (1918) Intracranial aerocele. Am J Roentgenol 5:384–386
Holmes G, Sargent P (1915) Injuries of the superior longitudinal sinus. Br Med J II:493–498
Holub K (1956) Epidurale Hämatome über der einen und akute subdurale Hämatome über der anderen Großhirnhemisphäre. Wien Z Nervenheilkd 12:342–345
Holub K (1958) Eine besondere Form posttraumatischer Ergüsse im Subduralraum. Wien Klin Wochenschr 80:348–350
Holzer FJ (1955) Verschluß der Wirbelsäulenschlagader am Kopfgelenk mit nachfolgender Thrombose durch Seitwärtsdrehen des Kopfes. Eine Gefahr bei Operationen am Hals mit starker Seitwärtsdrehung. Dtsch Z Ges Gerichtl Med 44:422–426
Holzer FJ (1956) Beilhiebe auf den Kopf, ein häufig mißverstandener Tatbestand. Arch Kriminal 118:99–106
Hooper RS (1951) Orbital complications of head injury. Br J Surg 39:126–138
Horder TJ (1909) Infective endocarditis with an analysis of 150 cases and with special reference to the chronic form of disease. Quarterly J Med 2:289–323
Hori S, Suzuki J (1979) Early and late results of intracranial direct surgery of anterior communicating artery aneurysms. J Neurosurg 50:433–440
Hornbrook J, Rhode JC (1981) Fatal epistaxis from an aneurysm of the intracranial internal carotid artery. Aust New Zeal J Surg 51:206–208
Horner TG, Maroon JC, Campbell RL (1970) Traumatic occlusion of the internal carotid secondary to closed craniocervical injury. J Indiana State Med Ass 63:136–140

Horwitz NH, Dunsmore RH (1956) Some factors influencing the non-visualization of the internal carotid artery by angiography. J Neurosurg 13:155–164

Houck WS, Jackson JR, Odom GL, Young WG (1964) Occlusion of the internal carotid artery in the neck secondary to closed trauma of the head and neck. A report of two cases. Ann Surg 159:218–221

Houdart R, Le Besnerais Y (1963) Les anéurysmes artério-veineux des hémisphère cérébraux. Masson, Paris

Hough JVD, Stuart WD (1968) Middle ear injuries in skull trauma. Laryngoscope 78:899–937

Housepian EM, Pool JL (1958) A systematic analysis of intracranial aneurysms from the autopsy file of the Presbyterian Hospital 1914–1956. J Neuropathol Exper Neurol 17:409–423

Howarth JC, Bunts AT (1950) Intracranial meningeoma following trauma. Report of a case. Cleveland Clin Quarterly 17:14–18

Hoyer HE, Zech M (1980) Die Verformung des menschlichen Schädels beim Stoß. Unfallheilkunde 83:30–34

Hoyt WF (1960) Vascular lesions of the visual cortex with brain herniation through the tentorial incisura. Neuro-ophthalmologic considerations. Arch Ophthalmol 64:44–57

Hoytema GJ van (1951) Traumatic intracerebral frontal hematoma; case. Nederl Tidschr Geneesk 95:2538–2542

Hromada J (1957) Anatomische Bemerkungen über die A. choroidea anterior in bezug auf die Cooper'sche Operation bei der Behandlung des Parkinsonismus. Zentralbl Neurochir 17:209–217

Huang JP, Wolf BS (1964) Diagnostic importance of the precentral cerebellar vein in angiography. VII. Sympos Neuroradiol, New York

Huang JP, Wolf BS (1969) Angiographic features of the fourth ventricle tumors with special reference to the posterior inferior cerebellar artery. Am J Roentgenol 107:543–564

Hubach H, Poeck K (1964) Erkennung, Behandlung und Prognose der traumatischen Dezerebration. Dtsch Med Wochenschr 89:556–563

Huber P (1963) Posttraumatische Kaliberschwankungen der Hirngefäße im Angiogramm. Fortschr Röntgenstr 98:292–302

Huber P (1964) Zerebrale Angiographie beim frischen Schädel-Hirn-Trauma. Thieme, Stuttgart

Hübner K, Schnaps P (1961) Die Thrombose der Carotis interna nach stumpfer Gewalteinwirkung. Zentralbl Chir 86:2373–2377

Huelke DF, O'Day J, Mendelsohn RA (1981) Cervical injuries suffered in automobile crashes. J Neurosurg 54:316–322

Hughes B (1958) Blood supply of the optic nerves and chiasma and its clinical significance. Br J Ophthalmol 42:106–125

Hughes B (1962) Indirect Injury of the optic nerves and chiasma. Bull John Hopkins Hosp 111:98–126

Hughes B (1964) The results of injury to special parts of the brain and skull. The cranial nerves. In: Rowbotham GF (ed) Acute injuries of the head, 4th edn. Livingstone, Edinburgh, pp 408–433

Hughes EBC (1945) Indirect injury of the optic chiasma. J Ophthalmol 29:629–632

Hughes JT (1980) Pathologial changes associated with cerebral vasospasm. In: Boullin DJ (ed) Cerebral Vasospasm. Wiley, Chicester New York Brisbane Toronto, pp 171–206

Hughes JT, Brownell B (1968) Traumatic thrombosis of the internal carotid artery in the neck. J Neurol Neurosurg Psychiatry 31:307–314

Hughes JT, Oppenheimer DR (1969) Superficial siderosis of the central nervous system: A report of nine cases with autopsy. Acta Neuropathol 13:56–74

Huhn A (1957) Die Hirnnvenen- und Sinusthrombose. Fortschr Neurol Psychiatr 25:440–472

Huhn A (1961) Die Differentialdiagnose der Hirnvenen- und Sinusthrombosen. Acta Neurochir 7:355–361

Huhn A (1965) Die Thrombosen der intrakraniellen Venen und Sinus. Klinische und pathologisch-anatomische Untersuchungen. Schattauer, Stuttgart

Huhn B, Jakob H (1970) Traumatische Hirnstammläsionen mit vieljähriger Überlebensdauer. Beitrag zur Pathologie der Substantia nigra und der oralen Brückenhaube. Nervenarzt 41:326–334
Hultquist GT (1942) Über Thrombose und Embolie der Arteria carotis und hierbei vorkommende Gehirnveränderungen. Pathologisch-anatomische Studie. Fischer, Jena
Humphrey J, Newton TH (1960) Internal carotid occlusion in young adults. Brain 87:565–569
Hung CC, Chang WY, Yao YT (1972) Post-traumatic intracranial meningioma. A case report. J Formosan Med Ass 71:214–219
Hunt AH (1941) Discussion on fat embolism and brain. Proc Royal Soc Med 34:643
Hurwitz LJ, Groch SN, Wright IS, Mc Dowell FH (1959) Carotid artery occlusive syndrome. Arch Neurol 1:491–501
Hutchinson EC, Yates PO (1957) Caroticovertebral stenosis. Lancet I:2–8
Hutchinson EC, Yates PO (1961) Cerebral infarction: The role of stenosis of the extracranial cerebral arteries. His Majesty's Stationary Office, London
Hutchinson J (1875) Aneurysm of the internal carotid within the skull diagnosed eleven years before the patient's death: Spontaneous cure. Transact Clin Soc (London) 8:127–131
Hutchinson J (1875) Illustrations of clinical surgery. Churchill, London
Hyland HH (1933) Thrombosis of intracranial arteries. Report of three cases involving, respectively, the anterior cerebral, basilar and internal carotid artery. Arch Neurol Psychiatr 30:342–356
Hyland HH (1950) Intracranial venous thrombosis in the puerperium. J Am Med Ass 142:707–710
Hyland HH (1950) Prognosis in spontaneous subarachnoid hemorrhage. Arch Neurol Psychiatr 63:61–78
Hyrtl J (1880) Onomatologia Anatomica. Geschichte und Kritik der anatomischen Sprache der Gegenwart. Braumüller, Wien, Neudruck: Olms, Hildesheim New York 1970
Iannacone PM, Wright AW, Cornwall CC (1976) Central pontine myelinolysis. New York State J Med 3:421–424
Ibrahim NBN (1981) Central pontine myelinolysis. Postgrad Med J 57:178–180
Icardo JM, Ojeda JL, Carcia-Porrero JM (1982) The cerebellar arteries: Cortical patterns and vascularization of the cerebellar nuclei. Acta Anat 113:108–116
Igloffstein J, Colmant HJ, Andra F (1982) Zur Pathogenese zentraler und peripherer Schäden des Nervensystems infolge manueller Therapie. Vortr Jahrestag Dtsch Gesellsch Neurol, Hamburg, 1982, Abtr Nr 18
Ikuda F, Hirano A, Zimmermann HM (1963) An experimental study of postmortem alterations in the granular layer of the cerebellar cortex. J Neuropathol Exper Neurol 22:581–593
Illchmann-Christ A (1948/1949) Das subdurale Hämatom und die sog. Pachymeningitis haemorrhagica des Kindesalters in der gerichtlichen Medizin. Dtsch Z Ges Gerichtl Med 39:231–256
Illchmann-Christ A (1948/1949) Ein Beitrag zur Pathologie und forensischen Bedeutung des subduralen Hämatoms. Dtsch Z Ges Gerichtl Med 39:61–83
Illingworth RS (1956) Attacks of unconsciousness in association with a fused cervical vertebrae. Arch Dis Childh 31:8–11
Imajo T, Roessman U (1984) Diffuse traumatische Axonschädigungen. Am J Forens Pathol 5:217–222
Imschweiler AE (1952) Ein Fall massiver Carotisthrombose nach Unfallereignis. Monatsschr Unfallheilkd 55:210–214
Inagawa T, Takeda T, Taguchi H, Kamya K, Yamada T (1984) Traumatic middle meningeal arteriovenous fistula caused by three-point skull fixation. J Neurosurg 60:853–855
Infeld M (1902) Ein Fall von Balkenblutung. Wien Klin Wochenschr 15:595–599
Ingvar DH (1973) Bestimmung des Sistierens der Gehirnzirkulation bei Gehirntod. In: Krösl W, Scherzer E (Hrsg) Die Bestimmung des Todeszeitpunktes. Maudrich, Wien, S 195–198

Ingvar DH, Bruns A, Johansson L, Samuelsson SM (1979) Survival after severe cerebral anoxia with destruction of the cerebral cortex: The apallic syndrome. Ann New York Acad Sci 315:184–214

Inui FK, Shannon J, Howard JM (1955) Arterial injuries in the Korean conflict, experiences with 111 consecutive injuries. Surgery 37:850–857

Iraci G, Carter A (1965) Anomalous arteriovenous aneurysms of the middle meningeal artery. Med Times 93:316–330

Irvin J, Abbott RJ, Burt AA, Harriman D (1985) Brain stem signs in acute cervical cord trauma. Paraplegia 23:82–88

Isby EK (1965) Spontaneous resolution of post-traumatic carotid-cavernous fistula. North Carolina Med J 25:498–500

Isch F (1949) Essai clinique sur l'hémiplégie par thrombose de la carotide interne ou de ses branches (d'apres 7 cas personnels). These medecine, Universität Strasburgh

Isfort A (1961) Traumatisches Hirnrindenaneurysma. Monatsschr Unfallheilkd 64:14–20

Isfort A (1962) Traumatische Carotisthrombosen. Monatsschr Unfallheilkd 65:257–267

Isfort A (1962/1963) Ein Beitrag zur traumatischen Spätapoplexie. Dtsch Z Ges Gerichtl Med 53:154–162

Isfort A (1963) Zur Behandlung und Begutachtung traumatischer arteriovenöser Fisteln. Monatsschr Unfallheilkd 66:87–97

Isfort A (1964) Funktionelle traumatische Hirngefäßverschlüsse im Angiogramm. Fortschr Röntgenstr 101:624–630

Isfort A (1965) Der Chirurg und das Schädeltrauma. Hefte Unfallheilkd Heft 84. Springer, Berlin Heidelberg New York

Isfort A (1967) Probleme der chirurgischen Behandlung von Carotis-Cavernosus-Fisteln. Zentralbl Chir Sonderband II:1519–1524

Isfort A (1967) Spontanheilung einer traumatischen Carotis-Sinus-Cavernosus-Fistel bei einem Kind unter der Angiographie. Klin Monatsbl Augenheilkd 150:821–827

Isfort A (1968) Exitus in tabula bei angiographischen Untersuchungen. In: Loose KE (Hrsg) Angiographie und ihre Leistungen. Thieme, Stuttgart

Isfort A, Esch R (1965) Ist die Muskelembolie nach Brooks bei den traumatischen Carotis-Sinus-cavernosus-Fisteln heute noch zweckmäßig? Neurochirurgia 8:11–19

Isfort A, Nessel E (1965) Traumatisches Aneurysma der Arteria carotis interna nach Nebenhöhlenausräumung. Zentralbl Chir 90:2150–2156

Ishii R, Ueki K, Ito J (1976) Traumatic fistula between a lacerated middle meningeal artery and a diploic vein. J Neurosurg 44:241–244

Ishii S (1966) Brain swelling: Studies of structural, physiologic and biochemical alterations. In: Caveness WF, Walker AE (eds) Head injury. Conf Proc. Lippincott, Philadelphia, pp 276–299

Ivy RH, Curtis L (1945) Fractures of the jaw, 3rd edn. Lea, London

Jackson DC, Boulay GH du (1964) Traumatic arteriovenous aneurysm of the middle meningeal artery. Br J Radiol 37:788–789

Jackson FE, Augusta FA, Sazima HJ, et al. (1970) Head injury and delayed epistaxis: Report of case of rupture of traumatic aneurysm of internal carotid artery due to grenade fragment wound received in Vietnam conflict. J Trauma 19:1158–1167

Jackson FE, Gleave JRW, Janon E (1976) The traumatic cranial and intracranial aneurysms. In: Vinken PJ, Bruyn GW in collaboration with Braakman R (eds) Injuries of the brain and skull, part II. Handbook of clinical neurology, vol 24. North Holland, Amsterdam Oxford, pp 381–398

Jackson IJ (1949) Aseptic hemogenic meningitis: An experimental study of aseptic meningeal reactions due to blood and its brakdown products. Arch Neurol Psychiatr 62:572–589

Jackson JR, Tindall GT, Nashold BS (1960) Rupture of an intracranial aneurysm during carotid arteriography. A case report. J Neurosurg 17:333–336

Jackson MA, Hughes RC, Ward SP, Mc Innes EG (1983) „Headbanging" and carotid dissection. Br Med J 287:1262

Jacob H (1961) Zentralvernöse Gewebeschäden und Funktionsstörungen nach Erstickungsvorgängen (Obstruktionshypoxydosen). Dtsch Z Ges Gerichtl Med 51:352–368

Jacobi G, Kazner E, Wollensack J (1966) Subdurale Ergüsse und Hämatome bei Säuglingen und Kindern. Z Kinderheilkd 96:199

Jacobson DM, Terrence CF, Reinmuth OM (1986) The neurologic manifestation of fat embolism. Neurology 36:847–851

Jacobson KE, Carson C, Elferson J, Essen C von (1984) Traumatic aneurysms of cerebral arteries. Acta Neurochir 71:91–98

Jacques P (1940) Epistaxis graves et répétées d'orgine caverneuse. Complication tardive de traumatismes cranio-faciaux. Rev Laryngol 61:233–239

Jaeger F (1955) Die Verletzungen von Schädel, Hirn und Hirnhäuten. In: Bürkle de la Camp H, Rostock R (Hrsg) Handbuch der Gesamten Unfallheilkunde, 2. Aufl, Bd 2. Enge, Stuttgart, S 73–105

Jaeger R (1950) Aneurysm of the intracranial carotid artery: Syndrome of frontal headache with oculomotor nerve paralysis. J Am Med Ass 142:304–310

Jährig K (1979) Grenzen der Lebenserhaltung beim Neugeborenen. Zur Bestimmung des Hirntodes in der Neonatalzeit. Kinderärztl Prax 47:65–70

Jahnke EJ, Seely SF (1953) Acute vascular injuries in the Korean War. Ann Surg 138:158

Jakob H (1964) Zur Neuropathologie komatöser Zustandsbilder. Med Welt 3:119–122

James TGJ, Turner EH (1951) Traumatic intracranial haematoma. Lancet I:45–50

Jamieson KG (1954) Delayed traumatic intracerebral haemorrhage (Traumatische Spätapoplexie). Aust New Zeal J Surg 23:300–307

Jamieson KG (1954) Rupture of an intracranial aneurysm during cerebral angiography. J Neurosurg 11:625–628

Jamieson KG (1965) Vertebral arteriovenous fistula caused by angiography needle. Case report and technical note. J Neurosurg 23:620–621

Jamieson KG (1965) A first notebook on head injuries. Jacaranda Press, Brisbane

Jamieson KG (1968) Aneurysms of the vertebrobasilar system. Further experience with nine cases. J Neurosurg 28:544–555

Jamieson KJ (1972) Angiographic demonstration of the bleeding point in a posterior fossa extradural hematoma. Case report. J Neurosurg 36:644–645

Jamieson KG (1976) Epidural haematoma. In: Vinken PJ, Bryn GW in collaboration with Braakman R (eds) Injuries of the brain and skull, part II. Handbook of clinical neurology, vol 24. North Holland, Amsterdam Oxford, pp 261–274

Jamieson KG (1976) Posterior fossa haematoma. Vinken PJ, Bruyn GW in collaboration with Braakman R (eds) Injuries of the brain and skull, part II. Handbook of clinical neurology, vol 24. North Holland, Amsterdam Oxford, pp 343–350

Jamieson KG, Yelland JDN (1972) Surgically treated traumatic subdural hematomas. J Neurosurg 37:137–149

Jamieson KG, Yelland JDN (1972) Traumatic intracerebral hematoma: Report of 63 surgically treated cases. J Neurosurg 37:528–532

Jamieson KG, Yelland JDN (1972) Depressed skull fractures in Australia. J Neurosurg 37:150–155

Jamieson KG, Sutherland JM, Yelland JD (1960) Carotico-cavernous fistula with contralateral signs. Aust New Zeal J Surg 30:127–130

Jane JA (1961) A large aneurysm of the posterior inferior cerebellar artery in a 1-year child. J Neurosurg 18:245–247

Janeway R, Conrad M, Toole J (1965) Chronic reversal of vertebral artery flow. Neurology 15:430–437

Jankowski Z, Raszeja S (1986) Über histopathologische Kriterien primärer und sekundärer Hirnstammläsionen. Z Rechtsmed 96:39–47

Jankowski R, Zimmerman RD (1981) Obstruction of vertebral artery in a 43 year old man. J Am Med Ass 245:1943–1944

Janon EA (1970) Traumatic changes in the internal carotid artery associated with basal skull fractures. Radiology 96:55–59

Janzen R (1966) Schleudertrauma der Halswirbelsäule. Neurologische Probleme. Arch Klin Chir 316:461–469

Jaquet GH (1961) Postmortale Angiogramme der Arteriae vertebrales mit makroskopischen und mikroskopischen Befunden an Knochen, Gefäßen und Nerven. In: Hackenbroch M (Hrsg) Die Wirbelsäule in Forschung und Praxis. Bd 25. Hippokrates, Stuttgart, S 119–124

Jarosch K, Hinz P (1969) Hinterhauptabriß von der Halswirbelsäule. Monatsschr Unfallheilkd 72:89–99
Jastremski M, Powner D, Snyder J, Smith J, Grenvik A (1978) Problems in brain death determination. Forensic Sci 11:201–212
Javid H (1963) Vascular injuries of the neck. Clin Orthop 28:70–78
Jawad K, Miller JD, Fitch W, Barker J (1975) Predicting cerebral ischemia after carotid ligation. J Neurol Neurosurg Psychiatry 38:825–826
Jefferson A (1961) Ocular complications of head injuries. Transact Ophthalmol Soc U K 81:595–612
Jefferson G (1938) On the saccular aneurysms of the internal carotid artery in the cavernous sinus. Br J Surg 26:267–302
Jefferson G (1938) The tentorial pressure cone. Arch Neurol Psychiatr 40:857–876
Jefferson G, Schorstein J (1955) Injuries of the trigeminal nerve, its ganglion and its divisions. Br J Surg 42:561–581
Jefferson G, Bailey RA, Sutcliffe KA, Ker AS (1956) Suboccipital arteriovenous aneurysms of the vertebral artery. J Bone Joint Surg 38 B:114–127
Jefferson M (1952) Altered consciousness associated with brain stem lesions. Brain 75:55–67
Jellinger K (1965) Protrahierte Formen der posttraumatischen Encephalopathie. Beitr Gerichtl Med 23:65–118
Jellinger K (1965) Spätfolgen nach Schädeltraumen. Proc 8. Internat Kongr Neurol, Wien, 5.–10. Sept 1965, Vol 1, S 405–408
Jellinger K (1967) Häufigkeit und Pathogenese zentraler Hirnläsionen nach stumpfer Gewalteinwirkung auf den Schädel. Wien Z Nervenheilkd 25:223–249
Jellinger K (1968) Zur Neuropathologie des Komas und postkomatöser Encephalopathien. Wien Klin Wochenschr 80:1–31
Jellinger K (1977) Pathology and pathogenesis of apallic syndromes following closed head injuries. In: Dalle Ore G, Gerstenbrand F, Lücking CH, Peters G, Peters UH (eds) The apallic syndrome. In: Hippius H, Janzarik W, Müller E (Hrsg) Monographien aus dem Gesamtgebiet der Psychiatrie, Heft 14. Springer, Berlin Heidelberg New York, S 88–103
Jellinger K (1977) Pathology of intracerebral hemorrhage. Zentralbl Neurochir 38:29–42
Jellinger K, Gerstenbrand F, Pateisky K (1963) Die protrahierte Form der posttraumatischen Encephalopathie. Klinisch-morphologische Befunde nach schwerem gedeckten Schädel-Hirntrauma und langer Überlebenszeit. Nervenarzt 34:145–159
Jellinger K, Seitelberger F (1969) Protracted posttraumatic encephalopathy. Pathology and clinical implications. In: Walker EA, Caveness W, Critchley McD (eds) The late effects of head injury. Thomas, Springfield, pp 168–181
Jennings EA (1833) Case of aneurism of the basilar artery, suddenly giving way, and occasioning death by pressure on the medulla oblongata. Transact Med Surg Ass 1:270–276
Jensen HP (1983) Acute, non-traumatic intracranial hemorrhage. Critical remarks on the results of the cooperative study. Adv Neurosurg 11:32–37
Jensen HP (1985) Intrakranielle Blutungen, Angiome, Aneurysmen. Kassenarzt 1/2:31–40
Jentzer A, Morsier G de (1946) Hémiparkinsonisme droit post-traumatique avec lésion du noyau rouge et du locus niger gauche. Etude anatomo-clinique. Schweiz Arch Neurol 60:388–393
Jernigan WR, Gardner WC (1971) Carotid artery injuries due to closed cervical trauma. J Trauma 11:429–435
Jess A (1912) Über die hemianoptische Pupillenstarre und das hemioptische Prismenphänomen. Arch Augenheilkd 71:66–88
Joachim H (1978) Untersuchungen zur Häufigkeit, Mechanogenese und Mortalität von Blutungen in die Brücke bei Verkehrsunfällen. Unfallheilkunde 132:46–52
Johnson HC, Walker EA (1951) The angiographic diagnosis of spontaneous thrombosis of internal and common carotid arteries. J Neurosurg 8:631–659
Johnson JH, Kline DG (1978) Anterior inferior cerebellar artery aneurysm. J Neurosurg 48:455–460

Johnson RT, Yates PO (1955) Tentorial herniation and midbrain deformity. Proc Soc Internat Congr Neurol Pathol I:329–332
Johnson RT, Yates PO (1956) Clinico-pathological aspects of pressure changes at the tentorium. Acta Radiol 46:242–249
Johnson RT, Yates PO (1956) Brain stem haemorrhages in expanding supratentorial conditions. Acta Radiol 46:250–256
Johnson RT, Potter JM, Reid RG (1958) Arterial spasm in subarachnoid hemorrhage; Mechanical considerations. Proc Soc Brit Neurol Surg. J Neurol Neurosurg Psychiatry 21:68
Jones RK, Shearburn EW (1961) Intracranial aneurysm in a four-week old infant. Diagnosis by angiography and successful operation. J Neurosurg 18:122–124
Jong RN de (1952) Delayed traumatic intracerebral hemorrhage. Arch Neurol Psychiatr 48:257–268
Jongkees LBW (1972) On peripheral facial nerve paralysis. Arch Otolaryngol 95:317–323
Jorgenson EO (1973) Spinal man after brain death. Acta Neurochir 28:259–273
Jouvet J (1959) Diagnostic électro-sous-cortico-graphique de la mort du système nerveux central au cours de certains comas. Electroencephal Clin Neurophysiol 11:805–808
Junet W (1936) Formes rares de traumatismes craniocerebraux. Helv Med Acta 5:818–821
Junge C, Böhm E (1983) „Tottreten" – morphologische und rechtsmedizinische Aspekte Zentralbl Gerichtsmed 25:364
Jungmichel G (1932) Aneurysma einer basalen Gehirnarterie nach Trauma. Dtsch Z Ges Gerichtl Med 19:197–223
Kaeser HE (1955) Ein Beitrag zur Pathogenese des Wallenbergschen Syndroms. Dtsch Z Nervenheilkd 173:322–329
Kaeser HE (1955) Einseitige Carotisthrombose nach Strangulation. Confin Neurol 15:369–375
Kaeser H, Thomas J (1954) Komplikationen bei zerebraler Angiographie. Acta Neurochir 4:27–49
Käufer C, Penin H (1968) Todeszeitbestimmung beim dissoziierten Hirntod. Dtsch Med Wochenschr 93:679–684
Kahlau G (1938) Über die traumatische Entstehung von Aneurysmen der Hirnbasisarterien. Z Pathol 51:319–343
Kak VK (1970) Internal carotid artery thrombosis secondary to closed head injury. Nurs Times 66:392–393
Kak VK, Gordon DS (1972) Internal carotid artery thrombosis following head injury in a 17month old child. Neurochirurgia 6:222–226
Kak VK, Gleadhill CA, Baily IC (1970) The familial incidence of intracranial aneurysms. J Neurol Neurosurg Psychiatry 33:29–33
Kalbag RM (1976) Dural venous sinus thrombosis and head injury. In: Vinken PJ, Bruyn GW in collaboration with Braakman R (eds) Injuries of the brain and skull, part II. Handbook of clinical neurology, vol 24. North Holland, Amsterdam Oxford, pp 369–380
Kalbfleisch HH (1940) Über die Commotio cerebri und andere Folgen stumpfer Schädeltraumen. Münch Med Wochenschr 87:769–776
Kalnins RM, Berkovic SF, Bladin PFC (1984) Central pontine myelinolysis with wide spread extrapontine lesions: A report of two cases. Clin Exper Neurol 20:189–202
Kanshepolsky J, Danielson H, Flynn RE (1972) Vertebral artery insufficiency and cerebellar infarct due to manipulation of the neck. Report of case. Bull Los Angeles Neurol Soc 37:62–66
Kaplan AD, Walker AE (1954) Complications of cerebral angiography. Neurology 4:643–656
Karadayi A, Lindquist M, Tovi D (1973) Rupture of an intracranial aneurysm with ventricular opacification during angiography: Case report. Neurochirurgia 16:59–62
Karasawa J, Kikuchi H, Furuse S, et al. (1974) Surgery of multiple intracranial aneurysms. (Japanisch). Neurol Surg (Tokyo) 2:763–769
Karcher H (1949) Über Thorotrastschäden. Langenbecks Arch Dtsch Z Chir 261:459

Kardjiev V, Symeonov A, Chankov I (1974) Etiology, pathogenesis, and prevention of spinal cord lesions in selective angiography of the brachial and intercostal arteries. Radiology 112:81–83

Karlin RM, Maks C (1983) Extracranial carotid artery injury. Current surgical management. Am J Surg 146:225–227

Karnik PP, Kirtame MV, Wagh SP, Nayak PA (1975) Otoneurological problems in head injuries and their management. Int Surg 60:466–470

Karnik PP, Maskati BT, Kirtane MV, Tonsekar KS (1981) Optic nerve decompression in head injuries. J Laryngol Otol 95:1135–1140

Karp JS, Hurtig HI (1974) Locked-in state with bilateral midbrain infarcts. Arch Neurol 30:176–178

Karsch J (1931) Zertrümmerung des Balkens im Gehirn ohne Schädelbasisfraktur. Ein Beitrag zur Entstehungsweise der Gehirnzerreißung. Frankf Z Pathol 42:375–383

Kase CS, White RL, Vinson TL et al. (1981) Shot gun pellet embolus to the middle cerebral artery. Neurology 31:458–461

Kass LR (1971) Death as an event: A commentary on Robert Morison. Science 173:698–702

Kassell NF, Sasaki T, Colohan ART, et al. (1985) Cerebral vasospasm following aneurysmal subarachnoid hemorrhage. Stroke 16:562–572

Katakura R, Yoshimoto T, Suzuki J (1979) A case of a giant aneurysm of the basilar artery: Angiography and autopsy. In: Suzuki (ed) Cerebral aneurysms. Experiences with 1000 directly operated cases. Neuron, Tokyo, pp 704–707

Katakura R, Yoshimoto T, Suzuki J (1979) A case of giant aneurysm of the basilar artery. Acta Neurochir 49:87–93

Katirji MB, Reinmuth OM, Latchaw RE (1985) Stroke due to vertebral artery injury. Arch Neurol 42:242–248

Katz M, Wisoff H, Zimmerman R (1981) Basilar-middle meningeal artery anastomoses associated with a cerebral aneurysm. J Neurosurg 54:677–680

Katzenstein E (1931) Veränderungen der Pupillenform bei Commotio et Contusio cerebri. Schweiz Arch Neurol Psychiatr 27:286–300

Kaufman HH (1984) Delayed traumatic intracerebral hematomas. Neurosurgery 14:784–785

Kaufman HH, Lind TA, Clark DS (1977) Non-penetrating trauma to the carotid artery with secondary thrombosis and embolism. Treatment by thrombolysin. Acta Neurochir 37:219–244

Kautzky R, Schewe G (1965) Die Bedeutung von Traumen für die Genese von Angiom- und Aneurysmablutungen und ihre Beurteilung im deutschen Recht. Med Sachverständ 61:29–45

Kautzky R, Zülch KJ, Wende S, Tänzer A (1976) Neuroradiologie auf neuropathologischer Grundlage, 2. neubearb u erweit Aufl. Springer, Berlin Heidelberg New York

Kayser B (1918) Evulsion des Bulbus und Nervus opticus mit Chiasmatrennung. Klin Monatbl Augenheilkd 61:657–660

Kayser P (1938) Über Verletzungen der Arteria carotis interna im Sulcus caroticus. Z Hals-Nasen-Ohrenheilkd 44:377–381

Kayser-Gatchalian MC, Kayser K, Bischoff H (1976) Die Insuffizienz der Aa. vertebrales und basilaris. Nervenarzt 47:562–670

Keane JR, Talalla A (1972) Posttraumatic intracavernous aneurysm. Epistaxis with monocular blindness preceded by chromatopsia. Arch Opthalmol 87:701–705

Keefe WP, Rucke CW, Kernohan JW (1960) Pathogenesis of paralysis of the third cranial nerve. Arch Ophthalmol 63:585–592

Keele CA (1933) Pathological changes in the carotid sinus and their relation to hypertension. Quart J Med 2:213–220

Keggi KJ, Granger DP, Southwick WO (1966) Vertebral artery insufficiency secondary to trauma and osteoarthritis of the cervical spine. Yale J Biol Med 38:471–478

Keimowitz RM, Annis BL (1973) Disseminated intravascular coagulation associated with massive brain injury. J Neurosurg 39:178–180

Keirns MM, Whiteleather JE (1959) Angiographic study of carotid insufficiency and cerebral ischemia. Am J Roentgenol 81:929–944
Kelly GL, Eiseman B (1975) Civilian vascular injuries. J Trauma 15:507–514
Kempe CH, Silverman FN, Steele BF, Droegemueller W, Silver HK (1962) The battered child syndrome. J Am Med Ass 181:17–24
Kempe LG (1970) Operative neurosurgery, vol 2. Posterior fossa, spinal cord, and peripheral nerve disease. Springer, Berlin Heidelberg New York
Kempe LG (1985) Operative neurosurgery, vol 1. Cranial, cerebral, and intracranial vascular disease. Springer, Berlin Heidelberg New York Tokyo
Kemper TL, Romanual FCA (1967) State resembling akinetic mutism in basilar artery occlusion. Neurology 17:74–80
Kennedy F, Wortis SB (1936) „Acute" subdural hematoma and acute epidural hemorrhage. A study of seventy-two cases of hematoma and seventeen cases of hemorrhage. Surg Gynecol Obstet 63:732–742
Kepes JJ, Reece CA, Oxley DK (1965) Central pontine myelinolysis in a 7-year old boy. J Neurol Neurosurg Psychiatry 28:39–47
Kernohan JW, Woltman HW (1929) Incisura of the crus due to contralateral brain tumor. Arch Neurol Psychiatr 21:274–287
Kessel FK (1969) Die frischen Schädel-Hirn-Verletzungen. In: Kessel FK, Guttmann Sir L, Maurer G (Hrsg) Neurotraumatologie, Bd 1. Schädel-Hirn-Verletzungen. Urban & Schwarzenberg, München Berlin Wien
Kessel FK (1969) Zerebrale epidurale Hämatome. In: Kessel FK, Guttmann Sir L, Maurer G (Hrsg) Neurotraumatologie mit Einschluß der Grenzgebiete, Bd 1. Schädel-Hirn-Verletzungen, Urban & Schwarzenberg, München Berlin Wien, S 290–301
Kessel FK, Guttmann Sir L, Maurer G (1969) Neurotraumatologie mit Einschluß der Grenzgebiete, Bd 2. Rückenmark, periphere Nerven. Urban & Schwarzenberg, München Berlin Wien
Kesteloot H, Houte O van (1963) Reversed circulation through the vertebral artery. Acta Cardiol 18:285–299
Ketz E (1972) Beitrag zum Problem des Hirntodes. Beobachtungen an 100 Fällen von totalem Hirnfunktionsausfall. Schweiz Arch Neurol Neurochir Psychiatr 110:205–221
Kewalramani LS, Kewalramani DL, Krebs M, Saleem A (1982) Myelopathy following cervical spine manipulation. Am J Phys Med 61:165–175
Kia-Noury M (1961) Traumatisches intrakranielles Aneurysma der Arteria meningica media nach Schädelbasisfraktur. Zentralbl Neurochir 21:351–357
Kiene S (1972) Spätresultate nach Schädel- und Hirntraumen verschiedener klinischer Schweregrade im Kindesalter. In Jonasch E (Hrsg) Verhandl Österr Gesellsch Unfallchir, 7. Tag, 8.–9. Oktober 1971, Salzburg, Hefte Unfallheilk 111:285–289
Kiene S, Külz J (1968) Das Schädeltrauma im Kindesalter. Barth, Leipzig
Kiener H (1940) Skistockverletzungen, ein Fall mit tödlichem Ausgang. Zentralbl Chir 67:1012–1014
Killian H (1951) Aneurysmen des brachiozephalen Stromgebietes und weitere Erfahrungen mit der Mediastinotomia stereoclavicularis. Langenbecks Arch Dtsch Z Chir 269:200–214
Kiloh LG (1953) Syndromes of arteries of brain and spinal cord. Postgr Med J 29:119–128
Kimura J, Gerber HW, McCormick WF (1968) The isoelectric electroencephalogram. Arch Intern Med 121:511–517
Kindler W (1936) Geruchsstörungen nach Schädelverletzungen in medizinischer und sozialer Bedeutung. Med Welt 10:150–154
Kindt GW, Youmans JR (1973) Trauma to carotid arteries. In: Youmans JR (ed) Neurological surgery, vol 2. Saunders, Philadelphia, pp 980–987
Kinley GJ, Leighninger DS (1952) Aneurysm of anomalous ophthalmic artery presenting in the sphenoid sinus and simulating an aneurysm of the internal carotid artery on routine arteriography. J Neurosurg 9:544–547
Kipp W (1975) Tödlicher Hirnstamminfarkt nach HWS-Manipulation. Med Dissertation, Universität Tübingen

Kirchmair W (1964) Die traumatische Karotisthrombose als Folge eines Sturzes beim Skifahren. Wien Klin Wochenschr 76:239–240
Kirkes WS (1882) Principal effects resulting from detachement of fibrinous deposits from the inferior of the head. Med Chir Transact 35:281
Kirkpatrick JB, Lacoste-Utamsing C de (1981) Acute and chronic injury to the corpus callosum. J Neuropathol Exper Neurol 40:347
Kirkpatrick JB, Di Maio V (1978) Civilian gunshot wounds of the brain. J Neurosurg 49:185–198
Kirkpatrick JB, Pearson J (1978) Fatal cerebral injury in the elderly. J Am Geriat Soc 26:489–497
Kissinger P (1899) Totale Luxation des Kopfes nach vorn. Zentralbl Chir 26:424
Kissinger P (1900) Luxationsfraktur im Atlantooccipitalgelenk. Zentralbl Chir 27:933–934
Kistler JP, Crowell RM, Davis KR, et al. (1983) The relation of cerebral vasospasm to the extent and location of subarachnoid blood visualized by CT scan. A prospective study. Neurology 33:424–436
Kjeldsberg CR (1972) Respirator brain. In: Minckler J (ed) Pathology of the nervous system. 3 vols. Vol 3. McGraw-Hill, New York, pp 2952–2961
Klages U (1969) Thrombose der Arteria basilaris bei einem jugendlichen Amateurboxer. Dtsch Z Ges Gerichtl Med 66:75–85
Klages U (1970) Spontane oder traumatische tödliche Subarachnoidalblutung. Z Rechtsmed 67:67–86
Klar E, Piotrowski W (1966) Zur Problematik der wachsenden Schädelfraktur. Langenbecks Arch Klin Chir 316:381–384
Klaue R (1940) Parkinsonsche Krankheit (Paralysis agitans) und postencephalitischer Parkinsonismus. Arch Psychiatr 111:251–321
Klavins JV (1963) Central pontine myelinolysis. J Neuropathol Exper Neurol 22:302–317
Klee A (1961) Akinetic mutism: Review of the literature and report of a case. J Nerv Ment Dis 133:536–553
Kleinert H (1957) Avulsio bulbi mit temporaler Hemianopsie des anderen Auges. Klin Monatsbl Augenheilkd 131:823–827
Kleihues P, Hizawa K (1966) Die Infarkte der A. cerebri posterior: Pathogenese und topographische Beziehungen zur Sehrinde. Arch Psychiatr Nervenkr 208:263–284
Kleinschmidt-De Masters BK, Norenberg MD (1981) Rapid correction of hyponatremia causes demyelination. Relation to central pontine myelinolysis. Science 211:1068–1070
Kleist K (1934) Handb Erfahrungen des Weltkrieges. Barth, Leipzig
Kleyn A de, Nieuwenhuyse P (1927) Schwindelanfälle und Nystagmus bei einer bestimmten Stellung des Kopfes. Acta Otolaryngol 11:155–157
Klimek S, Jaremko J (1971) Transient blindness due to depression of the occipial bone (Polnisch, Engl Zusammenf). Wiad Lek 24:69–72
Kline DG, Le Blanc HJ (1971) Survival following gunshot wound of the pons: Neuroanatomic considerations. J Neurosurg 35:342–347
Kline LB, Marawetz RB, Swaid SU (1984) Indirect injury of the optic nerve. Neurosurgery 14:756–764
Klingler M, Jost F (1963) Über Anosmie nach Schädel-Hirn-Trauma. Schweiz Med Wochenschr 93:1092–1094
Klintworth GK (1965) The pathogenesis of secondary brainstem haemorrhages as studied in an experimental model. Am J Pathol 47:525–536
Klintworth GK (1966) Secondary brain stem hemorrhage. J Neurol Neurosurg Psychiatry 29:423–425
Klug W (1968) Unfallbedingte, perforierende Schädel-Hirn-Verletzungen unter Mitbeteiligung der Orbita. Zentralbl Neurochir 29:45–53
Knightly JJ, Swaninathan AP, Rush BF (1973) Management of penetrating wounds to the neck. Am J Surg 126:575–580
Knoflach JG, Scholl R (1937) Klinik und Prognose der stumpfen Schädelverletzungen. Arch Klin Chir 190:452–522

Knosp E, Seligo W, Horaczek A, Czeck T (1986) Carotid-cavernosus sinus fistula caused by a knife wound. Unfallchirurgie 89:37–41

Knudtzon K (1950) Remarkable case of pulsating exophthalmos in old patient who recovered spontaneously after bilateral aseptic thrombosis of cavernous sinus. Arch Ophthalmol 28:363–369

Kocher T (1901) Hirnerschütterung, Hirndruck und chirurgische Eingriffe bei Hirnerkrankungen. In: Nothnagel (Hrsg) Spezielle Pathologie und Therapie, Bd 9/III. Holder, Wien, S 313–317

Kodama N, Kamiyama K, Mineura K, Suzuki J (1979) Surgical treatment of vertebrobasilar aneurysms: From experiences of 23 cases. In: Suzuki J (ed) Cerebral aneurysms. Experiences with 1000 directly operated cases. Neuron, Tokyo, pp 284–292

Kohlhaas M (1968) Zur Feststellung des Todeszeitpunktes Verstorbener. Dtsch Med Wochenschr 93:412–414

Kohli CM, Palmer AH, Gray GH (1974) Spontaneous intraspinal hemorrhage causing paraplegia: a complication of heparin therapy. Ann Surg 179:197–199

Kold A, Johansen O, Reintoft I, Reske-Nielsen E (1986) Central pontine myelinolysis. A case report with typical neuropathological findings. Acta Neurol Scand 73:260–263

Kolisko A (1911) Über Gehirnruptur. Beitr Gerichtl Med 1:17–37

Kolisko A (1913) Plötzlicher Tod aus natürlicher Ursache. Intermeningialhämorrhagie. In: Dittrichs Handbuch der ärztlichen Sachverständigentätigkeit. Bd 2. Braunmüller, Wien, S 756–776

Kollmannsberger A, Mittelbach F (1963) Beitrag zum Krankheitsbild der posttraumatischen Karotisthrombose. Münch Med Wochenschr 105:1941–1944

Komatsu S, Sato T, Kagawa S, Mori T, Hamuki T (1979) Traumatic lesions of the corpus callosum. Neurosurgery 5:32–35

Kommerell G (1966) Partielle Evulsio nervi optici. Klin Monatsbl Augenheilkd 148:880–883

Korbicka J (1966) Klassifizierung und Topographie atherosklerotischer Veränderungen in den einzelnen Segmenten der Arteria vertebralis alter Menschen. Zentralbl Allg Pathol Pathol Anat 109:461–473

Korein J, Maccario M (1971) On the diagnosis of cerebral death: A prospective study of 55 patients to define irreversible coma. Clin Electroenceph 2:178–199

Kornblum RN, Fisher RS (1969) Pituitary lesions in craniocerebral injuries. Arch Pathol 88:242–248

Kosaka K, Kobayashi H, Iwase S (1970) A case of chronic alcoholism with central pontine myelinolysis. Brain Nerve (Tokyo) 22:1179–1185

Koshikawa N, Kamio M, Sekino H, Nakamura H, Mochiz S, Komori R (1980) Giant aneurysm: A case report with review of the literature. Neurol Surg 8:79–88

Kosnick EJ, Hunt WE, Müller CA (1974) Dural arteriovenous malformations. J Neurosurg 40:322–329

Kovács K (1969) Necrosis of anterior pituitary in humans. Neuroendocrinology 4:170–241

Krajewski LP, Hertzer NR (1980) Blunt carotid artery trauma. Report of two cases and review of the literature. Ann Surg 191:341–346

Kral A (1934) zit nach Krauland W (1968)

Kral A (1935) Zur Pathophysiologie der Commotio cerebri. Med Klin 31:876–910

Kramer W (1963) From reanimation to deanimation (Intravital death of brain during artificial respiration). Acta Neurol Scand 39:139–153

Kramer W (1964) Progressive posttraumatic encephalopathy during reanimation. Acta Neurol Scand 40:249–258

Kramer W (1973) Neuropathologische Befunde nach intravitalem Hirntod. In: Krösl W, Scherzer E (Hrsg) Die Bestimmung des Todeszeitpunktes. Maudrich, Wien, S 223–231

Krauel U (1966) Intrazerebrale traumatische Hämatome. Schweiz Arch Neurol Neurochir Psychiatr 97:197–239

Krauland W (1942) Über die Aneurysmen der Schlagadern am Hirngrund und ihre Entstehung. Dtsch Z Ges Gerichtl Med 35:243–281

Krauland W (1944) Über subarachnoidale Blutungen aus dunkler Quelle und über Medianekrosen der Schlagadern am Hirngrund. Dtsch Z Ges Gerichtl Med 38:129–144

Krauland W (1948, 1950) Thrombose der Arteria carotis cerebralis beiderseits nach indirekter Zerrung bei Schädelbruch. Forschung Forscher Tiroler Aerzteschule 2:546–551

Krauland W (1949) Herdförmiger Schwund der Media in den Schlagadern am Hirngrund. Dtsch Z Nervenheilkd 161:202–207

Krauland W (1949) Über Verletzungen der Schlagadern im Schädel durch stumpfe Gewalt und ihre Folgen. Beitr Gerichtl Med 18:24–36

Krauland W (1949) Zur Entstehung traumatischer Aneurysmen der Schlagadern am Hirngrund. Schweiz Z Pathol Bakteriol 12:113–127

Krauland W (1950) Über Hirnschäden durch stumpfe Gewalt. Dtsch Z Nervenheilkd 163:265–328

Krauland W (1952) Zur Handlungsfähigkeit Kopfschußverletzter. Acta Neurochir 2:233–239

Krauland W (1952) Riß der A. basilaris als Geburtsverletzung. Beitr Gerichtl Med 19:82–85

Krauland W (1954) Histologische Untersuchungen zur traumatischen Genese der sogenannten Pachymeningitis haemorrhagica interna. Dtsch Z Ges Gerichtl Med 43:377–369

Krauland W (1955) Verletzungen der A. carotis interna im Sinus cavernosus und Verletzungen der großen Hirnschlagadern mit Berücksichtigung der Aneurysmenbildung. In: Lubarsch O, Henke F, Rössle R (Hrsg) Handbuch der speziellen pathologischen Anatomie und Histologie, Bd XIII/3. Scholz W (Hrsg) Nervensystem. Springer, Berlin Göttingen Heidelberg, S 170–176

Krauland W (1957) Die Aneurysmen der Schlagadern am Gehirn und Schädelgrund. In: Lubarsch O, Henke F, Rössle R (Hrsg) Handbuch der speziellen pathologischen Anatomie und Histologie, Bd XIII/I/B. Scholz W (Hrsg) Nervensystem. Springer, Berlin Göttingen Heidelberg, S 1511–1535

Krauland W (1964) Traumatische intrakranielle Blutungen aus pathologischer Sicht. Hefte Unfallheilkd 78:213–222

Krauland W (1973) Über die Zeitbestimmung von Schädel-Hirn-Verletzungen. Beitr Gerichtl Med 30:226–251

Krauland W (1980) Zur Analyse eines schweren Schädel-Hirn-Traumas. Beitr Gerichtl Med 38:75–83

Krauland W (1981) Die traumatische subarachnoidale Blutung. Z Rechtsmed 87:1–18

Krauland W (1982) Verletzungen der intrakraniellen Schlagadern. Springer, Berlin Heidelberg New York

Krauland W (1982) Schädel-Hirn-Trauma: Epidemiologische und anatomische Gesichtspunkte. Nervenheilkunde 1:138–146

Krauland W (1982) Review: Verletzungen der intrakraniellen Schlagadern. Zentralbl Gerichtsmed 24:1157–1169

Krauland W, Bratzke H (1980) Traumatische Marklagerblutung. Hefte Unfallheilkd 83:45–53

Krauland W, Kugler B (1985) Verletzungen der A. vertebralis: Eine histologische Studie. In: Gutmann G (Hrsg) Arteria vertebralis. Traumatologie und funktionelle Pathologie. Springer, Berlin Heidelberg New York Tokyo, S 73–89

Krauland W, Maxeiner H (1980) Zur Kenntnis von Verletzungen der großen Schlagadern bei stumpfen Schädel-Hirn-Traumen. Beitr Gerichtl Med 38:89–96

Krauland W, Stögbauer R (1961) Zur Kenntnis der Schlagaderverletzungen am Hirngrund bei stumpfen gedeckten Gewalteinwirkungen. Beitr Gerichtl Med 21:171–180

Krauland W, Kugler B, Maxeiner H (1982) Traumatisch bedingte Ruptur eines Hirnbasisaneurysma. Beitr Gerichtl Med 40:145–161

Krause EJ (1933) Über nekrobiotische Veränderungen in der Hypophyse, insbesondere im Hypophysenstiel bei chronischem Hirndruck. Virchows Arch Pathol Anat 290:658–674

Krayenbühl H (1966) Abscess of the brain. Clin Neurosurg 14:25–44

Krayenbühl H (1967) Treatment of carotid-cavernous fistula consisting of a one-stage operation by muscle embolisation of the fistulous carotid segment. In: Donaghy RMP, Yasargil MG (Hrsg) Micro-vascular surgery. Thieme, Stuttgart

Krayenbühl H, Richter R (1952) Die zerebrale Angiographie. Thieme, Stuttgart
Krayenbühl H, Siebenmann R (1965) Small vascular malformations as a cause of primary intracerebral hemorrhage. J Neurosurg 22:7–20
Krayenbühl H, Stolba R (1945) Zur Frage der Spätschäden nach Carotisligatur beim intrakraniellen Aneurysma (Katamnestische neuro-psychiatrische Untersuchung). Confin Neurol 6:281–316
Krayenbühl H, Weber G (1944) Die Thrombose der Arteria carotis interna und ihre Beziehung zur Endangiitis obliterans v Winniwarter-Buerger. Helv Med Acta 11:289–333
Krayenbühl H, Yasargil MG (1958) Das Hirnaneurysma. Doc Geigy, Ser Chir, Nr 4. Geigy, Basel
Krayenbühl H, Yasargil MG (1965) Die zerebrale Angiographie, 2. Aufl. Thieme, Stuttgart
Krayenbühl H, Yasargil MG (1972) Angiome und Aneurysmen. In: Gänshirt H (Hrsg) Der Hirnkreislauf. Thieme, Stuttgart, S 465–511
Krayenbühl H, Yasargil MG (1972) Das normale Hirngefäßsystem im angiographischen Bild. In: Gänshirt H (Hrsg) Der Hirnkreislauf. Physiologie, Pathologie, Klinik. Thieme, Stuttgart, S 161–200
Krayenbühl HH, Yasargil MG, Flamm ES, Tew JM (1972) Microsurgical treatment of intracranial vascular aneurysm. J Neurosurg 37:678–686
Kremer M (1958) Sitting, standing and working. Part 1. Br Med J II:6368
Kremer M (1958) Sitting, standing and working. Part 2. Br Med J II:121–126
Kremer M (1958) Todesursachen bei frühgeborenen Kindern. Zentralbl Allg Pathol Pathol Anat 97:475–492
Kretschmer E (1940) Das apallische Syndrom. Z Ges Neurol Psychiatr 169:576–579
Kretschmer H (1979) Traumatische intrazerebrale Hämatome. Analyse von 88 operativ behandelten Fällen. Neurochirurgia 22:35–41
Kretschmer H, Bankole SA (1975) Zerreißung der A. carotis interna nach stumpfen Schädel-Hirn-Trauma. Zentralbl Neurochir 36:41–46
Krishnan KLM, Kanaka TS, Bala S (1977) Posttraumatic middle-cerebral artery occlusion: Case report and review. Angiology 28:648–652
Kriz K (1957) Beitrag zur Problematik des beidseitigen Karotisverschlusses. Zentralbl Neurochir 17:92–99
Krösl W, Scherzer E (Hrsg) (1973) Die Bestimmung des Todeszeitpunktes. Maudrich, Wien
Krogdahl T, Torgersen O (1940) Die „Uncovertebralgelenke" und die „Arthrosis uncovertebralis"; eine pathologisch-anatomische und röntgenologische Studie. Acta Radiol 21:231–262
Krücke W (1971) Pathologie der zerebralen Venen- und Sinusthrombosen. Radiologe 11:370–377
Krückemeyer K (1973) Doppelseitiger Karotisverschluß nach Bestrahlung. Ärztl Prax 25:1294
Krueger BR, Okazaki H (1980) Vertebral-basilar distribution infarction following chiropractic cervical manipulation. Mayo Clin Proc 55:322–332
Krueger W (1957) Über die traumatische Spätapoplexie. Z Inn Med 12:1021–1025
Krumbolz S (1968) Ein Beitrag zur traumatischen Spätapoplexie. Monatsschr Unfallheilkd 71:338–341
Kubick CS, Adams RD (1946) Occlusion of the basilar artery – a clinical and pathological study. Brain 69:73–121
Küttner A (1917) Die Verletzungen und traumatischen Aneurysmen der Vertebralgefäße am Halse und ihre operative Behandlung. Beitr Klin Chir 108:1–60
Küttner H (1930) Die Operationen des Vertebralisaneurysmas und ihre Erleichterung durch lebende Tamponade. Zentralbl Chir 57:1025–1033
Kuhlendahl H (1964) Die neurologischen Syndrome bei Überstreckungsverletzungen der Halswirbelsäue und dem sog. Schleudertrauma. Münch Med Wochenschr 106:1025–1030
Kuhlendahl H (1966) Frontobasale Verletzungen und Liquorfistel. Fortschr Kiefer-Gesichtschir 11/89
Kuhn RA, Kugler H (1964) False aneurysms of the middle meningeal artery. J Neurosurg 21:92–96

Kunert W (1957) Pathologische Veränderungen an der Arteria vertebralis und ihre Bedeutung für die zerebrale Durchblutung. Dtsch Arch Klin Med 204:375–391
Kunert W (1961) Arteria vertebralis und Halswirbelsäule. Experimentelle und klinische Untersuchungen über die Strömungsverhältnisse in den Vertebralarterien. In: Junghanns H (Hrsg) Die Wirbelsäule in Forschung und Praxis, Bd 20. Hippokrates, Stuttgart
Kunkle EC, Muller JC, Odom GL (1952) Traumatic brainstem thrombosis; report of a case and analysis of the mechanism of injury. Ann Int Med 36:1329–1335
Kupersmith MJ, Berenstein A, Flamm E, et al. (1986) Neuro-ophthalmic abnormalities and intravascular therapy of traumatic carotid cavernous fistulas. Ophthalmology 93:906–912
Kushner FH (1981) Carotid-cavernous fistula as a complication of carotid endarterectomy. Ann Ophthalmol 13:979
Kussmaul A (1872) Zwei Fälle von spontaner allmählicher Verschließung großer Halsarterienstämme. Dtsch Klin 24:461 u 473
Kuwaan HC (1972) Disseminated intravascular coagulation. Med Clin North Am 56:177–191
Kwak R, Niizuma H, Hatanaka M, Suzuki J (1979) Anterior communicating artery aneurysms accompanied with anomalies of the anterior communicating artery. In: Suzuki J (ed) Cerebral aneurysms. Neuro Tokyo, pp 193–198
Kwak R, Niizuma H, Ohi T, et al. (1979) Angiographic study of cerebral vasospasm following rupture of intracranial aneurysms: Part I. Time of the appearance. Surg Neurol 11:257–262
Kyrle P, Strotzka H (1944) Ein Beitrag zum Verschluß der Art. carotis interna durch Schußverletzung. Bruns Beitr Klin Chir 175:213
Ladermann JP (1981) Accidents of spinal manipulation. Ann Swiss Chiropract Ass 7:161–208
La Garde LA (1916) Gunshot injuries, 2nd edn. Wood, New York
Lai MD, Hoffman HB, Adamkiewicz JJ (1966) Dissecting aneurysm of internal carotid artery after non-penetrating neck injury. Case report. Acta Radiol (Diagn) 5:290–295
Landers JW, Chason JL, Samuel VN (1965) Central pontine myelinolysis. A pathogenetic hypothesis. Neurology 15:968–971
Landolt E (1956) Zur Opticusschädigung bei Schädeltrauma. Acta Neurochir 4:128–142
Lang G, Gemende H, Kintzel D (1977) Diagnostik des Schädel-Hirn-Traumas. In: Lang G, Reding R (Hrsg) Schädel-Hirn- und Mehrfachverletzungen. Barth, Leipzig, S 90–121
Lang J (1965) Mikroskopische Anatomie der Arterien. Angiologica 2:225–284
Lang J (1979) Kopf. Gehirn- und Augenschädel. In: Lanz T von, Wachsmuth W (Hrsg) Praktische Anatomie, Bd 1/1 B. Springer, Berlin Heidelberg New York, S 3–430
Lang J (1981) Klinische Anatomie des Kopfes. Neurokranium, Orbita, kraniozervikaler Übergang. Springer, Berlin Heidelberg New York
Lang J (1985) Zur Anatomie und Topographie der A. vertebralis. In: Gutmann G (Hrsg) Arteria vertebralis. Traumatologie und funktionelle Pathologie. Springer, Berlin Heidelberg New York Tokyo, S 30–46
Lang J (1985) Über extradurale Ursprünge der A. cerebelli inferior posterior (PICA) und deren klinische Bedeutung. Neurochirurgia 28:183–187
Lang J (1986) Craniocervical region, osteology and articulations. Neuro-Orthoped 1:67–92
Lang J (1986) Craniocervical region, central nervous system and envelopes. Neuro-Orthoped 2:1–14
Lang J, Kollmannsberger A (1961) Beiträge zur Anatomie der Kleinhirnarterien. Gegenbaurs Morphol Jahrb 102:170–179
Lang J, Schäfer K (1976) Über Ursprung und Versorgungsgebiete der intrakavernösen Strecke der A. carotis interna. Gegenbaurs Morphol Jahrb 122:182–202
Langerhans R (1903) Die traumatische Spätapoplexie. Kritische Revision und Ablehnung der Bollingerschen Ansichten. Hirschwald, Berlin
Lanksch W, Kazner E (1973) Beurteilung und Therapie schwerer gedeckter Schädel-Hirn-Verletzungen im Kindesalter. Z Klin Paediatr 70:69–71
Lanksch W, Grumme T, Kazner E (1978) Schädel-Hirn-Verletzungen mit Computertomogramm. Springer, Berlin Heidelberg New York

Lapresle J, Metreau R, Annabi A (1977) Transient achromatopsia in vertebrobasilar insufficiency. J Neurol 215:155–158

Larson SJ, Mittelpunkt A (1965) Posttraumatic intracerebral hematoma. J Trauma 5:482–490

Lascelles RG, Burrows EH (1965) Occlusion of the middle cerebral artery. Brain 88:85–96

Lasjaunias P, Moret J, Mink J (1977) The anatomy of the inferolateral trunk (ILT) of the internal carotid artery. Neuroradiology 13:215–220

Lassman LP, Ramani PS, Sengupta RP (1974) Aneurysms of peripheral cerebral arteries due to surgical trauma. Vascul Surg 8:1–5

Lau LSW, Bannan E, Tress B (1984) Pseudotumor of the corpus callosum due to subarachnoid haemorrhage from pericallosal aneurysm. Neuroradiology 26:67–69

Laun A (1978) Traumatic aneurysms. Adv Neurosurg 5:124–129

Laun A (1978) Traumatische zerebrale Aneurysmen. Fallbeschreibungen und Literaturübersicht. Unfallheilkunde 81:482–491

Laves W (1925) Ein Fall von Angioma arteriale racemosum des Gehirns im Bereiche der rechten Art. cerebri media, nebst einem Beitrag zur Frage der Entwicklung von Rankenangiomen im Gehirn. Jahrb Psychiatr Neurol 44:55–75

Lawrence K, Shiefts LM, Mc Daniel JR (1948) Wounds of common carotid arteries. Report of 17 cases from World War II. Am J Surg 76:29–36

Lazorthes G (1952) Les hémorrhagies intracrâniennes traumatiques spontanées et du premier age. Masson, Paris

Lozorthes G (1956) Les hémorrhagies intracrâniennes. Masson, Paris

Lazorthes G (1960) Les fistules carotido-caverneuses, réflexions étiopathogéniques et thérapeutiques. Ann Chir 14:1357–1362

Lazorthes G, Anduze H (1952) L'ouverture du canal optique dans les lésions traumatiques récents du nerf optique (a propos de 10 cas opérés). Rev Neurol 87:540–545

Lauth AG (1835) Neues Handbuch der praktischen Anatomie, oder Beschreibung aller Theile des menschlichen Körpers, mit besonderer Rücksicht auf die gegenseitige Lage, nebst der Angabe über die Art dieselben zu zergliedern und anatomische Präparate zu verfertigen. Nach der zweiten französischen Ausgabe umgearbeitet. 2 Bd. Rieger, Stuttgart Leipzig

Leape LL, Palacios E (1971) Acute traumatic vertebral arteriovenous fistula. Ann Surg 174:908–910

Le Beau J, Houdart R (1947) Hernie temporal et collapsus cérébral. Sem Hop (Paris) 12:758

Le Beau J, Mahoudeau D, Daum S, Tavernier JB (1949) Ophthalmoplégie unilatérale; seul signe d'une thrombose de la carotide interne décelée par l'artériographie. Bull Soc Med Hôp (Paris) 65:509–511

Le Beau J, Funk-Brentano JL, Castaigne P (1958) Le traitement des comas prolongés. Presse Méd 66:829–833

Lebert H (1866) Über die Aneurysmen der Hirnarterien. Berl Klin Wochenschr 3:209–212, 228–231, 249–254, 281–285, 336–338 u 402–405

Lebert M (1856) Über Gehirnabszesse. Virchow Arch Pathol Anat 10:78–109, 352–400 u 426–448

Lechi A, Nizzoli V (1963) A propos du syndrome de thrombose post-traumatique de la carotide interne. Acta Neurol Psychiatr 63:551–568

Le Count ER, Apfelbach CW (1920) Pathologic anatomy of traumatic fractures of cranial bones and concomitant brain injuries. J Am Med Ass 74:501–512

Lecuire J, Rougemont J, Descotes de, et al. (1962) Données condernant des arrets circulatoires encéphaliques (Interet du test a atropine). Neurochirurgie 8:158–167

Lecuire J, Goutelle A, Spay G, Dechaume JP (1965) Indications thérapeutiques dans les thromboses traumatiques de l'artére carotide interne (A propos de 10 observations). Neurochirurgie 11:295–302

L'Ecuyer J (1959) Congenital occipitalization of the atlas with chiropractic manipulations. Nebraska Stat Med J 44:546–549

Lee KC, Clough C (1990) Intracerebral hemorrhage after brake dancing. New Engl J Med 323:615–616

Lefort L (1871) Carotide. Dictionnaire encyclopédique des sciences médicales, Paris 12:621–678
Lehrer HZ, Gross LA, Poon TP (1972) Ruptured intracranial aneurysm. Contrast agent extravasation during brachial arteriography. Arch Neurol 27:351–353
Leigh AD (1943) Defects of smell after head injury. Lancet I:438–440
Leitholf O (1960) Traumatische Opticus-Schädigungen. Zentralbl Neurochir 20:19–23
Leonhard K (1965) Das apallische Syndrom. Proc 8th Internat Congr Neurol, Wien, S 75–80
Leonhardt W (1953) Hirntraumen und extrapyramidale Erkrankungen. Fortschr Neurol 21:341–354
Lepoire J, Montaut J, Renard M, Grosdidier J, Mathieu P (1964) Anéurisme sacculaire de la carotide cervicale: Complication d'une angiographie carotidienne percutanée. Neurochirurgie 10:275–281
Lepoire J, Cordier J, Laxenaire M, et al. (1966) A propos de deux cas non mortel de plaies transfixantes du tronc cérébral. Rev Otoneuroophthalmol 38:176–185
Lepoire J, Larcan A, Fiéve G, Frisch R, Picard L (1972) Les occlusions carotidiennes aiguës post-traumatiques. Diagnostic et therapeutique (Intérêt des l'oxygénothérapie hyperbare). J Chir 104:129–142
Leopold D (1977) Pathogenese des Schädel-Hirn-Traumas. In: Reding R, Lang G (Hrsg) Schädel-Hirn-Trauma und Kombinationsverletzungen. Barth, Leipzig, S 23–56
Leopold D (1982) Die Feststellung des Todes in historischer Sicht. Kriminal Forens Wissensch 48:43–54
Leopold D (1984) Pathogenese des Schädel-Hirn-Traumas. In: Lang G, Reding R (Hrsg) Schädel-Hirn- und Mehrfachverletzungen. Barth, Leipzig S 26–66
Leriche R (1950) Hémiplégie gauche consécutif à une contusion de la carotide interne chez un enfant. Traitement par cinq infiltrations stellaires. Guérison à peu prés complète. Lyon Chir 45:541–542
Leslie EV, Smith BH, Zoll JH (1962) Value of angiography in head trauma. Radiology 78:930–940
Lesser (1892) Atlas der gerichtlichen Medizin. Schottländer, Breslau
Lester J (1966) Arteriovenous fistula after percutaneous vertebral angiography. Acta Radiol Diagn 5:337–340
Levitt RO, Shenker DM (1979) Central pontine myelinolysis. Alcoholism (New York) 3:83–85
Levy A, Kellerhals B, Nawaz AW (1971) Foudroyante Epistaxis aus traumatischem Aneurysma des infraklinoidalen Teils der Arteria carotis interna. Acta Neurochir 24:37–53
Lewin G, Gibson RM (1956) Missile head wounds in the Korean campaign. A Survey of British casualities. Br J Surg 43:628–632
Lewin W (1949) Acute subdural and extradural hematoma in closed head injury. Ann Royal Coll Surg Engl 5:240–274
Lewin W (1965) Cerebral effects of injury to the vertebral artery. Br J Surg 52:223–225
Lewin W, Cairns H (1951) Fractures of the sphenoidal sinus with cerebrospinal rhinorrhoea. Br Med J 6:1–6
Lewis GN, Littmann A, Foley EF (1952) The syndrome of thrombosis of the posterior inferior cerebellar artery: A report of 28 cases. Ann Intern Med 36:592–602
Lewis RC, Coburn DF (1956) The vertebral artery: Its role in upper cervical and head pain. Missouri Med 53:1059–1063
Lewy FH (1913) Zur pathologischen Anatomie der Paralysis agitans. Dtsch Z Nervenheilkd 50:50–55
Leyden E (1882) Ueber die Thrombose der Basilar-Arterie. Z Klin Med 5:165–185
Lhermitte (1967) zit nach Dantine W (1973)
Lhermitte F, Gautier JC, Marteau R, Chain F (1963) Troubles de la conscience et mutisme akinétique. Etude anatomoclinique d'un ramolissement paramédian, bilatéral, du pedoncle cérébral et du thalamus. Rev Neurol 109:115–131
Lhermitte F, Chain F, Aron D, Leblanc M, Souty O (1969) Les troubles de la vision des couleurs dans les lésions postérieures du cerveau. Rev Neurol 121:5–29

Liebaldt G (1957) Trauma und Meningeomentstehung, ein weiterer Beitrag zur posttraumatischen Meningeomgenese. Zentralbl Allg Pathol Pathol Anat 96:260–263

Liebrecht R (1906) Schädelbruch und Auge. Arch Augenheilkd 55:36–70

Liebrecht R (1912) Schädelbruch und Sehnerv. Graefes Arch Ophthalmol 83:525–546

Liekweg WG, Greenfield LJ (1978) Management of penetrating carotid artery injury. Ann Surg 188:587–592

Lieschke GJ, Davis J, Tress BM, Ebeling P (1988) Spontaneous internal carotid artery dissection presenting as hypoglossal nerve palsy. Stroke 19:1151–1155

Lievre JA (1953) Paraplegie due aux manoevres d'un chiropractor. Rev Rhum 20:708

Liliquist B, Lindqvist M, Probst F (1976) Rupture of intracranial aneurysm during carotid angiography. Neuroradiology 11:185–190

Lillie WI, Adson AW (1934) Unilateral central and annular scotoma produced by callus from fracture extending into the optic canal. Arch Ophthalmol 12:500–506

Linde LM, Fonkalsrud EW, Wilson GH, Batzdorf U (1970) Traumatic vertebral arteriovenous fistula in a child. J Am Med Ass 213:1465–1468

Lindenberg D (1972) Zur Differentialdiagnose der Carotisthrombose. Dtsch Med Wochenschr 97:1646–1649

Lindenberg R (1955) Compression of brain arteries as pathogenic factor for tissue necroses and their areas of predilection. J Neuropathol Exper Neurol 14:233–243

Lindenberg R (1957) Störungen des Blutkreislaufes und ihre Folgen für das Zentralnervensystem. Die Gefäßversorgung und ihre Bedeutung für Art und Ort von kreislaufbedingten Gewebeschäden und Gefäßprozessen. In: Lubarsch O, Henke F, Rössle R (Hrsg) Handbuch der speziellen pathologischen Anatomie und Histologie, Bd 13/1 B. Scholz W (Hrsg) Nervensystem. Springer, Berlin Göttingen Heidelberg, S 1071–1164

Lindenberg R (1964) Die Schädigungsmechanismen der Substantia nigra bei Hirntraumen und das Problem des posttraumatischen Parkinsonismus. Dtsch Z Nervenheilkd 185:637–663

Lindenberg R (1964) Neuropathology of the optic chiasm and adnexa. In: Lawton Smith (ed) Univ Miami Neuro-Ophthalmol Symp. Thomas, Springfield, pp 385–425

Lindenberg R (1964) Significance of the tentorium in head injuries from blunt forces. Clin Neurosurg 12:129–142

Lindenberg R (1966) Incarceration of a vertebral artery in the cleft of a longitudinal fracture of the skull. Case report. J Neurosurg 24:908–910

Lindenberg R (1971) Trauma of meninges and brain. In: Minckler J (ed) Pathology of the nervous system. 3 vols, Vol 2. McGraw-Hill, New York, pp 1705–1765

Lindenberg R (1972) Systemic oxygen deficiencies, the respirator brain. In: Minckler J (ed) Pathology of the nervous system. 3 vols, Vol 2. McGraw-Hill, New York, pp 1583–1617

Lindenberg R, Freytag E (1970) Brainstem lesions characteristic of traumatic hyperextension of the head. Arch Pathol 90:509–515

Lindenberg R, Fischer RS, Durlacher SH, Lovitt WV, Freytag E (1955) Lesions of the corpus callosum following blunt mechanical trauma in the head. Am J Pathol 31:297–317

Lindenberg R, Fischer RS, Durlacher SH, Lovitt WV, Freytag E (1955) The pathology of the brain in blunt head injuries of infants and adults. Second Internat Congr Neuropathol, Excerpta Medica, London, pp 477–479

Linder F, Vollmar J (1965) Die chirurgische Behandlung akuter Arterienverletzungen und ihrer Folgezustände. Hefte Unfallheilkd 81:38–53

Linder F, Volmar J (1965) Der augenblickliche Stand der Behandlung von Schlagaderverletzungen und ihre Folgezustände. Chirurg 36:55–63

Linder F, Wawersik J, Hanack EW, Heberer G, Loew F, Wiemers K (1968) (Kommission für Reanimation und Organtransplantation der Deutschen Gesellschaft für Chirurgie) Todeszeichen und Todeszeitbestimmung. Chirurg 39:196–197

Lindgren E (1950) Percutaneous angiography of the vertebral artery. Acta Radiol 33:389–404

Lindner DW, Hardy WG, Thomas LM, et al. (1962) Angiographic complications in patients with cerebrovascular disease. J Neurosurg 19:179–185

Linell EA, Tom MI (1959) Traumatic arterial lesions and cerebral thrombosis. Can Med Ass J 81:808–813

Lipper S, Morgan D, Krigman MR, Staab EV (1978) Congenital saccular aneurysm in a 19-day-old neonate: Case report and review of the literature. Surg Neurol 10:161–165

Lister, Hine ML (1919) Evulsion of the optic nerve. Am J Ophthalmol 2:437

Little JM, May J (1972) Civilian arterial injuries. Med J Aust I:841–848

Little JM, May J, Vanderfield GK, Lamond S (1969) Traumatic thrombosis of the internal carotid artery. Lancet II:926–930

Liu MY, Shih CJ, Wang YC, Tsai SH (1985) Traumatic intracavernous carotid aneurysm with massive epistaxis. Neurosurgery 17:569–573

Livingston MC (1971) Spinal manipulation causing injury. A three year study. Clin Orthop Reh Res 81:82–86

Livingston MC (1972) Spinal manipulation causing injury. Br Columbia Med J 14:78–81

Loach AB, Azevede-Filho HRC de (1976) Some observations in the microneurosurgical treatment of intracranial aneurysms. Acta Neurochir 35:97–103

Loar CR, Chadduck WM, Nugent GR (1973) Traumatic occlusion of the middle cerebral artery. Case report. J Neurosurg 39:753–756

Lobstein FJ (1829–1833) Traité d'anatomie pathologique. 2 vols et Atlas. Levrault, Paris

Locksley HB (1966) Report on the cooperative study of intracranial aneurysms and subarachnoid hemorrhage. Sect V, Part I: Natural history of subarachnoid hemorrhage, intracranial aneurysms and arteriovenous malformations based on 6368 cases in the cooperative study. J Neurosurg 25:219–239

Locksley HB (1966) Report on the cooperative study of intracranial aneurysms and subarachnoid hemorrhage. Sect 5, Part 2, Natural history of subarachnoid hemorrhage, intracranial aneurysms and arteriovenous malformations. Based on 6368 cases in the cooperative study. J Neurosurg 25:321–368

Lodder J, Vles JS, Brockman JM (1982) Megadolicho anomaly of the basilar artery caused by syphilis (a case report). Clin Neurol Neurosurg 84:255–259

Loeb C, Meyer JS (1965) Strokes due to vertebro-basilar disease. Thomas, Springfield

Löblich HJ (1951, 1952) Die Ruptur des Hirnbasisaneurysma in forensischer und diagnostischer Hinsicht. Zentralbl Allg Pathol Anat 87/88:396–407

Löblich HJ (1955, 1956) Die gutachtliche Bedeutung posttraumatischer Thrombosen der Arteria carotis, insbesondere der Spätformen. Zentralbl Allg Pathol 94:373–380

Löhr W (1936) Hirngefäßverletzungen in arteriographischer Darstellung: I. Die Arteriographie bei Compressio cerebri. Zentralbl Ges Chir 63:2466–2482

Löhr W (1936) Hirngefäßverletzungen in arteriographischer Darstellung: II. Mitteilung Thrombotische Verstopfungen und Zerreißungen von Gefäßen des Gehirns. Zentralbl Ges Chir 63:2593–2608

Loew F (1959) Anzeigestellung zur operativen Behandlung der Schädigung des N. opticus. Beitr Neurochir 1:101–106

Loew F, Plogsties HR (1964) Kasuistischer Beitrag zur Frage der exogenen Meningeomentstehung. Acta Neurochir 11:229–235

Loew F, Wüstner SW (1960) Diagnose, Behandlung und Prognose der traumatischen Haematome des Schädelinnern. Acta Neurochir (Suppl) 8:1–58

Loewenstein A (1943) Marginal hemorrhage on the disc. Partial cross-tearing of the optic nerve. Clinical and histological features. Br J Ophthalmol 27:208–221

Logue V (1952) Saccular aneurysms of the internal carotid artery in the cavernous sinus occurring bilaterally. Br Surg 39:181–182

Loiseau G, Marchand J, Moncade J, et al. (1967) Epistaxis grave par rupture d'anévrysme de la carotide interne dans son segment infraclinoïdien. Ann Otolaryngol 84:472–475

Loop JW, White LE, Shaw CM (1964) Traumatic occlusion of the basilar artery within a clivus fracture. Radiology 83:36–40

Lorenz R, Vogelsang HG (1972) Thrombose der Arteria basilaris nach chiropraktischen Manipulationen an der Halswirbelsäule. Dtsch Med Wochenschr 97:36–43

Lotmar F (1928) Zur traumatischen Entstehung der Paralysis agitans. Nervenarzt 1:14–17

Louis-Bar D (1946) Sur le syndrome vasculaire de l'hémibulbe (Wallenberg). Monatsschr Psychiatr Neurol 112:53–107 u 301–347

Louw JC (1954) Traumatic bisection of the optic chiasma. A case report. South African Med J 28:971–975
Love L, Marson RE (1974) Carotid cavernous fistula. Angiology 25:231–236
Lowenstein DH, Collins SD, Massa SM, McKinney HE, Benowitz N, Simon RP (1987) The neurologic complications of cocaine abuse. Neurology 37:(Suppl) 195 (abstract)
Ludin H, Müller HR (1965) Traumatische arteriovenöse Fistel der Arteria meningica media. Fortschr Röntgenstr 103:102–104
Ludwiczak RW, Fogel LM (1975) Posttraumatic aneurysm of the cervical segment of the internal carotid artery. Neuroradiology 10:179
Ludwig K, Rosenhagen H (1958) Spätschäden nach posttraumatischer Carotisligatur. Med Sachverst 54:52–55
Luessenhop AJ (1959) Occlusive disease of the carotid artery; observations on the prognosis and surgical treatment. J Neurosurg 16:705–730
Lyness SS, Wagman AD (1974) Neurological deficit following cervical manipulation. Surg Neurol 2:121–124
Lynn J (1981) Guidelines for the determination of death. Presidents Commission for the study of ethical problems, Governm Print Office, Washington, DC
MacKay G, Dunlop JC (1899) The cerebral lesions in a case of complete acquired colour blindness. Scot Med J 5:503–512
MacPherson P, Graham DJ (1973) Arterial spasm and slowing of the cerebral circulation in the ischaemia of head injury. J Neurosurg Psychiatry 36:1069–1072
MacPherson P, Teasdale E, Dhakes S, Allerdyee G, Galbraith S (1986) The significance of traumatic haematoma in the region of the basal ganglia. J Neurol Neurosurg Psychiatry 49:29–34
Madelung O (1904) Über Verletzungen der Hypophysis. Arch Klin Chir 73:1066
Madsen PH (1970) Carotid-cavernous fistulae. A study of 18 cases. Acta Ophthalmol 48:731–751
Magee CG (1943) Spontaneous subarachnoid hemorrhage. A review of 150 cases. Lancet II:497–500
Mahmoud NA (1979) Traumatic aneurysm of the internal carotid artery and epistaxis. J Laryngol Otol 93:629–656
Mahoudeau D, Daum S, George et al. (1949) Bilateral ophthalmoplegia associated with bilateral intracranial aneurysm of the internal carotid artery. Bull Soc Hop (Paris) 65:503
Maier HW (1926) Über traumatischen Parkinsonismus. Klin Wochenschr 5:1827–1830
Maki Y, Nakada U, Watanabe K, et al. (1969) Bilateral internal carotid aneurysm in the cavernous sinus. (Japanisch). Brain Nerve (Tokyo) 22:379–385
Makins GH (1916) A series of cases of cerebral embolism consequent on the reception of gunshot injury to the carotid arteries. Lancet II:543–546
Makins GH (1919) On gunshot wounds to the blood vessels. Wright, Bristol
Malamud N, Haymaker W (1947) Cranial trauma and extrapyramidal involvement: Cerebral changes simulating those of anorexia. A clinicopathological report of three cases. J Neuropathol Exper Neurol 6:217–225
Malin JP, Becker H, Abicht J (1985) Bilateral traumatic extracranial aneurysms of the internal carotid artery with delayed brain infarction. J Neurol 232:314–317
Maniscalco JE, Habal MB (1978) Microanatomy of the optic canal. J Neurosurg 48:402–406
Mant AK (1972) Traumatic subarachnoid hemorrhage following blows to the neck. J Forens Sci 12:567–572
Marannon, Pintos (1916) Lésion traumatique pure de l'hypophyse. Syndrome adiposo-genital et diabète inspide. Nouv Icon Salpêtrière 28:185
Marburg O (1934) Unfall und Hirngeschwulst, 1. Aufl. Springer, Wien
Margolis G (1966) The vascular changes and pathogenesis of hypertensive intracerebral hemorrhage. Res Publ Ass Nerv Ment Dis 41:73–91
Margolis G, Odom GL, Woodhall B, Bloor BM (1951) The role of small angiomatous malformations in the production of intracerebral hematomas. J Neurosurg 8:564–575

Margolis G, Odom Gl, Woodhall B, Bloor BM (1961) Further experience with small vascular malformations as a cause of massive intracerebral bleeding. J Neuropathol Exper Neurol 20:161–167
Margolis MT, Newton TH (1972) Borderlands of the normal and abnormal posterior inferior cerebellar artery. Acta Radiol 13:163–176
Margolis MT, Stein RL, Newton TH (1972) Extracranial aneurysms of the internal carotid artery. Neuroradiology 4:78–89
Marguth F, Lanksch W (1973) Klinische Symptome im Vorfeld des Hirntodes. In: Krösl W, Scherzer E (Hrsg) Die Bestimmung des Todeszeitpunktes. Maudrich, Wien, S 71–74
Markand DN (1976) Electroencephalogram in „locked-in" syndrome. Electroencephal Clin Neurophysiol 40:529–534
Markham JW (1961) Arteriovenous fistula of the middle meningeal artery and the greater petrosal sinus. J Neurosurg 18:847–848
Marks RC, Freed MM (1973) Nonpenetrating injuries of the neck and cerebrovascular accident. Arch Neurol 28:412–414
Markwalder H (1961) On arteriography in intracraneal traumatic hemorrhage. Schweiz Arch Neurol Psychiatr 87:298–300
Markwalder H, Huber P (1961) Aneurysmen der Meningealarterien. Schweiz Med Wochenschr 91:1344–1347
Marshall LF, Bruce DA, Bruno L, Langfitt TW (1978) Vertebrobasilar spasm: A significant cause of neurological deficit in head injury. J Neurosurg 48:560–564
Martel T de, Guillaume J (1931) Les tumeurs cérebrales. Doin, Paris
Martin H, Quival J (1960) Surdité brusque au cours d'une manipulation vertébrale. J Franc Otorhinolaryngol 9:177–178
Martin JP (1944) Venous thrombosis in the central nervous system. Proc Royal Soc Med 37:383–386
Martin JP (1955) Signs of obstruction of the superior longitudinal sinus following closed head injuries (traumatic hydrocephalus). Brit Med J II:467–473
Martin MJ, Whisnant JP, Sayre GP (1960) Occlusive vascular disease in the extracranial cerebral circulation. Arch Neurol 3:530–538
Martinez SN, Bertrand C, Thierry A (1966) Les faux anévrysmes post-traumatiques. Can J Surg 9:397–402
Martland MS, Beling CC (1929) Traumatic cerebral hemorrhage. Arch Neurol Psychiatr 22:1001–1023
Mason TH, Swain GM, Osheroff HR (1954) Bilateral carotid-cavernous fistula. J Neurosurg 11:323–326
Massac E, Siram SM, Leffall LD (1983) Penetrating neck wounds. Am J Surg 145:263–265
Masshoff W (1968) Zum Problem des Todes. Münch Med Wochenschr 110:2473–2482
Mastaglia FL, Savas S, Kakulas BH (1969) Intracranial thrombosis of the internal carotid artery after closed head injury. J Neurol Neurosurg Psychiatry 32:383–388
Mastaglia FL, Savas S, Kakulas BA, Lekias JS (1971) Thrombosis of the internal carotid artery after closed head injury. Proc Aust Ass Neurol 8:93–100
Matas R (1893) Traumatisms and traumatic aneurysms of the vertebral artery and their surgical treatment with the report of one cured case. Ann Surg 18:477–521
Mathews T, Moossy J (1975) Central pontine myelinolysis. Lesion evolution and pathogenesis. J Neuropathol Exper Neurol 34:77–85
Mathieson G, Olszewski J (1960) Central pontine myelinolysis with other cerebral changes: A report of two cases. Neurology 10:345–354
Matricali B (1983) Internal carotid artery aneurysms. In: Samii M, Brihaye J (eds) Traumatology of the skull base. Anatomy, clinical and radiological diagnosis, operative treatment. Springer, Berlin Heidelberg New York Tokyo, pp 196–200
Matson DD, Wolkin J (1946) Hematomas associated with penetrating wounds of the brain. J Neurosurg 3:46–53
Matsumoto M, Miura N, Takizawa T, et al. (1971) Large aneurysm of the vertebro-basilar system: Report of a case and diagnostic review of cases in the literature. (Japanisch). Brain Nerve (Tokyo) 23:457–469

Matsuoka S (1952) Histopathological studies on the blood vessels in apoplexia cerebri. First Internat Congr Neuropathol 3:222

Matsuoka T, Miyoshi K, Saka K, Hayashi S, Kageyama N (1965) Central pontine myelinolysis. Acta Neuropathol 5:117–132

Mattes W, Dürstelmann D, Cramer G (1983) Stumpfes Halstrauma durch Sicherheitsgurt. Dtsch Med Wochenschr 108:22–25

Maurer JJ, Mills M, German WJ (1961) Triad of unilateral blindness, orbital fracture and massive epistaxis after head injury. J Neurosurg 18:837–840

Maurer PK, Plasche W, Green RM (1984) Blunt trauma to the carotid artery with transient deficit and early repair. Surg Neurol 21:110–112

Maxeiner H (1979) Zur Kenntnis der Schlagaderverletzungen am Hirngrund durch stumpfe Gewalt. Med Dissertation, Universität Berlin

Mayer ET (1966) Hirnstammschäden nach Einwirkungen stumpfer Gewalt auf den Schädel. Med Dissertation, Universität München

McConnel EM (1953) The arterial blood supply of the human hypophysis cerebri. Anat Rec 115:175–203

McCormick WF, Acousta-Rua GJ (1970) The size of intracranial saccular aneurysms: An autopsy study. J Neurosurg 33:422–427

McCormick WF, Beals JD (1964) Severe epistaxis caused by ruptured aneurysm of the internal carotid artery. J Neurosurg 21:678–686

McCormick WF, Danneel CM (1976) Central pontine myelinolysis. Arch Intern Med 119:144–478

McCormick WF, Halmi NS (1970) The hypophysis in patients with coma dépassé (respirator brain). Am J Clin Pathol 54:374–383

McCormick WF, Nofziger JD (1965) Saccular intracranial aneurysms (an autopsy study). J Neurosurg 22:155–159

McCormick WF, Nofziger JD (1966) „Cryptic" vascular malformations of the central nervous system. J Neurosurg 24:865–875

McCormick WF, Rosenfield DB (1973) Massive brain hemorrhage: A review of 144 cases and an examination of their causes. Stroke 4:946–954

McCusker EA, Rudick RA, Honch GW, Griggs RC (1982) Recovery from locked-in syndrome. Arch Neurol 39:145–147

McDonald CA, Korb M (1939) Intracranial aneurysms. Arch Neurol Psychiatr 42:298–328

McDowell HA (1971) Postarteriographic arteriovenous fistula of the cervical vertebral artery. Southern Med J 64:119–120

McDowell FH, Schick RW, Frederick W, Dunbar HS (1959) An arteriographic study of cerebrovascular disease. Arch Neurol 1:435–442

McGauley J, Miller C, Pennor J (1975) Diagnosis and treatment of diffuse intravascular coagulation following cerebral trauma. J Neurosurg 43:374–376

McGough EC, Helfrich LR, Hughes RK (1972) Traumatic intimal prolapse of the common carotid artery. Am J Surg 123:724–725

McHugh HE (1959) The surgical treatment of facial paralysis and traumatic conductive deafness in fractures of the temporal lobe. Ann Otol Rhinol Laryngol 68:855–889

McKay DG (1965) Disseminated intravascular coagulation: An intermediary mechanism of disease. Harper & Row, New York

McKissock W, Richardson A, Bloom WH (1960) Subdural hematoma. A review of 389 cases. Lancet I:1365–1369

McKissock W, Richardson A, Walsh L (1960) „Posterior communicating" aneurysms. A controlled trial of the conservative and surgical treatment of ruptured aneurysms of the internal carotid artery at or near the point of origin of the posterior communicating artery. Lancet I:1203–1206

McKissock W, Richardson A, Walsh R (1960) Spontaneous cerebellar hemorrhage. A study of 34 consecutive cases treated surgically. Brain 83:1–9

McKissock W, Taylor JD, Bloom WH, Till K (1960) Extradural hematoma. Observations on 123 cases. Lancet II:167–172

McKissock W, Richardson A, Taylor J (1961) Primary intracerebral haemorrhage. A controlled trial of surgical and conservative treatments in 180 unselected cases. Lancet II:221–226

McKissock W, Richardson A, Walsh L (1962) Middle cerebral aneurysms. Further results controlled trial of conservative and surgical treatment of ruptured aneurysms. Lancet II:417–421

McKissock W, Richardson A, Walsh L (1965) Anterior communicating aneurysms. A trial of conservative and surgical treatment. Lancet I:873–876

McLaurin RL (1956) Calcified subdural hematoma in childhood: Report of two cases. Am Surgeon 22:736–745

McLaurin RL, McBride BH (1956) Traumatic intracerebral hematomas. Review of 16 surgically treated cases. Ann Surg 143:294–305

McLean JM, Wright RM, Henderson JP, Lister JR (1985) Vertebral artery rupture associated with closed head injury. J Neurosurg 62:135–138

McLynn OA (1970) Traumatic internal carotid artery thrombosis in a child. Nurs Times 66:394–395

McPherson P, Graham DT (1973) Arterial spasm and slowing of the cerebral circulation in the ischaemia of head injury. J Neurol Neurosurg Psychiatry 36:1069–1072

Meadows JC (1974) The anatomical basis of prosopagnosia. J Neurol Neurosurg Psychiatry 37:489–501

Meadows SP (1959) Intracavernous aneurysms of the internal carotid artery: Their clinical features and natural history. Arch Ophthalmol 62:566–574

Mealy J (1968) Pediatric head injuries. Thomas, Springfield

Meecheren JJ van (1668) Heel- en geneeskonstige aanmerkkingen. Commelijn, Amsterdam

Meesen H, Stochdorph O (1957) Erweichung und Blutung. In: Lubarsch O, Henke F, Rössle R (Hrsg) Handbuch der speziellen pathologischen Anatomie und Histologie, Bd 13/1/B. Scholz W (Hrsg) Nervensystem. Springer, Berlin Göttingen Heidelberg, S 1384–1419

Meessen H, Stochdorph O (1957) Die Embolie durch Luft und Fetteinschwemmung. In: Lubarsch O, Henke F, Rössle R (Hrsg) Handbuch der speziellen pathologischen Anatomie und Histologie, Bd 13/I/B. Scholz W (Hrsg) Nervensystem. Springer, Berlin Göttingen Heidelberg, S 1420–1437

Meessen H, Stochdorph O (1957) Die Thromboembolie, die arterielle und die venöse Thrombose. In: Lubarsch O, Henke F, Rössle R (Hrsg) Handbuch der speziellen pathologischen Anatomie und Histologie, Bd 13/I. Scholz W (Hrsg) Nervensystem. Springer, Berlin Göttingen Heidelberg, S 1438–1464

Meguro K, Rowed DW (1985) Traumatic aneurysm of the posterior inferior cerebellar artery caused by fracture of the clivus. Neurosurgery 16:666–668

Mehalic T, Farhat SM (1974) Vertebral artery injury from chiropractic manipulation of the neck. Surg Neurol 2:125–129

Meirowsky AM (1953) Wounds of the dural sinuses. J Neurosurg 10:496–514

Meirowsky AM (1965) Wounds of dural sinuses. In: Meirowsky AM (ed) Neurological surgery of trauma. Office Surg Gen, Dept Army, US Governm Printing Office, Washington, DC, pp 181–182

Meirowsky AM (ed) (1965) Neurological surgery of trauma. Office Surg Gen, Dept Army, US Governm Printing Office, Washington, DC

Meirowsky AM (1965) Penetrating wounds of the brain. In: Meirowsky AM (ed) Neurological surgery of trauma. US Governm Printing Office, Washington, DC, pp 103–130

Meixner K (1925) Die Rolle der Gehirnerschütterung bei den tödlichen Schädelverletzungen. Dtsch Z Ges Gerichtl Med 6:105–120

Meixner K (1931) Die Handlungsfähigkeit Schwerverletzter. Dtsch Z Ges Gerichtl Med 16:139

Meixner K (1932) Einiges über Hirnschädigungen durch Gewalt. Wien Klin Wochenschr 45:485–488

Memon MY, Paine KWE (1971) Direct injury of the oculomotor nerve in craniocerebral trauma. J Neurosurg 35:461–464

Mendel K (1908) Der Unfall in der Ätiologie der Nervenkrankheiten. Karger, Berlin
Mendel K (1929) Traumatische Spätapoplexie. Med Klin 25:644–645
Menezes AH, Graf CJ (1974) True traumatic aneurysm of anterior cerebral artery. Case report. J Neurosurg 40:544–548
Menschel K (1922) Über einen Fall von Aneurysma der A. vertebralis dextra nach einem Trauma. Ärztl Z 28:13–17
Merab AJ, Hajjar J, Khoury K (1963) Thrombose bilaterale de la carotide interne. Etude anatomoclinique a propos d'un cas. Sem Hôp 39:388–391
Messert B, Orrison WW, Hawkins MJ, Quaglieri CE (1979) Central pontine myelinosis: Considerations on etiology, diagnosis and treatment. Neurology 29:147–160
Metzel E, Umbach W (1966) Akute posttraumatische Blutungen des Schädelinnern. Acta Chir 1:145–152
Meurer H (1942) Ein Fall von traumatischem Aneurysma der Arteria vertebralis am Halse. Chirurg 14:680–682
Meyer HJ (1965) Das Chiasma-Trauma. Klin Monatsbl Augenheilkd 146:833–845
Meyer JP, Lim LT, Schuler JJ, et al. (1985) Peripheral vascular trauma from close range shotgun injuries. Arch Surg 120:1126–1131
Meyer JS, Sheehan S, Bauer RB (1960) Arteriographic study of cerebrovascular disease in man. I. Stenosis and occlusion of the vertebral-basilar arterial system. Arch Neurol 2:27–45
Meyer-Hörstgen H, Bettag W (1980) Über ein traumatisches Aneurysma der Arteria pericallosa bei einem elfjährigen Jungen. Neurochirurgia 23:239–244
Meyermann R (1982) Möglichkeiten einer Schädigung der Arteria vertebralis. Manuelle Med 20:105–114
Meyermann R, Yasargil MG (1981) Ultrastructural studies of cerebral berry aneurysms. In: Schiefer W, Klinger M, Brock M (eds) Brain abscess and meningitis. Subarachnoid hemorrhage. Timing problem. Advances Neurosurgery, vol 9. Springer, Berlin Heidelberg New York, pp 174–181
Michel E (1896) Ein Beitrag zur Frage der sog. traumatischen Spätapoplexie. Wien Klin Wochenschr 9:789–791
Mielke A (1960) Die Chirurgie des Nervus facialis. Urban & Schwarzenberg, München Berlin
Mifka P (1964) Der traumatisch verursachte Verlust des Geruchssinns. Wien Med Wochenschr 114:703–796
Mifka P (1965) Der traumatisch verursachte Verlust des Geruchs- und Geschmackssinnes. Proc 8th Internat Congr Neurol, Vienna, 5.–10.IX.1965. Tom I, pp 379–388
Mifka P (1972) Röntgenologische Differentialdiagnose bei Schädelbrüchen. In: Jonach E (Hrsg) Verhandl Österr Gesellsch Unfallchir, 7. Tagung, 8.–9. Oktober 1971, Salzburg. Hefte Unfallheilkd 111:45–49
Miletti M (1956) Die Thrombose der Arteria carotis. Acta Neurochir (Suppl) 3:202–310
Milhorat TH (1970) Excision of a cirsoid arteriovenous malformation of the corpus callosum in a 16-year-old boy. Case report. J Neurosurg 33:339–344
Miller JDR, Ayers TN (1967) Posttraumatic changes in the internal carotid artery and its branches: An arteriographic study. Radiology 89:95–100
Miller RG, Burton R (1974) Stroke following chiropractic manipulation of the neck. J Am Med Ass 229:189–190
Mills DH (1974) Statutory brain death. J Am Med Ass 229:1225–1226
Minauf M, Jellinger K (1970) Zentrale pontine Myelinolyse bei einem Kind mit protrahiertem posttraumatischem Koma. Neuropädiatrie 2:107–111
Minauf M, Krepler P (1969) Zentrale pontine Myelinolyse bei einem Kind mit Leukämie. Neurology 29:55–65
Minauf M, Schacht L (1966) Zentrale Hirnschäden nach Einwirkung stumpfer Gewalt auf den Schädel. II. Mitt: Läsionen im Bereich der Stammganglien. Arch Psychiatr Nervenk 208:162–176
Mingrino S, Moro F (1967) Fistula between the external carotid artery and cavernous sinus. Case report. J Neurosurg 27:157–160

Mitchell DE, Adams JH (1973) Primary focal impact damage to the brainstem in blunt head injuries. Does it exist? Lancet II:215–218

Mitchell DP, Stone P (1973) Temporal bone fractures in children. Can J Otolaryngol 2:156–162

Mitchell SW (1889) Aneurysm of an anomalous artery causing antero-posterior division of the chiasm of the optic nerves and producing bitemporal hemianopsia. J New Ment Dis 14:44–62

Mitterwallner F von (1955) Variationsstatistische Untersuchungen an den basalen Hirngefäßen. Acta Anat 24:51–88

Miyazaki S, Ohmori H, Kanazawa Y, Munekata K, Fukushima H, Kamata K (1980) The pathogenesis of chronic subdural hematoma – Sequential study with computerized tomography. Neurol Med Chir (Tokyo) 20:875–881

Mizoi Y, Tatsuno Y, Shimoura N (1969) Über die Ponsblutung bei Autopsiefällen nach Kopftraumen. Beitr Gerichtl Med 26:84–91

Mizukami M, Takemae T, Tazawa T, Kawase T, Matenzaki T (1980) Value of computerised tomography in the prediction of cerebral vasospasm after aneurysm rupture. Neurosurgery 7:583–586

Mohan J (1980) The neurosurgeon's view. In: Boullin DJ (ed) Cerebral vasospasm. Wiley, Chicester New York Brisbane Toronto, pp 15–35

Mohandas A, Chou SN (1971) Brain death: A clinical and pathological study. J Neurosurg 35:211–218

Mohanty SK, Barrios M, Fishbone H, Khatib R (1973) Irreversible injury of the cranial nerves 9 through 12. (Collet-Sicard Syndrome). Case report. J Neurosurg 38:86–88

Mohr JP, Leicester J, Stoddard LT, Sidman M et al. (1971) Right hemianopia with memory and color and tactile letter deficits in circumscribed left posterior cerebral artery territory infaction. Neurology 21:1104–1113

Mohssenipour I, Benedetto KP, Twerdy K (1981) Traumatischer Carotisverschluß durch Sicherheitsgurte. Unfallheilkunde 84:278–281

Mokri B, Sundt TM, Houser OW, Piepgras DG (1986) Spontaneous dissection of the cervical internal carotid artery. Ann Neurol 19:126–138

Molinari GF (1978) Review of clinical criteria of brain death. In: Korein J (ed) Brain death: Interrelated medical and social issues. Ann New York Acad Sci 315:62–69

Mollaret P, Bertrand J, Mollaret H (1959) Coma dépassé et nécroses nerveuses centrales massives. Rev Neurol 101:116–139

Mollaret P, Goulon A (1959) Le coma dépassé. (Memoire préliminaire). Rev Neurol 101:3–15

Monakow C von (1924) Gliom und Schädeltrauma. Schweiz Arch Neurol 14:289–300

Moniz E (1934) L'angiographie cérébrale. Ses applications et résultats en anatomie, physiologie clinique. Masson, Paris

Moniz E, Lima A, Lacerda R de (1937) Hémiplégies par thrombose de la carotide interne. Presse Méd 45:977–980

Monteiro L (1971) La myélinolyse du centre du pons dans le cadre d'un nouveau syndrome histopathologique de topographie systematisée. A propos d'un cas anatomo-clinique. J Neurol Sci 13:293–314

Moore A, Turnbull F (1944) Thrombosis of the internal carotid artery resulting from gunshot wounds. Bull Vancouver Med Ass 20:103–104

Moore TM, Stern K (1938) Vascular lesions in the brain stem and occipital lobe occurring in association with brain tumors. Brain 61:70–98

Moossy J (1984) Anatomy and pathology of the vertebrobasilar system. In: Berguer R, Bauer RB (eds) Vertebrobasilar arterial occlusive disease. Medical and surgical management. Raven Press, New York, pp 1–13

Moquot (1917) zit nach Perrig H (1932)

Morelli RJ (1967) An angiographic complication of the vertebral arteriovenous fistula. J Neurol Neurosurg Psychiatry 30:264–266

Morello A, Cooper IS (1955) Angiographic anatomy of the anterior choroidal artery. Am J Roentgenol 73:748–751

Morgagni JB (1761) De sedibus, et causis morborum per anatomen indagatis libri quinque. 2 vols. Typog Remondiniana, Venetiis

Morison RS (1971) Death: Process or event? Science 173:694–698
Morley TP, Barr HWK (1969) Giant intracranial aneurysms: Diagnosis, course, and management. Clin Neurosurg 16:73–94
Morris GC, Creech O, Bakey ME de (1957) Acute arterial injuries in civilian practice. Am J Surg 93:565–572
Morris GC, Beall AC, Roof WR, Bakey ME de (1960) Surgical experience with 220 acute arterial injuries in civilian practice. Am J Surg 99:775–781
Mosberg WH, Lindenberg R (1959) Traumatic hemorrhage from the anterior choroidal artery. J Neurosurg 16:209–221
Moscow NP, Newton TH (1973) Angiographic implications in diagnosis and prognosis of basilar artery occlusion. Am J Roentgenol 119:597–604
Mosimann R (1963) Traumatismes arteriels. Helv Chir Acta 30 (Suppl 10) 1–96
Mounier-Kuhn A, Boucher A, Costaz G (1955) Contribution à l'étude anatomique radiologique et chirurgicale de l'artère choroidienne antérieure. Neurochirurgie 1:345–370
Mounier-Kuhn P, Maguenauer JP, Fontvieille J, et al. (1966) A propos des anosmies posttraumatiques. J Franc Oto-Rhino-Laryngol 15:145–156
Mount LA (1950) Conservative surgical therapy of brain abscesses. J Neurosurg 7:385–389
Mount LA (1951) Treatment of spontaneous subarachnoid hemorrhage. J Am Med Ass 146:693–698
Mount LA (1959) Results of treatment of intracranial aneurysms using the Selverstone clamp. J Neurosurg 16:611–618
Mount LA, Brisman R (1974) Surgical treatment of multiple aneurysms and of incidentally-discovered unruptured aneurysms. J Neurosurg 35:291–295
Mount LA, Taveras JM (1962) Ligation of the basilar artery in treatment of an aneurysm at the basilar artery bifurcation. J Neurosurg 19:167–170
Mrowka R, Bogunska C, Kulesza J, Bazowski P, Wencel T (1978) Grave cranio-cerebral trauma 30 years ago as a cause of the brain glioma at the locus of the trauma; particulars of the case. Zentralbl Neurochir 39:57–64
Müller D (1973) Zur Frage des sogenannten Hirntodes bei Neugeborenen und im frühen Kindesalter. In: Krösl W, Scherzer E (Hrsg) Die Bestimmung des Todeszeitpunktes. Maudrich, Wien, S 41–44
Müller D (1973) Die subakuten Massenverschiebungen des Gehirns unter der Geburt. Physiologie, Traumatologie, Diagnostik, Klinik. VEB Thieme, Leipzig
Müller E (1903) Zur Ätiologie und Pathologie der Geschwülste des Stirnhirns. Dtsch Z Nervenheilkd 23:378
Müller E, Ott J (1971) Posttraumatischer Verschluß der Arteria basilaris bei einem Kind. Zentralbl Neurochir 32:23–276
Müller HR (1939) Unfall und Hirngeschwulst. Zentralbl Chir 66:1164
Müller (1975) Über Lage und Ursprungszonen der Kleinhirnarterien und deren Quellgefäße. Med Dissertation, Universität Würzburg
Müller K (1955/1956) Beitrag zur Frage der Bollingerschen Spätapoplexie. Psychiatr Neurol (Basel) 7–8:275
Müller N (1964) Weitere Beobachtungen sekundärer traumatischer Veränderungen des Gehirns. Acta Neurochir 11:545–558
Mueller S, Sahs AL (1976) Brainstem dysfunction related to cervical manipulation. Report of three cases. Neurology 26:547–550
Mumenthaler M, Wellauer J, Schamaun M (1961) „Apoplexie" bei vollständigen und unvollständigen Carotisverschlüssen. Klinik, Diagnostik und gefäßchirurgische Therapie. Helv Med Acta 5:705–740, u 6:808–830
Murphy DJ, Goldberg RJ (1967) Extravasation from an intracranial aneurysm during carotid angiography, case report. J Neurosurg 27:459–461
Murphy F, Miller JH (1959) Carotid insufficiency diagnosis and surgical treatment. A report of twenty-one cases. J Neurosurg 16:1–23
Murphy MJ, Brenton DW, Aschenbrenner CA, Van Gilder JC (1970) Locked-in Syndrome caused by a solitary pontine abscess. J Neurol Neurosurg Psychiatry 42:1062–1065

Murray DS (1957) Post-traumatic thrombosis of the internal carotid and vertebral arteries after non-penetrating injuries of the neck. Br J Surg 44:556–561

Murry TJ (1976) Locked-in syndrome caused by a tumor, another comment. Neurology 26:1186

Murthy JMK, Bhargava V, Chopra JS, et al. (1980) Internal artery thrombosis secondary to craniocervical trauma. Neurology India 28:45–49

Nabatoff RA, Cordice TH (1956) Traumatic (false) aneurysms. Arch Surg 72:277–283

Nadjimi M, Schneider K (1965) Die Carotisangiographie bei doppelseitiger Carotis interna-Thrombose. Radiologe 5:453–454

Naffziger HC, Jones OW (1928) Late traumatic apoplexy; report of three cases with operative recovery. California West Med 29:361–364

Nagler W (1973) Vertebral artery obstruction by hyperextension of the neck. Report of three cases. Arch Phys Med Rehabil 54:237–239

Nagy L, Sipos I (1983) Eine indirekte Stammhirnverletzung durch einen Knochensplitter der Felsenbeinpyramide. Z Rechtsmed 89:279–282

Nakada T, Knight R (1984) Alcohol and the central nervous system. Med Clin North Am 68:121–131

Nakamura K, Tsugane R, Ito H, Obata H, Narita H (1966) Traumatic arteriovenous fistula of the middle meningeal vessels. J Neurosurg 25:424–429

Ndo D, N'Diaye IP, Girard PL, et al. (1973) Drépanocytose et paraplégie régressive au cours du Yoga. Bull Soc Med Afr Noire Lang Franc 18:520–523

Nedei R, Brian S, Jedynak P, Arfel G (1974) Neuropathologie du coma dépassé. Ann Anest Franc 15:3–11

Nedwich A, Haft H, Tellem M, Kauffman L (1963) Dissecting aneurysm of cerebral arteries. Review of the literature and report of a case. Arch Neurol 9:477–484

Negovsky VA (1961) Some physiopathologic regularities in the process of dying and resuscitation. Circulation 23:452–457

Neimanis G (1956) Über Kaliberschwankungen und Verlaufsanomalien des intrakraniellen Abschnittes der Arteria vertebralis. Frankf Z Pathol 67:461–484

Nelaton (1873) zit nach Mason TH et al. (1954)

Nelson DA, Mahru MH (1963) Death following digital carotid artery occlusion. Arch Neurol 6:640–643

Nelson J (1942) Involvement of the brain stem in the presence of subdural hematomas. J Am Med Ass 119:864–872

Neubuerger KT (1925) Über zerebrale Fett- und Luftembolie (nebst Bemerkungen zur Frage der Schichterkrankungen der Großhirnrinde und der Pathogenese der Keuchhusteneklampsie der Kinder). Z Ges Neurol Psychiatr 95:278–318

Neubuerger KT (1925) Über das Auftreten von Gliomen nach Kriegsschußverletzungen des Gehirns. Münch Med Wochenschr 72:508–510

Neubuerger KT (1929) Akute Ammonshornveränderungen nach frischen Hirnschußverletzungen. Krankheitsforsch 7:219–229

Neubuerger KT (1930) Über zentrale traumatische Hirnerweichung und verwandte Prozesse. Deutsch Z Gerichtl Med 14:583–597

Neugebauer W (1938) Beitrag zur pathologischen Anatomie der Gerhirnerschütterung. Frankf Z Pathol 51:210–236

Neumann K (1987) Zur Bedeutung der zentralen pontinen Myelinolyse (Untersuchungen an 100 Gehirnen chronischer Alkoholiker im forensischen Obduktionsgut). Med Dissertation, Universität München

Neudörfer B, Niemöller K (1981) Neurologische Störungen bei Alkoholikern. Therapiewoche 31:4317–4328

Neuwirth E (1954) Neurologic complications of osteoarthritis of the cervical spine. New York State J Med 54:2583–2590

New GB (1923) Laryngeal paralysis associated with the jugular foramen syndrome and other syndromes. Am J Med Sci 165:727–737

New PFJ (1965) True aneurysm of the middle meningeal artery. Clin Radiol 16:236–240

New PFJ, Momose KJ (1969) Traumatic dissection of the internal carotid artery at the atlantoaxial level, secondary to non-penetrating injury. Radiology 93:41–49

Newbarr FD, Courville CB (1958) Trauma as the possible significant factor in the rupture of congenital intracranial aneurysms. J Forens Sci 3:174–200
Newman RP, Manning EJ (1980) Hyperbaric chamber treatment for „locked-in" syndrome. Arch Neurol 37:529
Newton T, Darroch J (1966) Vertebral arteriovenous fistula complicating vertebral angiography. Acta Radiol Diagn 5:428–440
Newton TH, Adams JE, Wylie EJ (1964) Angiography of cerebrovascular occlusive disease. New Engl J Med 270:14–18
Nibbelink DW, Torner JC, Henderson WG (1975) Intracranial aneurysms and subarachnoid hemorrhage. A cooperative study. Antifibrinolytic therapy in recent onset subarachnoid hemorrhage. Stroke 6:622–629
Nichtweiß M, Wiegand CH, Prawitz RH, Kühnert A (1986) Zur Kenntnis der zentralen pontinen Myelinolyse. Anästh Intensivther Notfallmed 21:343–345
Nick J, Contamin F, Nicolle MH, DesLauries, Ziegler G (1967) Incidents et accidents neurologiques dues aux manipulations cervicales. Bull Mem Soc Med Hôp (Paris) 118:435–440
Nicola GC, Ferazzi D, Faggioli L, Nizzoli V (1967) Occlusion bilatérale de l'artere carotide interne (apropos de trois observations). Psychiatr Neurol 154:106–117
Nijensohn DE, Saiz RJ, Regan TJ (1974) Clinical significance of basilar artery aneurysms. Neurology 24:301–305
Ninchoji T, Uemura K, Shimayama I, Hinokuma K, Bun T, Nakajima S (1984) Traumatic intracerebral haematomas of delayed onset. Acta Neurochir 71:69–90
Nishijuna Y, Yoshimoto T, Hori S, Suzuki J (1979) Postmortem examination of patients with non-surgically treated ruptured aneurysms. In: Suzuki J (ed) Cerebral aneurysms. Experiences with 1000 directly operated cases. Neuron, Tokyo, pp 597–605
Nizzoli V, Brizzi R (1974) Traumi cranici e meningiomi. Sist Nerv 16:178–191
Noetzel H (1953) Trauma und Gliom. Vortrag Arbeitsgem Hirntraumafragen, Mainz
Noetzel H (1969) Das Wallenberg-Syndrom. Med Welt 32:1755–1758
Noetzel H, Jerusalem F (1965) Die Hirnvenen und Sinusthrombosen. In: Müller M, Spatz H, Vogel P (Hrsg) Monographien aus dem Gesamtgebiet der Neurologie und Psychiatrie, Heft 106. Springer, Berlin Heidelberg New York
Nordgren RE, Markesbery WR, Fukuda K, Reeves AG (1971) Seven cases of cerebromedullospinal disconnection: The locked-in syndrome. Neurology 21:1140–1148
Nordmann M (1936) Referat über die Spontanblutungen im menschlichen Gehirn. Verhandl Dtsch Gesellsch Pathol 29:11–54
Norenberg MD (1983) A hypothesis of osmotic endothelial injury. A pathogenetic mechanism in central pontine myelinolysis. Arch Neurol 40:66–69
Norlén G, Barum AS (1953) Surgical treatment of aneurysm of the anterior communicating artery. J Neurosurg 10:634–650
Norlén G, Olivecrona H (1953) The treatment of aneurysms of the circle of Willis. J Neurosurg 10:404–415
Norma JA, Schmidt KW, Grow JB (1950) Congenital arteriovenous fistula of the cervical vertebral vessels with heart failure in an infant. J Paediatr 36:598–604
North RR, Fields WS, De Bakey ME, Crawford ES (1962) Brachial-basilar insufficiency syndrome. Neurology 12:810–820
Northcroft GB, Morgan AD (1944) A fatal case of traumatic thrombosis of the internal carotid artery. Br J Surg 32:105–107
Northfield DWC, Russell DS (1937) The fate of thorium dioxide (thorotrast) in cerebral arteriography. Lancet I:377–381
Noterman J, Warszawski M, Jeanmart L, et al. (1972) Bilateral aneurysm of the internal carotid artery in the cavernous sinus: Case report. Neuroradiology 4:63–65
Nukui H, Imai S, Fukamachi A, Aiba T, Kugamai N, Wakao T (1977) Bilaterally symmetrical giant aneurysms of the internal carotid artery within the cavernous sinus, associated with an aneurysm of the basilar artery. Neurol Surg 5:479–484
Nunno J de, Lonbard GF, Sacerdote J (1964) Considerations sur les hematomes intracraniens traumatiques et associes. Neurochirurgie 10:79–89

Nyberg-Hansen R, Loken AC, Tenstad O (1978) Brainstem lesion with coma for five years following manipulation of the cervical spine. J Neurol 218:97–105
Nyström S (1960) A case of decortication following a severe head injury. Acta Psychiatr Scand 35:101–112
Nyström SHM (1963) Development of intracranial aneurysm as revealed by electron-microscopy. J Neurosurg 20:329–337
Oba M, Niizuma H, Kodama N, Endo M, Suzuki J (1983) Villaret's Syndrome due to extracranial internal carotid aneurysm: A case report. Neurol Surg 11:751–754
Obenchain TG, Killeffer FA, Stern WE (1973) Indirect injury of the optic nerves and chiasm with closed head injury. Bull Los Angeles Neurol Soc 38:13–20
Obrador S, Dierssen G, Rodriguez-Hernandez J (1967) Giant aneurysm of the posterior cerebral artery. J Neurosurg 26:413–416
Obrador S, Gomez-Bueno J, Silvela J (1974) Spontaneous carotid-cavernous fistula produced by ruptured aneurysm of the internal carotid artery. Case report. J Neurosurg 40:539–543
O'Connell BK, Towfighi J, Brennan RW, et al. (1985) Dissecting aneurysms of head and neck. Neurology 35:993–997
Oda Y, Okada Y, Nakanishi I, Kajikawa K, et al. (1984) Central pontine myelinolysis with extra-pontine lesions. Acta Pathol Jap 34:403–410
O'Doherty DS, Green JB (1958) Diagnostic values of Horner's syndrome in thrombosis of the carotid artery. Neurology 8:842–845
Ogilvie WH (1940/1941) Extracranial aneurysm of the vertebral artery. Guy's Hosp Rep 90:178–179
Ogura K, Yamamoto I, Hara M (1982) Computerized tomography of the traumatic hematoma in the corpus callosum. (Japanisch). No Shinkei Geka 10:1299–1301
Okawara S, Nibbelink D (1974) Vertebral artery occlusion following hyperextension and rotation of the head. Stroke 5:640–642
Okeda R (1974) Zentrale pontine Myelinolyse: pathogenetische Aspekte aufgrund morpho-metrischer Untersuchungen des Brückenfußes. Acta Neuropathol 27:233–246
Olafson RA, Christoferson LA (1970) The syndrome of carotid occlusion following minor craniocerebral trauma. J Neurosurg 33:636–639
Oldendorf WH (1964) Technical factors related to the complications of carotid angiography. Bull Los Angeles Neurol Soc 29:163–176
Oldendorf WH (1989) Trophic changes in the arteries at the base of the rat brain in response to bilateral common carotid ligation. J Neuropathol Exper Neurol 48:543–547
Olivecrona H (1944) Ligature of the carotid artery in intracranial aneurysms. Acta Chir Scand 91:353–368
Olivecrona H (1977) Complications of cerebral angiography. Neuroradiology. 14:175–181
Olson RW, Baker HL, Svien HJ (1963) Arteriovenous fistula: A complication of vertebral angiography. J Neurosurg 20:73–75
Onuma T, Suzuki J (1979) A giant aneurysm of the basilar artery: Report of a case. In: Suzuki J (ed) Cerebral aneurysms. Experiences with 1000 directly operated cases. Neuron, Tokyo, pp 708–710
Onuma T, Kamiyama K, Suzuki J (1979) Intraventricular extravasation of contrast media due to rupture of intracranial aneurysms. Report of two cases. In: Suzuki J (ed) Cerebral aneurysms. Experiences with 1000 directly operated cases. Neuron, Tokyo, pp 148–159
Oppenheimer DR (1968) Microscopic lesions in the brain following head injury. J Neurol Neurosurg Psychiatry 31:299–306
Oppenheimer DR (1976) Diseases of the basal ganglia, cerebellum and motor neurons. In Blackwood W, Corsellis JAN (eds) Greenfield's neuropathology, 3rd edn. Arnold, London, pp 608–651
Oppenheimer DR (1976) Demyelinating diseases. In: Blackwood W, Corselis JAN (eds) Greenfield's neuropathology. Arnold, London, pp 470–499
Ordog GJ, Albin D, Wasserberger J, Schlater TL, Balasutramaniam S (1985) 110 bullet wounds of the neck. J Trauma 25:238–246
Orth J (1921) Unfälle und Aneurysmen. Sitzungsber Preuss Akad Wissensch 2:791–818

Orthner H (1977) zit nach Schmitt HP (1983/1984)
Osetowska E (1964) La leuco-encephalopathie oedemateuse post-traumatique. J Neurol Sci 1:458–466
Osler W (1884) Erosion of internal carotid in cavernous sinus six weeks after a blow on the head; fatal haemorrhage from the nose. Proc Med Chir Soc Montreal 23
Osler W (1885) Malignant endocarditis (Gulstonian lectures). Lancet I:415–418, 459–464 und 505–508
Osler W (1885) The Gulstonian lecture on malignant endocarditis. Br Med J I:467–470
Osol GM (1972) Blakiston's Gould's Medical Dictionary, 3rd edn. McGraw-Hill, New York
Osterberg G (1938) Traumatic bitemporal hemianopsia (sagittal tearing of the optic chiasma). Acta Ophthalmol 16:466–474
Ostertag B (1944) Der Contrecoup am Splenium und die Frage der posttraumatischen Gliomentstehung. Monatsschr Unfallheilkd 51:10–25
Ostertag B, Buschmann H (1941) Wie weit kann Wehrdienstbeschädigung bei Geschwülsten angenommen werden? Med Klin 15:374 u 27:351–353
Ostertag B, Mundt G (1940) Trauma und Gewächsentstehung. Med Klin 36:351–353
Otto E (1955) Über den doppelseitigen Verschluß der Carotis interna. Zentralbl Neurochir 122:15
Otto E (1955) Zur Klinik und arteriographischen Diagnostik des Carotisverschlusses. Zentralbl Neurochir 15:277–283
Overton MC, Calvin TH (1966) Iatrogenic cerebral cortical aneurysm. Case report. J Neurosurg 24:672–675
Owen CA (1969) The diagnosis of bleeding disorders. Little Brown, Boston
Oyake Y (1966) Metamorphosis of the brain caused by modern treatment specially by artificial respiration. Acta Pathol Jap 16:200–203
Paal G (1981) Die intermittierende vertebrobasilare Insuffizienz. Internist 22:327–339
Packard FR (1926) Life and times of Ambroise Paré. Hoeber, New York
Packer P (1960) Severe epistaxis due to a leaking of extracranial aneurysm of the internal carotid artery. South African Med J 34:641–642
Padberg FT, Hobson RW, Yeager RA, Lynch TG (1984) Penetrating carotid arterial trauma. Am Surg 50:277–282
Paguirigan A, Lefken EB (1969) Central pontine myelinolysis. Neurology 19:1007–1011
Paillas JE, Cristophe L (1955) Les thromboses de la carotide interne et de ses branches. Masson, Paris
Paillas JE, Christophe L, Bonnal J, Thiry S (1955) Les thromboses de la carotide interne et de ses branches. Masson, Paris
Paillas JE, Bremond J, Sédan R, Winninger J (1959) Syndromes chiasmatiques d'origine traumatique. Rev Oto-Neuro-Ophthalmol 31:390–394
Paillas JE, Bonnal J, Lavielle I (1964) Angiographic images of false aneurysmal sac caused by rupture of middle meningeal artery in the course of traumatic extradural hematomata. Report of 3 cases. J Neurosurg 21:667–671
Parkarinen S (1965) Arteriovenous fistula between the middle meningeal artery and the sphenoparietal sinus. A case report. J Neurosurg 23:438–439
Parkarinen S (1967) Incidence, aetiology and prognosis of primary subarachnoid haemorrhage. A study based on 589 cases diagnosed in a defined urban population during a defined period. Acta Neurol Scand (Suppl 29) 43:1–28
Pallis CA (1955) Impaired identification of faces and places with agnosia for colours. J Neurol Neurosurg Psychiatry 18:218–224
Panitz K, Tornow K, Piotrowski W, Rad MV (1975) Neuroradiologische und ätiologische Besonderheiten der Karotis-Sinus cavernosus-Fistel. Radiologe 15:308–310
Panter K (1957) Psychopathologische und neurologische Syndrome bei spontaner Carotisthrombose am Hals (unter Berücksichtigung der Literatur). Arch Psychiatr Nervenkr 195:508–530
Papadakis N, Safran A, Ramires L, et al. (1976) Traumatic cerebellar hematoma without subdural hematoma. J Am Med Ass 235:530–531

Papo I, Caruselli G, Savolini U (1969) Epistaxis posttraumatique massive par rupture d'anévriysme infraclinodien. Neurochirurgie 15:283–290

Paré A (1575) Les oeuvres de M Ambroise Paré – avec les figures et portraits tant de l'anatomie que des instrument de chirurgie et de plusieurs monstrées. Queyrat, Paris

Parisot P, Morin E (1923) Deux cas d'hemorrhagie cérébrale traumatique. Ann Méd Lég 3:411–415, Ref. Dtsch Z Ges Gerichtl Med 4:194

Park JH, Frenkel M, Dobbie JG, Chromokos E (1971) Evulsion of the optic nerve. Am J Ophthalmol 72:969–971

Parker EF, Kernohan JW (1931) The relation of injury and glioma of the brain. J Am Med Ass 97:535–539

Parkinson D (1964) Collateral circulation of the cavernous carotid artery. Anatomy. Can J Surg 7:251–268

Parkinson D (1965) A surgical approach to the cavernous portion of the carotid artery. Anatomical studies and case report. J Neurosurg 23:474–483

Parkinson D (1967) Transcavernous repair of carotid cavernous fistula. Case report. J Neurosurg 26:420–424

Parkinson D (1977) Concussion. Mayo Clin Proc 52:492–496

Parkinson D (1980) Aneurysms of the „cavernous sinus". In: Pia HW, Langmaid C, Zierski J (eds) Spontaneous intracerebral haematomas. Advances in diagnosis and therapy. Springer, Berlin Heidelberg New York, pp 79–83

Parkinson D, Ramsay RM (1963) Carotid cavernous fistula with pulsating exophthalmus: A fortuitous cure. Can J Surg 6:191–195

Parkinson D, West M (1980) Traumatic intracranial aneurysm. J Neurosurg 52:11–20

Parkinson D, Newry EG, West M (1980) Prognosis in traumatic intracerebral hematoma. In: Pia HW, Langmaid C, Zierski J (eds) Spontaneous intracerebral haematomas. Advances in diagnosis and therapy. Springer, Berlin Heidelberg New York, pp 319–321

Parkinson D, Newry EG, Taylor J (1980) Trauma in intracerebral haematomas. In: Pia HW, Langmaid C, Zierski J (eds) Spontaneous intracerebral haematomas. Advances in diagnosis and therapy. Springer, Berlin Heidelberg New York, pp 71–75

Parkinson J (1817) An essay on the shaking palsy. Whittingham & Rowland, London. Reproduced in: Critchley MC D (1955) (ed) James Parkinson. Macmillan, London

Pate JW, Casini M (1980) Penetrating wounds to the neck: explore or not? Am Surg 46:38–43

Patel AN, Richardson AE (1971) Ruptured intracranial aneurysms in the first two decades of life. A study of 58 patients. J Neurosurg 35:571–576

Paterson A, Bond MR (1973) Treatment of multiple arterial aneurysms. Lancet I:1302–1304

Paterson JW, McKissock WA (1956) A clinical survey of intracranial angiomas with special reference to their mode of progressional surgical tratment: a report of 110 cases. Brain 79:233–266

Patman RD, Poulos E, Shires GT (1964) The management of civilian arterial injuries. Surg Gynecol Obstet 118:725–738

Patterson RH, Goodell H, Dunning HS (1964) Complications of carotid arteriography. Arch Neurol 10:513–520

Paullus WS, Norwood CW, Morgan HW (1979) False aneurysm of the cavernous carotid artery and progressive externa ophthalmoplegia after transsphenoidal hypophysectomy: Case report. J Neurosurg 51:707–709

Paulson (1886) zit nach Zülch KJ (1956)

Paulson G, Nashold BS, Margolis G (1959) Aneurysms of the vertebral artery. Report of 5 cases. Neurology 9:590–598

Pawlowski E (1929) Über Blutungen aus Aneurysmen der basalen Hirnarterien (mit besonderer Berücksichtigung der Frage der Ätiologie). Ärztl Sachverständ Z 1:65–70

Payne EE, Spillane JD (1957) The cervical spine. An anatomo-pathological study 70 specimens (using a special technique) with particular reference to the problem of cervical spondylosis. Brain 80:571–596

Pearson J, Korein J, Braunstein P (1978) Morphology of defectively perfused brains in patients with persistent extracranial circulation. Ann New York Acad Sci 315:265–271

Pecker J (1952) Les hématomes traumatiques intracraniens de l'adulte. Progr Med (Paris) 80:195

Pecker J (1960) L'hématome intracérébral spontané. Presse Méd 68:367–370

Pecker J, Hoel J, Javalet A, Fournier H (1960) Paralysis du moteur oculaire externe par anevrisme intrapetreux traumatique de la carotide interne. Presse Med 68:1023–1024

Pecket P, Landau Z, Reznitzky P (1982) Reversible locked-in state in postinfective measles encephalitis. Arch Neurol 39:672

Pedersen RA, Troost BT, Schramm VL (1981) Carotid-cavernous sinus fistula after ethmoid-sphenoid surgery: Clinical course and management. Arch Otolaryngol 107:307–309

Peerless SJ, Rewcastle NB (1967) Shear injuries of the brain. Can Med Ass J 96:577–582

Peiffer J (1984) Neuropathologie, Alkoholschäden. In: Remmele W (Hrsg) Pathologie, Bd 4. Springer, Berlin Heidelberg New York, S 129–136

Pekker IL (1963) Damage of the chiasm in closed cranial-brain injury. (Russisch mit engl Zusammmenf.) Oftal Z 18:268–273

Pendergrass EP, Chamberlin GW, Godfrey EW, Burdick ED (1942) A survey of death and unfavorable sequelae following the administration of contrast media. Am J Roentgenol 48:741–762

Penin H, Käufer C (Hrsg) Der Hirntod, Todeszeitbestimmung bei irreversiblem Funktionsverlust des Gehirns. Thieme, Stuttgart

Penzoldt F (1881) Ueber Thrombose (autochthone oder embolische) der Carotis. Deutsch Arch Klin Med 28:80–93

Perémy G (1934) Verletzungen der Schädelbasis. Diabetes insipidus, halbseitiger Parkinsonismus, Konvergenzlähmung der Bulben? und Lähmung der Konvergenzreaktion nach einem Sturz auf den Kopf. Klin Wochenschr 13:449–450

Perkins PJ, Wallis WE, Wilson JL (1978) Vertebral artery occlusion following manipulation of the neck. New Zeal Med J 88:441–443

Perret G, Nishioka H (19666) Report on the cooperative study of intracranial aneurysms and subarachnoid hemorrhage. IV. Cerebral angiography. An analysis of the diagnostic value and complications of carotid and vertebral angiography in 5481 patients. J Neurosurg 25:98–114

Perret G, Nishiola H (1966) Arteriovenous malformations. J Neurosurg 25:467–490

Perrot LJ, Froede R (1985) Bone marrow emboli versus fat emboli as the cause of unexpected death. J Forens Sci 30:338–344

Perry MO (1981) Carotid and vertebral artery injuries. In: The management of acute vascular injuries. Williams & Wilkins, Baltimore, pp 67

Perry MO, Snyder WH, Thal ER (1980) Carotid artery injuries caused by blunt trauma. Ann Surg 192:74–77

Perthes GC (1920) Über die Ursache der Hirnstörungen nach Karotisunterbindung und über Arterienunterbindung ohne Schäden der Intima. Arch Klin Chir 114:403

Peterman AF, Siebert RG (1960) The lateral medullary (Wallenberg) syndrome: Clinical features and prognosis. Med Clin North Am 44:887–896

Peters G (1942) Die Gehirnveränderungen bei stumpfer Gewalteinwirkung von vorn (auf die Stirn). Luftfahrtmedizin 7:344–379

Peters G (1943) Über gedeckte Gehirnverletzungen (Rindenkontusion) im Tierversuch. Zentralbl Neurochir 8:172–208

Peters G (1955) Die gedeckten Gehirn- und Rückenmarkverletzungen. In: Lubarsch O, Henke F, Rössle R (Hrsg) Handbuch der speziellen pathologischen Anatomie und Histologie, Bd XIII/3. Scholz W (Hrsg) Nervensystem. Springer, Berlin Göttingen Heidelberg, S 84–143

Peters G (1959) Die Veränderungen an Gehirn und Hirnhäuten bei chronischen traumatischen Störungen. Verhandl Dtsch Gesellsch Pathol, 43. Tag, Mannheim, 8.–12. April 1959. Fischer, Stuttgart, S 103–120

Peters G (1965) Die Differentialdiagnose gedeckter traumatischer Hirnschäden. Wochenschr Klinik u Praxis 6:376–379

Peters G (1969) Pathologische Anatomie der Verletzungen des Gehirns und seiner Häute. In: Kessel FK, Guttmann Sir L, Maurer G (Hrsg) Neurotraumatologie mit Einschluß der Grenzgebiete, Bd 1. Schädel-Hirnverletzungen. Urban & Schwarzenberg, München Berlin Wien, S 31–91

Peters G (1970) Klinische Neuropathologie. Spezielle Pathologie der Krankheiten des zentralen und peripheren Nervensystems, 2. völl neubearb Aufl. Thieme, Stuttgart

Peters G, Rothemund E (1977) Neuropathology of the traumatic apallic syndrome. In: Dalle Ore UH, Gerstenbrand F, Lücking CH, Peters G, Peters UH (Hrsg) The apallic syndrome. In: Hippius H, Janzarik W, Müller C (Hrsg) Monogr Gesamtgeb Psychiat. Heft 14. Springer, Berlin Heidelberg New York, S 78–87

Petit (1765) Observation sur un anévrisme qui a produit des effets singuliers. Hist Acad Royal Sci, p 38, 480

Petit-Dutaillis P, Janet H, Thiébaut F, Guilleaumat L (1949) Effets d'une inversion circulatoire par anastomose carotido-jugulaire sur une hémiplégie droite avec aphasie due à une thrombose de la carotide interne d'origine inconnue chez un adolescent de 13 ans. Rev Neurol 81:997–1008

Petit-Dutaillis D, Messimy R, Pecker J, Namin P (1953) Les hématomes sous-duraux à symptomatologie frontale. Presse Med 61:487–489

Petit-Dutaillis P, Pittman HW (1955) Aneurysms of the middle cerebral artery. Report of seven operative cases; review of literature, evaluation of surgical therapy. J Neurosurg 12:1–12

Petrov P, Stevenaert A, Collignon J (1978) Fistule artério-veneuse post-traumatique de la fosse postérieure. Neurochirurgie 24:429–432

Petty M (1969) Epistaxis from aneurysm of the internal carotid artery due to a gunshot wound. Case report. J Neurosurg 30:741–743

Pevzner S, Bornstein B, Lowenthal M (1962) Prosopagnosia. J Neurosurg Psychiatr 25:336–338

Pfister HW, Einhäupl KM, Brandt T (1985) Mild central pontine myelinolysis: A frequently undetected syndrome. Europ Arch Psychiat Neurol Sci 235:134–139

Phelps CD, Thompson HS, Ossoining KC (1982) The diagnosis and prognosis of atypical carotid-cavernous fistula (red-eyed shunt syndrome). Am J Ophthalmol 93:423

Philippides D, Linck P, Montrieul D (1954) Thrombose de la carotide interne par contusion buccale para amygdalienne. Rev Oto-Neuro-Ophthalmol 26:39–40

Philippides D, Steimlé R (1956) Anévrysmes post-traumatiques du siphon de la carotide interne. Rev Oto-Neuro-Ophthalmol 28:38–39

Philips JP (1967) Epidural hematoma confined to the anterior fossa. A case report. Int Surg 48:442–446

Pia HW (1954) Zur Pathogenese und Frühbehandlung der wachsenden Schädelfraktur des Kindesalters. Dtsch Z Nervenheilkd 172:1–11

Pia HW (1956) Die Einwirkungen der Hirndrucksteigerung auf den Hirnstamm, ihre Klinik und Behandlung. Münch Med Wochenschr 47:1609–1613

Pia HW (1957) Die Schädigung des Hirnstammes bei den raumfordernden Prozessen des Gehirns. Acta Neurochir (Suppl). Springer, Wien

Pia HW (1961) Die neurochirurgische Behandlung der spontanen Hirnblutungen. Z Ärztl Fortbild 50:329–337

Pia HW, Fontana H (1977) Aneurysms of the posterior cerebral artery. Locations and clinical pictures. Acta Neurochir 38:13–35

Pia HW, Zierski J (1982) Giant cerebral aneurysms. Neurosurg Rev 5:117–148

Pia HW, Abtahi H, Schönmayer R (1978) Epidemiology, classifications and prognosis of severe craniocerebral injuries. In: Frowein RW, Wilcke O, Karimi-Nejaf A, Brock M, Klinger M (eds) Advances in neurosurgery, vol 5. Springer, Berlin Heidelberg New York

Pick L (1910) Über die sogenannten miliären Aneurysmen der Hirngefäße. Berl Klin Wochenschr 47:325–329

Pierini EAA, Agra A (1954) Epistaxis como signo de hemorragia de la carotida interna en su porcion timpanica. Probable aneurisma intrapetroso. Prensa Med Argent 41:945–948

Pilcher C, Thuss C (1934) Cerebral blood flow. III. Cerebral effects of occlusion of the common or internal carotid arteries. Arch Surg 29:1024–1035

Pilleri G, Poeck K (1963) Sham-rage like behavior in a case of traumatic decerebration. Confin Neurol 25:156–166

Pilz C (1886) Zur Ligatur der Arteria carotis communis, nebst einer Statistik dieser Operation. Arch Klin Chir 9:257–445

Pilz P (1983) Anoxal injury in head injury. Acta Neurochir (Suppl) 32:119–123

Pilz P, Strohecker J, Grobovschek M (1982) Survival after post-traumatic pontomedullary tear. J Neurol Neurosurg Psychiatr 45:422–427

Pines L, Gillinsky E (1932) Über die Thrombose der Arteria basilaris und die Vascularisation der Brücke. Arch Psychiatr Nervenkr 97:380–387

Pioch W (1960) Mordversuch und Mord durch Einspritzung von Luft, Benzin und Insulin. Deutsch Z Ges Gerichtl Med 49:665

Pioch W (1964) Demonstration zum Thema: Gewaltsamer Tod. Hirngewebsembolie in die Lungen als Folge von Schädelquetschung. Acta Med Leg Soc (Liege) 17:95–98

Pirker E (1964) Aneurysmaruptur während einer Karotisangiographie. Fortschr Röntgenstr 100:415–416

Piscol K (1964) Zur Opticusschädigung durch Schädeltrauma. Berlin Med 15:7–8

Piscol K, Cotsou S (1968) Die Chiasma-Läsion bei Schädelhirntrauma. Neurochirurgia 11:56–65

Pitner SE (1966) Carotid thrombosis due to intraoral trauma. An unusual complication of a common childhood accident. New Engl J Med 274:764–767

Platzer W (1956) Der Carotissiphon und seine anatomische Grundlage. Fortschr Röntgenstr Nuklearmed 84:200–206

Platzer W (1956) Die Arteria carotis interna im Bereich des Keilbeins bei Primaten. Über den sogenannten „Carotis-Siphon". Gegenbaurs Morphol Jahrb 97:220–248

Platzer W (1956) Über den Verlauf der Arteria carotis interna im Sinus cavernosus beim Menschen und Rhesusaffen. Verhandl Anat Gesellschaft, 53. Versamml, 1956, S 201–207

Platzer W (1957) Die Variabilität der Arteria carotis interna im Sinus cavernosus in Beziehung zur Variabilität der Schädelbasis. Gegenbaurs Morphol Jahrb 98:227–243

Platzer W (1957) Zur Anatomie der „Sellabrüche" und ihre Beziehung zur A. carotis interna. Fortschr Röntgenstr Nuklearmed 87:613–616

Platzer W (1962) Verlauf und Varietäten der A. carotis interna als Grundlage der Karotisangiographie. Wien Klin Wochenschr 74:245–248

Plaut HG (1938) Fractures of the atlas resulting from automobile accidents. A survey of the literature and report of six cases. Am J Roentgenol 40:876–890

Plötz H (1964) Zur Orthologie und Pathologie der Arteria vertebralis. Med Dissertation, Universität Kiel

Plum F, Posner JB (1966) The diagnosis of stupor and coma. Davis, Philadelphia

Poeck K, Hubach H (1965) Ein reversibles Syndrom der dorsalen Oblongata. Arch Psychiatr 206:474–478

Pollock LJ (1920) Extracranial injuries of multiple cranial nerves. Arch Neurol Psychiatr 4:517–528

Polson CJ, Hornbak H (1960) Subcutaneous rupture of the larynx and trachea: complicated by bilateral pneumothorax. Med Leg J 28:88–91. Ref: Dtsch Z Ges Gerichtl Med 51:234

Polson CJ, Gee DJ, Knight B (1985) The essentials of forensic medicine, 4th edn. Pergamon Press, Oxford

Ponfick E (1873) Über embolische Aneurysmen, nebst Bemerkungen über das akute Herzaneurysma. Virchows Arch Pathol Anat 58:528

Pool JL (1958) Cerebral vasopasm. New Engl J Med 259:1259–1264

Pool JL, Potts DG (1965) Aneurysms and arterio-venous anomalies of the brain. Diagnosis and treatment. Hoeber, New York

Poos F (1937) Chiasmasyndrom und Diabetes insipidus nach Schädelverletzung. Klin Monatsbl Augenheilkd 98:382
Poppelreuter W (1917) Die psychischen Schädigungen durch Kopfschuß im Kriege 1914–1917. Voss, Leipzig
Poppen JL (1950) Ligation of the internal carotid artery in the neck. Prevention of certain complications. J Neurosurg 7:532–538
Poppen JL (1951) Specific treatment of intracranial aneurysms. Experiences with 143 surgically treated patients. J Neurosurg 8:75–102
Poppen JL, Baird WC (1952) Nontraumatic thrombosis of the internal carotid artery. A report of twenty-five cases. Surg Clin North Am 32:781–785
Poppen JL, Fager CA (1960) Intracranial aneurysms. Results of surgical treatment. J Neurosurg 17:283–296
Poppen JL, Kendrick JF, Hicks SF (1952) Brain stem hemorrhages secondary to supratentorial space-taking lesions. J Neuropathol Exper Neurol 11:267–279
Poppi U (1928) La sindrome anatomo-clinica consequente a lesione dell'arteria corioidea anteriore. Riv Neurol 1:466–475
Porta CF (1931) Zu den pathologischen Veränderungen der Hypophyse und des Chiasma bei schweren Traumen. Beitr Gerichtl Med 11:83–90
Porter RJ, Miller RA (1948) Diabetes insipidus following closed head injury. J Neurol Neurosurg Psychiatry 11:258–262
Poser CM (1973) Demyelination in the central nervous system in chronic alcoholism (central pontine myelinolysis and Marchiafava-Bignami's Disease). Ann New York Acad Sci 215:373–381
Poser CM, Snodgrass RG, Faris AA (1962) Radiologic visualization of nack vessels in cerebrovascular insufficiency. J Am Med Ass 182:126–131
Posnikoff J, Sargent EN (1966) Multiple bilateral intracranial intracavernous and intradural carotid aneurysms. A compendium of classical findings – Case report. Bull Los Angeles Neurol Soc 31:51–62
Post KD, Flamm ES, Goodgold A, Ransohoff J (1977) Ruptured intracranial aneurysms. J Neurosurg 46:290–295
Potondi A, Rupnik P, Kapusz N (1966) Injuries of the vertebral artery. J Forens Sci 11:395–403
Potter EL (1961) Pathology of the fetus and enfant, 2nd edn. Year Book Med Publ, Chicago
Potter EL, Adair FL (1949) Fetal and neonatal death. Univ of Chicago Press, Chicago
Potter EL, Craig JM (1976) Pathology of the fetus and the infant. Chicago Year Book Medical Publ, Lloyd-Luke, London
Potter EL, Young RL (1942) Heterotopic brain tissue in the lungs of two anencephalic monsters. Arch Pathol 34:1009–1015
Potter JM (1964) Facial palsy following head injury. J Laryngol Otol 78:654–657
Potter JM, Braakman R (1976) Injury to the facial nerve. In: Vinken PJ, Bruyn GW in collaboration with Braakman R (eds) Injuries of the brain and skull, part II. Handbook of clinical neurology, vol 24, North Holland, Amsterdam Oxford, pp 105–118
Pouyanne H, Arne L, Leman P, Got M (1955) Orientation thérapeutique dans les thromboses de la carotide. Neurochirurgie 1:304–306
Pouyanne H, Leman P, Got M, Guaze A (1959) Anevrisme artériel traumatique de la méningée moyenne gauche. Neurochirurgie 5:311–315
Powers JM, McKeever PE (1976) Central pontine myelinolysis. An ultrastructural and elemental study. J Neurol sci 29:65–81
Powers SR, Drislane TM, Nevins S (1961) Intermittent vertebral artery compression: A new syndrome. Surgery 49:257–264
Pozzati H, Piazza G, Padovani R, Gaist G (1981) Benign traumatic cerebellar hematoma. Neurosurgery 8:102–103
Pozzati E, Gaist G, Servadei F (1982) Traumatic aneurysms of the supraclinoid internal carotid artery. Report of two cases. Neurosurg 57:418–422
Pozzati E, Geist G, Vinci A, Poppi M (1982) Traumatic interhemisperic subdural hematomas. J Trauma 22:241–243

Pozzati H, Grossi C, Padovani R (1982) Traumatic intracerebellar hematomas. J Neurosurg 56:691–694
Pratt-Thomas HR, Berger KE (1947) Cerebellar and spinal injuries after chiropractic manipulation. J Am Med Ass 133:600–603
Preston FE, Malia RG, Sworn MJ, Timperley WR, Blackburn EK (1974) Disseminated intravascular coagulation as a consequence of cerebral damage. J Neurol Neurosurg Psychiatry 37:241–248
Pribek RA (1963) Brain stem vascular accident following neck manipulation. Wisconsin Med J 62:141–143
Pribilla O (1969) (Hrsg) Beiträge zur Untersuchung und Dokumentation des tödlichen Verkehrsunfalles. Hefte Unfallheilkd 98:1–76
Pribram HFW (1961) Angiographic appearances in acute intracranial hypertension. Neurology 11:10–21
Price DJ, Harris JL, Neu PFJ, Canton RC (1970) Cardiac myxoma. A clinico-pathologic and angiographic study. Arch Neurol 23:558–567
Prietzel F (1940) Tödliche Skistockverletzung im weichen Gaumen. Monatsschr Ohrenheilkd 74:309–311
Primbs A, Weber E (1956) Die Bedeutung des Verlaufes der Arteria vertebralis für die Pathogenese der zervikalen Syndrome. Dtsch Med Wochenschr 81:1800–1803
Pringle JH (1922) Atrophy of the optic nerve following diffused violence to the skull. Br Med J II:1156–1157
Prokop O (1960) Lehrbuch der gerichtlichen Medizin, 2. Aufl. VEB Verlag Volk & Gesundheit, Berlin
Proteau J, Dumont G, Dérobert L (1962) Rupture traumatique de la carotide. Ann Méd Lég 42:158–160
Quast M, Liebegott G (1975) Zur Pathogenese des Wallenberg-Syndroms. Beitr Pathol 154:308–323
Quensel F (1943) Kopftrauma und Schlaganfall. Monatsschr Unfallheilkd 50:105–120
Raadberg C, Saoderlundh (1975) Computer tomography in cerebral death. Acta Radiol 346:119–129
Rachels J (1980) When does a person die? Alabama J Med Sci 17:328–329
Radner S (1951) Vertebral angiography in catheterization. Acta Radiol (Suppl) 87:1
Rageot E (1964) Les accidents des manipulations vertébrales. CR Congr Internat Med Phys (Paris), Sept
Rageot E (1966) Les accidents et incidents des manipulations vertébrales. Excerpta Med Intern Congr Ser 107:170–172
Raimondi AJ, Yashon D, Reyes C (1968) Intracranial false aneurysma. Neurochirurgia 11:219–233
Raimondi AJ (1972) Pediatric neuroradiology. Saunders, Philadelphia
Raimondi AJ, Yashon D, Reyes C, Yarsagary L (1968) Intracranial false aneurysms. Neurochirurgie 11:219–233
Ramana Reddy SV, Sundt TM (1981) Giant traumatic false aneurysm of the internal carotid artery associated with a carotid-cavernous fistula. Case report. J Neurosurg 55:813–818
Ramón y Cajal S (1928) Degeneration and regeneration of the nervous system. Oxford University Press, London
Ramos M, Mount LA (1953) Carotid-cavernous fistula with signs of contralateral side. J Neurosurg 10:178–182
Ramsbottom A, Stopford JSB (1924) Occlusion of the posterior inferior cerebellar artery. Br Med J I:364–365
Rand CW (1937) Chiasma injury complicating fracture of the skull. Bull Los Angeles Neurol Soc 2:91–94
Rand RW, Crandall P (1962) Central spinal cord syndrome in hyperextension injuries of the cervical cord. J Bone Joint Surg 44B:1415–1422
Raney AA (1948) Cerebral embolism following minor wound of the carotid artery. Report of an autopsy. Arch Neurol Psychiatr 60:425–439
Rangel RA (1978) Computerized axial tomography in brain death. Stroke 9:597–598

Rappaport ZH, Brinker RA, Rovit RL (1978) Evaluation of brain death by contrast enhanced computerized cranial tomography. Neurosurgery 2:230–232

Raskind R (1965) An intracranial arterial aneurysm associated with a recurrent meningeoma. J Neurosurg 23:622–624

Raskind R (1965) Cerebrospinal fluid rhinorrhea and otorrhea. Diagnosis and treatment in 35 cases. J Coll Surg 43:141–154

Raskind R, Doria A (1966) Cerebrospinal fluid rhinorrhea and otorrhea of traumatic origin. Int Surg 46:223–227

Rasquin P (1949) Un cas rare d'hémorrhagie nasale mortelle. Ann Ortolaryngol 66:445–449

Rasquin P (1975) Les anosmies traumatiques. Acta Otorhinolaryngol Belg 29:1159–1169

Ratinow G (1964) Extradural intracranial portion of carotid artery. A clinicopathologic study. Arch Neurol 10:66–73

Ratnoff OD (1968) An approach to the diagnosis of disorders of hemostasis. Mod Treatm 5:11–38

Rauh C (1967) Geruchsstörungen nach Schädeltraumen. HNO 15:271–273

Rauschke J (1953) Über eine isolierte Kontusion des Chiasma optici bei temporaler Impressionsfraktur durch Sportunfall. Zentralbl Pathol 90:200–203

Rebattu JP, Lafon H, Lascombe R (1966) L'anosmie post-traumatique. J Franc Oto-Rhino-Laryngol 15:873

Recoules-Arche D, Vedrenne C, Mazars G (1976) Les occlusions traumatiques de la carotide interne supra-clinoidienne. Neurochirurgie 22:293–300

Reding R, Lang G (Hrsg) (1971) Schädel-Hirn-Trauma und Kombinationsverletzungen. Barth, Leipzig

Reh H, Weiler G (1975) Zur Traumatologie des Tottretens. Beitr Gerichtl Med 33:148–153

Rehn E (1943) Aneurysms of subclavian artery from gunshot wounds, treatment by transplantation of vein. Bull War Med 3:264

Rehn HE (1918) Zur Gefäßchirurgie im Feld, speziell bei Schußverletzungen der Hals- und Schlüsselbeingefäße. Bruns Beitr Klin Chir 112:535–559

Reichel J, Intrau H (1975) Traumatisches intrakranielles Aneurysma. Zentralbl Neurochir 36:199–202

Reilly PL, Graham DI, Adams JH, Jennett B (1975) Patients with head injury who talk and die. Lancet II:375–377

Reimann W (1961) Zungenbein- und Schildknorpelbrüche beim Verkehrsunfallgeschehen. Dtsch Z Ges Gerichtl Med 52:70–75

Reina A, Seal RB (1974) False cerebral aneurysm associated with metastatic carcinoma of the brain: Case report. J Neurosurg 41:380–382

Reinhardt A (1913) Über Hirnarterienaneurysmen und ihre Folgen. Mitteil Grenzgeb Med Chir 26:432–469

Reinhardt G (1928) Trauma, Fremdkörper, Hirngeschwulst. Münch Med Wochenschr 75:399–401

Reinhart V, Flossdorf R, Nau HE, Gerhard L, Weiler G (1980) Traumatische Gefäßwandschäden und „das traumatische Aneurysma". Zur Morphologie, Klinik und Differentialdiagnose. In: Wieck HH (Hrsg) Neurotraumatologie. Derzeitige Schwerpunkte. Thieme, Stuttgart, S 209–213

Reisner H (1968) Die traumatische Spätapoplexie. Wien Med Wochenschr 118:479–481

Reisner H (1973) Einführung zum Thema „Die Bestimmung des Todeszeitpunktes". In: Krösl W, Scherzer E (Hrsg) Die Bestimmung des Todeszeitpunktes. Maudrich, Wien, S 15–17

Reisner H (1980) Klinische Übersicht. In: Wieck HH (Hrsg) Neurotraumatologie. Derzeitige Schwerpunkte. Thieme, Stuttgart, S 15–20

Reisner H, Reisner T (1976) Über traumatisch bedingte zerebrale Gefäßthrombosen. Wien Klin Wochenschr 88:158–161

Reisner H, Profanter W, Reisner T (1976) Zerebrale Gefäßthrombosen nach stumpfen Schädeltraumen. Wien Klin Wochenschr 88:162–165

Reivich M, Holling HE, Roberts B, Toole JF (1961) Reversal of blood flow through the vertebral artery and its effect on cerebral circulation. New Engl J Med 265:878–885

Reuter F (1927) Welche Bedeutung hat die Sektion der Schädelhöhle in Fällen von plötzlichem Tode? Dtsch Z Gerichtl Med 9:565–579

Reuterwall OP (1923) Über bindegewebig geheilte Risse der Elastica interna der Arteria basalis. Med Dissertation, Marcus, Stockholm

Reverchon L, Worms G, Rouquier (1921) Lésions traumatiques de l'hypophyse et paralysies multiples des nerfs crâniens. Presse Med 75:741–743

Reverchon L, Delater G, Worms G (1923) Contribution a l'étude des lesions traumatiques de l'hypophyse. Volumineux kyste hémorrhagique de cette glande, consecutif a une contusion du crane. Rev Neurol 30:217–225

Reynolds AF, Shaw CM (1981) Bleeding patterns from ruptured intracranial aneurysms: an autopsy series of 205 patients. Surg Neurol 15:232–235

Reznick M (1983) Neuropathology in severe cases of locked-in syndrome. J Neurol Sci 60:67–78

Rich NM, Hughes CW (1969) Vietnam vascular registry: A preliminary report. Surgery 65:218–226

Rich N, Spencer FC (1978) Carotid and vertebral artery injuries. In: Rich N, Spencer FC (eds) Vascular trauma. Saunders, Philadelphia

Rich NM, Baugh JH, Hughes CW (1970) Significance of complications associated with vascular repairs performed in Vietnam. Arch Surg 100:646–651

Rich NM, Hobson RW, Collins CJ (1975) Traumatic arteriovenous fistulas and false aneurysms: A review of 558 lesions. Surgery 78:817–828

Richardson JC, Einhorn RW (1963) Primary intracerebral hemorrhage. Clin Neurosurg 9:114–130

Richardson JC, Hyland JJ (1941) Intracranial aneurysms. A clinical and pathological study of subarachnoid and intracerebral hemorrhage caused by berry aneurysm. Medicine 20:1–83

Richaud J, Lagarrigue J, Lazorthes Y (1980) Les lésions traumatiques fermées de la carotide interne au cou. A propos de 17 cas. Neurochirurgie 26:109–121

Richter H (1924) Anatomische Veränderungen nach Verschluß der A. cerebelli inferior posterior mit retroolivärem Erweichungsherd. Arch Psychiatr 71:272–281

Rickels E, Friedrich H, Reusche E (1986) Development of a glioma following severe head injury. Aktuelle Neurol 13:48–50

Rickenbacher J (1964) Der subokzipitale und der intrakranielle Abschnitt der Arteria vertebralis. Z Anat Entwicklungsgesch 124:171–178

Rickenbacher J, Landolt AM, Theiler K (1982) Applied anatomy of the back. Springer, Berlin Heidelberg New York Tokyo

Riddoch G (1917) Dissociation of visual perceptions due to occipital injuries, with especial reference to appreciation of movement. Brain 40:15–57

Rieben FW (1973) Zur Orthologie und Pathologie der Arteria vertebralis. Sitzungsber Heidelberger Akad Wissenschaften, Mathem-naturwissenschaftl Klasse. 3. Abhandl. Springer, Berlin Heidelberg New York, S 95–132

Riechert T (1938) Die Arteriographie der Hirngefäße bei einseitigem Verschluß der Carotis interna. Nervenarzt 11:290–297

Riechert T (1938) Kreislaufstörungen im Hirn im arteriographischen Bild Z Ges Neurol Psychiatr 161:161–426

Riechert T (1943) Die Arteriographie der Hirngefäße. Lehmann, München Berlin

Riechert T (1952) Über arteriographisch nachgewiesene Verschlüsse der Arteria vertebralis. Arch Psychiatr Nervenkr 188:126–130

Riehm H (1922) Doppelseitiges, nicht traumatisch entstandenes Aneurysma arteriovenosum zwischen der Art. carotis interna und dem Sinus cavernous mit Exophthalmus pulsans. Dtsch Med Wochenschr 48:287–288

Riff G, Galibert P, Jacquin E, Delandscheer JM (1959) L'angiographie cérébrale au cours des attritions encéphaliques. Ann Radiol 2:447

Rigdon RH, Allen C (1944) Aneurysms of the vertebral arteries; a consideration of their etiology. J Lab Clin Med 29:28–36

Riggs H, Rupp C (1943) Miliary aneurysms: Relation of anomalies of the circle of Willis to formation of aneurysms. Arch Neurol Psychiatr 49:615–616

Riggs HE, Rupp C (1942) Miliary aneurysms: Relation of anomalies of the circle of Willis to aneurysm formation. J Neuropathol Exper Neurol 1:442

Riishede J (1957) Cerebral apoplexy. An arteriographical and clinical study of 100 cases. Acta Psychiatr Neurol Scand 32:(Suppl 118) 1–210

Riishede J, Ethelsberg S (1953) Angiographic changes in sudden and severe herniation of brain stem through tentorial incisure. Arch Neurol Psychiatr 70:399–409

Rimpau A (1957) Zur Morphologie der Carotispunktur. Virchows Arch Pathol Anat 330:156–171

Rimpau A, Seils H (1957) Pathologisch-anatomische Befunde an der Punktionsstelle bei der Hirnarteriographie und Betrachtungen zur Punktionstechnik. Fortschr Röntgenstr 87:191–199

Rischbieth RHC, Bull JWD (1958) The significance of enlargement of the superior orbital (sphenoidal) fissure. Br J Radiol 31:125–135

Riser M, Lazorthes G, Géraud J, Ribaut L, Anduze-Archer H (1955) Thrombose de la carotide interne. Cinq cas opérés par thrombectomie). Neurochirurgie 1:309–310

Ritchie G (1961) Dissecting aneurysm of the left internal carotid and left middle cerebral arteries: Report of a case. Wisconsin Med J 60:556–558

Robert F, Maltais R, Giroux JC (1964) Dissecting aneurysm of middle cerebral artery. J Neurosurg 21:413–415

Roberts B, Peskin GW, Wood FA (1958) Internal carotid artery thrombosis. Arch Surg 76:483–491

Roberts M (1976) Lesions of the ocular motor nerves (III, IV, and VI). In: Vinken PJ, Bruyn GW in collaboration with Braakman R (eds) Injuries of the brain and skull, part II. Handbook of clinical neurology, vol 24. North Holland, Amsterdam Oxford, pp 59–72

Roberts M, Owens G (1972) Delayed traumatic bilateral abducens paralysis without skull fracture or brain injury. J Trauma 12:254–257

Robertson EG (1949) Cerebral lesions due to intracranial aneurysms. Brain 72:150–185

Robertson JT (1981) Neck manipulation as a cause of stroke. (Editorial). Stroke 12:1

Robinson RG, Gwynne JF (1978) Bilateral internal carotid artery thrombosis after closed head injury. Acta Neurochir 44:137–142

Robles J (1968) Congenital arteriovenous malformation of the vertebral vessels in the neck. Case report. J Neurosurg 29:206–208

Roche L, Colin M, Rougemont J de, Vedrienne J, Vitani C, Tomassi MM (1963) Lésions traumatiques de la colonne cèrvicale et atteintes de l'artére vertébrale. Lyon Med 210:101–110

Roche L, Colin M, Rougemont J de, Vedrienne J, Vitani C, Tommassi M (1963) Lésions traumatiques de la colonne cèrvicale et atteintes de l'artere vertébrale. Responsabilité d'un examen medical. Ann med Legal 43:232–235

Rodger FC (1943) Unilateral involvement of the optic nerve in head injuries. Br J Ophthalmol 27:23–33

Röhr A (1976) Untersuchungen traumatisch bedingter pontiner Blutungen hinsichtlich Stoßrichtung und Überlebenszeit. Krimin Forens Wissensch 26:94–96

Rössle R (1911) 2 Fälle von Gliomen auf traumatischer Basis. Münch Med Wochenschr 58:2530–2531

Roessmann U, Friede RL (1968) Surface lesions of the corpus callosum. Acta Neuropathol 10:151–158

Röttgen P (1948) Zur Behandlung der Carotis-Sinus cavernosus Aneurysmen. Arch Klin Chir 260:613–633

Rogers JM (1962) Trauma as a cause of infarction in the lateral medulla (Wallenberg syndrome). North Carolina Med J 23:99–102

Rogers L (1949) Ligation of the common carotid artery. Report of 19 personal cases. Lancet I:949–950

Rokitansky K (1852) Über eine der wichtigsten Krankheiten der Arterien. Aus der Kaiserlich-Königlichen Hof- und Staatsbibliothek, Wien

Ronchi GU (1977) Seltenes tödliches Hirnneoplasma in einem Straßenverletzten. Arch Kriminol 159:175–179

Rondot P, Tzaveras A, Garcin R (1967) Sur un cas de prosopagnosie persistant depuis quinze ans. Rev Neurol 117:424–428
Roon AJ, Christensen N (1979) Evaluation and treatment of penetrating cervical injuries. J Trauma 19:391–397
Rosegay H (1956) Limited value of carotid pulse in diagnosis of internal carotid thrombosis. Neurology 6:143–145
Rosenbaum TJ, Houser OW, Laws ER (1977) Pituitary apoplexy producing internal carotid artery occlusion. A case report. J Neurosurg 47:599–604
Rosenbloom S, Buchholz D, Kumar AJ, Kaplan RA, Moses II, Rosenbaum AE (1984) Evolution of central pontine myelinolysis on CT. Am J Neurol 5:110–112
Rosenblum WI (1977) Military aneurysms and „fibrinoid" degeneration of cerebral blood vessels. Hum Pathol 8:133–139
Rosenhagen H (1930) Beitrag zur Frage der posttraumatischen Spätapoplexie. Klin Wochenschr 9:601–604
Rosenhagen H (1930) Über postkommotionelle Veränderungen im Gehirn, zugleich ein Beitrag zur Frage der posttraumatischen Hirnblutungen. Dtsch Z Nervenheilkd 114:2–73
Rosenhagen H (1932) Pons- und Haubenblutungen als Komplikation von Tumoren des Großhirns. Dtsch Z Nervenheilkd 127:27–44
Rosenthal F (1825) De intimis cerebri venis seu de venae magnae Galeni ramis. Verhandl Kaiserl Leopold-Carol Akad Naturforsch 4:302–314. In: Nova Acta Physico-Medicas Leopol-Carol Nat 12:1
Rosman NP, Kakulas BA, Richardson EP (1966) Central pontine myelinolysis in a child with leukemia. Arch Neurol 14:273–280
Rosoff SD, Schwab RS (1986) The EEG in establishing brain death. A 10 years report with criteria and legal safeguards in the 50 states. Electroencephal Clin Neurophysiol 24:283–284
Rossi P, Passariello R, Simonetti G (1978) Control of a traumatic vertebral arteriovenous fistula by a modified Gianturco Coil embolus system. Am J Röntgenol 131:331–333
Rotch TM (1878) A case of traumatic anosmia and ageusia with partial loss of hearing and sight; recovery in six weeks. Boston Med Surg J 91:130–132
Rothman SLG, Pratt AG, Kier EL, Allen WE (1974) Traumatic vertebral-carotid-jugular arteriovenous aneurysm. J Neurosurg 41:92–96
Rougier J (1961) The semeiological value of Parinaud's syndrome. J Med (Lyon) 42:1529–1550
Rouit RL, Murali R (1987) Injuries of the cranial nerves. In: Cooper PR (ed) Head injury, 2nd edn. Williams & Wilkins, Baltimore London, pp 141–158
Rousseau F, Spillmann J (1951) Deux cas d'épistaxie incoercibles avec cécité homolatérale par lésion de la carotide interne intracránienne apres chute sur la tête. Ann Otolaryngol 68:461–465
Rousseau M (1956) A propos d'un cas de fracture du crâne avec anosmie et ageusie. Rev Oto-Neuro-Ophthalmol 28:168–170
Rovit RL, Murali R (1982) Injuries of the cranial nerves. In: Cooper PR (ed) Head injury. Williams & Wilkins, Baltimore London, pp 99–114
Rowbotham GF (1949) Acute injury of the head. Williams & Wilkins, Baltimore
Rowbotham GF (1961) The seat of unconsciousness in head injury. Br J Surg 48:400–404
Rowbotham GF (1963) Acute injuries of the head. Their diagnosis, treatment, complications, and sequels, 4th edn. Livingstone, Edinburgh
Rowbotham GF, Hay RK, Kirby AR, Tomlinson BE, Bousfield ME (1953) Technique and the dangers of cerebral angiography. J Neurosurg 10:602–607
Rowe NL, Killey Hc (1968) Fractures of the facial skeleton, 2nd edn. Livingstone, London
Roxin C (1973) Zur rechtlichen Problematik des Todeszeitpunktes. In: Krösl W, Scherzer E (Hrsg) Die Bestimmung des Todeszeitpunktes. Maudrich, Wien, S 299–302
Roy S, Wollman L (1969) Ultrastructural observations in parkinsonism. J Pathol 99:39–44
Rubio PA, Reul GJ, Beall AC, Jordan GL, De Bakey ME (1974) Acute carotid artery injury: 25 years' experience. J Trauma 14:967–973

Rucker CW (1958) Paralysis of the third, fourth, and sixth cranial nerves. Am J Ophthalmol 46:787–794
Rucker CW (1966) The causes of paralysis of the third, fourth and sixth cranial nerves. Am J Ophthalmol 61:1293–1298
Ruckes J (1956) Zur Genese der posttraumatischen Spätapoplexie. Virchows Arch Pathol Anat 329:214–223
Ruckes J, Gasteyer KH (1956) Schädeltrauma und Spätblutung. Monatsschr Unfallheilkd 59:225–232
Ruggiero G, Castellano F (1952) Carotid-cavernous aneurysm. Acta Radiol 37:121–140
Rupp R (1905) Zur Kasuistik der traumatischen Spätapoplexie. Z Heilkd (Abt Chir) 26
Rupprecht A, Scherzer E (1958) Die zerebrale Angiographie in der klinischen Neurologie. Wien Med Wochenschr 108:589–591
Russell DS (1954) The pathology of spontaneous intracranial haemorrhage. Proc Royal Soc Med 47:689–693
Russell DS (1956) Effects of dividing the pituitary stalk in man. Lancet I:466–468
Russell DS, Rubinstein LJ (1963) Pathology of tumours of the Nervous System, 2nd edn. Williams & Wilkins, Baltimore
Russell R (1958) Parosmia following a head injury. Practitioner 181:361
Russell RW (1960) Injury to cranial nerves and optic chiasm. In: Brock S (ed) Injuries of the brain and spinal cord, 4th edn. Springer, New York, pp 118–126
Russell RWR (1963) Observations of intracranial aneurysms. Brain 86:425–441
Russell WR, Schiller F (1949) Crushing injuries to the skull: Clinical and experimental observations. J Neurol Neurosurg Psychiatry 12:52–60
Rutkowski M (1978) Zur Phänomenologie der traumatisch bedingten Blutungen im Marklager des Gehirns. Med Dissertation, Freie Universität Berlin
Ryan GMS, Cope S (1955) Cervical vertigo. Lancet II:1355–1358
Ryder HW, Espey FF, Kristoff FV, Evans JP (1951) Observations on the interrelationships of intracranial pressure and cerebral blood flow. J Neurosurg 8:46–58
Saathoff D (1905) Beitrag zur Pathologie der Arteria basilaris. Trauma – Thrombose – Lues – Aneurysma. Dtsch Arch Klin Med 84:384–406
Sachs N, Cabezas C, Posada JT, David N (1968) Recherches anatomiques sur les anévrysmes artériels intracrâniennes. J Neurol Sci 6:83–103
Sadar ES, Jane JA, Lewis LW, Adelman LS (1973) Traumatic aneurysms of the intracranial circulation. Surg Gynecol Obstet 137:59–67
Sadik AR, Budzilovich GN, Schulman K (1965) Giant aneurysm of middle cerebral artery. A case report. J Neurosurg 22:177–181
Sager WD, Schreyer H (1977) Aneurysma der Arteria carotis communis als Spätfolge einer Schußverletzung. Fortschr Röntgenforsch 127:186–187
Sahs AL (1966) Observations on the pathology of saccular aneurysms. J Neurosurg 24:792–806
Saito I, Sano K (1980) Vasospasm after aneurysm rupture: Incidence, onset and course. In: Wilkins RH (ed) Cerebral arterial spasm. Proc Internat Workshop. Williams & Wilkins, Baltimore, pp 294–301
Saito I, Shigeno T, Aritake K, Tanishima T, Sano K (1979) Vaso-spasm assessed by angiography and computerised tomography. J Neurosurg 51:466–475
Saito I, Ueda Y, Sano K (1977) Significance of vasospasm in the treatment of ruptured intracranial aneurysms. J Neurosurg 47:412–429
Sakamota T, Yoshimoto T, Suzuki J (1972) Rupture of intracranial aneurysm at carotid angiography. (Japanisch). Brain Nerve (Tokyo) 24:603–606
Sakamoto T, Yoshimoto T, Takahashi M (1979) Extravasation from an intracranial aneurysm during carotid angiography. In: Suzuki J (ed) Cerebral aneurysms. Experiences with 1000 directly operated cases. Neuron, Tokyo, pp 160–162
Salar G, Mingrino S (1978) Traumatic intracranial internal carotid aneurysm due to gunshot would. Case report. J Neurosurg 49:100–102
Salettta JD, Lowe RJ, Lim LT, Thornton J, Delk S, Moss GS (1976) Penetrating trauma of the neck. J Trauma 16:579–587

Salmon JH, Blatt ES (1968) Aneurysm of the internal carotid artery due to closed trauma. J Thorac Cardiovasc Surg 56:2–32

Salti IS, Haddad FS, Amiri ZN, Khalil AA, Akar AA (1479) Bullet injury to the pituitary gland; A rare cause of panhypopituitarism. J Neurol Neurosurg Psychiatry 42:955–959

Samiy E (1955) Thrombosis of the internal carotid artery caused by a cervical rib. J Neurosurg 12:181–182

Samiy E (1956) Ein Beitrag zum Problem der traumatischen Spätapoplexie. Bemerkungen zur gleichlautenden Arbeit von Bay E und Christian W. Dtsch Med Wochenschr 81:1860–1861

Samiy E (1962) Das traumatische intracerebrale Hämatom. Schweiz Med Wochenschr 92:1565–1568

Sammartino WF, Toole JF (1964) Reversed vertebral artery flow. Arch Neurol 10:590–594

Sancez J (1956) Las lesiones del nervio optico en los traumas craneocerebrales. Un caso de seccion traumatica anteroposterior del quiasma optico asociada a lesion del III par y a diabetes insipida. Rev Clin Espan 63:150–156

Sanders MD, Hoyt WF (1969) Hypoxic ocular sequelae of carotid-cavernous fistulae. Study of the causes of visual failure before and after neurosurgical treatment in a series of 25 cases. Br J Ophthalmol 53:82–97

Sankaran S, Walt AJ (1977) Penetrating wounds of the neck: Principles and some controversies. Surg Clin North Am 57:139–150

Sanson L (1836) Des haemorrhagies traumatiques. Bailliere, Paris

Sarbó A von (1915) Über den sogenannten Nervenshock nach Granat- und Schrapnellexplosionen. Wien Klin Wochenschr 28:86–90

Sarbó A von (1916) Ueber die durch Granat- und Schrapnellexplosionen entstandenen Zustandsbilder. Wien Klin Wochenschr 29:608–616

Sastrasin K (1957) Carotid thrombosis. An evaluation and follow-up study of 65 cases. Acta Neurochir 5:11–37

Saternus KS (1984) Injury of the vertebral artery in suicidal hanging. Forensic Sci Int 25:265–275

Saternus KS, Burtscheidt (1985) Zur Topographie der Verletzungen der A. vertebralis. In: Gutmann G (Hrsg) Arteria vertebralis. Traumatologie und funktionelle Pathologie. Springer, Berlin Heidelberg New York Tokyo, S 61–72

Saternus KS, Fuchs V (1982) Ist die A. vertebralis bei der Reanimation gefährdet? Manuelle Med 20:101–104

Saternus KS, Fuchs V (1985) Ist die A. vertebralis bei der Reanimation gefährdet? In: Gutmann G (Hrsg) Arteria vertebralis. Traumatologie und funktionelle Pathologie. Springer, Berlin Heidelberg New York Toky, S 153–160

Sato O, Bascom JF, Logothetis J (1971) Intracranial dissecting aneurysm. J Neurosurg 35:483–487

Sato T, Mori T, Wada T (1979) Bilateral internal carotid giant aneurysms in the cavernous sinus. In: Suzuki J (ed) Cerebral aneurysms. Experiences with 1000 directly operated cases. Neuron, Tokyo, pp 733–738

Sattler CH (1920) Beitrag zur Kenntnis des pulsierenden Exophthalmus. Z Augenheilkd 43:543–552

Sattler CH (1920) Pulsierender Exophthalmus. In: Graefe A, Saemisch T (Hrsg) Handbuch der Gesamten Augenheilkunde, 2. Aufl., vol 9. Springer, Berlin, S 1–268

Sauerbruch F (1927) Traumatische Aneurysmen. Zentralbl Chir 54:1512

Sawyer PN, Pate JW (1953) Intravascular thrombosis of electric origin. US Armed Forces Med J 4:23–30

Sbeih IA, O'Laoire SA (1984) Traumatic carotid-cavernous fistula due to transection of the intracavernous carotid artery. Case report. J Neurosurg 60:1080–1084

Schacht L, Minauf M (1965) Zentrale Hirnschäden nach Einwirkung stumpfer Gewalt auf den Schädel. I. Mitteilung: Balkenläsionen. Arch Psychiatr Nervenkr 207:416–427

Schadel A, Stoll W (1984) Das bilaterale Schädelquetschtrauma. Laryngol Rhinol Otol 63:618–621

Schaeffer JP (1924) Some point in the regional anatomy of the optic pathway, with especial

references to tumors of the hypophysis cerebri and resulting ocular changes. Anat Rec 28:243–279
Schaefer JH (1956) Importance of whiplash injury. Symposium on whiplash injury. Int Rec Med Gen Pract Clin 69:28
Schäfer (1878) Über die aneurysmatische Erweiterung der Carotis interna an ihrem Ursprung. Allg Z Psychiatr 34:438
Schäfer K (1965) Ein kasuistischer Beitrag zur Meningeomentstehung nach einem Trauma. Zentralbl Allg Pathol Pathol Anat 107:476
Scharfetter C, Schmoigl S (1967) Zum isoelektrischen Encephalogramm (Aussagewert nach Aussetzen der Spontanatmung). Dtsch Med Wochenschr 92:472–482
Scharfetter F, Födisch HJ, Menardi G, Twerdy K (1976) Falsches Aneurysma der Art. gyri angularis durch Gefäßverletzung bei einer Ventrikelpunktion. Acta Neurochir 33:123–132
Scheibe J, Krumbholz S (1968) Ein Beitrag zur traumatischen Spätapoplexie. Monatsschr Unfallheilkd 71:338–341
Scheid P (1938) Über Geschwulstbildung nach Schußverletzungen. Frankf Z Pathol 51:446–478
Scheidegger S (1955) Traumatische Spätapoplexie. Schweiz Z Pathol Bakteriol 18:1224–1227
Scheidegger S (1961) Histopathologie der Bewußtseinsstörungen. In: Straub, Thölen (Hrsg) Bewußtseinsstörungen. Thieme, Stuttgart
Scheinker M (1943) Transtentorial herniation of the brain stem, a characteristic clinicopathologic syndrome; pathogenesis of hemorrhages in the brain stem. Arch Neurol Psychiatr 53:289–298
Scheinker M (1947) Cerebral swelling. Histopathology, classification and clinical significance of brain edema. J Neurosurg 4:255–275
Schellhas KP, Latchaw RE, Wending LR, Gold LHA (1980) Vertebrobasilar injuries following cervical manipulation. J Am Med Ass 244:1450–1453
Schereschewsky NA (1927) La symptomatologie et de diagnostic de la maladie de Simmonds (Cachexie hypophysaire). Rev Franc Endocrinol 5:275–281
Scherzer E, Pendl G (1973) Die terminale perkutane Angiographie des Zerebrums. In: Krösl W, Scherzer E (Hrsg) Die Beurteilung des Todeszeitpunktes. Maudrich, Wien, S 137–154
Scheschy H, Benedikt O (1972) Optikusatrophie durch indirekte Traumen. Klin Monatsbl Augenheilkd 161:309–315
Schewe G (1969) Läsionen im Balken-Fornixbereich. Beitr Gerichtl Med 25:243–247
Schicke R, Seitz D (1970) Spinales epidurales Hämatom unter Anticoagulantientherapie. Dtsch Med Wochenschr 95:275–277
Schiefer W (1970) Atypische intrakranielle Hämatome im Kindesalter. Hefte Unfallheilkd 102:169–173
Schiefer W (1972) Klinik der intrazerebralen Massenblutungen und spontanen Hämatome. In: Gänshirt H (Hrsg) Der Hirnkreislauf. Physiologie, Pathologie, Klinik. Thieme, Stuttgart, S 680–714
Schiefer W (1972) Gefäßschäden durch Therapie und Diagnostik. Zwischenfälle bei der Hirngefäßdarstellung. In: Gänshirt H (Hrsg) Der Hirnkreislauf. Physiologie, Pathologie, Klinik. Thieme, Stuttgart, S 781–796
Schiefer W (1972) Symptomatologie und Klinik der infratentoriellen Blutungen. In: Gänshirt H (Hrsg) Der Hirnkreislauf. Thieme, Stuttgart, S 696–701
Schilf E (1955/1956) Über einen Fall von Bollingers posttraumatischer Spätapoplexie. Psychiatr Neurol (Basel) 7–8:118–121
Schima E (1961) Die Schädelbasisfraktur und ihre akuten Komplikationen. Erfahrungen an 571 Fällen. Hefte Unfallheilkd 67:1–44
Schlosshauer B, Vosteen KH (1954) Zur Diagnostik und Therapie der Carotisblutung nach Keilbeinhöhlenfrakturen. Arch Ohren-Nasen-Kehlkopfheilkd 165:279–277
Schmaltz B, Schürmann K (1971) Traumatische Opticusschäden. Probleme der Ätiologie und der operativen Behandlung. Klin Monatsbl Augenheilkd 159:33–51
Schmid KO (1961) Zur Morphologie der posttraumatischen Anosmie und des intrazerebralen posttraumatischen Aneurysmas. Fallbericht einer traumatischen Spätapoplexie. Virchows Arch Pathol Anat 334:67–78

Schmid KO (1961) Pathologisch-anatomische Studien zum Problem der posttraumatischen Anosmie und der traumatischen Spätapoplexie. Wien Z Nervenheilkd 18:369–394

Schmidt H (1942) Meningeale Apoplexie infolge traumatischer Zerreißung des Ramus communicans anterior, ohne Gefäßerkrankung und ohne Knochenbruch. Beitr Pathol Anat 107:256–270

Schmidt HG, Jaquet GH (1963) Meningeomentstehung um Fremdkörper. Zentralbl Neurochir 24:65

Schmidt LEC (1938) Beitrag zur Genese der Hirnbasisaneurysmen. Frankf Z Pathol 51:539–558

Schmidt M (1931) Intracranial aneurysms. Brain 53:489–540

Schmidt MB (1905) Über die Gehirnpurpura und hämorrhagische Encephalitis. Beitr Pathol Anat (Suppl) 7:419–455

Schmidt-Vanderheyden W, Backmund H (1971) Angiographische Verlaufsbeobachtung eines traumatischen intracerebralen Aneurysmas. Arch Psychiatr Nervenkr 214:10–16

Schmitt HP (1976) Rupturen und Thrombosen der Arteria vertebralis nach gedeckten mechanischen Insulten. Schweiz Arch Neurol Neurochir Psychiatr 119:363–379

Schmitt HP (1978) Die manuelle Therapie der Halswirbelsäule und ihre Gefahren: Rupturen und Verschlüsse der A. vertebralis. Manuelle Med 16:71–77

Schmitt HP (1978) Manuelle Therapie der Halswirbelsäule. Z Allg Med 54:467–474

Schmitt HP (1982) Axisfraktur nach Chirotherapie bei Spondylosis carcinomatosa. Manuelle Med 20:123–125

Schmitt HP (1983) Trauma und Tumor: Malignes Gliom nach Stecksplitterverletzung des Gehirns. Fortschr Neurol Psychiatr 51:227–231

Schmitt HP (1983) Sportunfall oder natürlicher Tod? Haematocephalus internus durch Ruptur eines Plexus-chorioideus-Angioms. Z Rechtsmed 91:129–133

Schmitt HP (1983/1984) Zur Inzidenz, Pathomorphologie und Pathomechanik der Komplikationen bei der Manualtherapie der Halswirbelsäule. In: Odenbach E, Lauterbach H, Verheggen-Buschhaus H (Hrsg) Fortschritt und Fortbildung in der Medizin. Deutscher Ärzte-Verlag, Köln, S 461–471

Schmitt HP, Tamaska L (1973) Dissezierende Ruptur der Arteria vertebralis mit tödlichem Vertebralis- und Basilarisverschluß. Z Rechtsmed 73:301–308

Schneck SA (1964) On the relationship between ruptured intracranial and cerebral infarction. Neurology 14:691–702

Schneck SA (1968) Central pontine myelinolysis. In: Minckler J (ed) Pathology of nervous system. 3 vols. Vol 1. McGraw-Hill, New York Toronto Sidney London, pp 859–961

Schneider H (1970) Der Hirntod. Begriffsgeschichte und Pathogenese. Nervenarzt 41:381–387

Schneider H, Masshoff W, Neuhaus GA (1967) Zerebraler Tod und Reanimation (Ein Beitrag zur Pathogenese). Wiederbelebung und Organersatz 4:88–107

Schneider H, Masshoff W, Neuhaus GA (1969) Klinische und morphologische Aspekte des Hirntodes. Klin Wochenschr 47:844–859

Schneider H, Matakas F (1971) Pathological changes of the spinal cord after brain death. Acta Neuropathol 18:234–247

Schneider H, Matakas F (1973) Zur Morphologie des Hirntodes. In: Krösl W, Scherzer E (Hrsg) Die Bestimmung des Todeszeitpunktes. Maudrich, Wien, S 213–221

Schneider H, Matakas F, Simon RS (1972) Hypertension intracrânienne et infarctus ischemique total du cerveau. Neurochirurgie 18:159–170

Schneider PG (1928) Zerreißung des Bandapparates zwischen Hinterhaupt und Halswirbelsäule. Beitr Gerichtl Med 8:96–104

Schneider P (1935) Symmetrische Linsenkernblutungen bei Schädeltrauma. Beitr Gerichtl Med 13:104–109

Schneider RC (1985) Part three. The vascular injuries. In: Schneider RC, Kennedy JC, Plant MC (eds) Sports injuries. Mechanisms, prevention, and treatment. William & Wilkins, Baltimore, pp 386–394

Schneider RC, Crosby EC (1959) Vascular insufficiency of the brainstem and spinal cord in spinal trauma. Neurology 9:643–656

Schneider RC, Johnson FD (1971) Bilateral traumatic abducens palsy. A mechanism of

injury suggested by the study of associated cervical spine fractures. J Neurosurg 34:33-37
Schneider RC, Lemmen LJ (1952) Traumatic internal carotid artery thrombosis secondary to non-penetrating injuries to the neck. A problem in the differential diagnosis of craniocerebral trauma. J Neurosurg 9:495-507
Schneider RC, Schemm GW (1961) Vertebral artery insufficiency in acute and chronic spinal trauma; with special reference to syndrome of acute central cervical cord injury. J Neurosurg 18:348-360
Schneider RC, Lemmen LJ, Bagchi BK (1953) The syndrome of traumatic intracerebellar hematoma with contrecoup supratentorial complications. J Neurosurg 10:122-137
Schneider RC, Reifel E, Crisler HO, Oosterbaan BG (1961) Serious and fatal football injuries involving head and spinal cord. J Am Med Ass 177:362-367
Schneider RC, Gosch HH, Norrell H, Jerva M, Combs LW, Smith RA (1970) Vascular insufficiency and differential distortion of brain and cord caused by cervicomedullary football injuries. J Neurosurg 33:363-375
Schneider RC, Gosch HH, Taren JA, et al. (1972) Blood vessel trauma following head and neck injuries. Clin Neurosurg 19:312-354
Schneider RC, Kahn EA, Crosby EC, Taren JA (1982) Correlative neurosurgery, 3rd edn, 2 vols. Thomas, Springfield
Schnürer LB, Stattin S (1963) Vascular supply of intracranial dura from internal carotid artery with special reference to its arteriographic significance. Acta Radiol II:441-450
Schob F (1920) Zur Symptomatologie der Karotisligatur und -verletzung. Berl Klin Wochenschr 57:998-1001
Schöler, Uhthoff (1884) Beiträge zur Pathologie des Sehnerven und der Netzhaut bei Allgemeinerkrankungen, nebst einer Operationsstatistik 1882-83 als Anhang. Peters, Berlin
Schoolman A, Kepes JJ (1967) Bilateral spontaneous carotid-cavernous fistulae in Ehlers-Danlos Syndrome. J Neurosurg 26:82-86
Schorstein J (1940) Carotid ligation in saccular intracranial aneurysms. Br J Surg 28:50-70
Schoter I (1975) Cerebral artery occlusion due to trauma. In: Advances in neurosurgery, vol 3. Springer, Berlin Heidelberg New York, pp 401-404
Schott B, Bouillat G, Tommasi M, Bertrand JN (1961) Thrombose posttraumatique basse de l'artère vertébrale (documents anatomocliniques). Rev Neurol 105:528-532
Schott B, Bouillat C, Sautot J, Goutelle A (1963) Syndrome de Wallenberg par oblitération athéromateuse de l'artère vertébrale droite et malposition de l'artère vertébrale gauche. Rev Neurol 108:344-347
Schrader G (1932) Zur Pathologie des plötzlichen natürlichen Todes. Dtsch Z Ges Gericht Med 18:223-231
Schroeder JS, Rider AK, Stinson EB, Shumway NE (1976) Cardiac transplantation: Review of seven year's experience. Transplant Proc 8:5-8
Schröder WG, Harnisch B, Lippert H (1977) Biomechanik des Schädeldachs. Teil 3. Zugfestigkeit von Lamina externa, Diploe und Lamina interna. Unfallheilkunde 80:335-339
Schürmann K, Brock M, Becker W (1967) Verletzung der Arteria carotis interna an der Schädelbasis bei frontobasalen Schädelhirntraumen. Z Laryngol Rhinol Otol Grenzgeb 46:41-48
Schugk P, Vapalahti M, Troupp H (1970) Lokalisierte intrakranielle Gefäßschädigungen bei Schädel-Hirn-Trauma. Acta Neurochir 22:327-337
Schulte W (1940) Zur Frage des traumatischen Parkinsonismus. Z Ges Neurol 168:669-678
Schultz U, Kütemeyer M, Kern A, Hepp W (1984) Traumatic occlusion of both internal carotid arteries. J Neurol 231:233-236
Schulze A (1957) Seltene Verlaufsformen epiduraler Hämatome. Zentralbl Neurochir 17:40-47
Schulze AJ (1962) Über die Fehlanwendung chiropraktischer Behandlungsmaßnahmen. Med Welt 45:2379-2380
Schulze HAF, Sauerbrey A (1956) Zur Frage der Anastomosen zwischen der A. vertebralis und der A. occipitalis. Zentralbl Neurochir 16:76-80

Schunk H (1964) Spontaneous thrombosis of intracranial aneurysms. Am J Roentgenol 91:1327–1338

Schuster P (1913) Über traumatische Spätapoplexie. Münch Med Wochenschr 60:2404–2405

Schuster P (1914) Trauma und Nervenkrankheiten. In: Lewandowski (Hrsg) Handbuch der Neurologie, 5. Bd. Spezielle Neurologie IV. Springer, Berlin, S 991–1119

Schwab RS, Potts F, Bonazzi A (1963) EEG as an aid in determining death in the presence of cardiac activity. Electroencephal Clin Neurophysiol 15:147–148

Schwartz BA, Vendrely E (1969) Un des problèmes posés par le diagnostic du coma dépassé. EEG nul et diamètre pupillaire. Rev Neurol 121:319–323

Schwartz CJ, Mitchell JRA (1961) Atheroma of the carotid and vertebral arterial system. Br Med J II:1057–1063

Schwartz GA, Rosner AA (1941) Displacement and herniation of the hippocampal gyrus through the incisura tentorii. A clinicopathological study. Arch Neurol Psychiatr 46:297–321

Schwartz HG (1948) Arterial aneurysms of the posterior fossa. J Neurosurg 5:312–316

Schwartz HG, Roulhac GE (1948) Penetrating wounds of the cerebral ventricles. Ann Surg 127:58–74

Schwartz HG, Roulhac GE (1958) Penetrating wounds of the cerebral ventricles. In: Coates JB (ed) Medical Dept, US Army, Surgery in World War II, vol 1. Office Surg Gen., Dept Army. US Governm Printing Office, Washinton, DC, pp 183–199

Schwartzwald SL (1946) Unusual gun shot wound of the internal carotid artery. Br Med J I:431–432

Schwarz F (1956) Tödliche Kindesunfälle. Dtsch Med Wochenschr 81:729–732

Schwarz GA, Geiger JK, Spano AV (1956) Posterior inferior cerebellar artery syndrome of Wallenberg after chiropractic manipulation. Arch Intern Med 97:352–354

Schwarzacher W (1924) Über traumatische Markblutungen des Gehirns. Jahrb Psychiatr Neurol 43:143–164

Schwerdt K (1978) Form- und Lagevariationen der extrakraniellen Arteria vertebralis im Angiogramm. Med Dissertation, Universität Würzburg

Scialfa G, Michotey P, Bank W, Salamon G (1976) Anatomical variations of the vertebrobasilar system. In: Salamon G, Huang YP (eds) Radiological anatomy of the human brain. Springer, Berlin Heidelberg New York

Sclafani SJ, Panetta T, Goldstein AS, et al. (1985) The management of arterial injuries caused by penetration of zone II of the neck. J Trauma 25:871–881

Scott M (1975) Spontaneous intracerebral hematoma caused by cerebral neoplasms. Report of eight verified cases. J Neurosurg 42:338–342

Scott RM, Ballantine HT (1972) Spontaneous thrombosis in a giant middle cerebral artery aneurysm. Case report. J Neurosurg 37:361–363

Scoville WB, Leventhal H, Polcyn J (1961) Traumatic hematomas of the posterior fossa. Report of seven cases with mention of priapism as a diagnostic sign. Neurochirurgia 4:113–119

Seales DM, Torkelson RD, Shuman RM, Rossiter VS, Spencer JD (1981) Abnormal brainstem auditory evoked potentials and neuropathology in locked-in syndrome. Neurology 31:893–896

Seaman WB, Schwartz HG (1953) Cerebral arteriography with sodium acetrizoate (Urokon sodium) 30%. Arch Surg 67:741–745

Sedzimir CB (1955) Head injury as a cause of internal carotid thrombosis. J Neurol Neurosurg Psychiatry 18:293–296

Sedzimir CB, Occleshaw JV, Boxton PH (1968) False cerebral aneurysm. Case report. J Neurosurg 29:636–639

Seeger W (1978) Atlas of topographical anatomy of the brain and surrounding structures for neurosurgeons, neuroradiologists, and neuropathologists. Springer, Wien New York

Seeley CW, Cook FN, Elkin DC (1952) Symposium on vascular problems; traumatic arteriovenous fistulas and aneurysms in war wounded: study of 101 cases. Am J Surg 83:471–479

Seftel DM, Kolson H, Gordon BS (1959) Ruptured intracranial aneurysm with fatal epistaxis. Arch Otolaryngol 70:52–60

Seiferth LB (1954) Unfallverletzungen der Nase, der Nebenhöhlen und die frontobasalen Verletzungen. In: Berendes J, Link R, Zöllner F (Hrsg) Hals-Nasen-Ohrenheilkunde. Ein kurzgefaßtes Handbuch in 3 Bänden. Thieme, Stuttgart, S 197

Seitelberger F (1973) Zentrale pontine Myelinolyse. Schweiz Arch Neurol Neurochir Psychiatr 112:285–297

Seitelberger F, Gross H (1969) Zur organischen Hirnschädigung des Alkoholkranken (zentrale pontine Myelinolyse). Wien Med Akad 109:138

Seitelberger F, Jonasch G (1970) Zur pontinen Myelinolyse nach Schädeltrauma. Klinisch-anatomische und pathologische Studie. Dtsch Z Nervenheilkd 197:28–41

Seitz R (1963) Ätiologie und Genese der akuten Erblindung als Folge stumpfer Schädelverletzungen. Klin Monatsbl Augenheilkd 143:414–429

Seitz R (1965) Über die akute irreversible und reversible Erblindung als Folge stumpfer Schädelverletzung. Bericht 65. Zusammenkunft Deutsch Ophthalmol Gesellsch, Heidelberg 1963. Klin Monatsbl Augenheilkd 143:441–445

Sekino H, Katoh Y, Kanki T, Nakamura N (1985) Iatrogenic traumatic intracranial aneurysm: Case report. Neurol Med Chir 23:945–951

Sekulovic N, Ceramilac A (1979) Brain injuries – causes of death and life expectancy. Acta Neurochir (Suppl) 28:203–204

Sellier K, Unterharnscheidt F (1963) Mechanik und Pathomorphologie der Hirnschäden nach stumpfer Gewalteinwirkung auf den Schädel. Hefte Unfallheilkd, Heft 76. Springer, Berlin Göttingen Heidelberg

Sellier K, Unterharnscheidt F (1963) Zur Unfallmechanik der stumpfen Gewalteinwirkung auf den Schädel durch Windschutzscheiben. Zentralbl Verkehrsmed Verkehrspsychol Luft Raumfahrtmed 9:65–69

Selzer ME, Myers RE, Holstein SB (1973) Unilateral asphyxial brain damage produced by venous perfusion of one carotid artery. Neurology 23:150–158

Serfling HJ, Parnitzke KH (1956) Über die arteriovenöse Fistel im Sinus cavernosus (Exophthalmus pulsans-Syndrom). Klin Monatsschr Augenheilkd 128:641–657

Serres A (1819) Nouvelle division des apoplexies. Ann Med Chir Hop (Paris) 1:246

Seyfarth C (1920) Arteriovenöse Aneurysmen der Carotis interna mit dem Sinus cavernosus und Exophthalmus pulsans. Münch Med Wochenschr 67:1092–1094

Shabo AL, Maxwell DS (1968) Electron microscopic observations on the fate of particulate matter in the cerebrospinal fluid. J Neurosurg 29:464–474

Shapiro HA (1968) Brain death and organ transplantation. J Forens Med 15:89–90

Shapiro M, Polifrone J (1949) Traumatic vertebral arteriovenous fistula. J Mount Sinai Hosp 36:160–164

Shapiro SK, Peyton WT (1954) Spontaneous thrombosis of the carotid arteries. Neurology 4:83–100

Shaw CM, Alvord EC (1972) Injury of the basilar artery associated with closed head trauma. J Neurol Neurosurg Psychiatry 35:247–257

Shaw CM, Foltz EL (1968) Traumatic dissecting aneurysm of middle cerebral artery and carotid-cavernous fistula with massive intracerebral hemorrhage. Case report. J Neurosurg 28:475–479

Sheehan HL, Murdoch R (1938) Portpartum necrosis of the anterior pituitary: Pathological and clinical aspects. J Obstet Gynaecol Br Emp 45:456–489

Sheehan HL, Stanfield JP (1961) The pathogenesis of post-partum necrosis of the anterior lobe of the pituitary gland. Acta Endocrinol 37:479–510

Sheehan S, Bauer RB, Meyer JS (1960) Vertebral artery compression in cervical spondylosis: Arteriographic demonstration during life of vertebral artery insufficiency due to rotation and extension of the neck. Neurology 10:968–986

Sheely CH, Mattox KL, Reul GL, Beall AC, De Bakey ME (1975) Current concepts in the management of penetrating neck trauma. J Trauma 15:895–900

Sher MH, Meyer NI, Leonhardt HF, Trummer MJ (1966) Arteriovenous fistula involving the vertebral artery. Report of three cases. Ann Surg 163:408–413

Sherk HH, Giri N, Nicholson JT (1974) Gunshot wound with fracture of the atlas and arteriovenous fistula of the vertebral artery. Case report. J Bone Joint Surg 56A:1738–1740

Sherman DG, Hart RG, Easton JD (1981) Abrupt change in head position and cerebral infarction. Stroke 12:2–6

Sherry S (1969) Thrombolysis by urokinase. J Atheroscler Res 9:1–3

Shibata N, Mori K (1975) Bilateral giant aneurysm of the internal carotid artery in the cavernous sinus accompanied with unilateral carotid-cavernous fistula. (Japanisch). Neurol Surg (Tokyo) 3:347–352

Shigemori M, Koja N, Yuge T, Tokutomi T, Nakashima H, Kuramoto S (1986) Massive traumatic haematoma of the corpus callosum. Acta Neurochir 81:36–39

Shimidzu K (1937) Beiträge zur Arteriographie des Gehirns – einfache perkutane Methode. Langenbecks Arch Klin Chir 188:295–316

Shintani A, Zervas NT (1972) Consequence of ligation of the vertebral artery. J Neurosurg 36:447–450

Shirai S, Tomono Y, Owada T, Maki Y (1977) Traumatic aneurysm of the internal carotid artery: Report of a case with late servere epistaxis. Eur Neurol 15:212–216

Shiraki H, Ituka R, Seitelberger F (1964) Six autopsy cases with central pontine myelinolysis. Adv Neurol Sci (Tokyo) 8:113–117

Shirkey AL, Beall AC, De Bakey ME (1963) Surgical management of penetrating wounds of the neck. Arch Surg 86:955–963

Shoul MI, Ritvo M (1952) Clinical and roentgenological manifestations of the Klippel-Feil syndrome (congenital fusion of the cervical vertebrae, brevicollis). Am J Roentgenol 68:369–385

Shumacker JH (1946) Arteriovenous fistulas of the cervical portion of the vertebral artery. Surg Gynecol Obstet 83:625–630

Shumacker HB (1947) Arteriovenous fistulae of the cervical portion of the vertebral vessels. Bull US Army Med Dept (ns) 7:109–114

Shumacker HB, Campbell RL, Heimburger RF (1966) Operative treatment of vertebral arteriovenous fistulas. J Trauma 6:3–19

Shurtliff LA, Ajax ET, Englert E, D'Agostino AN (1966) Central pontine myelinolysis and cirrhosis of the liver: A report of 4 cases. Am J Clin Pathol 46:239–244

Sicard JA (1917) Syndrome du carrefour condylo-déchiré postérieur (type pur paralyse laryngée associée). Marseille Méd 53:383

Sicat LC, Brinker RA, Abad RM, Rovit RL (1975) Traumatic pseudoaneurysm and arteriovenous fistula involving middle meningeal artery. Surg Neurol 3:97–103

Siegert P (1938) Die ursächliche Bedeutung einer Verkalkung oder Thrombose der Carotis interna für Funktionsstörungen des Auges. Graefes Arch Ophthalmol 138:798–844

Siegert P (1960) Erkrankungen der Orbita. In: Der Augenarzt, Bd 3. Thieme, Stuttgart

Siegmund G (1973) Die Bestimmung des Todeszeitpunktes von Seiten des Theologen. In: Krösl W, Scherzer E (Hrsg) Die Beurteilung des Todeszeitpunktes. Maudrich, Wien, S 333–337

Sights WP (1968) Incarceration of the basilar artery in a fracture of the clivus. Case report. J Neurosurg 28:588–591

Silberman J, Cravioto H, Feigin I (1960) Foreign body emboli following cerebral angiography. Arch Neurol 3:711–717

Silverman SM, Bergman PS, Bender MB (1961) The dynamics of transient cerebral blindness: Report of nine episodes following vertebral angiography. Arch Neurol 4:333–348

Silvernail WI, Croutcher DL, Byrd BR, Pope DH (1975) Carotid artery injury produced by blunt neck trauma. Southern Med J 68:310–313

Silversides JL (1950) Basilar artery stenosis and thrombosis. Proc Royal Soc Med 47:290–293

Silverstein A (1966) Arteriography of stroke. III. Complications. Arch Neurol 15:206–210

Sima A, Bradvik B (1976) Central pontine myelinolysis: A case report. Acta Pathol Microbiol Scand 84:73–78
Simeone FA, Goldberg HI (1968) Thrombosis of the vertebral artery from hyperextension injury to the neck. J Neurosurg 29:540–544
Simeone FA, Lyness SS (1976) Vertebral artery thrombosis in injuries of the spine. In: Vinken PJ, Bruyn GW, in collaboration with Braakman R (eds) Injuries of the spine and spinal cord, part II. Handbook of clinical neurology, vol 26. North Holland, Amsterdam Oxford, pp 57–62
Simmonds WJ (1952) The absorption of blood from the cerebrospinal fluid in animals. Aust J Exp Biol 300:261–270
Simmonds WJ (1953) The absorption of labelled erythrocytes from the subarachnoid space in rabbits. Austr J Exp Biol 31:77–83
Simonsen J (1963) Subarachnoid haemorrhage after small traumatic head injuries in alcohol-intoxicated persons. Nord Med 69:717–722
Simonsen J (1963) Traumatic subarachnoid hemorrhage in alcohol intoxication. J Forensic Sci 8:97–116
Simonsen J (1967) Fatal subarachnoid haemorrhage in relation to minor head injuries. J Forensic Med 14:146–155
Simonsen J (1975) Lesions of the vertebral artery accompanied by subarachnoid hemorrhage. 5 cases. Ugeskr Laeger 137:1780–1783
Simonsen J (1975) Subarachnoid hemorrhage and minor injuries. (Dänisch, engl Zusammenf). Ugeskr Laeger 137:1778–1780
Simonson J (1966) Do delige subarachnoidale blodniger i relation til mindre hovedbraumer. Aarhuus, Kobenhavn
Simpson K (1965) Taylor's prinicples and practice of medical jurisprudence, 12th edn. Churchill, London
Simpson K (1968) The moment of death: A new medico-legal problem. Acta Anaesth Scand (Suppl) 29:361–379
Sinclair W (1953) Dissecting aneurysm of the middle cerebral artery associated with migraine syndrome. Am J Pathol 29:1083–1091
Sindermann F (1967) Krankheitsbild und Kollateralkreislauf bei einseitigem und doppelseitigem Carotisverschluß. J Neurol Sci 5:9–25
Sindermann F, Bechinger D, Dichgans J (1970) Occlusions of the internal carotid artery compared with those of the middle cerebral artery. Brain 93:199–210
Singer K (1922) Die sogenannte traumatische Spätapoplexie. Z Ges Neurol Psychiatr 75:127–137
Sirois J (1952) Hématome intra-et extra-dural. Union Méd Can 81:25–30
Sirois J, Lapointe H, Cobe PE (1954) Unusual local complications of percutaneous cerebral angiography. J Neurosurg 11:112–116
Six E, Alexander E, Kelley DL, Davis CH, McWorther JM (1979) Gunshot wounds to the spinal cord. Southern Med J 72:699–702
Six EG, Stringer L, Cowley R, Davis CH (1981) Vertebral artery trauma. Acute recognition and treatment. Arch Surg 116:236–239
Six EG, Stringer L, Cowley R, Davis CH (1981) Posttraumatic bilateral artery occlusion. Case report. J Neurosurg 54:814–817
Sjögren SE (1956) The anterior choroidal artery. Qcta Radiol 46:143–157
Skrzypczak J (1971) Schädel-Hirntrauma mit Chiasmaläsion. Zentralbl Chir 96:874–882
Smith B (1963) Cerebral pathology in subarachnoid haemorrhage. J Neurol Neurosurg Psychiatry 26:535–539
Smith CML, Timperley WR (1985) The dissemination of fragments of cerebellar tissue into the spinal subarachnoid and subdural spaces following severe head injury – a report of two cases. Med Sci Law 25:67–68
Smith DE, Windsor RB (1961) Embryonic and pathogenic aspects of the development of cerebral saccular aneurysm. In: Fields WS (ed) Pathogenesis and treatment of cerebral saccular disease. Thomas, Springfield, pp 367–397
Smith DR, Kempe LG (1970) Cerebral false aneurysm formation in closed head trauma. Case report. J Neurosurg 32:357–359

Smith DR, Ducker RB, Kempe LG (1969) Experimental in vivo microcirculatory dynamics in brain trauma. J Neurosurg 30:664–672

Smith JL (1966) Some neuro-ophthalmological aspects of head trauma. Clin Neurosurg 12:181–192

Smith KR, Bardenheier JA (1968) Aneurysm of the pericallosal artery caused by closed cranial trauma. Case report. J Neurosurg 29:551–554

Smith RA, Estridge MN (1962) Neurologic complications of head and neck manipulations. Report of two cases. J Am Med Ass 182:528–531

Smith Sir S, Fiddes FS (1955) Forensic medicine, 10th edn. Churchill, London

Smith of Marlow, Lord (1979) The removal of cadaveric organs for transplantation. A code of practice. Health Dept Great Britain and Northern Ireland

Sokol JH, Rowed DW (1978) Traumatic intracerebellar haematomas. Surg Neurol 10:340–341

Solbach A (1953) Die Zwischenfälle bei der cerebralen Arteriographie. Nervenarzt 24:233–237

Solberg AL, Eggen DA (1971) Localization and sequence of development of atherosclerotic lesions in the carotid and vertebral arteries. Circulation 43:711–724

Solheim K (1979) Common carotid artery aneurysm after blunt trauma. J Trauma 19:707–709

Solheim K (1979) Vertebrogen claudicatio intermittens. Tidsskr Nor Largedoren 99:79–80

Sollmann H (1968) Die traumatische Schädigung des Fasciculus opticus aus der Sicht des Neurochirurgen. Dtsch Gesundheitswes 23:537–543

Soloveichik A (1978) Jewish law and time of death (letter). J Am Med Ass 240:109

Soltero LR, Greenberg SD (1958) A method of maintaining cerebral circulation while resecting lesions of the carotid and innominate arteries: an experimental study. Mer Surg 24:567–570

Someda K, Yasui N, Moriwaki Y et al. (1975) Extravasation of contrast material into subdural space from internal carotid aneurysm during angiography, case report. J Neurosurg 42:473–477

Soni SR (1974) Aneurysm of the posterior communicating artery and oculomotor paresis. J Neurol Neurosurg Psychiatry 37:475–484

Sorgo G, Pilz P (1977) Beitrag zur Frage der Kausalität zwischen Schädel-Hirn-Trauma und Aneurysmablutung. Beitr Gerichtl Med 35:88–96

Sosman MC, Vogt E (1926) Aneurysms of the internal carotid artery and the circle of Willis, from a roentgenological viewpoint. Am J Roentgenol 15:122–132

Souques MA (1921) Les syndromes parkinsoniens. Rev Neurol 37:534–573

Soyka D (1972) Prozesse der extrakraniellen arteriellen Strombahn als Ursachen von Hirndurchblutungsstörungen. Fortschr Neurol Psychiatr 40:229–269

Späth F (1938) Über die Verletzung und das Aneurysma der Arteria vertebralis. Zentralbl Chir 65:2257–2266

Spalding JMK (1952) Wounds of the visual pathway. J Neurol Neurosurg Psychiatry 15:99–114, 169–183

Spann W (1969) Vorstellungen zur Gesetzgebung über den tatsächlichen Todeszeitpunkt. Münch Med Wochenschr 111:2253–2255

Spann W (1973) Gerichtsmedizinische Aspekte des dissoziierten Hirntodes. In: Krösl W, Scherzer E (Hrsg) Die Bestimmung des Todeszeitpunktes. Maudrich, Wien, S 263–266

Spann W, Liebhardt E (1966) Reanimation und Feststellung des Todeszeitpunktes. Münch Med Wochenschr 108:1410–1414

Spann W, Kugler J, Liebhardt EW (1967) Tod und isoelektrische Stille im EEG. Münch Med Wochenschr 109:2161–2167

Spatz H (1936) Pathologische Anatomie der gedeckten Hirnverletzungen mit besonderer Berücksichtigung der Rindenkontusion. Zentralbl Ges Neurol Psychiatr 78:615–616

Spatz H (1936) Pathologische Anatomie der gedeckten Hirnverletzungen mit besonderer Berücksichtigung der Rindenkontusion. Arch Psychiatr Nervenkr 105:80–83

Spatz H (1937) Über die Bedeutung der basalen Rinde. Auf Grund von Beobachtungen bei Pickscher Krankheit und bei gedeckten Hirnverletzungen. Z Ges Neurol Psychiatr 158:208–232

Spatz H (1939) Pathologische Anatomie der Kreislaufstörungen des Gehirns. Z Ges Neurol Psychiatr 167:301–357
Spatz H (1943) Anomalien und Erkrankungen der Carotis interna. Zentralbl Ges Neurol Psychiatr 103:38
Spatz H (1950) Die traumatischen Hirnschädigungen. Zentralbl Neurochir 10:350–351
Spatz H (1950) Brain injuries in aviation. In: German Aviation Medicine, World War II, vol 1. Dept Air Force, Washington DC, pp 616–640
Spatz H (1951) Die Pathologie der Hirnverletzungen. Zentralbl Ges Neurol Psychiatr 113:9–10
Spatz H (1951) Von der Morphologie der Gehirnkontusionen (besonders der Rindenprellungsherde). Münch Med Wochenschr 93:1–9
Spencer FC, Grewe RV (1955) The management of arterial injuries in battle casualties. Ann Surg 141:304–313
Spencer WH, Thompson HS, Hoyt WF (1973) Ischaemic ocular necrosis of carotid-cavernous fistula. Br J Ophthalmol 57:145–152
Spiller WG (1908) The symptome-complex of occlusion of the posterior inferior cerebellar artery: Two cases with necropsy. J Nerv Ment Dis 35:365–387
Sponer E (1942) Beitrag zu dem durch Gefäßveränderungen bedingten Verschluß der Arteria carotis interna. Beitr Klin Chir 172:481–495
Sprong W (1934) The disappearence of blood from the cerebrospinal fluid in traumatic subarachnoid haemorrhage. Surg Gynecol Obstet 58:705–710
Spudis EV, Scharyi M, Alexander E, Martin JF (1962) Dissecting aneurysms in the neck and head. Neurology 12:867–875
Stadelmann (1903) Über Späterkrankungen des Gehirns nach Schädeltraumen. Dtsch Med Wochenschr 29:95–97 u. 117–120
Staemmler M (1955) Die Kreislauforgane. In: Kaufmann E, Staemmler M (Hrsg) Lehrbuch der speziellen pathologischen Anatomie, 12. Aufl. Bd 1/1. De Gruyter, Berlin, S 1
Stampfel G (1984) Spontanverschluß traumatischer Karotis-Kavernosus-Fisteln. – Ein Effekt der Angiographie? Fortschr Röntgenstr 141:176–179
Stanfield JP (1960) The blood supply of the human pituitary gland. J Anat 94:257–273
Steegmann At, Roberts DJ, Abbie AA (1935) The syndrome of the anterior choroidal artery. Report of a case. J Am Med Ass 104:1695–1697
Steelman HF, Hayes GJ, Rizzoli HV (1953) Surgical treatment of saccular intracranial aneurysms. A report of 56 consecutively treated patients. J Neurosurg 10:564–576
Stehbens WE (1958) History of aneurysms. Med Hist 2:274–280
Stehbens WH (1959) Medial defects in the cerebral arteries of man. J Pathol Bacteriol 78:179–185
Stehbens WE (1963) Cerebral aneurysms of animals other than man. J Pathol Bacteriol 86:161–168
Stehbens WE (1963) Aneurysms and anatomical variation of cerebral arteries. Arch Pathol 75:45–64
Stehbens WE (ed) (1972) Pathology of the cerebral blood vessels. Mosby, St Louis
Stehbens WE (1972) Thrombosis, embolism, infarction and vascular insufficiency. In: Stehbens WE (ed) Pathology of the cerebral blood vessels. Mosby, St Louis, p 136
Stehbens WE (1983) The pathology of intracranial arterial aneurysms and their complication. Etiology and pathogenesis of intracranial berry aneurysms. In: Fox JL (ed) Intracranial aneurysms, vol 1. Springer, New York Berlin Heidelberg Tokyo, pp 272–395
Steimle R (1985) Stumpfe und geschlossene Verletzungen der A. carotis und vertebralis im extrakraniellen Bereich. In: Lang G, Reding R (Hrsg) Schädel-Hirn- und Mehrfachverletzungen. Barth, Leipzig, S 201–207
Steimle R, Royer J, Achard M, Saint-Hillier Y (1969) Agénésie de la carotide interne. Neurochirurgie 15:147–152
Steimle R, Jacquet G, Bonneville JF, Cedillo-Acre L (1973) Thrombose carotidienne posttraumatique. Rev Oto-Neuro-Ophthalmol 45:237–240
Steimle R, Royer J, Oppermann A, et al. (1974) Hématome post-angiographique dans un adénome de l'hypophyse. Cécité et troubles oculo-moteurs régressant après intervention d'urgence. Neurochirurgie 20:599–608

Stein A, Seaward PD (1967) Penetrating wounds of the neck. J Trauma 7:238–247
Steinbach F (1973) Rechtslage bei der Bestimmung des Todeszeitpunktes. In: Krösl W, Scherzer E (Hrsg) Die Bestimmung des Todeszeitpunktes. Maudrich, Wien, S 271–275
Steinbach M (1965) Über eine traumatische Carotisthrombose beim Radball. Ein kasuistischer Beitrag. Sportarzt Sportmed 16:45–49
Steinbrecher W (1961) Beidseitiger Carotisverschluß bei extraduralem Hämatom. Acta Neurochir 27:7–8
Stengel A, Wolferth CC (1923) Mycotic (bacterial) aneurysms of intravascular origin. Arch Intern Med 31:527–554
Stephens RB, Stilwell DL (1969) Arteries and veins of the human brain. Thomas, Springfield
Stern F (1928) Die epidemische Encephalitis. Springer, Berlin
Stern K (1933) Über Kreislaufstörungen im Gehirn bei Wandeinrissen in extracerebralen Arterien. Z Neurol Psychiatr 148:55–82
Stern WE (1976) Carotid-cavernous fistula. In: Vinken PJ, Bruyn GW in collaboration with Braakman R (eds) Injuries of the brain and skull, part II. Handbook of clinical neurology, vol 24. North Holland, Amsterdam Oxford, pp 399–440
Steudel WI, Schäfer M, Vitzthum H, et al. (1981) Zur traumatischen Karotisthrombose im Bereich der Schädelbasis. Neurochirurgia 24:111–114
Stevens A (1985) Die Dehnbarkeit der A. vertebralis. In: Gutmann G (Hrsg) Arteria vertebralis. Traumatologie und funktionelle Pathologie. Springer, Berlin Heidelberg New York Tokyo, S 47–60
Stewart RM, Ashby WR (1930/1931) Angioma arteriale racemosum in an acallosal brain. A clinical and pathological report. Psychopathol 11:284–302
Stierlin R (1900) Schädelbasisfraktur mit Lähmungen im Gebiete des X. und XII. Hirnnerven. Arch Klin Chir 61:130
Stierlin R, Mertenburg (1920) Die fortschreitende Thrombose und Embolie im Gebiet der Carotis interna nach Kontusion und Unterbindung. Dtsch Z Chir 152:1–36
Stochdorph O (1966) Über Verteilungsmuster von venösen Kreislaufstörungen des Gehirns. Arch Psychiatr Nervenkr 208:285–298
Stochdorph O (1972) persönliche Mitteilung
Stochdorph O (1987) persönliche Mitteilung
Stöwsand D, Bues E (1969) Spontaneous thrombosis of an unusually large suprasellar aneurysm with occlusion of the internal carotid artery. Dtsch Z Nervenheilkd 195:139–144
Stöwsand D, Markakis E, Hübner J (1973) Zur Lokalisation traumatischer intrakranieller Hämatome. Beziehungen zu Aufschlagstelle und Schädelbruch. Monatsschr Unfallheilkd 76:227–235
Stopford JBS (1916) The arteries of the pons and medulla oblongata. Part I. J Anat 50:131–164
Stopford JBS (1916) The arteries of the pons and medulla oblongata. Part II. The precise distribution of the arteries supplying the medulla oblongata and pons. J Anat 50:255–280
Stopford JBS (1916) The arteries of the pons and medulla oblongata. Part III. J Anat 51:250–277
Stornelli SA, French JD (1964) Subarachnoid hemorrhage: Factor in prognosis and management. J Neurosurg 21:769–780
Strassmann F (1931) Lehrbuch der gerichtlichen Medizin. Enke, Stuttgart
Strassmann G (1931) Über Kopfverletzungen durch stumpfe Gewalt. Dtsch Z Ges Gerichtl Med 16:327–340
Strassmann G (1935) Über Lebensdauer und Handlungsfähigkeit Schwerverletzter. Dtsch Z Ges Gerichtl Med 24:393–400
Strassmann G, Helpern M (1968) Tödliche Hirnverletzungen im Boxkampf. Dtsch Z Ges Gerichtl Med 63:70–83
Streiff EB, Buffat JD (1951) Compression traumatique du nerf optique; intervention. Confin Neurol 11:270–272
Strich SJ (1956) Diffuse degeneration of the cerebral white matter in severe dementia following head injury. J Neurol Neurosurg Psychiatry 19:163–184

Strich SJ (1961) Shearing of nerve fibres as a cause of brain damage due to head injury: A pathological study of twenty cases. Lancet II:443–448
Stricker E, Klingler M (1958) Ipsilaterale Carothisthrombose bei Hemiparese. Schweiz Med Wochenschr 88:1191–1193
Strichini A, Baudo F, Nosari AM, et al. (1974) Letter: Defibrination and head injury. Lancet II:957
String T, Robinson AJ, Blaisdell FW (1971) Massive trauma. Effect of intravascular coagulation on prognosis. Arch Surg 102:406–411
Strinzi O (1960) Zur Begutachtung eines Falles von posttraumatischer zerebraler Spätblutung. Klin Med 15:353–360
Stromberg BV (1979) Exploration of low-velocity gunshot wounds of the neck. J Trauma 19:381–383
Stroobandt G (1965) L'hematome traumatique de la fosse posterieure. Acta Neurol Psychiatr Belg 65:525–535
Stroobandt G, Brucher JM, Van de Voorde H (1967) Hemorrhagies cerebrales multiples d'origine traumatique. Acta Neurol Psychiatr Belg 67:55–72
Stroobandt G, Brucher JM, Cornelis G, Vermonden J (1968) Fistule carotido-caverneuse traumatique. Etude clinique, radiologique et anatomique. Neurochirurgie 14:855–868
Struck G (1963) Morphologische Befunde bei Dezerebrationszuständen mit rhythmischen oralen Automatismen. Dtsch Z Nervenheilkd 185:53–66
Suechting RL, French LA (1955) Posterior inferior cerebellar artery syndrome following a fracture of the cervical vertebra. J Neurosurg 12:187–189
Sugar HS, Webster JE, Gurdjian ES (1950) Ophthalmologic findings in spontaneous thrombosis of the carotid arteries. Arch Ophthalmol 44:823–832
Sugar O, Bucy PC (1954) Some complications of vertebral angiography. J Neurosurg 11:607–615
Sullivan G, Halveston E (1969) Optic atrophy after seemingly trivial trauma. Arch Ophthalmol 81:159–161
Sullivan HG, Vines FS, Becker DP (1973) Sequelae of indirect internal carotid injury. Radiology 109:91–98
Sullivan HG, Harbison JW, Vines FS, et al. (1975) Embolic posterior cerebral artery occlusion secondary to spondylitic vertebral artery compression. J Neurosurg 43:618–622
Summer D (1967) Post-traumatic ageusia. Brain 90:187–202
Summers CG, Wirtschafter JD (1979) Bilateral trigeminal and abducens neuropathies following low-velocity, crushing head injury. J Neurosurg 50:508–511
Summer D (1962) On testing the sense of smell. Lancet II:895–903
Summer D (1964) Post-traumatique anosmia. Brain 87:107–120
Sumner D (1976) Disturbance of the senses of smell and taste after head injuries. In: Vinken PJ, Bruyn GW in collaboration with Braakman R (eds) Injuries of the brain and skull, part II. Handbook of clinical neurology, vol 24. North Holland, Amsterdam Oxford, pp 1–26
Sunderland S (1958) The tentorial notch and complications produced by herniations of the brain through that aperture. Br J Surg 45:422–438
Sunder-Plassmann P, Tiwisina T (1952) Die Behandlung der Aneurysmen im Sinus cavernosus (Exophthalmus pulsans). Chirurg 23:376–382
Sutter JM, Bardenat C, Pheline C, Coudray JP (1959) La catatonie posttraumatique. Ses rapports avec les „etats de decerebration" et les „comas prolonges". Rev Neurol 101:524–535
Sutton D (1962) Arteriography. Livingstone, Edinburgh
Sutton D, Pratt AE (1971) Vertebral arteriovenous fistula. Clin Radiol 22:289–295
Suwanwela C (1966) Traumatic epidural arterio-venous aneurysm. J Neurosurg 24:576–580
Suwanwela C, Suwanwela N (1972) Intracranial arterial narrowing and spasm in acute head injury. J Neurosurg 36:314–323
Suwanwela C, Alexander E, Davis CH (1962) Extradural aerocele. J Neurosurg 19:401–404

Suzuki J, Onuma T (1979) Intracranial aneurysms associated with arteriovenous malformation. In: Suzuki J (ed) Cerebral aneurysms. Experiences with 1000 directly operated cases. Neuron, Tokyo, pp 714–722

Suzuki J, Onuma T (1979) A giant intracranial aneurysm which disappeared angiographically following pneumoencephalography. In: Suzuki J (ed) Cerebral aneurysms. Experiences with 1000 directly operated cases. Neuron, Tokyo, pp 728–732

Suzuki J, Sakurai Y (1979) The treatment of intracranial multiple aneurysms. In: Suzuki J (ed) Cerebral aneurysms. Experiences with 1000 directly operated cases. Neuron, Tokyo, pp 293–307

Suzuki J, Aihara H, Suzuki S (1970) Investigation of acute subdural hematoma in infancy. Brain Nerve (Tokyo) 22:43–50

Svolos D, Nomikos N, Tzouliadis V (1965) Congenital arteriovenous aneurysm in the neck. A case report. J Neurosurg 23:68–71

Swain RD (1948) The surgical treatment of certain intracranial arterial aneurysms. Surg Clin North Am 28:306–404

Sweet WH (1978) Brain death (editorial). New Engl J Med 299:410, 412

Symon L (1967) An experimental study of traumatic cerebral vascular spasm. J Neurol Neurosurg Psychiatry 30:497–505

Symonds CP (1943) Concussion and contusion of the brain and their sequelae. In: Brock S (ed) Injuries of the skull, brain and spinal cord, 2d edn. Williams & Wilkins, Baltimore

Szekely A (1928) Aneurysmen der Hirnarterien. Beitr Gerichtl Med 8:162–177

Takahashi M, Killeffer F, Wilson G (1969) Iatrogenic carotid cavernous fistula. Case report. J Neurosurg 30:498–500

Takashima S, Koga M, Tanaka K (1969) Fibrinolytic activity of human brain and cerebrospinal fluid. Br J Exp Pathol 50:533–539

Tandon PN (1964) Brain stem hemorrhage in cranio-cerebral trauma. Acta Neurol Scand 40:375–385

Tandon SC, Gupta SK, Srivastava A, et al. (1982) Vertebro-V. jugularis-Fistel nach Schußverletzung. Asian Med J 25:937–938

Tani S, Funahashi K, Hahimoto T, Myiashita A, Sanada S (1982) Traumatic aneurysm of the posterior inferior cerebellar artery. Neurol Surg 10:423–427

Taptas JN (1962) Les anévrysmes artério-veineux carotido-caverneux. Neurochirurgie 8:385–394

Taptas JN, Pecker J (1948) Les thromboses de la carotide interne et de ses branches. Rev Neurol 80:3–16

Tartarini E, Davini V (1953) La trombosi della carotidi comune e interna. Sist Nerv 5:257

Tatlow WFT, Bammer HG (1957) Syndrome of vertebral artery compression. Neurology 7:331–340

Taveras JM, Wood EH (1964) Diagnostic neuroradiology. Williams & Wilkins, Baltimore

Taylor PE (1961) Delayed postoperative hemorrhage from intracranial aneurysm after craniotomy for tumor. Neurology 11:225–231

Teal JS, Bergeron RT, Rumbaugh CL, Segall HD (1973) Aneurysms of the petrous or cavernous portions of the internal carotid artery associated with non-penetrating head trauma. J Neurosurg 38:568–574

Teal JS, Wade PJ, Bergeron RT et al. (1973) Ventricular opacification during carotid angiography secondary to rupture of intracranial aneurysm. Radiology 106:581–583

Teare R (1960/1961) Blows with the shod foot. Med Sci Law 1:429–436

Tendler MD (1978) Cessation of brain function: Ethical implications in terminal care and organ transplant. Ann New York Acad Sci 315:394–397

Tendler MD, Rosner F (1989) „Brain death". To the editor. J Am Med Ass 262:2834–2835

Terao H, Muraoka I (1972) Giant aneurysm of the middle cerebral artery containing an important blood channel. J Neurosurg 38:353–356

Teuber HL, Battersby WS, Bender MB (1960) Visual defects after penetrating missile wounds of the brain. Harvard University Press, Cambridge, MASS

Teufel J (1964) Einbau der Arteria carotis interna in den Canalis caroticus unter Berücksichtigung des transbasalen Venenabflusses. Gegenbaurs Morphol Jahrb 106:188–274

Therkelsen J, Horness N (1963) Traumatic occlusion of the internal carotid artery in a child. Restored circulation by means of thrombectomy. Circulation 28:101–104

Thévenard A, Guiot G (1950) Volumineux anévrysme sylvien. Rev Neurol 82:214–217

Thibert zit nach Andral G (1834) Clinique médicale. In: Maladies de l'encéphale, vol 5. Cavellin, Paris, p 761

Thiébault F, Rohmer F, Isch F, Israël L (1954) Thrombose de la carotide interne après blessure de la mâchoire. Rev Oto-Neuro-Ophthalmol 26:224–225

Thiébaut F, Philippidis D, Steimle R, Isch F, Lobstein A (1955) Les possibilités de'abastinise et de circulation de suppléance dans les thromboses de la carotid interne. Rev d'ONO 27:269–276

Thomas LM, Hardy WG, Lindner DW, Gurdjian ES (1963) Carotid and vertebral artery involvement in cervical cranial trauma. Clin Orthop Rel Res 27:127–134

Thompson RH (1922) Occlusion of the posterior inferior cerebellar artery. Arch Neurol Psychiatr 22:530–546

Thomson JLG (1954) Thrombosis of the carotid artery. Proc Royal Soc Med 47:602–604

Thomson JGL (1963) Traumatic thrombosis of the internal carotid artery in the carotid canal. Br J Radiol 36:840–842

Thorburn IB (1957) Post-traumatic conductive deafness. J Laryngol Otol 71:542–545

Thornstedt H, Voigt GE (1960) Tödliche basale Subarachnoidalblutung nach Trauma. Betrachtungen zur Begutachtung und zur juristischen Beurteilung nach dem schwedischen Strafrecht. Dtsch Z Ges Gerichtl Med 50:254–277

Tipps PA, Brooks WH (1979) Traumatic bitemporal hemianopsia: Case report. J Trauma 19:129–131

Tiwisina T (1956) Die zerebralen Durchblutungsstörungen nach Schädeltraumen. Chirurg 27:390–395

Tiwisina T (1959) Traumatische cerebrale Gefäßprozesse. Beitr Neurochir 1:114–118

Toakley G, McCaffney J (1965) Traumatic thrombosis of the internal carotid artery. Aus New Zeal J Surg 34:261–264

Töndury G (1934) Einseitiges Fehlen der A. carotis interna. Gegenbaurs Morph Jahrb 74:625–638

Töndury G (1970) Angewandte und Topographische Anatomie, 4th edn. Thieme, Stuttgart

Tönnis W (1934) Traumatisches Aneurysma der linken Art carotis int. mit Embolie der linken Art. cerebri ant. und retinae. Zentralbl Chir 61:844–848

Tönnis W (1963) Die traumatischen intrakraniellen Hämatome. Documenta Geigy, Series Chir, Nr. 6

Tönnis W, Griponissiotis B (1939) Zur operativen Behandlung der posttraumatischen Spätapoplexie. Arch Klin Chir 196:515–533

Tönnis W, Schiefer W (1955) Zur Frage des Wachstums arteriovenöser Angiome. Zentralbl Neurochir 15:145–150

Tönnis W, Schiefer W (1958) Die Komplikationen bei Angiographie der Hirngefäße. Fortschr Neurol Psychiatr 26:265–300

Tönnis W, Schiefer W (1959) Zirkulationsstörungen des Gehirns im Serienangiogramm. Springer, Berlin Göttingen Heidelberg

Tönnis W, Frowein RA, Euler KH (1963) Zur Erkennung der akuten traumatischen intrakraniellen Haematome. Chirurg 34:145–151

Tokarz F, Stachowski B (1974) Trauma of the vertebral column and cervical medulla complicated by circulatory insufficiency in the vertebral arteries. Pathol Pol 25:445–449

Tomlinson BE (1959) Brain changes in ruptured intracranial aneurysm. J Clin Pathol 12:391–399

Tomlinson BE (1964) Pathology. In: Rowbotham GF (ed) Acute injuries of the head. Livingstone, Edinburgh, pp 93–158

Tomlinson BE (1966) Ischaemic lesions of the cerebral hemispheres following rupture of intracranial aneurysms: I. Description of the ischaemic lesions. Newcastle Med J 29:81–94

Tomlinson BE (1970) Brain-stem lesions after head injury. J Clin Pathol 23 (Suppl) (Royal Coll Pathol) 4:154–165

Toole JF (1971) The neurologist and the concept of brain death. Perspect Biol Med 14:599–607
Toole JF, Patel AN (1967) Cerebrovascular disorder. McGraw-Hill, New York
Toole JF, Patel AN (1980) Cerebrovaskuläre Störungen. Springer, Berlin Heidelberg New York
Toole JF, Tucker SH (1960) Influence of head position upon cerebral circulation. Studies on blood flow in cadavers. Arch Neurol 2:616–623
Tori G, Garusi GF (1961) Left carotid jugular arterio-venous fistula. Angiocardiographic study before and after surgical operation. Radiol Clin 30:76–85
Torkildsen A, Koppang K (1951) Notes on the collateral cerebral circulation as demonstrated by carotid angiography. J Neurosurg 8:269–278
Torma T, Troupp H (1957) Thrombosis of the internal carotid artery. Acta Med Scand 158:89–97
Torvic A, Jörgensen L (1964) Thrombotic and embolic occlusions of the carotid arteries in an autopsy material. J Neurol Sci 1:24–39
Torvic A, Lindboe CF, Rodge S (1982) Brain lesions in alcoholics. A neuro-pathological study with clinical correlations. J Neurol Sci 56:223–248
Tos M (1971) Fractures of the temporal bone. The course and sequelae of 248 fractures of the petrous temporal bone. Ugeskr Laeg 133:1449–1456
Tovi D (1978) Fibrinolytic activity of human brain: A histochemical study. Acta Neurol Scand 49:152–162
Towbin A (1973) The respirator brain death syndrome. Human Pathol 4:583–594
Towne JB, Neis DD, Smith JW (1972) Thrombosis of the internal carotid artery following blunt cervical trauma. Arch Surg 104:565–568
Toya S, Shiobara R, Izumi J (1981) Spontaneous carotid-cavernous fistula during pregnancy or in the postpartum stage. Report of two cases. J Neurosurg 54:252–256
Traquair HM, Dott NM, Russell WR (1935) Traumatic lesions of the optic chiasma. Brain 58:398–411
Travers B (1809) A case of aneurysm by anastomosis cured by ligation of the common carotid artery. Med Chir Travail 2:1
Treiman RL, Doty R, Gaspar MR (1966) Acute vascular trauma. A fifteen year study. Am J Surg 111:469–473
Tétiakoff C (1919) Contribution à l'étude de l'anatomie pathologique du locus niger. Thèse médecine, Université Paris
Trillet M (1970) Comas prolonges et „mort du cerveau" post-traumatiques. Aspects cliniques et anatomiques. Acta Psychiatr Belg 70:378–418
Triska H von (1962) Ein Fall von Kontrastmittelextravasat bei einem rupturierten Aneurysma der Art. cerebri media. Zentralbl Neurochir 22:291–295
Trobe JD, Glaser JS, Post JD (1978) Meningiomas and aneurysms of the cavernous sinus. Neuro-ophthalmologic features. Arch Ophthalmol 96:457–467
Trobe JD, Glaser JS, Quencer RC (1978) Isolated oculomotor paralysis: The product of saccular and fusiform aneurysms of the basilar artery. Arch Ophthalmol 96:1236–1240
Troost BT, Newton TH (1975) Occipital lobe arteriovenous malformations: Clinical and radiologic features in 26 cases with comments on the differentiation from migraine. Arch Ophthalmol 93:250–260
Trosch RM, Hasbani M, Brass LM (1989) „Bottoms up" dissection. New Engl J Med 320:1564–1565
Trostler IS (1925) Discussion remark to paper of Blaine EB: Manipulation (chiropractic) dislocations of the atlas. J Am Med Ass 85:1359
Trotter W (1924) On certain minor injuries of the brain. Lancet 1:933–939
Tsai FY, Teal JS, Itabashi HH et al. (1980) CT of posterior fossa trauma. J Comput Assist Tomogr 4:201–305
Tsai FY, Zee CS, Apthorp JS, Dixon G (1980) Computed tomography in child abuse head trauma. J Comput Tomogr 4:277–286
Tschernyscheff HC, Grigorowsky I (1930) Über die arterielle Versorgung des Kleinhirn. Arch Psychiatr Nervenkr 89:482–569 u. 92:8–85

Tsubokowa T, Kotani A, Sugawara T, Moriyasu N (1975) Treatment for traumatic aneurysm of the cerebral artery – Identification between deteriorating type and spontaneously disappearing type. Neurol Surg 3:663–672

Tsuji HK, Redington JF, Kay JH (1968) Vertebral arteriovenous fistula. J Thorac Cardiovasc Surg 55:746–753

Tuffier M (1884) Polyurie et hémianopsie d'origine traumatique (fracture du crane). Rev Chir 4:827–832

Turazzi S, Alexandre A, Bricolo A (1975) Incidence and significance of clinical signs of brain stem traumatic lesions. Study of 2600 head injured patients. J Neurosurg Sci 19:215–222

Turnbull I (1962) Agenesy of the internal carotid artery. Neurology 12:588–590

Turner JWA (1943) Indirect injuries of the optic nerve. Brain 66:140–151

Turner JWA (1944) Facial palsy in closed head injuries. Lancet I:756–757

Turner OA, Laird AT (1966) Meningioma with traumatic etiology. Report of a case. J Neurosurg 24:96–98

Uhlmann O, Kunzel W (1969) Tödliche subarachnoidale Blutung aus einem rupturierten Aneurysma der A. cerebri post. bei einem dreijährigen Mädchen. Pädiatr Grenzgeb 8:49–56

Ule G (1959) Hirnbefunde bei hochgradiger posttraumatischer „Demenz". Verhandl Dtsch Gesellsch Pathol 43:178–183

Ule G, Döhner W, Bues E (1961) Ausgedehnte Hemisphärenmarkschädigung nach gedecktem Hirntrauma mit apallischem Syndrom und partieller Spätrehabilitation. Arch Psychiatr Nervenkr 202:155–176

Umebayashi Y, Kuwayama M, Handa J, Mori K, Handa H (1970) Traumatic aneurysm of a peripheral cerebral artery: Case report. Clin Radiol 21:36–38

Ungley HG, Suggitt SC (1944) Fractures of the zygomatic tripod. Br J Surg 32:287–299

Unterharnscheidt F (1956) Das synkopale zervikale Vertebralissyndrom. Nervenarzt 27:481–486

Unterharnscheidt F (1959) Über Syndrome mit synkopalen Anfällen bei Affectionen der Okzipito-Zervikal-Region. Z Orthop Grenzgeb 91:395–403

Unterharnscheidt F (1963) Die gedeckten Schäden des Gehirns. Experimentelle Untersuchungen mit einmaliger, wiederholter und gehäufter Gewalteinwirkung auf den Schädel. Monographien aus dem Gesamtgebiet der Neurologie und Psychiatrie, Heft 103. Springer, Berlin Göttingen Heidelberg

Unterharnscheidt F (1963) Syndrome mit synkopalen Anfällen bei Affektionen der Okzipito-Zervikalregion und ihre differential-diagnostische Abgrenzung. In: Schuler B (Hrsg) Rückenmuskulatur, zervikale Syndrome, manuelle Therapie. Junghanns H (Hrsg) Die Wirbelsäule in Forschung und Praxis, Bd 26. Hippokrates, Stuttgart, S 101–111

Unterharnscheidt F (1972) Die traumatischen Hirnschäden. Mechanogenese, Pathomorphologie und Klinik. Z Rechtsmed 71:153–221

Unterharnscheidt F (1972) Schädelhirntrauma – Mechanogenese und Pathomorphologie. Hefte Unfallheilkd 111:1–16

Unterharnscheidt F (1972) Translational versus rotational acceleration: Animal experiments with measured input. Scand J Rehabil Med 4:24–26

Unterharnscheidt F (1972) Traumatische Hirnschäden bei Boxern. Eine Übersicht. Schweiz Z Sportmed 20:131–175

Unterharnscheidt F (1982) Neuropathology of the rhesus monkey undergoing – Gx impact acceleration. AGARD Conf Proc No 322. Impact injury caused by linear acceleration: Mechanisms, prevention and cost. Aerospace Medical Panel Specialists' Meeting, Cologne, West Germany, pp 17-1 to 17-34

Unterharnscheidt F (1983) Neuropathology of the rhesus monkey undergoing – Gx impact acceleration. In: Ewing CL, Thomas DJ, Sances A, Larson SJ (ed) Impact injury of the head and spine. Thomas, Springfield, pp 94–176

Unterharnscheidt F (1983) Traumatic alterations in the rhesus monkey undergoing – Gx impact acceleration. Proc Sixth Meeting, Japan Soc Neurotraumatol. Neurotraumatology (Tokyo) 6:151–167

Unterharnscheidt F (1983) Morphological findings in rhesus monkeys undergoing −Gx impact vector direction. Cervical Spine Research Society, paper No. 14, Abstr, Eleventh Annual Meet, Palm Beach, FLA, pp 26−28
Unterharnscheidt F (1984) Traumatische Hirnschäden − Spezielle Nosologie. In: Rauschelbach HH, Jochheim KA (Hrsg) Das neurologische Gutachten. Thieme, Stuttgart New York, S 118−147
Unterharnscheidt F (1984) Morphological findings in rhesus monkeys undergoing +Gx impact acceleration. Cervical Spine Research Society, paper No 1, Abstr, Twelfth Annual Meet, New Orleans, LA, p 15
Unterharnscheidt F (1985) Boxing injuries. In: Schneider RC, Kennedy JC, Plant ML (eds) Sports injuries. Mechanisms, prevention, and treatment. Williams & Wilkins, Baltimore, pp 462−495
Unterharnscheidt F (1986) Pathological and neuropathological findings in rhesus monkeys subjected to −Gx and +Gx indirect impact acceleration. In: Sances A, Thomas D, Ewing CL, Larson SJ, Unterharnscheidt F (eds) Mechanisms of head and spine trauma. Aloray, New York, pp 565−663
Unterharnscheidt F, Higgins LS (1969) Traumatic lesions of brain and spinal cord due to non-deforming angular acceleration of the head. Texas Rep Biol Med 27:127−166
Unterharnscheidt F, Higgins LS (1969) Neuropathological effects of translational and rotational acceleration of the head in animal experiments. In: Walker AE, Caveness WF, Critchley McD (eds) The late effects of head injury. Thomas, Springfield, pp 158−167
Unterharnscheidt F, Higgins LS (1969) Pathomorphology of experimental head injury due to rotational acceleration. Acta Neuropathol 12:200−204
Unterharnscheidt F, Jachnik D, Gött H (1968) Der Balkenmangel. Bericht über Klinik, Pathomorphologie und Pathophysiologie der bisher mitgeteilten sowie von 33 eigenen Fällen von Balkenmangel und ihre differentialdiagnostische Abgrenzung. In: Müller M, Spatz H, Vogel P (Hrsg) Monographien aus dem Gesamtgebiet der Neurologie und Psychiatrie, Heft 128. Springer, Berlin Heidelberg
Utterback RA, Haymaker W (1952) Fatal complications from the use of diodrast for cerebral and thyroid angiography. A clinico-pathological report of four cases. J Nerv Ment Dis 116:739−759
Valsamis MP, Peress NS, Wright LD (1971) Central pontine myelinolysis in childhood. Arch Neurol 25:307−312
Van der Zwan A (1954) Angiographic diagnosis of vertebral artery thrombosis. J Neurol Neurosurg Psychiatry 17:189−190
Vance BM (1927) Fractures of skull; complications and causes of death; review of 512 necropsies and of 61 cases studied clinically. Arch Surg 14:1023−1092
Vanezis P (1979) Techniques used in the evaluation of vertebral artery trauma at postmortem. Forens Sci Int 13:159−165
Vanezis P (1984) Vertebral artery trauma − a postmortem study. Med Dissertation, University of Bristol
Vanezis P (1986) Vertebral artery injuries in road traffic accidents: A post-mortem study. J Forensic Sci Soc 26:281−291
Vanezis P (1989) Pathology of neck injury. Butterworth, Boston London Singapore
Vanezis P, West IE (1983) Tentative injuries in self stabbing. Forensic Sci Int 21:65−70
Vapalahti PM, Schuck P, Tarkkanen L, Bjorkesten G (1969) Intracranial arterial aneurysm in a three-month-old infant. J Neurosurg 30:169−171
Vara-Thorbeck R (1980) Delayed traumatic apoplexie. In: Pia HW, Langmaid C, Zierski J (eds) Spontaneous intracerebral haematomas. Springer, Berlin Heidelberg New York, pp 77−82
Vaughan HG, Howard RG (1962) Intracranial hemorrhage due to metastatic chorionepithelioma. Neurology 12:771−777
Veath R (1972) Brain death. Hastings Center Rep 11:10−13
Vecht CJ, Sibinga CT, Minderhooud JM (1975) Disseminated intravascular coagulation and head injury. J Neurol Neurosurg Psychiatry 38:567−571

Vedrenne C, Hecaen H, Sow A (1961) Un cas de thrombose posttraumatique de tronc basilaire avec examen anatomique. Rev Neurol 105:70–72

Veer JA de, Browder J (1942) Post-traumatic cerebral thrombosis and infarction. Report of a case and discussion of its bearings on the problem of immediate and delayed post-traumatic apoplexy. J Neuropathol Exper Neurol 1:24–31

Veil WH, Sturm A (1942) Die Pathologie des Stammhirn. Fischer, Jena

Veith FJ, Fein JM, Tendler MD, Veatch RM, Kleiman MA, Kalkinas G (1977) Brain death. 1. A status report of medical and ethical considerations. 2. A status report of legal considerations. J Am Med Ass 238:1651–1655 u. 1744–1748

Venken LM (1970) Arteriovenous fistulas caused by direct puncture of the vertebral artery. Neurochirurgie 16:539

Verbiest H (1954) Radiological findings in a case with absence of the left internal carotid artery and compression of several cranial nerve roots in the posterior fossa by the basilar artery. Med Contemp (Lisboa) 72:601–609

Verbiest H, Calliauw L (1959) Direct and indirect injuries of the cervical carotid arteries. A contribution of the differential diagnosis of the posttraumatic lucid interval. Folia Psychiatr Neurol Neurochir Neerl 62:371–382

Vernet M (1971) The syndrome of the foramen lacerum posterius. Rev Neurol 34:117

Verneuil M (1872) Thrombose de l'artère carotide. Bull Acad Med (Paris) 115:46–56

Verron E (1921) Über die Bedeutung der Hypophyse in der Pathogenese des Diabetes mellitus. Zentralbl Allg Pathol Pathol Anat 31:521–531

Vigouroux R, Lavieille J (1962) Les thromboses post-traumatiques de la carotide interne. Neurochirurgie 8:115–142

Vigouroux RP, Guillermain P, Maouad M (1978) Les oblitérations traumatiques des vaisseaux cérébraux et cerviaux (carotide interne et ses branches). Rev Oto-Neuro-Ophthalmol 50:73–90

Villafont, Boudet (1957) Syndrome de section médicine du chiasma optique d'origine traumatique. Bull Soc Ophthalmol Franc 360–363

Villiers JC de, Grant AR (1985) Stab wounds of the craniocervical junction. Neurosurgery 17:930–936

Vines FS, David DO (1971) Rupture of intracranial aneurysm at angiography. Case report and comment on causative factors. Radiology 99:353–354

Vinuela F, Fox A, Chang JK, et al. (1984) Clinico-radiological spectrum of giant supraclinoid internal carotid artery aneurysms: Observations in 93 cases. Neuroradiology 26:93–99

Vinuela F, Fox AJ, Debrun GM (1984) Spontaneous carotid-cavernous fistulas: Clinical, radiological, and therapeutic considerations. Experience with 20 cases. J Neurosurg 60:976–984

Vitek JJ, Halsey JH, McDowell HA (1972) Occlusion of all four extracranial vessels with minimum clinical symptomatology. Case report. Stroke 3:462–466

Vlagic J, Distelmaier P (1978) Traumen der Halswirbelsäule und Kompression der Wirbelarterien. Neurochirurgia 21:122–127

Vogl A (1926) Über traumatischen Pneumocephalus. Fortschr Röntgenstr 35:587–592

Vogt B (1965) Der traumatische Verschluß der Arteria carotis interna. Helv Chir Acta 32:196–204

Vogt U (1970) Doppelseitiger extrakranieller Verschluß der Arteria carotis interna. Med Klin 65:1411–1414

Voigt GE, Saldeen R (1968) Über den Abriß zahlreicher oder sämtlicher Vv. cerebri superiores mit geringem Subduralhämatom und Hirnstammläsion. Dtsch Z Ges Gerichtl Med 64:9–20

Vollmar J (1973) Gefäßverletzungen. In: Zenker R, Deucher F, Schink W (Hrsg) Chirurgie der Gegenwart, Bd 4. Unfallchirurgie. Urban & Schwarzenberg, München Berlin Wien, S 34-1 bis 34-25

Voncken J (1931) Über histologische Eigenarten der basalen Hirnarterien. Frankf Z Pathol 42:481–493

Voris HL (1951) Complications of ligation of the internal carotid artery. J Neurosurg 8:119–131

Voris HC, Basile JXR (1961) Recurrent epistaxis from aneurysm of the internal carotid artery. J Neurosurg 18:841–842

Wackenheim A, Jeanmart L, Baert AL (1980) Craniocerebral computertomography. Confrontations with neuropathology. Springer, Berlin Heidelberg New York

Waespe W, Niesper J, Imhof H, Valavannis A (1988) Lower cranial nerve palsies due to internal carotid dissection. Stroke 19:1561–1564

Wagenen WP van (1932) Hemorrhage into a pituitary tumor following trauma. Ann Surg 95:625–628

Wagenmann A (1915) Die Verletzungen des Auges mit Berücksichtigung der Unfallversicherung. In: Graefe-Saemisch (Hrsg) Handbuch der Augenheilkunde, 2. Aufl. Leipzig, S 710–767

Wakai S, Yoshimasu N, Eguchi T, Achikawa R (1980) Traumatic intracavernous aneurysm of the internal carotid artery following surgery for chronic sinusitis. Surg Neurol 13:391–394

Walb D, Redondo-Marco JA, Beneke G (1967) Aneurysma dissecans intrakranieller Arterien. Med Welt 18:1043–1044

Walcher K (1933) Über die extrazerebralen Aneurysmen der Hirnarterien und deren traumatische Entstehung. Monatsschr Unfallheilkd 40:433–445

Walcher T (1929) Über zentrale traumatische Hirnblutungen mit Spätapoplexie (Bollinger). Monatsschr Unfallheildkd 36:433–435

Walker AE (1981) Cerebral death, 2nd edn. Urban & Schwarzenberg, Baltimore, Munich

Walker AE, Allegre GE (1953) Histopathologie et pathogenie des aneurysmes arteriels cerebraux. Revue Neurol 89:477–490

Walker AE, Allgre GE (1956) Carotico-cavernous fistulas. Surgery 39:411–422

Walker AE, Diamond EL, Moseley J (1975) The neuropathological findings in irreversible coma: A critique of the „respirator brain". J Neuropathol Exper Neurol 34:295–323

Wallenberg A (1895) Akute Bulbäraffection (Embolie der Art. cerebellaris post. inf. sinistra?). Arch Psychiatr 27:504–540

Wallenberg A (1901) Anatomischer Befund in einem als „akute Bulbäraffektion" (Embolie der Art. cerebellaris post. inf. sinister?) beschriebenen Fälle. Arch Psychiatr 34:923–959

Wallesch E (1924) Die Verlaufstypen der Rupturaneurysmen am Hirngrunde. Virchows Arch Pathol Anat 251:107–136

Walpole L (1966) Injuries to cranial nerves and visual pathways. In: Walpole L (ed) The management of head injuries. Williams & Wilkins, Baltimore

Walsh FB (1957) Clinical neuro-ophthalmology, 2nd edn. Williams & Wilkins, Baltimore

Walsh FB (1961) Head injuries. Trauma as a factor in the etiology of intracranial meningioma. Lancet II:993–996

Walsh FB (1966) Pathological-clinical correlations. I. Indirect trauma to the optic nerves and chiasm. II. Certain cerebral involvements associated with defective blood supply. Invest Ophthalmol 5:433–449

Walsh FB, Hoyt WF (1969) Carotid cavernous fistula due to a stab wound. In: Walsh FB (ed) Clinical neuroophthalmology, 3rd end., vol 2. Williams & Wilkins, Baltimore, p 1714

Walsh FB, Hoyt WF (1969) Craniocerebral trauma, hypoxia and injuries by other physical agents: Involvement of the visual and ocular motor system. In: Walsh FB (ed) Clinical neuroophthalmology, 3rd edn, vol 3. Williams & Wilkins, Baltimore, pp 2331–2518

Walsh FB, Krug AB (1942) Ocular signs of intracranial saccular aneurysms; experimental work on collateral circulation through ophthalmic artery. Arch Ophthalmol 27:1–33

Walsh FB, Lindenberg R (1962) Die Veränderungen des Sehnerven bei indirektem Trauma. Entwicklung und Fortschritt in der Augenheilkunde. Fortbildungskurs für Augenärzte in Hamburg, S 83–107

Walsh FB, Lindenberg R (1963) Entwicklung und Fortschritte in der Augenheilkunde. Enke, Stuttgart

Walsh FB, Smith GW (1952) The ocular complications of carotid angiography. The ocular signs of thrombosis of the internal carotid artery. J Neurosurg 9:517–537

Walsh J, Gye R, Connelly TJ (1969) Meningeoma: A late complication of head injury. Med J Aust 1:906–908

Walsh LS (1957) Subarachnoid haemorrhage. Acta Radiol 46:321–325

Walton JN (1956) Subarachnoid hemorrhage. Livingstone, Edinburgh

Wanke R (1948) Pathologische Physiologie der frischen geschlossenen Hirnverletzung, insbesondere der Hirnerschütterung; klinische, anatomische und experimentelle Befunde. Thieme, Stuttgart

Wanke R (1968) zit nach Kellerhals B, Lévy A (1971)

Wanke R, Kricke E (1960) Histologische Veränderungen der Hypophyse bei traumatischen Hirnschäden und bei Hirntumoren. Bruns Beitr Klin Chir 200:165–175

Wappenschmidt J, Grote W (1958) Zur Klinik und Behandlung frontobasaler Liquorfisteln. Chirurg 29:369–376

Wappenschmidt J, Holbach KH (1967) Zur Frage posttraumatischer Aneurysmen der Meningealarterien. Röntgenforsch 106:555–560

Ward RE (1986) Injury to the cervical cerebral vessels. In: Blaisdell FW, Trunkey DD (eds) Trauma management, vol 7. Cervicothoracic trauma. Thieme, New York, pp 262–281

Ward RE, Flynn TC, Miller PW, Blaisdell WF (1983) Effects of ethanol ingestion on the severity and outcome of trauma. Am J Surg 144:153–156

Warkany J, Lemire RJ (1984) Arteriovenous malformations of the brain: A teratologic challenge. Teratology 29:333–353

Wasl H (1960) Zur Kenntnis der isolierten traumatischen Läsion der basalen Hirnarterien. Zentralbl Allg Pathol 101:184–187

Wasmuth CF (1969) The concept of death. Ohio State Law J 30:32–60

Watson WL, Silverstone SM (1939) Ligature of the common carotid artery in cancer of the head and neck. Ann Surg 109:1–27

Wawersik J (1968) Kriterien des Todes unter dem Aspekt der Reanimation. Chirurg 39:345–348

Wawersik U (1969) Todeszeitpunkt und Organtransplantation. Dtsch Ärzteblatt 66:1325–1329

Weaver DF, Gates EM, Nielsen AE (1961) Traumatic intracranial vascular lesions producing late massive nasal hemorrhage. Am Acad Ophthalmol Otolaryngol Transact 65:759–774

Webster JE, Schneider Rc, Lofstrom JE (1948) Observations upon patients with penetrating wounds involving the cerebellum. Arch Surg 127:327–337

Webster JE, Dolgoff S, Gurdjian ES (1950) Spontaneous thrombosis of the carotid arteries in the neck. Arch Neurol Psychiatr 63:942–953

Webster JE, Gurjian ES, Martin FA (1956) Carotid artery occlusion. Neurology 6:491–502

Webster JE, Gurdian ES, Lindner DW, Hardy G (1958) Neurosurgical aspects of occlusive cerebral vascular disease. Radiology 70:825–830

Webster N (1951) New International Dicitionary, 2nd edn. Merriam, Springfield

Wechsler IS, Gross SW, Cohen I (1951) Arteriography and carotid artery ligation in intracranial aneurysm and vascular malformation. J Neurol Neurosurg Psychiatry (n.s.) 14:25–34

Wedler W (1953) Stammhirn und innere Erkrankungen. Springer, Berlin Göttingen Heidelberg

Weigel K, Ostertag CB (1981) Traumatischer Verschluß der A. cerebri media. Neurochirurgie 24:30–34

Weiler G, Reinhart V, Nau HE, Gerhard L (1980) Beitrag zum intrakraniellen „traumatischen Aneurysma". Z Rechtsmed 85:225–233

Weimann DF, Muttukumaru B (1970) Traumatic haematoma of the posterior fossa. Ceylon Med J 15:25–30

Weimann W, Prokop I (1963) Atlas der gerichtlichen Medizin. VEB Volk & Gesundheit, Berlin

Weiner IH (1972) Death criteria. J Am Med Ass 222:86

Weir BK (1978) Pulmonary oedema following fatal aneurysmal rupture. J Neurosurg 49:502–507

Weir B (1985) Intracranial aneurysms and subarachnoid hemorrhage: An overview. In: Wilkins R, Regachary SS (eds) Neurosurgery, vol 2. McGraw-Hill, New York

Weir B (1987) Aneurysms affecting the nervous system. Williams & Wilkins, Baltimore London Los Angeles Sydney

Welch K, Stephens J, Huber W, Ingersoll (1955) The collateral circulation following middle cerebral branch occlusion. J Neurosurg 12:360–368

Weller RO, Swash M, McLellan DL, Scholtz CL (1983) Clinical neuropathology. Springer, Berlin Heidelberg New York

Welte E (1948) Über die Zusammenhänge zwischen anatomischem Befund und klinischem Bild bei Rindenprellungsherden nach stumpfem Schädeltrauma. Arch Psychiatr Nervenkr 179:243–315

Wende S, Schulze A (1961) Die zerebrale Angiographie und ihre Komplikationen. Ein Bericht über 2864 Untersuchungen. Fortschr Röntgenstr 94:494–505

Wende S, Aulich A, Schindler E, Grumme T, Meese W, Lange S, Kazner E, Steinhoff H, Lanksch W (1977) A German multicenter study of intracranial tumours. In: Du Boulay GH, Mosely JF (eds) Computerized axial tomography in clinical practice. Springer, Berlin Heidelberg New York, p 111

Werkgartner A (1935) Gezelteriß durch Boxhieb. Z Gerichtl Med 25:41–44

Werkgartner A (1940) Tod und Gesundheitsschädigung infolge Verletzung durch Hieb. In: Neureiter F von, Pietrusky F, Schütt E (Hrsg) Handwörterbuch der gerichtlichen Medizin und naturwissenschaftlichen Kriminalistik. Springer, Berlin, S 837–838

Wertheimer P, Allegre G (1953) Note sur les comas traumatiques. Rev Neurol 89:509–511

Wertheimer P, Jouvet M, Descotes J (1959) A propos du diagnostic de la mort du système nerveux dans les comas avec arrêt réspiratoire traités par respiration artificielle. Presse Med 67:87–88

Wertheimer P, Rougemont J de, Descotes J, Jouvet M (1960) Données angiographiques relatives à la mort de l'encéphale au cours des comas avec arrêt respiratoire (comas dépassés). Presse Méd:782

Wessely P, Gaudernak T (1976) Posttraumatische zerebrale Gefäßthrombosen. Ideggyogy Szle (Ungarn) 29:532–539

Westermann HH (1961) Traumatische Hirnnervenschäden und ihre Ursachen. Monatsschr Unfallheilkd 64:161–167

Whalley N (1946) Traumatic aneurysm of the common carotid artery associated with massive infarction of the brain. Br J Surg 33:400–401

Wharton HR (1901) Wounds of the venous sinuses of the brain. An analysis of seventy cases. Ann Surg 34:81–110

Whatmore WJ, Hitchcock EF (1973) Meningioma following trauma. Br J Surg 60:496–498

White JC, Ballantine HT (1961) Intrasellar aneurysms simulating hypophyseal tumor. J Neurosurg 18:34–50

White JC, Love JG, Goldstein NP (1958) Carotid-cavernous fistula on the left side with ocular signs on right side. Report of a case. Proc Mayo Clin 33:441–445

Whitehurst WR, Christensen FK (1969) Epidural hemorrhage from traumatic laceration of internal carotid artery. Case report. J Neurosurg 31:352–354

Wichern H (1912) Klinische Beiträge zur Kenntnis der Hirnaneurysmen. Dtsch Z Nervenheilkd 44:220–263

Wiebers DO, Mokri B (1985) Internal carotid artery dissection after childbirth. Stroke 16:956–959

Wiebers DO, Whisnant JP, O'Fallon WK (1981) The natural history of unruptered intracranial aneurysms. New Engl J Med 304:696–698

Wiederholt WC, Kobayashi RM, Stockard JJ, Rossiter VS (1977) Central pontine myelinolysis. A clinical reappraisal. Arch Neurol 34:220–223

Wiener LM, Berry RG, Kundin J (1964) Intracranial circulation in carotid occlusion. Arch Neurol 11:554–561

Wilkins RH (1975) Intracranial vascular spasm in head injuries. In: Vinken PJ, Bruyn GW in collaboration with Braakman R (eds) Injuries of the brain and skull, part I. Handbook of clinical neurology, vol 23. North Holland, Amsterdam Oxford, pp 163–197

Wilkins RH, Odom GL (1970) Intracranial arterial spasm associated with craniocerebral trauma. J Neurosurg 32:626–633
Wilkins RH, Alexander JA, Odom GL (1968) Intracranial arterial spasm. A clinical analysis. J Neurosurg 29:121–134
Williams D, Wilson TG (1962) The diagnosis of the major and minor syndromes of basilar insufficiency. Brain 85:741–774
Williams RR, Bahn RC, Sayre GP (1955) Congenital cerebral aneurysms. Proc Mayo Clin 30:161–168
Willis T (1664) Cerebri anatome: cui accessit nervorum descriptio et usus. Londini, typ J Flesher, imp J Harty & J Alleston
Wilske J, Henn R (1983) Zentrale pontine Myelinolyse – Ursache unklarer Todesfälle. In: Barz J, et al. (Hrsg) Fortschritte der Rechtsmedizin. Springer, Berlin Heidelberg New York, S 123
Wilson CB, Cronic F (1964) Traumatic arteriovenous fistulas involving the middle meningeal vessels. J Am Med Ass 188:953–957
Wilson CB, Markesbery W (1966) Traumatic carotid-cavernous fistula with fatal epistaxis. Report of a case. J Neurosurg 24:111–113
Wilson CB, Meyers FK (1963) Bilateral saccular aneurysms of the internal carotid artery in the cavernous sinus. J Neurol Neurosurg Psachiatry 26:174–177
Wilson G, Riggs HE, Rupp C (1954) The pathologic anatomy of ruptured cerebral aneurysms. J Neurosurg 4:128–134
Wilson G, Winkelman NW (1926) Gross pontine bleeding in traumatic and non-traumatic cerebral lesions. Arch Neurol Psychiatr 15:455–470
Wilson G, Winkelman NW (1927) Occlusion of the posterior inferior cerebellar artery. J Nerv Ment Dis 65:125–130
Wilson HA (1907) Fracture dislocation of the atlas without symptoms of spinal cord injury. In: Roberts JB (Chairman) Transactions of the Philadelphia Academy of Surgery. Ann Surg 45:632–635
Windus G, Tröger HD (1986) Ein versicherungsrechtlicher Fallbeitrag: Hirntod nach Verkehrsunfall – Obduktion trotz Freigabe und klinisch „eindeutiger Diagnose". In: Eisenmenger W, Liebhardt E, Schuck M (Hrsg) Medizin und Recht. Festschrift für Wolfgang Spann. Springer, Berlin Heidelberg New York London Paris Tokyo, S 518–519
Winn HR, Richardson AE, Jane JA (1977) The long-term prognosis of untreated cerebral aneurysms. I. The incidence of hemorrhage in cerebral aneurysm: A 10-year evaluation of 364 patients. Ann Neurol 1:358–370
Winter A (1969) The moment of death. Thomas, Springfield
Wiseman R (1696) Eight chirurgical treatises, 3rd edn. Tooke & Meredith, London
Witt LD de, Buonanno FS, Kistler JP, Zeffiro, De La Paz RL, et al. (1984) Central pontine myelinolysis: Demonstration by nuclear magnetic resonance. Neurology 34:570–576
Witter H, Tascher R (1957) Hypophysäre hypothalamische Krankheitsbilder nach stumpfem Schädeltrauma. Fortschr Neurol Psychiatr 25:523–546
Witzman A, Jellinger K, Weiss R (1981) Glioblastoma multiforme nach Kopfschuß. Neurochirurgia 24:202–206
Wojahn H (1963) Traumatische Hirnstammschäden. Dtsch Z Ges Gerichtl Med 54:48–52
Wojahn H (1964) Über die Letalität des epiduralen Hämatoms. Monatsschr Unfallheilkd 67:150–163
Wolff F (1965) Schnittverletzung des Halses als Folge eines ungewöhnlichen Verkehrsunfalles. Dtsch Z Ges Gerichtl Med 56:14–19
Wolff HD (1972) Zervikaler Banscheibenvorfall nach „chiropraktischer" Behandlung. Z Allgemeinmed 10:124–127
Wolff H, Schaltenbrand G (1939) Die perkutane Arteriographie der Gehirngefäße. Zentralbl Neurochir 4:233–239
Wolf H, Schmid B (1939) Das Arteriogramm des pulsierenden Exophthalmus. Zentralbl Neurochir 4:241–250, 310–319
Wolff K (1928) Traumatische Zerreißung der gesunden Art. vertebralis an der Hirnbasis. Dtsch Z Ges Gerichtl Med 11:464–467

Wolinetz E (1953) Sur deux cas de ramollissement cérébral de la période préménopausique, sans hypertension artérielle et sur les problèmes qu'ils posant. Semaine Hôp 28 3646
Wolman L (1956) Pituitary necrosis in raised intracranial pressure. J Pathol Bacteriol 72:575–586
Wolman L (1959) Cerebral dissecting aneurysms. Brain 82:276–291
Wortzmann G, Barnett HJM, Lougheed WM (1968) Bilateral internal carotid occlusion. A clinical and radiologic study. Can Med Ass J 99:1186–1196
Wortzman D, Tucker WS, Gersshater R (1980) Traumatic aneurysm in the posterior fossa. Surg Neurol 13:329–332
Wright DG, Laureno R, Victor M (1979) Pontine und extrapontine myelinolysis. Brain 102:361–385
Wright RL (1966) Hematomas of the posterior cranial fossa. J Neurosurg 25:402–409
Wright RL (1966) Postoperative craniotomy infections. Thomas, Springfield
Wright RL, Sweet WH (1965) Carotid or vertebral occlusion in the treatment of intracranial aneurysm; value of early and late readings of carotid and retinal pressures. Clin Neurosurg 9:163–192
Wüllenweber W (1928) Fortdauer des Lebens bei doppelseitigem vollständigem Verschluß der Aa. carotides internae. Deutsch Z Nervenheilkd 105:283
Wuermeling HB, Struck G (1965) Hirnstammrisse bei Verkehrsunffällen. Beitr Gerichtl Med 23:297–302
Wuest FG (1960) Bitemporal hemianopsia following a traumatic lesion of the optic chiasma. Arch Ophthalmol 63:721–723
Wyeth JA (1878) Essay upon the surgical anatomy and history of the common, external and internal carotid arteries. Transact Am Med Ass 29:1–139
Xuereb GP, Pritchard MML, Daniel PM) The arterial supply and venous drainage of the human hypophysis cerebri. Quart J Exper Physiol 39:199–218
Yamada S, Minckler J (1977) Micro-hemangioma as a cause of intracerebral hematoma. Paper no 562. Internat Congr Series, No 418, Sixth Internat Congr Neurol Surg, Sao Paulo, Brazil, 19–25 June 1977, Excerpta Medica, Amsterdam, pp 215–216
Yamada S, Kindt GW, Youmans JR (1967) Carotid occlusion due to non-penetrating trauma. J Trauma 7:333–342
Yasargil MG (1962) Die Vertebralisangiographie. Acta Neurochir (Suppl) 9:1–108
Yasargil MG (1984) Microneurosurgery, vol 1. Thieme, Stuttgart New York
Yasargil MG, Jain KK, Antic J, Laciga R (1976) Arteriovenous malformations of the splenium of the corpus callosum: Microsurgical treatment. Surg Neurol 5:5–14
Yashon D, Johnson AB, Jane JA (1964) Bilateral internal carotid artery occlusion secondary to closed head injuries. J Neurol Neurosurg Psychiatry 27:547–552
Yaskin HE, Alpers BJ (1944) Aneurysm of the vertebral artery. Arch Neurol Psychiatr 51:271–281
Yasue M (1981) Clinical and experimental investigation of mediobasal skull fracture (Japanisch) Neurol Med Chir 21:1041–1049
Yates PO (1959) Birth trauma to the vertebral arteries. Arch Dis Childh 34:436–441
Yates PO, Hutchinson EC (1961) Cerebral infarction: The role of stenosis of the extracranial cerebral arteries. Medical Research Council, Special Report Series, No. 300. Her Majesty's Stationary Office, London
Zaaijer T (1893) Ausgedehnte Gehirnruptur ohne Schädelknochenfraktur. Vierteljahresschr Gerichtl Med 6:238–250
Zahnsier J, Carrion C, Waggener J, Flynn R (1977) Brain stem infarction secondary to „chiropractic" manipulation. Paper no 565. Internat Cong Series, No 414, Sixth Internat Congr Neurol Surg, Sao Paulo, Brazil, 16–25 June 1977, Excerpta Medica, Amsterdam
Zakrzewski A, Konopacki K, Kwaskowski A, Gradzki J (1969) Rupture of the internal carotid artery during fracture of the cranial base. (Polnisch, engl Zusammenf) Otolaryngol Polska 23:686–692
Zander E, Rabinowicz DT, Tribolet N (1971) Etude anatomo-clinique de la mort cerebrale. Schweiz Med Wochenschr 101:1225–1234

Zatz LM, Iannone AM (1966) Cerebral emboli complicating cerebral angiography. Acta Radiol 5:621–630
Zauel D, Carlow TJ (1977) Internuclear ophthalmoplegia following cervical manipulation. Ann Neurol 1:308
Zeitler E, Holik B, Raithel D (1978) Posttraumatische Befunde an Hirnarterien im Halsbereich. Fortschr Röntgenstr 129:571–575
Zeller O (1911) Die chirurgische Behandlung des durch Aneurysma arteriovenosum der A. carotis interna im Sinus cavernosus hervorgerufenen pulsierenden Exophthalmus. Zentralbl Chir 1:1–39
Zettel H, Zoller R, Mayer K (1963) Beitrag zur operativen Behandlung der traumatischen Carotisthrombose. Chirurg 34:372–374
Ziegan J (1969) Innenschichtriß einer Hirnbasisschlagader mit nachfolgender tödlicher Thrombose als Folge eines Faustschlages. Monatsschr Unfallheilkd 72:282–294
Zilkha A (1970) Traumatic occlusion of the internal carotid artery. Radiology 97:543–548
Zilkha A, Schechter MM (1969) Arteriovenous fistulas of the major vessels of the neck. Acta Radiol 9:560–572
Zimmerman RS, Spetzler RF, Zabramski JM (1990) Cerebral arterial vasospasm: An update. Barrow Neurol Inst Quart 6:2–9
Zintz R (1955) Zur Frage der traumatischen Chiasmaschädigung. Klin Monatsbl Augenheilkd 127:539–546
Ziperman HH (1954) Acute arterial injuries in the Korean War. A statistical study. Ann Surg 139:1–8
Zuccarello M, Fiore DL, Pardatscher K et al. (1982) Subdural haematoma associated with traumatic middle meningeal artery pseudoaneurysm. Zentralbl Neurochir 43:323–325
Zülch KJ (1951) Hirnödem, Hirnschwellung, Hirndruck. Zentralbl Neurochir 11:350–355
Zülch KJ (1953) Hirnschwellung und Hirnödem. Dtsch Z Nervenheilkd 170:179–208
Zülch KJ (1953) Neue Befunde und Deutungen aus der Gefäßpathologie des Hirns- und Rückenmarks. Zentralbl Allg Pathol 90:402
Zülch KJ (1956) Biologie und Pathologie der Hirngeschwülste. In: Olivecrona H, Tönnis W (Hrsg) Handbuch der Neurochirurgie, Bd 3. Pathologische Anatomie des raumbeengenden intrakraniellen Prozesses. Springer, Berlin Göttingen Heidelberg, S 1–702
Zülch KJ (1956) Die Hirngeschwülste in biologischer und morphologischer Darstellung, 2. Aufl. Barth, Leipzig
Zülch KJ (1959) Störungen des intrakraniellen Druckes. Die Massenverschiebungen und Formveränderungen des Hirns bei raumfordernden und schrumpfenden Prozessen und ihre Bedeutung für die klinische und röntgenologische Diagnostik. In: Olivecrona H, Tönnis W (Hrsg) Handbuch der Neurochirurgie, Bd 1/1. Springer, Berlin Göttingen Heidelberg, S 208–303
Zülch KJ (1961) Die Pathogenese von Massenblutung und Erweichung unter besonderer Berücksichtigung klinischer Gesichtspunkte. Acta Neurochir 7:51–117
Zülch KJ (1966) Über die Möglichkeiten chirurgischer Therapie bei Erkrankungen der Hirngefäße. Krüger-Gedenk-Symposium, Bad Ischl
Zülch KJ (1968) Zur Frage der posttraumatischen Spätapoplexie. In: Alema G, Bollea G, Froris V, Reda GC, Vizoli R (eds) Brain and mind problems. Il Pensiero Scientifico, Roma, pp 933–958
Zülch KJ (1969) Pathologische Anatomie, Physiopathologie und Pathomechanismen des Schädelhirntraumas. Bull Soc Med Grande Luxemb 106:153–211
Zülch KJ (1984) Trauma und Hirngeschwulst (Traumatische Entstehung von Tumoren des zentralen Nervensystems). In: Rauschelbach HH, Jochheim KA (Hrsg) Das neurologische Gutachten. Thieme, Stuttgart New York, S 161–170
Zülch KJ (1985) Die traumatische Spätapoplexie. Fortschr Neurol Psychiatr 53:1–12

Sachverzeichnis

A. basilaris
  Anatomie 31, 138, 140, 141, 142, 166
  Aneurysma, chronisches, obliteriertes 253
    dissecans 262
    Kindesalter 163, 171
    kongenitales 170, 194
    Rupturblutung 179
    Spasmen 208
    spindelförmiges, Prädilektionsstelle 182
    Syndrom 194, 203
    traumatisches 148, 162, 166, 249, 250, 251
  Angiographie, retrograde 131, 132
  Ausriß, Hirnstamm 117, 141
  Block, Infarkt 137, 138
  Blutung, Quelle 177, 179, 203
    traumatische 118, 162
  Duplikationen 142
  Einklemmung, Bruchspalt 14, 148, 150
  Einrisse 140–145
  Ligatur 138, 139, 149
    Umverteilung der Blutzufuhr zum Gehirn 93
  Mikroaneurysma, traumatisches 142
  Riesenaneurysma 198
  Risse 140–145
  Ruptur, Massenblutung 162
  Thrombose, Verschluß 142, 145, 146
  Topographie 31, 138, 140, 141, 142, 166, 381
  Trauma 139, 140, 148, 238
  Van der Zwaan-Phänomen 132, 133
  Varianten 140, 142, 143
  Verschluß, Thrombose 59, 84
    traumatischer 28
  Wanddefekt, Obduktion 238
A. callosomarginalis
  Aneurysmen, traumatische 228, 229
A. carotis
  Agenesie 198
  Anatomie 15, 30–33, 45
    Bindegewebsscheide 46
  Aneurysma dissecans, stumpfe Gewalteinwirkung 46, 262–264
    erste Unterbindung 89, 90
    traumatisches 161, 162
  Angiographie 30, 39, 47, 55, 59, 62, 70, 76, 80, 82
    Komplikationen 591–598, 600
    „transbrachiale" 131
  Arteriosklerose, Lokalisation, Verschluß 57, 58, 83
  arteriovenöse Fisteln 33, 37, 38, 267–272
  Atheromatose, Stenose 38, 160
  beiderseits, Durchtrennung, Operation, Überleben 36
  Bifurkation, thrombotischer Verschluß 60
  Dissektion 13, 14, 35
    perkutane Punktion 597
  Durchtrennung, operative Rekonstruktion 56
  Embolie 35, 59
  Gewalteinwirkungen, Folgen 35
    Thrombose 13, 16, 47, 65, 66
    Insuffizienz, Erblindung 78
    traumatische 47
  Kollateralkreislauf 38, 40, 70, 71, 77, 80, 92
  Kompressionstest, Jackson-Anfälle 54, 55
  Ligatur 88, 89
    irrtümliche 119
    Komplikationen 89, 90
    Spätschäden 92
  Obliteration, Lokalisation 43
  posttraumatische Befunde 35
  Pseudothrombose 77
  Punktion, Aneurysma, iatrogenes 239
  Rekonstruktion 93
  Sarkom, Gefäßscheide 66
  Siphon, Obliteration 43
    Terminologie 30, 31
  Stenosen, Angiographie, Sonographie, Pathologie 26, 27
  Thromboembolie 59
  Thrombose, Differentialdiagnose 79
    Erhängen 53
    Hypophysenapoplexie 55
    iatrogene 55
    Kollateralkreislauf 38, 54, 70, 71, 77
    Kuhhornstoß 56
    nichttraumatische 14, 45
    paradoxe Befunde 80
    Strangulation 52

A. carotis
  Thrombose, traumatische 16, 28, 33, 34, 39–49, 55, 56, 63, 64, 65, 70, 88
  Tumoren 66, 67
  Topographie 15, 30–33, 45
  Verletzungen, beiderseits 67
    Häufigkeit 25
    iatrogene 55
    Intimaprolaps, Operationsphoto 36, 37, 38
    Mechanismus 43, 44, 49, 50
    neurologische Ausfälle 78
    penetrierende 13, 18, 43, 44, 45, 48
    Schädel-, Hirnverletzungen 67, 68
    Sicherheitsgurt 44, 46, 53, 54
    Ursachen 64
    vollständige Zerreißung 35
    Whiplashtyp 44
  Verschluß, Arteriosklerose 56, 57
    doppelseitiger 57, 84
    Hämatom, subdurales 76, 77, 79
    neurologische Symptomatik 78, 79
    Thrombose 33, 43, 44, 48, 77, 78
A. carotis communis
  Aneurysma, traumatisches 215
  Punktion, Ablösung atheromatöser Plaques 595
  Schußverletzung, Spätaneurysma 215
  Topographie 99
  Verletzungen, Ochsenhorn 89
  Verschluß, isolierter 66, 88
    klinische Verlaufsformen 78
    Kollateralkreislauf 94
A. carotis externa
  arteriovenöse Fisteln 267–272
  Thrombose, Verschluß 94
  Topographie 99
A. carotis interna
  Abriß, Sella turcica 69
  Agenesie 32, 33
  Anastomosen, Sinus cavernosus 285
  Anatomie, Einteilung 31, 32, 45, 215, 216, 285, 286
  Aneurysma dissecans 256, 262–266
    doppelseitiges 222
    Kindesalter 163
    mykotisches 215
    Operation 55
    Ruptur, Blutung 179, 204, 205
    spontanes 190
    traumatisches 68, 75, 162, 163, 291, 292
  Angiographie, Hämatom, subdurales 77
  Angiom, arteriovenöses 189
  Atheromatose, Stenosen, Verschlüsse 160
  Blutungsquelle 177, 179
  Cavernosus-Fisteln 279–294
  Gewalteinwirkung, Spasmen 159
  intrakavernöser Verlauf, Topographie 279, 280
  Kompresionen durch Karotistubercula des Atlas 44, 45
  Kontrastmittelinjektion, wiederholte, Todesfall 55
  Ligatur 89
  Pseudothrombose 86, 87
  Rekonstruktion 54, 55
  Riesenaneurysma 199
  Ruptur, Schädelbasisfraktur 67
  Sinus cavernosus, Fistel 68, 279–294
    traumatische Thrombose 75
  Siphon, Topographie 285, 286
  Spasmen 59, 62
  Steckschuß 56
  supraklinoidaler Abschnitt, Verschlüsse 71, 74
  Thrombose, Angiographie, Komplikationen 51, 55, 70
    Autopsie 55, 82
    „Gläser-hoch"-Bewegung (WILHELM BUSCH) 266
    Hirndruckerhöhung 77
    Keilbeinfraktur 52
    nichttraumatische, C_1, Prädilektionsstelle 45, 55
    Operation 77, 80, 82
    Verschluß 68
      doppelseitiger 82
      verspäteter 79, 80
  Topographie 31, 32, 45, 98, 99, 215, 216, 381
  Unterbindung 89
  Verletzung, Foramen lacerum 67
    Gesichtsschädel 49
    intrakranielle 68
    Schadensmuster 68
  Verschlüsse, beiderseits 82, 83
    nichttraumatische, spontane 55, 56
A. cerebelli inferior
  Anatomie, Varianten 158, 166
anterior
  Topographie 150, 156, 157, 166, 381
posterior
  Anatomie, Varianten 151–154, 157
  Atresie 153
  Riesenaneurysma 199
  Schleifenbildung, Cisterna cerebellomedullaris 151
  Topographie 150, 151, 153, 157, 158
  Verschlußsyndrom 151, 152, 153
A. cerebelli superior
  Aneurysma, traumatisches 250
Aa. cerebelli
  Block, Infarkt 137
  thrombotischer Verschluß beiderseits 42
  Topographie 99, 150, 157, 158, 381

A. cerebri anterior
  Anatomie 166, 227
  Aneurysma, iatrogenes 230, 236
    Ruptur 176, 179, 180, 203, 210, 231–234
    traumatisches 227, 230
  Einklemmung in Frakturspalt 14
  Rezidivblutungen, Sektion 178, 179
  Thrombose, Verschluß 94
A. cerebri media
  Aneurysma, anatomische Beziehung, Hämatom, Lobus temporalis 178
    dissecans 260
    iatrogenes 230, 236
    peripheres 229, 230
    Riesenaneurysma 199
    Rupturblutung 179, 231–234
    sackförmiges 192
    traumatisches 14
  Angiom, arteriovenöses 189
  Blutungsquelle 177, 179
  Infarzierung 54
  Thrombose 94, 95, 220
  Verschluß, Boxverletzung 47, 84
    Thrombose 54, 84
A. cerebri posterior
  Anatomie 96, 99, 110, 149, 150, 166
  Aneurysma, kongenitales 170
    traumatisches 229, 230
  Angiom, arteriovenöses 189
  Block, Infarkt 137, 138
  Blutungsquelle 177, 179
  Kompression, Hernie, Tentoriumspalt 188
  retrograde Kontrastmittelfüllung 132
  Riesenaneurysma 198, 199
  Ruptur, Bruchspalt 14
  Thrombose, Verschluß 42, 95, 96
  Topographie 96, 99, 110, 149, 150
  Verletzungen, Subarachnoidalblutung 85
A. chorioidea
  Anatomie, Varianten 226
  Aneurysma, peripheres 229, 230
    Ruptur 186, 231–234
  Thrombose, Verschluß 94
A. chorioidea anterior
  Topographie 323
A. communicans anterior
  Anatomie 166
  Aneurysma, Lokalisation 166, 170, 193
    peripheres 229
A. communicans posterior
  Aneurysma, Ruptur 176, 180, 193, 194
  Topographie 99, 381
A. frontopolaris
  Aneurysma, iatrogenes 236
  Aneurysma, traumatisches 232
A. gyri angularis
  Aneurysma, iatrogenes 236
    traumatisches 228
A. innominata
  Ligatur 89
Aa. lenticulostriatae
  Ischämie 95
A. mammaria
  Topographie 97
A. meningea media
  Aneurysma, peripheres 229
    traumatisches 240–248
  arteriovenöse Fistel 269, 270, 271
  Pseudoaneurysma 242
  Ruptur, Trauma 29, 127
A. ophthalmica
  Topographie 282
  V. opthalmica, arteriovenöse Fistel 272
A. pericallosa
  Aneurysma, iatrogenes 236, 239
    Rupturblutung 179, 231–234
    traumatisches 227, 228
Aa. pontis
  Block, Infarkt 137
A. sinus cavernosus
  Topographie 280
A. spinalis
  Block, Infarkt 137, 138
  Thrombose 133
  Topographie 381
A. sublavia
  A. vertebralis, Arteriosklerose, stenosierende 133
  Topographie 31, 97
A. temporalis posterior
  Aneurysma, iatrogenes 236
A. thoracica interna
  Topographie 99
A. vertebralis
  Abgangsstenose, Umkehr des Blutstroms 136, 138
  Abriß von der A. basilaris ohne Schädelverletzung 118
  Altersveränderungen 113, 114
  Anatomie 96–111, 151, 153
  Aneurysma 115, 119, 120, 163
    dissecans 256, 257, 261, 264
    Ligatur 89
    mehrfaches 162
    peripheres 229
    Rupturblutung 179
    traumatisches 248, 249
  Angiographie, Komplikationen 598, 601, 602
  Kontrastmittelextravasat 118
  „Nichtfüllungsphänomen", Hirntod 496
  postmortale (VANEZIS 1979) 112, 120
  „transbrachiale" 131
  Verletzungen, vertebrobasiläres System 108, 114, 128, 131, 132

A. vertebralis
  Angiographie, Verschluß 117, 128, 129
  Angiom, arteriovenöses 189
  Angiostenosen 133–135, 136–138, 160
  Arteriosklerose 133–135
  arteriovenöse Fisteln 116, 267–279
  „Atlasschleife" 110, 127
  Beziehungen zur HWS 102, 104, 105, 110, 127, 129
  Block, Infarkt 137, 138
  Blutstrom, Umkehr 136–138
  Blutungsquelle 177, 179
  Einteilung, histologische 109, 110
    topographische, Nomina Anatomica 100, 101
  Erosion am Knochen 104
  Exostosen, Einengung 131
  extra-, intrakranieller Verlauf, Verletzungen 99, 118
  Frakturspalt, Einklemmung 119, 121, 129, 130
  Geburtstrauma 115, 117, 119
  Hypoplasie, Aplasie 103, 124, 131
  Insuffizienz, HWS, Spondylosis deformans 131
  Kaliberschwankungen 103, 106, 109
  Kompression, periarterielle Blutung 115, 119, 122, 124
  Kontrastmittelextravasation 209
  Kopfbewegungen, Einfluß 112
  Längs-, Querrisse 14, 29, 117, 118
  Orthologie 98
  Osteophyten, Einengung 131
  Punktion, Angiographie, Thrombose 114, 119, 128
  Riesenaneurysma 199
  Risse, Ursachen 120
  Ruptur beiderseits 124
    Unterblutung, Spinalganglien 126
  Schleifenbildung, Articulatio atlantooccipitalis 102, 105, 110, 115, 127
  Sinus venosi, Topographie 272
  Stenosen 58, 131, 132
  Stichverletzungen 119, 129
  Thrombose 16, 31, 104, 117, 120, 121, 124, 127–131, 133
    Babinski-Nageotte-Syndrom 135
    beiderseits 130, 131
  Topographie 16, 31, 97–111, 127, 132, 151, 153, 381
  Trauma, Schäden 96, 115, 116, 118, 120, 127–131
    Thrombose 16, 88, 127–131
  Varianten 98, 101, 103, 127
  Verlaufsanomalien 100–111
  Verletzungen 14, 29, 88, 115–125
    Lokalisation 116, 117, 125, 126
    Prädilektionsstellen 120, 125
    prospektive Studie 125–127
  Verschluß, Medulla oblongata-Syndrom 135, 155
    Wallenberg-Syndrom 135, 155
  Zerreißung, atlantookzipitale Luxation 117
Aa. vertebrales
  paramediane Entfernungen 100
Abszeß
  Gehirn, mykotisches Aneurysma, Ruptur 164
  Operation, iatrogenes Aneurysma 236, 239
  Schußverletzung 586
Achromatopsie
  anfallsweise auftretende, vertebrobasiläre Insuffizienz 135, 136
Adenom
  Hypophyse, Blutungen 549, 550
Ätiologie
  A. carotis, Thrombose, Verschluß 60
    Verletzungen 33, 34
  A. cerebri media, Verschlüsse 95
  Aneurysma, A. carotis interna 216
    A. meningea media 243
    dissecans 256–262, 264–266
    FORBUS 168
    iatrogenes 229, 230, 235, 236, 239, 240
    intrakranielles 165
  Hirnverletzungen, Parkinson 579
  primär-, sekundärtraumatische Stammhirnläsionen 388, 389
  Pseudothrombose 86
  Schädel-, Hirnverletzungen, Tumoren 581–590
  Spontanblutungen, intrazerebrale 325
  Vasospasmen, posttraumatische 159
Agenesie
  A. carotis interna 32, 33, 198
  A. cerebelli inferior superior 153
  A. vertebralis 103, 124, 131
Alkohol
  Abusus, Aneurysma, Ruptur, Zusammenhang 201, 243
    chronischer, A. meningea media, Aneurysmaruptur 243
    Gehirnentmarkung 9, 10
    Subarachnoidalblutung 118, 124
    Suizid 18
    Verkehrsunfälle 144, 145, 307
    Verschleierung klinischer Befunde 24
  Sturz im Rausch, Aneurysma dissecans 258, 261
    Gehirn, Blutungen 316, 318, 319
    Gegenstoßprellungsherde 428
    Schädelfraktur 269, 307
    Tottreten, Täter, Opfer 604, 606
  am Steuer, Unfall 307, 309, 449
    Blutalkoholspiegel 87, 144, 145

Alkohol
  „Break-Tanzen", intrazerebrales
    Hämatom 325
  Spiegel, Marklagerblut 317
    Stammhirnverletzungen 395, 449
  Trinkbewegungen, Kopf, Aneurysma dissecans 265, 266
Amaurose
  A. carotis interna, Aneurysma 192
    Thrombose 75, 77
  A. cerebri posterior, Thrombose 96
  arteriovenöse Mißbildungen 188
  Carotis-Cavernosus-Fistel 290
  ein-, doppelseitige 519–521
  N. opticus, Durchtrennung 517, 518
  vertebrobasiläre Insuffizienz 135
Ammonshorn
  Trauma 344–346
Anastomosen
  A. carotis interna, Sinus cavernosus 285
  Sinus caroticus beidseits 289
Anatomie
  A. basilaris 31, 138, 140, 141
    Varianten 140, 142
  A. carotis 15, 30–33, 97, 99, 215, 216
  A. carotis interna 31, 32, 45, 98, 99
    Aneurysma 192
    Cavernosus-Fisteln 279, 280, 285, 286
    extra-, intrakranielle Verlaufsstrecke 222, 223
  Aa. cerebelli 99, 140, 141, 151, 152, 153
  A. cerebri posterior 96, 138, 140, 141, 229
  Aa. chorioideae 140, 141, 226
  A. communicans posterior 99, 140, 141
  A. mammaria interna 97
  A. meningea media 240
  A. subclavia 97
  A. thoracica interna 99
  A. vertebralis 16, 31, 96–111, 138, 140, 141
  Aortenbogen 30, 31
  Chiasma opticum 544–547
  Circulus arteriosus Willisii 30, 97, 98, 138, 140, 141
  Corpora mammillaria 544–547
  Gehirn, Basis, Arterien 31, 138, 140, 141
  Hals-/Nackenregion 14, 15
  Hypophyse 544–547
  Keilbein 76
  N. vagus 30
  Pons cerebri 99
  Sinus cavernosus 281, 282
  Truncus brachiocephalicus 31, 97
  Truncus thyreocervicalis 97
  V. jugularis 30
  vertebrobasiläres System 114, 115, 131, 132, 137, 138, 140, 141
Aneurysma

A. basilaris, kongenitales, Ruptur 194, 203
  traumatisches 148, 162, 166, 249, 250
A. callosomarginalis 228, 229
A. carotis, infraklinoidales, Ligatur 90
  Operation 55
  traumatisches 161, 215, 222, 224, 291, 292
A. carotis interna, beiderseitiges 222
  sackförmiges 192
  traumatisches 215–226
  spontanes 190
A. cerebelli superior 250
A. cerebri anterior 94, 203, 227, 229–234
A. cerebri media, Lokalisation 235
A. cerebri posterior, traumatisches 194, 227, 229–234
A. chorioidea anterior, peripheres 229–234
  Ruptur 226, 230, 232
A. communicans anterior, posterior 193, 194, 229
A. frontopolaris 232
A. gyri angularis 228
A. meningea media 240–248
A. pericallosa 227, 228, 229–234
A. vertebralis, angeborenes 133
  mehrfaches 162
  peripheres 229–234
  Ruptur 29, 230, 232
  traumatisches 248, 249
  Aorta, VON HALLER 39
arteriovenöse Fistel, gleichzeitige 187, 188
Blutungen, prospektive Studie 202–206
dissecans, A. carotis 35
Gewalteinwirkung, stumpfe 13, 14, 46, 262–264
  Häufigkeit 257
  iatrogenes 257, 258
  Klinik 256–262
  spontanes 264–266
  Verletzungsmechanismus 256–261, 265, 266
embolisches, Ruptur 183
extrakranielles, traumatisches 212–226
falsches, A. vertebralis 272
  Thrombose, Organisation 176
FORBUS 168, 171, 174, 176, 184, 188, 255
  Ruptur, Gewalteinwirkung, Rechtsfragen 200
fusiforme, Ektasie, Differentialdiagnose 182
Größe, A. meningea media 243
  Blutungsgefahr 185, 196, 197
  Lokalisation 205
  Zunahme, Voraussetzungen 167, 169
Hirn, Arterien, periphere 229–238
  Basis, Lokalisation 166, 205, 229

Aneurysma
  iatrogenes 229, 230, 235, 236, 239, 240, 257
  idiopathisches, Gehirngefäße 161, 162, 166, 171
    Ruptur, Gewalteinwirkung 200
  infektiöses, Embolie 183
  intrakavernöses, A. carotis interna 267
  intrakranielles, Ätiologie 165
    Differentialdiagnose 333–335
    Erstbeschreibung 162, 212
    Gefäßspasmen 157
    kongenitales 165, 166, 188, 333
    Lokalisation 163, 166, 192, 205
    Mikroaneurysma 195, 196, 204, 205, 336
    mykotisches 164
    Pathologie 165, 170, 172
    Ruptur 174–176, 229–234
    subarachnoidale Blutung 93, 229–234
    traumatisches 212–226, 231–234, 333
  kongenitales, Differentialdiagnose 181–184, 255, 256
    Größe 169, 170
    Histologie 188–190, 255, 256
    multiples 184, 185
    plötzlicher Tod 194
    Topographie 170–172
  Lokalisation 163, 166, 192, 205
  Mikroaneurysma 195, 196, 204, 205
  multiples, Ruptur, Risiko 185
  mykotisches, multiples 164, 183
  neoplastisches 183, 184
  Pseudoaneurysma 200
  Rezidivblutungen, Sektionsbefunde 179
  Riesenaneurysma 196–199
  Ruptur, Angiographie 600
    arterielle, Spasmen 160, 176, 207, 208
    Blutung, Organisation 175, 176
      subarachnoidale 176, 177, 206, 207
    Gewalteinwirkung, Rechtsfragen 184, 185, 200, 255
    Hirninfarkt 211
    Nichtnachweisbarkeit 184
    Rechtsmedizin 124, 185, 186, 202, 203
    spontane 200, 255
    Subarachnoidalblutung 206, 207
    Todesursache 179, 180, 184
    Wahrscheinlichkeitsfaktoren 167, 185
  sackförmiges 169–172, 181–184, 188, 192, 255
  Sektion, Spezialtechnik, Krauland 206
  spindelförmiges, Definition 182
  Spirochätenaneurysma, Komplikationen 165, 183
  spurium, A. vertebralis 272
  Stadieneinteilung 169
  supraklinoidales 192
  traumatisches 212–226, 251, 252
    A. basilaris 148, 166, 251
    A. cerebri media 14, 166
    A. vertebralis 119, 120, 248, 249
    Differentialdiagnose 181–184, 255, 256, 334
    Gefäßruptur 18, 75, 76, 157, 166
    Gehirnarterien, periphere 229–238
    Spätapoplexie 463
    Tumoren, Gehirnmetastasen 183, 184
    Verschluß, Rekanalisierung 193
    Wallenberg-Syndrom, Differentialdiagnose 156
Angiographie
  A. axillaris, beidseitiger Verschluß der A. vertebralis 130
  A. basilaris, Riesenaneurysma 198
  A. carotis, Aneurysma 30, 215, 224
    Komplikationen 55, 81, 591–602
    Pseudothrombose 87
    Spasmen 59, 62
    thrombotischer Verschluß 39, 60, 70, 80
    Verletzung, Gesichtsschädel 49, 224
  A. carotis interna, Aneurysma beiderseits 222, 224
    arteriovenöse Fistel 267, 268, 290, 291
    Thrombose 77
  A. meningea media, Aneurysma, traumatisches 240
  A. vertebralis 108, 117, 124
    Thrombose beiderseits 130, 131
      nach Punktion 128, 129
    Verletzungen, Kontrastmittelextravasate 118, 591–602
Aneurysma dissecans 260
  iatrogenes 239, 257
  multiples 185
  myxomatöses 184
  Ruptur, Nichtnachweisbarkeit 184
  Ursache 211
Angiostenosen, extrakranielle 26, 27, 28, 131, 132
aufgehobene Durchblutung, Hirntod 496, 497
Epistaxis 225
Gefäßspasmen, Trauma 158, 209
Halsgefäße, Gewalteinwirkung 24
Hirn-, Schädelverletzungen, Spasmen, Typen 159, 160
Hirntod, „Nichtfüllungsphänomen" 496, 497
iatrogene Gefäßschädigung 44
Indikationen 70, 254, 255
Komplikationen 591–602
Kontrastmittelextravasate, Ursachen 209, 210
Mikroangiome 336
„Nichtfüllungsphänomen", Tod 496, 497

Angiographie
  postmortale, A. basilaris, Ligatur 93
    A. vertebralis, Kopfbewegungen 112
    Methode von VANEZIS (1979) 120
    Mikroangiome, multiple 196
  Schädel-, Hirnverletzungen 6
  „transbrachiale", Aa. carotides, Aa. vertebrales 131
  Vasospasmen 158, 208, 209
  zerebrale, totale, A. basilaris, Thrombose 146
Angioma aneurysmaticum
  Differentialdiagnose 336
Angioma capillare ectaticum
  Autopsie, Zufallsbefund 189
Angioma cavernosum
  Histologie, Pathologie 190
Angioma racemosum
  Differentialdiagnose 324, 336
Angiome
  Blutungsquelle, Nichtnachweisbarkeit 184
  histologische Einteilung 188
  Mikroangiome 195, 196, 336
Angiostenosen
  A. carotis 215
  A. vertebralis, Arteriosklerose 133–135
    Blutstrom, Umkehr 136–138
  extrakranielle, Verschlußtypologie 26–29, 131, 132, 160, 161
Anhydrose
  Gesicht, Wallenberg-Syndrom 156
  homolaterale, Karotisverschluß 78
Anomalien
  A. basilaris, Aneurysma 133
  A. cerebelli inferior posterior 151, 152, 153
  A. vertebralis, Aplasie, Hypoplasie 101, 103, 124, 131, 133
    Verlauf, Kaliberschwankungen 100–111
  Aneurysma, „idiopathisches" 161, 162, 165, 166, 173
  Angiom, Ruptur, Nichtnachweisbarkeit 184
  Hirn, Arterien, Stenosen 160, 161
Anosmie
  A. carotis interna, Aneurysma 220
  Schädel-, Hirnverletzungen 511
Aorta
  Aneurysma, VON HALLER 39
  Bogen, Anatomie 30, 31, 97
  Aortogramm, Schema 97
  Intimaeinrisse 88
Aortographie
  Komplikationen 602
apallisches Syndrom
  Mittelhirneinklemmung, traumatische 390
  Nomenklatur, Klinik 466–474

Aplasie
  A. cerebelli inferior 153
  A. vertebralis 124
Apnoe
  Hirntod 498
Apoplexie
  A. basilaris, Thrombose 146
  Differentialdiagnose 60
  Frühapoplexie, traumatische 328, 329
  Historisches 332
  Spätapoplexie, Aneurysmaruptur 214, 328
    BOLLINGER 456, 457
  Ursachen 161, 214
Arachnoidea
  Einklemmung, Frakturspalt 148
  Riß, Aneurysmaruptur, Blutung 176
Arbeitsunfälle
  A. vertebralis, Thrombose 128
  Gehirn, Marklager, Balken, Blutung 404
Arteriektasie
  Definition 182
Arterien
  A. basilaris, Berstung 28
  Altersveränderungen 113, 114
  Aneurysma dissecans 256–266
  Arteriektasie, Definition 182
  Arteriosklerose 56, 57, 83, 88, 114, 133–135, 172, 182, 205
  arteriovenöse Fisteln, iatrogene 284
  arteriovenöse Mißbildungen, Hals-/Nackenregion 267–279
  Histologie, Pathologie 188–190
  extrakranielle, Arteriosklerose, Blutungen 160
    Embolie, Mechanismus 28
    Stenosen, Einteilung 28
    Verschlußtypologie 26–29
  Gehirn, Aneurysmen, traumatische 120, 229–238
  intrakranielle, Blutungsquellen 177, 179, 180, 196, 224
    FORBUS-Aneurysmen, Ruptur 161, 170, 171, 175, 176
  Spasmen 156, 157, 176, 207, 208
  Knickstenose bei Coiling 27
  Schädigung, Kompression durch Boxhiebe 47, 48
  Spasmen, Kompression, Atlas, Querfortsatz 45, 46
  Ursachen 159, 160
  Stenosen, hämodynamisch wirksame, unwirksame 27
  Verletzungen, Arteriospasmus, traumatischer 24, 62
    iatrogene 239
    Intimaprolaps 62
    scharfe, Knochensplitter 62
    Schuß, Stich 21

Arterien
　Verletzungen, Schweregrade 17
　　stumpfe 23
　Verschluß, Aneurysma dissecans 257
　　nach Bagatelltrauma 84–86
　　perkutane Punktion 593
　Wand, Histologie 33
Arteriosklerose
　A. carotis, Verschluß 56, 57, 83, 88
　A. vertebralis 133–135
　Arterien, Gehirn, Aneurysma, FORBUS 172, 205
　Dolichoektasie 182
　vertebrobasiläres System 114, 205
arteriovenöse Fisteln
　A. carotis 33, 37, 38, 68, 162, 224, 279, 284
　A. vertebralis 272–279, 279–294
　Sinus cavernosus 279, 284
Astrozytom
　Geschoßsplitter 586
Ataxie
　zerebelläre A. cerebelli posterior inferior, Verschluß 155, 156
Atheromatose
　Hirngefäße, Arteriektasie 182
　Plaques, Ablösung, A. carotis, Punktion 595
Atlas
　Fraktur, A. vertebralis, arteriovenöse Fistel 273, 275
　　A. vertebralis, Ruptur 124, 127, 128
　Processus lateralis, Karotiskompression, Thrombose 44, 45
　Querfortsatz, Hypomochlion, Aneurysma, A. carotis interna beiderseits 222
　Schleife, A. vertebralis, Beschleunigungstrauma 127
　Schußverletzung, A. vertebralis, arteriovenöse Fistel 275
Atresie
　A. cerebelli inferior posterior 153
Augen
　Achromatopsie, synkopale 135, 136
　Blickparese, A. basilaris, Thrombose 146
　Doppelsehen, A. vertebralis, Thrombose beiderseits 130
　Erblindung, Aneurysma, A. carotis interna 219
　　arteriovenöse Mißbildungen 188
　　Carotis-Cavernosus-Fistel 290
　　Thrombose, A. basilaris 146
　　　A. carotis 75, 77
　　　A. cerebri posterior 96
　　vertebrobasiläre Insuffizienz 135
　Exophthalmus pulsans, A. carotis, Aneurysma 219
　　Ligatur 89

　Sinus cavernosus-Fistel 191, 284, 289
　Farbenblindheit, vertebrobasiläre Insuffizienz 135
　Gesichtsfeldausfälle, arteriovenöse Fehlbildungen 187–190
　　Thrombose, A. basilaris 146
　　　A. cerebri media 95
　　　A. vertebralis 135, 136
　Glaukom, Anfälle nach Yogaübungen 123
　Hemianopsie, A. basilaris, Riesenaneurysma 198
　　arteriovenöse Fehlbildungen, Aneurysmen 187–190
　　vertebrobasiläre Insuffizienz 136
　Hochverlagerung, A. communicans, Aneurysma 194
　Horner-Syndrom, A. vertebralis, Thrombose 123
　Lid, Ödem, Carotis-Cavernosus-Fistel 289
　　Ptosis, arteriovenöse Fistel 268
　„locked-in"-Syndrom 442
　Muskeln, Lähmung 537, 538
　　Aneurysma, A. carotis interna 216, 217, 219
　　Aneurysma, A. vertebralis 248
　　Carotis-Cavernosus-Fistel 289
　　N. abducens, Verletzungen 534–538
　Netzhautvenen, positiver Puls, Carotis-Cavernosus-Fistel 290
　Nystagmus, A. basilaris, Thrombose 146
　　vertebrobasiläre Insuffizienz 135
　Protrusio bulbi, Carotis-Cavernosus-Fistel 289, 290
　Pupillen, Reaktionen, A. basilaris, Verschluß 146
　　A. vertebralis, Aneurysma 248
　　Pfählungsverletzungen 50, 51
　Stauungspapille, Sinus-cavernosus-Fistel, Ruptur 284
　Symptome, Verschluß A. basilaris, Thrombose 146
　Verletzungen, penetrierende 75
　Visusverlust, temporärer, Karotisthrombose 77, 80
Autopsie
　A. basilaris, Ruptur 142
　　thrombotischer Verschluß 59
　A. carotis, Aneurysma 162, 220
　　Pseudothrombose 87
　　Sinus cavernosus, Aneurysma 162
　　　Fistel 286
　　　spezielle Technik 293, 294
　　thrombotischer Verschluß 39, 50, 51, 53, 55, 60, 72, 73, 82
　　Verletzung, Canalis caroticus, Fraktur 67
　A. cerebelli posterior inferior, Verschluß 155

Sachverzeichnis

Autopsie
  A. spinalis, Aneurysma 170
    Thrombose 133
  A. vertebralis, Aneurysma 248
    Thrombose, Kompression durch Osteophyten 133
    Verletzungen, spezielle Technik 120
  Aneurysma, kongenitales 168
    Ruptur 238
  Angiographie, A. carotis 600
  Blutungen, Gehirn, Aneurysmaruptur 176, 178, 179
    Balkenzerreißung 349
    Größe, Lokalisation 306, 307
    subdurale 87, 142
    Zisternen 238
  Carotis-Cavernosus-Fistel 286
  Gehirn, „Flechsig-Schnitt", Vergleich mit Computertomogramm 311
    Infarkt, Aneurysmaruptur 211
    intravaskuläre Koagulation 7
    Schußverletzung, Suizid 6
    Serie von BRATZKE 394-429
    Venenthrombose 301
  Hämatom, intrazerebrales 306
  Patienten „who talk and die" 608, 609
  Riesenaneurysma 198
  Rückenmark, Hirntod 488, 489
  Technik, Hirnstammverletzungen 392-394
  Tottreten 606
  Verletzungen, Boxen 47, 48
Axis
  Os odontoideum, angeborener Defekt 129
  siehe Atlas
Axthieb
  Tentoriumriß, Sinuseröffnung 423

Babinski-Nageotte-Syndrom
  A. vertebralis, Verschluß 135
Bagatelltrauma
  A. basilaris, Aneurysma 148
  Aneurysma, Ruptur, Rechtsfragen 200
  arterielle Verschlüsse 84-86
  Hals-/Nackenregion, Komplikationen 120
Balken
  Degeneration, posttraumatische 470
  Sekundäratrophie, traumatische 473
  traumatische Schäden 346-364
Begutachtung
  Aneurysma, Riesenaneurysma 197
    Ruptur, Bewertungskriterien 201
      Gewalteinwirkung 185, 186, 200, 203
    Arterien, Verschlüsse nach Bagatelltraumen 84-86
  Parkinson nach Gewalteinwirkung 580
  Spätapoplexie 458, 459

Behandlung
  A. basilaris, Aneurysma 194, 198
  A. carotis interna, Sinus-cavernosus-Fisteln 291, 292
    Verletzung 71
  A. meningea media, Aneurysma 243
  A. vertebralis, arteriovenöse Fistel, Ligatur 273, 274
  Blutung, epidurale 71
    subarachnoidale 93
  HWS, Luxation, Crutchfield-Schlinge 130
  Hyponaträmie, Myolinolyse 9, 10
  ischämischer Infarkt, Kleinhirn 123, 129
  mikrochirurgische Operationstechnik 206
  Störung des Gleichgewichtes: Hyperkoagubilität, Thrombolyse im Blut 6
  Verletzungen, Schußverletzungen, Hals-/Nackenregion 19, 20
Bewußtseinsstörungen
  A. basilaris, Thrombose 146
  A. carotis, Kompressionstest 55
  apallisches Syndrom 466-474
  Boxhiebe 47
  Hirnstamm, traumatische Schäden 454, 455
  „lucide" Patienten, „who talk and die" 608, 609
  Myelinolyse, zentrale 10
  Spätapoplexie BOLLINGER 456
  traumatische Enzephalopathien 466-474
  Vasospasmen 209
  Verletzungen, HWS 136
    Sicherheitsgurt 53
    Stammhirn 395
  vertebrobasiläre Insuffizienz 136
Biomechanik
  Aneurysma, hydrodynamische Kräfte 166, 167
  Blutungen, ventrikelnahe 347-349
  Rotationstrauma 69
  Stammhirnverletzungen 395
Biophysik
  intrakranielle Aneurysmen 169
Bleistift
  Verletzungen 50
Blut
  abnorme Koagulation, Gehirnschußverletzung 6
  Alkoholspiegel, Marklagerblut 317
  Gerinnungsstörung, Schädel-, Hirnverletzung 6
  Hirnschranke, Funktionsstörung 304
  Störungen, Angiographie 600
  Hyperkoagubilität, Thrombolyse, Störung des Gleichgewichtes 6
  Stillung, Arterien, Verletzungen 18
  Strömung, Hydrodynamik 166

Blut
　Strömung, Umkehr, A. carotis-Sinus-
　　venosus-Fistel 290, 291
　　A. vertebralis 136, 137, 138
　Thromboplastinfreisetzung, abnorme 6
　Versorgung, Gehirn 96, 97
　　Medulla oblongata 155
Blutungen
　A. carotis, Thrombose, tödliche 75, 76
　　Hyperextensionsverletzung 36
　　Sinus-Cavernosus-Fistel, Ruptur 284
　　Unterbindung 90
　A. cerebri media 56
　A. vertebralis, intramurale 250
　　periarterielle, Kompression 115, 119, 122
　　Ruptur 29, 119
　Ammonsklerose 344–346
　Aneurysma, kongenitales 172, 204, 205
　Arterien, Spasmen 156, 157, 158, 207
　　Verletzung 17
　Arteriorhexis, Hirnstamm 381
　atheromatöse Plaques 160
　Balken-, Biomechanik 346–349, 349–364
　Brückenvenen 394
　Carotis-Cavernosus-Fisteln, Todesursache 293
　Computertomographie, Vergleich mit „Flechsig-Schnitt" 311
　Corpus callosum 346, 349
　„Duret-Berner" 449–452
　epidurale, Behandlung 71
　epi-, subdurale, Differentialdiagnose 311, 312
　Gehirn, „Duret-Berner" 388
　　Globus pallidus 373
　　Marklager 311–322
　　Massenblutung 87, 88
　　nichttraumatische 335–338
　　Rinde, Prellungsherde 12, 310
　　„spontane", Differentialdiagnose 324, 325, 326
　　traumatische 306, 307, 311
　Halsregion 48
　Hippokampusformation 344–346
　Hirnstamm, Verteilungsmuster 432, 433
　Hypophyse, Adenom 549, 550
　　Hirntod 485
　intraventrikuläre, Tamponade 162, 175, 180
　Kleinhirn, traumatische 306, 307
　lamelläre, Aneurysma dissecans 14
　Marklager 311–322, 344
　Massen-, Differentialdiagnose 323, 324
　Medulla oblongata, Quetschung 399
　Meningen 56
　Mikroangiome 336

　Nasen-, Rachenraum, Karotisthrombose 72, 73, 75
　periarterielle, Gewalteinwirkung 212
　periventrikuläre, Mittelhirn 389
　Quellen, A. carotis interna, Epistaxis 222–226
　　Aneurysma, Ruptur, Gewalteinwirkung, Kausalzusammenhang 200, 324
　　Angiom, Nichtnachweisbarkeit 184, 203, 324
　　Aufdeckung, Sektionstechnik 175, 206
　　Carotis-Cavernosus-Fisteln 293
　　Differentialdiagnose 323, 324, 336
　　intrazerebrale Arterien 177, 179, 180, 222
　　Mikroangiome 196, 336
　　nicht auffindbare 203, 324
　　Rezidiv-, Lokalisation, Sektionsbefunde 178, 179
　　„Schmetterlingstyp", Trauma 344
　　Schwangerschaft, arteriovenöse Miß-bildungen 187
　　Sinus sphenoidalis, tödliche, Schuß-verletzung 283
　　Spät-, Aneurysmaruptur 214
　　Spätapoplexie BOLLINGER 456
　　Stammganglien 323, 342, 344
　　„straßenförmige", Marklager, Großhirn 326–328
　subarachnoidale, A. basilaris 141, 142, 145
　　A. vertebralis, Ruptur 119, 124
　　Aneurysma, FORBUS 172, 180
　　　Ruptur 160, 175, 176, 180, 181, 183, 194, 206, 207
　　Corpus callosum, Ruptur 353
　　Hirngewebe, Reaktion 181
　　intrakranielle Aneurysmen 93, 175
　　Rechtsmedizin 201
　　traumatische, tödliche 85, 118, 124, 142, 145, 175, 176
　　Vasospasmus 157, 180
　　Zisternen, Tamponade 175
　subdurale, A. basilaris, Ruptur 142, 145
　　Corpus callosum, Ruptur 353
　　Gefäßspasmen 159
　　Gehirn, Marklager 318
　　　Rinde, Prellungsherde 12, 159
　　Schädeldachfrakturen 298
　subependymäre, Biomechanik 347–349
　　Histologie 368
　　Kavitationseffekt (SELLIER und UNTERHARNSCHEIDT) 374
　tödliche, A. basilaris 141, 142
　　A. carotis 35, 75, 76
　　Verblutung 293
　traumatische, intrazerebrale, intrazere-bellare 306, 307, 401

Blutungen
  ventrikelnahe, Biomechanik 347–349, 354, 357
    Tötungsdelikt 401
  Ventrikelsystem, A. basilaris, Riesenaneurysma 198
    Aneurysmaruptur 175, 180
    Trauma 162, 344, 401
  venöse, Hirnstamm 304
  Verletzungen, Halsgefäße 24, 35
  Zisternen, Aneurysma, Ruptur 237, 238
Bollinger
  Spätapoplexie, Originalarbeit, Kommentar 456, 457
Boxverletzungen
  A. basilaris, Thrombose 146
  A. cerebri media, thrombotischer Verschluß 84
  Mechanismus 11, 12, 43, 44, 45, 47, 48
Brücke
  Aneurysma fusiforme 182
  Blutung, A. basilaris, Ruptur 145
    periarterielle 397
  hämorrhagische Erweichung 88
  Massenblutung, A. basilaris, Trauma 146
  Mikroangiome, multiple 196
  Myelinolyse 8–10
  Randzonenenzephalitis, Trauma 146
  Topographie 99, 436
  Venen, Abrisse 394
    Einrisse, Boxverletzungen 12
    „Break-Tanzen" 325
  Verletzungen 397–402
Bulbus olfactorius
  Trauma 509, 510

Canalis A. vertebralis
  traumatische Sprengung 127
  caroticus
    Aneurysma 216
    Gewalteinwirkung, arteriovenöse Fistel 285
    Topographie 279, 280
    Umbau der Arterie 33
  Eustachi
    Aneurysma, A. carotis interna, Ruptur 225
    Blutungen 216
  opticus
    Fraktur, N. opticus, Durchtrennung 517
  pterygoideus
    Topographie 283
Caput Medusae
  Carotis-Cavernosus-Fistel 290
Cavernosusfistel
  A. carotis interna, Riesenaneurysma 199
Chiasma opticum
  Anatomie 544–547
  Kompression, Aneurysma 192, 194
  Trauma 376, 513, 523, 524
Chiropraxis
  Manipulationen, A. basilaris, Verschluß 141
  A. vertebralis, Durchblutungsminderung 120, 560
    Verletzungen 128, 129, 248
  Durchblutungsminderung, vertebrobasiläres System 114
  Gehirn, Rückenmark, Schädigung 560
  HWS, Schäden 560–569
Chorionepitheliom
  metastatisches Gehirnaneurysma 184
Circulus arteriosus Willisii
  Aa. basilaris, vertebralis, Verletzungen 120
  Anatomie 30, 97, 98, 141, 166
  Aneurysma, Einteilung 213
    Lokalisation 166, 169
  Gefäßspasmen 209
  Kollateralkreislauf 91, 93, 132, 133
  Reuterwall-Elastikarisse, Lokalisation 142
  Topographie 30, 97, 98, 141, 166
  traumatische Schäden 141
  Vaskularisationsgebiet 99
  Verletzungsmuster 71, 85
Cisterna cerebellomedullaris
  A. cerebelli inferior, Schleifenbildung 151
Clivus
  Fraktur, arteriovenöse Fistel 267, 268
    Einklemmung, A. basilaris 148
    Einklemmung, A. vertebralis 121, 129, 130
Commotio cerebri
  Verletzungen, Sicherheitsgurt 53
Computertomographie
  A. carotis, Thrombose, Differentialdiagnose 79
  A. carotis interna, Verletzung 70
  A. cerebri media, Blutung 56
  A. cerebri media, Infarzierung 54, 56
  Aneurysma dissecans 265
  Differentialdiagnose: Blutung, epi-, subdurale 311, 312, 464
    Intrakranielle Hämatome 24, 79, 464
  Gehirn, Blutungen, Balkenruptur 353, 403, 406, 411, 414
    Marklager 320
    Stammganglien 323
    Vergleich mit „Flechsig-Schnitt" 311
  Hämatom, intrazerebrales, verspätet auftretendes 464
  Hämatomediastinum, Verkehrsunfall 131
  Indikationen 70, 254, 255, 464
  Myelinolyse, Pons cerebri 9, 10
  Stammganglien, Blutungen, Hämtome 323
  Zisternenblutung 237

Corpora mammillaria
  Topographie 544–547
Corpus callosum
  traumatische Schäden 346–364, 433

Definition
  akutes Mittelhirnsyndrom 435
  Aneurysma 161
  Aneurysma dissecans 256
    fusiforme, Ektasie 182
    spurium 212
  Arteriektasie 182
  Hämatom, periarterielles 212
  Hirntod 501, 503–506
  Massenblutung 333
  Pseudoaneurysma 212
  Pseudothrombose 86
  „Respirator-Gehirn" 487
  Spätapoplexie Bollinger 456
  Tod 501, 503, 506, 507
Diagnose
  Aneurysma, erste klinische 163, 164
    traumatisches 254, 255
  Angioma venosum, NMR 188
  Angiostenosen, extrakranielle 26–29
  „locked-in"-Syndrom 442
  Mikroangiome 336
  Vasospasmen 209
  Wallenberg-Syndrom 155
Dienzephalon
  Topographie 436
Differentialdiagnose
  A. carotis, A. cerebri media, Thrombose 94
  A. carotis, A. vertebralis, Verletzungen 119
  A. carotis, Sinus-Cavernosus-Fisteln 291, 292
    Thrombose, intrakranielles Hämatom 79, 87
  A. cerebelli inferior posterior, Verletzungen 156
  Aneurysmen, angeborene, erworbene 33, 181–184, 200, 214, 333
    disseziierende 257, 258
    falsche, echte 212, 333
    gerichtsmedizinische Bedeutung 165, 166, 197, 333
    kongenitale, sackförmige 194, 237
    traumatische 181–184, 255, 256, 333
  Pseudoaneurysmen 214
  Wallenberg-Syndrom 156
  Angioma racemosum 324
  Anosmie 512
  Apoplexie 60, 328
  Arteriosklerose, Gefäßrupturen 375
  arteriovenöse Fehlbildungen 187, 269, 324

Blutungen, epi-, subdurale 311, 312
  intrazerebrale 333–335, 337, 375
  Massenblutungen, spontane, traumatische 323, 324, 353
  primär-, sekundärtraumatische 353, 361, 375
Epilepsie 135, 136, 187
Hämatom, intrazerebrales,
  subarachnoidales, subdurales 331, 353
Gehirn, ischämischer Infarkt 87
  Massenblutung 87, 323
Hämatom, intrakranielles 24, 323, 324, 375
  „spontanes" 324
  intramurales 257, 258, 375
Hirntod 499, 500
Hypophysentumoren 197, 198
Kolloidzyste 194
„locked-in"-Syndrom 442
Mikroaneurysmen 197, 198
Mikroangiome 324
Thrombosen, arterielle, venöse 305
Diphtherie
  A. carotis, thrombotischer Verschluß 44, 55
Dopplersonographie
  Angiostenosen, extrakranielle, Dignität 26
  Indikationen 65, 70
Druck
  Erhöhung, Gehirn, A. carotis, Thrombose 77, 95
  intraaneurysmatischer, Ruptur 167
  intrakranieller, Erhöhung, Patienten, „who talk and die" 609
  Wirkung, Sicherheitsgurt, Karotisthrombose 46
  Tumoren, A. carotis, Kompression 66
  Zugbelastung, Hirngefäße 12
Dura mater
  A. carotis, Durchbruch, Obliteration 43
  A. carotis, Durchbruch, Topographie 32
  arteriovenöse Mißbildungen 269
  Durchtrennung, Stichverletzung 18
  Einklemmung, Frakturspalt 148, 150
  Einrisse, A. meningea media, Aneurysmaruptur 243
  Impressionsfrakturen, Operation 7
  Säugling, tödlicher Sturz 320
  Sinus, Wunden 299, 300
Duret-Berner
  Blutungen, Problematik 449–452

Ehlers-Danlos-Syndrom
  Carotis-Cavernosus-Fistel, beiderseits 293
Einteilung
  A. carotis interna, Anatomie 31, 32
  A. vertebralis, Anatomie 100, 107, 109

Einteilung
  A. vertebralis, traumatische Schäden 116, 117
  Aneurysma, traumatisches 213–226
  arterielle Stenosen, Hals, Nacken 26, 27
  arteriovenöse Fisteln, Hals-/Nackenregion 267
  Gehirn, Blutungen, Lokalisation 310
    traumatische, nichttraumatische 333–335
  Gefäßmißbildungen 188–190
  Komplikationen, Angiographie 591, 592
  N. opticus, Trauma 514, 516
  Todesursachen, Aneurysmaruptur 179, 180
  Verletzungen, Hirnstamm 377, 378
    penetrierende, Aneurysmaentstehung 213
    Hals-/Nackenregion 17, 18
Ektasie
  Gehirngefäße, Differentialdiagnose 182
  Teleangiektasie, Gehirnkreislauf 189
Embolie
  A. basilaris 146
  A. carotis 35, 59, 62, 63
    Ligatur 90
  A. cerebri media 95
  A. cerebri posterior 96
  Aneurysma, infektiöses 183
    Ruptur 180
  arterielle, Mechanismus 26, 27, 28
  Hirninfarkt, Kontrastmittelinjektion 591
  Luftembolie, Yoga, Tod 123
Embryologie
  A. cerebri posterior 149, 151
  Epistropheus, Nichtzusammenwachsen des Os odontoideum 129
  Faktoren, sackförmiges Aneurysma 172
  Hypophyse 546
Entstehungsmechanismus
  Carotis-Cavernosus-Fisteln 282, 283, 285–287
Enzephalographie
  Hydrocephalus 92
Enzephalopathien
  anoxisch-ischämische 478
  traumatische, Bewußtseinsstörungen 466–474
Epilepsie
  A. carotis, Verschluß 79
  A. vertebralis, Ligatur 139
  arteriovenöse Fehlbildungen 187
  Differentialdiagnose 135, 136, 187
  Jackson-Anfälle 54, 55, 78
  Kindesalter, Verkehrsunfall 238
  Kriegsverletzungen 91, 92
  „therapieresistente", vertebrobasiläres Syndrom, Thrombosen 136

Epistaxis
  Blutungsquellen, A. carotis interna 222–226
  Carotis-Cavernosus-Fistel 289
  Kopf, Gewalteinwirkung 76
  Orbita, Fraktur 67, 75
  tödliche, A. carotis interna, Aneurysmaruptur 225
Epistropheus
  Os odontoideum, angeborener Defekt 129
Erblindung
  A. carotis interna, Aneurysma 192
  A. carotis interna, Thrombose 75, 77
  A. cerebri posterior, Thrombose 96
  arteriovenöse Mißbildungen 188
  Brückenvenen, Einrisse, „Break-Tanzen" 325
  transitorische, kortikale 529, 530
  vertebrobasiläre Insuffizienz 135
Erhängen
  A. carotis, thrombotischer Verschluß 44, 53
  Verletzungen, A. vertebralis 125, 126
  vertebrobasiläres System 114, 117
Exophthalmus
  pulsierender, A. carotis, Aneurysma 219
    A. carotis, Sinus cavernosus, Fistel 191, 284, 289, 290
    doppelseitiger 290
Exostosen
  A. vertebralis, Einengung 131
experimentelle Untersuchungen
  A. carotis, Ligatur beiderseits 93
  „Acceleration-concussion" nach DENNY-BROWN und RUSSELL 346
  Aneurysma, Entstehung 165, 168
  Duret-Berner-Blutungen 450, 451
  Gefäßschädigung, traumatische 13, 345, 346, 360
  Hämodynamik, Arterienbifurkation 168
  Hirngewebe, Gewalteinwirkung (SELLIER und UNTERHARNSCHEIDT) 345, 346, 360, 579
  Subarachnoidalblutung, Reaktion 181
  Kopf, Drehung, A. vertebralis, Thrombose 129
  Sinusthrombose 294
  Stoß, Hirn, Querverformung 348
  Volumenänderung, Hohlkörper 347
  Wallenberg-Syndrom 569

Fallschirm
  Absprung, Aa. carotides bds., Verschluß 82
  Öffnungsschock 83
Falx cerebri
  schneidende Wirkung 352

Farbenblindheit
vertebrobasiläre Insuffizienz 135
Faustschlag
A. cerebri media, Verschluß 84
Fehlbildungen
A. basilaris, Aneurysma 133
A. cerebelli inferior posterior 151, 152, 153
A. vertebralis, Aplasie, Hypoplasie 101, 103, 124, 131, 133
Verlauf, Kaliberschwankungen 100–111
Aneurysmen, idiopathische, FORBUS 161, 162, 165, 166, 168, 171, 173
Angiome, kavernöse, Differentialdiagnose 324
kleine, multiple 195
Nichtnachweisbarkeit 184
Hirn, Arterien, Angioma capillare ectaticum 188
Angioma cavernosum 188, 189
Stenosen 160, 161
Sturge-Webersche Erkrankung 188
siehe Fisteln, arteriovenöse
Fehldiagnose
Erschlagen mit der Faust 603
Hypophysentumor 197
peritonsillärer Abszeß 215
Spätapoplexie, traumatische 333, 463, 464
tödliche, Epistaxis 222
Felsenbein
Fraktur, Carotis-cavernosus-Fistel 283
Kanal, A. carotis, Aneurysma, Epistaxis 216, 223
A. carotis, Verschluß 43
fibrinolytische Aktivität
Schädel-, Hirnverletzungen 6
Fisteln
arteriovenöse, A. carotis, Sinus cavernosus, beidseits 162, 227, 290, 292, 293
Trauma 33, 37, 38, 68, 162, 224, 279–294, 282, 283, 290, 291
A. vertebralis, Trauma 272–279, 279–294
gleichzeitiges Aneurysma 187–190
Hals-/Nackenregion 267–279
Histologie 188, 189
iatrogene 284
intrakranielle 267–279
Ruptur, Blutungen 187, 284
Spontanverschluß 284
supra-, infratentorielle 187, 188
traumatische 267–279, 279–294
A. carotis interna 224, 282, 283, 292
A. vertebralis 116, 272, 273
Sinus cavernosus 190, 250, 267, 284, 290, 291

A. carotis interna, Aneurysma,
A. cerebelli superior 250
Shuntumkehr 290, 291
Flugzeugabsturz
Blutung, beide Hirnschenkel 376
Foramen jugulare
Syndrom 297
occipitale magnum
Fraktur, Einklemmung, A. basilaris 149
Fraktur, Hirnstamm, Blutungen 432, 433
Foramina Luschkae
subarachnoidale Blutung, Ausbreitung 170, 175
subarachnoidale Blutung, Ventrikelsystem 175
Frakturen, A. vertebralis, Schädigung 120
FORBUS
Aneurysmen 161, 168, 171–176, 188
forensische Medizin
siehe Gerichtsmedizin
Frakturen
Atlas, A. vertebralis, arteriovenöse Fistel 273
A. vertebralis, Ruptur 124, 127
Canalis caroticus, Karotisverletzung 67
Clivus, arteriovenöse Fisteln 267, 268
Einklemmung, A. basilaris 148, 149
A. vertebralis 121, 129, 130
Felsenbein, Carotis-Cavernosus-Fistel 283
Foramen occipitale magnum 149, 433
Foramina transversaria 120
Häufigkeit, drei Schädelgruben 441
Hinterhauptbein 77, 121, 148
HWS, A. vertebralis, Verletzungen 120, 128
Durchblutung, vertebrobasiläres System 114
Hyperextension, A. vertebralis, Thrombose 128
Impressionsfrakturen, Balkenzerreißung 350
Keilbein, A. carotis, Verletzung 52
Carotis-Cavernosus-Fistel 283
Klinoidfortsatz, Sella turcica 220
Orbita, Epistaxis 67, 75
Perforation, Schirmspitze 376
Ränder, Gefäßeinklemmung 14, 121
Schädel, A. carotis, Verletzung 67
Basis 52, 121
Aa. basilaris, vertebralis, Verletzungen 121
Aneurysma, peripheres 229
arteriovenöse Fisteln 285, 287
Einklemmung, A. basilaris 14, 148, 150

Frakturen
  Schädel, Basis, N. trigeminus, Verletzung 534
    Berstungsfrakturen 3
    Hirnvenen, Thrombose 298–301
    Impression, Operation 7, 70
    Quetschverletzung, Mechanismus 2
    Tottreten 604
  Schußfrakturen, Carotis-Cavernosus-Fisteln 283
  Sella turcica, A. carotis interna, Sinus cavernosus-Fistel 284
    A. carotis interna, Thrombose 52
  Spalten, A. basilaris, Einklemmung 14, 148, 150
    A. vertebralis, Einklemmung 119, 121
Fremdkörper
  Axt 423
  Billardqueue 213
  Bleistift 50
  Eisenstange 118
  Granatsplitter 35, 92, 129, 213, 275, 429
  Knochensplitter 228
  Messerklinge 213, 425
  Metallsplitter 584
  Nähnadel 213
  Radioantenne 213
  Schirmspitze 216, 376
  Stein 399
  Stopfnadel, Tumorentstehung 584
Fußball
  amerikanischer, A. vertebralis, Thrombose beiderseits 130
  Aneurysma dissecans 266
  Kopfbälle, Aneurysma dissecans 259
  Carotis-Sinus-cavernosus-Fistel 281
Fußgänger
  Sturz, Marklagerblutung 316
Fußtritte
  Charakteristika 603

Ganglion Gasseri
  Blutversorgung, Topographie 281, 282
  Verletzung 535
Geburtstrauma
  A. vertebralis, Komplikationen 115, 117, 119, 123
  Gehirnarterien, Thrombose 85
Gefäße
  Arteriosklerose, Häufigkeit, Lokalisation 57
  Embolie, Mechanismus 26, 27
  extrakranielle, Stenosen, Verschlußtypologie 26–29, 58
  Hals, Spasmen, stumpfe Gewalteinwirkung 59, 62
  Hirn, Aneurysmen, Blutungen 172

Enzephalitis 163
  Basis, Topographie 138, 140, 141
  Blutungsquellen 177, 179, 183, 184
  Ektasie, Differentialdiagnose 182
  Infarkte 58
  Mißbildungen, Histologie 188–190
  Sarkom 66
  Spasmen 158, 159, 160
  Varianten 26, 98, 101, 103, 127, 140, 142, 143, 151, 152, 156, 157
  Verletzungen, Arteriospasmus, traumatischer 24, 62
    Gewalteinwirkung, spitze, Einteilung 17, 18, 24–28, 62
    stumpfe, Thrombose 13, 24–28, 62
    Intimaprolaps 62
    Knochensplitter 62
    Kontusion 62
    Überdehnung 24
Gehirn
  Abszeß, infektiöses Aneurysma 183
  Operation, iatrogenes Aneurysma 236
  Ammonshorn, traumatische Gewebeschäden 344–346
  Angiostenosen, extrakranielle 160, 161
  Arterien, Aneurysma dissecans 256–266
    Forbus 161, 168, 171, 173
    iatrogenes 236
    Blutungsquellen 177, 179, 183, 184
    Ektasie, Differentialdiagnose 182
    Embolie, Aneurysma 183
    Hauptstämme, Topographie 31, 138, 140, 141
    Histologie 33
    Mißbildungen, Histologie 188–190
    periphere, Aneurysmen 229–238
    Riesenaneurysma 198, 199
    Spasmen 159, 160, 180, 207, 208
    stumpfe Gewalteinwirkung, tödliche 84, 180
    Teilungsstellen, Muskularisdefekte 184
  arteriovenöse Fisteln 267–279
  Balken, Trauma 346–364
  Basis, Aneurysma, traumatisches 238, 239
  Berstungsruptur, Balkenzerreißung 351
  Blutung, Einbruch 180
    Marklager 311–322
    spontane, Ursachen 184
    „straßenförmige" 326–328
    subarachnoidale, Ruptur 176, 180
    traumatische 306, 307, 311–322
  Blutversorgung 31, 96, 97, 138, 140
  CO_2-Vergiftung 480
  Contrecoup-Kontusion 446
  Corpus callosum, Trauma 346–364
  Dezerebration, Achsenzylinderschädigung 341

Gehirn
  Durchblutungsstörungen, Vasospasmen 208
  Enzephalitis, Aneurysmen, Ruptur 163, 183
    traumatische 146
  Enzephalopathie, posttraumatische 473
  Erschütterung, Sicherheitsgurtverletzung 53
    Verzögerungstrauma 334
  Erweichung, A. carotis, thrombotischer Verschluß 39
    Hals, penetrierende Gewalteinwirkung 48
  Gefäße, Anatomie 138, 140, 141
    Aneurysma, Enzephalitis 163, 183
      idiopathisches 161, 162
      multiples 184, 185
    Angiostenosen 133–135, 136–138, 160, 161
    disseminierte, intravaskuläre Koagulation 5–7
    Druckbelastung 12
    Ektasie, Differentialdiagnose 182
    extrakranielle, Stenosen 160, 161
    Fehlbildungen, Histologie 188–190
    kortikale, traumatische Aneurysmen 14
    Mikroangiome 195, 196
    Schäden, Über-, Unterdruck 11
    Spasmen, Aneurysmaruptur 176
    Teilungsstellen, Muskularisdefekte, multiple Aneurysmen 184
    Verletzungen 11, 12, 14, 309
      Aneurysmaruptur 175, 176, 177
    Phlebothrombosen 300, 303
  Gyrus hippocampi, Marklagerblutungen 320
  Gyrus hippocampi, Quetschung 350
  Hämatome, Lokalisation 307, 308, 310
    Marklager 311–322
  Infarkt, A. cerebri media, Thrombose 95
    A. vertebralis 137
    Atherosklerose 160, 161
    Gefäßspasmen 180
    Massenblutung 87, 88
  Ischämie, Aneurysmaruptur 176
  Jackson-Anfälle, A. carotis, Kompressionstest 54, 55
    Verschluß 78
    Differentialdiagnose 136
  Kapillaren, Angioma capillare calcificans (Sturge-Weber) 188
  Kontusion, Gefäßspasmen 159
  Krampfanfälle, A. basilaris, Thrombose 146
    arteriovenöse Mißbildungen 187
    siehe Epilepsie
  vertebrobasiläre Insuffizienz 135
  Lobus temporalis, Hämatom, Aneurysma der A. cerebri media 178
  Marklagerblutungen, traumatische 311, 312
  Massenblutung, ischämischer Infarkt 87, 88
  Metastasen, Aneurysma 183, 184
  Mittelhirn, Aneurysma, A. cerebri posterior 194
  Myelinolyse, zentrale 8–10
  Nekrose, Aneurysmaruptur 176
    totale, Hirntod 480
  Nerven, Trauma 509, 510
  Okzipitallappen, arteriovenöse Fehlbildungen 187
    Einklemmung, Frakturspalt 149
    Ischämie, Vertebralisinsuffizienz 131
    Mikroangiome 196
  Porenzephalopathie 304
  Putamen, Marklagerblutungen 320
  Querverformung durch Stoß, Modell 348
  Regio Rolandica, Fehlbildungen, Differentialdiagnose 324
  „Respirator" 475, 487
  Rinde, Arterien, Rotationstrauma 69
    Arterien, traumatische Aneurysmen 14
    Blutungen, Prellungsherde 12
  Stammganglien, traumatische Schäden 364–375
  Substantia nigra, traumatische Schäden 441
  Thalamus, Marklagerblutungen 321
  thromboplastische Aktivität 5
  Trauma, Stammganglien 364–375
    Vasospasmen 158, 159
  Tumoren, Blutungen, Differentialdiagnose 326
  Venen, Phlebothrombosen 300, 303
    Syndrome 296–298
  Ventrikel, Blutungen 162, 175, 177, 180, 184
  vertebrobasiläre Durchblutung 114, 115, 131, 132
    Insuffizienz 135–138
  Zystenbildung, Venenthrombose, Endstadium 305
Gerichtsmedizin
  Aneurysmen, Differentialdiagnose 165, 166
    Ruptur, Zusammenhang 200
  Angiographie, Komplikationen 596
  Blutungen, traumatische, nichttraumatische, Differentialdiagnose 333
  Gehirn, Marklagerblutungen, Vergleich mit Computerbefunden 311
    Massenblutung, ischämischer Infarkt 87

Gerichtsmedizin
  Mord durch Fußtritte, Beweismittel 606
  plötzlicher Tod, zentrale Myelinolyse 9, 10
  Todeszeit, Festlegung 500, 502, 503–506
  Gerichtsentscheidungen 506–508
Geschlecht
  A. carotis, Thrombose, Verschluß 60, 61, 83
  Aneurysma, A. meningea media 240, 244, 245
    intrakranielles 165, 172
    kongenitales 172
  Hämatom, intrazerebrales, traumatisches 308, 309, 331
  Stammhirnverletzungen 395
Geschoß
  Gefäßschädigung, Thrombose, Mechanismus 13
  Verletzungen, A. carotis 35, 213
Gesichtsfeld
  Ausfälle, arteriovenöse Fehlbildungen 187–190
    Thrombose, A. basilaris 146
    Thrombose, A. cerebri media 95
    Thrombose, A. vertebralis 135, 136
Gewalteinwirkung
  A. basilaris, Einklemmung, Mechanismus 149
  A. carotis, Folgen 35, 223
  A. meningea media, Aneurysma, Ruptur 242
  A. vertebralis, Folgen 117
  Aneurysma dissecans 256, 258, 260
    Pseudoaneurysma, spurium 212, 214
    Ruptur, Straf-, Zivilrecht 204, 205
    Zusammenhang 200
  Corpus callosum 346–364
  Fußtritte 603–607
  Gefäße, Schäden, Thrombose 13, 16, 24, 26, 27, 28, 117
    Spasmen 59, 156, 157, 158, 176
  Gehirn, Aneurysmabildung 175
    Blutungen, Marklager 311, 312, 313
    Sinusthrombose 301
    Vasospasmen 158, 159
  geringfügige, A. basilaris, Aneurysma 148
    arterielle Verschlüsse 84–86
    Hals-/Nackenregion, Komplikationen 120
  Großhirnhemisphären, zentrale 341, 342
  Hals, direkte, indirekte 64
  Hals-/Nackenregion 15, 16
    Aneurysma dissecans 256, 258, 260
    Gefäße 24, 47, 48
  Halswirbelsäule, Durchblutung, vertebrobasiläres System 114

Kopf, A. basilaris, Thrombose 146
  Epistaxis 76
  extreme Winkelbeschleunigung 11
  Hypophysen-, Hypothalamusverletzungen 544
  Thrombose, A. carotis 80
    Sinus sagittalis superior 301
  Parkinson, posttraumatischer 580
  Patienten, „who talk and die" 608, 609
  penetrierende, Aneurysmen 214
    Carotis-Cavernosus-Fisteln 281
    Gehirn, Gefäßspasmen 160
    Hals 48, 119
  Schädel, Basis, Quetschverletzung 3
  siehe Mord
  stumpfe, A. carotis, Cavernosus-Fisteln 281
    A. carotis, Spasmen 59, 60, 62
      thrombotische Verschlüsse 39–49, 62, 119
    A. vertebralis 117, 119
    Aneurysma dissecans 262–264
      Ruptur, Fragen des Zusammenhangs 184, 186, 214, 334
    Gefäßspasmen 159
    Stammganglien 364–375
    Tottreten 603–607
    Tumorentstehung 588
    Wallenberg-Syndrom 155
  „Gläser-hoch"-Bewegung
  WILHELM BUSCH, A. carotis interna, Thrombose 266
Glaukom
  Attacken, nach Yogaübungen 123
Gliom
  Operation, Aneurysma, iatrogenes 236
  posttraumatische Entstehung 581, 582
Granatsplitter
  Verletzungen, A. carotis 35
    A. vertebralis 129
      arteriovenöse Fistel 275
    Hals, A. carotis, Ligatur 92
Großhirnhemisphären
  A. cerebri media, Embolie, Jackson-Anfälle 95
  Blutungen, Balkenzerreißung 349
    Hämatome 306, 307, 310, 324
      Differentialdiagnose 333–335
      Marklager 311–322
      „spontane", Differentialdiagnose 324
    Mikroangiome 336
    „straßenförmige" 326–328
  Dezerebration, traumatische 341
  Hirntod, Veränderungen 480
  Mantelkantensyndrom 394
  Ödem, Mittelhirneinklemmung 441
  posttraumatische Markschädigung 470
  Schäden, traumatische 341, 342, 394

Hämatom
  epidurales, A. carotis, Thrombose 77
    A. meningea media, Aneurysmaruptur 243
    Aneurysma, Ruptur 237
    Operation 7
  intrakranielles 77
    Differentialdiagnose 24, 79
    Patienten, „who talk and die" 608, 609
  intramurales, disseziierendes 256
  intrazerebrales, Aneurysma, Ruptur 193
    Corpus callosum, Ruptur 353
    Gefäßspasmen 159
    Lokalisation 307, 310
    nichttraumatisches 335–338
    Todesursachen 211
  Lobus temporalis, Aneurysma, A. cerebri media 178
  Monokel-, Schädelbasisfraktur 71
  periarterielles, A. vertebralis, intramurale Kontrastmittelinjektion 122
    Aneurysma spurium 237
      traumatisches 62, 212
    „spontanes", Differentialdiagnose 324, 325, 326
    Stammganglien 323
  subarachnoidales, Aneurysma, Ruptur 229–234
    Operation 224
  subdurales, A. carotis, Verschluß 76, 77
    Aneurysma, peripheres 229
      Ruptur 29, 160, 229, 231–234, 242
    Gefäßspasmen 159
    raumforderndes 298
    Trepanation 77, 224
  traumatisches, Gehirn, Kleinhirn 306
Hämodynamik
  Arterien, Bifurkation, Aneurysmabildung 168
Häufigkeit
  A. basilaris, Thrombose 147
  A. carotis, Aneurysma 168, 192
  A. carotis communis, interna, externa, Verletzungen 24, 43
  A. cerebri media, Aneurysma 193
  A. vertebralis, Arteriosklerose 133
    Verletzungen 115, 116, 125
    iatrogenes 229
    kongenitales, sackförmiges 168, 192, 193
    Rupturblutungen 176, 177
  Balkenregion, Trauma 362–364
  Blutungen, intrazerebrale 307, 308
    subarachnoidale 207, 208
  Gefäßspasmen, Gewalteinwirkung 159, 207
  Hämatom, intramurales 257
    intrazerebrales 307, 308, 331

Hirnnerven, Trauma 510
Komplikationen, Angiographie 598, 599, 601
Kopf, Kompressionsverletzungen 4
Mikroaneurysmen 197
N. olfactorius, Trauma 511, 512
Rupturblutungen, subarachnoidale 176, 177
Syndrom des zerebralen Todes 478
Vasospasmen 159, 208
Venenthrombosen, traumatische 298
Verletzungen, Balkenregion 362–364
  Hals-/Nackenregion, Gefäße 24
Hals
  Anprall, Hirn, Ischämie 87, 88
  Fußtritte, tödliche 603, 604
  Gewalteinwirkung, direkte, indirekte 64
    stumpfe, Gefäßspasmen 59
  Granatsplitterverletzung, A. carotis, Ligatur 92
  Schlagwirkung, Boxen 11, 12, 43, 44, 47, 48
  Verzögerungstrauma, „umgekehrter Whiplash" 83
Halsmark
  Demarkation, Hirntod 488, 489, 490
  Infarzierung, Wallenberg-Syndrom 156
  Sagittalschnitt, Nekrose, Hirntod 483, 484, 485, 487
Hals-/Nackenregion
  A. carotis, Aneurysma 215
    Obliteration 43
  A. vertebralis, Verletzungen 117, 118, 119
  Gewalteinwirkung, Aneurysma dissecans 256, 258, 262
  Verletzungen, herabhängende Drähte, Leitungen 22
    penetrierende, Mechanismen 119, 267
    penetrierende, Mortalität 15, 17, 21, 26, 64, 65
    Schußverletzungen 13, 17, 19–21, 44, 48, 56, 129
    Schußverletzungen, arteriovenöse Fistel 268
    Stichverletzungen 18
    vertebrobasiläres System 114
Halswirbelsäule
  A. vertebralis, anatomische Beziehungen 104, 105
  Altersveränderungen 113
  Arthrose, Durchblutung, vertebrobasiläres System 114
  Bandscheibenschädigung, A. vertebralis, Verletzung 126
  chiropraktische Eingriffe, Komplikationen 560–566
  Frakturen, A. vertebralis, Thrombose 128
  Atlas 124, 127, 128, 273

Halswirbelsäule
  Hyperextension, A. carotis, thrombotischer
    Verschluß 49, 83
    Durchtrennung beider Aa. carotides,
      Operation, Überleben 36
    Verletzungen, A. vertebralis, arterio-
      venöse Fistel 275
      Hirnstamm, Schäden 445
      vertebrobasiläres System 114, 125,
        129
  Osteochondrose, arterielle Verschlüsse 160
  Osteophyten, A. vertebralis, Einengung
    131
    A. vertebralis, Thrombose 129
  Spondylarthrose, A. vertebralis, Verschluß
    124, 129
  Spondylosis deformans, A. vertebralis,
    Insuffizienz 131
  Verletzungen, A. vertebralis, Chiropraxis
    128, 129
    Thrombose 128, 129
Hemianopsie
  A. basilaris, Riesenaneurysma 198
  arteriovenöse Fehlbildungen, Aneurysmen
    187–190
  vertebrobasiläre Insuffizienz 136
Heparin
  Behandlung, Störung des Gleichgewichtes:
    Hyperkoagubilität und Thrombylose im
    Blut 6
Herz
  Arteriosklerose, Hypertension 182
  Myxom, intrazerebrales Aneurysma 184
  Stillstand, Großhirnschädigung 487
  Transplantation, Hirntod 502
Hinterhaupt
  Lappen, Ischämie, A. vertebralis, Insuffi-
    zienz 131
Hippocampusformation
  traumatische Gewebeschäden 344–346
Hirn
  Abszeß, mykotisches Aneurysma, Ruptur
    164, 183
    Operation, iatrogenes Aneurysma 236,
      239
  Arterien, Aneurysma, arteriovenöses 324,
    325
    Aneurysma dissecans 256–266
      fusiforme 182
      iatrogenes 236, 257
      idiopathisches 161, 162, 174
      prospektive Studie 202–206
    arteriovenöse Fisteln, traumatische
      267–279
    Bifurkation, Aneurysmaentstehung 167,
      184
    Fehlbildungen, Histologie 188–190
    Mikroaneurysmen 196, 197

  periphere, Aneurysmen 229–238
  Rotationstrauma, Biomechanik 69
  Ruptur, Hypertonie, Massenblutung 255
  Spasmen 159, 160, 180, 207, 208
  Stenosen 160
  Ursprünge aus dem Aortenbogen,
    Topographie 97
  Verschlüsse, Klinik 96
Atrophie, arteriovenöse Mißbildungen 189
Pneumenzephalogramm 59
Balken, Trauma 346–364
Basis, Aneurysma, Entstehung 175, 184,
  229
  Ruptur, Begutachtung 201
Berstungsruptur, Balkenzerreißung 351
Blutungen, nicht traumatische 335–338
  traumatische 306
  Ursachen 184
Corpus callosum, Gewalteinwirkung
  346–364
Druck, Erhöhung, A. carotis, Thrombose
  77
Einbruch, Rupturblutung 176
Entmarkung, zentrale 8–10
Erschütterung, Begutachtung 201
  traumatische Gefäßschädigung 13
Erweichung, Aneurysma, A. cerebri media
  203
  Versorgungsbereich, A. basilaris 147
    A. carotis 39, 63, 64, 77
    A. vertebralis 120, 131, 133
Gefäße, Angiome, Differentialdiagnose
  324
  Arteriektasie 182
  arteriovenöse Fisteln, traumatische
    267–272
    Mißbildungen 187–190, 324, 325
  Berstung, Längsrisse 11
  Blutungsquellen 177, 179, 184
  Druck-, Zugbelastung 12
  Einklemmung, Frakturspalt 14, 148, 158
  Forbus-Aneurysma 161, 168, 171, 174,
    177, 184
  Gewalteinwirkung, Aneurysmabildung
    175
    stumpfe, tödliche 84
  Infarkte 137
  intravaskuläre Koagulation 5–7
  Kompression, Blutungen 115, 119, 122
  Mißbildungen, Histologie 188–190
  Riesenaneurysma 198
  Spasmen 156, 157, 158, 176, 207–209
  Verletzungen, Häufigkeit 125
    Obduktionsbefunde 238
  Über-, Unterdruck 11, 12
Geschwülste, posttraumatische Entstehung
  581, 582
Gewebe, Schäden, Prädilektionsstellen 344

Hirn
  Gewebe, subarachnoidale Blutung,
    Reaktion 181
  Hämatom, nicht traumatisches 335–338
    traumatisches 306
  Häute, Einklemmung, Schädelbasisfraktur
    148
    Leptomeningitis, traumatische 146
    Rupturblutung, Organisation 175
  Hinterhauptlappen, Mikroangiome 196
  Hippocampus, traumatische Gewebe-
    schäden 344–346
  Infarzierung, Sinusthrombose 304
  Ischämie, Aneurysmaruptur 176
    Angiostenosen 160
    Gefäßspasmen 159, 176, 180, 207, 208
    Insuffizienz, A. vertebralis 131
      transitorische 135–138
    Massenblutung 87, 88, 146, 176, 180
  Kontusion, Aneurysma, Ruptur 231–234
    Contrecoup, Kleinhirn 337, 338
    Marklagerblutungen 231, 408
    Pons, Blutungen 408
  Kreislauf, Hirntod 496
  Marklagerblutung, Verschiebung der
    Mittellinie 428
  Mittelhirn, Syndrom, Aneurysmaruptur
    180
  Nekrose, A. basilaris, Thrombose 147
    Aneurysma fusiforme 182
    Venenthrombose 299
  Nerven, Beziehungen, A. vertebralis,
    Aneurysma 249
    Lähmung, A. vertebralis, Thrombose
      beiderseits 130
    Verletzungen, Karotisthrombose 72
  Ödem, A. carotis, Verschluß 79, 87
  Ruptur 180, 203
  Hirntod 480
  Sinusthrombose 304
  Parenchym, traumatische Schäden,
    Prädilektionsstellen 344
  Regio Rolandica, Gefäßmißbildungen,
    Differentialdiagnose 324
  Rinde, Aneurysma, Ruptur 231–234
    arteriovenöses Angiom 189, 324
    Blutungen, Hämatome 310
    Einklemmung, Frakturspalt 148
    Mikroangiome, multiple 196
    Prellungsherde, Gefäßspasmen 159
    Obduktionsbefund 238
  Stamm, A. basilaris, Ausriß 117, 149
    Abriß 448
    Achsenzylinderschädigung 341, 452
    Aneurysma fusiforme 182
    Angioma cavernosum 190
    Autopsieserie von BRATZKE 394–429
    Blutungen, Marklager 317
    Verteilungsmuster 432, 433
    Durchblutungsstörungen, A. vertebralis,
      Insuffizienz 131, 135
    Ganglien, Blutungen, Hämatome 310,
      323
    Infarkt, nach Aneurysmaruptur 211
      Wallenberg-Syndrom 156
    ischämische Nekrosen 439–441
    Kompression, Mikroaneurysmen 197
    „locked-in"-Syndrom 442
    Mikroangiome 196
    Prolaps, Hirntod 482
    Quetschung 1
    Sagittalschnitt, hämorrhagische Nekrose
      483, 484
    Topographie 381
    traumatische Schäden 376, 377, 429,
      430, 448, 454
    Verletzungen, direkte, indirekte
      429–455
    Verletzungsmuster 454
    vertebrobasiläre Insuffizienz, Ischämie
      135
    Wallenberg-Syndrom 154–156
  Stammganglien, traumatische Schäden
    364–375
  Teilinfarkt, Aneurysma, Ruptur 180
  Temporallappen, Hämatom, Aneurysma
    der A. cerebri media 178
  Thalamus, Mikroangiome 196
  thromboplastische Aktivität 5
  Trauma, ohne Schädelfraktur 29
  Tumoren, Blutungen, Differentialdiagnose
    326
  Trauma, Zusammenhangsfragen
    581–590
  Venen, Thrombose, traumatische 294–305
    Zerreißung 142
  Ventrikel, Blutung, Aneurysmaruptur 175,
    177
Hirntod
  Angiographie, „Nichtfüllungsphänomen"
    496, 497
  Definition 501, 503
  Differentialdiagnose 499, 500
  dissoziierter 475–508
    Massenblutung 337
  Hirnkreislauf 496
  „National Institute of Health", prospektive
    Studie 497–499
  Neuropathologie 479–486
  Pathogenese 493, 494
  Rückenmark, Pathologie 487–491
  Tottreten 605
Histologie
  A. basilaris, Einrisse 140, 141, 144
  A. carotis, Elastikaeinrisse 69, 70
    Thrombose, traumatische 28, 80

Histologie
A. carotis, Verletzungen, Serienschnitte 36, 70
A. vertebralis, Abriß 118, 122
  anatomische Verlaufsstrecken 109
  „sudden infant death syndrome" 123
Aneurysma, Differentialdiagnose, falsches, echtes 212
  kongenitales, traumatisches 255, 256
  dissecans 257
  Forbus, Medialücken 171, 173, 188, 189
    Rupturblutung 175, 176, 180, 181
  Nachweis, Serienschnittechnik 206
  Wandschichten 166, 167
Angiom, Einteilung 188, 189
Angioma capillare ectaticum 189
Angioma cavernosum 190
Arteriektasie 182
Arteriographie, perkutane Punktion 597, 598
Atherombeet, unkovertebrale Exostose 131, 132
Blutung, Corpus callosum 353, 354
  Subarachnoidalraum 180, 181
Bodiantechnik 352
Dezerebration, traumatische 341, 342
Differentialdiagose, Aneurysma, angeborenes, traumatisches 200
Hämatom, Corpus callosum 353, 354
  intramurales 257
Hirn, Arterien 33
  Achsenzylinderschädigung 341
  Gefäße, Mißbildungen 188–190
  Imprägnationsmethoden, Nisslfärbung 344
  Markscheidentechnik 352, 353
  Stamm, Verletzungen 382–387, 397–402
  Subarachnoidalblutung, Reaktion 180, 181
Hirntod 480–482
Hypothalamus, traumatische Schädigung 558
Medulla oblongata, Erweichung 122
Meningitis, spinale, Histologie 493
Mikroangiom 196, 336
Myelinolyse, zentrale 8, 9, 10
Pons cerebri, Einklemmung, A. vertebralis 150
Rückenmark, Hirntod 487–491
Rupturblutung, Organisation 175, 176, 180, 181
Sinusthrombose 304
Stammganglien, traumatische Schäden 367–373
Teleangiektasien 189
Venen, ventrikelnahe, Einrisse 347–349, 354, 357

Weil-Davenport-Technik, Dezerebration, traumatische 341, 342, 344
Historisches
A. carotis, Ligatur 88, 89
  thrombotische Verschlüsse, Arteriosklerose 39–49, 58
  traumatische Schäden 30, 75
A. cerebelli posterior inferior, Verschlußsyndrom 154
A. vertebralis, Ligaturen 138, 139
Aneurysmen, idiopathische 161–165
Apoplexie 332
Arteriosklerose, Atheromatose 58
Gehirn, Arterien, Topographie 97
  Stamm, Trauma 376, 377
  Venen, Thrombose 294
Hirntod, dissoziierter 476
Hypophysen-, Hypothalamus-Verletzungen 544
Parkinsonismus, Schädel-Hirn-Trauma 570
Sinus sagittalis superior, Syndrom 296
Horner-Syndrom
A. vertebralis, Ligatur 139
Thrombose 123, 135
Hydrozephalus
Enzephalographie 92
internus, Balkendegeneration 470
Subarachnoidalblutung, Komplikation 206, 207
Wesensveränderung 91
Hydrodynamik
Aneurysmaentstehung 166, 167
Hydrom
Punktion, Aneurysma, iatrogenes 236
Hyperextension
Verletzungen, Kopf, Hals 83
Hypertonus
A. basilaris, Einrisse 141
A. carotis, Verschluß beiderseits 82
A. vertebralis, Arteriosklerose 134
Aneurysma, Ruptur 255
Aneurysma fusiforme, Zusammenhang 182, 194
Arteriosklerose, Beziehungen 58, 134, 194
Gehirngefäße, Aneurysma 174, 194
  Differentialdiagnose 375
Ektasien, fusiforme 194
Massenblutung, Gefäßruptur 255
Hyponatriämie
Behandlung, Myelinolyse 9, 10
Hypophyse
Adenom, Blutungen 449, 450
Apoplexie, A. carotis, Thrombose 55
Blutversorgung, Topographie 281, 282, 548
Hirntod, Demarkationszone, Vorderlappen 487

Hypophyse
  Hypopituitationsmus, Todesursache 211
  Quetschung, Marklagerblutung 317
  Schußverletzung 554
  Stiel, Verletzungen 553
  Topographie 544–547
  traumatische Schäden 544–559
  Tumor, Fehldiagnose 197
  Vorderlappen, Nekrose, Hirntod 482, 484, 485, 552
Hypotension
  Schock, Karotissinusreflexe 161
Hypothalamus
  traumatische Schäden 544–559

iatrogene Aneurysmen
  Entstehung, Häufigkeit, Pathologie 229, 230, 235, 236, 239, 240, 257
  arteriovenöse Fisteln
    A. vertebralis 273
idiopathische Aneurysmen
  Gehirngefäße 161, 162
Impression
  Fraktur, N. opticus, Schädigung 514
  Schädel 2, 70
    Balkenzerreißung 350
    intravaskuläre Koagulation 7
Indikationen
  A. carotis, Ligatur 92
  Angiographie, Sonographie, Computertomographie 70, 254, 255, 464
Infarkt
  Gehirn, Atherosklerose 161
    Gefäßspasmen 180
  Lokalisation, vertebrobasiläres System 137
  nach Kontrastmittelinjektion 591
Intimaprolaps
  A. carotis communis, Operationsphoto 36, 37, 38
intraorale Verletzungen
  Pfählung 50, 51
Intubation
  A. basilaris, Verletzung 142
  A. vertebralis, Verletzung 119, 121, 122
Ischämie
  A. basilaris, Hirnerweichung 147
  Aa. lenticulostriatae 95
  Arterienverletzungen 17
  Enzephalopathie, anoxisch-ischämische 478
  Gehirn, Aneurysmaruptur 176, 177
    Angiostenosen 160
    Gefäßspasmen 159
    Stamm, Nekrosen 439–441
    traumatische 344
  Infarkt, Großhirn 87, 88, 147
    Kleinhirn 123, 129
  transitorische, vertebrobasiläre Insuffizienz 135–138, 159

Jackson-Anfälle
  A. carotis, Kompressionstest 54, 55
    Verschluß 78
  Oligodendrogliom 586
Jefferson-Fraktur
  Atlas, tödliche, A. vertebralis, Thrombose 128

Kampfsport
  asiatischer, Komplikationen, tödliche 603
Karate
  Schläge, A. carotis, thrombotischer Verschluß 45
  A. vertebralis, Verletzung, C_1/C_2-Region 118
Karotis
  Gabel, Angiographie, Stop 77
  Verschluß, Kollateralkreislauf 38, 54, 70, 71, 77
  Verschluß, Typologie 26, 27
  Insuffizienz, monokulare Erblindung 78
  Kavernosus, Fisteln, Unfallraten 281, 282
  siehe A. carotis (interna)
  Sinus, Aneurysma 164
    Aneurysma, Ruptur 225
    Reflexe, Hirninfarkt, Schock 161
    Stenosen, Verschlüsse 160
  Siphon, Pseudothrombose 87
    Terminologie 30, 31
    Topographie 280, 282, 285, 286
    Trauma, bilateraler Verschluß 82, 83
    Thrombose, Sicherheitsgurt, Druckwirkung 46
    Stimmbandkarzinom, Strahlentherapie 44
  Verschluß beiderseits 82
Karzinogenese
  posttraumatische 582
Katheter
  Fogarthy-, Thrombektomie 54
  Komplikationen 591–602
Kavitationseffekt
  zentraler (SELLIER und UNTERHARNSCHEIDT) 374
Keilbein
  Anatomie 76
  Fraktur, A. carotis, Aneurysma, Blutung, Thrombose 52, 220
  Höhle, Arrosion, Aneurysma, A. carotis interna 223
  Sulcus caroticus, Topographie 32
Kernspintomographie
  Aneurysma dissecans 265

Kernspintomographie
  Angioma venosum, Diagnose 188
Kindesalter
  A. basilaris, thrombotischer Verschluß 142, 146
  A. carotis interna, Pseudothrombose 87
    thrombotische Verschlüsse 50
  A. meningea media, Aneurysma 240
  A. vertebralis, Aneurysma, Ruptur 29, 163, 165
    arteriovenöse Fistel 277
    Thrombose beiderseits 130
  amerikanischer Fußball, A. vertebralis, Verschluß beiderseits 130
  Aneurysma, Blutungen, prospektive Studie 203
    Gehirn 172
    Histologie 165, 173
    iatrogenes 237, 239
    traumatisches 238
  Gehirn, Arterien, Thrombose 85
    Blutungen, spontane, traumatische, Differentialdiagnose 323–326
    Myelinolyse 9
  Hämatom, subdurales 77
  Karotisthrombose, nichttraumatische 14
  Kopf, Verletzung, Kompression 1, 2
  plötzlicher Tod („sudden infant death syndrome") 123
  Venenthrombose, Zystenbildung 305
  Verkehrsunfall, Mesenzephalon, zystische Nekroseherde 423
    Schädel, Impressionsfraktur 6, 7
  Verletzungen, A. basilaris 142
    Carotis-Cavernosus-Fisteln 281
    intraorale 50
    Pfählung 50
    Stich, V. jugularis 18
    „Whiplash-shaken-infant"-Syndrom 325
Klassifizierung
  A. vertebralis, traumatische Schäden 116, 117
  Aneurysma, traumatisches 213
  arterielle Stenosen, Hals, Nacken 26, 27
  arteriovenöse Fisteln 267
  Gehirn, Blutungen, Marklagerblutungen 311
    traumatische, nichttraumatische 333–335
  Gefäßmißbildungen 188–190
  N. opticus, Trauma 514, 516
  Todesursachen, Aneurysmaruptur 179, 180
  Verletzungen, penetrierende, Aneurysmaentstehung 213
    Hals, Nacken 17, 18
Kleinhirn
  A. cerebelli inferior superior, Verschlußsyndrom 151, 152, 153
  Arterien, kongenitale Aneurysmen 170
    Ruptur 145
  Blutungen, Hämatome 306, 337
  Durchblutungsstörungen, A. vertebralis, Insuffizienz 131
  Erweichung, A. basilaris, Thrombose 147
  A. vertebralis, Thrombose 120
  Hämatom, Contrecoup 337, 338
  Hirntod, Histologie 481
  Infarkt, Angiostenosen 160
    Operation 123, 129
  Myelinolyse 9
  Nekrose, A. vertebralis, Ligatur 139
  Prolaps, Hirntod 482
  Tonsillen, Hernie 87, 392
  Verletzungsmuster 393
Klinik
  A. basilaris, Verletzungen 14, 117, 118, 139, 140–145
  A. carotis, arteriovenöse Fistel 277, 288, 289
    thrombotische Verschlüsse, doppelseitige 84
  A. carotis interna, Aneurysma 220, 225
    traumatische Schäden, Trias 70, 75, 77, 225
  A. vertebralis, arteriovenöse Fistel 277
  Aneurysma, A. cerebri media 193
    A. communicans posterior 194
    A. meningea media 240
    arteriovenöse Fehlbildungen 187, 188
    Halsabschnitt 215
    traumatisches 254, 255
  apallisches Syndrom 472, 473
  Babinski-Nageotte-Syndrom 135
  Enzephalopathie, posttraumatische 472, 473
  Epistaxis 226
  Gewalteinwirkung, indirekte, Gefäße 24, 25
  Hämatom, intrazerebrales 331
  Hirntod 494–496
  Hirnnerven, Ausfälle 543
  Medulla-oblongata-Syndrom 135
  N. opticus, Trauma 517, 518
  Parkinson-Syndrom 578
  Thrombose 295, 296
  Verletzungen, Pfählung 50
  Verschleierung durch Alkoholgenuß 24
  Verschlüsse, große Hirnarterien 96
  vertebrobasiläres System, Insuffizienz 135, 136
  Wallenberg-Syndrom 156
Knochensplitter
  Verletzung, A. carotis 82
    Arterie, Aneurysmabildung 62

Koagulation
  intravaskuläre, Schädel-, Hirnverletzungen 5–7
Kollateralkreislauf
  A. basilaris, Van der Zwaan-Phänomen 132, 133
  A. carotis, Thrombose, Verschluß 38, 54, 70, 71, 77, 80, 92
  A. chorioidea 94
  A. vertebralis 106, 132, 133, 139
  Circulus arteriosus Willisii 91
  Van der Zwaan-Phänomen 133
Kolloidzyste
  Ventrikel, Impression 194
Koma
  A. basilaris, Ruptur 144, 145
    Thrombose 146, 147
  A. vertebralis, Stichverletzung 120
  Hirnstamm, Blutungen 432, 433
  Hirntod, Differentialdiagnose 499, 500
  Karotisthrombose, Schädelbasis 72, 77, 81
  „locked-in"-Syndrom 442
  posttraumatisches, apallisches Syndrom 472
  Spätapoplexie Bollinger 456
  überschrittenes, dissoziierter Hirntod 475–508
  vertebrobasiläre Insuffizienz 136
Komplikationen
  A. basilaris, Verschluß, Chiropraxis 141
    Verschluß, Intubation 142
  A. carotis, Aneurysma nach Nasennebenhöhlenausräumung 217
    Angiographie 55, 81, 591–602
    Ligatur 89, 90
    Sinus-cavernosus-Fistel 289
  A. vertebralis, Angiographie, Thrombose 128
    arteriovenöse Fistel nach Angiographie 272, 274
    direkte Punktion 114, 119, 128, 129
    Geburtstraumen 115, 117, 119, 123
    Lagerung zur Röntgenuntersuchung 120
    Thrombose nach Punktion 128, 129
    Verletzungen 115, 119
  Aneurysmen, iatrogene 229, 230, 235, 236, 239, 240, 257
    infektiöse 183, 184, 185
    kongenitale, Ruptur 179, 180, 206, 207
  Angiographie 591–602
    Kontrastmittelextravasate, Ursachen 209, 210
  Aortographie 602
  Blutungen, subarachnoidale 206, 207
  chiropraktische Manipulationen 560–569
  Gehirn, Venen, Thrombose 294, 295, 298
  Hals-/Nackenregion, Gewalteinwirkung 120
  iatrogene, A. vertebralis, Thrombose nach Punktion 128, 129
  Aneurysmen 229, 230, 235, 239, 240
  Angiographie 591–602
    arteriovenöse Fisteln, Sinus cavernosus 284
  Impressionsfrakturen, Schädeldach 298
  Kampfsportarten, asiatische 603–607
  Kontrastmittelinjektion, intramurale, A. vertebralis 122
    wiederholte, Todesfall 55
  Luftembolie, Schädeldachfrakturen 298
  Operation, Gefäßspasmen 208
  Schußverletzung, Spätaneurysmen 215
  tödliche, asiatischer Kampfsport 603
    Yoga, Luftembolie 123
  Röntgenuntersuchung 120
Kompression
  A. carotis, Atlastubercula 44, 45
    Test 54, 55
    Tumoren 66
  A. cerebri posterior, Tentorium 95, 96
  A. vertebralis, Osteophyten 131, 133
    periarterielle Blutungen 115, 119, 122, 124
  Ventrikel, Kolloidzyste 194
  Verletzungen, Kopf, Physik 1, 2
Kontrastmittel
  Extravasate, Ursachen 209, 210
  Injektion, Aa. vertebrales, Veränderungen bei Kopfbewegungen 108
    intramurale, A. vertebralis, Thrombose 122
    wiederholte, Todesfall 55
  Reaktionen, Angiographie 591, 592
  Stop, Pseudothrombose 86
  Toxizität, Mechanismus 596
Kopf
  Anprall, Massenblutung 87, 88
  Bewegungen, A. carotis, dissezierende Aneurysmen 264–266
    A. vertebralis, Durchblutung 112
    „Gläser-hoch"-Bewegung, WILHELM BUSCH 265, 266
  Drehung, Kompression der A. carotis 44, 45
    A. vertebralis, Thrombose 129, 131, 132
  Gewalteinwirkung, A. basilaris, Thrombose 146
    A. carotis, Aneurysma 223
    A. meningea media, Aneurysma, Ruptur 242
    A. vertebralis, Verletzung 125, 129
    Sinusthrombose 301
    Stammhirnverletzung 395
  Hyperextension, A. carotis, thrombotischer Verschluß 49

Kopf
  indirekte Beschleunigung (Whiplash-Verletzungen) 119, 125
  Seitwärtsdrehung, extreme, A. vertebralis, Thrombose 129, 133
  Sprung in's Wasser, Aneurysma dissecans 266
  Tottreten 603, 604
  Verletzungen, A. basilaris, Thrombose 147
    A. carotis, thrombotischer Verschluß 42, 48, 49
    A. vertebralis, Ruptur 119, 120
    Boxen 11, 12, 43–45, 47, 48, 84, 146
    Kompression, Bergwerkunfall 3
    Schlag-, Aneurysmaruptur 204
    Verzögerungstrauma, „umgekehrter Whiplash" 83
Kraftfahrzeug
  Fahrer, nicht diagnostizierte Hirntumoren 589, 590
  Synkope bei Kopfdrehung 133
  Unfälle, A. basilaris, Ruptur 144, 145
    A. carotis interna, beiderseitiger Verschluß 82, 83
    A. vertebralis, arteriovenöse Fistel 273
    Alkohol 87, 144
    Gefäßverletzungen, Häufigkeit 24
    Gehirn, Massenblutung 87, 88
    Ruptur, Aneurysma 203
    Dünndarm 54, 144
Krampfanfälle
  generalisierte, siehe Epilepsie
Kraniotomie
  A. carotis interna, Sinus-cavernosus-Fisteln 292
  A. meningea media, Aneurysma 243
  iatrogene Aneurysmen 239
  ischämischer Infarkt, Kleinhirn 123
kraniozervikaler Übergang
  A. basilaris, Verschluß 141
  A. vertebralis, anatomische Beziehungen 105, 106
    Thrombose, Atlasfraktur 128
    Zerreißung 117
  Adjustierungen, Durchblutung, vertebrobasiläres System 114, 128
  chiropraktische Manipulationen, Komplikationen 141
  Hyperextension, Karotisthrombose 49
  Membrana atlantooccipitalis, Zerreißung 126
  Stichverletzungen 18
Kriegsverletzungen
  A. carotis 48
    Ligatur 90, 91, 92
  A. vertebralis 115, 116, 119, 124, 128, 130 131
  Aneurysma, traumatisches 161

Epilepsie 91
Gefäße, Thrombose 13, 48, 115, 119, 124, 127–131
Hals-/Nackenverletzungen, Mortalität 26
Venenthrombosen 299
Kung Fu
  tödliche Komplikationen 603

Lebensalter
  A. basilaris, Aneurysma fusiforme 182
  A. carotis, Thrombose, Verschluß 61, 62
  Aneurysma, A. meningea media 240, 244–247
    arteriovenöse Fehlbildungen 188
    Blutungen 202, 203
    kongenitales, Blutungen 172
  Arterien, Veränderungen 113, 114
  Blutungen, Gehirn 316, 318, 319, 331
    Subarachnoidalraum, tödliche 85
  degenerative Gehirngefäßerkrankungen 84
  Mikroangiome, multiple 195
  Verletzungen, Schädel-, Hirnverletzungen 309
    Schuß-, Halsverletzungen, Nackenregion 20
  Stammhirn 395
Leptomeningen
  Leptomeningitis, A. basilaris, Thrombose 146
Letalität
  A. carotis, Ligatur 90
Leukotomie
  Aneurysma, iatrogenes 236
Ligamentum cruciforme
  Zerreißung 126
Ligatur
  A. basilaris 93, 138, 139, 149
  A. carotis 88, 89, 92, 119, 217
  A. carotis interna 89, 217, 292
  A. innominata 89
  A. vertebralis, arteriovenöse Fistel 273, 274
Liquorrhö
  Fraktur, Schädelbasis 70
Lokalisation
  A. basilaris, Reuterwall-Elastikarisse 143
  A. carotis, Aneurysmen 216, 217, 218
    Intimaprolaps 37
    thrombotischer Verschluß 42, 43
    Verletzungen 43
  A. cerebri media, Aneurysmen, traumatische 235
  A. meningea media, Aneurysma 230
  A. vertebralis, Blockbildungen 138
    Stenosen 132, 133, 138
    traumatische Schäden 116, 117, 125, 126

Lokalisation
  Aneurysma, Apex einer Bifurkation 167, 171
    Hirn, Basis 166
    iatrogenes 235
    kongenitales 170, 192
    Riesenaneurysma 198, 199
    Ruptur 177, 178, 200, 204, 205
    sackförmiges 169, 192
  Arteriosklerose, Gehirngefäße 57, 58
  arteriovenöse Fehlbildungen 187
  Gehirn, Hämatome 307, 310
    Infarkte 137
    Marklagerblutung 317, 319
  Mikroangiome, multiple 195, 196, 204
  Rezidivblutungen 178, 179
  Riesenaneurysmen 198, 199
  Rupturstellen, Aneurysmen, Hirnbasis 167, 179, 205
  Thrombosen 295, 296
  Vasospasmen 209
  Verletzungen, Hirnbasiskreislauf 85
„locked-in"-Syndrom
  klinische Diagnose 442
Lues
  Aneurysma, intrakranielles 165, 183
Luftembolie
  tödliche, Yoga 123
Lunge
  Mikrothromben, Schädel-, Hirnverletzungen 5
Luxation
  atlantookzipitale, A. vertebralis, Zerreißung 117
  HWS, A. vertebralis, Ruptur 120
    Durchblutung, vertebrobasiläres System 114

Marchiafava-Bignami-Erkrankung
  zentrale pontine Myelinolyse 9
Marklagerblutungen
  Größe, Lokalisation 311–322
Massenblutungen
  A. basilaris, Brücke, Thrombose 146
    Ruptur 162
  A. carotis communis, Aneurysmaruptur 215
  Gehirn, Unfallursache 87, 88
Mechanismus
  A. basilaris, Einklemmung, Frakturspalten 148, 149
  A. carotis, Verletzungen 33, 34, 43, 44
  A. vertebralis, Einengung, Exostosen, Osteophyten 131
  Aneurysma, Entstehung 213, 242
  Boxverletzungen 11, 12, 47

  Entstehungsmechanismus, Carotis-Cavernosus-Fisteln 281, 282, 283
  Verletzungen, A. vertebralis 119–124, 127, 128, 131
    Aneurysma dissecans 256, 257
    arteriovenöse Fisteln 272, 285
    intraorale 50
    intrazerebrale Gefäße 360
    Sicherheitsgurt 54
    Vielfältigkeit 56
Medulla oblongata
  Arteriektasien 182
  arterielle Versorgung 155
  Blutungen, Quetschung 399
  Druckwirkung, Rupturblutung, Tod 175
  Erweichung, A. vertebralis, Ruptur 122
    Hirntod 490
  Myelopathie, Hirntod 490
  perivenöse Blutaustritte, Histologie 402
  Syndrom, Klinik 135, 151, 152
  Wallenberg-Syndrom 155, 156
Membrana atlantooccipitalis
  Zerreißung 126
Meningen
  Blutungen, Trauma 56
  Einklemmung, Schädelbasisfraktur 148
  Leptomeningitis, A. basilaris, Thrombose 146
  Rupturblutung, Organisation 175, 176
  thromboplastische Aktivität 5
Meningeom
  Meningen, Einklemmung, Frakturspalt 148
  Operation, Aneurysma, iatrogenes 236, 239
  traumatische Genese 582–585
Meningitis
  spinale, purulente, Histologie 493
Messerstiche
  A. carotis 44, 48
  Hals 48
Metastasen
  Tumormetastasen, intrakranielle Aneurysmen 183, 184
Migräneanfall
  A. cerebri media, Aneurysma dissecans 260
Mikroaneurysma
  Biophysik 169
Mikroangiome
  Blutungen, intrazerebrale 195, 196, 336
Mikrochirurgie
  moderne Technik 206
Miosis
  A. basilaris, Verletzungen 146
Mißbildungen
  A. basilaris, Aneurysma 133
  A. cerebelli inferior 151, 152, 153

Mißbildungen
A. vertebralis, Aplasie, Hypoplasie 101, 103, 124, 131, 133
    Verlauf, Kaliber 100–111
Aneurysma, „idiopathisches", Forbus 161, 162, 171, 173
Angiome, Histologie, Pathologie 188, 189
    kleine, multiple 195
    Nichtnachweisbarkeit 184
arteriovenöse, A. carotis, Sinus cavernosus bds. 162, 188
    Trauma 33, 37, 38, 68, 162
    Aneurysma, gleichzeitiges 187
Gehirn, Arterien, Mikroangiome 324
    Stenosen 160, 161
Mikroangiome, Blutungen, Diagnostik 336
Sturge-Webersche Erkrankung 188
Mittelhirn
akutes Syndrom 435–438
Aneurysma fusiforme 182
Blutung, sekundärtraumatische 389, 416
Einklemmung, apallisches Syndrom 390
Messerstichverletzung 425
Syndrom, Aneurysmaruptur 180
Topographie 436
Monokelhämatom
Schädelbasisfraktur 71
Mord
Blutung, subdurale 406
Fußtritte, Beweismittel 606
Hirn, Stamm, Verletzung 395, 396, 399
Messerstichverletzung 425
Schädel, Fraktur, Balken, Blutungen 401
Tottreten mit beschuhten, unbeschuhten Füßen 603–607
Mortalität
A. basilaris, Thrombose 147, 148
A. carotis, Ligatur 89, 90, 91, 92
Aneurysma, iatrogenes 239
Operation, intrazerebrale Hämatome 330, 332
Verkehrsunfälle 17
Verletzungen, Hals, herabhängender Draht 22, 48
    Hals-/Nackenregion 17, 21, 26
Wallenberg-Syndrom 156
Motorradfahrer
Verletzungen, A. carotis, Aneurysmen 221
A. meningea media, Aneurysmen 245
Gesichtsschädel 49
Halsregion 24
Mutismus
akinetischer, „locked-in"-Syndrom, Differentialdiagose 442, 443
Mydriasis
A. basilaris, Verletzungen 146
Myelopathie
Medulla oblongata, Hirntod 490

Mykosen
Aneurysma, infektiöses 183
    multiples 164
Pilzorganismen 183
Myokard
Infarkt, Atherosklerose 161
Myelinolyse
Pons cerebri 8–10
Myxom
Herz, metastatisches Gehirnaneurysma 184

N. abducens
Blutversorgung, Topographie 280
Lähmung, A. vertebralis, Verschluß beiderseits 130
    Carotis-Cavernosus-Fistel 289
Trauma 534–538
Verletzung, Sägemaschine 3
Zugwirkung 1
N. accessorius
Topographie 151
Trauma 542, 543
N. facialis
Parese, Quetschverletzung 3
Sinus-cavernosus-Fistel 191
Topographie 151
Trauma 539, 540
N. glossopharyngeus
Topographie 151
Trauma 542, 543
N. hypoglossus
Lähmung, A. basilaris, Thrombose 146
Lähmung, Erweichung, Pyramide 122
Topographie 151
N. maxillaris
Topographie 283
N. oculomotorius
Blutversorgung, Topographie 280
Parese, A. basilaris, Aneurysma 194
Topographie 283
Trauma 530–532
Vierhügelplatte, Einklemmung 435
Zerreißung 70
N. olfactorius
Parese, Carotis-Cavernosus-Fistel 289
Trauma 509, 510
N. opthalmicus
Topographie 283
N. opticus
Abriß, Schädelbasisfraktur 220
Atrophie, A. basilaris, Riesenaneurysma 198
    Aneurysma, Kompression 192
    Karotis-Cavernosus-Fistel 283
    Karotis, Verschluß 78
    posttraumatische 521, 522

N. opticus
    Evulsio, Verletzungsmechanismus 522
    Schädigung, Carotis-Cavernosus-Fistel
        289
    Trauma 513, 523
N. statoacusticus
    Verletzungen 541
N. sympathicus cervicalis
    Topographie 14, 15
N. trigeminus
    Druckschädigung, Aneurysma fusiforme
        182
    Kerngebiet, Myolinolyse 8
    Parese, Aneurysma, A. carotis interna 190,
        191
    Trauma 532–534
    Verletzung, Quetschung, Mechanismus 2
N. trochlearis
    Blutversorgung 280
    Topographie 151, 283
    Trauma 532
N. vagus
    Topographie 15, 30, 151
    Trauma 542, 543
N. vestibulocochlearis
    Topographie 151
Nase
    Blutungen, siehe Epistaxis
    Nebenhöhlen, Ausräumung, A. carotis,
        Aneurysma 217
    transnasale Eingriffe, iatrogene
        Aneurysmen 239
Nasen-, Rachenraum
    Blutung, Aneurysma, A. carotis, Ruptur 76
    Karotisthrombose 72, 73, 75
Nekrose
    Groß-, Kleinhirn, A. basilaris, Thrombose
        147
Neoplasmen
    siehe Tumoren
Nerven
    Gehirn, Trauma 509, 510
    Kompression, Aneurysma, A. carotis
        interna 216
    Pyramidenbahnzeichen, positive, A. basilaris, Thrombose 146
Neugeborene
    Circulus arteriosus Willisii, Topographie
        98
Neuropathologie
    Hirntod 479–486
    kongenitale Aneurysmen, Ruptur 179–181
    Rückenmark, Hirntod 487–491
NMR
    Aneurysma dissecans 265
    Angioma venosum 188
Nomenklatur
    akutes Mittelhirnsyndrom 435, 436

Aneurysma, arteriovenöse Fistel 272
    „idiopathisches" 161
    angiomatöse Mißbildungen 195
    apallisches Syndrom 466
    Hirntod, dissoziierter 475, 476
    Mikro-, Riesenaneurysmen 169
    posttraumatische Enzephalopathie 466
    Vasospasmus 156, 207
Nomina Anatomica
    A. vertebralis, topographische Einteilung
        101
Nystagmus
    vertebrobasiläre Insuffizienz 135

Obduktion
    A. basilaris, Ruptur 142
        Thrombose 146
    A. carotis, Pseudothrombose 87
        Sinus cavernosus, Aneurysma 162
            Fistel 286
            spezielle Technik 293, 294
    A. carotis interna, Aneurysma 220
        beiderseitiger Verschluß 82
    A. cerebelli posterior inferior, Verschluß
        155
    A. spinalis, Thrombose 133
    A. vertebralis, Aneurysma 248
        Thrombose 120, 129
            Kompression durch Osteophyten 133
    Aneurysma, Ruptur 238
    Blutungen, Gehirn 306
        Balkenzerreißung 349
        intrakranielle, „Flechsig-Schnitt",
            Vergleich mit Computertomogramm
            311
        Lokalisation 178, 179, 306, 307
        Zisternen 238
    Carotis-Cavernosus-Fistel 286
    Dezerebration, nach Angiographie 599
    Forbus-Aneurysma 168
    forensische, Begründung bei tödlichen
        Verkehrsunfällen 335
    Gehirn, Erweichung, A. carotis, Verschluß
        39, 50
        intravaskuläre Koagulation 7
        Rinde, Prellungsherde 238
        Schußverletzung 6
        Strangulation 53
        Venenthrombose 301
    Riesenaneurysma 198
    Rückenmark, Hirntod 488, 489
    Technik, Hirnstammverletzungen
        392–394
        Pfählung, intraorale 50, 51
        Turnen 146
Ösophagus
    Durchtrennung, Stichverletzung 18

Ösophagus
　Topographie 15
　Verletzungen, Schuß, Stich 21
Oligodendrogliom
　Jackson-Anfälle 586
　Laseroperation, iatrogenes Aneurysma 239
Operation
　A. basilaris, Aneurysma 194, 195
　A. carotis, Aneurysma, Ligatur 90, 217
　　nach Nasennebenhöhlenausräumung 217
　　Ligatur 88, 91, 92, 119, 217, 291
　　　Komplikationen 89
　　　Mortalität 92, 93
　A. carotis interna, Aneurysma 55, 223, 224
　　Rekonstruktion 54, 55, 56, 92, 93
　　Sinus-cavernosus-Fisteln 291, 292
　　Thrombose 77, 80, 82
　Aa. carotides beiderseits, Durchtrennung, Überleben 36
　A. meningea media, Aneurysma 243
　　Blutung 269
　A. vertebralis, arteriovenöse Fistel, Ligatur 273, 274
　Aneurysma, falsches, Mortalität 214
　　hintere Schädelgrube 194
　　iatrogenes 236, 239
　Blutung, epidurale 71
　　intrazerebrale 329–331
　Duraeinrisse, Impressionsfrakturen 7
　Gehirn, Hämatom, traumatisches 329–331
　　Marklagerblutungen 312, 313, 314
　Hämatom, subarachnoidales 224
　　subdurales 77, 224
　Herniation, transtentorielle 403
　ischämischer Infarkt, Kleinhirn 123, 129
　Kopfdrehung, A. vertebralis, Thrombose 129
　Mikroangiome 336
　N. opticus, Kontusion 515
　Photo, Intimaprolaps, A. carotis 38
　Sinus cavernosus, Fisteln 284
　Technik, Mikrochirurgie 206
　Vasospasmen 208
Orbita
　Fraktur, Epistaxis 67, 75
　　Karotisthrombose 72, 73
　　Perforation, Schirmspitze 376
　Meningeom, Operation, iatrogenes Aneurysma 236
„Organtod"
　ZNS 491–493
Organtransplantation
　Hirntod, Feststellung 502, 504
Osteochondrose
　HWS, arterielle Stenosen, Verschlüsse 160
Osteophyten
　HWS, A. vertebralis, Einengung 131

Parkinson-Syndrom
　„Panoramawechsel" 570, 571
　posttraumatisches 576
　Schädel-, Hirn-Trauma 570–581
Pathogenese
　Aneurysma, A. meningea media 242
　Aneurysma dissecans 264–266
　　Forbus 168, 173, 255
　　iatrogenes 229, 230, 235, 236, 239, 240
　　Ruptur 174, 216
　　　Sicherheitsgurt 216
　arteriovenöse Fisteln 285–287
　Hirn, Blutungen 184
　Hirntod 493, 494
　Hypophysenvorderlappen, Nekrose 552
　Mittelhirn, traumatische Schäden 437
　primärtraumatische Hirnstammläsionen 388
　Riesenaneurysma 212, 213
　Thrombose, venöse 295, 296
Pathophysiologie
　arteriovenöse Mißbildungen 189
Pathologie
　A. basilaris, Risse 140
　　Thrombose 147
　A. carotis, Verschlußtypologie 26–29
　A. vertebralis, Aneurysma 249
　Aneurysma, intrazerebrales 164, 166, 189
　Angioma capillare ectaticum 189
　Angioma cavernosum 190
　Arterien, extrakranielle 58
　Arteriographie 596, 597
　arteriovenöse Fehlbildungen 189
　Balken, Blutungen 401, 402
　　Degeneration, posttraumatische 470
　　Nekrose 354
　Enzephalopathie, posttraumatische 473
　Gehirn, Blutungen 329
　　Corpus callosum 351, 352
　　Dezerebration, traumatische 341, 342
　　Stamm, Verletzungen 378–382, 448, 449
　Hirntod 479–486
　„locked-in"-Syndrom 442, 443
　Mikroaneurysmen 197
　Myolinolyse, zentrale 8, 9
　Parkinsonismus 571, 572
　Rückenmark, Hirntod 487–491
　Rupturblutung, Organisation 175, 176
　Schädelbasis, Längsfraktur 121
　Stammganglien 365, 366
　Stammhirnverletzungen 397–402
　Thrombose, Sinus sagittalis 301, 302
Pfählungsverletzungen
　A. carotis, Mechanismus 44
　Gaumen-, Tonsillarregion 50, 51
　Gefäße, Thrombose 13

Physik
  Biophysik, intrakranielle Aneurysmen 169
  Dehnungs-, Stauchungsmechanismus 348
  Faktoren, Aneurysma, Entstehung,
    Größenzunahme 167
  Grundlagen, Verletzungen, Kompression 1
  Hohlkörper, Stoß, Volumenveränderung
    347
  Hydrodynamik, Blutströmung 166
  Prinzip der Herstellung nahtloser Rohre,
    Mannesmann-Verfahren 348
Pilzinfektionen
  siehe Mykosen
Plexus chorioideus
  thromboplastische Aktivität 5
Plexus vertebralis
  A. vertebralis, arteriovenöse Fistel 273
Pneumenzephalographie
  Hirnatrophie 59
Pons cerebri
  Aneurysma fusiforme 182
  Enzephalitis, traumatische 146
  Kerngebiet, Mikroangiome 196
  Massenblutung, A. basilaris, Trauma 146
    Aneurysmaruptur 180
    traumatische 376, 397
  Myelinolyse 8–10
  Phlebothrombose 301
  Topographie 99, 436
  Venen, Boxverletzungen 12
Porenzephalopathie
  Gehirn, Mark 304
Prädilektionsstellen
  A. basilaris, Aneurysmen 182
  Blutungen, Hirnstamm 387, 391
  Gehirn, Rindenprellungsherde 360
    traumatische Schäden 344
Prognose
  Aneurysma, Ruptur, Blutungen 206
    Vasospasmen 208
  Hirnstamm, Verletzungen 444
  Mittelhirn, Syndrom, Trauma 180
  Schußverletzungen, Hals-/Nackenregion
    20
  Wallenberg-Syndrom 156
Pseudoaneurysma
  A. vertebralis 272
  Definition, Trauma 212, 237
  Hirnkontusion 409
Pseudothrombose
  A. carotis interna 77, 86, 87
Psychosen
  A. carotis, Ligatur 90, 91, 92
    Verschlüsse 77, 78, 79
  Blutungen, Aneurysmaruptur 205
  traumatisch ausgelöste 51
Ptosis
  A. basilaris, Verletzungen 146

Punktion
  A. carotis, Angiographie, Aneurysma dissecans 257
  A. vertebralis, arteriovenöse Fistel 272, 274
    Komplikationen 600, 601
  Angiographie, Komplikationen 591, 593, 595
  Subduralblutung, Aneurysma, iatrogenes 239
  Ventrikel, Aneurysma, iatrogenes 236
  Verletzungen, A. vertebralis 114, 119, 128, 129
  vertebrobasiläres System 114
Pupillen
  Reaktionen, A. basilaris, Riesenaneurysma 198
    Verletzungen 144, 145
  A. carotis, Thrombose 71
  A. vertebralis, Aneurysma 248
  Hirnstamm, Blutungen 403
  Marklagerblutung 320
  N. oculomotorius, Unterbrechung 532
  N. opticus, Trauma 517
  Verletzungen, intraorale 50, 51
Pyramiden
  akutes Mittelhirnsyndrom 435
  Erweichung, A. vertebralis, Verletzung 121, 122, 130

Raumforderung
  akutes Mittelhirnsyndrom 437
  Aneurysma fusiforme 182
  arteriovenöse Fistel 269
  Hämatom, epi-, subdurales 77
    epi-, subdurales, Tottreten 607
  Marklagerblutung 319
  Mikroaneurysmen 197
  Mittelhirn, Einklemmung 435
Reanimation
  Enzephalopathie, posttraumatische 473
  Intubation, A. basilaris, Ruptur 142
  A. vertebralis, Ruptur 119, 121
  „Respirator-Gehirn" 475, 487
Rechtsmedizin
  A. vertebralis, Ruptur, plötzlicher Tod 124
  Aneurysmen, Blutungen, prospektive
    Studie 202–206
  Ruptur, Gewalteinwirkung 185, 186, 202, 203
  Arterien, Verschlüsse nach Bagatelltraumen
    84–86
  Blutungen, Balken 361, 362
    Marklager 317, 318
    subarachnoidale 201
  forensische Obduktion, Begründung bei
    tödlichen Verkehrsunfällen 335

Rechtsmedizin
  Recht auf eigenen Tod, „Ethics in Medical Progress", Symposium 504
  Todesbegriff (BOCKELMANN) 505
  Todeszeit, Gerichtsentscheidungen 506–508
  Tottreten 603–607
  Verletzungen, Corpus callosum, Gewalteinwirkung 361, 362
  Hirnstamm, Autopsieserie von Bratzke 394–429
Riesenaneurysma
  Hirngefäße 198, 199
Risiko
  Ruptur, multiple Aneurysmen 185
Röntgenaufnahmen
  HWS, Dislokation C₂/C₃ 130
  Messer, im Kopf steckendes 425
  Schädel, A. vertebralis, tödliche Thrombose 120
  Frakturen, Hinterhauptbein 77
  Meningeom 584
  Projektil im Okzipitallappen, Suizid 6
Rückenmark
  Pathologie, Hirntod 487 491
  Subarachnoidalraum, Rupturblutung 175
  Topographie, mittlere Halsregion 16
  Verletzungen, Schuß 19
  zervikale Myelopathie, nach Angiographie 602
Ruptur
  Aneurysma, intrakranielles 174
  kongenitales, Risiko 170

Säuglinge
  Aneurysma, iatrogenes, nach Fontanellenpunktion 239
  sackförmiges 171, 172
  Blutungen, Putamen, Gyrus hippocampi 320
  Gehirn, Myelinolyse 9
  Hirntod 480
  Sturz, Marklagerblutung 320
  „Whiplash-shaken-infant"-Syndrom 325
Sarkom
  Gefäßscheide, A. carotis 66
Schädel
  arteriovenöse Fisteln, intakranielle 267, 270, 272
  axialer Zug, A. vertebralis, thrombotischer Verschluß 129
  Basis, Frakturen 52, 71, 121, 220
    Abriß, A. basilaris 29, 121
    Abriß, A. vertebralis 121
    Abriß, N. opticus 220
    arteriovenöse Fisteln 285, 287
    Clivus, arteriovenöse Fistel 267, 268

Einklemmung, A. basilaris 14, 148, 150
  N. trigeminus, Verletzung 534
  Längsbrüche, Aneurysma, A. basilaris 148
  Meningeom, Stopfnadel 584
  Frakturen, Carotis-Cavernosus-Fisteln 287, 288
  Hirnvenen, Thrombose 298–301
  Impression, Operation 7, 70
  Sinusthrombosen 298–301
  Keilbeinflügel 71
  Tottreten 604
Gesichtsverletzungen 49
Grube, hintere, Aneurysma, Operation 194
  Frakturen 441
  mittlere, Meningeom 584
Hinterhauptbein, Fraktur 77
Hirnverletzungen, A. basilaris, Abriß 141
  A. basilaris, thrombotischer Verschluß 142, 145, 146
  A. carotis, Aneurysma 220, 221
  A. vertebralis, Thrombose 104, 117, 120, 121, 124, 127–131
  Aneurysma, Differentialdiagnose 214
    Entstehung 175
    peripheres 229
    Ruptur 185, 186
  Angiographie, Vasospasmen 158
  Balkenzerreißung 349–364
  chronischer Alkoholismus 9, 10, 118, 124
  Corpus callosum, Zerreißung 349–364
  Dezerebration, Histologie, Pathologie 341, 342
  Epistaxis, Spätsymptom 76
  fibrinolytische Aktivität 6
  Hämatome, intrazerebrale 309, 310
  Hirnnervenschäden 509
  Hirntod, dissoziierter 475
  Hypophyse 544–555
  Hypothalamus 555–560
  intravaskuläre Koagulation 5–7
  Kompression 1
  Parkinsonismus 570–581
  Sinusthrombosen 298–301
  Stammganglienschäden 364–375
  subdurales Hämatom 298
  Thrombose 296, 301, 302
  Veneneinrisse 347, 354, 357
Kalotte, Frakturen, Häufigkeit 441
Nahtsprengung, Quetschverletzung 1, 2
Röntgenuntersuchung, tödliche Komplikation 120
Zertrümmerung, A. basilaris, Abriß 141
Schläfenbein
  Erosion, Aneurysma, A. carotis 216, 217

Schlag
  Verletzungen, A. basilaris, Thrombose 147
    A. cerebelli inferior posterior 156
    A. vertebralis, Ruptur 119, 120
    Aneurysma, Ruptur 204
    Carotis-Cavernosus-Fisteln 281
    Eisenstange, Tod 118
    Kopf, Holzbalken 403
    Spätapoplexie BOLLINGER 456
Schnitt
  Verletzungen, Hals-/Nackenregion 19
Schock
  A. basilaris, Thrombose 147
  Gehirn, Gefäße, Atherosklerose 161
  intravaskuläre Koagulation 5
Schuß
  Verletzungen, A. carotis 13, 44, 48, 81
    A. cerebri media 95
    A. vertebralis 119, 129, 250
      arteriovenöse Fistel 273
    Aneurysmen, intrazerebrale 231–234
    Carotis-Cavernosus-Fisteln 283
    Hals 48, 56, 65
    Hals-/Nackenregion, arteriovenöse Fistel 268
    Hypophyse 554
Schwangerschaft
  Blutungen, arteriovenöse Mißbildungen 187
Sektion
  A. basilaris, Ruptur 142
    Trauma, Thrombose 146
  A. carotis, Aneurysma 162, 220
    Pseudothrombose 87
    Sinus cavernosus, Fistel, Spezialtechnik 293, 294
    Thrombose, Gehirnerweichung 39, 50, 63, 64, 77
  A. carotis interna, beiderseitiger Verschluß 82
  A. cerebelli posterior inferior, Verschluß 155
  A. spinalis, Aneurysma 170
    Thrombose 133
  A. vertebralis, Aneurysma 248
    Granatsplitterverletzung 129
    Thrombose, Kompression durch Osteophyten 133
    Verschluß 120
  Blutungen, Gehirn, Aneurysmaruptur 168, 176, 204, 238
    Balkenzerreißung 349
    Marklager 321
    intrakranielle, Größe, Lokalisation 178, 179, 205, 206, 207
    subdurale 87
  Carotis-Cavernosus-Fistel 286
  Enzephalitis, nach Angiographie 599

„Flechsig-Schnitt", Vergleich mit Computertomogramm, Hirnblutung 311
forensische, Begründung bei tödlichen Verkehrsunfällen 335
Gehirn, intravaskuläre Koagulation 7
  Rinde, Prellungsherde 238
  Schußverletzung 6
  Strangulation 53
  Venenthrombose 301
Hämatom, epidurales 87, 142
  subdurales 142
Karotissinus, Sinus cavernosus-Aneurysma 162
Riesenaneurysma 198
Rückenmark, Hirntod 488, 489
Technik, Aneurysma, Nachweis (KRAULAND) 206
  Hirn, Stamm, Verletzungen 392–394
    Tod 479, 480
Tottreten 606
Verletzungen, Boxen 47
  Pfählung, intraorale 50, 51
Sella turcica
  Erosion, Hypophysentumor 191
  Fraktur, A. carotis interna, Thrombose 52
  Balkenzerreißung 349
  Klinoidfortsatz 220
  Topographie 547
Septum pellucidum
  Venenrisse, Schädel-, Hirnverletzung 356
Shunt
  arteriovenöser, siehe Fisteln
  Umkehr, Carotis-Cavernosus-Fistel 290, 291
Sicherheitsgurt
  Karotisverschluß, traumatischer 44, 46, 53, 54
  Lebensrettung 53
  schlechter Sitz 54
  Verletzung, A. carotis interna, Aneurysma 216
Sinus-cavernosus
  A. carotis interna, Anastomosen 285
    Aneurysma 216, 267
    Fistel 68, 162, 190, 191, 267, 272, 279–294
      Riesenaneurysma 199
  Blutabfluß 290, 291
  Fisteln, beidseitige 292, 293
    iatrogene 284
    Sektionstechnik 293, 294
  V. cava superior, Trolard-Vene 290
Sinus ethmoideus
  Erosion, A. carotis interna, Aneurysma 225
Sinus longitudinalis
  Wunden, Dura mater 299

Sinus petrosus
  A. meningea media, arteriovenöse Fistel 272
  Dura mater, Wunden 299
  Erweiterung, Carotis-Cavernosus-Fistel 291
Sinus rectus
  Wunden, Dura mater 299
Sinus sagittalis superior
  Dura mater, Wunden 299
  Erweiterung, Carotis-Cavernosus-Fistel 291
  Thrombose, Pathologie 301, 302
Sinus sagittalis, transversus
  Thrombose, Syndrom 296, 297
Sinus sigmoideus
  Dura mater, Wunden 299
  Syndrom 297
Sinus sphenoidalis
  tödliche Blutung, Schußverletzung 283
Sinus venosi
  Thrombose 294–305
  Topographie 299
Skiverletzungen
  A. carotis, Thrombose 56
  intraorale 50
  Mechanismus 56
  triviale, Aneurysma dissecans 266
  Wasserski, Sturz, Aneurysma dissecans 259
Sonographie
  A. carotis interna, Obstruktion 56
  Angiostenosen, extrakranielle 26
  Indikationsstellung 65, 254, 255
Spätapoplexie
  BOLLINGER 456, 457
Spasmen
  intrakranielle Gefäße 156, 157
Spinalganglien
  Unterblutung, A. vertebralis, Ruptur 126
Spondylarthrose
  HWS, A. vertebralis, Verschluß 124
Spondylosis deformans
  HWS, A. vertebralis, arteriovenöse Fistel 275
  HWS, A. vertebralis, Insuffizienz 131
Sport
  Verletzungen, A. basilaris 146
  A. carotis, thrombotischer Verschluß 60
  A. vertebralis 119
  Aneurysma dissecans 266
  Hämatome, intrazerebrale 309, 310
  Rugby, A. vertebralis, arteriovenöse Fistel 275
Stadieneinteilung
  biophysikalische, Aneurysmen 169
Stammganglien
  Blutungen, Hämatome 310, 323, 334

Dezerebration, Histologie, Pathologie 341, 342
  traumatische Schäden 364–375
Stammhirn
  Blutungen, Verteilungsmuster 432, 433
  ischämische Nekrosen 432, 433
Steckschuß
  A. carotis interna 56
  Gesicht, A. carotis, Verletzung 92
Stereomikroskopie
  binokulare, mikrochirurgische Operationstechnik 206
Stich
  Verletzungen, A. carotis 35, 44, 48
  A. vertebralis 119, 129
  Carotis-Cavernosus-Fisteln 283
  Hals 48, 65
  Hals-/Nackenregion, Mortalität 17, 18
  Suizid 18
Stoß
  Ablauf, Analyse, Balkenruptur 351
  Anstoß, Hirnblutungen 315, 316
  Gegenstoß, Prellungsherde, Hirnblutungen 312–315
  Hohlkörper, Volumenänderung, Modell 347
  Kuhhorn, A. carotis, Thrombose, Verschluß 56
Strafrecht
  Gewalteinwirkung, Aneurysmaruptur 204, 205
  siehe Rechtsmedizin
Strahlentherapie
  Stimmbandkarzinom, Karotisthrombose 44, 55
Strangulation
  Aneurysma dissecans 257
  Hämatom, subdurales, beidseits 77
  Halsarterien 44, 52, 53, 77
Sturge-Webersche Erkrankung
  Histologie 188
Sturz
  Alkoholrausch, Aneurysma dissecans 258
  Stammhirnverletzung 395
  Aneurysma, Ruptur 204, 221, 238, 243, 244, 246, 247
  arteriovenöse Fistel, A. carotis interna 267, 268
  Balkenzerreißung 349
  Hämatom, intrazerebrales 309, 320, 334
  Trauma, A. carotis 71, 221
    A. meningea media 246, 247
    A. vertebralis 121, 129
    Marklagerblutung, Suizid 320
    Stammhirn 395
  Ursachen 243, 244, 246
Subarachnoidalraum
  Blutungen, A. basilaris 141, 142, 145

Subarachnoidalraum
   Blutungen, A. vertebralis, Ruptur 119, 124
      Aneurysma, Forbus 172, 194
         peripheres 229–238
         Ruptur 160, 176, 177, 183, 194, 206, 207, 224, 242
      Frakturen, Impression 7, 352
         Schädelbasis 29
      Hirngewebe, Reaktion 181
      intrakranielle Aneurysmen 93
      Rechtsmedizin 201
      tödliche 85, 124, 201
      Vasospasmen 157, 208
      Zisternen, Tamponade 175
   Hämatom, Aneurysma, Ruptur 231–234, 242
      Ausräumung 224
   Rückenmark, Hirntod 490
Subduralraum
   Blutungen, A. basilaris, Ruptur 142, 145
      Aneurysma, Ruptur 229–238
      Gefäßspasmen 159, 180, 208
      Gehirn, Prellungsherde 12, 353
      Pseudothrombose 87
   Hämatom, Aneurysma, Ruptur 231–234
      Ausräumung 224
      Balkenruptur 353
      Gefäßspasmen 159
      raumforderndes 298
Substantia nigra
   primär, sekundär traumatische Schäden 441
„sudden infant death syndrom"
   A. vertebralis, Thrombose 123
Suizid
   Gehirn, Marklagerblutung 320
      Schußverletzung, Blutgerinnungsstörung 6
   Hals-/Nackenregion, Verletzung, Schnitt 19
      Schuß 19
      Stich 18
   Rachen, Schnittverletzung 89
   Sturz, Balken, Blutungen 397
      Zerreißung 349
   Verletzungen, vertebrobasiläres System 114
   Versuch, Pistolenschuß, Parkinsonismus 576
Synchondrosis occipitosphenoidalis
   Nahtsprengung, Quetschverletzung 1, 2
Syndrome
   Foramen jugulare 297
   Hirnvenen, Thrombose 296–298
   Sinus sagittalis superior, transversus 296, 297
Synkope
   Aneurysma, Ruptur 164

Kopf, Rotation 133
   vertebrobasiläre Insuffizienz 135, 136
Syphilis
   Aneurysma, intrazerebrales 165, 183

Tanzen
   „Break"-Tanzen, Hämatom, intrazerebrales 325
   Rock and Roll-Tanzen, Aneurysma dissecans 266
Taubheit
   Aneurysma, A. carotis interna 191
   N. statoacusticus, Verletzungen 541
Teleangiektasie
   Gehirnkreislauf 189
Tentorium cerebri
   A. cerebri posterior, Kompression 95, 96
   Einriß, Axthieb 423
   Herniation, transtentorielle 403
   „Kernohan notch" 385
   Spalt, Hernie, arteriovenöse Fehlbildungen 188
Tentorium cerebelli
   Hirnstammverletzungen, spezielle Autopsietechnik 392–394
   Indikator, Relativbewegungen, Groß-, Kleinhirn 393
Terminologie
   akutes Mittelhirnsyndrom 435, 436
   Aneurysma, arteriovenöse Fistel 272
   „idiopathisches", traumatisches 161
   Mikro-, Riesenaneurysma 169
   angiomatöse Mißbildungen 195
   apallisches Syndrom 466
   Contrecoupeffekt, innerer, zentraler 349
   Hirnarterien, periphere, traumatische Aneurysmen 229
   Hirntod, dissoziierter 475, 476
   Karotissiphon 30, 31
   Parkinson-Syndrom 570
   posttraumatische Enzephalopathie 466
   Vasospasmus 156, 207
Thalamus
   Blutung, Balkenzerreißung 350
   Infarkt, nach Aneurysmaruptur 211
Therapie
   siehe Behandlung
Thrombektomie
   Fogarthy-Katheter 54
Thromboembolie
   A. carotis, rechts, links 59
Thrombophlebitis migrans
   Pathogenese 296
Thromboplastin
   Freisetzung, Schädel-, Hirnverletzungen 5

Thrombose
  A. basilaris 28, 59, 121, 145, 146
  A. carotis, Druckwirkung, Sicherheitsgurt 46
    Kollateralkreislauf 38, 54
    Kopf, Hyperextension 49
    nichttraumatische, spontane 55, 56
    perkutane Punktion 593
    Verschluß 33, 35, 39–49, 55, 62, 63, 64, 65, 70
      Typologie 26–29
  A. carotis externa 94
  A. carotis interna, „Gläser-hoch"-Bewegung (WILHELM BUSCH) 266
    Resektion 77
    verspätete 79, 80
  A. cerebelli posterior inferior 154, 155
  A. cerebri anterior 94
  A. cerebri media 94, 95, 127, 220
  A. cerebri posterior 95, 96
  A. cerebelli inferior posterior 151, 152, 153
  A. choroidea 94
  A. spinalis 133
  A. vertebralis 104, 117, 120, 121, 124, 127–131, 133, 250
    amerikanischer Fußball 130
    Babinski-Nageotte-Syndrom 135
    beiderseits 130, 131
    Granatsplitterverletzung 119, 129
    intramurale Kontrastmittelinjektion 122
    Medulla-oblongata-Syndrom 135
    „sudden infant death syndrome" 123
  Aneurysma, Gehirnarterien 174
    Ruptur 176
  Angiostenose, extrakranielle 26, 27
  Carotis-Cavernosus-Fisteln 283, 284
  Hirn, Gefäße, Mikroaneurysmen 197
    Stenosen, Verschlußtypologie 26–28
    Trauma 13, 16, 24, 294–305
  Orbitalvenen, Carotis-Cavernosus-Fistel 284
  Phlebothrombose, Gehirn, traumatische 300, 303
  retrograde, Halsarterien 27, 35
  Sinusthrombose, Carotis-Cavernosus-Fistel 283
  Sinusthrombose, Komplikationen 294, 295
    Todesursache 238
  Sinus sagittalis superior, traumatische 301, 302
  Wallenberg-Syndrom, Medulla oblongata 155
Tod
  Definition 501, 503, 507
  Hirntod, dissoziierter 475–508
Todesfälle
  A. basilaris, Ruptur 141
  traumatischer Verschluß 28, 146
  A. carotis, Blutungen 35, 39
    Ligatur 90
    thrombotischer Verschluß 39, 63, 75, 76, 82
  A. cerebri media, Blutung 56
  A. chorioidea anterior, Aneurysmaruptur 226
  A. meningea media, Ruptur, Trauma 29
  A. spinalis, Thrombose 133
  A. vertebralis, Granatsplitterverletzung 129
    Ruptur 115, 120, 121, 124
    Stichverletzung 120
  Angiographie, Komplikationen 599, 600
  Blutungen, Aneurysmaruptur 183, 203, 204
    intrazerebrale 178, 179, 308
    perivasale, A. vertebralis 127
    Subarachnoidalraum 85, 124
  Epistaxis, Carotis-Cavernosus-Fistel 289
  Frakturen, Atlas 128
  Gehirn, Arterien, stumpfe Gewalteinwirkung 84
    Blutungen, An-, Gegenstoß, Prellungsherde 312, 315
    Stammganglien 373
  HWS, Hyperextensionsverletzung 36
  Intubation, notfallmäßige 122
  Kfz-Fahrer, nicht diagnostizierter Hirntumor 589, 590
  Kindesalter, A. basilaris, Ruptur 142
  A. vertebralis, Ruptur 29, 123
  Kontrastmittelinjektion, wiederholte, A. carotis 55
  nach chiropraktischen Manipulationen 568, 569
  plötzliche, A. basilaris, Ruptur 142, 194
    A. vertebralis, Zerreißung 117, 120, 123, 124
    Aneurysma, Ruptur 203, 204, 220
    Angiographie 599, 600
    auf Toilette 204
    Epistaxis 225
    Geschlechtsverkehr 203
    Myelinolyse 9, 10
    Stammganglien, Verletzung 365, 366, 369
    Yoga, Luftembolie 123
  Schädel-, Hirnverletzungen, Gefäßthrombose 5, 6, 7, 65, 142
  Schlagverletzung, Eisenstange 118
  Sinus sphenoidalis, Schußverletzung 283
  Straßenverkehr, Begründung der forensischen Autopsie 335
  Subarachnoidalblutungen 85, 124, 142
  Suizid, Gehirn, Schußverletzung 6
    Hals-/Nackenregion, Stichverletzung 18

Todesfälle
  Verkehrsunfälle, Aneurysmaruptur 203
  Verletzung, A. carotis 35, 65
    Balkenzerreißung 349
    Boxen 47
    Halsregion, herabhängender Draht 22
Todesursachen
  A. basilaris, Aneurysma, Ruptur 194
    Thrombose 146, 147
  Aneurysma, kongenitales, Ruptur 179, 180, 203, 204
  Blutung, subarachnoidale 250
  Druckwirkung, vitale Zentren, Rupturblutung 175
  Epistaxis 225
  Gehirn, Blutungen, traumatische 308
  Infarkt nach Aneurysmaruptur 211
  Phlebothrombose 301
  Stamm, Kompression, Mikroaneurysmen 197
    Verletzungen 429
  Rezidivblutungen 178, 179
  Sinusthrombose 238
  Stammganglien, Erweichung 147
    Verletzung 365, 366, 373
  Verblutung 293
Todeszeit
  Festlegung, ärztliche Sicht 494, 500
Tötung
  Kopf, Zerquetschung 399
Topographie
  A. basilaris 31, 99, 138, 140, 141, 166, 202
    Aneurysma 250, 251
  A. carotis 15, 30–33, 97, 99
  A. carotis interna 45, 98, 99, 282, 283
    Aneurysmen 192, 215, 216
    Cavernosus-Fisteln 279, 280, 282, 283, 285, 286, 291
    Durchbruch, Dura mater 32
    Einteilung 31, 32
    extra-, intrakranielle Verlaufsstrecke 222, 223
    Siphon 285, 286
  Aa. cerebelli 99, 140, 141, 166, 202
  A. cerebri anterior 227, 282
  A. cerebri media, Aneurysma, Hämatom, Lobus temporalis 178
  A. cerebri posterior, Vaskularisationsgebiet 96, 99, 140, 141, 202
  A. cerebelli inferior posterior, Varianten 151, 152, 153
  Aa. chorioideae 140, 141, 323
  A. communicans 99, 140, 141, 166
  A. mammaria 97
  A. meningea media 240, 282
  A. occipitalis 99
  A. ophthalmica 282
  A. pericallosa 227

A. subclavia 97
A. thoracica interna 99
A. vertebralis 16, 31, 96–111, 140, 141, 153, 202, 249
Adenohypophyse 283
Aneurysma, kongenitales 170–172
Aortenbogen 30, 31
Brücke 99, 436
Chiasma opticum 544–547
  Varianten 524
Circulus arteriosus Willisii 30, 97, 98, 138, 140, 141, 166, 202
Gehirn, Arterien, Hauptstämme 31, 97, 99, 140, 141, 166, 202
  Medianschnitt 436
  Nerven 536
  Venen 291, 299
Hals-/Nackenregion 14, 15
Hirnstamm 381
Hypophyse 283, 544–547
Kleinhirnarterien 387
N. abducens 283
N. accessorius 151
N. facialis 151
N. glossopharyngeus 151
N. hypoglossus 151
N. maxillaris 283
N. oculomotorius 283
N. ophthalmicus 283
N. trochlearis 151, 283
N. vagus 30, 151
N. vestibulocochlearis 151
Plexus vertebralis, Vv. intervertebrales 272
Pons cerebri 99, 436
Riesenaneurysmen 198
Sella turcica 547
Sinus cavernosus 282, 291, 295
Sinus venosi 295, 299
Sinusthrombosen, Verteilungsmuster 304
Torkular Herophili 299
Truncus brachiocephalicus 31, 97, 99
Truncus thyreocervicalis 97, 99
V. jugularis 30
Venen, intrakranielle 295, 299
vertebrobasiläres System 114, 115, 131, 132, 137, 138, 140, 141, 166, 202
Zwischenhirn 436
Torkular Herophili
  thrombotischer Verschluß 301
  Topographie 299
Totschlag
  siehe Mord
Tottreten
  beschuhte, unbeschuhte Füße 603–607
Trachea
  Intubation, A. basilaris, Verletzung 142
  Topographie 15

Trauma
 A. basilaris, Aneurysma 249, 250
  Einrisse 140, 145
  thrombotischer Verschluß 28, 84, 142, 145, 146
 A. carotis 13, 16, 25, 33, 34, 35, 70
  Aneurysma 46
  Intimaprolaps, Operationsphoto 36, 37, 38
  Mechanismus 43, 44, 282, 283
  posttraumatische Befunde 35
  thrombotische Verschlüsse 39–49, 70
  Verschlußtypologie 26–29
 A. carotis interna, Aneurysma 215–222, 291, 292
  Sinus cavernosus, Fistel, Entstehung 282, 283
 A. cerebelli superior, Aneurysma 250
 A. cerebelli inferior posterior 156
 A. cerebri anterior, Aneurysma 94
 A. cerebri media 95
 A. meningea media, Aneurysma 242
  Ruptur 29
 A. vertebralis, Aneurysma, Ruptur 29, 248, 249
  Atlasschleife 127
  beiderseits 124
  HWS 125
  Längsriß 29
  Schäden, Einteilung 116, 117
  Thrombose 88, 119, 124, 127–131
 Ageusie 512, 513
 Aneurysma, A. cerebri media 14
  extra-, intrakranielles 212–226
  idiopathisches, Terminologie 161
  Rupturstelle, Lokalisation 200
 Aortenbogen, Intimaeinrisse 88
 Arterien, Hirn, periphere, Aneurysmen 229–238
  Intimaeinrollung 27
  intrakranielle, Rupturen 28, 29
  thrombotischer Verschluß 84, 85
  Spasmus 24
 arteriovenöse Fisteln, Hals-/Nackenregion, intrakranielle 267–279
 Bagatelltrauma, A. basilaris, Aneurysma 148
  arterielle Verschlüsse 84–86
 Balken 346–364
  Degeneration, posttraumatische 470
 Beschleunigungstrauma, A. basilaris, Ausriß, Hirnstamm 117
  A. basilaris, Mechanismen 119
  A. vertebralis 125, 127
  Dezerebration, Histologie, Pathologie 341, 344
 Blutungen, Gehirn, Differentialdiagnose 323, 324

  Kleinhirn 306, 307
  „straßenförmige" 326–328
  subarachnoidale 85, 93, 118, 124, 142, 145
  subdurale 12, 87, 142, 145
  ventrikelnahe, Biomechanik 347–349
 Canalis A. vertebralis, Sprengung 127
 Chiasma opticum 523, 524
 Circulus arteriosus Willisii, Reuterwall-Elastikarisse, Lokalisation 142
 Corpus callosum 346–364
 Frühapoplexie 328, 329
 Geburt, A. vertebralis 115, 117, 119
 Gefäßschädigung, Thrombose, Mechanismus 13
 Gehirn, Blutungen 306, 311–322
  Gefäßschäden 11, 12, 14
  Hämatom, Marklager 311–322
  Nerven 509, 510
  Prellungsherde 12, 310
  Stamm 376, 377
  Vasospasmen 158, 159
  Venen, Thrombose 294–305
 Hämatom, intrazerebrales, intrazerebelläres 306, 307
 Hemisphärenmarkschädigung 470
 intravaskuläre Koagulation, posttraumatische 5–7
 Karotisverschluß, Sicherheitsgurt 44, 46
 Massenblutung, Pons cerebri 146
 Mittelhirn, Pathogenese 437
 N. abducens 534–538
 N. accessorius 542
 N. facialis 539, 540
 N. hypoglossus 542
 N. oculomotorius 530–532
 N. opticus 513–523
 N. trigeminus 532–534
 N. trochlearis 532
 N. vagus 542
 Phlebothrombosen, Sinus, Hirnvenen 300, 303
 posttraumatische Schäden, A. basilaris 140
 Rotationstrauma, Biomechanik 69
  Stammhirnverletzung 395
 Sicherheitsgurt 44, 46, 53, 54
 Schädel, Basis, diagonale Verschiebung 70
  siehe Blutungen, Frakturen, Hämatom, Verletzungen
 Sinus cavernosus, A. carotis interna, Fistel 282, 283
 Stammganglien 364–375
 stumpfes, Aneurysma dissecans 46
  Hals-/Nackenregeion 119
 tödliches, perivasale Blutungen 127
 vertebrobasiläres System, Durchblutung 114, 127
 Verzögerungstrauma, Balkenruptur 351

Trauma
  Verzögerungstrauma, Dezerebration, Histologie, Pathologie 344
  Kopf, Hals, „umgekehrter Whiplash" 83, 119, 125, 334
  Wallenberg-Syndrom 156
  Whiplash-Verletzungen 11, 12, 83, 114, 117, 119
Trepanation
  Aneurysma, iatrogenes 239
  Blutung, intrazerebrale 308
    Marklager 312, 313, 314
    subarachnoidale 7, 79
    subdurale 406
  Hämatom, epidurales 243
    subdurales 77, 79
Trollard-Vene
  Erweiterung, Carotis-Cavernosus-Fistel 290, 291
Truncus brachiocephalicus
  Topographie 31
Truncus meningohypophysealis
  Ruptur, arteriovenöse Fistel 285
Tumoren
  A. carotis, Verschluß 66
  A. vertebralis, Ligatur 139
  akutes Mittelhirnsyndrom 435
  Angiom, Blutungsquelle, Nichtnachweisbarkeit 184
  Astrozytom, Geschoßsplitter 586
  Bronchuskarzinom, Aneurysma, Ruptur 184
  Chorionepitheliom, Hirnmetastasen, Aneurysma 184
  Gehirn, Balkenregion, Blutungen 364
    Blutungen, Differentialdiagnose 326, 334
    Meningeom 582–585
    Thrombose 296
    Schädel-, Hirn-Verletzungen, Ätiologie 581–590
  Halswirbelkörper, Chiropraxis, Komplikationen 568
  Herz, Myxom 184
  Hydrom, Operation, iatrogenes Aneurysma 236
  Hypophyse, Erosion, Sella turcica 191
    Fehldiagnose 197
  Meningeom, Hirnhäute, Einklemmung, Frakturspalt 148
    Operation, iatrogenes Aneurysma 236
  Metastasen, intrakranielle Aneurysmen 183, 184
  Myxom, Herz, intrazerebrales Aneurysma 184
  Nacken 115
  Oligodendrogliom 586
  Operation, Aneurysma, iatrogenes 236, 239
  Sarkom, Gefäßscheide, A. carotis 66
  thromboplastische Aktivität 5

Überlebenszeiten
  Aneurysma, Ruptur, Blutungen 206
  Blutungen, Gehirn 306, 307, 308, 312
    Balkenruptur 353
    Marklager 318
    Stammganglien 371
    Hirnstammverletzungen 380, 392, 441, 453, 454
Über-, Unterdruck
  Gehirn, Gefäßschäden 11
Ultraschall
  Angiostenosen, extrakranielle, Verschlußtypologie 26, 27, 28
  Indikationsstellungen 65
Unfälle
  Ablauf, Schädel, Kompression 3
    Verletzung, Halsregion, herabhängender Draht 22
  amerikanischer Fußball, A. vertebralis, Verschluß beiderseits 130
  Aneurysma, Ruptur, Zusammenhang 184, 221
  Auffahrunfälle, „umgekehrter Whiplash" 83
  banale, A. basilaris, Einklemmung in Frakturspalten 148
  Flugzeug, vertebrobasiläres System, Verletzungen 117
  Gefäßschäden, stumpfe Gewalteinwirkung 13, 117
  HWS, Dislokation C_2/C_3 130
  Kraftfahrzeug, A. carotis interna, Aneurysmen 221
    A. vertebralis, Verletzungen 117
    Gehirn, Massenblutung 87
  Leptomeningitis, Enzephalitis 146
  Mechanismus, Balkenzerreißung 351
    Carotis-Cavernosus-Fisteln 281
    Pfählung 50
  Motorrad, A. carotis, Aneurysmen 221
  Myelinolyse, zentrale 9, 10
  Schädel, bilaterale Kompression 1, 2, 3
  Ski 50, 51
  Sturz, A. carotis interna, Aneurysmen 221
  Verkehr, A. carotis, Aneurysmen 221
  Verletzungen, Hals, Schnittwunden 19
    Sägeverletzungen, A. carotis, Aneurysma 76
unkovertebrale Exostosen
  A. vertebralis, Einengung 131
Ursachen
  A. carotis, Thrombose, Verschluß 60

Ursachen
A. cerebri media, Verschlüsse 95
A. vertebralis, Verletzungen 120
Aneurysma dissecans 256–262
Aneurysma fusiforme, Arteriosklerose 182
 iatrogenes 229, 230, 235, 236, 239, 240
 Ruptur 174, 175, 211
Apoplexie 161
Gehirn, Blutungen, spontane 184
 Massenblutung 87
 Stamm, Verletzungen 388, 395
Komplikationen, Karotisligatur 89
Vasospasmen, posttraumatische 159, 160

V. angularis
 Ektasie, Carotis-Cavernosus-Fistel 291
V. cerebri posterior
 Syndrom 297
V. diploica
 A. meningea media, arteriovenöse Fistel 272
V. facialis
 Erweiterung, Carotis-Cavernosus-Fistel 291
V. jugularis
 A. carotis interna, Fisteln 267, 268, 278, 279, 291
 Durchtrennung, herabhängender Draht 22
 Durchtrennung, Unterbindung 89, 291
 Topographie 30, 291
 Verletzung, Stich 18
 Verletzung, Trauma, A. carotis 81
V. Labbé
 A. meningea media, arteriovenöse Fistel 272
V. magna Galeni
 Topographie 381
V. meningea media
 A. meningea media, Fistel 268, 269
V. ophthalmica
 A. ophthalmica, arteriovenöse Fistel 272, 279, 282, 284, 286
 Erweiterung, Carotis-Cavernosus-Fistel 291
 Topographie 279, 282, 286, 291
V. subclavia
 Verletzungen, Schuß 20
Vv. cerebri superiores
 Zerreißung, Kind, Verkehrsunfall 142
Vv. jugularis interna, externa
 Topographie 15
Van der Zwaan-Phänomen
 Kollateralkreislauf, A. basilaris 132, 133
Varianten
 anatomische, A. basilaris 140, 142, 143
 A. cerebelli anterior 156, 157

A. cerebelli inferior posterior 151, 152, 153, 154, 157
A. chorioidea anterior 226
A. vertebralis 98, 101, 103, 127
Chiasma opticum 524
Vasospasmus
 Blutungen, subarachnoidale 157, 175, 176, 180, 207, 209
 nach Angiographie 600
 radiologisch nachweisbarer 209
Vektorrichtungen
 Auffahrunfälle 83
 Beschleunigungstraumen 117
Venen
 basiläres System, arteriovenöse Fisteln 268, 269, 270, 273, 275
 Brücke, Abrisse 394
 Anspannung, Boxverletzungen 12
 Blutungen 376
 Gehirn, Angioma venosum, Kernspintomographie 188
 Intimaeinrisse, traumatische 301
 Thrombose, traumatische 294–305
 Netzhaut, positiver Puls, Carotis-Cavernosus-Fistel 290
 Orbita, Thrombose, Carotis-Cavernosus-Fistel 284
 Phlebothrombosen, traumatische 300, 303
 Plexus, arteriovenöse Fisteln 267, 268, 278
 Pons cerebri, Blutungen 376
 Sinus cavernosus, Topographie 279, 280
 Syndrome, Thrombose 296–298
 Transplantate, A. carotis, Ligatur 92
 Trollard-Venen, Sinus cavernosus, Blutabfluß 290, 291
 „Venensumpf", Hirnstamm 381
 ventrikelnahe, Einrisse 347–349, 354, 357, 369
Ventrikel
 III., Kompression, Aneurysma, A. basilaris 194
 IV., Blutungen, Tötungsdelikt 401
 Blutung, A. basilaris, Riesenaneurysma 198
 A. chorioidea anterior, Aneurysmaruptur 226
 Aneurysmaruptur 175, 177, 180, 203, 226
 Drucksteigerung 350
 Duret-Berner 451
 Tamponade, Marklager 317
 Impression, Kolloidzyste 194
 Punktion, Aneurysma, iatrogenes 236
Verblutung
 A. carotis interna, Aneurysmaruptur 225
 Verletzung, Halsregion, herabhängender Draht 22

Verkalkungen
  Aneurysmen, Hirngefäße 174
  Angioma capillare et venosum calcificans (Sturge-Weber) 188
  Angioma cavernosum 190
Verkehrsunfälle
  A. basilaris, Verletzung 142, 145
  A. carotis, Aneurysmen 221, 224
    Thrombose, Verschluß 60, 70, 80, 82
  A. meningea media, Aneurysma 242
  A. vertebralis, Ruptur 119, 120
    Thrombose beiderseits 131
  Gehirn, Blutungen, An-, Gegenstoß- prellungsherde 312, 315
    Hämatome, Lokalisation 307, 374
    Nekroseherde 422, 423
    Venen, Einrisse 347, 354, 357
  Kindesalter, A. basilaris, Ruptur 142
    A. vertebralis, Aneurysma, Ruptur 29
    Aneurysma, traumatisches 238
    intravaskuläre Koagulation 6, 7
    Mesenzephalon, zystische Nekrose 422, 423
  Mortalität 17
  Ruptur, Aneurysma 203
    Dünndarm 54
  Schädel, Fraktur, Pons, Blutungen 405
  tödliche, Begründung der forensischen Autopsie 335
  Verletzungen, Gesichtsschädel 49
    Hals-/Nackenregion, Häufigkeit 23
    Stammhirn 395
    vertebrobasiläres System 114
Verletzungen
  A. basilaris 14, 117, 118, 139, 140–145
    Boxen 146
  A. carotis 13, 16, 25, 59, 60, 70, 119
    Boxen 47, 48
    Formen 33, 34
    Intimaprolaps, Operationsphoto 36, 37, 38
    Knochenfragment 82
    Mechanismus 43, 44
    Ochsenhorn 89
    posttraumatische Befunde 35
    Riß 80
    Schäden 30–39, 55, 70, 80
    Stichverletzungen 35, 44
    stumpfe Gewalt 59, 60, 70, 119
    Verschlüsse, thrombotische 39–49, 55, 59, 60, 70
    Typologie 26–29
  A. cerebelli inferior posterior 156
  A. cerebri media, Verschluß nach Faustschlag 84
  A. vertebralis 29, 88, 115–125, 128, 129
    intramurale Blutung 250
    Mechanismus 119–124, 128, 129

Prädilektionsstellen 120, 125
    Thrombose 104, 117, 120, 121, 124, 127–131
  Aorta, Intimaeinrisse 88
  Arterien, Aneurysmabildung 62, 63
    extrakranielle, Verschlußtypologie 26–29
    Hals-/Nackenregion 21–28, 70, 87, 119
    Hirnbasis, Lokalisation 85, 146
    intrakranielle, Aneurysmen 29
    Knochensplitter 62, 120
    Mortalität 26
  Axthieb, Tentoriumriß, Sinusblutung 423
  Balken, primär-, sekundär traumatische 362
  Beschleunigungsverletzung, A. vertebralis, Atlasschleife 127
  Billardqueue 213
  Bleistift 50
  Boxen, A. basilaris 146
    A. cerebri media, Verschluß 84
    Mechanismus 11, 12, 43, 44, 45, 47, 48
  Canalis A. vertebralis, Sprengung 127
  Circulus arteriosus Willisii, Reuterwall- Elastikarisse, Lokalisation 142
  elektrische Säge, A. carotis, Aneurysma 76
  Erhängen, Suizid 114, 125
  Foramina transversaria 120
  frontobasale, Carotis-Cavernosus-Fisteln 287
  Fußtritte, Charakteristika 603
  Ganglion Gasseri 535
  Geburtsverletzungen, Komplikationen 115
    vertebrobasiläres System 115, 117
  Gefäße, Thrombose, Mechanismus 13
  Geschoßverletzungen, A. carotis 35
    Ganglion cervicale inferius 129
  Gesichtsschädel 49, 224
  Granatsplitter 35, 92, 129, 213
  Hämatome, Marklager, Großhirn 311–322
  Hals-/Nackenregion 14–23, 52, 53, 64, 65, 119, 120, 128, 129
  Hirn, Blutungen, An-, Gegenstoß-, Prellungsherde 312, 315
    Balkenzerreißung 349
    Marklager 311–322
    Coup-, Contrecoup 509
    Rinde, Prellungsherde 12, 310
    Stamm, Einteilung 377, 378
    Vasospasmen 158, 159
  Hyperextension, HWS, A. vertebralis 120
  iatrogene 55, 119, 121, 122, 142, 213
  intraorale 50, 51
  Kopf, extreme Winkelbeschleunigung 11
  kraniofaziale, Epistaxis 224
  Ligamentum cruciforme 126

Verletzungen
  Mechanismus, Aneurysma dissecans 256, 257
  Mechanismus, arteriovenöse Fistel 272, 285
  N. opticus 514, 515
  Membrana atlantooccipitalis 126
  N. oculomotorius, Zerreißung 70
  Peitschenhiebverletzung, Mechanismus 11, 12
  penetrierende, A. carotis 13, 43, 44, 45
    Aneurysmen 231–234
    Carotis-Cavernosus-Fistel 281, 283
    Hirnstamm 376
  Pfählung, Gefäßschädigung 13, 44, 50, 51
    Radioantenne 213
  Phlebothrombose, Hirnsinus, -Venen 300, 303
  physikalische Grundlagen 1
  Polytrauma, Verkehrsunfall 145
  Schädel, Basis, diagonale Verschiebung 70
  Schädel-, Hirnverletzungen, Dezerebration, Histologie, Pathologie 341, 342
    Hämatome, intrazerebrale 309, 310
  Schlagverletzungen, A. basilaris, Thrombose 147
    A. vertebralis, Ruptur 119, 120
    Carotis-Cavernosus-Fistel 281, 283
    Eisenstange, Tod 118
  Schleuderverletzungen, Mechanismus 11, 12, 44
  Schußverletzungen, Aneurysmen, intrazerebrale 231–234, 250
    arteriovenöse Fisteln 273, 283
    Hals-/Nackenregion 13, 17, 19–21, 44, 48, 56, 129, 213
    Hirnstamm 429
    Sinus sphenoidalis, Carotis-Cavernosus-Fistel 383
  Sicherheitsgurt 44, 46, 53, 54, 117
  siehe Schädel-, Hirnverletzungen, Trauma
  Ski 50, 51, 56, 259, 266
  Splitterverletzungen, Gefäßschädigung 13
  Stammganglien 364–375
  Stichverletzungen, A. vertebralis, arteriovenöse Fisteln 273
    Carotis-Cavernosus-Fisteln 283
  Strangulation 44, 52, 53, 77
  Trampolinübungen, Aneurysma dissecans 266
  triviale Mechanismen, Aneurysma dissecans 265, 266
  Venen, Schuß, Stich 21
  vertebrobasiläres System, Gefäßspasmen 159, 160
    Chiropraxis 114, 120
    Wallenberg-Syndrom 155, 156

Whiplash-Verletzungen, A. vertebralis 120
  Durchblutung, vertebrobasiläres System 114
  Mechanismus 11, 12, 44
Verschlußtypologie
  Angiostenosen, extrakranielle 26–29
vertebrobasiläres System
  Aneurysma, kongenitales 194
  arteriovenöse Fehlbildungen 187
  Blockbildung, Lokalisation 137, 138
  Gefäßdurchblutung 114, 115, 131, 132
  Gehirn, Infarkte, Lokalisation 137
  Insuffizienz 135–138
  Minderdurchblutung, Atheromatose 131, 132
  Topographie 30, 97, 98, 138, 140, 141, 166, 202
  Trauma, Gefäßspasmen 159
Visusverlust
  Carotis-Cavernosus-Fistel 289, 290
  episodischer, A. basilaris, Verletzungen 147
  A. carotis interna, Aneurysma 192, 225
  A. carotis interna, Thrombose 77, 80

Wallenberg-Syndrom
  A. cerebelli posterior inferior, Thrombose 155, 156
Whiplash-Verletzungen
  Aneurysma dissecans 266
  Mechanismus 11, 12, 83, 119
  vertebrobasiläres System, Durchblutung 114
Wirbelsäule
  Arterien, Aneurysma 170
  Thrombose 133

Yoga
  A. basilaris, Verletzung 119
  A. vertebralis, thrombotischer Verschluß 123
  tödliche Luftembolie 123

zerebrale Krampfanfälle
  A. basilaris, Thrombose 146
  siehe Epilepsie
Zisternen
  Blutungen, Aneurysma, Ruptur 237, 238
  subarachnoidale, Tamponade 175
  tödliche 145
Zivilrecht
  Gewaltanwendung, Aneurysmaruptur 204

ZNS
  arteriovenöse Mißbildungen 189
  Hirntod 480
  Myelinolyse 8–10
  „Organtod" 491–493
  Phlebothrombosen 300, 303
Zwischenhirn
  Topographie 436

Zysten
  Gehirn, Erweichung 77
  Kolloidzysten, Differentialdiagnose 194
  Mesenzephalon, Nekrose 422, 423
  Venenthrombosen, Kindesalter 305

GPSR Compliance

The European Union's (EU) General Product Safety Regulation (GPSR) is a set of rules that requires consumer products to be safe and our obligations to ensure this.

If you have any concerns about our products, you can contact us on

ProductSafety@springernature.com

In case Publisher is established outside the EU, the EU authorized representative is:

Springer Nature Customer Service Center GmbH
Europaplatz 3
69115 Heidelberg, Germany

www.ingramcontent.com/pod-product-compliance
Ingram Content Group UK Ltd.
Pitfield, Milton Keynes, MK11 3LW, UK
UKHW062306230426
12049UKWH00005B/113